Première livraison à 10 (

HYGIÈNE

DE

L'AMOUR ET DU MARIAGE

RAPPORTS DE L'HOMME ET DE LA FEMME. LE COÏT.

NÉCESSITÉS, PLAISIRS ET DANGERS DU COÏT. — LA VIE CONJUGALE.

L'HERMAPHRODISME. — LE MARIAGE.

LE CÉLIBAT, LA STÉRILITÉ, L'IMPUISSANCE, LA GÉNÉRATION, LA VIRGINITÉ, ETC.

PAR LE DOCTEUR MICHEL VILLEMONT

Les GRAVURES ne pouvant paraître dans le texte à cause de leur caractère physiologique seront publiées en supplément à la fin de ce curieux ouvrage.

Il paraîtra une série tous les 15 jours.

PARIS

LIBRAIRIE DES PUBLICATIONS NOUVELLES

9, Passage Saulnier, 9.

10

HYGIÈNE
DE L'AMOUR ET DU MARIAGE

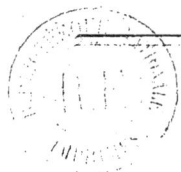

LIVRE PRÉLIMINAIRE

DE LA GÉNÉRATION

CHAPITRE PREMIER

Définitions.

Amour. — La science physiologique définit l'amour un ensemble de phénomènes cérébraux qui constituent l'instinct sexuel, et qui deviennent eux-mêmes le point de départ d'actes intellectuels et d'actions nombreuses, variant suivant les individus, les conditions sociales, etc., qui rendent très complexe cet ensemble de phénomènes et sont alors souvent la source d'aberrations que l'hygiéniste, le médecin légiste et le législateur même sont appelés à prévenir ou à interpréter, afin de savoir si ces actions ont été accomplies dans des conditions normales ou d'aliénation mentale.

Mariage. — A ce mot, le Dictionnaire de médecine de Littré et Robin répond : Contrat synallagmatique et authentique, par lequel les conjoints s'assurent, outre les rapports de sexe la communauté de vie, d'efforts et d'intérêts, dans la vue de se donner mutuellement société et secours, et d'élever les enfants à venir. Cette union légale a une influence marquée sur la santé physique et morale des populations. Le mariage diminue les chances de mortalité, d'aliénation, et surtout de criminalité; il est favorable à la fécondité et plus encore à la vitalité des nouveau-nés.

Génération. — Production d'un nouvel être semblable à celui dont il tire son origine ; fonction commune à tous les êtres organisés. Les organes qui servent à l'accomplir, et les phénomènes qui l'accompagnent, offrent des différences essentielles, selon les diverses classes, les diverses familles du règne organisé. La génération s'accomplit par des organes spéciaux appelés organes sexuels ou organes de la génération, et distingués en mâles et femelles. Quelquefois ces deux ordres d'organes sont réunis sur chaque individu, qui est dit hermaphrodite. Dans les animaux d'une classe supérieure ; chaque sexe est porté par un individu différent : mais tantôt la fécondation s'effectue sans accouplement : le sexe femelle produit des œufs, sur lesquels le sexe mâle verse ensuite un fluide fécondant ; tantôt c'est dans les organes mêmes de la femelle, par copulation, par accouplement, que le fluide du sexe mâle est porté sur le germe fourni par la femelle. L'individu mâle est pourvu par conséquent d'un organe particulier, destiné à porter dans les organes femelles le fluide prolifique.

Tel est le cas pour la femme et pour l'homme.

CHAPITRE II

De la copulation.

La copulation est une jonction du mâle avec la femelle. L'un et l'autre s'y laissent souvent emporter par une passion furieuse qui n'écoute point la raison, et qui cherche à la satisfaire. Cette passion est causée par une émotion mêlée de plaisir et de douleur, que l'on ressent dans les parties naturelles, et qui fait naître l'envie de s'accoupler.

Dans cette action, c'est le mâle qui donne, la femme qui reçoit. Nous savons que ce que le mâle donne, c'est de la semence ; mais il convient de rechercher les conditions nécessaires pour qu'il puisse la donner.

Afin que la semence du mâle puisse être portée dans la matrice de la femme, trois circonstances sont absolument indispensables, et sans elles la copulation ne pourrait point s'exécuter.

La première est l'érection de la verge ;

La seconde, l'introduction de cette verge dans le col de la matrice ;

La troisième, l'éjaculation de la semence.

La verge se considère en deux états différents : ou bien elle est molle, et alors elle ne peut point travailler à la génération, — ou bien elle est raide et droite, et c'est alors qu'elle peut porter la semence au lieu destiné. C'est sous ce dernier aspect que nous devons l'examiner.

On remarque que les grosses verges ont plus de peine à devenir raides que les petites ; et quand elles le sont, elles ne se soutiennent pas si bien, parce qu'il faut plus de sang pour les emplir, et que quand elles en sont pleines, elles sont plus pesantes et par conséquent penchent bientôt en bas.

Il arrive quelquefois des érections si fortes, que la verge demeure toujours tendue. Ce sont des maladies très incommodes et dangereuses, que l'on appelle priapisme et satyriasis. Ces érections ne sont pas propres à la génération ; il faut de celles où, l'imagination étant échauffée par l'idée du plaisir, le suc animal, que l'on peut appeler esprit, se détache et court promptement par les nerfs aux parties de la génération, afin que se versant dans les corps caverneux, et se mêlant avec le sang artériel qu'il y trouve, il se fasse de ces deux liqueurs une espèce d'ébullition qui produise la bonne érection.

L'érection n'est utile que pour donner moyen à la verge de s'introduire dans le col de la matrice, et de répandre dans ce champ la semence du fruit qu'il doit porter. La nature qui a appris à tous les animaux la posture convenable pour y parvenir, a également enseigné à l'homme la manière dont il doit se comporter, et chacun sait les règles de bienséance que la raison lui impose.

Je dirai à ce sujet que l'introduction plus ou moins profonde de la verge ne cause aucun changement à la génération, parce que l'action des deux ligaments ronds est d'approcher le fond de la matrice au devant de la verge pour recevoir la semence au moment de l'éjaculation. Cet usage paraît plus propre à ces deux ligaments que celui qu'on a prétendu leur donner, d'empêcher que la matrice ne monte trop haut.

L'éjaculation qui doit suivre l'introduction, se fait lorsque la semence, sortant des vésicules séminales, passe par les vaisseaux éjaculatoires et entre dans le conduit de l'urètre, d'où elle est jetée dehors avec élancement par les convulsions qui prennent à la verge. On remarque en premier lieu que cette émission se fait plus promptement chez les uns que chez les autres, — ce qui arrive ou parce que ceux-là sont plus ardents que ceux-ci, ou parce que leurs vésicules séminales sont plus pleines de semence ; en second lieu, que la quantité de semence éjaculée ne se peut limiter, les uns jetant plus que les autres, et qu'il suffit qu'il y en ait assez pour être portée jusqu'à l'ovaire.

Comme l'éjaculation est la fin de l'action de l'homme, c'est aussi le but qu'il se propose ; car c'est le moment auquel le principal plaisir est attaché, et tout ce qui précède ne se fait que pour arriver à cet instant, qui est de très courte durée.

CHAPITRE III

Du plaisir de la copulation. — Cause de ce plaisir.

C'est souvent ce plaisir si court qui détermine l'homme, plutôt que le désir d'avoir des enfants. En effet, si la nature n'avait pas mis dans les parties naturelles une volupté singulière, qui se fait sentir dans les embrassements, cette action aurait été indifférente à l'homme, et il ne s'y serait porté que très rarement. Mais la nature qui voulait perpétuer les espèces en les renouvelant sans cesse, a attaché à ces parties un plaisir qui contraint les animaux à s'accoupler, et auquel l'homme avec toute sa raison n'est pas capable de résister.

On en a fait un sixième sens, et l'on a dit que, de même que l'on goûte en mangeant un plaisir particulier dont aucune autre partie que la langue et le palais n'est susceptible, de même aussi dans l'accouplement on trouve un plaisir singulier, qui ne peut se sentir que dans les organes de la génération, et que c'est ce plaisir qui engage les animaux à se multiplier, comme le goût les oblige à se nourrir.

On est en peine de savoir ce qui produit ce plaisir. Les uns l'attribuent au sel de la semence, les autres aux esprits qui accompagnent la semence. Mais il ne faut pas croire qu'il y ait dans la semence des sels en une quantité suffisante pour picoter les parties par où elle passe et causer un plaisir aussi agréable que celui que l'on ressent ; et d'ailleurs si les sels y abondaient, elle aurait trop d'âcreté et de pointe.

Il y a plus d'apparence que la titillation et le plaisir proviennent des esprits mêlés avec la semence, parce qu'étant des particules souples et mobiles, ils effleurent et chatouillent plus qu'ils ne pénètrent. La délicatesse et la tension des fibres nerveuses des parties contribuent aussi à y faire sentir un plaisir extrêmement vif. Mais, comme il y a des personnes qui ont le tact plus délicat ou l'ouïe plus fine, de même aussi il en est qui ont à ces parties un sentiment plus exquis ; c'est la raison pourquoi les uns sont plus excités que les autres par les objets d'amour.

De tous les tempéraments, les sanguins sont les plus amoureux ; le sang bilieux est trop âcre et trop subtil, celui des mélancoliques trop pesant et trop aqueux, pour produire une semence qui ait toutes les qualités requises. Mais celui du sanguin à une douceur, une chaleur et une consistance capables de fournir une semence abondante et bien conditionnée.

Avant d'examiner ce qui se passe dans la femme, il est bon de rapporter ici trois faits fort curieux et intéressants, qui ont depuis longtemps exercé la verve des médecins, et sur lesquels nous devons présenter nos observations.

Il s'agit, pour le premier, d'une fille devenue grosse sans avoir eu aucun commerce d'homme ; pour le second, d'un enfant formé dans une fiole, et, pour le troisième, d'un fœtus trouvé dans le testicule d'un homme.

CHAPITRE IV

Faits singuliers sur la génération.

Quelques auteurs ont rapporté une histoire en vérité bien incroyable. Ils disent qu'un garçon ayant laissé de la semence dans l'eau d'un bain d'où il sortait, une fille vint se baigner dans le même bain, et que cette semence nageant dans l'eau fut attirée par la matrice de la fille qui en devint grosse.

Deux circonstances font douter de l'histoire, et la rendent même impossible. La première est que l'on donne à la matrice une faculté attractrice qu'elle n'a point ; il est vrai qu'elle reçoit la semence, mais elle n'a pas la faculté de la sucer de l'extrémité extérieure de son col pour la faire couler jusqu'au dedans de sa capacité. La seconde, c'est que la semence étant une liqueur, elle se serait tellement mélangée avec l'eau, qu'il aurait été impossible que toutes les particules eussent pu se rassembler et conserver jusque dans l'utérus son activité et sa qualité prolifique.

D'autres auteurs ont dit avoir mis de la semence humaine dans une fiole, l'avoir bien bouchée et l'avoir mise ensuite dans un fumier modérément chaud. Ils ajoutent avoir observé qu'il se faisait alors un arrangement des particules de cette semence, par lequel prenant chacune leur place elles semblaient former un enfant ; que cela se faisait de la même manière que se forme un poulet dans un œuf, où il ne faut qu'une chaleur tempérée pour le faire éclore. Mais ils convenaient de l'impossibilité de pouvoir nourrir cet enfant qui, selon eux, périssait avant d'être entièrement formé.

Cette observation, si elle était véritable, pourrait faire croire que c'est l'homme qui donne toute la matière qui fait l'enfant ; mais comme elle n'a point été confirmée, l'on est en droit d'en douter, et de la regarder comme une imagination de gens qui veulent faire passer pour des faits réels de simples possibilités métaphysiques qui leur plaisent.

La troisième observation est due à un chirurgien-major de l'armée d'Italie. On la connaît par une lettre qu'il en a écrite, et dont voici la teneur :

Je suis actuellement occupé auprès d'un homme de qualité qui est venu de fort loin, à qui j'ai amputé une masse plus grosse que la tête d'un enfant, qu'il avait dans le scrotum du côté droit. Ce qui s'est trouvé dans cette masse est trop extraordinaire pour le passer sous silence : C'était une masse de chair toute spermatique, très solide, et des os très durs dans toute la masse ; cela était contenu dans un arrière-faix avec beaucoup d'eau. Les vaisseaux spermatiques, qui faisaient fonction de vaisseaux ombilicaux, étaient devenus très gros, et beaucoup au delà du naturel. La circonstance qui a donné lieu à cette génération confirme l'effet qui l'a suivi : Le gentilhomme prit quelques libertés au mois de juin dernier avec une dame, sans pourtant venir à l'acte ; il se sentit frappé d'une vive douleur au testicule droit, qui se rendit sourde au bout de deux heures et passa entièrement dans le reste du jour. Cela forma insensiblement une tumeur jointe au testicule et grosse comme un œuf de poule d'Inde. Le 8 décembre dernier, ce gentilhomme étant venu ici incognito, et ayant remis l'opération jusqu'à présent à cause du froid, cette tumeur s'était tellement accrue que le scrotum n'étant pas capable d'une plus grande extension occupait toute l'aine, de sorte que j'ai eu de la peine à lier les vaisseaux spermatiques contre les anneaux du bas-ventre. Voilà une matière de dissertation qui fait voir que tout l'homme est contenu dans la semence du mâle, et que les femmes ne fournissent que le vase et la matière de l'accroissement et de la nourriture. J'ai conservé cette production, afin que l'on ne m'accuse pas de rien supposer. A. Sisteron, ce troisième Mai 1697.

Ce fait prouverait quelque chose, s'il était possible ; mais la disposition des vésicules séminales qui reçoivent par une de leurs extrémités la semence apportée par le vaisseau déférent, et qui la versent par l'autre dans le vaisseau éjaculatoire, nous fait voir l'impossibilité qu'il y a qu'elle puisse sortir par où elle est entrée. En effet, elle passe d'une vésicule à l'autre, dont les membranes sont autant de valvules qui ne lui permettent point de retourner sur ses pas. Et quand même elle serait reportée au testicule, elle ne pourrait aller que jusqu'à l'épididyme, qui est le bout de la cavité du déférent ; il aurait fallu, dans ce cas, que l'enfant prétendu, se fût formé en cet endroit, et non pas sur les membranes du testicule, dans le scrotum, qui est le lieu où l'on dit l'avoir trouvé. Il y a plus d'apparence que c'est un sarcome engendré et attaché au testicule, comme ils sont tous, dont la douleur s'est fait sentir pour la première fois au moment où cette personne était échauffée auprès de cette dame ; et que, l'ayant ouvert, on l'aura trouvé composé de différentes matières de diverses couleurs, auxquelles on aura cru voir un crâne et la figure d'un enfant, comme on s'imagine souvent voir des figures d'hommes et d'animaux dans du marbre jaspé, quoiqu'il n'y ait rien d'approchant. Aussi ne devons-nous pas avoir plus d'égard pour cette observation que nous n'en avons eu pour les deux précédentes.

CHAPITRE V

De ce que la femme fournit à la génération.

Nous venons de voir, d'une façon très succincte, — puisque nous aurons à y revenir, — quelle était la part de l'homme dans l'acte de la génération ; tâchons à présent de connaître ce que la femme y apporte de son côté. C'est un point qui n'est pas aisé à développer et qui a le plus embarrassé tous les anatomistes.

Certes, nous sommes loin de partager l'opinion de ceux qui croient que la femelle est un animal imparfait, et qui disent que la nature se propose toujours la génération des mâles comme son ouvrage le plus accompli, et ne produit des femelles que lorsqu'elle y est obligée ou par le défaut, ou par la faiblesse de la matière. Il y a même eu des philosophes qui, prévenus de ce sentiment, regardaient la femme comme un monstre dans la nature.

Si nous considérons la femme en physicien, nous conviendrons que le nombre en doit être plus grand que celui des hommes, et ainsi des femelles à l'égard des autres animaux.

La raison en est évidente, car la fin que la nature peut et doit se proposer, regarde principalement ce qui est le plus nécessaire à la génération et à la multiplication des êtres. Il est clair, il est certain que la femme l'est plus que l'homme, et cela pour trois raisons :

La première est que la femme ne peut engendrer que depuis quatorze ans jusqu'à cinquante, tandis que l'homme le peut jusqu'à la fin de sa vie ;

La seconde, que pendant les neuf mois d'une grossesse, elle est inutile, mais que l'homme, au contraire, peut en tout temps travailler à la génération ;

La troisième enfin, c'est qu'un seul homme peut suffire pour faire des enfants à plusieurs femmes.

Conclusion : La nature doit donc se montrer plus empressée à produire des femelles que des mâles.

Quelques auteurs ont prétendu que les parties de la génération de la femme sont semblables à celles des hommes, qu'elles n'en diffèrent qu'en situation. C'est la chaleur, disent-ils, qui chez l'homme les pousse en dehors, et le froid qui aux femmes les retient en dedans.

Les yeux suffisent à détruire cette opinion ; car ces deux parties sont tellement différentes qu'il ne faut que les voir, — surtout par la dissection, pour en convenir. Il est vrai qu'il y a eu des enfants que l'on a cru filles pendant quelques années, parce que la verge et les testicules étaient au-dedans du corps ; mais ces organes étant sortis ensuite, soit par l'âge, soit par quelque effort, on a reconnu que ces enfants étaient des garçons. Tout cela ne peut pas rendre et ne rendra jamais les parties de l'homme et de la femme intérieurement semblables les unes aux autres.

Afin que la femme puisse recevoir la semence de l'homme, il faut que par l'introduction de la verge dans le col de la matrice, elle y soit seringuée et aille arroser le fond de la matrice, pour faire ensuite le chemin que nous verrons tantôt.

Mais il s'y trouve quelquefois des empêchements, et l'on a prétendu que la nature avait mis une barrière qui, servant d'obstacle à la verge, ne lui permettait pas d'entrer qu'elle ne l'eût forcée et rompue. Cette barrière, on l'a nommée hymen.

C'est un repli que forme, chez les vierges, la membrane muqueuse de la vulve, à l'endroit où elle pénètre dans le vagin. La forme de ce repli est très variable : semi-lunaire, parabolique ou circulaire, il ferme en partie l'entrée du vagin ; quelquefois même, il forme une cloison complète, qui, s'opposant au coït et à l'écoulement des menstrues, a besoin d'être incisée crucialement. Il a presque toujours la forme d'une *lyre* sans corde, dont les deux montants se rapprochent progressivement vers la ligne médiane pour se mettre en contact, au niveau du bord inférieur de l'ouverture urétrale. Les petits bouts libres qui dépassent en haut le point de contact, sont ordinairement charnus et forment une espèce de crête de coq, qui masque le méat urinaire et lui sert en quelque sorte de soupape.

Cette soupape ne s'abaisse que sous la pression de l'urine, ou quand, après avoir introduit l'extrémité de l'index à l'entrée du vagin, on cherche à refouler en haut la paroi inférieure de l'extrémité antérieure de l'urètre. Sa présence contribue beaucoup à grossir le tubercule antérieur de l'urèthre, et peut faciliter la recherche du méat ordinaire, lorsqu'il s'agit de pratiquer le cathétérisme sans découvrir la malade.

L'hymen se rompt par la consommation du premier acte vénérien, et s'efface par l'accouchement. Son existence chez les vierges est à peu près constante. On l'a trouvé effacé chez des filles qui venaient de naître, tandis qu'il peut quelquefois rester intact après la copulation ; d'où il résulte que la présence ou l'absence de cette cloison ne fournit que des présomptions de virginité ou de défloration ; mais il n'en est pas de même de sa déchirure, dont le médecin légiste est appelé souvent à constater l'existence ou l'absence.

Ainsi, les auteurs qui parlent de l'hymen, disent que c'est une membrane située au travers du col de la matrice, immédiatement au delà des caroncules. Cependant, aux yeux de certains praticiens, cette membrane serait purement imaginaire, puisqu'ils ne l'auraient jamais trouvée, quelque soin qu'ils aient apporté à la chercher.

Il est bien vrai que les quatre caroncules myrtiformes sont quelquefois jointes ensemble par de petits filets membraneux, et que, lorsque la verge force ce passage, ces filets venant à se rompre peuvent jeter quelques gouttelettes de sang. Mais cela n'arrive pas toujours, et une fille qui ne répand point de sang à la première visite de son mari, n'en doit pas être réputée moins chaste et moins vierge.

C'est pourquoi l'on peut condamner ces coutumes de certains pays, où le lendemain des noces on met à la fenêtre les draps tachés de sang, pour faire voir que l'épouse était pucelle et que l'époux a bien rempli son devoir. S'il ne se trouve point de sang au linge, le mari peut renvoyer sa femme à ses parents ; mais là, comme ici, les femmes ne courent point ce risque : Il est si facile de contenter les maris qui souhaitent voir ces faibles témoignages de la virginité de leurs épouses.

La folie de presque tous les maris est de vouloir trouver de la difficulté dans les premières approches. C'est pour eux une espèce de triomphe que de s'imaginer d'avoir forcé cette prétendue barrière, et plus ils ont de peine, plus ils sont persuadés de la sagesse de leur femme.

Un illustre médecin raconte à ce propos l'anecdote suivante : Un jeune homme, — dit-il, — marié depuis huit jours vint me trouver. Il avait un paraphimosis ; sa verge était extraordinairement enflée, et le gland prêt à tomber en gangrène. Je m'empressai de lui faire des scarifications pour débrider l'étranglement, et recouvrir le gland de son prépuce. Le jeune mari me demanda alors la cause de cette maladie qui lui était inconnue, s'imaginant que c'était quelque mal vénérien que sa femme lui avait donné. Je lui dis qu'au contraire c'était une preuve convaincante que sa femme avait son pucelage, et que n'ayant pas le gland naturellement découvert, l'effort qu'il avait fait le premier jour de ses noces, pour entrer dans le vagin, était cause que le prépuce avait rebroussé par-dessus la couronne du gland, et fait par son resserrent une interruption aux vaisseaux qui vont du corps de la verge au gland ; mais que si sa femme avait connu quelque autre homme avant son mariage, elle lui aurait épargné la douleur qu'il avait eu durée. Il s'en retourna très content de ma réponse, qui l'assurait de la vertu de sa femme, et peut-être fut-il fâché de n'avoir pas souffert encore davantage !

Ce malheur arrive à très peu de personnes, quand l'orifice de la matrice est ouvert comme il le doit être naturellement ; mais des faits extraordinaires ne font point de règle, par exemple, celui d'une dame à qui les lèvres de la matrice étaient tellement jointes, que son mari ne put jamais y entrer. Il n'y avait qu'une petite ouverture au milieu, par où l'urine et les ordinaires sortaient, il fallut avoir recours à la chirurgie, et séparer en haut et en bas les deux lèvres l'une de l'autre. Elle eut ensuite des enfants, et son mari même disait, en plaisantant, que le chirurgien en avait trop coupé, mais aussi qu'elle en accouchait plus facilement !

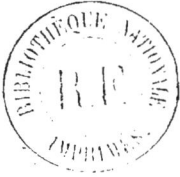

CHAPITRE VI

Des testicules de la femme.

Bien que nous aurons à étudier, dans un chapitre suivant, la structure des organes destinés à la génération, nous devons ici faire quelques réflexions sur les testicules des femmes, et rapporter brièvement les opinions qui ont été émises à ce sujet sans même négliger celle des anciens, par qui nous commençons.

Les anciens pensaient qu'il se faisait dans le testicule de la femme, aussi bien que dans celui de l'homme, une coction et conversion de sang en semence; mais les plus vieux anatomistes du XVIIe siècle enseignent que le testicule de la femme est un composé de petites glandes qui séparent la semence de la masse du sang, et en même temps un composé de vésicules qui servent de réservoir à cette semence, jusqu'à ce qu'elle doive être portée dans la matrice. Ils lui attribuent par conséquent deux usages, l'un de filtrer la semence, l'autre de la garder, et de faire ainsi l'office des testicules et des vésicules séminales des hommes.

La semence séparée doit être portée à la matrice, et pour cet effet, ceux qui suivent cette opinion disent que de chaque testicule il part un vaisseau, appelé par eux déférent ou éjaculatoire, qui va finir à la corne de la matrice, vers laquelle il ne s'avance pas tout droit, mais qu'il fait plusieurs circonvolutions, afin que la brièveté du chemin soit récompensée par les anfractuosités qui y sont; — qu'il est gros et fort entortillé auprès du testicule, qu'il se rétrécit à mesure qu'il s'en éloigne et se divise en deux branches, dont la plus grosse, en même temps la plus courte, se termine à la corne de la matrice, et la plus petite, qui est la plus longue, descend par les côtés de la matrice entre deux membranes, pour finir à son col près de l'orifice interne.

C'est, selon eux, par ce vaisseau que la semence est éjaculée dans la matrice. D'un autre côté, c'est par l'émotion qui s'excite lorsque la semence se détache du testicule pour être lancée dans la matrice, que les femmes ressentent du plaisir.

Ils prétendent que quand une femme n'est point grosse, la semence est versée dans le fond de la matrice par le plus court de ces vaisseaux qui font l'office des éjaculatoires de l'homme; mais que quand elle l'est, c'est le plus long qui conduit la liqueur séminale jusque dans le col. Ils ajoutent que par cette raison les femmes enceintes ont plus de passion pour les caresses que dans un autre état, parce que la semence faisant un chemin plus long et plus difficile doit exciter un chatouillement plus vif, et qui dure plus longtemps.

Enfin, ils admirent la sagesse de la nature qui, prévoyant que la femme n'aurait pas la même modération que les animaux, — lesquels s'abstiennent du coït pendant leur portée, — a précisément fait ce conduit qui va au col de l'utérus, afin que la conception ne fût point troublée par l'effusion qui se serait infailliblement faite de temps en temps de la semence pendant la grossesse.

L'opinion d'anatomistes plus récents sur la structure du testicule de la femme convient, avec celle que nous venons de rapporter, que ce sont des glandes qui criblent là semence, qu'elles ont chacune un vaisseau excrétoire qui porte dans des vésicules la semence filtrée ; mais ils nient qu'il y ait communication de l'une à l'autre dans ces vésicules, de même qu'on en trouve dans les vésicules séminales des hommes. En effet, ils prétendent que chacune de ces vésicules dans la femme est séparée de toutes ses voisines comme un grain de raisin l'est de ceux qui l'environnent dans une même grappe ; que dans chaque vésicule il y a une semence capable de former un enfant, de même qu'il y a dans un œuf de poule toutes les particules nécessaires pour produire un poulet ; enfin, que chaque vésicule peut se détacher du testicule et être portée dans le fond de la matrice. C'est ce qui leur a fait appeler ces vésicules des œufs, en changeant le nom de testicule en celui d'ovaire.

Ces deux opinions ne diffèrent que sous deux points : D'abord, en ce que l'ancienne conduit la semence en liqueur jusque dans la matrice, tandis que l'autre l'y fait porter enveloppée d'une membrane sous la forme d'un œuf. Ensuite, c'est que les anciens disent que c'est par le vaisseau déférent ou éjaculatoire que la semence va à la matrice, au lieu que nous voyons par l'opinion des modernes que le chemin de l'œuf, depuis le testicule jusqu'au dedans de la matrice, est par les trompes.

On prétend que la nature a agi avec dessein relativement à la situation des testicules des femmes ; qu'elle ne les a placés en dedans que pour les échauffer, et par ce moyen rendre la femme plus portée à la copulation, parce que sa semence étant plus aqueuse et plus froide que celle des hommes, il fallait qu'elle fût réveillée par la chaleur du lieu, sans quoi la femme aurait été trop indifférente pour la génération.

Nous voulons bien croire que les femmes tirent quelque avantage de cette situation, mais les maux qu'elle leur cause l'emportent sur le plaisir qu'elles reçoivent.

Cela nous amène à parler immédiatement des effets de la semence retenue chez les femmes ainsi que chez les hommes.

CHAPITRE VII

Effets de la semence retenue.

§ I. — CHEZ LA FEMME

La semence se trouvant retenue dans les testicules de la femme, elle s'y aigrit et occasionne ces cruelles vapeurs auxquelles nous voyons les femmes si sujettes. La semence est une liqueur très douce, quand elle est bien conditionnée ; mais il en est comme de la pâte qui, étant trop longtemps gardée, se fermente, de manière à devenir pernicieuse par l'aigreur qu'elle acquiert, et à n'être plus propre à faire de bon pain. Aussi, la semence, qui aurait produit des enfants si elle avait été versée en son temps et avec les circonstances requises dans les lieux destinés *ad hoc*, se fermente tellement dans ses vaisseaux où elle reste trop renfermée, qu'elle met les femmes et les filles dans des états déplorables, d'où on ne les tire souvent qu'en leur procurant par le mariage l'évacuation de cette semence retenue.

L'expérience fait voir que la plupart des filles, étant parvenues à l'âge où la semence se sépare dans les testicules, deviennent jaunes et ont les pâles couleurs dont elles ne guérissent que femmes.

· Cela vient de ce que la semence aigrie par un long séjour venant à se mêler avec le sang, elle en rompt le tissu, en change la consistance, le rend ainsi plus séreux, plus liquide, plus froid et moins rouge qu'il ne doit être, de sorte qu'il ne peut donner à la peau qu'une couleur peu vive.

Il y a bien de l'apparence que la plupart de ces religieuses et autres filles que l'on a crue possédées du diable ou inspirées du ciel, ne sont que des malades sujettes à des vapeurs qui leur font faire toutes ces contorsions et ces extravagances dont les histoires sont pleines !

§ II. — CHEZ L'HOMME

Ce n'est pas seulement chez la femme que la semence cause du désordre. On voit des hommes attaqués de vapeurs qui les incommodent beaucoup, principalement ceux qui vivent dans la continence, quoique d'un tempérament amoureux.

On observe que les prêtres et les religieuses sont ordinairement plus rudes et plus sévères que les hommes mariés. La cause de tous ces effets consiste dans les particules de semence qui corrompent la masse des humeurs, qui s'en sont chargées en passant par les testicules, suivant les lois de la circulation, et qui, de là, s'étant répandues dans tous les organes, en ont remué extraordinairement les fibres, ce qui a excité des convulsions, des dégoûts et des imaginations déréglées, capables de représenter les objets tout autrement qu'ils ne sont.

On peut ajouter une raison morale qui rend les moines bourrus, c'est que n'ayant pas droit d'être pères, ils sont incapables de ces mouvements de tendresse que ressentent ceux qui songent à faire des enfants et à les élever. L'on a remarqué aussi que les hommes châtrés sont plus chagrins et plus méchants que les autres, parce que la semence n'étant point séparée de leur sang, faute d'organes, ils se trouvent privés de ces particules vives et subtiles, communiquant cette activité et ce feu qui fait l'affabilité et la joie.

CHAPITRE VIII

Doctrines diverses sur la génération.

La matrice est l'organe propre et particulier de la génération. On est sûr que c'est chez elle que le fœtus est produit de la semence féconde qui y est portée et qu'elle fomente. Mais comment se forme-t-il ?

Si l'on cherche à s'en éclaircir chez les anciens médecins, ils diront tous que cela s'opère par le moyen de la faculté formatrice, qui est renfermée dans l'utérus et dont ils ne donnent aucune idée distincte.

Plus tard, lorsque, ayant traversé de longs siècles, la science eut fait d'immenses progrès, de savants anatomistes ont dit sur la manière dont se forme l'enfant dans la matrice, que la semence étant reçue et retenue dans le fond de la matrice, son orifice interne se ferme, et qu'alors cette semence se trouvant embrassée et pressée exactement par la matrice, il commence à s'y faire un arrangement de toutes les particules qui la composent. Les plus subtiles demeurent au centre, par conséquent, les grossières, et celles qui surabondent sont poussées vers la superficie, pour y produire l'arrière-faix, le cordon et les membranes dont le fœtus est enveloppé.

Cependant toutes les particules propres à former les différentes parties du corps, se débarrassent par l'effort de leurs mouvements, se séparent ou s'assemblent suivant la dissemblance ou la conformité qu'elles ont les unes avec les autres, de sorte que celles qui doivent former la tête vont s'amasser et se réunir au lieu où elle doit être ; celles du reste du corps en font autant. Et, en même temps, parmi les particules qui doivent former la tête, celles qui sont propres à former les yeux se rassemblent où il faut pour cela, et ainsi de celles du nez, des oreilles, etc. La même chose doit s'entendre des particules qui composent la poitrine, le ventre et les extrémités.

La formation, la structure, l'arrangement et la connexion de toutes ces parties dépendent principalement de l'esprit enfermé dans la semence, lequel sans connaissance, et par la nécessité seule de ses mouvements, en débrouille le chaos et la confusion, pour les disposer de la même manière qu'elles étaient dans le corps de l'animal dont il est sorti, et dont il a pris toutes les déterminations.

Les parties du fœtus étant ainsi formées, la plus subtile portion de l'esprit demeure dans le centre de ce nouveau corps, c'est-à-dire dans le cœur, et y fait une espèce de feu sans lumière, entretenu par le mouvement circulaire du sang qui y passe sans cesse. C'est cette chaleur naturelle dont la conservation nous fait vivre, et la destruction mourir.

Ainsi, les partisans de ce système sont persuadés que l'enfant est formé par le mélange qui se fait, dans la matrice, de la semence de l'homme avec celle de la femme, et que ces deux semences, imprégnées de l'esprit de vie, sont l'agent et la matière de la génération.

Ce sentiment n'est pas généralement reçu de tous les anatomistes. Il y en a qui prétendent que la semence de l'homme suffit pour faire un enfant, d'autres veulent, au contraire, que celle de la femme en contienne la première et véritable ébauche.

Pour mieux juger de ces sentiments, il faut rapporter ici les trois différentes opinions qu'il y a sur le fait de la génération.

Dans la première, on enseigne que la semence seule de l'homme est capable de former l'enfant, et que la femme ne fait que prêter le lieu où il s'engendre et fournit le sang nécessaire pour la nourriture durant le temps qu'il y reste après son entière formation.

La seconde explique la formation de l'enfant par le mélange des semences de l'homme et de la femme reçues dans la matrice...

La troisième opinion est que dans le testicule de la femme il se trouve de petites vésicules séminales, appelées œufs qui contiennent en elles-mêmes tout ce qui est nécessaire pour la naissance de l'enfant, et que la semence de l'homme ne contribue à la génération qu'en vivifiant et faisant grossir celle qui est le plus proche de la maturité.

CHAPITRE IX

Examen des opinions relatives à la génération.

Les partisans de la première opinion, — dont nous venons de parler dans le chapitre précédent, — sont particulièrement ceux qui regardent le mâle comme un ouvrage parfait que la nature se propose, lorsqu'elle travaille à la multiplication des êtres, et qui considèrent la femelle comme une terre fertile, produisant de bons grains lorsque le laboureur l'a bien ensemencée.

Ils disent que si l'on compare la semence de l'homme avec celle de la femme, on les trouvera tout à fait différentes ; que la première est blanche, épaisse, composée de toutes les parties capables de former un corps ; mais que la seconde n'est qu'une sérosité âcre et jaunâtre, ne pouvant contribuer en rien à la formation de l'enfant, puisqu'elle n'a point d'autre usage que de donner du plaisir à la femme par sa sortie dans le temps de l'action. Et ce chatouillement était nécessaire pour réserver la sensibilité de la matrice, et inciter la femme à répondre aux caresses de l'homme, sans quoi on se serait moins appliqué à faire des enfants !

Ceux qui combattent cette opinion, rejettent la décision qu'on a donnée en faveur des mâles, non seulement comme trop intéressée, mais encore comme une imagination qui n'a aucun fondement dans la nature ; car s'ils avaient examiné la structure du testicule de la femme, ils l'auraient trouvée encore plus admirable que celle du testicule de l'homme, d'où ils auraient sans doute conclu que la semence qui est séparée par celui-là a des utilités très considérables, y ayant des vaisseaux pour la conduire dans la matrice. D'ailleurs, on voit plusieurs enfants qui ont les traits et les inclinations de leur mère, ce qui prouve que ce n'est pas le père seul, — auquel souvent ils ne ressemblent point, qui fournit tout ce qui est nécessaire à leur formation.

Les défenseurs de la seconde opinion, persuadés que l'homme et la femme sont également parfaits, et que la nature n'a rien fait inutilement chez eux, disent que puisque l'un et l'autre ont des testicules qui séparent de la semence, il faut bien que tous les deux fournissent chacun leur part de la substance nécessaire à la production d'un enfant. C'est ce qui leur fait croire qu'une des conditions de l'engrossement est que l'homme et la femme éjaculent leurs semences en même temps, et qu'après l'action la femme ne se trouve pas mouillée, parce qu'alors les semences éjaculées sont retenues et employées à la formation du fœtus.

Ils soutiennent qu'il y a dans la semence de la femelle aussi bien que dans celle du mâle, des particules propres à former un corps et un esprit capables de tous les mouvements que produit l'animal dont elle est venue, et que la raison même nous en doit convaincre sans le secours des sens, puis qu'autrement il est impossible d'expliquer la ressemblance de l'enfant avec ses père et mère. C'est là, selon ces auteurs, ce qui explique le mélange intime des deux semences dans la génération.

Ceux qui ne conviennent pas de ce mélange, répondent qu'il est vrai que les hommes et les femmes ont chacun deux testicules, mais qu'ils sont tellement différents dans leur structure, qu'ils ne peuvent faire la même fonction. Car ceux des hommes sont un tissu et un lacis d'une infinité de petits vaisseaux qui séparent sans cesse la matière séminale, pour l'envoyer dans les réservoirs ; et ceux des femmes, un composé de glandes et de vésicules, dont les unes filtrent une liqueur qui en s'écoulant, excite chez elles ce plaisir qu'elles ressentent dans l'action, et dont les autres ayant séparé les particules séminales, les versent dans de petites membranes rondes appelées œufs.

Ils nient au reste que les parties de la femme se doivent trouver sèches après l'action, toutes les fois qu'elle devient grosse ; ils disent qu'au contraire, si l'on s'informe auprès des femmes, pour savoir ce qui en est, elles avoueront toutes qu'elles se trouvent toujours mouillées après l'action, soit qu'elle les rende fécondes, soit qu'elle n'ait aucune suite.

Ils ajoutent que dans le système de ce prétendu mélange de semence, il est impossible de deviner quelles parties du fœtus viennent du mâle, quelles parties de la femelle.

Les auteurs de la troisième opinion, qui regardent les testicules des femelles à peu près comme des grappes de raisin ou des ruches de mouches à miel, disent que chaque vésicule qui les forme a un calice ou pédicule, dont elle peut se détacher sans répandre ce qu'elle contient, ni endommager les autres ; — qu'elle renferme en petit un animal presque achevé en toutes ses parties, comme on le voit dans les œufs de poules, auxquels ces vésicules sont justement comparées ; — que la vapeur de la semence masculine qui arrose la matrice étant portée au testicule, la vésicule la plus proche de la maturité, ou la plus susceptible de fermentation, en est grossie, se dégage de l'ovaire, et tombe en peu de temps dans la cavité de la trompe, qui la conduit incessamment dans la matrice.

Là, comme un grain de blé que l'on a semé dans une terre préparée, elle jette de petites racines qui, conjointement avec celles qui sortent de la matrice même, font un gros tissu de vaisseaux, qui est le placenta, par le moyen duquel elle reçoit le sang nécessaire pour son accroissement et sa nourriture, le superflu étant renvoyé à la mère.

On prétend que la membrane qui forme l'œuf est la même qui enveloppe l'enfant pendant tout le temps qu'il séjourne dans la matrice, membrane qu'il rompt dans l'accouchement.

Ainsi, selon ces anatomistes, la femme fournit toute la semence nécessaire pour faire l'enfant ; elle prête le lieu où il est conçu, et donne tout le sang dont il est nourri pendant les neuf mois qu'il y demeure ; quant à la part de l'"homme, elle consiste en quelques esprits qui, en touchant l'œuf, l'animent et le rendent fécond.

CHAPITRE X

Des parties de la génération chez l'homme.

La semence qui est le germe de la génération, est formée dans les testicules, ainsi nommés parce qu'ils sont les témoins de la virilité. Ils sont ordinairement deux, séparés par une cloison mitoyenne ; quelquefois il ne s'en trouve qu'un, quelquefois aussi il y en a trois et même plus. Ils sont renfermés dans une bourse commune, composée de deux tuniques, et situés extérieurement sous la symphyse de l'os pubis.

Leur substance n'est autre chose qu'une infinité de petits canaux serpentins revêtus d'une membrane très fine qui les enveloppe dans toutes leurs circonvolutions. Ces canaux sont regardés comme autant de petits intestins, dont la membrane est parsemée d'un nombre infini de petites glandes qui reçoivent une branche d'artère, de veine et de vaisseau lymphatique, envoient un canal excrétoire dans la cavité de ces canaux intestinaux, lesquels se réunissent et déchargent la liqueur qu'ils ont reçue dans un réservoir commun.

Les testicules reçoivent le sang des artères et veines spermatiques. L'artère spermatique droite vient tantôt du tronc de l'aorte, tantôt de l'artère émulgente ; mais la veine vient du tronc de la veine cave. L'artère spermatique gauche vient toujours du tronc de l'aorte, et la veine du même côté va à la veine émulgente.

Après que ces vaisseaux ont fait environ trois pouces de chemin, ils sont chacun de leur côté enfermés dans un fourreau membraneux jusqu'à la substance du testicule. L'artère y va sans aucune ramification, et là, elle se divise en une infinité de petits rameaux qui se partagent à toutes les glandes de cette substance ; mais les veines se divisent en une quantité innombrable de petits canaux qui se joignent, se séparent et forment un labyrinthe de veines qui lui a mérité le nom de conduit pampiniforme.

Les vésicules séminales ont environ un pouce et demi de longueur et un pouce de largeur; elles sont situées entre la vessie et le rectum. Ce sont des substances membraneuses qui forment par leurs replis plusieurs petites vésicules communiquant les unes aux autres. Ce ne sont point dè simples réservoirs de la semence; mais leur membrane est parsemée de plusieurs petites glandes qui séparent de la masse du sang une liqueur fort aqueuse.

Le canal déférent communique avec les vésicules séminales, mais de manière que l'obliquité de son insertion fait que cette communication n'est point faite pour les vésicules. Ce sont au contraire les vésicules qui sont faites pour ce canal, de sorte que si la semence qui vient des testicules trouve les vésicules pleines de liqueur, elle passe outre sans y entrer, tandis que ces vésicules ne peuvent jamais vider ce qu'elles séparent de la masse du sang que par ce canal.

Outre les testicules et les vésicules séminales, on voit encore deux glandes, appelées prostates, situées à côté de la vessie, auprès du sphincter de la même partie. C'est un composé de glandes dont les canaux excrétoires se réunissent en cinq ou six petits tuyaux qui ont leur sortie au voisinage du canal déférent.

L'urètre est un canal commun à l'urine et à la semence; il est situé le long de la partie inférieure et moyenne de la verge, et sort par une ouverture en ligne perpendiculaire à l'extrémité du gland.

La verge est un composé de plusieurs parties; elle a des artères, des veines et des nerfs; elle a des muscles et des corps caverneux. Elle prend son origine de la symphyse de l'os pubis et suit l'obliquité de cette partie. Elle a quatre muscles, dont deux sont appelés érecteurs et deux accélérateurs. Les érecteurs viennent de la tubérosité de l'os ischion et vont embrasser tout le corps de la verge; les accélérateurs viennent du sphincter de l'anus et s'attachent à la partie inférieure de l'urètre.

Les corps caverneux ne sont autre chose qu'un tissu membraneux des petites vésicules qui se communiquent les unes aux autres le long des parties latérales de la verge jusqu'à son gland.

La verge est recouverte d'une peau semblable à celle qui couvre le reste du corps, jusqu'à son extrémité, qui, à raison de sa figure, est appelée le gland, et dont le rebord circulaire, parsemé de quelques glandes, est nommé la couronne. C'est en cet endroit que la peau, par son repli appelé prépuce, couvre plus ou moins le gland selon les individus. Le dessous de la verge est revêtu de la peau jusqu'à l'extrémité de son gland, où elle est attachée par un petit appendice qu'on nomme le filet.

Nous avons dû, en ce livre préliminaire, être très succinct dans nos descriptions, car nous aurons, dans la suite de l'ouvrage, l'occasion d'y revenir d'une façon détaillée. Nous observons la même brièveté pour la description des parties de la femme, dont nous nous occupons dans les chapitres suivants.

CHAPITRE XI

Des parties externes de la matrice.

Les parties de la génération chez la femme sont toutes comprises sous le nom de matrice. On les distingue en parties externes et en parties internes.

Parmi les parties externes on place deux éminences appelées les lèvres, au milieu desquelles on voit une grande fente nommée la fente naviculaire. Au-dessus se trouve une autre éminence appelée la motte ou le mont de Vénus.

Toutes ces parties sont bourrées de graisse et revêtues de la peau qui couvre le reste du corps.

Vient ensuite le clitoris, couché sur la partie supérieure du canal de l'urine, et dont la figure est assez semblable à la verge de l'homme. C'est un corps d'environ deux pouces de longueur, et de la grosseur d'une plume d'aigle, revêtu de deux membranes dont l'interne est beaucoup plus fine et plus délicate que l'externe. Ces deux membranes aboutissent à son extrémité qui, comme celle de la verge de l'homme, est appelée gland.

Ce sont ces membranes qui, en forme de prépuce, sont attachées à la circonférence du gland du clitoris, et, s'allongeant par un repli de dedans en dehors, comme deux petites ailes posées en forme de chevron au-dessus de la fente naviculaire, produisent ce que l'on appelle les nymphes.

De même que la verge de l'homme, le clitoris a deux corps spongieux séparés par une cloison mitoyenne qui en ôte la communication. Ils sont composés de plusieurs petites cellules membraneuses, s'entr'ouvrant les unes dans les autres.

Le clitoris a des artères, des veines, des nerfs, et des muscles dont les uns sont nommés érecteurs, et les autres accélérateurs. Les muscles érecteurs viennent de la tubérosité de l'os ischion et vont embrasser le corps du clitoris ; les muscles accélérateurs ne sont autre chose qu'un petit trousseau de fibres charnues, qui partent du sphincter de l'anus et vont à la partie inférieure du clitoris.

Au-dessous de ce trousseau se trouve une glande conglomérée, dont les canaux excrétoires se réunissent en un seul et qui sort par un petit mamelon à l'entrée du vagin.

C'est à peu près au même endroit que se trouve une membrane circulaire, qui rend l'ouverture de ce conduit beaucoup plus petite que son col, et qu'on appelle hymen ou pucelage.

CHAPITRE XII

Des parties internes de la matrice.

Parmi les parties internes de la matrice on place le vagin, le col de la matrice, les trompes et les testicules.

Le vagin est un tuyau de quatre à cinq pouces de longueur, et dont la largeur est fort inégale. L'orifice externe est très étroit, le milieu assez large, et il diminue vers son extrémité pour embrasser le col intérieur de la matrice, lequel s'avance d'un demi-pouce environ dans ce canal.

Le vagin est composé de trois tuniques. La tunique interne est une membrane fort souple chez les vierges, mais dure et inégale chez les femmes qui ont subi l'attouchement de l'homme; elle est percée de quantité de petits trous qui vont aboutir à de petites glandes, destinées à séparer de la masse du sang une liqueur assez gluante, et plus abondante dans le coït qu'en tout autre moment.

La seconde membrane du vagin est composée de fibres charnues, et la troisième est une production du péritoine. Le vagin est attaché au col de la vessie par sa partie supérieure, et au rectum par sa partie inférieure.

La matrice est composée de plusieurs plans de fibres charnues, dont les unes sont circulaires, les autres longitudinales et obliques. La figure de la matrice est assez semblable à une poire un peu aplanie devant et derrière. Elle a plusieurs ligaments, dont deux, appelés ligaments larges, ne sont autre chose que la production du péritoine qui vient s'attacher à la matrice ; les deux autres forment un amas de vaisseaux sanguins, enfermés dans une membrane, qui viennent des artères, des veines spermatiques et hypogastriques, pour aller se perdre dans la motte.

Les trompes, à proprement parler, ne sont que des appendices de la matrice ; elles ont une cavité fort apparente, qui est ordinairement enduite d'une viscosité, découlant des petites glandes dont la membrane interne des trompes est parsemée.

Du côté de la matrice, à l'endroit où les trompes commencent, on voit une valvule fine et déliée, posée en forme de soupape, de manière à empêcher l'entrée de la matrice dans les trompes, mais pas des trompes dans la matrice.

Les trompes se terminent en plusieurs petites fibres correspondant aux petits interstices du pavillon, lequel est un conduit d'un pouce de longueur et qui aboutit à l'ovaire.

Le testicule de la femme est un corps de figure ovale attaché à la matrice par un ligament plat, que les anciens ont pris sans fondement pour son canal déférent, puisqu'il n'est pas percé.

La substance du testicule n'est autre chose qu'un amas de petits corps un peu ovales, formé par une membrane qui contient une humeur assez liquide. Ces petits corps reçoivent quelques petites branches d'artère et de veine, et sont attachés par un petit calice à la membrane du testicule. Ils ne diffèrent des œufs des autres animaux que du plus ou du moins, et le lieu où ils sont enfermés s'appelle ovaire.

Nous terminons ici le livre préliminaire dont nous avons cru devoir faire précéder l'important ouvrage que nous publions aujourd'hui sous ce titre : *Hygiène de l'amour et du mariage.*

Ouvrage, dont la publication nous a été dictée, pour ainsi dire, par son indispensable utilité. Qu'on interroge, en effet, tous nos meilleurs médecins ; qu'on leur demande ce qu'ils pensent de l'état actuel de l'espèce humaine, relativement à la constitution physique. Tout dépérit, répondront-ils ; une partie des hommes est languissante, parce que ces hommes sont efféminés, parce qu'ils abandonnent volontairement leur tête aux vapeurs, aux maladies de l'imagination. Une autre partie est réellement malade, et elle serait la plus à plaindre si ses maux n'avaient pour cause les désordres du libertinage.

Mais ceux qui ont le plus de droit à notre compassion, ce sont les hommes infirmes qui portent la peine des fautes de leurs pères.

Cette classe est plus nombreuse qu'on ne l'imagine. Elle comprend non seulement les tristes victimes d'un mal honteux, mais aussi ces enfants infortunés qui doivent leur naissance aux derniers efforts d'un tempérament épuisé.

Elle comprend encore cette classe immense d'individus malheureux, dont les membres flétris et difformes prouvent la lubricité de leurs pères, lubricité cruelle qui renverse les lois de la nature dans une fonction aussi simple que respectable, pour jouir des plaisirs de l'amour dans des circonstances délicates et sans aucun ménagement pour la postérité !

FIN DU LIVRE PRÉLIMINAIRE

LIVRE PREMIER

DES TEMPÉRAMENTS

CHAPITRE PREMIER

Au lecteur.

L'éducation, cet objet intéressant qui occupe aujourd'hui tant de zélés citoyens, doit s'attacher, pour le moins, autant au physique qu'au moral. Et ce n'est point par l'éducation des enfants qu'il faudrait commencer, mais par celle des pères. En vain vous vous attacherez à former un tempérament robuste à votre fils, si vous n'y avez pensé même avant sa conception !

S'il est né faible et délicat, les soins que vous vous donnerez pour le rendre quelque peu agreste, influeront beaucoup, il est vrai, sur sa constitution, mais ne la changeront pas entièrement. Hommes, c'est à vous qui voulez remplir les devoirs de la société, qui voulez lui être utiles en y ajoutant de nouveaux individus, c'est à vous d'examiner si vous en êtes dignes.

Ne vous arrêtez pas à ces éclairs de tempérament qui s'élèvent avec les premiers feux de la puberté.

Jeune homme, la nature prépare en toi des germes pour la postérité, mais ne te hâte pas de les faire éclore. Imite-la, cette nature qui prépare de nouveaux plaisirs à tes sens : Les boutons tendres et délicats qui percent l'écorce d'un arbrisseau se montrent peu à peu ; insensiblement ils s'épanouissent, les fleurs paraissent... Elles se flétrissent si une main sacrilège y touche, et les fruits qui devaient succéder... N'y pense plus, jeune homme, tout est perdu !

Et vous, vieillard, en qui l'habitude de jouir a rendu le plaisir nécessaire, vous à qui le libertinage et la débauche ont tenu lieu de volupté, vieillard impuissant qui voulez encore jouir ! Ah ! ne faites plus accroire qu'une chaleur vive circule dans vos veines ; n'épuisez pas les faibles ressources de la pharmacie et du charlatanisme pour réveiller des sens assoupis par des jouissances excessives et prématurées. Ne consultez pas vos désirs, mais la nature et vos forces. Si vous pouvez être utile à la société, ce n'est point en lui donnant des hommes, qui, dès le printemps de leur âge, annonceront la vieillesse et la décrépitude que vous leur aurez léguées à leur entrée dans le monde !

Qu'on ne croie pas que nous voulions bannir l'amour du cœur de la plupart des hommes ; au contraire, nous voudrions que chacun pût en goûter les douceurs. Mais, en même temps, nos vœux seraient remplis, si, en exposant le tableau des vrais plaisirs, les seuls avoués par la nature, nous pouvions faire abhorrer les débauches dangereuses dont les suites sont si cruelles !

Ah ! vraiment on doit gémir en jetant les yeux sur cette foule d'hommes libres, qui outragent la société en gardant un célibat volontaire pour s'égarer dans un cercle de vaines spéculations.

Mais quels regards d'indignation ne doit-on pas jeter sur les hommes qui ne restent isolés au milieu de la société, que pour n'avoir aucun frein qui puisse retenir leurs passions ! Ils en sont punis plus avancés en âge ; mais les maux dont ils sont accablés alors, vengent la nature sans réparer ses pertes !

Nous nous estimerions fort heureux, si l'ouvrage que nous offrons au public, pouvait produire quelque bien, en mettant sous les yeux de tous des vérités que les circonstances actuelles obligent de développer.

Assez d'hommes éloquents ont élevé la voix contre les vices qui déshonorent l'humanité. Mais le cœur de l'homme ne pourrait-il pas être comparé à ces substances malléables qui s'endurcissent sous le marteau ? Combien de déclamations, par exemple, contre le crime destructeur qui tue une partie des jeunes gens ! Ont-elles produit, ces déclamations, par les menaces qu'elles emploient, la révolution salutaire qu'a pu opérer le plus petit traité sur l'onanisme et la masturbation.

D'où viennent ces effets différents ?

C'est, il faut le dire, parce que la plus grande partie des hommes ne sont sensibles qu'aux maux présents. Et en effet, l'auteur de la Dissertation sur les maladies produites par la masturbation a, par cet ouvrage, effrayé les débauchés en jetant sous leurs pas les victimes du libertinage et de la corruption. Ceux à qui il s'adressait, ont frémi d'horreur, lorsqu'il leur a fait entendre les gémissements des malheureux qui imploraient des secours souvent inutiles ; on a vu de jeunes personnes des deux sexes, conduites aux portes du tombeau par la masturbation, appeler la mort comme le terme de leurs souffrances.

Alors, l'impression terrible que firent des tableaux aussi lugubres agit efficacement sur les lecteurs.

Puisse l'*Hygiène de l'Amour et du Mariage*, que nous offrons au public, produire un bien aussi salutaire !

On y verra les gradations que la nature observe pour amener l'enfance à la puberté ; et en considérant les précautions qu'elle a prises pour que ce changement ne fasse pas trop de fortes impressions sur le corps, il sera facile de conclure que la nature ne nous a pas destinés aux plaisirs de l'amour, aussitôt que nous nous en croyons capables.

Nous ne rechercherons pas si les lois, ou mieux les mœurs, nous obligent de regarder comme illicites les plaisirs que les hommes se procurent, lorsqu'ils n'y sont pas autorisés par le mariage ; mais nous devons avouer que les lumières de la raison devraient suffire pour nous guider.

Quels contrastes que les plaisirs purs d'un homme vivant au sein de sa famille, heureux par lui-même, heureux par sa femme et ses enfants, opposés aux jouissances imparfaites et dangereuses du célibataire !

Lorsque l'homme et la femme s'unissent par le lien sacré, lien respecté de presque toutes les nations, — excepté de celles qui sont civilisées, — le but de cette union est de donner le jour à des enfants.

Cette fonction auguste n'est souvent pas facile à remplir. Les hommes de l'art savent qu'il se trouve des obstacles, quelquefois invincibles, qui s'opposent à la génération, mais ce n'est point assez. Il résulterait un grand bien, si chacun avant de prendre les liens de l'hymen ou de se destiner au célibat, savait à quoi s'en tenir sur son tempérament. C'est aussi ce que nous avons essayé de développer et de mettre à la portée de tous, en montrant également les moyens avoués par la nature pour rectifier plusieurs défauts, qui forment autant d'obstacles à la jouissance, et par conséquent à la génération !

CHAPITRE II

Du tempérament en général.

Le tempérament est cette disposition particulière du corps, produite par la combinaison des principes dont il est composé ; on comprend qu'il influe beaucoup sur les fonctions de l'organisme et joue le principal rôle dans le physique de l'amour.

De là, on est convenu que tel homme ou telle femme d'un tempérament donné, étaient peu propres à la génération, tandis que d'autres, par une nuance de couleurs plus sombres, des yeux plus animés, un extérieur plus vif, font croire que semblables à ces hommes vigoureux qui ont peuplé la terre, ils pourraient réparer les désordres d'un nouveau déluge.

Parmi le grand nombre d'explications que nous ont données les anciens et les modernes, sur ce qui constitue le tempérament, il est assez difficile d'en saisir une qui satisfasse entièrement. Voici celle que nous pourrons adopter :

Les parties solides ont une force élastique, par laquelle elles tendent à se resserrer ou à se raccourcir, lorsqu'elles souffrent quelques extensions ; nos vaisseaux dilatés par le sang qu'ils reçoivent au moment de la diastole, c'est-à-dire lorsque les cavités du cœur sont dilatées, tendent indépendamment de leur action organique à se contracter par le ressort de leurs parois. Ainsi, leur ressort et leur action organique forment une double force qui agit dans la contraction des vaisseaux. Plus la force élastique des parois des vaisseaux est considérable, plus elle s'oppose à la dilatation, et plus elle contribue à la contraction des vaisseaux.

On doit être fort attentif à ce ressort ; car il contribue beaucoup, selon qu'il a plus ou moins de trait, selon qu'il est plus ou moins excité, à varier et à modifier le jeu des vaisseaux. On peut remarquer facilement ces différents effets du ressort d'un arc ; car un arc plus ou moins raide, plus ou moins grand, plus ou moins tendu, varie beaucoup le jet de la flèche, indépendamment même de la force plus ou moins grande de celui qui met son ressort en action. Ainsi les effets des vaisseaux ne doivent pas être les mêmes dans ceux qui ont des vaisseaux fort amples, que dans ceux qui les ont serrés ; dans ceux dont les parois des vaisseaux sont fermes ou raides, que dans ceux où elles sont molles et fort amples ; dans ceux où les parois ont beaucoup d'élasticité, que dans ceux où elles en ont peu ; dans ceux où l'action des parois est forte, que dans ceux où elle est faible.

De toutes ces variétés qui sont si remarquables dans les hommes, viennent les divers tempéraments qui apportent tant de diversité dans les facultés mécaniques, animales et intellectuelles. Il ne faut pas, pour cela, croire qu'il faille renoncer totalement aux humeurs, qui selon les anciens et la plupart des modernes, constituent les variétés du tempérament. Les solides n'acquièrent la force ou la faiblesse, la raideur ou la mollesse, le plus ou moins d'élasticité, que par l'effet produit sur eux par les fluides qui les mettent en action. Ainsi on retrouvera toujours dans les hommes sanguins, un tempérament chaud et humide ; ceux chez qui la bile domine, seront chauds et secs, les pituiteux ou phlegmatiques seront froids et humides, et ceux que les anciens nommaient mélancoliques, seraient d'un tempérament froid et sec.

De la différence de ces tempéraments, naît une plus ou moins grande aptitude aux plaisirs.

Ce n'est pas seulement sur l'individu que l'influence du tempérament opère ; elle agit, en quelque sorte, sur l'espèce, ou du moins sur les descendants de cet individu. Aussi, doit-on observer que les attentions, par lesquelles on cherche à assortir les alliances relativement aux idées reçues dans le monde, ne devraient pas tant occuper qu'on n'apporte aussi quelque soin à assortir les constitutions, en écartant celles dont l'union peut être préjudiciable pour les fruits qui doivent en sortir.

En proposant d'assortir les tempéraments, ce n'est pas dire qu'il faut donner à un homme une compagne, dont la constitution serait analogue à la sienne exactement ; il en résulterait des inconvénients que nous aurons à examiner. L'union de deux personnes mélancoliques, par exemple, serait funeste aux enfants qui en naîtraient. Souvent même il a suffi que l'un des deux fût de ce tempérament pour opérer de mauvais effets.

Cela dit, nous allons jeter un rapide coup d'œil sur les quatre principaux tempéraments, les seuls qu'on peut suivre avec une certaine exactitude, et donner une idée des facultés que chaque individu, relativement à sa constitution, peut avoir pour la propagation de l'espèce.

CHAPITRE III

Du tempérament sanguin.

Un corps ferme et vigoureux, une physionomie animée, les yeux ordinairement bleus, des chairs qui ne sont ni trop fermes ni trop molles, la peau souple et unie, une couleur vermeille, de l'embonpoint, des cheveux blonds ou châtains, des membres souples et agiles, peu propres néanmoins aux travaux pénibles et continus, des veines bleues, amples et tendues, dans lesquelles le sang circule avec facilité, sont les signes qui annoncent l'homme sanguin.

Celui qui est de ce tempérament, a dans toute l'habitude du corps une chaleur douce et des désirs ardents qui annoncent son goût pour les plaisirs, où le portent encore une gaieté naturelle, une imagination féconde, et beaucoup de penchant pour la société. Il exerce toutes ses fonctions avec une facilité admirable, et la transpiration surtout se fait aisément. Cette sécrétion qui influe sur la santé beaucoup plus qu'on ne se l'imagine, est ce qui constitue le bon état des personnes du tempérament sanguin : elle entretient l'égalité du pouls, la vigueur du corps, une douce chaleur, un sommeil tranquille, pendant lequel on est bercé par des songes légers et gracieux, qui, à l'instant du réveil, offrent la riante image du bonheur ou la perspective de plaisir !

Aussi n'est-il point étonnant que l'homme sanguin soit naturellement doux, sensible, enjoué, vif, et que son inclination le porte sans cesse vers les plaisirs de l'amour et de la table, plaisirs qu'il rend d'autant plus piquants, qu'il paraît être destiné à les embellir.

Doué de talents aussi séducteurs, l'homme sanguin ne paraîtrait-il pas devoir exclure des mystères de l'amour les hommes qui n'ont pas le bonheur de réunir autant d'avantages ?

Il aime avec beaucoup de délicatesse ; ce n'est point toujours la soif ardente des plaisirs qui le porte à les rechercher ; le cœur agit en lui aussi vivement que l'instinct. Plus sensible à une passion délicate qu'aux plaisirs destructeurs de la débauche, il devrait donc régner seul dans le cœur des femmes qui savent unir la décence aux charmes de la société.

Mais les *titillations* voluptueuses qui agitent assez fréquemment l'homme sanguin, le rendent peu redoutable auprès des femmes qui savent se défendre ; il veut, comme César, voir et vaincre en un instant. Aussi trouve-t-il plutôt à satisfaire ses désirs dans l'ivresse d'une passion rapide et souvent sans conséquence, qu'au milieu des plaisirs mystérieux d'un amour cimenté par des rapports et des liaisons qui ne s'accordent pas toujours avec sa vivacité, son indiscrétion et son inconstance.

On voit que l'homme sanguin est sensible en amour, mais étourdi ; qu'il n'aime pas la résistance, qu'il s'emporte aisément et se calme de même ; que, semblable au papillon, il voltige sur la première fleur qui s'offre à sa vue, mais qu'il s'y arrête peu.

Le vif éclat de la rose peut bien fixer un instant le papillon au milieu de son vol ; mais, si, jalouse des autres fleurs, elle veut le retenir, il faut qu'elle ouvre son sein aux caresses du volage. Elle jouit du bonheur de le voir palpiter par l'excès du plaisir, elle le partage. L'agitation et les transports de son amant paraissent lui jurer la foi la plus vive et la plus durable. Ah ! fleur charmante, emploie tout, tout pour captiver celui qui cherche à s'échapper. Une douce langueur est déjà répandue sur ses sens, bientôt l'ennui y succédera... Tu veux le retenir ! Hélas ! il n'est plus temps. Plus beau qu'il n'a jamais été, il agite doucement ses ailes et cherche à se dégager. Il n'a point épuisé tout son amour, il vole avec empressement vers une autre fleur pour lui faire partager ses plaisirs. Mais ne crains pas pour cela d'être méprisée ; si le volage est inconstant, il est bon. Peut-être va-t-il venir renouer ses engagements... Ne te refuse pas à de nouvelles caresses ; il est aussi facile à rebuter que son inconstance est grande.

Tel est le manège amoureux de l'homme sanguin. Telle est sa manière de se conduire en amour ; il n'a pas pour les plaisirs cette force athlétique dont la nature a doué les hommes d'un tempérament bilieux ; mais réunissant ce que l'amour a de plus doux, ses jouissances ne sont point troublées par la jalousie, cette passion funeste qui précède quelquefois la fureur dans les hommes bilieux. Il est inconstant ! Voilà son crime, qui deviendra plus tard son supplice.

La bonté de sa constitution n'est pas un titre pour vivre longtemps ; la vivacité, la sensibilité, et surtout l'inconstance, qui lui sont propres, — car de là naissent des désirs toujours nouveaux et qu'il peut souvent satisfaire, — abrègent sensiblement ses jours.

Des hommes aussi aimables pour la société ne devraient-ils pas s'efforcer de conserver jusqu'au bout de leur carrière les qualités du corps et de l'esprit qui les font chérir ? La douceur, l'aménité, la gaieté, qui constituent leur caractère, les rendraient précieux dans l'état du mariage, si leur inconstance n'y jetait que trop souvent la discorde.

Les complaisances, les tendres caresses d'une épouse ne pourraient-elles pas adoucir ce penchant, qui porte un homme à chercher des faveurs dont l'hymen rougit ?

CHAPITRE IV

Du tempérament bilieux.

Si l'on en excepte une taille avantageuse et un gros embonpoint, que n'a pas ordinairement l'homme bilieux, tout en lui annonce la force. Ses os sont gros et solides, ses muscles bien marqués, ses chairs compactes ; sa peau aride et sèche est d'un rouge foncé, brune, olivâtre, et quelquefois noire ; les poils qui la couvrent et les cheveux sont presque toujours noirs et crépus ; son pouls est grand, vigoureux, brusque ; il a les veines grosses, saillantes, le sang bouillant, la bouche grande, les lèvres desséchées, l'haleine chaude et forte, les yeux noirs et perçants.

Que l'on oppose ce tableau à celui qu'on a vu de l'homme sanguin, il sera facile de juger ce que doit être en amour l'homme bilieux.

Toutes les passions acquièrent ici une teinte plus forte ; c'est le théâtre où elles se montrent avec le plus d'éclat, parce qu'elles ne sont tempérées ni par la gaieté, ni par l'enjouement, comme chez les personnes sanguines. Leur amour tient de la manie, et cette passion, à laquelle un tempérament presque inépuisable les porte sans cesse, devient pour eux une affaire capitale. L'homme bilieux veut être aimé seul, parce que, différent de l'homme sanguin, il aime sinon avec constance du moins avec une passion extraordinaire, et qu'il est le plus vigoureux des hommes. Il conserve longtemps cette force supérieure, et n'attend même pas qu'elle soit épuisée pour devenir jaloux, injuste, cruel.

Chez les nations policées, ces vices, prévenus par la sagesse des lois, ou adoucis par la nécessité des liaisons particulières, n'acquièrent ordinairement pas ce degré excessif qui empoisonne les plaisirs et conduit au crime. C'est chez les peuples, dont les individus sont presque tous du tempérament bilieux, que ces horreurs s'annoncent sous l'aspect de la grandeur et du pouvoir despotique.

L'amour en Turquie, en Afrique, en Asie, est un tyran qui déchire les cœurs ; les plaisirs dont jouissent les hommes barbares qui habitent ces contrées, sont affaiblis par l'autorité. Il n'en faut pas en amour ! Les femmes qui servent à leurs jouissances, sont des esclaves enfermées, victimes de la passion brutale qui agite le despote sous lequel elles tremblent, punies souvent de mort sur le soupçon d'une infidélité. Les gardiens dépositaires de leur vertu ont été mutilés pour qu'on fût assuré de leur continence... Et les tyrans qui commandent à cette foule d'esclaves, jouiraient du vrai bonheur !... Ah ! gardons-nous de le croire.

Si la félicité naît de l'amour, c'est lorsqu'il est dégagé de toute contrainte. Le maître absolu, qui n'a qu'à vouloir pour être obéi, et dont les esclaves reçoivent, au milieu du trouble et de la crainte, des caresses qu'empoisonne l'esclavage, ne connaît pas l'amour.

L'homme qui dédaigne ou méprise les plaisirs d'une union assortie, et cherche par caprice, plus souvent encore par ambition, des plaisirs en échange des richesses, ne connaît pas non plus l'amour.

Les talents supérieurs que les hommes bilieux ont pour la jouissance des plaisirs, ne sont pas infructueux ; de tous les hommes, ce sont les plus propres à la fécondité, s'ils exercent le corps en variant leurs occupations, — s'ils peuvent adoucir les fougues de leur imagination, et surtout s'ils savent économiser leurs plaisirs.

Toutes les femmes ne conviennent pas à l'homme bilieux, pour remplir le but qu'on doit se proposer dans l'union des sexes ; la femme sanguine est la compagne que doit prendre un homme dont les talents physiques s'annoncent à un degré éminent. Celle-ci, en effet, plus modérée dans ses transports, remplit avec plus d'exactitude le vœu de la nature. Mais si l'on parvient jamais à concevoir qu'il faut des rapports et des convenances physiques dans le mariage, on se gardera bien d'unir un homme bilieux avec une femme de même tempérament, c'est-à-dire avec la plus ardente de toutes les femmes. Ne dit-on pas communément dans un proverbe trivial, mais vrai, que le trop de vivacité s'oppose à la génération? Et néanmoins les hommes agissent comme s'ils n'en croyaient rien. On a malheureusement oublié que c'est d'une union assortie que naissent des enfants bien forts et bien constitués.

Que l'on unisse un homme et une femme du tempérament dont il s'agit, je ne dirai pas que leurs plaisirs n'auront rien de piquant; mais est-ce seulement pour jouir que les sens s'épanchent dans le sein de la volupté? Les transports dans cette union se suivent rapidement, une flamme dévorante rallume sans cesse les feux de l'amour; la force de l'imagination, aidée par celle d'un tempérament robuste, élève le couple heureux... Heureux! ah! Il ne le sera pas toujours. Je vois une vieillesse prématurée engourdir, dessécher les sources du plaisir. Je vois alors les époux malheureux rappeler la volupté qui les fuit, et, pour comble d'infortune, je les vois privés du plaisir suprême de rendre à la nature les caresses qu'ils ont prodiguées à l'amour. Époux malheureux! vous étendez vainement les bras, vous ne pouvez presser contre votre sein des enfants qui auraient fait la consolation, les délices de la vieillesse qui vous glace!

CHAPITRE V

Du tempérament mélancolique.

On chercherait presque toujours inutilement la constitution mélancolique parmi les enfants et parmi les vieillards, surtout à la campagne; elle se manifeste avec toute sa force à vingt ou trente ans, et les mélancoliques ne vivent guère plus de cinquante ans.

Ce tempérament peut être considéré comme acquisitif, puisqu'on ne le trouve guère dans les campagnes. Les villes peu considérables n'en fournissent pas beaucoup d'exemples; mais malheureusement pour le monde physique, on en rencontre à chaque pas dans les grandes cités, où les hommes, pressés étroitement les uns contre les autres, semblent se disputer l'air qu'ils respirent.

Les hommes de ce tempérament sont aisés à reconnaître. Leur stature est grande ou moyenne, leurs cheveux bruns ou noirs, leur visage allongé, leurs yeux, grands ou langoureux dans la jeunesse, deviennent sombres dans un âge plus avancé; leurs joues sèches, avalées, sont recouvertes d'une peau rude, brûlée, noirâtre, et quelquefois jaune. Leur corps est grêle, leurs jambes et leurs cuisses menues, leurs bras et leurs doigts effilés. Les hommes de ce tempérament sont laids de visage, quoiqu'ils aient été beaux dans leur enfance.

Les femmes du tempérament mélancolique diffèrent essentiellement des hommes de cette constitution : leur peau, quoique sèche, est beaucoup plus belle; leur démarche nonchalante a été prise par quelques personnes pour de la grâce et de la majesté.

L'homme mélancolique est un dangereux séducteur auprès des femmes, parce qu'il possède au suprême l'art de faire illusion par son éloquence. Il a le ton persuasif, et réussit presque toujours par le sublime de son imagination. Il ne la dirige pas continuellement vers les plaisirs ; elle est trop vive, trop exaltée, pour être étendue avec uniformité : Les actions héroïques, les conquêtes, les entreprises qui paraissent surpasser les forces humaines sont de son ressort ; mais aussi, par un contraste singulier, les ambitieux de tous genres ont tous été des mélancoliques.

Ces hommes ne dirigent donc leur imagination vers l'amour que dans les intervalles que leur laissent des projets, qui, à leurs yeux, sont d'une plus grande importance. Mais si cette passion les occupe sérieusement, ils abandonnent alors les idées qui y seraient disparates, pour ne s'occuper que de l'objet qui les enflamme ; ils deviennent plus que jamais sombres, difficiles, rêveurs, inquiets, craintifs, méfiants, timides, jaloux, furieux. On sait, par des exemples horribles, jusqu'à quel point le mélancolique amoureux et irrité peut pousser le désespoir !

Que n'est-il possible d'anéantir par gradation l'impétuosité de cette constitution malheureuse ! Elle n'est pas dans la nature, puisqu'elle se trouve rarement dans les lieux où les hommes sont plus rapprochés d'elle. Il faut donc plutôt regarder ce tempérament comme une maladie d'acquisition, comme un vice héréditaire, que comme un tempérament propre à l'individu.

Le feu de l'imagination des mélancoliques ne suffit pas pour les rendre habiles à la propagation de l'espèce ; il faut aussi que les fonctions naturelles, — surtout les sécrétions, — se fassent sans irrégularité, et c'est ce qui se trouve assez rare dans les hommes de ce tempérament.

Tout paraît être en désordre dans leur économie animale. Le mouvement du cœur et des artères est inégal ; presque toujours affamés, ils sont très peu attentifs sur la quantité d'aliment qui leur convient Aujourd'hui trop, demain pas assez, ils n'ont pas d'autre régime ; aussi leurs déjections, la transpiration insensible, les sueurs, sont dans une irrégularité d'abondance et de suppression alternatives. Le moral correspond encore ici exactement au physique. Le mélancolique veut et ne veut pas d'un jour à l'autre ; mais, attaché opiniâtrément à sa volonté, il est excessif dans ses sentiments, quels qu'ils puissent être.

Le même objet se peint différemment à ses yeux, selon qu'il est affecté, et ce qui opère en lui ce changement sera l'effet d'un dérangement dans les fonctions naturelles, plutôt que celui du raisonnement et de la réflexion.

D'une telle alternative de variations subites et continuelles dans l'homme mélancolique, doit résulter des affections bien capables sans doute d'influer sur sa postérité.

Le mélancolique doit-il donc garder un célibat scrupuleux ? On a dit qu'il serait à souhaiter que cela fût possible, mais l'expérience démontre le contraire.

On a observé que les mélancoliques, lorsqu'ils étaient célibataires, devenaient sujets à beaucoup de maladies longues et cruelles. Nous verrons plus loin, quand nous traiterons de la puberté, les tristes effets de la mélancolie.

On peut donc permettre le mariage aux personnes de ce tempérament, mais il faut bien se garder de le faire contracter entre deux individus qui aient la même constitution. Les enfants, qui seraient le fruit d'une union aussi mal assortie, se ressentiraient tôt ou tard des vices physiques et moraux des auteurs de leur existence. Donnez à un homme mélancolique une femme d'un tempérament sanguin, ou à un homme de cette dernière constitution une femme mélancolique, si celle-ci veut absolument se marier. La différence des caractères, si elle ne s'évanouit pas peu à peu, diminuera sensiblement ; celui des époux qui aura la constitution sanguine, et par conséquent l'humeur enjouée, le caractère liant, l'imagination riante, emploiera ces heureux talents pour répandre la gaieté dans sa famille ; il corrigera le *sombre* du mélancolique : ses enfants lui devront leur bonheur, et la patrie des citoyens utiles !

CHAPITRE VI

Du tempérament phlegmatique ou pituiteux.

Si je considère l'homme phlegmatique ou pituiteux, tout annonce en lui la nature défaillante. Quelques apparences trompeuses ne pourront pas en imposer sur sa faiblesse.

Il a la taille avantageuse, parce que les fibres, abreuvées par une sérosité abondante, ont pu s'étendre et s'allonger. Ses chairs sont lâches, molles, couvertes de graisse, par la même raison. Elles sont blanches, garnies d'une petite quantité de poils blonds et fins. Ses cheveux sont blonds ou châtains ; son visage rond, pâle, est souvent bouffi. Ses yeux, bleus et grands, devraient animer sa physionomie et lui donner de l'expression, mais ils sont éteints ; leur regard est humble et languissant. Des lèvres pâles et décolorées, des vaisseaux très fins, dans lesquels circule lentement un fluide dont les principes paraissent désunis ; enfin un corps faible, incapable de supporter des travaux fatigants, tel est le portrait de l'homme pituiteux.

On peut encore dire que l'homme de cette constitution n'est pas dans la nature, puisqu'il est assez rare dans les campagnes, à moins que l'atmosphère, le sol, le régime, influant peu à peu sur des individus peu actifs, n'y fassent dominer cette constitution languissante.

Elle doit, de même que la constitution mélancolique, devenir commune dans les grandes villes, où l'air se renouvelle difficilement, où cet élément chargé de vapeurs souvent pernicieuses n'a en quelque sorte aucun ressort par lequel il puisse agir sur la fibre et lui en communiquer.

Les individus du tempérament pituiteux, incapables d'exécuter les mouvements qui annoncent la force du corps, le sont aussi de produire les chefs-d'œuvre qui annoncent le génie. Le moral correspond au physique, et certainement c'est un bonheur. Des sensations vives, une imagination ardente porteraient le trouble dans la machine et détruiraient des organes trop faibles pour y résister.

Le pituiteux ne connaît guère ces passions fortes qui émeuvent, excitent, soulèvent, enflamment nos esprits. Il reçoit volontiers l'impression qu'on lui donne, mais elle l'échauffe rarement. Ce défaut de sensibilité et d'activité lui rend l'imagination froide, la mémoire débile. Mais son caractère, doux, affable, paisible, en un mot, son indolence, ne le rend point à charge à la société... Il l'est peut-être à la nature, car elle n'a point répandu les hommes sur la terre avec le germe de la mélancolie et de la pituite.... Dépravation des mœurs! luxe! mollesse! voilà votre ouvrage!

Trop de nourriture, surtout d'aliments visqueux, tels que ceux que nos célèbres cuisiniers savent si bien tourner contre nous; l'usage immodéré du vin, des liqueurs, le trop de repos, le sommeil trop long, telles sont les causes ordinaires de l'abondance de la pituite.

Le pituiteux, trop faible pour tirer la subsistance du sein de la terre, trop faible pour oser entreprendre de servir sa patrie les armes à la main, mauvais laboureur, mauvais soldat, pourra-t-il être bon époux?... Les appétits des pituiteux semblent être émoussés, les plaisirs de l'amour les affectent peu; les femmes de ce tempérament ont peu de penchant pour les hommes, la continence n'est point en elles une vertu pénible, la plupart même se prêtent avec peine à ce qui fait le plaisir des autres; elles ne sont pas nées sous la planète de Vénus!

Il y a néanmoins une remarque singulière à faire sur la constitution pituiteuse: les femmes chez lesquelles elle domine, et qui par conséquent n'ont que très peu d'aptitudes pour la jouissance, deviennent très fécondes si elles sont unies à un homme d'une constitution différente à la leur. Les hommes pituiteux, au contraire, sont très souvent incapables de féconder l'union des sexes, avec tel individu qu'ils s'unissent, à moins que leur constitution dominante ne soit corrigée par une nuance de quelque autre tempérament, ce qui heureusement n'est pas rare.

CHAPITRE VII

Du célibat.

Un ami de l'humanité a toujours des souhaits à faire; il appartient seul à celui en qui réside le pouvoir de les réaliser. Si j'étais puissant, je ferais une loi, non contre le célibat, mais j'opposerais des barrières au zèle indiscret et destructeur qui pousse les pères et les mères à y destiner leurs enfants, sans avoir, au préalable, étudié et fait en quelque sorte constater la force ou la faiblesse de leur tempérament.

Je me garderais bien de livrer aux horreurs de la solitude l'homme sanguin, fait pour orner la société par son esprit et l'augmenter par ses talents physiques.

Je croirais à chaque instant entendre la nature me reprocher une action barbare. Quoique l'homme bilieux paraisse être dévoué à la retraite, également comme le mélancolique, les dispositions, le penchant souvent irrésistible qui les porte vers les femmes, leur rendraient la retraite un séjour de tristesse, source de plusieurs maladies.

Les passions qui commencent à germer se développent, s'accroissent, s'étendent avec force dans la solitude ; elles minent peu à peu l'économie animale et accélèrent les infirmités d'une vieillesse hâtive.

Le savant commentateur d'Ocellus Lucanus nous a tracé le plan d'un tribunal dont les fonctions seraient d'examiner les alliances qui pourraient être utiles ou nuisibles au public. Ocellus lui-même veut qu'on évite les mariages imparfaits : il appelle ainsi ceux qui se contractent entre des personnes d'un tempérament faible, ou dans un âge trop tendre... Que ne pourrait-on pas espérer pour la perfection de l'espèce humaine, si aux objets intéressants qui seraient du ressort de ce tribunal on y ajoutait le droit de connaître la véritable vocation des personnes qui se destinent au célibat?

« L'homme dont nous venons de faire le portrait, dit Venète en parlant de l'homme bilieux, est d'un tempérament si chaud et si amoureux, qu'il aurait beau avoir la vertu des personnes les plus saintes, sa nature lui donnera toujours une pente à l'amour des femmes : on aurait plutôt éteint un grand feu avec une goutte d'eau, et l'on obligerait plutôt un fleuve rapide à remonter vers sa source, que de corriger l'inclination de cet homme... Les rois et le vin sont bien puissants, mais, à dire le vrai, la femme l'est encore plus; et il faudrait que Dieu fît un miracle si on voulait que cet homme-là corrigeât son humeur amoureuse. »

Si Venète dépeint une jeune fille lascive, ses expressions, que je me garderai bien de rapporter ici, sont encore plus fortes.

Père barbare! crois-tu par de perfides caresses, ou des menaces emportées, dompter le penchant, le tempérament, la nature même? Non, ne t'y trompe pas; tu appelles en vain à ton secours les ressources de la médecine : tu opposes de faibles obstacles aux vices de la nature, qui commande à tous, avec cette énergie dont toi-même tu sentis la force. Les barrières posées entre tes enfants et le monde ne détruiront pas entièrement le germe des passions, si tu le leur as transmis au moment de leur formation.

Du moins, si la fureur d'immoler des victimes te force à la satisfaire, choisis celles que la société aura moins à regretter. Si, aux signes caractéristiques d'une constitution froide, tu remarques un éloignement très décidé pour ce lien si doux, ce lien général, qui unit l'homme à la femme parmi les glaces du Nord, et dans les climats brûlés, sous la zone torride ; si enfin ton fils ou ta fille redoutent par des motifs tirés seuls de leur constitution physique, l'état du mariage ne les force pas à l'embrasser ; que, retirés du monde, ils jouissent en paix de cette douce quiétude que trouvent dans la retraite les personnes que les passions ne peuvent émouvoir!

Mais aussi, qu'il est indispensable de savoir constater cet état d'inertie, ce silence absolu des passions! Il faut connaître les ressources de la nature pour savoir jusqu'à quel point un tempérament inactif en apparence peut se développer. Des parents qui décident et qui font tout plier aux préjugés, ne voient ou du moins feignent de ne voir que ce qui s'accorde avec leurs vues.

On s'en rapporte encore à un directeur de conscience ! Ah ! le joli mot ! Eh ! ce directeur peut-il toujours pénétrer les motifs d'une retraite que l'on se croit nécessaire ? Peut-il, doit-il même entrer dans un examen pour lequel il n'a point les connaissances requises ? Un médecin habile y est si souvent embarrassé !

Dans la plus grande partie des couvents, on étudie plus le moral que le physique, et c'est l'opposé de ce qu'il faudrait faire. Les méditations, les longues lectures, les jeûnes rigoureux, enfin tous les moyens que l'on emploie pour s'assurer de la vocation, doivent nécessairement la donner, du moins pour quelque temps ; mais si l'on altère la sévérité de la règle, la nature reprend bientôt ses droits ; le ressort des organes affaiblis reprend son élasticité, et de là au trouble des passions il n'y a qu'un pas.

Aussi que de maladies funestes ne répandent-elles pas dans ces cloîtres le trouble et le désordre !

Mille exemples prouvent sans réplique que le tempérament contraint, étouffé pendant quelque temps, ne peut jamais être anéanti, quoiqu'il soit possible d'en adoucir la trop grande vigueur. Pourquoi les passions, qui ont leur source dans le tempérament, sont-elles si difficiles à maîtriser ? Elles tiennent fortement à la machine. Les passions se nourrissent, croissent et se fortifient comme les fibres qui en sont le siège. Connaissez donc votre tempérament ; s'il est vicieux, vous le corrigerez, non en vous efforçant de le détruire... Vous détruiriez la machine elle-même !

Ne sait-on pas que des efforts, et surtout des efforts physiques, qu'on fait pour amortir la passion, il résulte des catastrophes qui effrayent la nature ? On en verra des exemples lorsque nous parlerons de la puberté. Eh quoi ! Est-ce que les anachorètes les plus sévères, ces hommes éloignés les uns des autres, les forces du corps presque anéanties sous le poids des devoirs qu'ils s'imposaient, est-ce que ces hommes, morts à la terre, n'étaient pas, malgré l'austérité de leur vie, tourmentés par les aiguillons de la volupté ?

Croit-on que les hommes de notre siècle auront plus de force ? Que les médecins nous parlent avec franchise, ils nous apprendront ce que peut l'art sur un tempérament robuste. Eh ! de quels moyens n'est-on pas obligé de se servir pour soulager les malheureuses victimes d'une passion ardente !

CHAPITRE VIII

Observations diverses sur le célibat.

La première observation que nous citerons à l'appui de ce que nous avons dit dans le chapitre précédent, nous est fournie par Tissot, qui rapporte avoir vu à Montpellier une veuve très robuste, âgée de près de quarante ans, qui avait joui très souvent, et pendant longtemps, des plaisirs physiques de l'amour, et qui, en étant privée depuis quelques années, tombait dans des accès hystériques dont on ne peut peindre l'état affreux.

Elle perdait l'usage des sens ; aucun remède ne pouvait adoucir ni diminuer la fréquence des accès. On ne pouvait les faire finir que par de fortes frictions des parties génitales : ce moyen était suivi d'un tremblement convulsif, qui dirigeait ses efforts vers les parties irritées, et la malade recouvrait l'usage de ses sens, dès qu'une crise salutaire, — si j'ose m'exprimer ainsi, — avait remis le calme dans ces organes aussi impétueux !

Cette observation prouve évidemment ce que dit saint Augustin, que si l'on s'abandonne trop mollement aux plaisirs, ces plaisirs deviennent coutume, et cette coutume nécessité. Mais quelquefois aussi ces accidents surviennent, — comme on le verra dans notre chapitre relatif à la puberté, — à de jeunes personnes que l'usage des plaisirs n'a pu corrompre, et dont l'imagination n'a jamais été enflammée par le moral de l'amour.

Zacutus Lusitanus parle d'une fille qui tombait dans un état affreux, et pour laquelle tous les remèdes étaient inutiles. Cet habile praticien eut recours à un pessaire âcre qui produisit le même effet que dans la femme dont nous venons de parler. La malade fut guérie dans l'instant.

Hoffman rapporte l'histoire d'une religieuse qu'on ne pouvait tirer du paroxysme hystérique, qu'en ayant recours à des moyens dont la prostitution seule a le secret !

Le père de la médecine, Hippocrate, dans son traité des *Maladies des vierges*, parle des graves accidents occasionnés par la rétention du fluide séminal. C'est dans cet ouvrage qu'il conseille le mariage aux filles et aux femmes veuves tourmentées de la mélancolie érotique, comme le seul remède propre à leur guérison.

Galien rapporte également à cette rétention nombre de maladies dont il fait connaître, par des observations frappantes, les suites funestes dans des sujets du tempérament le plus énergique.

Bien des thèses ont été produites sur la virginité claustrale, et toutes s'accordent à relater les terribles maladies produites par la privation absolue des plaisirs vénériens. Les femmes, dont le tempérament est incompatible avec la continence, sont d'autant plus les victimes de leur feu, qu'elles cherchent à le cacher plus soigneusement. Elles tombent dans la tristesse, l'insomnie, le dégoût, la maigreur. On cite, à ce sujet, l'exemple de la plus rude épreuve, à laquelle peut-être le tempérament combattu ait jamais été exposé. C'est celle d'une jeune fille, qui, dévorée par son feu, et conservant son âme pure avec une force étonnante, était sujette à des pollutions, même au moment où elle gémissait de son malheur aux pieds d'un confesseur décrépit et dégoûtant.

C'est surtout dans les traités de nymphomanie qu'il faut chercher les accidents qui naissent d'un tempérament et d'une imagination déréglés. On y voit combien sont difficiles à vaincre les obstacles qui s'opposent à la guérison de la fureur utérine.

C'est ainsi qu'une demoiselle de seize ans, qui, ayant reçu l'éducation la plus honnête, se prend de belle passion pour un rustre et grossier personnage, l'oublie ensuite pour donner des scènes de l'indécence la plus marquée vis-à-vis d'un jeune homme, dont la retenue ne fait qu'irriter ses désirs. Cette infortunée, aux portes de la mort, sans que les médecins rassemblés se doutent de la cause de son mal, doit enfin sa guérison moins aux secours de l'art qu'à un mariage qui termine ses malheurs.

On connaît encore le spectacle horrible d'une infortunée, réduite au dernier période de la maladie, et qui, après avoir été longtemps un objet de frayeur dans les maisons où l'on fut obligé de la renfermer, ne dut enfin sa guérison qu'au courage dont s'arma un docteur pour entreprendre une maladie compliquée à un degré aussi extraordinaire, et à sa persévérance dans l'administration des remèdes!

Une jeune personne de douze ans, livrée à tous les excès de la débauche solitaire, par l'impression que fait sur elle une lecture dangereuse dictée par l'impureté, aidée dans la destruction de son existence par les secours horribles d'une femme perdue, fait également de la nymphomanie un tableau frappant dont la nature ne peut s'empêcher de frémir.

On voit cette malheureuse victime de la dépravation des mœurs, enfermée dans une maison, confiée aux soins d'un habile médecin, qui après trois années de traitement la rend à sa famille avec l'usage de la raison... Mais à l'aspect de la félicité dont jouit sa sœur, mariée durant son absence, l'infortunée retombe dans les mêmes accidents; on la relègue dans l'affreuse retraite d'où elle était sortie, avec d'autant moins d'espoir de guérison qu'à la fureur excessive qui agitait cette malheureuse a succédé un état d'imbécillité, peut-être moins susceptible encore des secours de l'art.

La dernière observation que je citerai est encore l'histoire d'une demoiselle métromaniaque pour laquelle furent employés tous les remèdes que l'on crut capables de la guérir. Un médecin, homme d'esprit, connaissant leur insuffisance, abandonne les secours physiques pour s'attacher aux moraux; il attaque avec douceur l'imagination, et termine la cure en acceptant avec joie la main de la demoiselle, que les parents lui offrirent comme un gage de leur reconnaissance!

Après des exemples aussi frappants de l'empire des passions sur l'économie animale, croira-t-on que la médecine puisse fournir les moyens de les dompter? Croira-t-on que si la nature n'a pas donné aux hommes des secours efficaces contre la fureur d'une passion amoureuse, ces secours sortiront des laboratoires de nos chimistes, et viendront à la voix qui les appelle répandre l'engourdissement, le froid, l'insensibilité sur des êtres destinés par cette même nature à multiplier le chef-d'œuvre de sa magnificence?

Croira-t-on que ces *électuaires de virginité*, ces *opiats de sagesse*, dont on retrouve les compositions dans plusieurs pharmacopées, aient la vertu de détruire, comme par enchantement, l'attrait qui porte un sexe vers l'autre depuis l'origine des mondes, le lien qui unit les individus en faisant leur bonheur?...

Ah! certes, s'il existait un livre dans lequel fût consigné le moyen affreux d'ôter aux hommes le sentiment de leur existence, les lois devraient sévir contre lui; car un tel livre détruirait la société, il commettrait le crime de lèse-humanité : plus de désirs, plus d'alliances!

Eh! qui sait? au période où est aujourd'hui parvenue une partie des hommes; à ce degré d'égoïsme, produit par une philosophie sèche, exclusive, qui isole cha-

que individu, qui sait si beaucoup d'hommes ne recevraient pas avec joie le moyen
de n'exister que pour eux seuls!

Défions-nous des écarts de l'esprit humain, en nous rappelant l'égarement étrange
de quelques hommes, qui volontairement se sont privés des organes par lesquels ils
existaient pour la société. N'oublions pas que ces hommes ont eu des disciples qui
ont partagé leur état, en portant également sur eux une main sacrilège.

Nous le verrons, dans le cours de cet ouvrage, des hommes qui ont froidement
sacrifié à une prétendue tranquillité les organes qui la troublaient. La religion chrétienne a eu des sectes entièrement composées de ces hommes mélancoliques et
cruels. Un certain Vallésius en forma une qui soutint que, bien loin que la mutilation fût un obstacle au sacerdoce, comme le concile de Nicée l'avait déclaré, il était
absolument nécessaire d'être eunuque pour l'exercer.

Non seulement ces fanatiques pratiquaient sur eux-mêmes le cruel exemple
d'Origène, mais encore ils réduisaient dans ce triste état tous ceux qui avaient le
malheur de tomber entre leurs mains.

Des fanatiques, qui soutenaient à peu près les mêmes erreurs, reparurent dans
différents siècles et troublèrent la société. Les Agyniens, qui parurent vers l'an 694
de Jésus-Christ, ne prirent point de femmes, soutenant que Dieu n'était pas l'auteur du mariage ; les Abstinents, que l'on vit dans les Gaules et en Espagne sur la
fin du IIIᵉ siècle, condamnaient également l'union conjugale ; et dès les premiers
temps de l'Église, quelques hérétiques soutinrent cette erreur monstrueuse.

Rien n'approche peut-être de l'inconséquence des Abéloniens ou Abéliens, sorte
d'hérétiques qui parurent aux environs d'Hippone en Afrique : L'opinion et la pratique distinctives de ces insensés étaient de se marier, et cependant de faire profession
de s'abstenir de leurs femmes et de n'avoir aucun commerce charnel avec elles. On
peut penser que ces sectes durent naturellement se détruire d'elles-mêmes.

Faut-il raconter ici l'histoire de Combabus et faire connaître les motifs qui le
déterminèrent à se défaire des parties viriles? Lucien, dans son traité *De Syrid Deâ*,
va lui-même nous en donner le récit :

Combabus, jeune seigneur de la cour du roi de Syrie, avait été nommé par le
roi pour accompagner la reine Stratonice dans un voyage qu'elle entreprit à l'effet
de s'acquitter d'un vœu fait à Junon. Cette commission était délicate : la reine
était femme, Combabus était beau ; et ces circonstances avaient tout lieu de lui
faire craindre les suites de l'honneur qu'il recevait. Pour les prévenir, il se coupa
lui-même les parties et, les ayant enfermées dans une boîte cachetée, il supplia le
roi, avant de partir, de la lui vouloir garder jusqu'à son retour. Ce que Combabus avait prévu ne manqua pas d'arriver. Stratonice, qui le voyait tous les jours,
en devint éperdument amoureuse.

Elle parla, voulut même le pousser à bout, et ce ne fut qu'en justifiant de son
impuissance qu'il arrêta ses importunités.

Cependant, ce défaut, — quoique essentiel, — ne put éteindre l'amour de la
reine, qui chercha dès lors à se consoler dans les fréquents tête-à-tête qu'elle avait
avec son singulier amant.

Cette distinction fit du bruit et excita la jalousie des autres courtisans qui
étaient du voyage. Ils accusèrent Combabus d'adultère, et on le rappela pour lui

faire son procès. Déjà même on le traînait au supplice, lorsqu'il demanda pour dernière grâce qu'on eût à produire la boîte fatale. Elle fut ouverte et fit paraître l'innocence de Combabus aux yeux du roi. Le prince l'embrassa, plaignit son infortune, fit punir ses délateurs, et le renvoya auprès de la reine pour achever la construction du temple qu'elle avait entreprise.

Mais le comble de l'extravagance fut dans les amis de cet infortuné jeune homme, qui, au rapport de Lucien, se firent eunuques volontairement pour le consoler en partageant sa situation !

Enfin, on a vu des hommes qui, victimes d'un préjugé longtemps accrédité, se sont ainsi mutilés, en croyant se garantir de la lèpre et de la goutte, maladies dont on croyait à l'abri ceux qui étaient privés de leurs parties viriles.

Nous n'ajouterons à ces faits qu'une seule réflexion.

Si le fanatisme, si l'amour de la tranquillité, la crainte d'une maladie, ont suffi pour exciter les hommes à porter sur les organes de leur virilité des mains hardies, et à détruire ces mêmes organes par une opération cruelle, d'où la mort pouvait résulter, — que serait ce s'il était au pouvoir des hommes d'anéantir leur puissance générative par un moyen facile qui remplît leurs vues, sans qu'ils eussent à craindre les douleurs d'une opération aussi barbare ?

FIN DU LIVRE PREMIER

LIVRE DEUXIÈME

DES ORGANES SERVANT A LA GÉNÉRATION

CHAPITRE PREMIER

L'homme.

En commençant ce livre, nous voulons nous souvenir des paroles de Buffon qui s'exprime ainsi dans son *Histoire naturelle* : Nous tâcherons d'entrer dans ces détails avec cette sage retenue qui fait la décence du style, et de les représenter comme nous les avons vus nous-même, avec cette indifférence philosophique qui détruit tout sentiment dans l'expression, et ne laisse aux mots que leur simple signification.

Dès que les hommes observent un phénomène, ils se hâtent d'en trouver l'explication. La curiosité s'exerce sur tout ce qui paraît contrarier le cours ordinaire de la nature, tandis que les choses plus immédiatement soumises à nos sens sont négligées pour la plupart.

Rien de plus commun sans doute que l'usage des parties qui concourent à la génération, et rien de plus ignoré chez beaucoup d'hommes que la structure de ces mêmes parties. On jouit du plaisir qu'elles nous procurent, sans vouloir en rechercher la cause dans leur organisation. Si ce motif ne peut exciter la curiosité de quelques personnes, il en est un du moins qui intéresse davantage : c'est la satisfaction de pouvoir connaître les accidents qui affligent quelquefois des parties aussi délicates; c'est encore celle d'en distinguer certains défauts qui peuvent s'opposer au bonheur auquel tous les hommes doivent aspirer, celui d'être père !

Les anatomistes pour la plupart ont distingué les organes de l'homme, qui ont part à la génération, en trois classes eu égard à leurs différentes fonctions.

La première classe comprend ceux qui séparent la liqueur prolifique ;

La seconde renferme ceux qui la conservent pendant quelque temps, qui lui servent de réservoirs ;

Et la troisième enfin, les organes destinés à transmettre cette liqueur dans le lieu destiné pour la génération.

Les organes de la première classe sont les *testicules* ;
Ceux de la seconde, les *vésicules séminales* ;
Dans la troisième classe sont comprises toutes les parties qui composent la *verge*.

Telle est la division qui convient particulièrement aux personnes suivant l'anatomie en général. Pour nous borner, quant à nous, dans ce qui est plus relatif à notre sujet, nous diviserons ces parties en externes et en internes.

Les premières sont apparentes, et les autres cachées dans la capacité du bas-ventre.

La partie qui distingue l'homme de la femme est celle qui se présente la première dans la division que nous adoptons et que nous devons suivre. Il serait bien inutile, sinon indécent, de rapporter tous les noms qui lui ont été donnés, particulièrement dans notre langue. Les anatomistes la nomment le *membre viril*, la *verge*, et nous ne sachions pas qu'elle pût être nommée autrement sans blesser la pudeur.

Pour les Latins, ils lui ont donné une infinité de noms : *penis, hasta, muto, verpa, mentula, priapus, caulis, virga, fascinus.* Nos anciens romanciers, moins délicats que nous, en parlaient sous des noms qui ne scandalisaient personne ; on savait ce que c'était que la *lance virile*, le *pistolet d'amour*, le *gaudisseur de la maison*, le *médiateur de la paix.* Rabelais nous fournira, si nous le voulons, une foule d'autres termes. Passons !

On sait que les anciens avaient déifié cette partie sous le nom de PRIAPE. Les dames d'Égypte la portaient comme une relique aux fêtes consacrées à Bacchus. Chez les Grecs, on en avait un modèle d'une taille énorme que l'on portait en cérémonie, et, s'il faut en croire saint Augustin, la plus honorable matrone de la procession, était obligée de mettre, devant tout le monde, une couronne de fleurs sur cette effigie.

Les habitants de Panuco, province de l'Amérique septentrionale, exposaient dans leurs temples une figure semblable, et les hommages qu'ils lui rendaient ne peuvent être décrits que par l'impureté même.

Les Phéniciens faisaient aussi des processions en l'honneur de Belphégor, leur idole ; et le grand-prêtre, marchant fièrement à la tête de son clergé, tenait dans sa main, et abaissait devant l'idole, comme une marque d'hommage, la partie qui le faisait homme.

Les rabbins disent que les Hébreux, pour affirmer un serment, posaient la main sur la partie où s'était pratiquée la circoncision.

Les moines de *Gomeron*, dépendants de la Perse, sont exposés à une épreuve singulière et par laquelle le peuple juge leur dévotion. Ces prêtres idolâtres ont les parties de la génération découvertes : les femmes les baisent et s'ils paraissent sensibles, ils tombent dans le mépris.

Au *Deutéronome*, ces parties sont appelées respectables. Si une femme en colère venait à les arracher, on lui coupait les mains.

Villandry commit un crime de lèse-majesté pour avoir porté la main aux parties naturelles de Charles IX, qui lui serrait la gorge en badinant. D'Aubigné assure qu'il eût été mis à mort sans la grâce qu'obtint pour lui l'amiral de Chatillon, après que le roi l'eût refusée aux deux reines et au duc de Montpensier.

Les Cafres se trouvent glorieux quand ils ont coupé en guerre plusieurs membres virils à leurs ennemis; ils en font présent à leurs femmes, et celles-ci en font des colliers qui flattent leur vanité.

Ces faits suffisent pour donner une idée de la considération dont jouissaient les parties naturelles de l'homme parmi quelques nations.

Après avoir vu, pour ainsi dire, leur histoire morale, examinons leur structure.

§ I. — LA VERGE.

La verge est un corps rond et long, situé à la partie inférieure du bas-ventre; elle est attachée et adhérente aux racines de l'os pubis. Les parties qui la composent peuvent être distinguées, par rapport à leur situation, en parties contenantes et en parties contenues.

Les premières sont la peau, le tissu cellulaire qui se remarque au-dessous, et une membrane particulière qui paraît être formée par l'épanouissement d'un ligament qui fixe la verge aux os pubis, et que l'on nomme le suspenseur. La peau qui recouvre cette partie se replie à son extrémité, et c'est ce repli que l'on nomme le prépuce. Il est attaché à la partie inférieure du gland par un ligament appelé le frein ou le filet.

Les parties contenues sont les deux corps caverneux, l'urètre et le gland, à quoi il faut ajouter les muscles dont nous parlerons plus loin.

La peau qui recouvre la verge est plus fine qu'aux autres parties, ce qui lui donne une extrême sensibilité. On y observe que la graisse y est peu abondante, et il était nécessaire qu'il en fût ainsi, afin que l'érection fût plus facile, que cette partie fût susceptible de plus de dureté, et que le sentiment exquis qui y réside ne fût point émoussé par la graisse pendant le rapprochement des sexes. Ç'aurait été vainement que la nature aurait distribué à la verge cette quantité considérable de vaisseaux et de nerfs qui s'y ramifient, si la sensibilité qu'ils lui donnent eût été obtuse par l'humeur graisseuse.

Le gland est la plus sensible de toutes les parties qui servent à la génération. C'est la seule dépendance de la verge qui soit charnue. Elle est polie et douce afin de ne point blesser la femme dans l'union des sexes, et la figure qui la termine lui facilite l'introduction dans le lieu que la nature a destiné à la génération.

On doit regarder les corps caverneux comme des tuyaux ou conduits, qui, prenant leur origine de chaque côté à la branche de l'os ischion, s'avancent jusqu'à la partie inférieure des os pubis, où ces deux corps s'unissent l'un à l'autre pour n'en former qu'un seul qui se termine à la partie postérieure du gland. Les corps caverneux composent la plus grande et la plus considérable partie de la verge. On y observe deux gouttières; celle située en dessous reçoit la plus grande partie de l'urètre, et la gouttière supérieure, beaucoup moins considérable, reçoit une grosse veine et deux artères nommées honteuses.

Presque toute la substance des corps caverneux est spongieuse, cellulaire ; deux artères assez considérables pénètrent ces corps en jetant de côté et d'autre une infinité de branches qui versent le sang dans ces parties.

Nous verrons ailleurs de quelle importance sont les corps caverneux pour contribuer à la génération ; il suffit de dire actuellement que la tension de la verge a pour cause le sang et les esprits, que les artères et les nerfs font affluer dans les cellules innombrables qui composent ces corps caverneux.

L'urètre est un canal long et recourbé, qui commence au col de la vessie et finit à l'extrémité du gland. Le commencement de ce conduit est embrassé par la glande prostate. L'intérieur de l'urètre est lisse et poli ; on y remarque plusieurs orifices qui sont les conduits des prostates intérieures, et ceux de plusieurs autres glandes qui fournissent une humeur mucilagineuse, dont nous aurons à parler dans la suite.

La verge, outre le ligament qui l'attache fortement aux os pubis, et qui lui est d'un grand secours, non seulement pendant l'érection, mais encore lorsqu'elle s'amollit et se relâche, a six muscles, trois de chaque côté : deux érecteurs, deux accélérateurs, deux transverses.

Ces muscles tirent leur dénomination de leur usage. Les premiers aident à l'érection de la verge, lorsque les corps caverneux se gonflent ; les seconds facilitent l'émission de la semence, parce qu'en se raccourcissant, ils compriment les vésicules séminales et obligent la liqueur qu'elles contiennent à entrer dans l'urètre, d'où elle sort avec impétuosité ; les muscles transverses dilatent le conduit de l'urètre lorsqu'ils agissent, pour faciliter le passage de l'urine ou de la semence.

Nous ne jugeons pas à propos de surcharger ce chapitre par des choses qui pourraient paraître un vain étalage d'érudition. Les muscles dont nous venons de parler ont encore des noms compliqués, tels que ceux de bulbo-caverneux que l'on donne aux accélérateurs. Nous n'avons point parlé non plus de l'attache et de l'insertion de ces muscles, pas plus que du nom de tous les nerfs et de tous les vaisseaux qui se distribuent aux parties de la génération.

Dire que les nerfs de la verge se détachent des paires sacrées, des paires lombaires, que les artères sont fournies par la crurale, les hypogastriques, etc., ce serait ne vouloir se faire entendre que par les hommes versés dans l'anatomie ; et pour se faire comprendre des autres, il faudrait remonter insensiblement jusqu'aux sources, et donner l'exposition anatomique du corps de l'homme. Nous continuons.

La petitesse de la partie qui distingue essentiellement l'homme n'est pas un obstacle à la génération, lorsque cette partie ne pèche que par son volume. Ce défaut est moins grand que celui de l'urètre, lorsque ce canal est construit de manière à s'opposer à l'éjaculation prompte et directe de la liqueur séminale. Quelquefois ce canal n'a une fausse direction que parce que le frein tire la verge avec violence pendant l'érection, en lui donnant la forme d'un arc. Si l'homme ne peut vaincre cet obstacle, il aura recours à la chirurgie ; l'opération par laquelle elle remédie à cet inconvénient est très légère : on coupe le frein, et la verge reprend ensuite la direction qui lui est naturelle.

L'état du prépuce aussi favorise ou s'oppose à la génération, quelquefois même aux embrassements amoureux. Sa longueur excessive cause la stérilité, parce que la semence ne peut être transmise dans la matrice, à cause des frottements qui affaiblissent l'impulsion que les muscles avaient donnée à cette liqueur.

Ce défaut trouve encore sa guérison dans la chirurgie, qui coupe au prépuce la partie excédante. Si cette enveloppe pèche par le défaut contraire, mais sans étranglement de la verge, on est alors dans le cas des hommes circoncis, c'est-à-dire que l'on perd peut-être quelque chose du plaisir, mais que l'on n'est pas moins habile à multiplier l'espèce.

Ces deux états de la verge, par rapport au prépuce, sont deux maladies qui exigent toute l'attention des hommes de l'art lorsque, dans l'une ou l'autre circonstance, la verge se trouve comme étranglée ou trop resserrée dans son enveloppe.

La première de ces maladies est le paraphimosis, accident dans lequel le prépuce est si renversé et si gonflé, qu'on ne peut le rabattre pour couvrir le gland. Nous n'avons pas à nous arrêter aux causes étrangères qui peuvent occasionner le paraphimosis, telles que les maladies vénériennes, mais seulement à celle qui est la plus ordinaire. Les jeunes mariés, et ceux dont le gland n'a jamais été dépouillé que difficilement du prépuce, y sont aisément pris lorsqu'ils réunissent leurs efforts pour frayer la route du plaisir.

Le moyen de remédier à cet accident, — on ne doit pas le négliger, — est de baigner la partie dans l'eau froide, afin qu'elle puisse se dégonfler, et de ramener ensuite adroitement le prépuce sur le gland. Si l'on ne réussit pas, il faut recourir au plus tôt à l'opération, qui consiste à débrider le prépuce, en faisant autant de petites incisions qu'il en faut pour lui laisser la liberté de descendre par-dessus le gland.

Le vice opposé est le phimosis. On a quelquefois recours à l'opération pour en prévenir les suites dangereuses, lorsqu'il est causé par le virus vénérien; mais le phimosis naturel, celui qu'on apporte en naissant, n'est redoutable que lorsque, par l'acrimonie de l'urine, il y survient une inflammation. Lorsqu'elle ne cède pas aux remèdes usités, il faut se résoudre à la circoncision; elle consiste à fendre le prépuce, pour s'opposer aux ravages qu'il ferait sur le gland par sa trop grande constriction.

Les hommes que la structure de la verge met dans le cas de craindre l'un ou l'autre de ces accidents, ceux mêmes qui ne s'y croient pas exposés, tous les hommes, en un mot, doivent avoir l'attention d'entretenir la propreté dans les parties externes de la génération et les laver souvent. Les glandes sébacées situées sur le gland fournissent une humeur grasse, laquelle en s'épaississant forme une crasse entre le prépuce et le gland. Cette humeur s'altère quelquefois et en impose à quelques personnes qui, s'imaginant être attaquées d'une gonorrhée virulente, consultent des charlatans qui profitent de leur crédulité pour exercer leurs tromperies.

§ II. — LES TESTICULES

Après avoir considéré la verge, ce qui s'offre ensuite, ce sont les testicules, ainsi nommées du mot latin *testes*, qui signifie témoins, parce qu'en effet ils le sont de la force et de la vigueur de l'homme. On les appelle aussi didymes, c'est-à-dire gémeaux.

On a vu des hommes qui en avaient trois et même quatre, et d'autres que la nature avait réduits à un. Il ne faut pas croire que les premiers aient été des athlètes en amour; la liqueur prolifique, divisée dans plusieurs organes, perdait beaucoup de son activité, et les observations constatent que des hommes qui paraissaient aussi bien partagés n'avaient pas toujours joui de la satisfaction d'être pères. Il n'en est pas de même de ceux qui n'ont qu'un testicule ; ils sont souvent très féconds.

On définit les testicules des corps glanduleux, renfermés dans le scrotum, espèce de sac, et situés pour l'ordinaire hors du bas-ventre. Il y a quelquefois des individus chez qui ces organes restent cachés dans le bas-ventre, et ces personnes sont beaucoup plus portées que d'autres vers les plaisirs.

Les testicules renfermés, en rendant la semence beaucoup plus vive, irritent continuellement les organes de la volupté ; mais aussi cette liqueur ne doit pas être disposée à la fécondité, car elle n'a pas subi les préparations nécessaires, par le court trajet qu'elle est obligée de parcourir.

Il arrive assez souvent, aux enfants du premier âge, que ces parties restent engagées dans leur passage, et quelquefois elles ne tombent dans les bourses qu'au temps de la puberté, ainsi que nous le verrons ultérieurement.

La figure des testicules est ovale, un peu aplatie des deux côtés. Leur grosseur varie selon l'âge. Ils sont très petits jusqu'à l'âge de puberté, mais alors ils augmentent de volume, et acquièrent celui d'un petit œuf de poule ou d'un gros œuf de pigeon! Le droit est assez constamment un peu plus gros que le gauche.

On considère d'abord à ces parties leurs enveloppes. La première est le scrotum ; ce n'est qu'une continuation de la peau, qui se trouve partagée en deux parties par une ligne saillante en forme de couture, que les anatomistes ont nommée raphé. Elle commence au gland et se termine à l'anus.

Le scrotum est revêtu au dedans d'une membrane charnue qu'on doit regarder comme un véritable muscle cutané ; on la nomme dartos, et elle fournit une enveloppe particulière à chaque testicule. De l'adossement ou union de ces deux enveloppes charnues, se forme une cloison qui sépare en deux parties la cavité qui fait le scrotum. Le dartos doit être regardé comme un muscle ; c'est à sa contraction qu'il faut attribuer les rides et les serrements des bourses. Il fait juger de la santé et de la vigueur d'un homme, quand l'action de ce muscle presse les testicules et paraît les faire remonter. C'est pourquoi, dans la traite des nègres, on observait avec autant d'attention que d'indécence l'état des testicules chez les esclaves mis en vente. On jugeait de la force ou de la faiblesse de ces infortunés par ces parties, alors qu'elles sont plus ou moins rapprochées du ventre.

Les autres enveloppes particulières au testicule sont au nombre de trois. La première est nommée vaginale; elle recouvre non seulement tous les vaisseaux particuliers au testicule, en s'y attachant étroitement, mais même le corps du testicule. Elle est recouverte en partie de l'expansion d'un muscle nommé cremaster ou suspenseur. Au-dessous de la tunique vaginale, on en remarque une autre, à laquelle on a donné le nom de péristestes. C'est un sac qui enveloppe le testicule de toutes parts.

Enfin la dernière membrane propre à cette partie, et qui touche immédiatement sa substance, est l'albuginée, ainsi nommée à cause de sa couleur.

On n'a pas plus tôt coupé cette dernière tunique, que l'on découvre la substance du testicule, qui est blanche, molle, lâche, parce qu'elle est composée d'une infinité de vaisseaux très fins, laissant apercevoir la couleur du fluide qu'ils contiennent.

Ces vaisseaux particuliers sont les artères qu'on nomme spermatiques, les veines du même nom, les veines lymphatiques, les nerfs, les vaisseaux sécrétoires et excrétoires; enfin toute la substance des testicules n'est qu'un tissu et un lacis d'une infinité de petits vaisseaux, dont la structure est surprenante. Ces vaisseaux sont contournés en différentes façons et forment plusieurs paquets soutenus par des cloisons membraneuses.

On aperçoit, sur le bord supérieur du testicule, un corps long dont la figure approche de celle d'une chenille; on le nomme épididyme à cause de sa situation. La substance de cette partie est la même que celle du testicule, et les vaisseaux qui la composent font une infinité de contours serpentins. L'épididyme se termine dans les extrémités par deux éminences, dont la plus considérable se nomme la tête de l'épididyme, et la moindre est appelée la queue. C'est à cette dernière que commence de chaque côté le conduit déférent.

L'usage des testicules est de filtrer la liqueur séminale et de la séparer du sang, comme nous le verrons dans la suite. Celui des épididymes est de la recevoir immédiatement des testicules pour la transmettre aux vésicules séminales par les canaux déférents.

§ III. — LES VÉSICULES SÉMINALES

Les vésicules séminales sont deux réservoirs membraneux et cellulaires, situés à la partie postérieure et inférieure de la vessie. Leur longueur ordinaire est de trois travers de doigt, et leur largeur d'un pouce; leur partie la plus large se nomme le fond. et la plus étroite le col, auquel se trouve continu un conduit particulier appelé éjaculateur.

Nous avons dit que les conduits déférents transmettent la semence des épididymes aux vésicules séminales; quant aux conduits éjaculateurs, ce sont deux petits vaisseaux qui viennent se perdre dans l'urètre près du col de la vessie, après avoir traversé un corps glanduleux, assez ferme, qui embrasse le col de la vessie et le commencement de l'urètre. On connaît ce corps glanduleux sous le nom de prostate. Il est formé de l'assemblage de plusieurs autres glandes dont les orifices excrétoires, au nombre de dix ou douze, viennent s'ouvrir au-devant d'une éminence nommée verumontanum.

L'usage des prostates est de séparer une humeur douce et huileuse, presque semblable à la semence, qui enduit le canal de l'urètre, et, se mêlant à la semence dans l'éjaculation, lui sert de véhicule, empêche la dissipation de ses parties spiritueuses, et garantit l'urètre de l'acrimonie de l'urine.

CHAPITRE II

Fonctions et mécanisme de ces organes.

Après avoir fait connaître les parties qui, dans l'homme, concourent immédiatement à la génération, il est nécessaire, pour compléter l'idée qu'on en doit avoir, d'exposer leurs fonctions et le mécanisme qui les exécute.

L'humeur séminale est contenue dans le sang, de même que tous les fluides qui portent la nourriture et le sentiment dans nos parties.

Lorsque, à l'âge de puberté, la nature, en achevant son ouvrage, nous dispose à être capables de multiplier l'espèce, elle prépare les organes qui doivent y concourir, à filtrer la semence et à la transmettre au dehors.

Les testicules commencent cette opération. Les artères et les veines spermatiques, en s'unissant aux nerfs des testicules et aux conduits déférents, forment, enveloppés dans la tunique vaginale, un cordon nommé le cordon des vaisseaux spermatiques, qui aboutit aux testicules.

C'est ce cordon qui porte avec le sang la matière de la semence, et qui la rapporte séparée aux vésicules séminales. Examinons comment s'opère cette filtration si intéressante, puisque d'elle dépend la conservation de l'espèce humaine !

L'artère spermatique, avant de pénétrer le testicule, se divise en plusieurs rameaux, qui se subdivisent eux-mêmes en une infinité d'autres. Le sang qu'ils contiennent trouve dans la substance du testicule ce nombre prodigieux de petits vaisseaux dont nous avons parlé, repliés sur eux-mêmes et ramassés en paquets.

Ces vaisseaux, très déliés et très longs, prennent dans le sang que leur offre chaque petite artère, les parties les plus fines, les plus subtiles et les plus spiritueuses. Cette liqueur filtrée est la matière de la semence, qui a besoin de parcourir cette multitude étonnante de circonvolutions de petits vaisseaux pour devenir prolifique ; elle ne l'est pas même entièrement après ce séjour assez long dans les testicules, elle doit passer dans la partie que nous avons nommée épididyme pour y acquérir encore un degré de préparation. Elle en sort par le canal déférent qui va la déposer dans les vésicules séminales, et c'est lorsqu'elle y a séjourné quelque temps qu'elle reçoit toutes les qualités qui doivent la rendre véritablement prolifique.

Les veines spermatiques, ici comme partout ailleurs, reprennent le sang qui a fourni la liqueur séminale, et toutes leurs divisions se réunissant peu à peu, elles forment un seul vaisseau de chaque côté, qui reporte le sang dans des veines plus considérables, pour être ensuite conduit au cœur et s'y imprégner de nouveaux esprits.

CHAPITRE III

Parenthèse.

Après la courte exposition que nous venons de donner de la manière dont la semence est préparée, croira-t-on qu'il puisse exister de prétendus secrets, des recettes exaltées par le charlatanisme, pour plonger l'homme dans un torrent de plaisirs?

On voit combien la nature est lente dans l'opération de la spermatose, dans la production et la coction de la semence; croira-t-on qu'au moyen des aphrodisiaques les lois de l'économie animale changeront? Pense-t-on que ces vaisseaux innombrables que doit parcourir la semence, acquerront subitement un mouvement surnaturel, au moyen duquel ils chasseront promptement le fluide qu'ils doivent préparer?

Si des lectures obscènes, si les images lascives de la débauche irritent les organes de la génération et provoquent à la jouissance, c'est parce que les vésicules séminales contiennent assez de liqueur prolifique pour fournir aux impressions que font des objets séducteurs; sans cela, ces spectacles voluptueux seraient sans aucun effet.

Qu'un homme qui a joui en excitant son imagination ait recours le lendemain à tous les moyens qu'indiquent les personnes qui croient aux grandes vertus des aphrodisiaques, il saura alors si la nature veut être commandée. Le laboureur, après avoir moissonné son champ, aurait-il bonne grâce de lui demander une seconde récolte peu de temps après? Il faut qu'il attende que la terre ait repris ses forces; il faut qu'il la cultive, qu'il répare ses pertes. Mais la nature ne dérangera pas l'ordre des saisons pour satisfaire l'avidité des hommes!

CHAPITRE IV

Qui fait suite au chapitre II.

Nous avons laissé la semence dans les vésicules séminales, où elle doit se perfectionner avant d'être transmise en partie au dehors; nous disons en partie, parce qu'en effet une portion de cette humeur doit repasser dans la masse du sang par des vaisseaux fins et déliés qui se rendent aux vésicules.

Ce sang gonfle les corps caverneux, parce que les veines n'étant pas assez considérables pour se charger de tout ce que les artères fournissent, une partie du sang s'introduit dans les cellules qu'on observe dans ces corps spongieux; à cela il faut ajouter une affluence d'esprits animaux, que l'idée du plaisir porte dans ces parties. Ces esprits augmentent l'action des muscles érecteurs, et tout concourt à entretenir la verge dans l'érection.

Les vésicules séminales, dans la composition desquelles il entre des fibres musculaires, susceptibles par conséquent de contraction, se trouvent pressées de toutes parts, tant par la liqueur qu'ils contiennent et qui cherche à s'échapper, que par d'autres circonstances qui accompagnent et entretiennent l'érection.

Le sphincter de la vessie fournit un point d'appui fixe contre lequel la semence peut faire d'inutiles efforts. L'orifice qui répond au canal déférent se ferme par la disposition de la valvule qui s'y trouve. Ainsi, le fluide pressé de tous côtés, excepté vers l'orifice du canal éjaculatoire, destiné à porter ce fluide dans l'urètre, enfile ce canal avec force; la membrane musculeuse des prostates se contracte alors, et l'humeur que celles-ci contiennent en étant exprimée, prépare l'urètre au passage de la semence.

Ces deux fluides se mêlent dans la partie du canal que les muscles transverses ont dilatée; mais cette dilatation n'est qu'instantanée, car les muscles accélérateurs, entrant en contraction, pressent la semence contenue dans l'urètre et la font jaillir à une distance plus ou moins grande, selon la tension plus ou moins forte de la verge et la quantité de fluide qui doit être évacuée.

Voilà l'explication purement mécanique de l'émission de la semence, et telle qu'elle se fait lorsqu'elle est causée par une trop grande plénitude des vésicules séminales.

CHAPITRE V

La femme.

Ce n'était point assez que la nature eût donné à l'homme des organes capables de contenir ou sa postérité, ou ce qui pouvait la fertiliser; il fallait encore que la femme reçût dans un lieu sûr ces germes précieux qui multiplient l'espèce.

Ah! certes, nous n'avons pas besoin de chercher en dehors de nous des motifs d'admiration à l'égard de la nature. Que l'on fixe un instant les organes de la génération, quelle structure merveilleuse offrent particulièrement ceux de la femme!

Leur action est-elle moins admirable que leur structure? La liqueur prolifique n'a pas plus tôt pénétré dans la matrice, que ce viscère, en se refermant, devient un lieu inaccessible à tout ce qui lui est extérieur; l'enfant y prend la vie, l'accroissement, et n'en sort qu'au moment marqué par la nature pour la naissance des individus.

Par quelles lois s'exécutent des opérations aussi admirables? Quelles sont les raisons que donnent les hommes pour expliquer l'acte le plus universel de la nature et celui qu'elle a le plus caché à leurs yeux?

On ne doit entrer dans ces détails qu'après avoir examiné les parties qui agissent dans la reproduction. Considérons donc celles de la femme, ainsi que nous l'avons fait précédemment pour celles de l'homme.

On n'a pas moins rendu d'honneurs chez les anciens aux parties naturelles de la femme, qu'aux parties qui caractérisent l'homme. Les Syracusains les portaient en cérémonie aux célèbres Thesmophories. Tout le temps que durait cette fête on s'envoyait par toute la Sicile des gâteaux faits avec le miel et la graine de sésame, qui avaient exactement la figure de la partie qu'ils voulaient honorer.

Les Romains, lorsque leurs mœurs furent dépravées, firent construire des vases dont ils se servaient dans leurs repas, et auxquels ils donnaient la figure de la partie pour laquelle ils avaient tant de passion.

..... *Vitreo bibit ille Priapo.*

Léon, surnommé l'Africain, assure que si une femme rencontre un lion lorsqu'il est en amour, et partant plus furieux que dans tout autre moment, il baisse la tête et prend une autre route en rugissant, si elle lui montre ce qui la distingue de l'homme. Ce fait, dont on est libre de croire ce que l'on voudra, fit imaginer que leur Dieu même prenait plaisir à regarder les femmes à découvert. Aussi, durant quarante jours, les Égyptiennes se présentaient-elles devant le bœuf Apis les jupes relevées.

On croyait encore parmi ce peuple que l'esprit d'Apollon entrait chez les Sibylles, lorsqu'elles rendaient des oracles, par ces mêmes parties.

Dans tous les lieux que Sésostris avait subjugués, on trouvait représentées sur des colonnes les parties de la génération : Celles de la femme, lorsqu'il les avait vaincus sans trop de difficulté ; celles de l'homme, lorsqu'il avait rencontré beaucoup de résistance.

Le S. P. François Alvarez nous apprend que chez les Abyssiniens, les filles portent par galanterie à leurs parties secrètes de petites campanes ou clochettes, qui pendent et battent en liberté. On sait que dans plusieurs royaumes de l'Afrique, les femmes du roi et les principales de la cour ont ces parties percées comme les oreilles ; on y passe plusieurs anneaux d'or et autres bijoux qu'il est nécessaire d'ôter quand leurs époux les approchent.

M. de Saint-Foix, dans ses *Essais historiques sur Paris*, nous parle d'une mode qui s'était introduite parmi les femmes du grand monde, en nous disant que ce n'était pas seulement leurs cheveux qu'elles tressaient avec de la nonpareille de différentes couleurs.

Nous diviserons les parties de la femme qui servent à la génération, eu égard à leur situation, en parties externes et en parties internes ; les unes se trouvent cachées dans le bas-ventre, et les autres sont placées hors de cette capacité.

Les parties externes sont le pénil, le mont de Vénus, les grandes lèvres, la vulve, la fourchette, la fosse naviculaire, le périnée, les nymphes, le clitoris, le méat urinaire, et l'orifice du vagin.

Les parties internes sont le vagin, la matrice avec ses vaisseaux et ses ligaments, les trompes de Fallope et les ovaires.

CHAPITRE VI

Parties externes.

Le pénil est situé un peu au-dessus de la partie naturelle ; il est un peu élevé, parce qu'il est fait de graisse, et il sert, pour parler le langage du célèbre Dionis, comme de petit coussin destiné à empêcher que la dureté des os ne blesse dans l'action.

Le mont de Vénus, auquel on a encore donné le nom de motte, est situé immédiatement au-dessous du pénil. Ces parties se garnissent de poil à l'âge de puberté ; mais on observe que celui des femmes est ordinairement plus frisé que celui des filles. Pour expliquer cette différence, il suffit de faire attention que les circonstances qui accompagnent le plaisir du mariage doivent très souvent varier la situation des bulbes d'où sortent les poils.

Les Turcs et quelques autres peuples, hommes et femmes, n'ont aucun de ces filaments sur le corps, excepté les cheveux et la barbe, parce qu'ils ont soin de les faire tomber au moyen d'un dépilatoire. Il est d'autres nations qui en sont privées naturellement, comme nous aurons l'occasion de le voir quand nous traiterons de la puberté.

On croit aussi tirer de fortes inductions de la vigueur du tempérament, par la quantité de poils qui recouvrent les parties sexuelles; mais il est bien des circonstances où l'opinion générale se trouve démentie. On sait encore qu'il est des maladies pendant lesquelles le corps se dépile entièrement.

Une observation singulière est celle d'une femme polonaise, à qui la maladie connue en Pologne sous le nom de plica avait fait allonger extraordinairement le poil des parties secrètes. Il avait crû jusqu'à la longueur de plus d'une aune et demie, de sorte qu'il aurait traîné à terre si la femme ne l'avait entortillé autour de sa cuisse.

Les grandes lèvres sont deux replis formés par la peau; ces parties sont assez fermes dans les filles que les hommes n'ont pas encore approchées, mais deviennent molles et pendantes aux femmes, lorsqu'elles ont eu beaucoup d'enfants. Les poils qui voilent ces parties sont moins forts que ceux du mont de Vénus.

L'espace contenu entre les grandes lèvres est ce qu'on nomme la vulve ou grande fente, pour la distinguer de l'entrée du col de la matrice, que l'on nomme la petite fente.

Les deux grandes lèvres, en s'unissant par leur partie inférieure, forment la fourchette. On y remarque un ligament membraneux, qui se trouve tendu dans les filles, relâché dans celles qui ont souffert l'approche du mâle, et presque toujours déchiré dans les femmes qui ont eu des enfants. Ce ligament forme, conjointement avec la partie interne du bas des grandes lèvres, un enfoncement que l'on appelle la fosse naviculaire.

Le périnée est l'espace compris entre la fourchette et l'anus. Cet espace diminue par la fréquence des accouchements, et se détruit même par ceux qui sont laborieux.

Immédiatement après les grandes lèvres on découvre deux excroissances charnues, molles, spongieuses, que l'on appelle les nymphes, parce qu'elles semblent présider aux eaux, en conduisant l'urine dehors. Mais on aurait tort de se contenter de cette explication mythologiquement poétique. On sait aujourd'hui que le véritable rôle des nymphes est de rendre la grossesse moins pénible et l'accouchement plus facile.

La figure de ces parties est triangulaire, se trouvant plus large dans leur partie inférieure que dans la supérieure; leur couleur est rouge, surtout dans les jeunes filles, comme la crête d'un coq, dont elles ont aussi la figure.

Leur grandeur varie, car il y a des personnes chez qui elles passent au point qu'on est obligé de les couper en partie, pour prévenir la difformité et l'obstacle qu'elles apportent aux plaisirs du mariage. Cette opération est nommée nymphotomie; elle n'est pas sans danger si l'on n'a soin de prévenir l'hémorragie qui suit l'amputation de ces crêtes excessives.

Le Dictionnaire de chirurgie, à l'article « Nymphes », nous dit qu'en Afrique, où cet excès est fort commun, il y a des hommes qui n'ont d'autre métier que de retrancher ce superflu, et qui vont criant dans les rues : Qui est celle qui veut être coupée ?

En quelques pays d'Arabie et de Perse, la nymphotomie est ordonnée aux filles, comme la circoncision aux garçons. On la fait quand les filles ont passé l'âge de puberté; chez d'autres peuples pourtant, comme ceux de la rivière de Bénin, on est dans l'usage de faire cette opération aux filles huit ou quinze jours après leur naissance.

Au-dessus des nymphes est le clitoris. C'est un corps rond et un peu long. Sa composition est toute semblable à la verge, n'ayant d'autre différence que sous le rapport de l'urètre, qui manque au clitoris.

Il a deux corps caverneux, un ligament suspenseur, des vaisseaux, deux muscles érecteurs, un prépuce, un gland, ce qui l'a fait nommer la verge de la femme. Cette partie, douée d'un sentiment exquis, est le siège principal du plaisir des femmes durant la jouissance, ce qui lui a valu le nom d'*œstrum Veneris*, aiguillon de Vénus.

Le clitoris est pour l'ordinaire assez petit; il commence à paraître aux filles à l'âge de puberté, et grossit à mesure qu'elles avancent en âge, et selon qu'elles ont le tempérament plus ou moins érotique. La moindre titillation voluptueuse le fait gonfler par le moyen des corps caverneux, et dans l'union des sexes il se raidit comme la partie qui distingue l'homme.

La grandeur du clitoris a porté des femmes à en abuser avec d'autres. Glorieuses peut-être de cette espèce de ressemblance avec l'homme, dit M. Tissot, il s'est trouvé de ces femmes imparfaites, qui se sont emparées des fonctions viriles. L'on a vu souvent de ces femmes aimer les filles avec autant d'empressement que les hommes les plus passionnés, concevoir même la jalousie la plus vive contre ceux qui paraissaient avoir de l'affection pour elles.

Platerus dit qu'une femme avait le clitoris aussi gros que le col d'une oie; Bartholin assure que cette partie s'ossifia à une courtisane italienne qui en avait abusé. Tulpius parle d'une femme dont le clitoris était très gros, et qui fut fouettée publiquement et bannie à perpétuité pour avoir abusé de sa conformation.

On sait jusqu'à quel point Sapho poussa la passion pour des personnes de son sexe. Les femmes de Rome, à l'époque où toutes les mœurs se perdirent, méritèrent les épigrammes et les satires des poètes; on peut voir ce que Juvénal reproche, dans sa vi^e satire, à Laufella et à Médullina. Lucien, dans ses *Dialogues des courtisanes*, reproche le même vice aux femmes de son siècle. Cœlius Aurélianus a nommé tribades les femmes qui abusaient de leur clitoris. Plaute les désigne sous le nom de subigatrices; elles ont été nommées frictrices par quelques autres, et ribaudes ou frotteuses par les Français.

Disons que pour cette raison le clitoris a encore été appelé le mépris des hommes!

Cette partie peut être amputée, du moins son extrémité; c'est même un acte de religion qui fut ordonné chez certains peuples. Parmi nous, il est des circonstances où l'on rendrait la santé à un grand nombre de filles, si l'on pouvait émousser le sentiment trop vif du clitoris. Il est la source de beaucoup d'égarements solitaires qui plongent celles qui s'y livrent dans le marasme et les autres maladies qu'enfante la volupté.

Le méat urinaire, situé au-dessous du clitoris, est dans les femmes le conduit de l'urine; il est plus court, plus large et moins courbé que l'urètre dans les hommes; c'est pourquoi les femmes ont plus tôt vidé leur urine. On trouve aussi dans cette structure la raison pour laquelle les femmes sont moins sujettes à la pierre que les hommes. Ce conduit est environné d'un sphincter, qui sert à retenir et à lâcher l'urine quand on le veut ; on y observe aussi des glandes, qui, comme les prostates, distillent une humeur qui lubrifie ce canal.

Le commencement du conduit de la pudeur se nomme vagin. On le nomme encore l'orifice externe de la matrice. Quelques anatomistes assurent qu'un cercle membraneux, appelé hymen, ferme l'ouverture du vagin dans les filles qui n'ont permis l'entrée à aucun corps ayant pu faire violence ; d'autres nient l'existence de l'hymen, qui serait une marque certaine de la virginité si elle se trouvait dans toutes les filles. Nous verrons, lorsque nous parlerons de la puberté, ce qu'il faut croire de l'existence de cette membrane.

Les caroncules myrtiformes sont de petites éminences charnues, disposées circulairement autour de l'entrée du vagin, où elles représentent des feuilles de myrte. Elles sont rouges, fermes, relevées dans les filles pucelles ; selon quelques anatomistes, elles se joignent l'une à l'autre par quelques fibrilles fort déliées qui les tiennent assujetties ensemble. Beaucoup d'autres observateurs prétendent que ces parties ne sont que des portions de l'hymen déchiré. Si cela était, ce serait bien inutilement que l'on chercherait les caroncules myrtiformes dans l'état de virginité, puisque leur présence est en ce cas un signe de la défloration !

CHAPITRE VII

Remarques sur les parties externes.

Les parties externes de la femme qui servent à la génération, sont exposées à des accidents, dont la plupart néanmoins sont des vices de conformation que l'on apporte en naissant, et auxquels la chirurgie peut remédier.

Quelquefois les grandes lèvres sont unies, de manière que l'on n'observe pas de vulve ; on fait une incision pour séparer ces deux parties, et l'opération est absolument nécessaire. Si c'est une membrane qui bouche seulement l'entrée du vagin, il faut encore déboucher ce conduit, et l'on y introduit une canule pour maintenir l'ouverture.

Une fille étant imperforée de naissance, rendait les urines et le sang menstruel par l'anus ; cependant elle devint grosse. Comme elle sentait à ces parties une grande démangeaison et une excessive chaleur, elle y fit de fréquentes fomentations; la membrane qui bouchait l'ouverture s'attendrit, se déchira et livra passage à l'enfant.

Sur la plainte d'un homme contre sa femme pour avoir trouvé des obstacles invincibles à la consommation du mariage, le juge ordonna une visite. On trouva l'orifice externe fermé d'une chair solide et naturelle, ayant seulement un trou à peine assez grand pour admettre l'introduction d'une sonde ordinaire. Elle fut réputée inhabile à la génération. Malgré cela, elle devint grosse. On lui coupa cette chair qui avait une étendue de deux travers de doigt et un demi-pouce d'épaisseur.

Il faut, dans ces deux observations, supposer qu'il existait, dans l'obstacle même à l'introduction de la verge, un endroit capable de recevoir la liqueur séminale et de la transmettre jusqu'au col de la matrice ; à moins que l'on n'aime mieux admettre le système de Buffon, et, dans ce cas, regardant la semence comme une liqueur dont la partie active et prolifique peut pénétrer à travers le tissu des membranes les plus serrées, imaginer aisément comment des femmes imperforées ont pu concevoir.

Il s'est trouvé des filles injustement soupçonnées de grossesse, parce qu'une membrane qui bouchait exactement le conduit de la pudeur s'opposait à l'éruption du flux menstruel. Les livres de médecine sont remplis de pareilles observations ; on y voit que cette incommodité a toujours cessé dès que l'on a pu donner un passage à l'amas de sang qui en imposait.

L'orifice du vagin se trouve couvert extérieurement par les muscles du clitoris, qu'on a nommés accélérateurs ; ils sont comme le sphincter du vagin, dont ils resserrent et rétrécissent l'orifice dans certaines circonstances.

C'est aussi par le moyen de ces muscles que quelques femmes ont la faculté de serrer les lèvres de la vulve selon leur volonté. Sous ces muscles on découvre un lacis admirable de petits vaisseaux sanguins, qui font un corps particulier nommé plexus rétiforme, sous lequel se rencontre de chaque côté une glande, dont le conduit excréteur vient s'ouvrir à l'orifice du vagin.

Les glandes que l'on trouve dans ces parties y sont nécessaires pour la lubrifier, et faciliter l'introduction du membre viril, qui ne serait pas toujours aisée, si le conduit eût été privé d'une humidité qui en empêche le trop grand resserrement.

Les parties dont nous avons parlé jusqu'ici, paraissent n'avoir qu'une très petite liaison avec celles que nous avons encore à décrire ; néanmoins leur correspondance est si intime, qu'il est rare que l'accident, même le plus léger, ne se communique de l'une à l'autre. Elles participent également au plaisir, et durant la jouissance toutes ces parties, dans plusieurs femmes, semblent partager la titillation voluptueuse qui agite le clitoris. Celui-ci, que la nature a fait pour être le trône de la volupté, ne contribue en rien à la génération proprement dite ; mais son action influe sur la matrice, et lui communique une sorte d'agitation qui lui est nécessaire pour remplir le but que la nature s'est proposé dans l'union des sexes.

Ce n'est que lorsqu'on est parvenu à la matrice, que commence le mystère de la génération. Jusqu'alors tout est soumis aux sens, mais ici les ténèbres remplacent la lumière. L'homme, en marchant dans cette obscurité, essaye différents systèmes, qu'il s'efforce d'étayer par des observations, que chacun tourne favorablement et adapte à l'hypothèse qu'il propose.

CHAPITRE VIII

Parties internes.

De toutes les parties intérieures de la femme, qui servent à la génération, la plus considérable est la matrice.

Sa figure approche de celle d'une poire, ou d'une bouteille renversée, aplatie dans sa partie postérieure et antérieure. Cette figure change dans la grossesse, la matrice se trouvant pour lors presque ronde. Quant à sa grandeur, on observe que dans une femme qui n'est point enceinte, elle a pour l'ordinaire trois ou quatre travers de doigt de longueur sur un pouce d'épaisseur ; on sait qu'elle est susceptible d'une extension considérable lorsqu'elle contient le fœtus.

Dans les filles, l'orifice de la matrice est si étroit qu'on a de la peine à y introduire un stylet, et que sa cavité peut tout au plus contenir une grosse fève.

Sa situation est entre la vessie et l'intestin rectum, de manière que son fond est en haut et en arrière, et le col ou l'orifice est en bas et avancé sur le devant.

Ce que nous avons nommé orifice externe de la matrice est le vagin, mais l'orifice externe proprement dit est le col, auquel aboutit le vagin, et la partie qui regarde la cavité de la matrice est le véritable orifice interne. Il s'ouvre dans le conduit de la pudeur par une extrémité mousse, et il est divisé par une fente transversale, qui lui a fait donner le nom de museau de tanche.

La substance de la matrice est assez ferme dans les femmes qui ne sont point enceintes ; mais elle perd de sa fermeté à mesure que la grossesse avance, et l'on observe que dans les derniers mois, elle est composée principalement d'un grand nombre de vaisseaux sanguins et de fibres, dont la plupart sont charnus. La surface interne est parsemée de beaucoup de petits pores, et de petits vaisseaux qui distillent le sang devant être évacué chaque mois.

On y observe aussi des mamelons et des petits pelotons glanduleux qui laissent échapper une humeur glaireuse. Ces derniers grossissent et deviennent très sensibles après la conception, et s'adaptent avec le placenta.

La cavité de la matrice a trois ouvertures sensibles, dont l'une répond à son col, et c'est par ce conduit que l'homme transmet la liqueur séminale ; les deux autres, situées aux parties latérales du fond, sont l'extrémité des deux conduits qu'on appelle les trompes de Fallope. Ces trompes ont leur ouverture si fine, lorsqu'elles pénètrent dans la matrice, qu'à peine peut-on y passer une soie de porc. A mesure qu'elles s'éloignent, elles s'élargissent et forment à leur extrémité la plus distante de la matrice une expansion membraneuse et musculeuse, qu'on appelle le pavillon de la trompe, et dont le bord est terminé par de petites dents musculeuses inégales, qui ont fait nommer cette partie morceau frangé.

Cette extrémité de la trompe se trouve unie en partie à deux corps blanchâtres, ovales, un peu aplatis, situés aux côtés de la matrice, auxquels on a donné le nom d'ovaires, et que les anciens et plusieurs modernes appellent les testicules de la femme. Ces corps, considérés intérieurement, paraissent contenir un nombre prodigieux de petits sacs vésiculeux remplis d'une liqueur fort claire; on leur donne le nom d'œufs, et le tissu spongieux qui les entoure paraît fournir à chacun une espèce d'écorce.

Ces petits œufs contiennent, selon divers anatomistes, les individus auxquels la femme doit donner la vie, après qu'ils auront été fécondés par l'homme : selon d'autres, la liqueur que contiennent ces vésicules est une véritable semence prolifique qui doit se mêler avec celle de l'homme pour la génération.

Ces deux sentiments divisent les physiciens, et nous verrons ailleurs les raisons qu'ils exposent pour soutenir leur opinion.

La matrice, les trompes, les ovaires, et deux cordons nommés ligaments ronds, qui contiennent la matrice, sont enveloppés dans deux replis du péritoine, que l'on a appelés ligaments larges. Dionis croit, avec assez de vraisemblance, que les ligaments ronds, nommés par lui ligaments inférieurs, servent à tirer le fond de la matrice en bas pendant le coït, et à l'approcher de l'orifice externe, pour recevoir la semence dans le moment de l'éjaculation. Cette pensée s'accorde assez avec ce que nous voyons arriver tous les jours; car un homme qui a la verge courte, ou qui ne l'introduit qu'à moitié dans le vagin, ne laisse pas que de faire des enfants, parce que les ligaments tirant la matrice en bas, l'amènent au-devant de la semence pour la recevoir, et ils l'approchent quelquefois si près de l'orifice externe, qu'il y a eu des filles qui sont devenues grosses, quoiqu'il n'y ait point eu d'intromission, et que l'éjaculation ne se fût faite qu'à l'entrée.

CHAPITRE IX

Variétés de ces organes.

Les parties que l'on vient d'exposer sont sujettes à certaines variétés qui paraissent ne point suivre le cours ordinaire de la nature. Nous avons parlé de celles que l'on a observées dans le clitoris et les nymphes; mais une difformité singulière affectée à certaines nations offre aux naturalistes un vaste champ de réflexions.

Les femmes des Hottentots ont une espèce d'excroissance ou de peau dure et large, qui leur croît au-dessus de l'os pubis et qui descend jusqu'au milieu des cuisses, en forme de tablier. Les voyageurs disent la même chose des femmes égyptiennes; mais celles-ci ne laissent pas croître cette peau et la brûlent avec des fers chauds.

Buffon ajoute que toutes les femmes naturelles du Cap sont sujettes à cette monstrueuse difformité, qu'elles découvrent à ceux qui ont assez de curiosité ou d'intrépidité pour demander à la voir ou à la toucher.

Il est d'autres variétés que l'on ne découvre que dans quelques individus. Ainsi, M. Littré, en disséquant une petite fille morte à l'âge de deux mois, trouva qu'elle avait le vagin partagé par une cloison charnue, perpendiculaire, en deux cavités égales : chacune des cavités aboutissait à une matrice particulière. Le médecin présume que si cette fille avait vécu et eût été mariée, elle aurait pu concevoir en différentes approches, tantôt par l'une des parties de sa matrice, et tantôt par l'autre, selon que la semence de l'homme eût été portée à l'une ou à l'autre de ces parties.

On trouve dans le *Journal de médecine*, mois d'avril 1757, une observation qui constate encore la possibilité de deux matrices dans un même sujet.

Une femme qui mourut à Paris, âgée de trente-deux ans, avait aussi deux matrices placées de façon que la première, et celle qui en même temps méritait le nom de matrice, avait servi à la conception de plusieurs enfants, tous nés à terme et parfaitement bien conformés. Mais la mère, après avoir mis ces enfants au monde, conçut un fœtus dans la seconde matrice, qui ne put se prêter aux mouvements et à l'accroissement du petit être qu'elle contenait ; elle se rompit et causa la mort de la mère et de l'enfant.

On sait que les parties de la génération présentent des variétés singulières dans les hermaphrodites ; mais l'observation extraordinaire, communiquée par M. Baux, au sujet d'une fille qui n'avait aucune marque de sexe, mérite d'être placée ici.

Il y a quelques années, dit M. Baux, que l'on nous demanda, mon père et moi, pour voir une fille de quatorze ans, d'un très bon tempérament et d'une très jolie figure, qui était si singulièrement constituée, qu'elle fut le sujet de notre étonnement et de notre admiration. Elle n'avait aucune marque de sexe, pas la moindre petite apparence de parties génitales, ni d'anus... Malgré cette conformation si bizarre, cette fille avait un très bon appétit, dormait bien et travaillait, avec beaucoup d'autres personnes de son sexe, à dévider de la soie.

Cependant, il fallait une issue pour les excréments : la nature l'avait pratiquée par la voie la plus affreuse et la plus dégoûtante que l'on puisse imaginer. Cette pauvre infortunée, au bout de deux ou trois jours, éprouvait à la région ombilicale une douleur sourde qui se changeait en irritation assez vive, et qui augmentait au point que les nausées survenaient, que l'estomac se soulevait et rejetait de véritables matières fécales.

Jusqu'ici tout ce que l'on voit est affreux, mais il n'y a rien de surnaturel. Le reste est du merveilleux. Les reins et les conduits urinaires étaient sans action. Les mamelles y suppléaient, et versaient dans différents temps de la journée une eau claire et limpide, qui dégageait la masse du sang du liquide superflu.

L'auteur de cette observation, médecin agrégé au collège de médecine de Nîmes, de l'Académie royale de la même ville, la termine ainsi : J'ai été témoin, dit-il, avec mon père, de la vérité de ces deux faits que j'atteste et que je ne prétends pas expliquer. Je ne sais ce qu'est devenue cette fille. Voir le *Journal de médecine*, janvier 1758.

Cette observation, une des plus singulières que l'on connaisse en médecine, prouve jusqu'à quel point notre structure peut être variée dans les écarts de la nature ; elle prouve encore, et c'est ce qu'il y a de plus important à remarquer, la force de la nature qui tend toujours à la conservation de ce qui existe, et qui emploie, pour y réussir, les moyens les plus extraordinaires !

CHAPITRE X

Usage des organes de la génération.

L'usage des parties qui servent à la génération dans l'homme est plus facile à développer que celui des parties de la femme. On ne peut disconvenir que dans le mâle, les testicules ne servent à filtrer l'humeur séminale, et que la verge ne soit destinée à la transmettre dans la matrice : au lieu que les testicules de la femme sont regardés comme étant un composé d'œufs, par une partie des anatomistes, — et comme filtrant une véritable semence, par l'autre partie des observateurs.

Ces différentes opinions jettent nécessairement de l'obscurité sur l'usage des organes de la génération que nous avons décrits. En effet, si la femme n'a pas une véritable semence, ce qui est problématique, il faut regarder le clitoris comme le seul agent du plaisir ; mais comment la seule érection de cette partie peut-elle remplacer, dans la jouissance, les avantages que la nature a accordés aux hommes? Les nerfs qui entrent dans la composition de la verge en rendent l'extrémité d'une sensibilité exquise ; mais l'érection ne suffit pas pour appeler ces sensations voluptueuses d'où naît le plaisir.

Si les ovaires sont, comme les testicules, destinés à filtrer une humeur séminale, le système de la génération par des œufs s'écroule ; mais aussi on explique comment la femme partage les embrassements de l'homme avec autant d'ardeur que lui. En suivant ce système, il doit résulter que la génération, pour avoir lieu, exige une correspondance exacte dans les individus des deux sexes qui y concourent. Eh ! mais combien de femmes conçoivent sans éprouver aucune sensation qui annonce la rencontre ou même l'épanchement des fluides séminaux! Combien d'hommes laissent une nombreuse postérité sans que celle qui lui a donné la vie ait senti les douceurs qui accompagnent la copulation !

L'humeur que fournissent les prostates, et celle qui s'exprime des glandes qu'on observe dans le conduit de la pudeur et à l'orifice de la matrice, peuvent-elles, durant la jouissance, causer le plaisir qui l'accompagne ?

C'est ce qu'on doit bien se garder de décider. Il ne faut pas non plus assurer, comme l'a fait un médecin très connu, M. de la Mettrie, que le plaisir est causé par les vibrations de la valvule, ou soupape qui ferme le passage de la liqueur prolifique, lorsqu'elle tend à s'échapper. Le plaisir est, selon cet auteur, une sensation qui aurait pour cause une opération purement mécanique, indépendante de l'action du fluide séminal sur les vésicules qui le contiennent ; le plaisir ne serait plus alors un éclair qui naît et meurt au même instant, on pourrait en quelque façon le fixer. Il deviendrait même une sensation étrangère à ce qui le produit ordinairement !...

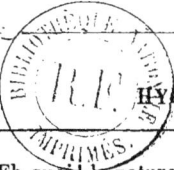

Eh quoi! la nature qui a attaché le plaisir à l'acte qui perpétue les espèces, l'en aurait rendu indépendant!

Les hommes qui ne sont pas encore *hommes*, ceux qui ne l'ont jamais été, ceux qui ne le sont plus, auraient des avantages sur les hommes que l'âge, la force, le tempérament favorisent!

Non, non, la nature ne fera pas envier à l'homme les plaisirs stériles de l'eunuque; le premier connaîtra la volupté dans toute son étendue, et l'autre n'aura que des transports, des désirs impuissants comme lui-même.

Il faut conclure que la cause immédiate du plaisir dans les femmes est inconnue, ou il faut admettre deux causes qui peuvent lui donner lieu : l'extrême sensibilité du clitoris dans une partie des femmes, et l'émission d'une liqueur quelconque dans l'autre.

FIN DU LIVRE DEUXIÈME

LIVRE TROISIÈME

DES MOYENS DE DOMPTER L'AMOUR

CHAPITRE PREMIER

S'il existe des remèdes pour dompter l'amour.

En quelque lieu que vive un homme lascif, a dit un médecin du siècle dernier, il est toujours embarrassé de son tempérament amoureux. La vertu ne peut rien où l'amour agit naturellement ; la religion même a trop peu de pouvoir sur son âme pour retenir ses premiers mouvements et pour vaincre sa complexion, qui lui fournit à toute heure des objets dont son imagination est échauffée.

Après s'être ainsi exprimé, il n'est pas étonnant que ce médecin ne marque que peu de confiance dans les remèdes qu'on emploie pour dompter le tempérament. Néanmoins il en accorde beaucoup trop à quelques-uns, parce qu'il en a parlé selon les anciens, qui jugeaient souvent un remède d'après des idées superstitieuses, plutôt que par l'analyse et les vraies propriétés.

Si je demande s'il y a des moyens efficaces pour dompter l'amour, on me répond en me nommant une foule de remèdes, et l'on vante surtout la puissance merveilleuse de l'agnus castus, si répandu dans les lieux consacrés à la continence. Nous verrons si l'efficacité de cet arbrisseau est aussi sûre qu'on le prétend ; mais quand cela serait, faudrait-il l'employer tout à coup pour dompter une constitution que l'on ne peut changer subitement sans y introduire des maladies graves ?

Le tempérament peut varier quelquefois par des causes dépendantes du climat, du régime, des occupations, etc. ; mais il faut du temps pour que cela s'exécute. Le tempérament des habitants de la Grèce a passé en France ; on le retrouve chez les Suédois, qu'on appelle, par cette raison, les Français du Nord ; ce tempérament deviendra un jour celui des Russes.

Les Parisiens d'autrefois étaient sérieux, peut-être tristes... « J'aime le Parisien, disait l'empereur Julien, parce qu'il est sérieux et grave comme moi. »

Voilà donc des tempéraments nationaux entièrement changés ; nous n'avons pas à décider si c'est à leur avantage à tous égards, mais qu'il a fallu de temps pour opérer ces métamorphoses !

C'est l'ouvrage des siècles, et non celui des rafraîchissants et des calmants !

Lorsque je considère les efforts que font les maîtres d'éducation pour briser subitement le tempérament de ceux de leurs élèves qu'on destine au célibat, je crois voir des enfants jeter des grains de sable dans un torrent rapide, dans l'espérance d'en arrêter le cours ; je crois voir ces mêmes enfants s'efforcer d'enlever à la terre, avec des mains faibles, un chêne majestueux qui a vu naître leur père. Ils ne pourront seulement troubler l'eau, ni ébranler le colosse qu'ils attaquent.

Il n'en est pas de même des remèdes qu'on emploie pour dompter la constitution de l'homme ; ils ne l'anéantiront pas, mais ils feront des ravages affreux. Ne changeons rien avec précipitation, a dit le père de la médecine, ou il en résultera des maladies auxquelles il sera difficile de remédier.

Pourquoi ? C'est parce que l'homme naît avec une constitution primitive, qu'il faut adoucir si elle s'oppose à son bonheur, mais par degré, sans rien irriter, sans employer des moyens qui, loin de remplir les vues que l'on a, troubleront l'économie animale, en jetant la langueur, la faiblesse dans les fonctions naturelles ; l'épaississement, la stagnation dans les humeurs ; l'obstruction dans les viscères ; l'imbécillité dans les fonctions intellectuelles.

CHAPITRE II

Moyens pour diminuer l'ardeur érotique.

Les moyens qu'on emploie ordinairement pour diminuer l'ardeur qui porte aux plaisirs de l'amour, sont les narcotiques, remèdes qui engourdissent, et jettent celui auquel on les administre dans la stupéfaction ou stupidité.

On croit qu'en procurant un sommeil léthargique, on ôte aux organes qui filtrent et préparent la liqueur prolifique, leurs facultés. On a raison. Mais on devrait se rappeler aussi que les somnifères agissent également sur toutes les fonctions animales, et même sur celles de l'esprit.

Les Grecs ont nommé ces remèdes hypnotiques, et les ont regardés, ainsi que les narcotiques, comme des remèdes dont la vapeur subtile, nuisible, et *ennemie de nature*, diminue ou empêche entièrement le mouvement et le sentiment des parties solides. Ils regardaient comme poisons des substances qui, en diminuant la circulation, supprimaient les sécrétions, ôtaient l'appétit, faisaient perdre la mémoire, procuraient à la vérité le sommeil, mais excitaient des songes tristes, remplis d'images effrayantes.

Il n'y a rien, selon Hoffmann, de plus capable dans la nature de rendre promptement hébété et stupide un homme de bon sens et d'esprit, que l'usage des narcotiques. C'est une expérience certaine et incontestable, dit-il, que les anodins pris en trop grande quantité par les enfants, leur font contracter une stupeur d'esprit et de mémoire qui dure très longtemps.

On ne fait pas toujours usage des narcotiques et des somnifères, tels que ceux que fournissent la mandragore, la belladone, le stramonium, la pomme d'amour, la jusquiame, et plusieurs autres que la témérité et l'ignorance ont fait employer sans connaissance et sans discernement. On a plus souvent recours à d'autres compositions dans lesquelles on fait entrer l'opium, et qui par là seulement peuvent devenir funestes.

L'opium !

Ah ! moyen terrible de procurer du repos à un corps agité ! Remède que les médecins ne peuvent employer avec trop de circonspection, et qui faisait trembler Galien chaque fois qu'il avait à l'administrer !

L'opium, d'ailleurs, agit bien différemment sur les hommes. On sait l'usage immodéré qu'en font les Égyptiens, les Turcs, et l'on dit que l'opium est pour eux un aphrodisiaque qui augmente la joie et le courage en procurant une sorte d'ivresse particulière. Nous verrons ailleurs que ces peuples, et surtout les Chinois, prétendent en tirer parti pour s'exciter à l'amour. Wedelius assure, dans son traité *De Opio*, que l'opium cause aux personnes d'un tempérament chaud des pollutions nocturnes et un priapisme continuel. Il est donc contraire même pour remplir l'objet que l'on a, lorsqu'on le fait prendre pour apaiser la fougue des désirs vénériens.

Nous examinerons au reste, en parlant des remèdes que l'on croit propres à exciter à l'amour, ce que l'on dit des effets merveilleux de l'opium, et ce qu'il en faut croire.

Pour en revenir à la circonspection avec laquelle les médecins doivent employer l'opium, si j'avais besoin du suffrage des anciens, Scribonius Largus, Celse, Aetius, Dioscoride, Plutarque et autres me fourniraient des armes contre ces remèdes funestes qui ont tant d'influence sur le corps et sur l'esprit, lorsqu'ils sont administrés mal à propos.

Le vitex, ou agnus castus, doit la réputation dont il jouit à l'usage qu'en faisaient les anciens. Dioscoride nous apprend que les dames d'Athènes s'en servaient aux fêtes que l'on faisait en l'honneur de Cérès. Elles dressaient avec les branches et les feuilles de cet arbrisseau les lits auxquels elles donnaient leur chasteté à garder, parce que c'était une opinion répandue parmi elles que l'odeur de l'agnus castus combattait les pensées amoureuses et écartait les songes lascifs.

Arnauld de Villeneuve a été plus loin : il assure, avec une confiance singulière chez un homme instruit, qu'un remède infaillible pour conserver la chasteté, est de porter habituellement un couteau dont le manche serait fait avec le bois de l'agnus castus.

Le préjugé que les anciens ont eu sur ce végétal a traversé les siècles, et l'on a fait usage dans les monastères, intérieurement et extérieurement, des semences et des feuilles de cet arbre merveilleux. Quant à l'application des branches en forme de ceinture, je ne vois pas qu'il y ait aucun mal. Elles rempliraient même, je l'accorde, les vues que l'on se propose, si le proverbe qui dit *intention fait tout* était fondé sur la vérité !

L'usage que l'on fait de la graine intérieurement est peut-être moins indifférent. Elle a, si l'on en croit ceux qui vantent ses miracles, la propriété d'anéantir les désirs en tuant, pour ainsi dire, le corps et l'esprit. Heureusement pour le bien de l'humanité, les vertus extraordinaires de cette graine ne sont pas mieux avérées que celles des branches.

Nous nous souvenons toutefois que M. Chomel, de l'Académie des sciences, convient que la semence de l'agnus castus, dont on a fait une émulsion avec l'eau de nénuphar, est utile pour calmer les accès de la passion hystérique ; mais il est fort éloigné de croire que ce remède soit capable de réprimer les mouvements impétueux de la chair.

« Un pasteur, d'une piété consommée et d'un zèle apostolique, dit-il, a fait beaucoup valoir, dans ses ouvrages, un remède qu'il composait et qu'il regardait comme un secret infaillible pour conserver la chasteté. Je défère beaucoup à son témoignage, mais je n'ai pas encore d'assez sûres expériences de ce remède pour l'établir comme un spécifique capable de procurer une vertu si difficile à pratiquer sans le secours d'une grâce surnaturelle ! »

Eh ! que serait-ce d'une plante qui aurait la propriété d'empêcher non seulement les désirs, mais encore de s'opposer à la création, à la filtration de cette liqueur précieuse qui annonce la force, la santé, et à laquelle on les doit peut-être ? Non, la nature n'a pas mis sur la terre une plante qui pût placer l'homme de beaucoup au-dessous de la brute ; la nature n'a pas dicté les lois des mystères de Cérès ; elle n'a pas mis dans la main d'un tyran le glaive cruel qui doit priver l'homme de la moitié de son existence ; elle n'a pas non plus accordé à l'agnus castus des vertus qui seraient si funestes à l'humanité !

On place aussi le nénuphar au rang des moyens capables d'apaiser les désirs amoureux. Pline dit que ceux qui en prendront pendant douze jours se trouveront incapables de contribuer à la propagation de l'espèce, et que si l'on en use l'espace de quarante jours, on ne sentira plus les aiguillons de l'amour. Il serait inutile de rapporter les raisons données par les anciens pour prouver l'efficacité de cette plante, et comment la froideur jointe à la sécheresse fait tarir les sources de la génération. Plusieurs médecins, qui même dans l'administration des antivénériens employaient encore au siècle dernier le nénuphar, ne s'en servaient que comme un moyen de faire parvenir à la vessie une liqueur mucilagineuse, afin de rendre l'urine moins piquante et de diminuer ainsi la sensation douloureuse que, sans cela, son passage exciterait à l'urètre.

« Ce n'est que dans cette vue, dit M. Gardane, que j'ai conseillé le nénuphar, racine visqueuse et mucilagineuse. Il serait aujourd'hui ridicule de compter sur la vertu antiaphrodisiaque de cette plante, encore moins sur celle du sirop lourd et dégoûtant qu'on en prépare. »

Quelques auteurs, en décrivant les vertus imaginaires de la plante dont il est question, ont dit assez maladroitement que les Turcs en font macérer les fleurs dans l'eau, s'en frottent les narines et boivent beaucoup de cette infusion. Ces hommes robustes, qui mettent leur félicité présente et future dans la jouissance du physique de l'amour, se serviraient-ils de cette plante s'ils avaient observé qu'elle fût capable d'altérer et de diminuer sensiblement leurs plaisirs ?

L'observation suivante prouvera moins la vertu du nénuphar que le pouvoir de l'imagination dans un homme simple et crédule.

Un artisan ayant un panaris fut dans un de ces hôpitaux où l'indigence trouve des secours, pour y demander quelques emplâtres en grande réputation dans le pays. La sœur qui avait le département de la pharmacie fut obligée d'entendre quelques propos libres que lui tint un jeune homme qui accompagnait le malade. On s'en plaignit au chirurgien de la maison qui se trouvait dans la salle ; celui-ci dissimula, retint les deux hommes, et sous prétexte de charité leur fit proposer une pitance, ce qu'ils acceptèrent volontiers. Le repas fait, il dit gravement, en s'adressant à l'égrillard : « Mon ami, tu peux à présent fréquenter cette maison sans que tes discours y soient un sujet de scandale : je viens de te faire prendre de quoi t'ôter même jusqu'aux désirs. »

Le jeune homme ne parut pas faire beaucoup d'attention à cette menace ; mais l'ayant rapportée à ses camarades, ceux-ci lui troublèrent tellement l'imagination en lui persuadant qu'on lui avait donné le nénuphar, que le malheureux commença à se croire incapable de s'unir à une assez jolie fille qu'il devait épouser quelque temps après. Il le devint en effet, et ce ne fut que peu à peu, et en se servant d'un homme à secrets, qu'on parvint à lui donner une sorte de confiance en ses facultés.

Cet homme à secrets était un maréchal, qui jouissait de la réputation de sorcier. Il donna d'abord à son malade quelques potions échauffantes, qui ne firent effet que lorsqu'il lui eut persuadé que le diable prenait beaucoup de part à sa situation !

La laitue jouissait chez les anciens d'une réputation qu'elle n'a pas perdue de nos jours. Tout était emblème chez les Grecs ; leurs poètes s'avisèrent de dire que Vénus, voulant oublier ses amours illicites, ensevelit son cher Adonis sous une laitue. Cette plante fut employée dès lors comme un gardien de la chasteté, auquel on eut beaucoup de confiance : et cette confiance a passé jusqu'à nous. Mais les effets de la laitue, qui sont bien différents sur les hommes, selon leur constitution, — puisqu'elle refroidit le pituiteux encore plus qu'il ne l'est, tandis que tempérant le bilieux et souvent le sanguin, elle les dispose à la génération, — les effets de la laitue, disons-nous, auraient dû dessiller les yeux des personnes qui se procurent gratuitement des incommodités, dans la vue de calmer leurs passions !

CHAPITRE III

Le camphre et la menthe.

Si l'on omettait de parler du camphre, quelques personnes pourraient croire que l'on a craint d'attaquer les vertus merveilleuses par lesquelles cette substance s'oppose à l'amour. En effet, les anciens ont été très persuadés de son efficacité dans ces circonstances ; et parmi les modernes, il n'en manque pas pour y avoir encore une certaine confiance. Dans les temps passés, au rapport de Scaliger, on regardait le camphre comme un réfrigérant ; on le faisait sentir et mâcher aux moines pour éteindre leur concupiscence.

Camphora per nares castrat odore nares.

Il fallait avoir beaucoup de crédulité pour s'imaginer que le camphre pût produire des effets aussi marqués. L'attouchement du camphre n'est pas néanmoins indifférent. Bartholin, dans ses observations, nous parle d'un apothicaire qui perdit le sens de l'odorat pour avoir souvent manié cette drogue. Elle est employée avec succès par les médecins dans plusieurs circonstances. Les Arabes l'ont introduite dans la matière médicale : Rhasès, Avicenne, Séba, Mesué, Boerhave, Hoffman, Lemery, Sydenham et autres l'ont employée dans une infinité de maladies qui exigeaient un remède calmant, sédatif, antiputride et résolutif.

Ce remède, dans le cas qui nous occupe ici, était facile à employer ; mais il y a apparence qu'il ne répondait pas à l'intention de ceux qui l'ordonnaient ainsi, puisque Pénot l'Agénois, en assurant sa vertu contre les aiguillons de la chair, n'en répondait que lorsqu'il avait été préparé par douze distillations.

Au reste, nous avons encore la même observation à faire ici qu'à l'égard du nénuphar : les Indiens mêlent le camphre avec des substances âcres et aromatiques, et en forment des trochisques qu'ils mâchent plusieurs fois le jour. L'usage journalier qu'en font ces hommes avides de plaisirs, ne doit pas faire regarder le camphre comme capable d'apaiser la violence des désirs amoureux. On peut encore ajouter que les hommes employés à la purification du camphre sont très amoureux et très féconds. C'est donc mal à propos que quelques auteurs l'ont nommé *ligatura et vinculum Veneris*, chaînes de Vénus, puisque Wedelius et d'autres médecins ont observé que cette substance est d'une efficacité singulière pour augmenter le mouvement du sang, et qu'administrée lorsque les humeurs sont dans une trop grande fermentation, elle ne fait qu'augmenter l'insomnie, la chaleur et la soif.

Il ne faut pas croire que le camphre soit un remède qu'on peut donner à tout le monde indifféremment : l'usage que l'on en fait exténue, amaigrit les personnes grasses et qui ont beaucoup de sérosité. Il peut bien, selon Henzelius, rendre impuissants ceux qui manquent de sucs gélatineux, et qui sont privés du véhicule nécessaire pour la sécrétion de la semence, — ce qui revient à dire qu'il peut rendre inhabiles à la génération ceux qui n'en sont pas capables. Mais il n'a point la vertu de prévenir la sécrétion du fluide animal, ni d'empêcher l'érection de la verge, d'où dépend la génération. Enfin de quelque efficacité que soit le camphre, lorsqu'il est ordonné par les médecins, il peut devenir funeste lorsqu'il est employé par l'ignorance et le fanatisme.

Un médecin de Nuremberg avait une si grande confiance en l'huile de camphre, qu'il se faisait fort de guérir de la peste avec quelques gouttes de cette huile. Heinsius, médecin de Vérone, découvrit une huile antipestilentielle, tirée du camphre, qui produisit des effets si extraordinaires, pendant tout le temps que la peste sévit à Vérone, qu'on lui érigea une colonne triomphale pour éterniser les services qu'il rendit à l'État.

Mais le camphre devient funeste à ceux qui ont le cerveau ou l'estomac affaibli ;

il l'est surtout aux gens d'étude qui mènent une vie sédentaire, et aux femmes d'une complexion délicate. Il remédie aux vapeurs hystériques de celles dont la constitution est forte, mais il cause ces accidents aux personnes dont le système nerveux est dans un état de faiblesse ; son odeur suffit quelquefois pour les occasionner.

La menthe jouissait aussi du privilège de refroidir les personnes qui l'employaient. Aristote, Pline et Arnauld de Villeneuve n'en doutaient pas, non plus que le poète Oppien qui appelle cette plante *maudite herbe*. C'est encore aux poètes que la menthe doit sa réputation. Menthe était une belle nymphe qui avait eu le malheur d'exciter la colère de Cérès. Celle-ci obtint de Jupiter que Menthe serait métamorphosée en une herbe qui porterait son nom, avec cette malédiction d'être à jamais inutile aux mystères de l'Amour !... Allez donc, en présence de pareilles autorités, allez donc mettre en doute les vertus de la menthe ! Le moyen maintenant de croire Avicenne, Dioscoride, Aëtius, qui prétendent que cette plante est au contraire propre à ranimer les feux du plaisir !

CHAPITRE IV

Autres moyens de dompter l'amour.

Nous n'avons certes pas l'intention de suivre ici tous les moyens que nous ont indiqués les anciens pour réprimer l'amour. On doit regarder les cures surprenantes qu'ils faisaient par les antiaphrodisiaques comme autant de fables, à moins que l'on ne convienne, avec quelques auteurs, que nous ne possédons plus l'agnus castus des anciens, le camphre de l'île Bornéo tant vanté, le véritable testicule de chien ou *orchis*, etc. Il ne faut donc pas croire à la lettre tout ce qu'avancent Dioscoride et son commentateur, ou il faut regarder la graine de laitue, le pourpier, la rue, la graine de chanvre, la racine de glaïeul, la ciguë, le menthe, les fleurs du rosier jaune, celles du grenadier, etc., comme capables d'opérer des prodiges.

Mais il s'en faut beaucoup qu'on doive y ajouter foi. Quelle confiance doit-on à Matthiole, lorsqu'il dit qu'étant à Venise, il vit un homme condamné à être pendu, auquel toutes les portes furent ouvertes, les serrures rompues par l'attouchement d'une plante avec quelques *siznocles* ? Lorsqu'il avance qu'une espèce d'aconit fait mourir les femmes si on les touche avec cette plante à une certaine partie que je n'ai pas besoin de désigner autrement ? Lorsqu'il parle de l'herbe nommée *scythica*, qui est grandement estimée, *parce qu'en la tenant en la bouche, on ne sent ne faim ne soif* ? Quelle confiance doit-on avoir dans un homme qui assure qu'une plante a la vertu de ressusciter les morts ? *Par la même herbe*, dit-il, *Thilo tué par un dragon, il reçut la vie.*

Après avoir lu ces absurdités, je ne croirai pas que si un homme trouve le testicule de chien, cynosorchis des Grecs, et qu'il mange la plus grosse des deux bulbes qui composent la racine de cette plante, il engendrera des mâles ; et que si une femme fait usage de la plus petite, elle aura des femelles. Je ne croirai pas non plus que la première de ces bulbes ait eu le pouvoir de procurer à un Indien robuste soixante et dix fois de suite l'extase de la jouissance, tandis que l'usage de la plus petite est capable, selon le même auteur, d'éteindre subitement l'ardeur vénérienne.

Quoi qu'en aient écrit les anciens, on peut raisonnablement douter que de leur temps même, on ait eu la plus grande confiance aux remèdes que nous venons d'indiquer. Nous pouvons tirer cette induction des moyens surnaturels et superstitieux auxquels on avait recours. On a beau répéter que de tous temps le peuple a couru après le merveilleux, ce même peuple n'a recours aux prétendus sorciers, pour être guéri de la fièvre, qu'après qu'elle a résisté à la petite centaurée ou au quinquina. Ainsi les amulettes, les bracelets, les anneaux enchantés, les talismans, les plantes sacrées d'Hermès, enfants de l'ignorance et de la superstition, ont dû leur naissance au peu d'efficacité des moyens naturels qu'on employait pour conserver la santé ou guérir ceux qui l'avaient perdue. Toutes les nations se sont empressées de trouver des moyens pour conserver la chasteté à ceux qui en avaient fait vœu, et s'apercevant que ni les remèdes dans lesquels ils avaient eu confiance jusqu'alors, ni les punitions terribles que la loi infligeait, n'étaient pas toujours capables de dompter la nature, elles eurent recours aux moyens surnaturels. Quelques peuples admirent trente-six dieux, d'autres trente-six démons, habitants de l'air, qui s'étaient partagé l'empire du corps humain, divisé en autant de parties, dont chacune avait pour protecteur une divinité qui portait le même nom, et que l'on invoquait pour la partie souffrante sur laquelle elle avait pouvoir. Il ne faut pas douter que celles qui avaient tant de relation avec la chasteté, ne fussent confiées aussi à la garde de quelque intelligence surnaturelle.

Telle a toujours été la marche irrégulière de l'esprit humain, lorsque les ténèbres de l'ignorance obscurcissaient la raison. Lorsque l'on a reconnu l'impuissance de la médecine dans certaines circonstances, on a eu recours à la magie. L'inefficacité des moyens naturels que l'on croyait capables d'éteindre l'amour ou de l'exciter, a fait recourir aux prétendus noueurs d'aiguillettes, ou aux philtres, dont on a tant parlé chez les anciens, et surtout chez les poètes.

Il est aisé de se convaincre de ce que nous avançons ici, en jetant un coup d'œil sur quelques-uns des moyens mis en usage en différents temps pour parvenir au même but, celui d'étouffer le sentiment que la nature inspire à tous les êtres animés. Quelle multiplicité d'expédients se présente! Quelle contrariété pour la plupart! Quelle absurdité dans presque tous!

Mercurial conseille à ceux qui sont de complexion amoureuse, un air froid et humide. Le Grec Moschion veut une chambre chaude et claire. Avicenne ordonne aux hommes un air chaud, et aux femmes un air froid. Aristote dit que le vin porte à l'amour; le médecin Gordon veut que le célibataire en boive. Marsile Ficin, de son côté, conseille, pour calmer la passion amoureuse, de s'enivrer de temps en temps, afin, dit-il, de faire un nouveau sang, de nouveaux esprits pour subroger à l'ancien sang et aux esprits infectés par le regard des femmes. Le docteur Ferrand veut que les jeunes gens, en qui la nature parle, jeûnent au pain et à l'eau. Avicenne recommande la saignée à la basilique du bras droit, et Aétius veut qu'on ouvre la veine du jarret. Ce dernier ordonne aussi, et il a été suivi par quelques modernes, de se ceindre les reins avec une lame de plomb.

Lorsque ces moyens n'ont pas produit ce que l'on en attendait, on a eu recours aux pierres précieuses; l'escarboucle, le saphir, l'émeraude, le diamant, furent portés au doigt médial gauche; mais ces remèdes précieux ne produisant aucun effet, on invoqua les dieux, on fit des sacrifices, on se laissa tromper par des charlatans qui promirent tout ce qu'on leur demanda, et comme ils ne furent pas plus heureux que les médecins dont nous venons de parler, on revint à ceux-ci. Alors ils redoublèrent leurs efforts, et s'ils ne guérirent point ceux qui les consultaient, ils n'en déposèrent pas moins dans leurs ouvrages ces recettes merveilleuses qui ont passé à la postérité, et que des hommes de mérite, à beaucoup d'égards, ont insérées dans des ouvrages modernes.

Arnauld de Villeneuve, qui est peut-être, parmi les auteurs qui ont traité l'objet en question, celui qui a avancé le plus d'absurdités, conseillait les caustiques aux jambes, les ventouses aux environs des parties naturelles, avec scarifications suffisantes; il veut que l'on fasse vomir les amants; il dit que si un homme porte sur les parties naturelles le testicule d'un loup, il devient aussitôt impuissant, et que ce remède est infaillible. Il ordonne aux religieuses de l'ordre de Cîteaux, et à tous ceux qui veulent vivre chastement, d'aller pieds nus. Il conseille aussi les fustigations violentes pour amortir la concupiscence; et Gordon, qui est d'accord avec lui sur ce point, dit qu'il faut battre la chair, jusqu'à ce qu'elle tombe en pourriture. Devons-nous être surpris, après ce code cruel qui outrage la nature en flétrissant l'humanité, de ce que les anciens ont conseillé de susciter des affaires aux amoureux, d'exciter en eux la tristesse, de les faire mettre en prison, de leur supposer des affaires criminelles?... Choses fort salutaires, s'écrie le docteur Ferrand, pour la préservation de l'amour!

CHAPITRE V

Le nitre.

S'il fut un antiaphrodisiaque puissant, c'est, à en croire quelques auteurs, le nitre si célèbre chez les anciens pour procurer la fécondité. Longtemps avant Platon, on avait composé des traités exprès, pour étaler le mérite de ce sel; les modernes lui ont attribué, avec un enthousiasme merveilleux, la faculté de coopérer à la reproduction de tout ce qui existe dans la nature. On doit mettre au rang des principaux apologistes du nitre, Pline, Vallésius, Paracelse, Vigénère, Raymond Lulle, Palissy, Glauber, et bien d'autres. On peut voir dans les *Curiosités de la nature et de l'art sur les végétations*, par l'abbé de Vallemont, ce que les anciens philosophes et plusieurs modernes ont écrit sur le nitre; l'enthousiasme de quelques-uns amusera le lecteur.

Les Anglais surtout, et parmi eux le chancelier Bacon, ont fait tous leurs efforts pour placer le nitre dans toutes les opérations de la nature. Il faut adopter le nitre comme répandu dans toute la nature, et circulant sans cesse d'un règne à l'autre. Boyle disait du nitre, qu'il n'y avait pas dans l'univers de *sel plus catholique*, c'est-à-dire plus universellement répandu dans le monde élémentaire. Bacon assure, dans l'ouvrage qu'il a intitulé *Historia vitæ et mortis*, qu'un scrupule de nitre était capable de prolonger la vie. Le chevalier Diby affirme la même chose. Ce sel exalté, dit-il dans son *Discours sur la végétation*, mis en mouvement par les naissantes chaleurs du printemps, se mêle dans le suc des plantes et dans le sang des animaux, et sollicite les unes et les autres à la multiplication de leurs espèces. De là viennent cette joie et ce rajeunissement charmant, que le printemps fait briller sur toute la nature. Et ce même nitre, bien préparé pour l'usage de l'homme, réparerait de temps en temps le dépérissement que causent les années, et lui procurerait ce précieux rajeunissement que l'Écriture reconnaît dans l'aigle... *Renovabitur aquila juventus tua.*

Voilà donc le nitre reconnu par les plus célèbres philosophes pour un puissant moyen d'augmenter la population, de conserver la santé, de rappeler le plaisir dans des organes qui n'en paraissent plus susceptibles. C'était pour remplir ces vues que milord Bacon, en faisant l'apologie du nitre, était parvenu à le rendre chez les Anglais d'un usage si familier, qu'on l'employait dans presque toutes les maladies. On le prenait même dans la meilleure santé pour un préservatif.

Avec de bonnes intentions, il n'est pas toujours possible de satisfaire tout le monde; voici un fait qui, s'il est bien vrai, le prouvera. On nous dit que les femmes proscrivirent bientôt ce remède. Elles trouvèrent que leurs maris étaient moins portés à satisfaire leurs désirs depuis que l'usage du nitre était devenu général. Elles s'en prirent au chancelier qui l'avait répandu. Elles crièrent à la sorcellerie, au maléfice. Certes, on a souvent fait beaucoup de bruit pour des objets de moindre importance. Ainsi, on peut trouver les plaintes des Anglaises fondées sur de bonnes raisons. Il ne faut donc plus chercher ailleurs un réfrigérant que l'on peut employer sans courir aucun danger ; le nitre fera ce que n'a pu faire le supplice affreux auquel étaient condamnées les vestales qui succombaient sous le poids de la chasteté. Mais on nous permettra quelques observations.

Le chancelier Bacon n'avait accrédité le nitre qu'après avoir fait beaucoup d'expériences ; ce zélé citoyen ne l'aurait pas répandu avec tant de feu, s'il se fût aperçu de l'atteinte cruelle qu'il portait à la multiplication de l'espèce. Le nitre est un puissant remède dans les cas où il faut s'opposer à une disposition inflammatoire du sang ; ce sel est d'une nature si particulière, qu'il n'y a rien dans la nature, selon Hoffmann, à quoi l'on puisse le comparer : mis sur la langue, il la refroidit ; puis intérieurement, il produit le même effet sur tout le corps ; dissous dans de l'eau, il en augmente la fraîcheur. Par ces qualités, il peut bien apaiser un peu la trop grande effervescence des liqueurs dans un homme que la force de la jeunesse et les feux de l'amour portent avec violence vers la volupté ; mais ce sel a-t-il la vertu d'agir sur un époux qui suit pas à pas l'impulsion de son tempérament ? M. Tissot conseille, il est vrai, pour rendre les pollutions nocturnes moins fréquentes, une drachme de nitre dissoute dans une bouteille d'eau ; mais il observe en même temps qu'il a vu un malade dont on voulait calmer les signes de puissance les moins équivoques, auquel le nitre était contraire, puisqu'au lieu de détruire les symptômes de la maladie, il les augmentait. J'attribuai, dit-il, cet effet à deux causes ; l'une, c'est qu'il avait les nerfs très faibles, et dans ces circonstances le nitre agit comme irritant ; l'autre, c'est qu'il augmentait considérablement les urines, la vessie se remplissait plus promptement pendant la nuit, et l'on sait que la tension de la vessie est une des causes déterminantes des pollutions.

Le nitre a-t-il la faculté d'assoupir les organes du plaisir, au point que les femmes aient été en droit de charger de malédictions le célèbre baron de Verulam ? Au point de faire crier au maléfice ? Je ne le crois pas. Et si, comme on l'assure, les femmes ont fait beaucoup de bruit, il faut mieux croire qu'elles crient quelquefois pour peu de chose, que de se persuader que l'usage du nitre, que l'on admet dans tous les corps sublunaires, et qui y joue, selon quelques physiciens, un si grand rôle, ait la funeste vertu de tuer les individus que chaque homme doit à la postérité !

D'ailleurs, Bacon ne conseillait-il l'usage du nitre qu'aux hommes seulement ? Si les femmes en prenaient, avait-il la faculté d'exciter les sens dans un sexe tandis qu'il rendait l'autre insensible ? Ne croyons pas aveuglément toutes les anecdotes qui se trouvent dans l'histoire des sciences et des arts. Il ne faut pas que, parce qu'elles ont pour objet une nation entière, nous y ajoutions plus de foi. On hasarde une plaisanterie ; et personne ne s'attache à la détruire, parce qu'elle réjouit et qu'elle prête à la malignité.

Il en est du nitre comme de l'opium et du camphre ; tandis qu'on le conseille comme réfrigérant, nous voyons des peuples qui s'en servent pour s'exciter à l'amour, ou du moins à la génération.

Sénèque attribue la fécondité des femmes de l'Égypte aux eaux du Nil. S'il faut en croire Pline, les femmes du bord de ce fleuve ont quelquefois sept enfants d'une couche. Théophraste, Libavius, et d'autres auteurs, attribuent cette merveilleuse fécondité aux particules nitreuses dissoutes dans les eaux du Nil. Aristote prétend qu'en général le sel est doué d'une vertu générative extraordinaire ; il ajoute, pour soutenir son opinion, que les vaisseaux ou navires dans lesquels on mène du sel, produisent un nombre prodigieux de souris, parce que les femelles conçoivent sans mâles, seulement en léchant le sel. Plutarque, qui, dans ses *Œuvres morales*, est du sentiment d'Aristote, ajoute pour rendre raison de la fécondité des animaux qui multiplient dans le sel, qu'il est plus vraisemblable de dire que la salure imprime certaines démangeaisons dans les parties naturelles de ces animaux, et les provoque par ce moyen à se joindre.

CHAPITRE VI

Conclusion.

Il résulte de ce que nous venons d'exposer qu'il n'y a pas absolument un remède qu'on puisse administrer avec la certitude de dompter l'amour, ou du moins le penchant irrésistible qui nous porte vers la jouissance. C'est une affaire de tempérament que la médecine ne peut affaiblir au point d'en être victorieuse ; et dans les hommes qui paraissent dès leur enfance enclins au libertinage, il faut des efforts surnaturels pour adoucir les passions amoureuses. Les précautions qu'il y aurait à prendre en élevant la jeunesse, tiennent à de grands principes qui pourraient devenir dangereux dans les mains de l'ignorant, et qui, nuisant à l'accroissement et au développement de chaque individu, causeraient la dégénération de l'espèce dans la postérité.

Bien des docteurs, Tissot entre autres, ont vivement senti de quelle importance il serait pour l'éducation, de trouver les moyens les plus sûrs et les moins dangereux de préserver la jeunesse des violents désirs qui la portent à des excès, d'où naissent des maladies affreuses.

L'oisiveté, l'inaction, le trop long séjour au lit, un lit trop mou, une diète succulente, aromatique, salée, vineuse, les amis suspects, les ouvrages licencieux, étant des causes assez ordinaires de l'émotion du tempérament, on ne peut les éviter avec trop de soin.

Les exemples que nous avons sous les yeux, et ceux que nous a transmis l'histoire, suffisent pour prouver que les hommes oisifs et dans l'inaction sont, nous ne disons pas les plus robustes, mais les plus voluptueux des hommes. Or, c'est la force des individus qui établit celle des empires ; et il est aisé de s'en convaincre en jetant un coup d'œil sur l'origine, l'accroissement et la décadence des États.

L'homme oisif doit avoir l'imagination plus vive en amour que celui qui exerce son corps aux travaux. Le premier, appelant sans cesse le plaisir, le sollicite avec violence ; ses désirs, qui à peine ont le temps d'éclore, veulent être satisfaits ; mais tournée sans cesse vers la volupté, l'imagination a dissipé avant la jouissance, la source des délices que la nature réserve à l'amour. L'homme, au contraire, qui fortifie son corps par l'exercice, connaît le plaisir dans toute son étendue, parce qu'il ne s'y livre qu'au moment où l'amour même le sollicite ; tandis que l'homme inactif, voulant sacrifier continuellement à la volupté, devient incapable d'en goûter toute l'ivresse. Les plaisirs du premier sont à ceux du second en raison de sa force. Son corps est gras, mais mou, faible, languissant ; l'autre ayant moins de graisse, est beaucoup plus musculeux, a les membres plus solides, et doit par conséquent porter avec aisance un poids, que celui dont la vie est sans exercice ébranlera à peine.

Les hommes qui languissent dans le repos et la mollesse, sont toujours dirigés vers le même objet, le plaisir ; mais la faiblesse de leur constitution n'y pouvant suffire, ils s'en créent de factices, des plaisirs qu'ils peuvent goûter par le secours de l'imagination. Aussi, leurs entretiens, leurs lectures, leurs aliments, tout en eux y est relatif.

On peut donc assurer que de l'oisiveté naît le tempérament lubrique, puisqu'elle fait naître les désirs, et qu'elle met en usage tous les moyens que suggère l'imagination déréglée dans un homme abandonné à la paresse.

Pour faire voir combien les modifications que nous avons ajoutées à notre tempérament primitif, y causent quelquefois de changement, nous observerons que l'indifférence pour le physique de l'amour doit quelquefois son origine à l'oisiveté. On a vu des femmes stériles devenir fécondes après s'être fait un devoir de s'exercer le corps par des travaux, des promenades proportionnées à leurs forces. D'ailleurs, nous traiterons cet objet en parlant des causes de la stérilité.

On sentira aisément que l'oisiveté, dans un homme qui peut se payer tout le superflu que l'on appelle commodités de la vie, en deviendra d'autant plus dangereuse pour la continence : ainsi nous ne dirons rien ici des causes indiquées plus haut, comme portant l'homme à l'excès des plaisirs. Il faut seulement les éviter avec soin, et c'est en observant avec exactitude les lois de la diète opposée à l'amour, qu'on parviendra, je ne dirai point à dompter entièrement les fougues d'un tempérament érotique, mais à en calmer les accès. La nature animée ne se prête à aucune violence ; tout se fait avec ordre dans son sein : Les hommes qui veulent hâter, retarder, ou même anéantir en eux ses opérations, sortent de la classe des êtres qu'elle protège.

La diète que l'on doit conseiller aux personnes trop portées vers les plaisirs, consiste moins à user de certains aliments, qu'à se priver de ceux que nous avons indiqués en général. Ceux qui sont travaillés fortement par leur imagination pendant la nuit, doivent se dispenser de souper, ou du moins ne faire usage à ce repas que des viandes les moins succulentes et d'aliments tirés des végétaux. On doit en proscrire le vin, les liqueurs, en un mot, tout ce qui peut donner, pour le moment, une certaine rigidité aux fibres, et par conséquent accélérer le mouvement des fluides. C'est augmenter le mal que de boire beaucoup avant de se coucher, même des liqueurs rafraîchissantes.

Telles sont les substances sur lesquelles on paraît compter beaucoup, lorsqu'il s'agit d'éteindre les feux de l'amour : Le charlatanisme ou l'ignorance les ont mises en vogue, et le préjugé la leur conserve. Les médecins diminuent peu à peu leur confiance dans les antiaphrodisiaques ; mais de temps en temps ne voit-on pas paraître quelque remède nouveau, ou même renouvelé des anciens, bon pour être employé dans certaines circonstances, et auquel des hommes attribuent des vertus qui ne sont rien moins que constatées ?

On a vu les préparations de plomb paraître, et on les a employées intérieurement avec une sécurité qui fait trembler les hommes de l'art. On a conseillé ces préparations à des personnes tourmentées par leur tempérament, parce que des praticiens les emploient pour arrêter l'écoulement dans la gonorrhée, et l'on peut voir dans la pratique des médecins en réputation, quelle confiance on doit avoir dans ces préparations dangereuses.

Un remède auquel les ignorants ont recours, dit l'auteur des *Recherches sur les différentes manières de traiter les maladies vénériennes*, c'est les préparations de saturne intérieurement administrées. Je vois avec douleur ce médicament qui devrait être proscrit des formules internes, indiqué dans plusieurs pharmacopées, et conseillé par des auteurs, même d'un certain mérite. Sur leur témoignage, il m'est arrivé de donner une seule fois le vinaigre de saturne, en en faisant verser quelques gouttes dans une décoction légèrement astringente; deux onces de ce vinaigre, prises dans un long espace de temps, n'ont pas arrêté l'écoulement, et le malade a souffert des douleurs dans les reins, dans l'épigastre, dans les bras, les jambes et la tête, avec une constipation, un abattement des forces, et une mollesse de pouls, qui caractérisaient la colique des peintres. Je ne l'ai tiré d'affaire que par l'émétique et par les forts purgatifs.

FIN DU LIVRE TROISIÈME

LIVRE QUATRIÈME

DES APHRODISIAQUES

OU REMÈDES QUI EXCITENT A L'AMOUR

CHAPITRE PREMIER

Des aphrodisiaques en général.

Nous avons fait voir le peu de confiance que l'on doit avoir dans les moyens employés pour ôter à l'homme, en quelque sorte, la sensation de son existence. Les substances dont nous allons parler sont au moins aussi accréditées que les antiaphrodisiaques, et néanmoins si nous avions quelque confiance à accorder aux remèdes de l'une de ces deux classes, ce serait aux réfrigérants ; parce qu'il est, à notre avis, beaucoup plus facile d'anéantir que de créer ; qu'il y a cent moyens d'ôter à l'homme ses forces, mais très peu d'efficaces pour les lui restituer.

Quand je dis qu'il est plus aisé d'anéantir que de créer, je n'entends pas que cette assertion soit générale : je sais que la création, ou, si l'on veut, la reproduction, le développement des êtres, coûte très peu à la nature ; que leur anéantissement absolu serait peut-être ce qu'il y aurait de plus merveilleux dans l'univers. Il n'est question ici que de l'état accidentel de l'homme, soumis aux réfrigérants et aux aphrodisiaques. Si on le suppose d'un tempérament porté à l'amour, on pourra diminuer, interrompre, par l'usage des narcotiques violents, la sécrétion de la liqueur séminale. On a vu ce qui en pourrait résulter, et dans notre supposition nous faisons abstraction de la santé, même de la vie. Il nous suffit de démontrer qu'il est possible, à la rigueur, d'anéantir, ou du moins de rendre sans action les germes de fécondité qui sont en nous. Il n'en est pas de même de la possibilité de multiplier ces germes ; on ne peut pas dire, par exemple, que l'opium porte dans notre substance une partie des molécules qui doivent concourir à la génération ; il ne peut donc augmenter les germes contenus dans nos vaisseaux, ainsi que nous aurons l'occasion de l'examiner.

C'est aux aliments à réparer nos forces, et à introduire peu à peu dans nous des germes ou des particules qui doivent subir beaucoup de préparations avant que d'être prolifiques ou fécondés. Enfin, les moyens d'affaiblir agissent promptement, et ceux qu'on emploie pour fortifier, agissent avec une lenteur qui manifeste assez les difficultés qu'ils éprouvent.

Si nous tâchons de diminuer la trop grande confiance que l'on a à l'égard des moyens d'exciter à l'amour, c'est moins pour chagriner des époux impuissants ou stériles, que pour détromper les jeunes gens qui consument leurs beaux jours dans l'excès des plaisirs, sous prétexte que l'art leur restituera les forces qu'ils ont prodiguées à la débauche, lorsque le feu qu'allume la nature sera éteint pour eux.

C'est aussi pour détromper ces vieillards, dont l'imagination, moins froide que les organes dont ils ont abusé, veut encore forcer ceux-ci à satisfaire des désirs impuissants. C'est à ces derniers surtout que je dirai que l'art ne peut rien sur des hommes qui ont trop abusé des plaisirs pour devoir y prétendre encore. Je leur donnerai l'exemple du célèbre empereur Cha-Gehan, qui sur le déclin de l'âge, voulant posséder une jeune fille, dont la beauté l'avait charmé, — et les glaces de la vieillesse mettant un obstacle à sa satisfaction, — eut recours à des compositions qui, sans remplir ses vues, le jetèrent aux portes du tombeau.

On verra plus loin, quand nous parlerons de la puberté et des influences du mariage, de quelle utilité est la liqueur séminale pour la santé, et quelles affreuses maladies sont les suites funestes de la débauche !

Nous ne répéterons pas ici ce que nous avons dit ; pour nous renfermer dans notre objet, nous examinerons si l'on doit ajouter foi aux observations qui semblent prouver les vertus surnaturelles de quelques remèdes donnés comme aphrodisiaques ; et si même il est possible qu'il y ait dans la nature de ces remèdes merveilleux.

Que l'on considère la semence sous tel point de vue que l'on voudra ; que cette liqueur contienne toutes les parties du fœtus sous le nom de molécules organiques, ou qu'elle soit seulement destinée à féconder l'œuf de la femme, il sera toujours vrai que, même dans ce dernier cas, la semence est un fluide imprégné d'esprits vivifiants, considéré par Hippocrate comme la partie la plus importante de nos humeurs. Les philosophes ont regardé cette liqueur comme la partie la plus pure, la plus perfectionnée de nos aliments, la fleur du sang, une portion du cerveau, etc. Croira-t-on, après l'accord des médecins de tous les siècles à regarder ainsi la liqueur prolifique, croira-t-on qu'elle se trouvera en quantité prodigieuse dans un homme, parce qu'il aura fait usage de quelque recette imaginée par l'impuissance de jouir et accréditée par le charlatanisme ?

Si l'on se rappelle un instant que tout ce qui sert à l'accroissement des corps, à la réparation des pertes qu'ils font continuellement ; en un mot, que ce qui entretient notre existence est extrait des aliments, on sentira qu'un homme qui en prend beaucoup sera plus vigoureux qu'un autre, si les digestions se font avec facilité, et si les glandes qui doivent séparer du chyle les humeurs essentielles à la vie sont en bon état. Mais ce qui ne paraîtra guère possible à l'homme instruit, c'est qu'indépendamment des aliments, il y ait certaines substances capables de faire un Hercule d'un Adonis ; qu'il se trouve dans la médecine des moyens de porter dans la masse des humeurs, une abondance extraordinaire de ces précieux germes de fécondité.

Quand cela serait, tout ne serait pas fini pour remplir les vues des voluptueux ; il faudrait encore que les organes destinés à séparer cette humeur pussent suffire à des sécrétions aussi abondantes ; il faudrait encore que les esprits, qui donnent le mouvement aux muscles, sans lesquels la jouissance ne peut avoir lieu, tinssent toujours les muscles érecteurs, les muscles éjaculateurs en action.

On me répondra peut-être que l'espèce de fièvre, de transport qu'occasionnent les aphrodisiaques, suffit pour remplir ces conditions... Je n'ai rien à objecter à cette réponse ; nous sommes hors de la nature, je dois traiter mon sujet sans trop m'écarter d'elle ; j'ai à parler de la jouissance qu'elle avoue, et ne dois pas entrer dans des détails sur les convulsions et sur l'épilepsie.

Certains auteurs ont parlé avec assez d'étendue des remèdes qui excitent l'homme à embrasser ardemment une femme. Les articles qu'ils ont destinés pour cette matière, deviennent un poison pour la jeunesse. On a plusieurs observations d'hommes qui ont essayé, ou sur eux, ou sur d'autres, de suivre leurs avis pour s'exciter à l'amour : sans qu'il en soit résulté rien qui ait satisfait leurs désirs, des maladies graves en ont été les suites. Les jouissances forcées et excessives sont voisines de l'épilepsie ; celle-ci d'ailleurs n'en est que trop souvent la triste conséquence. Un remède prétendu aphrodisiaque monte l'imagination de l'homme qui en a fait usage : il s'excite, il multiplie ses gestes, ses efforts, sans multiplier ses plaisirs ; mais les suites en sont funestes. On comprend donc qu'il est de la dernière importance de détruire des idées aussi dangereuses.

CHAPITRE II

Le scinc marin.

Un auteur du siècle dernier parlant du scinc marin, qu'il appelle petit crocodile terrestre, dit que la chair autour de ses reins mise en poudre, et bue dans du vin doux, du poids d'un écu d'or, fait des merveilles pour exciter un homme à l'amour ; aussi, ajoute-t-il, l'a-t-on fait entrer dans la composition qui irrite nos parties secrètes, et qui fait aimer éperdument. Il dit encore que nous ne connaissons presque pas en France cet animal. Mais il se trompe ; les paysans d'Égypte portent de ces lézards au Caire ; d'où, par Alexandrie, on les transportait à Venise et à Marseille, pour les disperser dans toutes les pharmacopées de l'Europe.

Ce lézard, en Égypte et en Arabie, se nourrit de plantes aromatiques. Les Arabes s'en servent, dit-on, pour s'exciter à l'amour, et c'est un secret que les Égyptiens ne négligent pas, mais que les Européens méprisent. Cette indifférence des Européens pour un moyen que l'on assure capable de tant multiplier les plaisirs, ne doit pas donner une grande idée de son efficacité ; ou bien les Arabes ne deviennent si redoutables en amour, après avoir usé du scinc, que parce qu'il les rend maniaques, et alors les Européens en peuvent rejeter l'usage par cette raison.

Quoi qu'il en soit, on nous parle du scinc comme capable de résister au venin et d'augmenter la semence ; mais les auteurs ne sont pas d'accord sur la partie de cet animal dont il faut faire usage.

Nous venons de voir qu'on recommandait la chair qui est autour des reins, et en cela on suit Dioscoride. Galien dit au contraire que ce sont les reins mêmes dont il faut faire usage ; Pline veut qu'on emploie la dépouille et les pattes ; tel autre, le docteur Emeri, dit que plusieurs préfèrent les reins des scincs à tout le reste du corps, mais qu'ils sont également bons partout. Il en fixe la dose à 72 grains. Toutes ces variétés, en un point sur lequel il serait facile de s'accorder, ne font-elles pas naître des doutes sur les vertus du scinc ? Et malgré les égards que l'on doit aux anciens, ne peut-on pas dire que les merveilles qu'ils ont avancées sur ce lézard se réduisent à peu de chose ?

Je crois qu'il vaut mieux le regarder comme un remède contre lequel on doit être en garde, que d'en faire usage dans l'espérance de multiplier nos plaisirs.

Sa qualité antivénéneuse l'a fait entrer dans le fameux mithridate, et sa vertu aphrodisiaque dans l'électuaire diasatyrion ; mais les médecins éclairés savent jusqu'à quel point on doit donner sa confiance à ces fameuses recettes tant vantées par les anciens. Matthiole dit même qu'il est dangereux de se servir d'une espèce de scinc que l'on trouve aux environs de Venise, et que l'on emploie au défaut de ceux que l'on nous apporte d'Égypte.

CHAPITRE III

Le chervi.

Le chervi, plante potagère dont les racines sont d'un usage commun dans les cuisines, passa aussi pour capable d'exciter à l'amour. Les historiens assurent que Tibère, le plus lascif des empereurs, en exigeait des Allemands une certaine quantité, en forme de tribut, pour se rendre vigoureux avec les femmes, et l'on rapporte, d'après le récit des matelots qui viennent du septentrion, qu'en Suède les femmes en font prendre à leurs maris, quand elles les trouvent trop lâches à l'action pour laquelle les sexes s'unissent.

Si la racine du chervi n'est pas un puissant aphrodisiaque, elle est néanmoins propre à exciter à l'amour, ainsi que tous les autres aliments flatueux ; et c'est par cette dernière qualité qu'elle peut quelquefois nuire à l'économie animale, si l'on en use avec excès. Il faut donc nécessairement beaucoup rabattre de la confiance qu'avaient les anciens dans le chervi pour exciter abondamment la liqueur prolifique ; sans cela, cette plante n'aurait pas été recommandée par Boerhaave comme salutaire dans la phtisie, la consomption et toutes les maladies de la poitrine, dont on sait que la cure ne s'accorde pas avec l'idée et les désirs de la jouissance.

Lemeri, dans son *Traité des drogues*, donne la racine du chervi comme vulnéraire, apéritive et capable d'exciter la semence ; il ne dit rien de cette dernière qualité dans son *Traité des aliments*, à l'article où il est question de cette plante.

CHAPITRE IV

Le satyrion.

C'est sur la plante nommée satyrion, dont les botanistes ont distingué quatorze espèces, nommées *orchis*, que ceux qui ont besoin de remèdes aphrodisiaques fondent leurs espérances. En effet, de quel secours ne devient pas une plante qui peut exciter des prodiges, si l'on en croit ses apologistes ? Ne cite-t-on pas un Indien qui avoua que par le moyen d'une plante dont il était le porteur, et qu'Androphile, roi des Indes, envoyait à Antiochus, il avait eu assez de vigueur pour fournir à soixante-dix embrassements !

Au rapport de Théophraste, cette herbe avait une *grandissime vertu d'échauffer à paillardise* ; car non seulement si l'on en mangeait, mais si l'on en faisait une application aux parties génitales, on accomplissait l'acte vénérien douze fois... autant de fois que l'on voulait. Quant aux femmes, si elles en mangeaient, *encore plus chaudes devenaient que les hommes.*

Cette plante, qu'on a nommée l'*herbe de Théophraste*, a beaucoup embarrassé les botanistes anciens et modernes, et enfin plusieurs d'entre eux ont cru que ce ne pouvait être qu'une espèce d'*orchis*. Matthiole paraît en convenir, mais comme il a observé que les personnes qui usaient de la racine du satyrion ne paraissaient pas beaucoup plus *émues à luxure*, il conclut que nous avons perdu le vrai satyrion des anciens. Une autre raison qu'allègue ce commentateur du peu d'efficacité du satyrion, — raison qui paraîtra ridicule, — c'est, dit-il, que cela peut arriver par l'ignorance des médecins, qui ordonnent toutes les deux racines ensemble, l'une corrompant la vertu de l'autre. Quoi qu'il en soit, nos botanistes, qui dans les vertus attribuées aux plantes se copient les uns les autres, recommandent presque tous l'usage du satyrion pour exciter à l'amour.

Quelques-uns prétendent que toutes les espèces sont également bonnes pour remplir leur objet, d'autres conseillent de s'attacher particulièrement aux espèces qui sont les plus bulbeuses ; enfin, parmi celles-ci, on recommande le satyrion mâle à feuilles étroites et le satyrion à larges feuilles.

Le premier, ou testicule de chien, est le satyrion commun des botanistes, qu'on trouve aisément dans les bosquets et les prés. Sa racine est composée de deux tubercules arrondis, charnus, gros comme des noix muscades, dont l'un est plein et dur, l'autre ridé et fongueux.

Le satyrion à larges feuilles est le grand testicule de chien. Les bulbes de cet orchis sont plus grosses que dans le précédent. On le trouve dans les environs de Paris et dans beaucoup d'autres endroits.

Les Turcs ont aussi leur satyrion qui croît sur les montagnes de Bursia, près de Constantinople, et dont ils font usage pour réparer leurs forces et se provoquer à l'acte vénérien. C'est surtout de l'orchis accrédité en France sous le nom de *salep* que les Turcs et les Persans font la plus grande consommation. Cette plante croît sur les confins de la Perse et de la Chine ; on prépare sa racine en la faisant sécher au soleil, dès qu'on lui a fait subir l'ébullition ; après cette préparation, elle a perdu sa peau et est devenue transparente : c'est ainsi que les Orientaux la gardent pour s'en servir et pour en faire un objet de commerce.

Lorsque les racines du salep sont ainsi préparées, on peut les réduire en poudre aussi fine que l'on veut : on en fait une bouillie efficace pour réparer les forces perdues par une maladie ou par l'âge. Les Chinois et les Perses font un très grand cas de cette racine, à laquelle ils attribuent la vertu aphrodisiaque. Ils lui reconnaissent encore d'autres vertus confirmées, disent-ils, par l'expérience ; c'est pourquoi, lorsqu'ils entreprennent un long voyage, ils en portent toujours avec eux comme un médicament spécifique contre toutes sortes de maladies et de langueurs.

Il faut croire que c'est avec cet orchis que l'on compose une liqueur gluante en usage dans les cabarets de Perse, et qui échauffe beaucoup. Le salep que l'on administre en France aux malades est le même que celui de Perse ; et s'il ne répond pas, comme aphrodisiaque, aux qualités qu'on lui attribue dans les pays chauds, il faut convenir, ou que ces racines perdent pendant le transport presque toute leur vertu, ou, ce qui paraît plus probable, que les voyageurs nous en imposent souvent.

On ne doit pas néanmoins regarder la racine du salep comme inutile, lorsqu'il s'agit de réparer les forces. On sait qu'elle convient aux phtisiques, et qu'elle peut être d'un grand secours dans les dysenteries et les coliques bilieuses ; mais il y a loin de là à une plante capable de faire opérer des prodiges en amour, tels que ceux qu'on nous promet avec le satyrion !

Pour détruire le préjugé que l'on a sur les orchis ou satyrions, il suffira de remonter à l'origine de cette plante, qui doit son nom à ses effets et nous rend semblables à des satyres !

On prétend aussi que l'orchis est une de ces plantes dont on a conjecturé les propriétés sur la forme extérieure de leurs parties ; parce que la racine de cette plante ressemble aux testicules, on a jugé qu'elle pourrait être utile à la génération.

Après avoir regardé comme fabuleuses les propriétés surnaturelles de l'orchis, on nous dispensera d'entrer dans aucun détail sur les autres plantes auxquelles on attribue les mêmes vertus. Ces plantes sont toutes exotiques ; et la plupart des auteurs ne s'accordent ni sur leur nom ni dans les descriptions qu'ils en donnent. Si l'on veut se donner la peine de débrouiller ce chaos, on verra que ces plantes sont presque toutes des poisons auxquels certaines nations ont dû s'accoutumer, et que s'il résulte de leur usage une plus grande force pour les plaisirs de l'amour, on la doit à l'espèce d'ivresse et de folie que ces plantes procurent à ceux qui en font usage, comme nous le verrons en parlant de l'opium.

CHAPITRE V

Le mucho-more.

Ceux qui ont parcouru les relations des voyageurs les plus accrédités, peuvent assurer que parmi tant de nations différentes qui habitent notre globe, il n'en est pas, ou du moins presque pas, qui ne soit dans l'habitude de faire usage de quelque substance enivrante, dans des vues qui diffèrent suivant la nature du climat et la constitution dominante des peuples qui l'emploient.

Les Kamtchadales se servent quelquefois, pour se régaler, d'une espèce de champignon vénéneux, connu en Russie sous le nom de mucho-more (qui tue les mouches). Les effets en sont singuliers, et les partisans des aphrodisiaques n'auraient pas manqué de ranger dans cette classe le champignon russe, s'il eût été connu plus tôt. Il produit d'abord des tremblements convulsifs par tout le corps, suivis d'une ivresse et d'un délire semblable à celui d'une fièvre chaude. Mille fantômes gais ou tristes, selon la différence des tempéraments, se présentent à l'imagination de l'homme qui a mangé le mucho-more. Quelques-uns sautent, d'autres dansent ou pleurent, et sont dans des frayeurs terribles. Un petit trou leur paraît une grande porte, une cuillerée d'eau une grande mer. L'état où le champignon les met, dit un professeur de l'Académie des sciences de Pétersbourg, est semblable à celui où se trouvent les Turcs, lorsqu'ils ont bu de l'opium.

Tous les Kamtchadales assurent que ceux qui mangent de ce champignon, sont excités par la puissance invisible du mucho-more, qui leur ordonne de faire tant de folies différentes. Leurs actions sont même alors si dangereuses pour eux, que si on ne les gardait pas à vue, ils périraient presque tous. L'auteur de la relation où nous prenons ces renseignements, rapporte l'effet du champignon sur quelques cosaques, effets dont il assure avoir été témoin. Le mucho-more ordonna à un domestique du lieutenant-colonel Merlin, d'étrangler son maître, et il l'aurait fait si ses camarades ne l'en eussent empêché. Un autre habitant du pays s'imagina voir l'enfer et un gouffre affreux où il allait être précipité ; et qu'une puissance invisible lui ordonnait de se mettre à genoux et de confesser ses péchés, — ce qu'il fit en effet devant tous ses compagnons qui étaient en grand nombre dans la chambre, et qui apprirent quantité de choses qu'il n'avait certainement pas envie de leur dire.

Un autre devint si furieux, après avoir usé du champignon, qu'il voulait s'ouvrir le ventre avec un couteau, et ce fut avec bien de la peine qu'on l'en empêcha. Un soldat en ayant mangé un peu avant de se mettre en route, fit une grande partie du chemin sans être fatigué ; enfin, après en avoir mangé encore jusqu'à être ivre, il se serra avec violence les parties de la génération et mourut.

C'est surtout cette observation malheureuse, qui eût pu faire regarder le champignon russe comme un puissant aphrodisiaque : en effet, ne pourrait-on pas dire que cette substance agit particulièrement sur les organes spermatiques, et que le malheureux dont il est question, ne pouvant retenir davantage la fureur érotique qui l'agitait, s'en vengea sur les parties rebelles ? Voilà cependant les fables qu'assuraient, il n'y a pas déjà si longtemps, les auteurs qui ont fait l'histoire du muchomore, ne voulant pas sans doute rester en arrière sur ceux qui ont écrit celle du satyrion, de l'opium et de tant d'autres substances !

CHAPITRE VI

Le borax.

Le borax raffiné, a dit je ne sais plus quel médecin, est au nombre des remèdes qui excitent puissamment à l'amour. C'est une espèce de sel dont usent les orfèvres pour faire fondre plus aisément l'or qu'ils ont à mettre en œuvre. Il pénètre toutes les parties de notre corps, il en ouvre tous les vaisseaux, et par la ténuité de sa substance, il conduit aux parties génitales tout ce qui est capable en nous de servir de matière à la semence. Il a tant de vertu, ainsi que l'expérience l'a souvent fait connaître, — c'est toujours le même médecin qui nous tient ce langage, — que si l'on en donne à une femme qui ne peut accoucher, un ou deux scrupules dans quelque liqueur convenable, l'on en verra bientôt les effets surprenants. Il se porte d'abord aux parties naturelles, et y produit tout ce que l'on peut attendre d'un remède qui a été tenu fort longtemps pour un secret. On ne doit donc pas appréhender d'en user par la bouche. L'usage n'en est point dangereux ; et si quelques médecins ont écrit qu'il était un poison, ils ont confondu la chrysocolle des Grecs avec le borax des Arabes, l'un et l'autre servant à faire fondre l'or plus aisément. Si les médecins s'en sont heureusement servis dans les maladies des femmes, nous ne devons point en avoir de l'horreur ; et si Mercurial nous assure qu'il agit si puissamment sur les parties naturelles de l'un et de l'autre sexe, qu'il jette même les hommes dans le priapisme si l'on en use avec excès, nous pouvons *hardiment* nous en servir avec modération.

Nous avons donné en entier ce passage, afin qu'on juge mieux qu'il était nécessaire de le réfuter.

On n'est pas d'accord sur l'origine du borax : quelques personnes ont cru que cette substance, qui ressemble à l'alun, n'était qu'une production de l'art ; d'autres ont pensé que nous devions ce sel à la nature. Quoi qu'il en soit, on l'apporte des Indes orientales en Europe ; il a alors besoin d'une légère purification que lui donnent les Hollandais et les Vénitiens. On le distribue ensuite dans toutes les parties de l'Europe.

On a prétendu que cette purification, dont nous venons de parler, était un secret que possédaient exclusivement les Vénitiens et les Hollandais ; mais M. Geoffroy, dans un Mémoire sur le borax, a observé que sa purification n'est pas un secret propre aux Hollandais, puisque, dit cet habile chimiste, il y a un particulier dans le faubourg Saint-Antoine à Paris, qui a raffiné le borax, et qui en a livré aux marchands d'aussi beau et d'aussi pur que celui de Hollande.

On a été très longtemps à travailler sur le borax, et par conséquent il n'y avait guère que des hommes hardis qui pussent l'employer intérieurement. Les chimistes ont été longtemps dans l'indolence au sujet du borax; ils l'employaient dans leurs opérations sans même avoir étudié sa nature, et ce n'est que depuis Homberg que l'on s'est appliqué à soumettre cette substance aux épreuves chimiques. Il ne faut pas entendre de notre borax ce que Pline, Dioscoride, Avicenne, Aristote et d'autres en ont dit. Aux descriptions que nous ont laissées ces auteurs, on reconnaît la chrysocolle des anciens, et quelquefois le natron des Égyptiens; suivant une ancienne composition de Myrepsos, auteur grec, le borax est une pierre; le borax d'Aristote était un excellent remède pour les yeux; Albert le Grand nomme borax une pierre que l'on trouve, dit-il, dans la tête du crapaud.

Il y avait autrefois un préjugé assez fort contre cette substance, que plusieurs confondaient avec la chrysocolle des anciens, que l'on tirait des mines de cuivre, et qui passait pour un poison. Or, un homme qui fait le voyage d'Égypte pour aller voir des pyramides, ne manque pas à son retour de raconter des merveilles qu'il n'a pas vues; il en est de même de celui qui essaye une substance que l'on ne connaît pas encore. Tout devient merveilleux alors; et ceux qui prirent le borax, crurent apparemment n'avoir rien de mieux à dire sur ses vertus que la faculté, si recherchée dans tous les temps, de multiplier les plaisirs amoureux!

En examinant avec soin les différents procédés des chimistes, pour découvrir la nature du borax, on ne peut pas décider *hardiment* sur ses vertus. Inutile de rapporter ici ce qu'ont dit d'habiles praticiens du sel sédatif, découvert par Homberg, en travaillant sur le borax. Un fait connu des médecins, c'est que le sel volatil narcotique du vitriol, ou sel sédatif de Homberg, dont on a tant vanté la vertu calmante, ne remplit pas bien exactement les vues que l'on a dans les maladies pour lesquelles il est recommandé. Il en est de même du borax, d'où le sel sédatif est tiré; on trouve ses vertus décrites, amplifiées, dans tous les ouvrages où il est question de cette substance, et les praticiens ne paraissent pas en faire un grand cas. Il est vrai qu'on l'ordonne quelquefois pour faciliter l'expulsion du fœtus, mais les aiguillons du borax ne paraissent point assez forts pour produire un secours prompt dans un accouchement laborieux, à moins qu'on ne le relève par quelques autres ingrédients plus énergiques, et encore les médecins instruits paraissent ne faire aucun cas de ces prétendus remèdes propres à faciliter l'expulsion du fœtus. On peut dire que le borax ne fait guère plus dans la fameuse poudre emménagogue de Fuller, que le satyrion dans l'électuaire *de satyrio*.

Puisque le borax jouit, par l'enthousiasme de quelques auteurs, d'une réputation qui lui est refusée par l'expérience, il est donc inutile de tant exalter ses vertus merveilleuses en amour. Si quelques hommes ont été atteints de priapisme pour en avoir fait usage, c'est qu'ils s'en étaient servis étant préparé avec des substances âcres, échauffantes, qui avaient occasionné cet accident. Des auteurs prétendent que quelques grains de borax, pris dans un œuf poché, suffisent pour rendre un homme robuste dans les plaisirs. Cette observation pourrait prouver la

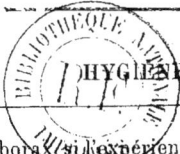

vertu du borax, si l'expérience, — et ici c'est l'expérience qui doit servir de guide,
— ne prouvait qu'à la vérité cette substance agit chez les hommes qui n'ont besoin
que d'un œuf poché pour être excités à l'amour, tandis qu'elle laisse dans l'engourdissement ordinaire ceux que les aliments chauds ou venteux ne peuvent émouvoir !

CHAPITRE VII

Les cantharides.

On a beaucoup vanté les cantharides comme un puissant aphrodisiaque, et quelques hommes, voulant en faire usage, ont reconnu combien ces insectes sont un
poison corrosif et redoutable. Il porte ses effets à la vessie, et y cause des ravages
affreux; il n'est donc pas étonnant que ce poison, lorsqu'il commence à opérer,
excite par ses pointes redoutables une irritation violente dans les parties de la génération.

Mais il ne faut pas le regarder comme portant l'homme aux plaisirs et lui fournissant les moyens inépuisables d'y sacrifier. Venette dit que les mouches cantharides ont tant de pouvoir sur la vessie et sur les parties génitales de l'un et de
l'autre sexe, que si l'on en prend deux ou trois grains, l'on en ressent de telles
ardeurs, que l'on en est ensuite malade. Il donne l'observation d'un de ses amis,
qui mangea, le soir de ses noces, d'une pâte de poire dans laquelle son rival avait
mis des cantharides. La nuit étant venue, le marié caressa tellement sa femme,
qu'elle en fut incommodée; mais ses délices se changèrent bientôt en tristesse,
lorsque cet homme, vers le milieu de la nuit, se sentant extrêmement échauffé,
avec une grande difficulté d'uriner, s'aperçut qu'il rendait du sang par la verge !...
Ce malade, malgré tous les soins qu'on eut de lui, ne put guérir qu'avec beaucoup
de peine.

Nous n'examinerons pas si le venin de la cantharide a son siège dans la tête,
dans les pattes, ou s'il réside dans toutes les parties de l'animal ; nous n'examinerons pas non plus, comment et pourquoi il affecte la membrane de la vessie de
préférence à celles qu'il rencontre avant de parvenir à cette membrane: le temps
que nous passerions à ces discussions sera mieux employé à donner quelques
observations capables de convaincre nos lecteurs, que la cantharide est un poison
qui doit être entièrement proscrit des médicaments internes.

Disons, en passant, que la pharmacopée de Paris avait banni de son recueil
l'usage des cantharides prises intérieurement, et qu'un ancien règlement de police
défendait aux apothicaires d'en vendre à qui que ce fût, à moins qu'ils ne connus-
sent bien l'acheteur, et qu'ils ne fussent sûrs que ces mouches dussent être employées extérieurement.

On lit dans les œuvres d'Ambroise Paré, qu'une courtisane ayant invité un jeune homme à souper, lui présenta des ragoûts qu'on avait saupoudrés avec de la poudre de cantharides, et que ce malheureux fut attaqué d'un priapisme et d'une perte de sang par l'anus, qui lui causa la mort malgré tous les remèdes qu'on lui donna.

Les *Éphémérides d'Allemagne* nous disent qu'un charlatan ayant donné à un homme de distinction des cantharides, comme un remède propre pour exciter à l'amour, ce remède mit au tombeau celui qui l'avait pris, onze jours après qu'il en eut fait usage, et après avoir souffert les plus cruelles douleurs!

Une personne, pour avoir pris du tabac dans lequel on avait mis un peu de la poudre de cantharides, fut, sur le champ attaqué d'un mal de tête violent et d'un pissement de sang très dangereux.

Wedelius dit avoir connu un homme qui, ayant pris pour s'exciter à l'amour une infusion de cantharides dans du chocolat, fut attaqué d'une dysurie insupportable et d'une ardeur violente dans la verge, dont il ne put guérir qu'en buvant beaucoup de lait nouveau, et en faisant usage des remèdes indiqués dans ces circonstances.

Un médecin voulant éprouver l'effet d'un électuaire aphrodisiaque dans lequel il entrait des cantharides, en prit la grosseur d'une châtaigne. Il paya cher sa curiosité ; des accidents affreux le conduisirent aux portes du tombeau ; il ne se rétablit que par l'usage qu'il fit des remèdes indiqués en pareil cas, et qui malheureusement ne réussissent pas toujours.

Il est aisé de voir par ces observations que l'usage intérieur des cantharides doit être entièrement proscrit de la médecine, et, avec beaucoup plus de raison, des formules populaires dictées par l'ignorance, la témérité, et accréditées par l'imposture. On citerait en vain l'autorité de quelques anciens qui employaient intérieurement les cantharides ; la plupart ont été très prudents sur leur usage, même extérieur ; et Arétée, le premier qui ait appliqué des cantharides sur la peau de la tête comme vésicatoire, ordonnait au malade de prendre du lait pendant trois jours avant l'application du topique, afin de prévenir le dommage qu'il pourrait causer à la vessie. Arétée appliquait les cantharides pour guérir l'épilepsie ; ainsi il pouvait prendre son temps et préparer ses malades. Ces précautions ne peuvent pas être en usage à chaque application qui se fait très communément dans les maladies aiguës, comme dans certaines fièvres malignes, dans l'apoplexie, la léthargie, où le succès du remède dépend presque toujours de la célérité avec laquelle on l'emploie.

On sait qu'il n'est pas nécessaire de donner les cantharides intérieurement pour qu'elles affectent la vessie ; l'application en forme de vésicatoire a souvent suffi pour exciter des accidents graves, et les médecins savent les précautions qu'ils sont obligés de prendre pour les prévenir ou les calmer.

Un célèbre médecin, qui a examiné avec l'exactitude la plus scrupuleuse l'action des médicaments sur le corps humain, parle des cantharides en plusieurs endroits de ses ouvrages, et ce qu'il en dit est bien capable de donner les plus grandes et les plus légitimes frayeurs sur leur usage interne. Appliquées sur la peau, dit-il, elles l'enflamment, élèvent l'épiderme en vessie ; prises intérieurement, même à petite dose, elles causent la dysurie ou difficulté extrême d'uriner, le priapisme ou des érections involontaires ; ce venin fournit un philtre mortel. Les cantharides prises par la bouche excitent des pissements de sang et des érections convulsives.

Les remèdes capables de réprimer la violence des cantharides, lorsqu'on a eu le malheur ou la témérité d'en user intérieurement, ou même que leur application a des suites fâcheuses, ont été indiqués par Boerhaave, qui recommande les vomitifs, les liqueurs aqueuses, délayantes, les substances huileuses émollientes et les acides qui résistent à la putréfaction. Ramazini conseille aux apothicaires de se garantir de la poussière qui s'élève des cantharides lorsqu'on les pile, et de prendre d'avance, ou dans le temps même qu'ils travaillent, de fréquentes verrées d'une émulsion de semences de melon, de lait, ou de petit lait. Lindestolphe assure, d'après plusieurs observations, que rien n'est plus efficace contre l'action des cantharides, lorsqu'elles déchirent le col de la vessie, que de boire une quantité considérable de liqueurs acides, et de les appliquer extérieurement : le meilleur de ces acides, pour l'usage extérieur, est le vinaigre blanc, chaud ; mais l'oxymel simple est ce qu'on peut employer de mieux intérieurement. D'autres auteurs, Wedelius, Bartholin, etc., indiquent et recommandent également les émulsions faites avec des amandes douces, les semences froides, le lait, pris en grande abondance, le sirop de diacode, la tisane faite avec la racine de guimauve et la graine de lin ; les injections adoucissantes dans la vessie, lorsqu'il est possible de le faire, et le demi-bain d'eau tiède. Enfin, Sauvages prescrit les bains, la saignée, les émulsions, pour remplir les indications générales, et le camphre qui présente un remède spécifique.

Nous avons cru devoir exposer les moyens de remédier aux accidents que peuvent causer les cantharides, parce que ces accidents ne doivent pas être rares. On les a vus paraître avec force dans un homme qui s'était livré au sommeil à l'ombre d'un arbre sur lequel étaient des cantharides ; dans d'autres personnes l'attouchement de ces mouches a suffi pour qu'elles en soient incommodées.

CHAPITRE VIII

La chair de lion.

On a recommandé aussi l'usage de la chair de lion pour exciter à l'amour. Venette n'a aucune confiance en cet aphrodisiaque, parce que l'expérience, dit-il, a fait connaître que cette chair était ennemie des hommes ; un médecin, ajouta-t-il, en ayant donné trois gros au calife Vaticus pour l'exciter à aimer, il le tua au lieu de le guérir. Après ce que nous avons dit plus haut, on ne nous soupçonnera pas d'attribuer à la chair de lion la vertu de préparer un homme à la jouissance excessive des plaisirs ; mais nous ne la croyons pas non plus assez pernicieuse pour devenir un poison lorsqu'elle est employée comme aliment. Elle est d'un goût désagréable et fort, et malgré cela, les nègres et les Indiens, qui ne la trouvent pas mauvaise, en font usage lorsqu'ils peuvent s'en procurer, sans qu'il en paraisse résulter aucun accident. On lui attribue, au contraire, la vertu de fortifier le cerveau, et de dissiper les vapeurs. Il ne faut donc pas croire que trois gros de cette chair aient pu faire mourir ce Vaticus, si le médecin qui les lui avait fait prendre, n'y eût mêlé quelque autre ingrédient capable d'occasionner cet accident.

CHAPITRE IX

Le cerf,

Il n'est pas d'animal qui ait joui d'une aussi grande réputation que le cerf en matière médicale, puisque, si l'on en croit quelques auteurs, ce quadrupède est une médecine, un préservatif universel. Pline observe que le cerf n'est jamais attaqué de la fièvre. Aussi l'usage de la chair de cerf prévient-il cette maladie. Je connais, dit ce naturaliste, des princesses qui ont vécu longtemps, sans être jamais attaquées de la fièvre, par l'usage journalier qu'elles faisaient de la chair de cerf à leurs repas. Pline observe que pour qu'elle produise cet effet, il est nécessaire que l'animal n'ait été tué que par une seule blessure. Plusieurs auteurs se sont efforcés de faire voir et de réfuter l'absurdité de Pline à ce sujet; nous croyons pouvoir nous contenter de la signaler seulement.

Presque tous les anciens ont regardé les parties du cerf comme efficaces contre le venin; les modernes en ont excepté la queue, qui est, selon eux, un poison assez violent.

Cardan assure que les larmes épaissies du cerf sont un préservatif efficace, si on les porte sur soi. Agricola dit la même chose des dents de l'animal. Et un philosophe de la secte de Platon, Sextus, assure qu'il suffit de se couvrir de la peau du cerf pour n'avoir rien à redouter d'aucune espèce de poisons. On sait les vertus miraculeuses attribuées à ce qu'on nomme improprement *os de cœur de cerf*; on sait aussi que cette substance cartilagineuse est recommandée dans les maladies du cœur. On ne sera pas surpris actuellement lorsque je dirai qu'on attribue au pénis du cerf la vertu de fournir à l'homme, en abondance, la liqueur précieuse, source de ses plaisirs amoureux.

Il n'est pas de notre objet de parcourir toutes les parties du cerf recommandées pour la cure des maladies; examinons seulement sur quoi sont fondées les vertus que l'on attribue à quelques-unes de ces parties relativement à l'amour.

Xénophon nous dit que si l'on oint les testicules et les parties naturelles de l'homme avec de la poudre de queue de cerf, calcinée et broyée avec du vin, l'on excite en lui des désirs amoureux, que l'on peut calmer, s'ils sont excessifs, en oignant ces mêmes parties avec de l'huile. On a recommandé cet aphrodisiaque depuis Xénophon, et il y a apparence qu'il est bien tombé en désuétude, après qu'on en a reconnu le peu d'efficacité. Je crois découvrir la raison qui a fait regarder la queue du cerf comme un stimulant fameux par les anciens. On a cru longtemps, — c'est-à-dire, jusqu'à ce que la zootomie, ou dissection des animaux, ait éclairé la physique, — que la queue du cerf était le réceptacle de la bile; que l'a-

bondance, l'âcreté de cette liqueur causait la lubricité ; et que le cerf étant transporté par une fureur érotique pendant le rut, il était le plus lubrique des animaux ;
donc la bile de ce quadrupède, appliquée sur les parties naturelles d'un autre animal, devait irriter ces parties. Ce raisonnement tombe de lui-même, parce que l'on
sait qu'à la vérité le cerf est privé de la vésicule du fiel, mais que sa queue, qui ne
diffère de celle des autres animaux que par la longueur, ne contient pas plus d'humeur bilieuse que toute autre partie de son corps. Au reste, l'application de la
queue du cerf, telle qu'elle est recommandée par les anciens, a peut-être produit
de bons effets dans des hommes d'un tempérament froid ; et voici comment cela a
pu se faire :

Les vertèbres qui composent cette extrémité de l'épine n'étant pas entièrement
calcinées, doivent, lors de la friction, émouvoir, irriter les fibres, et par là causer
cette sorte de rigidité nécessaire pour l'érection ; tandis que le vin, par sa qualité
pénétrante, contribue au même effet. Cette explication fait évanouir tout le merveilleux que l'on attribuait à la queue du cerf, puisque toute autre substance peut
remplir la même indication, et que de simples frictions doivent produire la même
chose.

Parmi les vertus exagérées, et même faussement attribuées au pénis du cerf, on
a surtout vanté, comme nous l'avons vu, celle qu'il a d'exciter à l'amour. On observe qu'il faut nécessairement que l'animal ait été tué dans le temps du coït, car
par ce moyen il excite beaucoup mieux la sécrétion de la semence, quand on donne
une drachme en poudre dans un œuf poché ou dans de bon vin. On voit aisément
qu'il en est de cet aphrodisiaque comme de celui dans lequel entre le borax ; il doit
opérer sur les tempéraments qui n'ont besoin que d'un œuf pour être émus, ou que
le vin porte à l'amour !

Le pénis de cerf n'a d'autres vertus que celles d'être un dessicatif absorbant
lorsqu'il est donné en poudre, et un mucilagineux lorsqu'on l'emploie en décoction.
Si les anciens lui ont attribué d'autres vertus, elles sont imaginaires, et tirées sur
des rapports chimériques qui doivent être proscrits dans un siècle éclairé.

CHAPITRE X

La tortue.

On a aussi regardé la chair de tortue marine, mangée dans la saison où ces
animaux sont en amour, c'est-à-dire en juillet et août, comme capable d'augmenter
prodigieusement les forces d'un individu pour la génération.

Vallisnieri attribue le même effet aux grenouilles ; on en a dit autant de l'autruche. Telle est la marche de l'esprit humain ; lorsqu'il est une fois frappé de quelque objet rare et singulier, il se plaît à le rendre plus singulier encore, en lui attri-
buant des propriétés chimériques et souvent absurdes : C'est ainsi qu'on a prétendu

que les pierres les plus transparentes qu'on trouve dans les ventricules de l'autruche, avaient aussi la vertu, étant portées au cou, de faire faire de bonnes digestions; que la tunique intérieure de son gésier avait celle de ranimer un tempérament affaibli et d'inspirer l'amour. Cette ardeur a donné lieu aussi d'attribuer aux œufs, à la graisse des cailles, la propriété de relever les forces abattues et les tempéraments fatigués; on a même été jusqu'à dire que la seule présence d'un de ces oiseaux dans une chambre procurait aux personnes qui y couchaient des songes vénériens!...

Il faut citer les erreurs, afin qu'elles se détruisent elles-mêmes.

CHAPITRE XI

L'opium

Il nous reste à parler de l'opium, dont on vante l'efficacité avec un enthousiasme qui peut devenir funeste. L'observation que donne certain médecin, et dont il est lui-même le sujet, est une amorce dangereuse pour la jeunesse; elle l'est d'autant plus que l'auteur y ajoute des circonstances qui doivent faire regarder l'opium comme un moyen capable de procurer une sorte de volupté contemplative, peut-être préférable, pour certains caractères, à celle qui résulte de l'union des sexes. On nous permettra de transcrire le passage de ce médecin, auquel nous répondrons à mesure que le sujet l'exigera.

« Peut-être me blâmera-t-on, dit-il, de ce que je place ici, avec les remèdes qui excitent à l'amour, l'opium que toute l'antiquité a cru être froid au quatrième degré, et tuer les hommes par l'excès de cette qualité. »

Oui, certainement vous êtes blâmable, non parce que vous placez au rang des aphrodisiaques une substance que l'on a crue froide au quatrième degré; mais parce que dans un ouvrage qui est entre les mains de tout le monde, vous osez nommer, comme favorable à l'amour un poison redoutable, qui ne cesse de l'être qu'employé par les plus habiles médecins.

« Bien loin, dira-t-on, de nous enflammer auprès d'une femme, il nous cause le sommeil et nous rend stupides, au lieu de nous rendre amoureux. Mais si nous faisons réflexion qu'il est amer et âpre à la bouche, qu'il s'enflamme au feu, et que les Orientaux en usent pour être vaillants à la guerre et auprès des femmes, nous serons sans doute d'un autre sentiment. Quand l'empereur des Turcs lève une armée, les soldats se garnissent d'opium, pour s'en servir comme nos matelots de tabac, si nous en croyons Belon. »

Ce n'est pas seulement en temps de guerre que les Turcs font usage de l'opium; lorsqu'ils y sont une fois accoutumés, et qu'ils ont poussé l'habitude jusqu'à prendre une dose considérable, ils éprouvent des accidents fâcheux, s'ils s'en abstiennent tout d'un coup. Ainsi, il n'est pas nécessaire qu'un homme en Turquie doive aller au combat ou coucher avec ses femmes, pour se déterminer à prendre de l'opium ; il y est forcé, s'il s'en est fait une habitude. Il ne peut s'en priver, de même que parmi nous un buveur ne peut renoncer au vin ou aux liqueurs fortes.

Au reste, nous verrons plus bas qu'il s'en faut de beaucoup que l'usage de l'opium soit aussi général chez les Orientaux que les voyageurs ont voulu nous le persuader. Le petit nombre d'hommes qui font usage de cette substance, ne peut entrer en comparaison avec celui des hommes qui, en Europe, s'enivrent de vin et de liqueurs spiritueuses.

« Une petite dose prise par la bouche excite des vapeurs qui montent au cerveau, troublent bénignement l'imagination, comme fait le vin ; mais une dose excessive fait entièrement évaporer notre chaleur naturelle, et dissipe tout à fait nos esprits, comme le safran, si nous en prenons beaucoup. »

Qui prescrira cette légère dose qui doit seulement réjouir l'imagination ? Un morceau d'opium, mis dans la cavité d'une dent gâtée, causa la mort à l'homme qui fit cet essai ! On en introduisit dans l'oreille d'un Espagnol tourmenté par une insomnie cruelle : il dort, à son réveil on le trouve fou, stupide, imbécile, il meurt. Galien rapporte qu'un gladiateur mourut à l'occasion d'un emplâtre d'opium que son adversaire lui appliqua sur la tête. Une personne dormit profondément l'espace de vingt-quatre heures, après en avoir pris un demi-grain... Qui pourrait répondre qu'elle ne fût pas morte, s'il y en eût eu un grain ?

M. Lorri a fait en 1756 des observations curieuses sur l'opium, et il en résulte que l'on ne peut être trop circonspect sur l'usage des narcotiques en général. Ce médecin a vu un homme qui, se portant très bien et s'occupant à verser dans des vases nouveaux de l'opium non purifié, fut saisi, *sans aucune gaieté précédente*, d'étourdissements violents qui ne se dissipèrent que par le sommeil. D'un autre côté, un homme qui avait des démangeaisons très considérables, ne put s'endormir quoiqu'il eût pris quatre grains de ce narcotique. M. Lorri eut à traiter un homme de trente ans, *fou d'amour et sans cesse agité par des scrupules*, qui d'ailleurs se portait très bien : chaque nuit était marquée par des accès de fureur fort incommodes pour ceux qui le gardaient. Au moyen d'une potion anodine, il parvint à calmer son malade, qui dormit même pendant trois heures ; on ajouta à la potion calmante un grain d'opium, et la nuit même il eut un accès de fureur extraordinaire. Le lendemain on en ordonna deux grains, la fureur augmenta !

Certes, le premier qui fit connaître l'opium, enrichit la médecine d'un moyen efficace de calmer l'agitation trop violente des esprits, d'apaiser les douleurs ; mais qu'il est nécessaire que cette substance ne soit employée que par un médecin prudent!

CHAPITRE XII

Le safran.

Le safran était fréquemment en usage chez les anciens dans les aliments, et pour servir d'aiguillon à la volupté. Bacon avance positivement que la pratique qu'ont les Irlandais de teindre de safran leurs chemises, ne contribue pas peu à prolonger la vie, et que les Anglais doivent une partie de leur vivacité au grand usage qu'ils font du safran dans leurs mets. Cet auteur conseille de mêler le safran dans les remèdes par lesquels on se propose de retarder les tristes effets de la vieillesse ; car le safran, dit-il, dirige son action vers le cœur, guérit ses palpitations, chasse la mélancolie, fortifie le cerveau, jette de la gaieté dans l'esprit. Enfin, le célèbre Boerhaave le regarde comme un moteur puissant et énergique des esprits animaux, parce qu'il est aromatique, stimulant et échauffant, par conséquent discussif, résolutif, apéritif et fortifiant.

On peut donc considérer le safran comme un moyen, non pas d'exciter puissamment à l'amour, mais de répandre dans toute la machine une sorte d'aisance, qui, jointe à la gaieté qu'il donne, dispose au plaisir, y conduit même par une pente douce, et accélère, sans faire trop d'impression sur les organes de la volupté, les moments d'ivresse qu'elle nous procure.

On a beaucoup exagéré les vertus du safran. Ainsi, Schulzius dit que, si l'on approche du nez d'un enfant une bouteille vide d'essence de safran, aussitôt il se mettra à rire. Un autre auteur assure que si l'on frotte un anneau avec le safran, et que l'on passe cet anneau dans l'un des doigts de la main gauche, le cœur en sera sur-le-champ réjoui !

C'est par la finesse de ses parties que le safran pénètre nos vaisseaux, et qu'il produit les bons effets qu'on lui attribue. Parmi plusieurs observations que je pourrais rapporter, pour démontrer cette vertu pénétrante, je n'en citerai qu'une, parce qu'elle a plus d'affinité avec l'objet que nous traitons. Un jeune homme de vingt-deux ans, après avoir fait usage d'aliments dans lesquels on avait mêlé du safran, rendit une liqueur prolifique, qui avait pris toute la teinte jaune de cette substance.

On pourrait ajouter à cela des observations constatées, qui prouvent que le safran a teint, dans le ventre de la mère, des enfants qui ont apporté cette couleur en venant au monde.

Il résulte que le safran peut être d'un secours efficace dans beaucoup de circonstances ; mais il ne faut pas en abuser, parce qu'étant pris souvent ou en trop grande quantité, il devient, comme narcotique, un poison dangereux contre lequel la médecine a cherché des antidotes. Par exemple, Boerhaave prescrit les vomitifs aqueux, huileux, acidulés, et dont le miel est un des ingrédients. Il faut prendre ces antidotes à grandes doses et y revenir souvent.

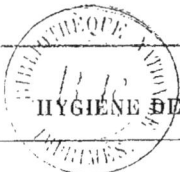

Selon Dioscoride, trois drachmes de safran suffisent pour donner la mort; cette dose même est excessive, et elle serait en moindre quantité qu'il en résulterait le même effet. Le domestique d'un marchand, qui avait coutume de se coucher et de dormir auprès d'une grande quantité de safran, en mourut après avoir essuyé plusieurs accidents. Amatus Lusitanus rapporte plusieurs observations qui prouvent le danger auquel on s'expose en faisant un usage immodéré du safran, sur lesquelles il ne nous paraît pas utile de nous arrêter. Il suffit de dire qu'on peut donner le safran depuis douze grains jusqu'à un scrupule ou vingt-quatre grains; qu'il ne faut jamais passer cette dose sans l'avis d'un médecin, et que le safran, qui peut faire de grands ravages, même en petite quantité, lorsqu'on n'y est pas accoutumé, ne convient pas aux personnes pléthoriques, aux jeunes gens d'un tempérament bilieux, et dont les humeurs sont faciles à irriter.

CHAPITRE XIII

Les Orientaux et l'opium.

Les Orientaux, qui aiment continuellement l'excès de l'amour, ont l'imagination incessamment embarrassée d'objets lascifs, et, lorsqu'ils ont pris un peu d'opium, auquel ils sont accoutumés, elle s'échauffe alors et se trouble plus qu'auparavant. Comme ils ressentent des démangeaisons et des chatouillements par tout le corps, et principalement à leurs parties naturelles, il ne faut pas s'étonner s'ils sont si étourdis à la guerre et si lascifs avec les femmes.

D'après ce que nous avons dit des tempéraments, on n'aura pas de peine à découvrir le principe dominant qui porte les Orientaux au physique de l'amour, vers lequel les dirige encore avec force la vie efféminée que mènent la plupart d'entre eux. Sans cesse au milieu de plusieurs femmes, dont le bonheur dépend de l'art avec lequel elles savent plaire à leurs maîtres, il n'est pas surprenant que ceux-ci aient recours aux moyens qu'ils croient capables de les plonger dans l'excès des plaisirs.

Ces efforts, pour parvenir à la suprême félicité en amour, se retrouvent chez toutes les nations. Un musulman, qui prend l'opium pour être plus vigoureux dans les plaisirs que lui offre son sérail, ne doit pas plus nous étonner qu'un sybarite qui, dans d'autres climats, se prépare à la jouissance par la vue des peintures lascives que la volupté a placées dans ses appartements, par la lecture des ouvrages obscènes que la débauche a dictés, et par les autres moyens qu'inventent la soif de jouir et l'impuissance d'y satisfaire!...

Non, ces tentatives ne peuvent nous étonner, parce que nous savons de quoi l'homme est capable pour servir ses passions. Mais nous savons aussi que la nature, — à quelques exceptions accidentelles près, — a donné à tous les hommes les moyens de goûter la volupté, et que ces facultés ne peuvent être augmentées selon la violence et l'immensité de nos désirs.

Les Turcs, on ne peut le nier, sont forts et robustes ; cette nation passe même pour la plus vigoureuse : ils doivent donc une partie de leur puissance physique à la bonté de leur constitution. L'imagination exaltée, qu'ils doivent à l'influence de leur climat, les porte encore vers les plaisirs; surtout si l'on fait attention que dans un pays d'où sont exclus les arts et les sciences, les hommes doivent être nécessairement plus portés vers les plaisirs sensuels. Ceux dont nous parlons sont d'une gravité qui ne leur permet pas de se livrer à la joie ; à quoi s'oppose encore leur caractère mélancolique qui, en les rendant spectateurs tranquilles des divertissements en usage parmi les autres nations, les laisse tout entiers au physique de l'amour.

Les Turcs détestent le jeu, regardent la danse, par rapport à eux-mêmes, comme un talent qui dégrade la dignité de l'homme, et qui ne convient qu'à ce qu'il y a de plus abject et de plus méprisable dans leur espèce ; ils font grand cas de leur musique, et cependant il n'y a pas un Turc qui, pour peu qu'il se respecte, daigne toucher un instrument.

Ainsi, la constitution robuste, l'imagination exaltée, l'exclusion des amusements incompatibles avec leur orgueil, les moyens qu'ils ont de satisfaire la passion qui les domine..., voilà assez de motifs pour établir la réputation que les Turcs se sont acquise en amour sans avoir besoin, pour en rendre raison, de recourir à une substance qui excite des démangeaisons et des chatouillements à leurs parties naturelles.

Les voyageurs et les historiens nous ayant induits en erreur au sujet de l'opium, les naturalistes les ont copiés servilement, et l'on a cru ce qu'ils ont dit jusqu'à ce que des observateurs exacts se soient élevés contre le préjugé universellement répandu. Des savants, heureusement, sont venus donner au public des éclaircissements bien capables de dessiller les yeux des personnes qui croient que l'opium est d'un usage général parmi les Orientaux, et que sa vertu aphrodisiaque lui mérite cette célébrité.

Voici ce que nous apprend un médecin renommé qui a étudié les mœurs des musulmans, et qui, les ayant observées sans préjugés, doit plutôt mériter la confiance du public que les narrateurs qui se copient servilement.

Dans son *Histoire naturelle de la ville d'Alep*, ce médecin nous assure qu'à l'égard de l'opium, l'usage n'en est pas à beaucoup près si commun qu'on le croit généralement en Europe. Ceux qui en prennent, dit-il, sont regardés comme des débauchés et meurent fort jeunes, dans un état d'enfance, avec tous les symptômes de la vieillesse et de la décrépitude.

Un autre savant, qui a résidé à Constantinople, entre dans des détails satisfaisants sur l'objet qui nous occupe. Selon lui, c'est avec connaissance de cause que Mahomet défendit le vin à ses sectateurs: il semble que le vin produise en eux tout autre effet que dans les autres hommes : il les met dans une agitation violente qui va jusqu'à la fureur et la frénésie. Quelques-uns des principaux officiers du sérail et de la Porte ont une si forte passion pour cette liqueur, qu'ils ont inventé de petites boîtes de cuir pour en transporter chez eux, sans être obligés de se confier même à leurs domestiques les plus affidés. On en a vu qui remplissaient de longs tubes de cuir qu'ils tournaient autour de leur corps pour l'introduire furtivement dans le sérail, au risque peut-être de leur vie.

Voilà donc les Turcs qui bravent la loi afin de satisfaire leur passion pour le vin, tandis qu'ils ont l'opium dont les vertus merveilleuses, si l'on en croit les exagérations des voyageurs, sont bien supérieures à celles d'une liqueur pour laquelle ils exposent leur vie. D'où vient donc cette préférence que les mahométans donnent au vin, si ce n'est parce que les vertus qu'il possède sont au-dessus de celle qu'ils reconnaissent à l'opium ? S'ils ont recours à ce dernier, ce n'est que dans l'impossibilité de se procurer du vin.

Lorsque, vers le déclin de l'âge, les scrupules religieux gagnent les Turcs, ou que ceux qui occupent les grandes charges craignent que l'odeur de cette liqueur ne les trahisse auprès du Grand Seigneur, souvent, à la place du vin, ils prennent de l'opium qui n'est pas moins enivrant et qui a des effets encore plus fâcheux pour les facultés physiques et intellectuelles. Mais, parmi les grands, la plupart de ceux qui ont des scrupules, ou qui craignent d'être découverts, s'adonnent aux liqueurs distillées. L'usage du vin n'en est pas moins généralement regardé comme un vice abominable. C'est même une chose infamante que l'habitude de prendre de l'opium. Quand on veut décrier un homme considérable, connu pour en faire usage, on dit de lui que c'est un *Tiriachi* ou mangeur d'opium ; c'est la même chose que si l'on disait une tête dérangée ou mal ordonnée.

Quant aux démangeaisons et aux chatouillements dont il a été question précédemment ils doivent leur origine à tout ce qui peut troubler l'imagination ; et, lorsqu'elle est ainsi chez un homme, qui d'ailleurs se porte bien, sa passion sera toujours celle qui naît en nous, et que la nature avoue : l'amour !

Il faut observer que par homme qui se porte bien, on n'entend pas parler seulement de l'état d'un homme dont toutes les fonctions animales s'exécutent avec facilité, mais encore de sa disposition morale ; car si un tel homme est d'un caractère cruel et féroce, l'ivresse ne le portera pas toujours vers les plaisirs, et l'en en a vu des exemples affreux.

Lorsque les Turcs prennent l'opium avant de livrer une bataille, si cette substance avait le droit exclusif de diriger avec force leurs transports vers les plaisirs, l'honneur, la gloire, la haine, la crainte, rien ne serait capable de les conduire aux combats ; et un camp d'Orientaux offrirait peut-être un spectacle affreux, que l'Amour verrait avec douleur, et qui porterait le frémissement dans le sein de la nature !

Mais, nous dit-on, il arrive tout le contraire ; les Turcs, après avoir pris l'opium, sont étourdis dans les combats et lascifs avec les femmes. Concluons que l'opium est un poison, qui agit selon les circonstances : un homme ivre chante avec ses amis, se bat contre eux, embrasse sa femme, selon la disposition dans laquelle il se trouve.

L'opium, lorsqu'il n'est pas administré par un médecin, est un poison pour les hommes de tous les pays ; il l'est par conséquent pour un Turc la première fois qu'il en fait usage, et il en résulterait de graves accidents s'il ne commençait par une dose très faible. Sans entrer dans des discussions étendues sur la manière dont l'opium agit sur l'économie animale, il faut dire une bonne fois que l'opium agit comme les autres narcotiques. Il raréfie le sang extraordinairement, et par conséquent il dilate à proportion les vaisseaux qui ont moins de ressort, tels que sont ceux du cerveau. Il s'ensuit une compression sur l'origine des nerfs, une suspension de la sécrétion des esprits animaux, une cessation générale de toutes les fonctions qui dépendent des organes des sens, et une paralysie universelle, mais passagère de tous les nerfs du corps, à l'exception seulement de ceux qui servent au mouvement du cœur et de la respiration ; car si la compression s'étendait malheureusement jusqu'à l'origine de ces nerfs, ce serait fait de la vie de l'animal.

Il est aisé de voir que l'opium agit et doit agir sur les hommes de tous les pays ; du moins il doit se manifester dans tous les climats, par des effets plus ou moins sensibles. Le climat chaud, sous lequel vivent les Turcs, peut bien amortir un peu l'action des narcotiques, mais la manière dont se conduisent les musulmans y contribue beaucoup. Les Turcs étant sobres et ne passant pas un jour sans se baigner, ont les pores de la peau fort ouverts, les fibres fort lâches et du sang en petite quantité ; en conséquence de tout cela, la circulation ne se fait qu'avec lenteur dans de pareils corps, et leurs vaisseaux sont très susceptibles de dilatation. C'est pourquoi leur sang trouve un espace libre pour se raréfier, sans rien forcer par l'action d'une dose ordinaire d'opium.

Il ne leur arrivera donc point de compression sur l'origine des nerfs, à moins que, par une quantité considérable d'opium, on n'ait porté la raréfaction du sang jusqu'au point de distendre les vaisseaux autant qu'ils peuvent l'être sans se rompre ; or, la quantité d'opium nécessaire pour produire cet effet doit être excessivement grande dans les Turcs, parce qu'avant que leur sang ait pris assez de volume pour occasionner la compression requise, le plus grand effort de la circulation se porte vers la peau où elle trouve très peu de résistance dans les pays chauds ; par là, la transpiration est augmentée considérablement, et l'effet somnifère de l'opium est diminué dans la même proportion.

Pour confirmer ce que nous avançons, que les hommes forts et sains ne sont pas plus propres à prendre l'opium que les autres, nous citerons Geoffroy, qui dit avoir connu une femme obligée d'en prendre vingt-sept grains par jour pour calmer les douleurs que lui causait un cancer. Nous ne croyons pas que dans nos climats on donne impunément une pareille dose d'opium à un homme si fort et si sain qu'on le suppose ; tout dépend donc de certaines dispositions actuelles, qu'il serait néanmoins imprudent d'assurer exister pour donner l'opium à dose considérable. La vertu médicamenteuse d'un corps est toujours conditionnelle : elle dépend de l'état des parties fluides ou solides de l'homme qui en use, et peut devenir nuisible si l'état de l'homme est sain.

Nous ajoutons que l'opium est un besoin pour qui y est accoutumé. On commence à en prendre par débauche, et dans les mêmes vues qui font prendre l'électuaire *de satyrio* à quelques débauchés de notre climat ; mais on ne peut se passer d'opium par la suite. Les courriers en Turquie, qui sont chargés des dépêches pressées, en prennent le long de leur route ; ils en font usage quand ils se trouvent exténués, et il leur redonne de la force et du courage.

Beaucoup parmi nous usent des liqueurs par besoin, d'autres pour le seul plaisir qu'ils y trouvent; mais certainement un étranger, qui n'aurait aucune connaissance de nos boissons, ne manquerait pas de dire que les Français font usage de liqueurs pour le plaisir seulement. Peut-être même dirait-il que c'est pour s'exciter à la débauche avec les femmes, parce qu'il aurait observé que le vin entraîne les hommes vers la volupté; il pourrait penser également que les hommes ivres jouissent d'une sorte de félicité, s'il observait ceux qui, lorsqu'ils ont bu, exaltent leur bonheur par les chansons les plus gaies et les plus animées. On peut donc dire que cette volupté indicible n'est pas telle qu'on s'efforce de nous le persuader, et qu'elle a plutôt, comme chez nos buveurs, son siège dans l'imagination troublée que dans une sensation réelle qui affecte l'homme.

On est obligé de convenir que, si l'opium occasionne dans certaines circonstances une légère sensation de plaisir, l'imagination a encore beaucoup de chemin à faire pour conduire l'homme à la félicité suprême!

Les charlatans indiens se servent de l'opium pour jeter ceux qui en usent dans une sorte de délire, qu'ils prennent pour des extases réelles. Ces charlatans annoncent même d'avance tout ce que l'on verra ou entendra dans l'extase, et en effet tout cela arrive. Mais on ne doit nullement en être surpris. Combien de gens croient avoir vu le diable, avoir assisté au sabbat, après que leur imagination a été échauffée par quelqu'un de ces imposteurs qu'on honore du nom de magicien!

En rassemblant ce que les voyageurs dignes de foi ont dit de l'opium, on verra que cette substance ne passe pas, même dans les pays où on l'emploie, pour un aphrodisiaque puissant.

Que l'*orchis* provoque ou non à l'amour, nous avons vu ce que l'on en doit croire; mais il n'est pas moins vrai que les Turcs, les Persans, les Chinois, ont un orchis qu'ils emploient communément pour s'exciter à la jouissance. L'opium n'est donc pas regardé chez ces peuples comme capable de remplir les désirs à cet égard. Les Siamois, qui emploient l'opium pour se procurer des songes où ils se figurent voir leurs destinées, ont recours à l'*arach* et au *bétel* pour s'exciter à l'amour.

Wedelius nous apprend que l'opium cause, aux personnes d'un tempérament chaud, des pollutions nocturnes et un priapisme continuel, surtout lorsqu'elles ont de la disposition à ces maladies; aussi, ajoute-t-il, est-ce un puissant aphrodisiaque, quand on le mêle avec de l'ambre ou de l'essence d'ambre.

Cet auteur restreint les vertus de l'opium, en convenant qu'il agit, relativement à l'amour, sur les personnes qui y sont assez disposées, et en lui donnant l'ambre pour second, lorsqu'il s'agit d'émouvoir le tempérament. L'essence d'ambre peut, par sa qualité pénétrante et cordiale, réjouir les esprits et par conséquent disposer à l'amour, sans qu'elle mérite pour cela plus que d'autres compositions le titre imposant d'aphrodisiaque.

En convenant que l'opium raréfie et augmente le mouvement du sang à un degré extraordinaire; qu'il gonfle les vaisseaux sanguins; que ceux-ci, dans cet état, pressent les nerfs, et interrompent le cours des esprits et des autres liqueurs contenues dans les vaisseaux plus faibles, on concevra que l'opium et les autres narcotiques peuvent, doivent même donner à l'homme le signe extérieur qui annonce sa valeur auprès des dames.

Mais si l'on réfléchit que les nerfs et les autres canaux sont en quelque sorte obstrués pendant l'action de l'opium, on conclura que cette substance doit produire de violents désirs, augmentés par un appareil qui semble annoncer qu'on peut les satisfaire, mais en même temps aussi une sorte d'impuissance qui a sa source dans la trop grande vigueur du principal organe de nos plaisirs.

On nous dit que les Chinois qui sont établis à Batavia se servent d'un certain électuaire qu'ils nomment *affion* pour s'exciter à l'amour. Cet électuaire est composé avec de l'opium. Son effet est si violent qu'il produit en eux une passion brutale, qui dure toute la nuit, et qui oblige souvent leurs maîtresses à s'échapper de leurs bras.

Les effets que produit l'affion ne sont autre chose que ce que nous venons de dire. La passion brutale des Chinois est causée par l'état dans lequel ils se trouvent, et qui semble leur annoncer à chaque instant le moment de la jouissance. L'obstacle les irrite, ils persévèrent sous les auspices heureux qu'ils croient entrevoir ; mais cet état de rigidité n'est pas le seul nécessaire pour s'enivrer des délices de l'amour, ils ne peuvent suppléer à ce qui manque à leur bonheur... La victime de leurs désirs s'échappe à des caresses brutales qui semblent étrangères au plaisir ; elle fuit un barbare qui s'annonce dans la lice amoureuse avec des armes redoutables qui peuvent blesser, sans pouvoir même sentir ni goûter le prix de la victoire!

CHAPITRE XIV

Conclusion.

Des hommes d'un caractère sombre et par conséquent peu communicatifs, ont cherché des moyens extraordinaires de se procurer une sorte de sensation voluptueuse qu'eux seuls pussent goûter. C'est un chapitre à placer dans l'histoire des délires de l'esprit humain, que les égarements dans lesquels il se plonge pour goûter le plaisir.

Un jeune homme de Paris s'enfermait dans sa chambre, se serrait la poitrine, le ventre, les bras, les poignets, les cuisses et les jambes avec des cordes à nœuds coulants, dont les bouts étaient fixés à des clous plantés dans les quatre murailles. Ce jeune homme, qui fut sur le point de perdre la vie dans une des expériences qu'il faisait sur le plaisir, avoua que lorsque la compression des ligatures était parvenue à un certain point, les souffrances qu'il avait d'abord essuyées étaient délicieusement payées par la sensation agréable qui y succédait.

Ce moyen extraordinaire de se procurer du plaisir ne tentera, pensons-nous, personne. En supposant, et il faut absolument le faire, que la cervelle du mécanicien fût dérangée, on concevra qu'il fallait peu de chose pour exciter son imagination; ou bien, il faut croire que cet état critique où l'homme a presque toutes ses fonctions suspendues, où il tient encore au monde en touchant à la mort, offre des délices qu'il n'est pas aisé de concevoir, et que nous n'entreprendrons pas d'expliquer.

Un cavalier irlandais, qui fut retiré du fond de l'eau sans connaissance, en avouant l'obligation qu'il a à un maréchal des logis qui fut son libérateur, assure que sa présence lui inspire une horreur secrète et invincible. Ce sentiment, plus fort que lui, provient, dit-il, de ce qu'il goûtait dans ce gouffre profond une quiétude délicieuse et inexprimable.

Un certain capitaine Montagnac, étant tombé jusqu'à trois fois d'une potence, par la rupture de la corde qui l'y attachait, et étant donné ensuite au vicomte de Turenne, se plaignait de ce qu'ayant perdu en un moment toute douleur, on l'avait tiré d'une lumière si agréable qu'elle ne pouvait se représenter!

On a aussi cherché les moyens de se procurer les forces nécessaires pour goûter le plaisir dans certaines préparations célébrées par les alchimistes. Frappés par l'éclat de l'or, son indestructibilité et ses autres qualités, quelques hommes se sont imaginé que ce métal pouvait porter dans l'économie animale une source de vie intarissable. Des charlatans ont abusé de la crédulité des hommes riches et voluptueux pour leur faire payer très cher des préparations, dans lesquelles on faisait, dit-on, entrer l'or sous différentes formes.

Nous avons lu, dans des Mémoires du dernier siècle, l'histoire d'une femme qui, pour se procurer un héritier, ranimait les ressorts d'un tempérament épuisé, en prenant tous les matins pour cinquante francs d'*or potable* dans un bouillon. Cette composition qui, dans le temps, jouit d'un certain crédit, n'était qu'une teinture tirée de végétaux ou de minéraux qui pouvaient fournir une couleur approchante de celle de l'or, mais dans laquelle les charlatans se gardaient bien de faire entrer un métal aussi précieux. Eh! qu'aurait-il produit? Les chimistes savent combien sa décomposition est impossible à certains égards; les médecins n'ignorent pas que l'or ne peut passer dans le sang; qu'il agit seulement sur l'estomac et les intestins, comme un purgatif violent, lorsqu'il est préparé.

On a mis ensuite en réputation une teinture d'or, connue sous le nom d'*or potable de mademoiselle Grimaldi*, et dont quelques personnes vantaient les effets merveilleux pour animer et fortifier. Cette liqueur était improprement nommée or potable et même teinture d'or, puisque l'or ne peut se décomposer, et que par conséquent toute la vertu médicinale de cette teinture ne pouvait être attribuée qu'à l'huile essentielle de romarin, à la quantité d'esprit-de-vin qui faisait la base de cette composition, et enfin à la combinaison de ces liqueurs avec une portion des acides de l'eau régale.

Ah! ce n'est pas dans les entrailles de la terre qu'il faut chercher les moyens de s'immortaliser en multipliant l'espèce humaine. Chercher ce secret dans les minéraux et les métaux paraît une injure faite à la nature. Eh quoi! elle aurait renfermé dans les entrailles de la terre un trésor si utile! Elle qui veut que tout vive, aurait caché dans des matières si peu propres à être nos aliments, ce qui doit prolonger la vie! Et ce ne serait que par les opérations les plus subtiles de la chimie qu'on parviendrait à suivre le dessein de la nature le plus marqué! Gardons-nous de le croire.

La nature veut que tout vive! Et c'est par cette raison qu'elle n'a pas produit des substances capables de conduire l'homme à la mort par l'excès des plaisirs!

FIN DU LIVRE QUATRIÈME

LIVRE CINQUIÈME

DE L'IMPUISSANCE

CHAPITRE PREMIER

Des causes de l'impuissance.

Les talents nécessaires pour donner naissance à un individu ont été accordés à tous les êtres animés ; et jusqu'aux approches de leur dissolution, ils peuvent, s'ils ont été économes de leurs plaisirs, jouir du plus beau privilège qu'ait accordé la nature.

Un vieillard qui n'a pas abusé du printemps de son âge, peut encore offrir quelques sacrifices à l'Amour ; celui, au contraire, qui a accéléré l'instant de la jouissance, qui a multiplié ses plaisirs en irritant la volupté, est incapable d'en jouir lorsqu'il touche au terme marqué par la nature, pour étendre, communiquer, perpétuer son existence. C'est en vain qu'un tel homme voudrait réaliser des plaisirs qu'une imagination presque éteinte lui rappelle encore ; c'est en vain qu'il aurait recours aux moyens dont j'ai parlé, puisque l'on a vu combien peu il y faut compter.

Un homme dans cet état malheureux a besoin des secours de la médecine pour conserver son existence, s'il peut aimer la vie étant privé de ce qui en fait souvent le bonheur ; traîner des jours tristes, en proie aux remords, jusqu'à ce que la mort arrive et termine une vie mêlée d'amertume, c'est bien assez pour un tel homme. Qu'il ne pense donc pas à laisser à la postérité des descendants, qui, sans être coupables des excès de leur père, en partageraient la peine.

Ce n'est pas pour cet homme que nous écrivons.

Mais il en est chez qui des obstacles, qu'ils ne se sont pas attirés, s'opposent au bonheur qu'ils auraient d'être pères.

Nous supposons, par exemple, un individu auquel la nature n'a rien refusé de ce qui peut coopérer à la propagation de son espèce ; mais qu'une faiblesse héréditaire, ou une langueur, suites assez ordinaires des maladies aiguës, mettent hors d'état d'offrir à l'hymen le tribut que tout homme paye si volontiers. Si cet homme, malheureux sans l'avoir mérité, vient nous confier son état, et que nous puissions le consoler, nous nous empresserons de le faire. Rien, pensons nous, ne s'y oppose ;

Il ne s'agit pas de chercher les moyens honteux qu'invente la débauche pour faire illusion à l'impuissance : il ne faut que prescrire un régime qui puisse aider la nature sans la forcer.

Nous ne proposerons pas l'exemple de Tamerlan, père de cent enfants, et vainqueur de cent peuples, qui se faisait fustiger par esprit de débauche ; ni celui du philosophe Pérégrinus, dont Lucien nous a conservé l'histoire. Ce cynique porté aux plaisirs de l'amour se fouettait en public, et, environné d'une foule de peuple, commettait l'action infâme que l'on a tant de fois reprochée à Diogène.

La fustigation doit exciter les parties que l'on cherche à émouvoir ; mais la raison proscrit ce moyen d'appeler la jouissance : elle ne pourrait être tolérée que dans quelques circonstances où les médecins l'ordonneraient pour féconder les caresses stériles des époux.

Célius Rhodiginus rapporte l'observation d'un homme, qui ne pouvait consommer la jouissance, s'il n'était violemment excité par des coups de fouet qui lui mettaient le corps en sang. Othon Brunsfeld dit la même chose d'un homme qui, de son temps, était à Munich. Un écrivain, qui a traité des *passions des parties génitales*, assure qu'on peut se provoquer à l'amoureux déduit, lorsqu'on se trouve froid à cet égard, en se piquant ces parties avec des orties vertes.

Sénèque parle d'une courtisane qui réveillait l'amour de son mari, lorsqu'il cessait de l'aimer, en ayant recours à la fustigation ; et une jeune fille aimait d'autant plus éperdument Cornélius Gallus, qu'elle était rigoureusement fustigée par son père. L'abbé Chappe qui, voyageant en philosophe ami de l'humanité, s'est attaché à observer tout ce qui pouvait influer sur la population, remarque que les coups de verges que l'on reçoit dans les bains de vapeur en Russie, donnent de l'activité aux fluides, et du ressort aux organes : « La flagellation, dit-il, anime les passions. »

Il serait facile de rassembler plusieurs autres observations, pour prouver l'efficacité de la flagellation dans certaines circonstances; mais, comme ce sujet fera l'objet d'un livre spécial dans cet ouvrage, nous croyons pouvoir ici passer à des moyens plus doux de corriger l'impuissance.

En traitant les tempéraments, nous avons fait remarquer quels étaient ceux qui portaient nécessairement l'homme vers les plaisirs. On a vu que le sanguin, le bilieux surtout, le mélancolique même, étaient assez disposés à l'amour, et que le pituiteux ou phlegmatique était d'une constitution peu favorable à la propagation de l'espèce. L'homme qui a ce tempérament, doit donc s'observer plus que les autres, s'il veut être utile à la postérité. Ce n'est pas à prétendre néanmoins que les hommes impuissants ne se rencontrent que parmi les pituiteux : cela se trouve plus généralement ; mais les autres constitutions, sans en excepter même la bilieuse, en offrent aussi des exemples ; parce que chacune de ces constitutions a des vices, plus ou moins apparents, qui peuvent produire le même effet.

Non seulement l'impuissance a pour cause le physique, mais encore le moral. Cette idée tient à quelques autres que nous allons développer avant d'indiquer, autant qu'il est possible, la méthode curative.

CHAPITRE II

Des divers modes d'impuissance.

Nous divisons l'impuissance en *habituelle* ou *absolue*, et en *accidentelle* ou *passagère*.

Par la première, j'entends l'état d'un homme, qui depuis sa naissance n'a donné aucune preuve de virilité.

La seconde est une cessation subite des signes qui annoncent l'habileté à la propagation de l'espèce, et cette sorte d'impuissance est beaucoup plus commune que l'autre ; mais aussi on a tout lieu d'en espérer la guérison, — ce qui est très difficile, pour ne pas dire impossible, dans la première espèce d'impuissance.

Vouloir définir l'union des sexes, une fonction purement animale, dans laquelle l'instinct seul agit, comme le prétendent quelques philosophes de nos jours, c'est s'efforcer de dégrader la nature, elle qui ne fait rien dans l'univers où l'on ne remarque des traits qui annoncent qu'elle unit partout l'agréable à l'utile !

L'ensemble du monde physique offre un spectacle enchanteur, que l'on observe avec un plaisir nouveau si on descend dans les détails. N'aurions-nous pas également recueilli des fruits délicieux, quand bien même la nature n'aurait pas fixé notre admiration par la beauté des fleurs qui les précèdent ? Ces fruits auraient-ils moins flatté notre appétit, si l'éclat et la variété de leurs couleurs n'eussent prévenu nos yeux ? Enfin, quelques animaux seraient-ils moins sacrifiés à notre délicatesse, si leur forme eût été moins élégante, et la beauté répandue sur eux avec moins de profusion ? Pourquoi retrouve-t-on dans tous les êtres cette symétrie, ces couleurs, la beauté enfin ?

C'est que la nature a voulu que tout fût vivant dans l'univers ; que chacun des individus qui y est placé, fût pour le mieux possible, et qu'il pût fixer avec complaisance ses regards sur lui, dans toutes les gradations par lesquelles il doit passer !

L'homme aurait-il été excepté de cette loi générale ? L'auguste fonction qu'il doit remplir, en laissant à la postérité des parcelles de son existence, se ferait-elle machinalement, ou, si l'on veut, par le seul instinct ? Eh quoi ! la nature verrait l'homme reproduire son semblable, sans qu'il parût savourer les délices qu'elle attache à ces moments précieux ! La beauté ne serait rien pour lui ! Pressé par le besoin, il jouirait sans connaître la jouissance ! Ses désirs, ou plutôt ses besoins satisfaits, l'image du plaisir ne se retracerait plus dans ses idées ! La femme qui aurait partagé son bonheur en l'augmentant, lui deviendrait indifférente, dès que l'extase se serait évanouie !...

Ah ! que cette image de l'amour est triste à nos yeux ! On voit une draperie sombre qui couvre le plaisir ; on voit la nature qui commande aux hommes de multiplier, et ceux-ci obéissent comme des esclaves aux volontés du maître impérieux qui les gouverne. Dès lors, tout sentiment délicat cesse ; aucune de ces tendres émotions qui précèdent et suivent le plaisir ; aucune de ces douces liaisons dont la durée est une suite de sensations délicieuses ; en un mot, rien à l'imagination, tout à l'instinct !

En regardant l'union des sexes comme un acte purement physique, dégagé de tous les accessoires qui unissent les cœurs, l'amour, — qui ne mérite plus ce nom, — offre peu d'exemples d'impuissance, puisque l'homme ne cherchant qu'à satisfaire l'instinct, tout lui devient égal ; et que souvent l'impuissance naît du peu de rapport qui existe entre les individus qui sont forcés de s'unir. Semblable aux animaux, il oblige la première femelle qu'il rencontre, non pas à partager ses plaisirs, — ce motif ne peut l'animer, — mais seulement à céder à la violence des désirs, à l'impétuosité, à la fureur du tempérament !

L'impuissance occasionnée par le moral de l'amour a sa source dans l'imagination ; c'est un malheur pour quelques individus, mais il résulte, de cet empire de l'imagination sur nos plaisirs, un bien général qui comble de félicité les hommes dont le cœur partage la jouissance. C'est une fleur que la nature a jetée sur le plaisir, et qui est ornée de couleurs plus ou moins vives, selon que l'âme sent plus ou moins les transports qui l'agitent. Dans une union assortie, où les deux sexes désirent également le moment heureux qui doit les couronner, le plaisir s'offre sous les couleurs les plus belles ; c'est une rose qui se colore peu à peu, qui s'épanouit à la volupté !...

D'une alliance cimentée sur des convenances qui n'existent pas dans la nature, d'une union dont les intéressés ne ressentent pas l'allégresse du cœur, il résulte souvent des transports qu'on nous permettra de nommer *mélancoliques*, des extases *sombres* ; en un mot, des plaisirs *obligés* naît l'indifférence, et de là à l'impuissance, il n'y a qu'un court trajet pour beaucoup d'hommes !

C'est dans ce cas que l'amour moral peut occasionner l'impuissance, du moins celle que nous nommons accidentelle. Ne voit-on pas des hommes qui, ayant prouvé qu'ils étaient dignes des faveurs de l'amour, ont vu s'éclipser leur réputation sous les drapeaux de l'hymen ?

On ne peut apporter trop d'attention dans l'assortiment des mariages ; de la négligence sur cet article suit, — et l'on n'en a que trop d'exemples, — l'impuissance, ou, ce qui revient au même pour l'espèce, la stérilité.

En supposant que la nature eût créé primitivement les animaux, pour s'accoupler sans choix dans chaque espèce, il faut convenir que parmi ceux qui nous environnent, il y a, quoi que l'on en dise, une sorte de discernement en amour. Il tiendra, si l'on veut, à des rapports, à des convenances physiques ; mais il n'en sera pas moins vrai que l'étalon, le taureau, ne saillent pas avec la même ardeur indistinctement les femelles qu'on leur présente, et qu'il en est même qu'ils refusent tout à fait, et d'autres pour lesquelles ils s'emploient et se fatiguent inutilement. Une chienne choisit quelquefois entre dix mâles de son espèce qui l'environnent, celui qui doit la couvrir.

Une preuve sensible de l'influence du moral sur le physique dans la jouissance, est l'impuissance accidentelle qui saisit quelques hommes, lorsqu'ils veulent essayer leurs forces dans les réduits consacrés à la débauche.

Ariste a prouvé sa vigueur en amour, lorsque son cœur était d'intelligence avec ses sens. Un moment d'ivresse le conduit chez Laïs ; elle expose ses charmes redoutables, Ariste s'enflamme par les yeux... Il va succomber, lorsque l'imagination s'arrête, et peignant le vide des plaisirs qui lui sont offerts, Ariste est dans l'impossibilité de consommer un acte dans lequel le cœur ne veut point paraître. Si Ariste est sage, il fuira un objet témoin de sa faiblesse ; et dans le sein de l'épouse qui le chérit, il ira reprendre la qualité d'homme. S'il s'obstine à lutiner sa faiblesse, si Laïs, en rougissant du peu de succès de son art, y emploie les dernières ressources, Ariste perdant la trace des vrais plaisirs, ne les goûtera plus ; ses organes, ne pouvant être émus que par les ressorts qu'emploie la débauche, seront insensibles aux tendres caresses de l'amour !

On ne peut nier que ce ne soit l'imagination qui agisse dans ces circonstances, comme dans plusieurs autres ; et notre imagination peut être émue par la beauté, la vertu, l'image d'une jouissance extraordinaire ; tandis que la laideur, le spectacle de la débauche, la honte, la crainte, etc., peuvent rendre inutiles les efforts d'un homme qui désire les plaisirs du cœur !

Les visites d'experts qui décident de la puissance ou de l'impuissance, doivent être souvent fautives, puisque dans les circonstances que nous venons de supposer, les parties extérieures étant conformées comme elles doivent être, on en portera un jugement avantageux, tandis que l'homme sera impuissant ; non pas à la rigueur, mais assez pour être inhabile à la génération.

Quoique la débauche soit assez généralement la principale cause de l'impuissance, elle n'apporte pas beaucoup de changement aux parties extérieures de la génération. On a observé, au contraire, que beaucoup d'hommes à la suite des débauches qui les avaient épuisés, offraient encore, mais dans un état d'atonie, un spectacle imposant, qui cesse, il est vrai de l'être, du moment qu'on exige des effets répondant aux apparences !

La débauche agit avec force sur les parties qui ne sont pas aussi évidentes. Les vaisseaux spermatiques, les vésicules séminales, sont affaiblis, relâchés ; la liqueur prolifique est trop peu abondante, ayant été filtrée par des organes qui ont perdu leur ressort ; les esprits animaux sont en trop petite quantité pour donner de l'action aux muscles érecteurs et aux muscles éjaculateurs. A cela il faut ajouter une imagination éteinte, incapable de créer même des désirs !

Ceux-ci, quoique enfantés par l'imagination, doivent néanmoins beaucoup aussi à l'état physique, auquel l'imagination ne supplée jamais. Des hommes, qui dans l'âge de la force n'ont pu constater leur vigueur en goûtant les prémices des plaisirs du mariage, ne manquaient certainement pas de bonne volonté. Il faut s'en prendre aux dérèglements qui ont altéré leur constitution, et à l'habitude où ces hommes étaient de rencontrer le plaisir sans le chercher, habitude qui leur rend impossible l'acte le plus délicat de la volupté !

L'histoire nous a transmis le nom de quelques hommes célèbres par leurs débauches ; elle nous apprend aussi leur impuissance lorsqu'ils ont eu à lutter contre la virginité. Ainsi, Théodoric, roi de Bourgogne, fut vaillant homme avec les courtisanes, et ne put jamais consommer son mariage avec Hermanberg, fille du roi d'Espagne. Amasis, roi d'Égypte, épousa Laodice, très belle fille grecque, et lui, qui se montrait gentil compagnon partout ailleurs, se trouva, dit Montaigne, fort court à jouir d'elle !

Est-il besoin d'ouvrir les archives de l'histoire pour y trouver des exemples de la faiblesse des hommes ? En jetant un coup d'œil sur la société actuelle, on ne verra que trop de preuves de la dégénération de l'espèce.

Combien d'hommes lisent en rougissant l'histoire des peuples, chez qui les hommes riches offrent une récompense au pauvre robuste qui doit leur épargner les douceurs que l'on goûte dans la jouissance !

Une espèce d'impuissance différente de celles dont on vient de parler, du moins dont la cause n'est pas la même, ce qui constitue un nouveau mode d'impuissance, est l'impuissance occasionnée par une passion trop ardente. Un amant, après avoir désiré, avec tous les feux de l'amour, la jouissance de sa maîtresse, se trouve, au moment même où il doit être couronné, incapable de goûter son bonheur. Il n'y a aucun remède à faire pour cette infirmité accidentelle. Ne pas se rebuter, en ne perdant pas la confiance que l'on doit avoir en des organes qui jusqu'alors n'ont pas démenti leur destination ; essayer peu à peu de calmer le désordre de l'imagination trop exaltée : voilà ce que l'on peut prescrire dans cette circonstance délicate.

Il faut bien se garder de mettre en usage les remèdes capables d'irriter les esprits, qui ne le sont déjà que trop. Ce serait tout perdre, que de s'obstiner à remporter une victoire que l'on obtiendra lorsque les feux de l'imagination étant plus affaiblis, une partie de ces feux viendra animer les agents de la volupté !

Les gens mariés, — c'est Montaigne qui s'exprime ainsi, — le temps étant tout leur, ne doivent ni presser, ni taster leur entreprinse, s'ils ne sont prêts. Et vaut mieux faillir indécemment à estrenner la couche nuptiale... que de tomber en une perpétuelle misère, pour s'estre estonné et désespéré au premier refus... Avant la possession prinse, le patient se doit à saillies et divers temps, légèrement essayer et offrir, sans se piquer et s'opiniastrer, à se convaincre définitivement soi-même !

On a des exemples singuliers d'une impuissance, qui, pour avoir quelques rapports avec les autres, en diffère essentiellement. Elle n'est qu'accidentelle, et la cure en est facile, ainsi qu'on le verra dans l'observation suivante :

Un noble Vénitien épousa, à l'âge où l'amour favorise très complaisamment un homme, une jeune demoiselle fort aimable, avec laquelle il se comporta assez vigoureusement ; mais l'essentiel manquait à son bonheur : tout annonçait dans ses transports le moment de l'extase, et le plaisir qu'il croyait tenir et goûter s'échappait à l'instant !

L'illusion lui était plus favorable que la réalité, puisque les songes qui succédaient à ses efforts impuissants, le réveillaient par des sensations délicieuses, dont les suites n'étaient pas équivoques sur sa capacité. Cet époux malheureux, rassuré sur son état, voulait-il prouver efficacement sa puissance et réaliser ses plaisirs?... Il en procurait sans pouvoir les partager ; en un mot, l'érection la plus forte n'était pas accompagnée de ce jaillissement précieux qui fait connaître toute l'étendue de la volupté.

On fit inutilement plusieurs remèdes pour procurer des plaisirs à un homme qui méritait de les connaître, et que son amour consumait depuis assez longtemps. On pria enfin les ambassadeurs que la république de Venise entretenait dans les différentes cours de l'Europe, de vouloir bien consulter les plus fameux médecins des lieux où ils faisaient leur résidence, sur la cause de cette incommodité, aussi bien que sur les moyens dont il fallait se servir pour y remédier.

J'attribuai cette impuissance, dit le docteur Cockburn, à la trop grande vigueur de l'érection, qui bouchait le conduit de l'urètre avec tant de force, qu'elle ne pouvait être surmontée par les moyens qui obligent la semence à sortir des vésicules séminales ; au lieu que cette pression étant moins forte dans les songes, l'évacuation se faisait avec plus de liberté.

Montaigne, — et l'on ne peut trop citer cet auteur, parce qu'il traite avec sagacité les causes morales de l'impuissance, — parle de celle qui provient d'une contention trop forte de l'âme. J'en sai, dit-il, à qui il a servi d'apporter à la jouissance le corps même, demi rassasié d'ailleurs, pour endormir la fureur des transports amoureux, et ceux-là cessent d'être impuissants, dès qu'ils sont moins puissants.

Ce passage démontre clairement que Montaigne aurait connu la cause de l'impuissance du noble Vénitien. Les conseils qu'il aurait pu lui donner, se seraient trouvés différents de ceux du docteur Cockburn, mais ils auraient également réussi.

La méthode curative fut, en effet, aussi heureuse qu'elle avait été facile à trouver; car quelques légères évacuations, secondées du régime, y satisfirent entièrement.

On sait que pour procurer les évacuations dans ces circonstances, il faut agir avec douceur. Les purgatifs trop énergiques seraient funestes; au lieu que la saignée y convient mieux, et doit, en diminuant la quantité du fluide qui gonfle les corps caverneux, rendre l'érection moins forte. A l'égard du régime, il consiste dans l'usage des substances rafraîchissantes ; les boissons qui doivent avoir cette qualité, doivent néanmoins être prises avec ménagement : leur trop grande abondance dans la vessie suffit pour exciter l'érection. Les aliments assaisonnés, les liqueurs spiritueuses, enfin tout ce qui porte la chaleur dans l'économie animale, doit être proscrit à la rigueur.

L'impuissance dont sont attaqués les hommes qu'une sensation douloureuse affecte, n'est encore que passagère ; ils doivent même s'abstenir d'essayer leur vigueur, jusqu'à ce que les parties qui l'annoncent, en donnent les signes les moins équivoques. Il ne faut pas s'y tromper, l'érection accompagne plusieurs maladies, et l'on peut citer des hommes qui ne sont jamais affectés par le chagrin, sans ressentir dans tous leurs membres l'érétisme le plus violent, quoique l'expérience leur ait démontré qu'il était impossible de tirer parti de la tension qui s'observe à la verge.

CHAPITRE III

Hygiène et médication.

Ceux que la mélancolie a jetés dans l'impuissance, doivent mettre en usage tout ce qui est l'antidote du chagrin ; mais éviter néanmoins les excès, qui occasionneraient un ébranlement trop vif dans l'économie animale, et auquel succéderait un état plus triste encore que le premier.

Les anciens qui savaient aussi bien que nous jusqu'à quel point la tristesse peut influer sur la population, avaient institué des fêtes pendant lesquelles tout le monde ouvrait son cœur à la joie. Ils avaient, outre cela, des compositions pharmaceutiques, dont la propriété était de réveiller les esprits ; on les appelait *létificantes*, c'est-à-dire réjouissantes. Les Romains avaient encore le *philonium romanum ;* les Égyptiens le *bers.* Ces deux compositions étaient des espèces d'électuaires, composés avec le safran, l'opium, le poivre, le nard indien. Elles excitaient un délire gai et momentané, dans lequel on trouvait vraisemblablement la satisfaction monstrueuse que les Européens trouvent dans l'ivresse.

Les Égyptiens craignaient la tristesse au point que, pour la bannir, ils avaient recours à des moyens qui jetteraient la crainte et l'horreur dans un autre pays. On apportait au commencement du festin un squelette, pour avertir les convives de se livrer à la joie et au plaisir, parce que le lendemain peut-être ils n'existeraient plus !…

On ne peut guère prescrire un régime général pour dissiper l'impuissance que produit la mélancolie. Chaque homme doit étudier son tempérament et faire usage des choses dont il s'est bien trouvé, en s'abstenant de celles qui ont trop influé sur lui. Tout ce qui chasse la tristesse combat l'impuissance, puisqu'à mesure que les esprits approchent de la gaieté et du contentement, les fonctions naturelles se rétablissent. Le régime doit être fort exact ; tous les aliments de difficile digestion, les farineux non fermentés, les légumes, ne conviennent point ici ; les viandes tirées d'animaux qui ne vivent que d'herbes, et la jeune volaille, doivent être le fond de la nourriture des mélancoliques ; les herbes potagères doivent en faire l'assaisonnement.

On peut quelquefois unir à leur nourriture quelques aromates légers, comme la mélisse, la cannelle, le mélilot; le vin blanc et léger convient dans ces circonstances. Mais le moyen le plus favorable, et sans lequel le régime n'est presque d'aucun effet, est d'aider l'action des aliments par un exercice modéré, en respirant un air frais, et en évitant trop de dissipation.

Les personnes dont l'impuissance a pour cause la faiblesse qui suit ordinairement les maladies graves, occasionnées par l'excès des plaisirs, ont besoin des secours de la médecine, et c'est aux hommes de l'art qu'il faut recourir.

Parmi les moyens qu'ils ont employés avec succès, les plus efficaces sont, sans contredit, le *quinquina* et les *bains froids*.

Le premier de ces remèdes a toujours été regardé, indépendamment de sa vertu fébrifuge, comme l'un des plus puissants fortifiants, et comme calmant.

Vingt siècles d'expériences exactes et raisonnées ont démontré que les bains froids possédaient les mêmes qualités. On doit de plus remarquer qu'ils ont, ainsi que l'air, un avantage particulier ; c'est que leur action dépend moins de la réaction, c'est-à-dire des forces de la nature, que celle des autres remèdes : ceux-ci agissent souvent à peine sur le vivant ; les bains froids donnent du ressort même aux fibres mortes.

Des médecins célèbres attribuent au peu d'usage que nos faisons des bains, une partie considérable de nos maladies ; du moins est-il vrai que les bains froids influent beaucoup sur la constitution des hommes dans les contrées où on les emploie.

Les Romains leur durent cette vigueur étonnante qui les rendait si redoutables. En poursuivant leurs ennemis, rien ne les arrêtait; couverts de sueur, on les voyait se jeter à la nage et traverser les rivières et les fleuves. Il serait aisé de fortifier une nation en suivant l'exemple des anciens, mais on n'y pourra parvenir qu'en mettant les citoyens de tous les états à portée de faire usage des bains, sans occasionner une dépense au-dessus de leurs moyens. Les Romains se baignaient parce que le prix d'un bain ne leur revenait pas à plus de cinq centimes de notre monnaie, et l'on trouvait dans leurs bains toutes sortes de commodités, jusqu'à des bibliothèques !... Passons.

L'union du quinquina et des bains froids est indiquée par la parité de leurs vertus. Ils opèrent les mêmes effets, et étant combinés, ils guérissent des maladies que tous les autres remèdes n'auraient fait qu'empirer. Fortifiants, sédatifs, fébrifuges, ils redonnent des forces, diminuent la chaleur fébrile et nerveuse, et calment les mouvements irréguliers, produits par la disposition spasmodique du genre nerveux. Ils remédient à la faiblesse de l'estomac, et dissipent très promptement les douleurs qui en sont la suite. Ils redonnent de l'appétit ; ils facilitent la digestion et la nutrition ; ils rétablissent toutes les sécrétions et surtout la transpiration, — ce qui les rend si efficaces dans toutes les maladies catarrhales et cutanées. En un mot, ils remédient à toutes les maladies causées par la faiblesse, pourvu que le malade ne soit attaqué ni d'obstructions indissolubles, ni d'inflammation, ni d'abcès ou d'ulcères internes, conditions qui n'excluent, même nécessairement ou presque nécessairement, que les bains froids, mais qui permettent souvent le quinquina.

Voici à ce sujet une observation faite par Tissot : Un jeune homme d'un tempérament bilieux, dit-il, instruit au mal, — je veux dire à la masturbation, — dès l'âge de dix ans, avait toujours été de ce temps-là faible, languissant, cacochyme ; il était extrêmement maigre, pâle, faible, triste. Je lui ordonnai les bains froids et une poudre avec la crème de tartre, la limaille et très peu de cannelle, dont il prenait trois fois par jour. En moins de six semaines, il acquit une force qu'il n'avait jamais connue auparavant.

L'usage des eaux ferrugineuses est recommandé, lorsque dans l'impuissance il s'agit de donner du ton, du ressort aux parties. On emploie les eaux de Forges, de Passy, et surtout celles de Spa. Un grand avantage de ces eaux et du quinquina, c'est que leur usage fait passer le lait. De bons praticiens ordonnent aussi à ceux que le lait incommode, de mâcher, pendant quelque temps, un peu de quinquina à midi et un peu de rhubarbe le soir, jusqu'à ce que le lait passe avec facilité. Le quinquina donne de la force et de la tension aux tuniques des canaux qui portent le chyle ; la rhubarbe produit le même effet et emporte le superflu du lait avant qu'il s'accumule et s'aigrisse.

Il n'est pas besoin d'insister pour démontrer de quel secours peut être le lait, lorsqu'il s'agit de réparer des pertes considérables. C'est l'aliment le plus simple, le plus facile à s'assimiler. Le lait est en usage chez toutes les nations du monde ; il était dans les premiers siècles l'aliment le plus ordinaire. Pline et quelques historiens parlent de certains peuples qui ne vivaient que de lait. Galien fait mention d'un homme qui avait vécu plus de cent ans, et qui ne s'était presque nourri que de lait.

On fait ordinairement usage du lait de femme, de chèvre et de vache. Chacun a ses qualités différentes, et c'est la maladie que l'on a à combattre qui doit décider pour le choix. Le lait de vache paraît assez convenir dans la circonstance qui nous occupe en ce moment ; mais on doit, autant que possible, lui préférer celui de femme. Cette liqueur est certainement la plus naturelle et la plus analogue à nos corps : nous en ressentons dans l'enfance, dans la jeunesse, et dans les infirmités de la vieillesse, des effets salutaires. Il n'y a presque point d'abattement dont cette liqueur ne puisse relever le corps. Elle produirait bien d'autres effets, si elle n'était point dépravée ou affaiblie par les aliments rances, âcres, mauvais, dont les nourrices et les personnes de leur état font usage.

Tissot craint, en ordonnant le lait de femme aux hommes, chez lesquels cette liqueur doit réparer les forces sans qu'il leur soit permis d'en faire l'épreuve, un inconvénient qui n'est rien moins que cela dans la circonstance dont il est question ici. C'est que le lait de femme doit être pris immédiatement au mamelon qui le fournit... Mais le vase n'exciterait-il point des désirs que l'on cherche à amortir, et ne serait-on pas exposé à voir se renouveler l'aventure de ce prince dont l'histoire nous a été conservée ? On lui donna deux nourrices ; le lait produisit un si bon effet, qu'il les mit en état de lui en fournir de plus frais au bout de quelques mois, s'il se trouvait en avoir besoin !

Cette observation prouve qu'il est dangereux de faire prendre le lait de femme à un homme chez qui il est essentiel d'empêcher l'acte vénérien ; mais ne prouve-t-elle pas aussi que c'est un moyen dont on peut tirer parti pour l'impuissance qui a pour cause une extrême faiblesse.

D'ailleurs, l'approche du malade, lorsqu'il fait usage du lait de femme, contribue beaucoup, surtout si cette femme est jeune et saine, à restituer des forces épuisées. Tous les corps vivants transpirent par des pores innombrables que nous nommons exhalants ; et une autre espèce de pores, en aussi grande quantité, pompe, absorbe une partie des fluides qui s'émanent des corps situés les plus proches de nous. Il est aisé de concevoir qu'une personne faible se trouvera bien d'être à portée d'*inspirer* les germes de santé, si je puis ainsi m'exprimer, qui s'échappent continuellement d'un corps sain et vigoureux.

C'est ainsi qu'on explique comment cette tentative a réussi à des vieillards à qui on l'a conseillée, et pourquoi se trouvait affaiblie la jeune personne qui perdait sans rien recevoir, ou, pour parler plus exactement, qui recevait des exhalaisons faibles, corrompues, putrides, et par conséquent nuisibles.

On peut encore expliquer par ce moyen, pourquoi certaines personnes se sont mariées avec des personnes très saines qui peu à peu ont dépéri.

Il serait cruel d'exposer la santé d'une personne saine en la faisant approcher d'un homme dont les pores n'exhaleraient que des fluides putrides et corrompus ; cependant, dans le cas d'impuissance causée simplement par la faiblesse, on ne peut soupçonner une grande quantité de ces fluides infects. D'ailleurs dans cet état, la transpiration se réduit à très peu de chose ; on *inspire* beaucoup plus qu'on ne transpire, en sorte que l'on peut espérer un soulagement sensible, sans que la personne qui le procure en ressente de mauvais effets.

Le médecin Capivaccio connaissait bien les effets salutaires de cette transpiration *inoculée*, puisqu'il faisait coucher son malade, — le prince dont nous parlions tout à l'heure, — entre ses deux nourrices, et qu'il est vraisemblable que l'inspiration de leur expiration contribua beaucoup à rétablir ses forces.

Il faut dire que dans ces circonstances l'imagination doit beaucoup agir aussi.

« Simon Thomas, dit Montaigne, était un grand médecin de son temps. Il me souvient que me rencontrant un jour à Toulouse chez un riche vieillard pulmonique, et traitant avec lui des moyens de sa guérison, il lui dit que c'en était un, de me donner occasion de me plaire en sa compagnie : et que fichant ses yeux sur la fraîcheur de mon visage, et sa pensée sur cette allégresse et vigueur, qui regorgeaient de mon adolescence, et remplissant tous ses sens de cet état florissant en quoi j'étais alors, son habitude s'en pourrait amender. Mais il oubliait à dire, continue Montaigne, que la mienne s'en pourrait empirer aussi. »

Un autre médecin, contemporain de Capivaccio, conseilla à un jeune homme qui était dans le marasme, le lait d'ânesse, et de coucher avec sa nourrice, qui était une femme extrêmement saine et à la fleur de son âge. Ce conseil réussit très bien, et on ne le discontinua que lorsque le malade avoua qu'il ne pouvait plus résister au penchant qui le portait à abuser de ses forces revenues.

On pourrait, a-t-on dit, conserver un remède utile, et en prévenir le danger en ne mêlant pas les sexes. Au moyen de cette précaution, éviterait-on tous les inconvénients ?...

Il est d'un honnête homme de le croire ; mais il est des cas, grâce à la dépravation excessive des mœurs, où ce serait parer à tout que de varier les sexes !

CHAPITRE IV

Résultats.

Tandis que l'on travaille à remédier à l'impuissance, les succès s'annoncent par l'augmentation graduée des forces. Les organes de la digestion, et ceux destinés à séparer du sang les sucs spiritueux et nourriciers, exerçant avec facilité leurs fonctions, toutes les parties reprennent, pour ainsi dire, l'état de santé.

Néanmoins, celles destinées à la propagation de l'espèce recouvrent leurs forces beaucoup plus lentement, surtout si elles sont la cause du désordre qui règne dans la machine. Souvent même, elles ne les recouvrent point, quoique le reste du corps paraisse avoir recouvré les siennes. On peut dans ce cas prédire à la lettre que la partie qui a péché sera celle qui mourra !

Un homme s'était tellement épuisé avec une courtisane, qu'il était incapable d'aucun acte de virilité. Son estomac était aussi extrêmement affaibli, et le manque de nutrition et de sommeil l'avait réduit à une grande maigreur. Voici la méthode qu'on employa pour procéder à la curation de cette impuissance :

A six heures du matin, le malade prenait six onces de décoction de quinquina à laquelle on ajoutait une cuillerée de vin de Canarie ; une heure après, il prenait dix onces de lait de chèvre qu'on venait de tirer, auquel on ajoutait un peu de sucre et une once d'eau de fleur d'oranger. Il dînait d'un poulet rôti froid, de pain et d'un verre d'excellent vin de Bourgogne avec autant d'eau. A six heures du soir, il prenait une seconde dose de quinquina ; à six heures et demie il entrait dans un bain froid, dans lequel il restait dix minutes, et au sortir duquel il entrait dans son lit. A huit heures il reprenait la même quantité de lait : il se levait depuis neuf jusqu'à dix.

Tel fut l'effet de ces remèdes, qu'au bout de huit jours il s'écria avec la joie la plus manifeste, qu'il avait recouvré le *signe extérieur de la virilité*. Au bout d'un mois, il avait presque entièrement repris ses premières forces !

Il résulte de ce que l'on a dit que l'homme devenu impuissant par la force de l'imagination, n'a pas besoin des secours de la médecine pour être guéri ; excepté peut-être dans le cas du noble Vénitien dont on a vu l'histoire. La tranquillité, le calme des passions, suffisent pour opérer la cure de l'impuissance accidentelle ou passagère, qui a sa cause dans le trouble et l'agitation des esprits.

L'impuissance occasionnée par la faiblesse qui suit une maladie aiguë, ou des excès toujours dangereux, exige les secours de l'art, ainsi que nous l'avons vu ; et ces secours doivent être donnés par un médecin qui, ayant étudié la nature de la maladie, saura découvrir la cause souvent cachée d'une impuissance accidentelle, qui ne sera que passagère si le malade se soumet à ce qui lui sera prescrit.

L'impuissance qui suit une maladie grave, est plus facile à guérir que celle qui est due aux actions de la débauche, et il n'est peut-être pas inutile d'en dire la raison. Un homme en convalescence après une longue maladie, qui n'est point le fruit des excès vénériens, n'a pas les organes de la génération plus affectés que les autres parties du corps : Elles reprennent toutes leur vigueur peu à peu, et celles de ces parties qui caractérisent l'homme n'annoncent la force que lorsque les autres exercent bien leurs fonctions. L'économie animale répare ses pertes avec une sorte de gradation qui fait disparaître presque en même temps la langueur des organes ; ceux de la génération n'annoncent donc la santé que lorsque l'estomac digère avec facilité, que par conséquent le chyle bien trituré peut donner un sang capable de fournir à toutes les sécrétions.

Les langueurs qui suivent la débauche, supposent nécessairement un individu porté avec force vers le plaisir, et par cette raison la cure devient très difficile. On verra, dans le cours de cet ouvrage, que parmi les fluides émanés du sang, aucun n'est plus précieux que la liqueur séminale ; que par conséquent les excès vénériens sont les plus dangereux, puisqu'ils épuisent les forces en très peu de temps.

Il faut encore supposer dans un homme qu'ont épuisé les actes trop répétés de la débauche, une imagination lascive qui s'oppose à la guérison. On a vu des hommes attaqués de maladies vénériennes ne pouvoir obtenir de guérison, parce qu'au milieu des remèdes qui leur étaient administrés, la débauche les conduisait dans les mêmes lieux où ils avaient puisé leurs maux. Tels sont à peu près les impuissants devenus tels par un libertinage excessif. Tandis que l'art tâche de réparer leurs forces, des réminiscences dangereuses enflamment leur imagination : Ils s'efforcent d'émouvoir par des idées obscènes leurs sens encore trop faibles pour répondre à la volonté.

Ils sont dans le même cas que les jeunes gens qui, avant la puberté, ont forcé la nature par des irritations violentes, et dont les organes se refusent à la jouissance, à l'époque marquée pour la perfection physique de l'individu, c'est-à-dire à l'âge où l'homme doit travailler à propager l'espèce.

L'impuissance absolue, lorsqu'elle dépend surtout d'un vice de conformation, doit être regardée comme incurable. Un homme, en effet, privé de quelques-unes des parties essentielles pour procéder à la génération, en est incapable et le sera toujours.

Il est quelques défauts susceptibles d'être corrigés ; mais ils doivent porter seulement sur la conformation des parties extérieures. Il faut nécessairement qu'elles existent ; car rien, par exemple, ne peut suppléer aux testicules, lorsque ceux-ci manquent, ni à l'organe destiné à transmettre la liqueur séminale dans le lieu destiné par la nature pour la génération.

CHAPITRE V

L'impuissance et les charlatans.

Il est assez commun de voir tomber dans l'impuissance des hommes auxquels rien ne manque, si l'on n'en excepte le bon sens, et qui sont principalement fort ignorants et quelque peu superstitieux. Nous voulons désigner ceux qui se croient *maléficiés*, préjugé qui pour être moins répandu qu'autrefois, ne l'est encore que trop parmi les populations de certaines contrées !

Il serait inutile d'amonceler une infinité de citations, pour démontrer l'ignorance et la fausseté de ceux qui s'arrogent le droit de *nouer l'aiguillette*. Pour peu que l'on soit instruit, on conviendra qu'il est de toute impossibilité qu'un homme devienne impuissant, par la vertu de certaines paroles mystérieuses ou de quelques cérémonies ridicules, employées par l'imposture pour effrayer les esprits faibles et crédules !

Mais, dira-t-on, des hommes n'ont pu consommer leur mariage ; on est certain qu'il leur avait été jeté un sort ; ils en étaient menacés.

Eh ! justement, voilà la cause de leur impuissance !

Qu'on se rappelle, en effet, l'histoire du jeune homme dont nous avons parlé au livre des remèdes que l'on croit capables de dompter le tempérament ; que l'on rapproche de cette observation toutes celles du même genre, et l'on verra que la menace de rendre impuissant un homme dont l'esprit est faible, suffit pour lier, pour enchaîner ses forces.

Que cet homme soit averti, qu'il s'imagine seulement avoir des ennemis intéressés à s'opposer à ses plaisirs, il n'en jouira pas. Les prétendus *noueurs d'aiguillettes* sont plus communs dans les campagnes qu'ailleurs, parce que le peuple y est plus crédule, et que les histoires des prétendus sorciers n'y ont pas, comme dans les villes, des hommes qui en démontrent la fausseté.

On dira que les anciens croyaient aux maléfices qui rendaient un homme impuissant : la chose ne doit pas paraître surprenante, pour qui sait combien l'erreur était facile à introduire dans des temps de ténèbres, où les peuples plongés dans la plus profonde ignorance, toujours avides du merveilleux, aimaient les fables que leur débitaient des charlatans.

L'empereur Néron ne pouvant jouir d'une femme qu'il désirait ardemment, se plaignit qu'on lui avait noué l'aiguillette. N'aimera-t-on pas mieux croire qu'un tyran poursuivi par ses crimes, exténué par la débauche, était devenu impuissant naturellement, que d'admettre pour cela des moyens surnaturels ?

Que l'on parcoure les récits des voyageurs, on ne trouvera presque aucun peuple, qui ne croie à des moyens surnaturels, plus ou moins absurdes, qui peuvent rendre l'homme impuissant. Que conclure de cela ? Que dans tous les pays, il y a eu des fourbes qui ont su tirer parti de la crédulité du peuple; que l'on a intimidé des hommes pour pouvoir ensuite se rendre nécessaire auprès d'eux!

Au reste, ce serait vainement qu'on tenterait de guérir par des raisons seules un homme qui croit devoir son impuissance à des causes surnaturelles. Ceux qui se croient ensorcelés ne sont pas ordinairement des hommes avec lesquels on puisse raisonner. Qu'opposer à un impuissant qui vous dit : Mes ennemis ont employé contre moi le *millepertuis* et la *rue*, cueillis de nuit, en disant des *paroles*; ces herbes ont été cousues dans un linge avec une aiguille qui a servi à ensevelir des *morts*; on a employé de plus des caractères écrits avec du sang de *chauve-souris*; on a fait *trois nœuds* à une aiguillette de *trois couleurs*, etc. ?

L'homme de bon sens fera-t-il un discours persuasif pour démontrer que ces absurdités n'ont aucune influence sur la vigueur d'un individu?

Il ne sera pas seulement écouté. Les bonnes femmes s'empareront des époux; alors elles contre-mineront les sorciers en employant la graisse de *chien noir*, en attachant à la colonne du lit des mariés des *testicules de coq*, en jetant dans la chambre des *fèves* coupées par moitié, etc., et voilà comme l'erreur se perpétue parmi les hommes!

CHAPITRE VI

L'impuissance et l'imagination.

Un médecin du siècle dernier nous a laissé une observation qui prouve combien l'imagination peut influer sur les organes destinés à multiplier notre espèce. Il avait menacé un tonnelier de lui nouer l'aiguillette lorsqu'il se marierait, et ce pauvre homme fut tellement frappé de crainte, qu'il fut un mois sans pouvoir approcher de sa femme. Il se sentait quelquefois des envies de l'embrasser étroitement, mais quand il fallait exécuter ce qu'il avait résolu, il se trouvait impuissant: son imagination étant alors embarrassée de l'idée du sortilège. Ce ne fut que lorsqu'il fut bien assuré qu'on l'avait complètement débarrassé du maléfice qu'il redevint fort et gaillard, et, dit-on même, qu'il se hâta de rattraper le temps perdu!

Montaigne, dans une circonstance à peu près la même, parvint à guérir de l'impuissance momentanée un seigneur dont la faiblesse d'esprit avait influé sur le physique, dans ce moment critique où l'homme a besoin de toute sa fermeté.

Une parente du comte, qui fait le sujet de cette observation, vieille dame fort craintive de sorcellerie, pour me servir des expressions de Montaigne, fit part à celui-ci de l'appréhension où elle était qu'on ensorcelât les mariés.

« J'avois de fortune en mes coffres, dit Montaigne, certaine petite pièce d'or... où étoient gravées quelques figures célestes, contre le coup de soleil et pour oster la douleur de teste, la logeant à point nommé sur le mal... Resverie germaine à celle de quoi nous parlons. J'avisay d'en tirer parti, et dis au comte qu'il pourroit courre fortune comme les autres, y ayant là des hommes pour voüloir lui en prester une, mais que hardiment il s'allast coucher : que je lui ferois un tour d'ami, et n'espargnerois à son besoin un miracle qui estoit en ma puissance... Seulement comme sur la nuict on iroit lui porter le resveillon, s'il étoit mal allé, il me fît un tel signe. Il avoit eu l'âme et les oreilles si battues qu'il se trouva lié du trouble de son imagination, et me fit son signe à l'heure susdite. Je lui dis lors à l'oreille qu'il se levast... et print la robe de nuict que j'avois sur moi et s'en vestît, tant qu'il auroit exécuté mon ordonnance, qui fut, quand nous serions sortis, qu'il se retirast à tomber de l'eau, dit trois fois telles paroles, et fît tels mouvements... »

Après quelques autres cérémonies, Montaigne ordonna à son ami de ceindre les cordons au bas desquels pendait la médaille, et de la disposer de manière qu'elle fût couchée sur les parties que l'on nomme *témoins*.

« Cela faict, continue notre auteur, je dis au comte qu'il s'en retournast et n'oubliast de jeter sur son lit ma robe, en manière que les abbriast tous deux... Ces singeries sont le principal de l'effet ; notre pensée ne se pouvant desmesler que moyens si étranges ne viennent de quelque abstruse science. Leur inanité leur donne poids et révérence. Somme, il fut certain que mes charactères se trouvèrent plus vénériens que solaires, plus en action qu'en prohibition ! »

Ces histoires prouvent que si un homme ne peut consommer son mariage, et que l'impuissance ait sa source dans l'imagination, il est facile à guérir pourvu que l'on obtienne sa confiance. C'est quelque chose de triste que d'être obligé de recourir à la ruse pour y parvenir, mais il n'y a pas d'autre remède dans ces circonstances, où il faut se résoudre à voir des époux languir, sécher, se consommer, dans l'attente d'un plaisir qu'ils se croient interdit par un pouvoir surnaturel.

Il serait donc inutile de vouloir détromper tout d'un coup des hommes faibles, malheureusement trop persuadés du pouvoir des prétendus magiciens sur eux ; mais on pourrait y parvenir en se prêtant à leur démence jusqu'à un certain point, ainsi que le prouve la dernière observation.

Le roi de Boutan, dit un écrivain célèbre, eut un jour besoin d'être saigné. Un chirurgien gascon, qui était venu à sa cour dans un vaisseau de notre compagnie des Indes, fut nommé pour tirer cinq onces de ce sang précieux. L'astronome de quartier cria que la vie du roi était en danger si on le saignait dans l'état où était le ciel. Le Gascon pouvait lui répondre qu'il ne s'agissait que de l'état où était le roi de Boutan ; mais il attendit prudemment quelques minutes, et prenant son almanach : vous avez raison, grand homme, dit-il à l'aumônier de quartier, le roi serait mort si on l'avait saigné dans l'instant où vous parliez ; le ciel a changé depuis ce temps-là, et voici le moment favorable. L'aumônier en convint. Le roi fut guéri, et, petit à petit, on s'accoutuma à saigner les rois quand ils en avaient besoin !

CHAPITRE VII

L'impuissance et l'hydrothérapie.

Nous quittons le domaine du charlatanisme, de la superstition et des sortilèges pour entrer dans la véritable médication qui convient à l'impuissance.

Selon nous, l'hydrothérapie seule peut triompher en cette circonstance et opérer ce qu'on pourrait presque considérer comme un miracle.

Avant d'examiner ce traitement et d'en démontrer les bienfaisants résultats par des observations convaincantes, nous devons faire remarquer qu'il ne manque pas d'exemples de gastralgie simple, idiopathique, ne reconnaissant pas d'autre cause première qu'une alimentation mal dirigée, entretenue ensuite par des écarts de régime en sens différents, et qui finit par devenir une maladie grave et rebelle, plongeant le sujet dans l'amaigrissement, l'hypocondrie et l'impuissance.

On voit, en effet, les organes génitaux participer aux troubles fonctionnels de l'organisme ; cette complication se montre très fréquemment chez les gastralgiques, surtout lorsque la maladie est ancienne, accompagnée d'anémie et d'hypocondrie. C'est alors que l'impuissance à exercer le coït est très fréquente.

L'impuissance peut être accompagnée et produite par des pertes séminales involontaires ; mais souvent elle existe en l'absence de toute spermatorrhée, et c'est plus particulièrement dans ce cas qu'elle devient, pour les malades, l'objet d'une vive préoccupation, et parfois d'un véritable désespoir. Les choses peuvent se présenter, d'ailleurs, sous plusieurs aspects différents.

Tantôt, l'impuissance est en même temps cérébrale et génitale ; les idées, les désirs génésiques sont éteints, et les malades restent assez indifférents à l'inertie de leurs organes.

Tantôt, les idées et les désirs vénériens naissent encore dans le cerveau, mais l'érection du pénis fait défaut, et c'est alors que les malades s'affectent outre mesure de cet état, et s'en préoccupent à l'exclusion, parfois, de tous les autres troubles fonctionnels.

Tantôt enfin, des érections mécaniques, pour ainsi dire, se manifestent encore plus ou moins souvent, mais elles n'ont pas la puissance de faire naître les idées et les désirs génésiques. Elles ne sont pour les malades qu'un phénomène incommode, et c'est avec répugnance, lorsque des pollutions nocturnes ne sont pas venues le suspendre pour un certain temps, qu'ils se décident à pratiquer le coït.

Autour de ces trois formes principales, le docteur Fleury dit avoir vu se grouper des formes exceptionnelles très bizarres. Parfois, les désirs et les érections énergiques, incessants, de jour et de nuit, lorsque le sujet est isolé et que l'imagination seule est en jeu ; mais qu'une femme survienne, et tout s'évanouit. L'un est violemment excité par la vue, par le contact, par la conversation des femmes ; mais si, au moment où les désirs et l'érection sont à leur apogée, il veut leur donner satisfaction, désirs et érection disparaissent. Chez un autre, l'obstacle réside dans une émission prématurée, s'opérant soit au moment de l'introduction, soit même plus tôt encore, et sous la seule influence du contact ou même de la vue d'une femme. Ces émissions ont lieu tantôt avec, tantôt sans érection du pénis. Chez un troisième, les désirs et les érections sont énergiques, l'introduction a lieu, mais les efforts de coït les plus prolongés sont impuissants à provoquer l'émission spermatique. Il en était ainsi chez le neveu de l'un de nos confrères les plus distingués ; mais chez lui, chose remarquable, la masturbation manuelle amenait facilement le résultat vainement demandé au coït.

Le médecin ne doit pas attacher une trop grande importance à ces troubles, à ces anomalies des fonctions génitales, et, à moins d'indications particulières, s'abstenir de tout traitement dirigé spécialement contre eux ; on les voit disparaître peu à peu et spontanément, à mesure que l'ordre se rétablit dans les fonctions de nutrition, de circulation et d'innervation générales. Il importe, toutefois, de rassurer les malades à cet égard et de les soustraire à une préoccupation trop vive ; car souvent le souvenir du passé, la crainte, l'appréhension, la honte prolongent les phénomènes qui n'ont plus de raison physique d'être, et donnent lieu à une impuissance *morale* semblable à celle qui frappe les hommes les plus vigoureux et les plus passionnés, sous l'influence d'un désir trop ardent, d'une émotion trop vive, d'une circonstance imprévue.

L'impuissance comprend l'*anaphrodisie*, ou impuissance à exercer le coït, et l'*agénésie*, ou impuissance à procréer, ces deux sortes d'impuissance étant complètement indépendantes l'une de l'autre, puisque tout coït n'est pas fécondant, et que, d'autre part, la fécondation peut avoir lieu en l'absence de toute intromission pénienne, par le seul fait de la présence du sperme à l'orifice du vagin.

Le docteur Fleury distingue deux variétés d'*anaphrodisie*, qu'il importe de ne pas confondre, et dont nous allons, avec lui, faire l'examen :

1° L'anaphrodisie avec existence et persistance du désir vénérien ;

2° L'anaphrodisie avec ou par absence du désir vénérien.

§ I. — ANAPHRODISIE AVEC EXISTENCE ET PERSISTANCE DU DÉSIR VÉNÉRIEN.

Elle peut résulter d'un vice de conformation : absence du membre viril, petitesse excessive, conformation anormale. Le phimosis congénital, dans certaines circonstances, devient une cause d'anaphrodisie. L'extrême obésité peut devenir un obstacle absolu au coït.

Nous venons de parler du phimosis congénital, nous aurons à y revenir, disons en passant ce que c'est. On donne le nom de *phimosis congénital* à un vice de conformation dans lequel le prépuce est en même temps trop long et trop étroit, de telle sorte qu'il dépasse d'une quantité plus ou moins considérable l'extrémité du gland, qu'il ne peut être ramené qu'avec effort en arrière de celui-ci, et qu'il forme alors un anneau exerçant sur la verge une constriction, laquelle devient d'autant plus énergique que le membre est dans une érection plus prononcée.

L'impossibilité du coït reconnaît pour cause ordinaire l'absence d'érection, la flaccidité de la verge, et celle-ci peut dépendre de causes très diverses : d'une faiblesse, d'une atonie locale des organes génitaux, ou générale et produite par des excès de coït ou de masturbation, par l'exercice abusif ou prématuré des organes ; une continence poussée à l'excès, suivant quelques auteurs ; des pollutions trop fréquentes ; la spermatorrhée ; certaines maladies aiguës ou chroniques du foie ou de la rate ; d'une paralysie déterminée par une maladie du cerveau, de la moelle épinière, une tumeur du bassin, etc. Une impuissance accidentelle, momentanée, est souvent produite par une grande contention de l'esprit, par une émotion morale vive et soudaine, par une passion violente : c'est ainsi que l'érection ne se manifeste point ou disparaît tout à coup, sous l'influence de la crainte, de la colère, de la douleur, du dégoût, etc. Plus malheureux encore que Tantale, l'amant trop épris, surtout lorsque son amour n'est pas exclusivement sensuel, est souvent frappé d'impuissance au moment même où tous ses désirs pourraient être comblés, et souvent aussi, dans ces circonstances, la crainte qu'il éprouve au souvenir de son infortune le précipite dans des récidives plus ou moins nombreuses.

Un vêtement gênant, une position incommode, un froid trop vif, une chaleur trop intense peuvent mettre obstacle à l'érection.

Dans toutes ces circonstances, les désirs vénériens peuvent exister, et se montrer d'autant plus violents que l'anaphrodisie est plus complète et plus prolongée.

§ II. — ANAPHRODISIE AVEC OU PAR ABSENCE DU DÉSIR VÉNÉRIEN

Il est des individus, en petit nombre, qui, en raison de leur tempérament, de leur constitution, de leur idiosyncrasie, n'éprouvent ni désirs ni besoins vénériens, et chez lesquels la verge, ordinairement très petite, reste dans un état permanent de flaccidité ; chez les sujets épuisés par des excès de coït ou de masturbation, par des pollutions, les désirs vénériens diminuent ordinairement graduellement et finissent par disparaître ; mais parfois, au contraire, ils persistent, et même croissent en raison inverse de l'atonie des organes génitaux ; la plupart des maladies chroniques, et spécialement la congestion du foie et de la rate, éteignent habituellement les désirs ; mais on voit des sujets parvenus au dernier terme de la phtisie pulmonaire, d'une maladie organique du cœur, éprouver des désirs très vifs.

L'anaphrodisie prolongée avec persistance des désirs vénériens est fort grave, en raison de l'état intellectuel et moral dans lequel elle plonge ordinairement les sujets. La plupart tombent dans la plus noire mélancolie, dans la lypémanie, la nosomanie ; d'autres, dans la folie, la monomanie érotique ; il en est que le désespoir conduit au suicide.

L'anaphrodisie avec absence de désirs vénériens est supportée avec plus de calme et de résignation ; mais, comme la précédente, elle peut jeter un grand trouble dans l'existence en mettant obstacle au mariage, en compromettant le bonheur conjugal.

Les causes de l'anaphrodisie échappent parfois au plus sérieux examen; l'hygiéniste est alors non moins embarrassé que le médecin.

Voici, d'ailleurs, deux observations qui ont été recueillies par le docteur Tartivel, et que nous recommandons à toute l'attention du lecteur.

§ III. — POLLUTIONS, SPERMATORRHÉE, ANAPHRODISIE DURANT DEPUIS PLUSIEURS ANNÉES ET REBELLE AUX TRAITEMENTS LES PLUS ÉNERGIQUES ET LES PLUS VARIÉS. — GUÉRISON PAR L'HYDROTHÉRAPIE.

M. D..., âgé de vingt-six ans, a éprouvé pendant son enfance des *accidents nerveux* qui ont disparu sous l'influence des bains de mer, tout en lui laissant un léger *tic facial*. De dix-sept à vingt ans, il a fait une part assez large au premier feu de la jeunesse et a un peu abusé des plaisirs de l'amour. Après cette campagne de trois ans, il était sans blessure, c'est-à-dire n'ayant eu ni chaudepisse ni chancre, mais il éprouvait de la fatigue, du malaise, de la perte d'appétit, de la difficulté dans les digestions, quelques douleurs d'estomac, des borborygmes et de la constipation. M. le docteur B..., de Sainte-F..., consulté, se borne à prescrire le repos et quelques purgatifs.

Bientôt viennent se joindre aux troubles digestifs quelques pertes séminales, la nuit, sous l'influence de rêves érotiques, le jour, pendant les efforts de défécation. — Ces pertes augmentent notablement la faiblesse du malade et amènent après elles de violentes palpitations. — M. le docteur M..., de Sainte-F..., constate, à l'auscultation, un bruit de souffle au cœur et dans les carotides; il croit à une maladie du cœur, fait prendre pendant deux mois un mélange de poudre de digitale et de magnésie calcinée, puis, pendant cinq mois, des granules de digitaline.

Au mois de mai 1854, le malade, ne se trouvant pas mieux, va, d'après le conseil de M. le docteur M..., consulter une célébrité médicale de Bordeaux.

Le prince de la médecine bordelaise déclare qu'il n'y a pas de maladie du cœur. Cependant il ordonne de prendre, le matin, des pilules faites avec un mélange de poudre de digitale pourprée et de nitrate de potasse, et, le soir, une pilule d'extrait de belladone; comme régime : lait froid, potages aux herbes, viandes blanches bouillies, en petite quantité; pour boisson : eau de Seltz coupée avec de l'eau ordinaire.

Le malade subit ce régime de mai 1854 à novembre 1855; à cette dernière époque il était d'une faiblesse extrême, pouvait à peine se traîner, souffrait à peine de l'estomac et vomissait tout ce qu'il mangeait : « Je n'étais plus, dit-il, qu'un cadavre ambulant; » les pertes séminales, du reste, au lieu de diminuer, n'avaient fait qu'augmenter, et avec elles les palpitations. Le malade, en proie à une excitation nerveuse très vive, était tombé dans la mélancolie hypocondriaque.

M. le docteur M..., croyant plus que jamais à une maladie du cœur et mieux inspiré cette fois, conseille au malade d'aller à Paris consulter M. le professeur Bouillaud. L'éminent praticien, après un examen fait avec le plus grand soin, rédige la consultation suivante :

État chloro-anémique et nerveux des mieux caractérisés, sans aucune lésion des divers organes.

Le cœur, en particulier, est dans les conditions les plus normales.

Je conseille :

1° Tous les jours, pendant deux mois, six dragées de lactate de fer;

2° Régime composé de viandes grillées ou rôties ;

3° Vin vieux de Bordeaux, coupé avec de l'eau de Bussang;

4° Exercices du corps, tels que la chasse, l'équitation, la gymnastique ;

5° Bains de mer l'année prochaine.

Ce nouveau régime, complètement opposé au précédent, fut très favorable au malade. Au bout de quelque temps l'estomac en faisait son profit, les forces augmentaient, quoique lentement, les pertes séminales et les palpitations avaient diminué, l'état nerveux s'était sensiblement amélioré.

Au mois d'août 1856, M. D... va prendre les bains de mer à Royan ; ils lui font un bien très sensible ; mais, de retour chez lui, il voit, au bout d'un certain temps, les pertes séminales se reproduire avec aggravation. La spermatorrhée se montre non seulement le jour, pendant les efforts de défécation, mais encore la nuit sans rêves érotiques, sans érections, sans la moindre sensation voluptueuse. Le flux spermatique a lieu tantôt tous les deux ou trois jours, tantôt quotidiennement, et jette le malade dans une prostration physique et morale des plus profondes.

Les érections sont faibles, incomplètes, presque nulles. Le malade ne peut exercer le coït; il en conçoit un chagrin violent, se croyant condamné à une impuissance prématurée. Les troubles digestifs : dyspepsie, gastralgie, constipation; les troubles circulatoires : palpitations, etc. ; les troubles nerveux : irritabilité, mélancolie, hypocondrie, tout le cortège, en un mot, des phénomènes primitifs a reparu. M. D... reste dans cet état jusqu'au mois de juillet 1857, se bornant à combattre son mal à l'aide de quelques médicaments ferrugineux.

Le 17 juillet, il part pour Dieppe, y prend des bains de mer, et se trouve mieux pendant toute la durée de la saison. Mais son retour chez lui est encore le terme de son amélioration éphémère.

Le malade, voyant s'éteindre une à une toutes les lueurs d'espérance qui avaient brillé un instant devant ses yeux, et se sentant enfoncer de plus en plus dans l'abîme, perd tout espoir de guérison, s'abandonne aux conceptions les plus noires de son imagination exaltée, et nourrit pendant quelque temps la pensée du suicide comme l'unique moyen qui lui reste d'échapper aux tortures physiques et morales dont il est la proie.

Parvenu, non sans des efforts énergiques et incessants de volonté, à vaincre cette tentation funeste, M. D... se jette, de désespoir, dans les bras de ces éhontés charlatans qui étalent sur la quatrième page des journaux leurs spécifiques et leurs arcanes. Ces messieurs soulagèrent sa bourse, mais non son mal; ils le renvoyèrent léger d'argent, mais en revanche chargé de remèdes *infaillibles*... Une triste expérience eut bientôt appris à M. D... quel cas il devait faire de cette prétendue infaillibilité.

Rejeté par cette mésaventure dans les bras de la médecine orthodoxe et de M. le docteur M..., le malheureux jeune homme est soumis successivement pendant onze mois, du mois d'octobre 1857 au mois de septembre 1858, aux moyens dont voici la nomenclature :

1° Frictions le long de la colonne vertébrale avec un mélange de teinture de cantharides et de teinture de quinquina ;

2° Bains de siège froids ;

3° Pilules de Vallet et vin de quinquina ;

4° Cautérisation des vésicules séminales suivant la méthode Lallemand ;

5° Application successive de quatre vésicatoires volants sur le périnée ;

6° Séton sur la région lombaire ;

7° Introduction de bougies dans le canal de l'urètre ;

8° Bromure de potassium à l'intérieur ;

9° Eaux sulfureuses de Luchon.

Les eaux, les bougies et la cautérisation furent très nuisibles, et augmentèrent plutôt qu'elles n'amendèrent les pertes séminales. Le séton seul eut une action favorable et fit disparaître le flux spermatique qui avait lieu pendant les efforts de défécation.

Au mois de septembre 1858, M. D... fait un troisième voyage à Paris, pour consulter M. le professeur Velpeau. L'illustre chirurgien traite le malade depuis le 12 septembre 1858 jusqu'au commencement d'avril 1859, de la manière suivante :

1° Application de deux cautères au bas de la région dorsale ;

2° Large vésicatoire volant sur l'épigastre ;

3° Deux bains de Barèges par semaine ;

4° Chaque matin, deux bols composés de sous-carbonate de fer et d'extrait de valériane ;

5° Chaque soir, 40 centigrammes de sous-nitrate de bismuth dans une cuillerée de vin ;

6° Pour boisson aux repas, eau de Bussang mêlée de vin.

Au bout de quatre mois, le traitement est modifié ainsi qu'il suit :

1° Continuation des bols et de l'eau de Bussang ;

2° Ouverture de deux nouveaux cautères au-dessous des premiers, que l'on laissera se fermer ;

3° Frictions le long de la colonne vertébrale, avec une petite éponge imbibée d'huile de croton-tiglium, jusqu'à éruption de petits boutons. Ces frictions seront renouvelées tous les mois ;

4° Injecter, matin et soir, dans l'urètre et jusque dans la vessie, quelques cuillerées de la solution suivante :

Eau d'orge. . . . . 125 grammes.
Sous-nitrate de bismuth. . . . . 4 —

Remplacer au bout d'un mois ce liquide par de l'eau de chaux étendue au quart, au tiers ou à moitié d'eau ordinaire.

Les frictions d'huile de croton-tiglium donnèrent de la fièvre, et les injections occasionnèrent l'inflammation du canal de l'urètre, suivie d'une rétention d'urine pendant trois ou quatre jours, et d'un léger écoulement urétral pendant une dizaine de jours. Ces accidents furent considérés comme des phénomènes salutaires.

Au bout de deux mois et demi, nouvelle modification :

1° Cessation des frictions et des injections ;

2° Application, sur la colonne vertébrale, d'un long ruban de papier Fayard, que l'on renouvellera chaque mois ;

3° Prendre soir et matin une des pilules suivantes :

> Poudre de belladone. . . . . 25 centigr.
> Suc de réglisse. . . . . 3 grammes.

Diviser en vingt-cinq pilules ;

4° Continuer le bismuth, les eaux minérales, les cautères, mais cesser l'opiat de sous-carbonate de fer et d'extrait de valériane.

Ce nouveau traitement conduisit le malade jusqu'au 15 avril 1859. Résultat : diminution des pollutions nocturnes ; nulle modification des pollutions diurnes ; augmentation de l'irritabilité nerveuse.

M. Velpeau, voyant qu'après sept mois d'un traitement des plus énergiques et des plus variés, supporté avec une patience et une persévérance rares, il n'avait obtenu qu'une amélioration à peu près insignifiante, de guerre lasse, conseilla une médication hydrothérapique.

Le 18 avril, M. D... s'installe à Bellevue. Il nous présente l'ensemble des phénomènes dont nous avons déjà parlé dans le courant de cette observation. Troubles digestifs : inappétence, langue blanche, gastralgie, dyspepsie, constipation ; troubles circulatoires : bruits de souffle doux au cœur et dans les carotides, palpitations, décoloration de la peau et des membranes muqueuses, pouls mou et faible, chloro-anémie ; troubles nerveux : faiblesse, vive irritabilité, insomnie, céphalalgie occipitale, tristesse, mélancolie, hypocondrie ; troubles génitaux : suintement spermatique pendant la défécation, pollutions nocturnes, sans rêves érotiques, sans érection, sans nulle sensation voluptueuse ; érections faibles, incomplètes, presque nulles ; impossibilité du coït.

Dès son arrivée à Bellevue, le malade est soumis, par M. Fleury, au traitement hydrothérapique. Il reçoit, deux fois par jour, une douche générale en pluie et une douche en jet promenée sur toutes les parties du corps, et, particulièrement, le long de la colonne vertébrale. Ces deux douches ont, ensemble, une durée d'une minute à une minute et demie.

Au bout de quelques jours chaque douche est précédée d'un bain de siège à eau courante, d'une durée de trois à cinq minutes. Ces bains de siège produisent une vive révulsion sur toute la peau qui recouvre le bassin. Des immersions dans la piscine, des douches en cercles sont alternativement prescrites pour calmer, d'une part, l'excitation nerveuse générale, et, d'autre part, pour combattre les douleurs gastriques.

Les douches en cercles ont également pour but de produire, par l'action révulsive extrêmement énergique qu'elles exercent sur toute la surface du tronc, une modification de la circulation et de l'innervation de cette large surface, et, subsidiairement, une modification de la circulation et de l'innervation du centre nerveux médullaire et des organes génitaux.

C'est également le but qu'on se propose par l'emploi des bains de siège à eau courante, qui ne sont que des espèces de douches en cercles limitées à la partie inférieure du tronc. C'est une sorte d'action perturbatrice par réaction et révulsion que l'on détermine par ce moyen.

Pendant un mois, du 18 avril au 18 mai, l'état du malade ne subit qu'une modification insensible. Les pollutions nocturnes se reproduisent presque toutes les nuits et jettent le malade dans une prostration profonde. A partir du 18 mai, spécialement sous l'influence des douches en cercles, qui commencent alors à être appliquées, les pollutions s'éloignent. Du 18 au 22 mai pas de pollution. — Une pollution le 22 mai. — Pas de pollution du 22 mai au 6 juin. — Une pollution le 6 juin. — Du 6 juin au 6 juillet, jour de sa sortie de l'établissement, M. D... n'a eu aucune perte séminale, ni pendant le jour par les efforts de défécation, ni pendant la nuit. Le résultat a été une augmentation progressive des forces, et une diminution correspondante de l'éréthisme nerveux général.

Bientôt, chose inespérée et qui ravit de joie le malade, la faculté d'érection reparaît dans la verge, depuis longtemps frappée d'impuissance, et, le 2 juillet, un rapprochement sexuel a lieu avec un succès complet. Il n'est pas suivi de cet abattement profond qui accompagnait, d'ordinaire, les pertes séminales. Au contraire, M. D... éprouve, à la suite, un bien-être inconnu depuis longtemps, bien-être qui résulte à la fois de la satisfaction d'un besoin physique et du contentement moral que cause au malade le sentiment de la possession complète de toutes ses facultés. Aussi, la tristesse, la mélancolie, l'hypocondrie disparaissent avec le retour des forces viriles, et M. D... met dès lors autant d'empressement à rechercher les relations sociales qu'il en mettait auparavant à les fuir.

Le 6 juillet, M. D... quitte l'établissement, on ne peut plus heureux des résultats qu'il a obtenus de l'hydrothérapie, et n'éprouvant plus que quelques troubles digestifs dont il espère se débarrasser complètement par une saison passée aux bains de mer, à Dieppe. En effet, vers la fin de juillet, nous recevons de M. D... une lettre datée de Dieppe, et dans laquelle il nous annonce que les pertes séminales n'ont plus reparu et que sa santé est aujourd'hui plus florissante que jamais.

§ IV. — POLLUTIONS, SPERMATORRHÉE, ANAPHRODISIE CONGÉNITALE CHEZ UN HOMME DE 38 ANS. — INSUCCÈS DE DIVERS TRAITEMENTS. — GUÉRISON PAR L'HYDROTHÉRAPIE.

M. M... a trente-huit ans, un tempérament lymphatique, une bonne constitution, quoique ayant été maladif pendant son enfance.

Dès l'âge de la puberté, s'étant passionnément épris d'une jeune fille, il n'a pu, malgré tous ses efforts, ardemment secondés par ceux de sa maîtresse, parvenir à introduire la verge dans le vagin et consommer l'acte vénérien. Les érections étaient incomplètes, et n'amenaient jamais cette rigidité du pénis nécessaire à la copulation.

Des tentatives, fréquemment réitérées pendant trois ans, ne produisent aucun résultat, en dépit des excitations de toutes sortes, même manuelles, pratiquées par la jeune fille sur son amant. Un découragement mutuel fit cesser, enfin, ces relations. Le jeune homme resta trois ans sans chercher à renouer commerce avec les femmes. A l'âge de vingt-deux ans, il fit de nouvelles tentatives qui, pas plus que les premières, ne furent couronnées de succès.

Fort chagriné de toutes ces mésaventures et craignant que cette impuissance ne tînt à un vice de conformation des organes génitaux, M. M... consulte plusieurs médecins de B..., les priant de vouloir l'examiner avec soin. Tous déclarent que la conformation des organes génitaux ne laisse rien à désirer ; ils engagent le jeune homme à ne pas se décourager, à renouveler les tentatives, et lui donnent l'espoir qu'il finira par triompher. Vain espoir ! De nombreux essais tentés auprès de diverses femmes sont constamment suivis d'un échec complet.

Cependant notre jeune homme se sentait porté par un irrésistible penchant vers les femmes. Il les aimait, il les recherchait avec ardeur ; la nuit il rêvait qu'il les touchait, qu'il les caressait, qu'il les tenait dans ses bras, qu'il exerçait le coït ; et alors, chose singulière ! survenait une érection avec éjaculation et sensation voluptueuse. Mais lorsque, encouragé par les souvenirs de la nuit, il voulait reproduire, pendant la veille, ces phénomènes et ces sensations, le malheureux jeune homme s'apercevait bientôt que le bonheur de la nuit n'était qu'un rêve ; malgré la plus vive excitation intellectuelle, les sens restaient glacés !

M. M... se livra alors à des habitudes funestes de masturbation, autant pour essayer de vaincre, par des excitations manuelles, l'engourdissement de ses sens, que pour chercher dans des plaisirs solitaires un triste adoucissement au chagrin qui le consumait. Il parvint ainsi à obtenir, parfois, à la suite d'une masturbation très énergique, une érection complète avec éjaculation et sensation voluptueuse ; mais lorsque, enhardi par ce triste succès, il tentait de renouer commerce avec les femmes, chaque tentative ne servait qu'à lui démontrer une fois de plus son invincible impuissance.

Les résultats des plus mauvaises habitudes auxquelles se livrait M. M... lui furent funestes ; elles ébranlèrent sa santé, et donnèrent lieu à des pollutions tantôt diurnes, tantôt nocturnes, se produisant tantôt avec demi-érection, sous l'influence de rêves érotiques ou d'images lascives, tantôt sans érection et sans aucune sensation voluptueuse. La miction, la défécation s'accompagnaient également d'émission de sperme, reconnaissable à son odeur et à sa consistance.

En même temps, M. M... éprouvait un ensemble de symptômes caractéristiques d'un grave ébranlement du système nerveux général : céphalalgie violente, insomnie, inaptitude aux travaux intellectuels, affaiblissement de la mémoire ; crampes d'estomac avec boulimie ou anorexie alternatives, mauvaises digestions, diarrhées fréquentes ; palpitations, faiblesse générale, lassitudes spontanées dans les membres, douleurs dans les lombes, malaise continuel, lipothymies fréquentes, etc.

Pendant nombre d'années, M. M... a suivi divers traitements qui lui avaient été conseillés par des médecins de son pays, traitements dont il ne se rappelle pas bien les formules, mais qui avaient, dit-il, pour base commune, des substances toujours combinées avec un régime fortifiant. Ces médications n'ont été suivies d'aucun succès.

En 1855, M. M... arrivait à Paris dans un état physique et moral déplorable. Complètement découragé, il reste quatre ans dans cet état, sans chercher à en sortir. Au commencement de l'année 1859, cependant, vaincu par les instances de quelques amis, il se décide à faire une tentative suprême. Il consulte successivement MM. Becquerel et Monneret, qui, tous deux, et à l'insu l'un de l'autre, s'accordent à conseiller le traitement hydrothérapique.

Arrivé à Bellevue le 8 janvier 1859, le malade, après un examen préalable qui ne montre rien d'anormal ni dans la conformation des organes génitaux, ni dans l'état des autres organes, est soumis, deux fois par jour, aux douches froides en pluie et en jet, d'une durée totale d'une minute à une minute et demie environ.

Au bout de quelques jours, M. Fleury prescrit des bains de siège à eau courante à prendre deux fois par jour, immédiatement avant les douches ; chaque bain de siège a une durée de cinq à six minutes.

Du 8 janvier au 31 juillet, la santé de M. M... s'est graduellement améliorée et complètement rétablie. L'appétit n'a pas tardé à se faire sentir ; les fonctions digestives se sont régularisées ; la gastralgie a disparu, le sommeil et les forces sont revenus. Au bout de quelques mois, le malade, qui auparavant ne pouvait se livrer au moindre travail intellectuel, passait des journées à lire et à faire des traductions d'articles pour les recueils scientifiques. Le temps qu'il ne consacrait pas au travail était employé à de longues promenades qu'il faisait, à pied et sans fatigue, dans les environs de Bellevue.

Les pollutions diurnes avaient disparu, et les pollutions nocturnes, devenues de plus en plus rares, ne se produisaient que tous les huit, dix ou quinze jours, sous l'influence de rêves érotiques et dans un état d'érection, incomplète il est vrai, du pénis. Il n'y avait plus d'écoulement spermatique sans érection, et dans un état de flaccidité complète de la verge.

Depuis le commencement du traitement, il avait été fortement recommandé au malade de s'abstenir de toute manœuvre de masturbation. Vers le 31 juillet, voyant la santé de notre malade complètement rétablie, le système nerveux ramené à son état normal ; voyant que les fonctions génitales seules tardaient à se mettre en harmonie avec les autres fonctions, nous persuadâmes, non sans peine, à M. M... de faire une nouvelle tentative de coït, lui déclarant que, dans l'état actuel de santé où il se trouvait alors revenu, il devait réussir, et qu'en l'absence de toute cause physique, le succès ne dépendait plus maintenant que de sa force morale et de l'énergie de sa volonté.

Le 31 juillet, M. M... suivait notre conseil ; et le lendemain, il nous annonçait avec une expression de joie rayonnante que sa tentative avait été couronnée d'un succès complet. Pour la première fois de sa vie, il avait eu une érection complète, qui avait permis l'introduction de la verge dans le vagin et la consommation de l'acte vénérien.

Depuis ce jour, M. M... s'est livré régulièrement au coït deux fois par semaine, et toujours avec succès.

A la fin de décembre 1859, époque à laquelle M. M... cesse le traitement hydrothérapique, les facultés génitales se sont maintenues au même degré de vigueur et d'énergie, et notre héros ne peut trop se féliciter d'avoir conquis enfin, quoique un peu tard, les attributs de la virilité.

§ V. — RÉFLEXIONS SUR L'OBSERVATION QUI PRÉCÈDE.

A quoi faut-il attribuer, demande le docteur Fleury, cette singulière anaphrodisie que nous avons, peut-être improprement, appelée *congénitale*, parce qu'elle s'est manifestée en même temps que l'éveil et le premier développement du sens génital? Le mot *congénitale* ne saurait s'appliquer ici, ce semble, que si l'anaphrodisie avait eu pour cause un vice de conformation originel des organes générateurs. Or, l'observation le prouve, c'est ce qui n'est pas; rien dans la conformation de ces organes chez M. M... ne s'éloigne de l'état normal; les testicules et la verge sont parfaitement développés, et, du reste, jamais l'anaphrodisie n'a été absolue; il y avait des demi-érections, et même parfois la nuit, en rêve, des érections complètes suivies d'éjaculation et de sensation voluptueuse.

Enfin, le résultat du traitement est venu prouver d'une manière éclatante que l'appareil génital chez M. M... était parfaitement organisé pour remplir le but de la nature. L'épithète de *congénitale*, appliquée au cas dont nous parlons, semble donc peu convenable, et nous ne prétendons pas la justifier absolument; nous avons voulu seulement dire par là que, chez notre malade, l'agénésie, c'est-à-dire l'impuissance à accomplir l'un des principaux actes de la génération, la copulation, s'est manifestée dès le premier éveil de l'instinct générateur, comme si la nature avait frappé les organes d'une débilité originelle. Voilà l'unique sens que nous attachons au mot *congénitale* dans cette observation.

Quant à la cause de cette anaphrodisie, nous avouons qu'elle reste pour nous fort problématique, et que nous en sommes réduit, pour l'expliquer, aux suppositions.

En analysant notre observation, nous voyons que plusieurs causes pourraient être invoquées pour expliquer l'anaphrodisie chez notre malade.

Le tempérament lymphatique, l'âge trop jeune (quatorze ans), où M. M... fit le premier et malheureux essai de ses organes génitaux; puis la masturbation, les pertes séminales, l'affaiblissement général.

Les causes morales :

Le chagrin, la timidité, l'appréhension, la crainte, la honte, que devaient inspirer au malade la conscience de son état et de si nombreuses tentatives suivies de si tristes échecs.

Toutes ces causes ont dû agir, les unes pour produire, et les autres pour entretenir pendant un si grand nombre d'années cet état d'impuissance.

Quoi qu'il en soit, l'on constate ici l'impuissance radicale de la thérapeutique ordinaire pour guérir ce singulier état morbide, dont l'hydrothérapie a triomphé d'une manière éclatante, et, je l'avoue, inespérée.

Nous ne savons s'il existe des faits de ce genre dans la science; les livres que nous avons consultés à ce sujet gardent le silence. Nous croyons qu'ils doivent être bien rares, les individus qui, frappés d'impuissance génésique dès l'âge de puberté, ont la chance heureuse de voir les fonctions génératrices s'éveiller après un sommeil de vingt-quatre ans. Il appartenait peut être à l'hydrothérapie, et à l'hydrothérapie seule, à ce modificateur si énergique et si puissant de l'organisme, d'accomplir cette espèce de miracle thérapeutique !

CHAPITRE VIII

Du phimosis congénital.

Nous avons dit que le phimosis congénital est un vice de conformation dans lequel le prépuce est en même temps trop long et trop étroit, de telle sorte qu'il dépasse d'une quantité plus ou moins considérable l'extrémité du gland, qu'il ne peut être ramené qu'avec effort en arrière de celui-ci, et qu'il forme alors un anneau exerçant sur la verge une constriction, laquelle devient d'autant plus énergique que le membre est dans une érection plus prononcée.

Le phimosis congénital donne lieu à des phénomènes nombreux, importants, complexes, graves, que l'on peut diviser, selon Fleury, en trois catégories distinctes :

Les uns, entièrement locaux, portent sur les fonctions génito-urinaires et sur une partie des organes qui président à ces fonctions : la verge, les testicules, les conduits éjaculateurs, la prostate et la vessie.

Les autres exercent leur action sur l'encéphale, par l'intermédiaire des organes et des fonctions de la génération.

Les troisièmes, enfin, sont sympathiques, se font sentir sur l'innervation générale, et par conséquent sur l'innervation particulière.

CHAPITRE IX

Phénomènes relatifs aux fonctions et aux organes de la génération.

Le phimosis congénital exerce parfois sur le sens et les fonctions de la génération une influence très remarquable, qui peut être portée tantôt dans une direction, tantôt dans la direction diamétralement opposée, suivant que le vice de conformation est plus ou moins prononcé, et par conséquent se traduire par des phénomènes entièrement différents, selon qu'ils se lient à l'excitation du sens génital, ou bien, au contraire, à sa dépression.

Voici les trois observations que nous fournit le docteur Fleury, et sur lesquelles nous appelons l'attention du lecteur :

1° Excitation du sens génital.

2° Dépression du sens génital.

3° Lésions diverses des fonctions et des organes génito-urinaires.

§ I. — POLLUTIONS NOCTURNES ; EXCITATION GÉNÉSIQUE. — PHIMOSIS CONGÉNITAL CIRCONCISION. — GUÉRISON

M. X..., âgé de 33 ans, après s'être beaucoup masturbé pendant sa jeunesse, continuait à se livrer à cette habitude, malgré un commerce très actif avec les femmes et des pollutions nocturnes fréquentes. Tourmenté sans cesse, nuit et jour, par des érections, il les avait d'abord attribuées, pendant longtemps, à la vigueur de sa constitution et à un tempérament sanguin très prononcé ; mais, voyant que ses désirs ne faisaient qu'augmenter au lieu de s'amortir, il se décida à me consulter. L'ardeur génératrice du sujet dépassait évidemment les limites physiologiques, et nulle cause pathologique ne venant me rendre compte de cette disposition, qui n'avait d'ailleurs aucune raison d'être morale ou intellectuelle, je pensai qu'un phimosis congénital était peut-être le point de départ des phénomènes, et je proposai l'opération, en déclarant que je n'assurais point de remédier complètement par là aux accidents, mais que, dans tous les cas, l'excision du prépuce ne pouvait avoir que des résultats avantageux.

M. X... accepta ma proposition, et l'opération fut pratiquée le 17 avril 1844. Un mois après, les érections, les désirs érotiques immodérés avaient complètement disparu, et M. X... était rentré dans les conditions ordinaires des hommes de son âge et de sa constitution.

§ II. — ANAPHRODISIE. — PHIMOSIS CONGÉNITAL. — CIRCONCISION. — GUÉRISON.

M. N..., âgé de 35 ans, d'une constitution robuste, d'un tempérament nerveux, d'un embonpoint prononcé, a exercé le coït pour la première fois à l'âge de 25 ans, sans s'être préalablement livré à la masturbation.

« Jamais, disait-il, je n'avais été tourmenté par des érections, par des désirs vénériens, par des idées érotiques ; la lecture de quelques livres licencieux était même restée sans aucun effet sur moi, et lorsque je connus une femme, ce fut moins pour obéir à un besoin ou à un désir, que par curiosité et pour faire acte de virilité : il me semblait que je n'étais pas homme, et je voulais conquérir ce titre. »

L'effet produit par la relation sexuelle fut loin d'être agréable ; l'érection avait été lente, peu énergique, les frottements contre les parois du vagin avaient donné lieu à des tiraillements douloureux du prépuce ; le plaisir avait été nul, l'éjaculation incomplète et accompagnée d'une douleur vive au périnée. Peu satisfait de cette épreuve, M. N... ne la réitéra qu'au bout de plusieurs mois, et sans plus de succès ; pendant neuf ans, il n'eut alors que des relations sexuelles fort rares, amenées non par ses désirs, mais par l'entraînement de camarades, ou par la pensée que les choses devaient se modifier ; il n'en fut rien.

A l'âge de trente-quatre ans, M. N... rencontra une jeune femme d'un esprit distingué, d'un caractère fort aimable, et il noua avec elle une liaison suivie, se figurant que dans ces conditions, il trouverait plus d'agrément que dans des relations sexuelles fortuites, peu fréquentes, et ayant pour objet des filles publiques. Au bout d'un an, les choses en étaient toujours au même point ; M. N... se demanda si ce n'était point un état pathologique, ou une disposition organique vicieuse, qui le rendait si différent des autres hommes, et si peu sensible à ce que, par une métaphore dérisoire, selon lui, on appelle *les plaisirs de l'amour !*

Le 10 février 1840, M. N... vint me consulter ; je constatai l'existence d'un phimosis congénital prononcé ; je proposai l'opération, et je la pratiquai, le 17 février, avec l'assistance de mon regrettable ami Marchessaux, l'un des médecins les plus éminents du Havre.

Trois mois après, M. N... avait subi une transformation complète. L'expression qui pendant tant d'années lui avait paru n'être qu'une métaphore dérisoire lui semblait maintenant n'exprimer que très faiblement la réalité, et il était en disposition de réparer amplement le temps perdu.

§ III. — BLENNORRHAGIE CHRONIQUE. — ACCIDENTS LOCAUX GRAVES ; RÉTRÉCISSEMENT DE L'URÈTRE. — PHIMOSIS CONGÉNITAL. — CIRCONCISION. — GUÉRISON.

M. X... s'est livré au coït pour la première fois en 1829, à l'âge de dix-huit ans, et avec une jeune fille vierge, âgée de seize ans ; malgré de violents désirs, l'érection avait été très difficile, et au moment de l'éjaculation, une douleur excessivement vive s'était fait sentir dans la région périnale. Le lendemain, il existait un écoulement urétral assez abondant, accompagné de douleurs vives pendant la miction et l'érection. Un médecin est appelé ; peu convaincu de l'état sain et encore moins de la virginité de la jeune fille, qu'il n'est point d'ailleurs mis en demeure d'examiner, il considère l'écoulement comme vénérien, prescrit un traitement antisyphilitique, des bains tièdes, des boissons émolientes, etc. La blennorrhagie dure six semaines, et n'est coupée qu'avec difficulté au bout de ce temps.

Quelques mois après, M. X... a une seconde relation sexuelle qui est accompagnée de la même douleur au moment de l'éjaculation, et qui donne lieu à un nouvel écoulement blennorragique qui, cette fois, est coupé au huitième jour à l'aide du copahu. Depuis cette époque jusqu'en 1837, c'est-à-dire pendant huit ans, M. X... n'a que des relations sexuelles peu fréquentes, toujours accompagnées d'une vive douleur qui se fait sentir au moment de l'éjaculation, et donnant presque constamment lieu à des écoulements indolents, qui parfois disparaissent spontanément au bout de quelques jours, et qui d'autres fois, rendent nécessaire l'usage du copahu, du cubèbe et des injections astringentes, moyens dont M. X... fait un fréquent usage, sans avoir recours à l'intervention d'un médecin.

En 1839, l'état du malade devint plus fâcheux encore M. X... a constamment la sensation d'un corps étranger très lourd, qui serait placé dans la région périnéale, et souvent il éprouve des élancements, des douleurs spontanées très vives ; ces phénomènes augmentent par la marche, l'usage de la voiture, et surtout par l'équitation, qui est devenue à peu près impossible ; l'urètre est le siège d'un suintement presque continuel (goutte militaire) qui se transforme en écoulement plus ou moins abondant, sous l'influence d'une longue marche, d'une promenade à cheval, d'un excès de table. Le coït est devenu de plus en plus douloureux, et augmente également l'abondance de l'écoulement blennorrhagique. M. Amussat est consulté ; il pratique le toucher rectal, annonce l'existence d'un engorgement de la prostate, et conseille l'application d'un séton au périnée ; ce moyen, douloureux et gênant, ne produit, au bout de six semaines, aucune amélioration dans l'état du malade.

En 1840, M. X... s'aperçoit que la miction n'est plus aussi facile ; l'urine ne jaillit qu'après des efforts énergiques, le jet est faible, vrillé ; les gouttes tombent perpendiculairement sur le sol ou dans le vase ; la goutte militaire persiste et se transforme, plus souvent encore que précédemment, en écoulement plus abondant.

Je suis appelé à donner des soins au malade, et, soupçonnant un rétrécissement j'introduis dans l'urètre une bougie porte-empreinte, à l'aide de laquelle je constate l'existence de deux rétrécissements considérables : l'un à peu de distance de l'orifice de l'urètre, l'autre vers la région prostatique.

Je combats cette double lésion organique par la dilatation et les bougies aluminées, suivant le procédé de M. Jobert ; au bout de six semaines, le canal permet d'introduire une bougie de plus gros calibre, et j'en profite pour explorer la vessie, je n'y rencontre pas de calcul.

La guérison du double rétrécissement organique fait disparaître les accidents du côté de la miction et la goutte militaire ; mais la pesanteur et les douleurs périnéales persistent, l'éjaculation est toujours très douloureuse ; le coït est souvent encore accompagné d'un écoulement blennorrhagique, indolent, et peu abondant, qui tantôt disparaît spontanément au bout de six à huit jours, et tantôt oblige à recourir au copahu.

En 1842, M. X..., qui pense au mariage, se préoccupe sérieusement de son état et me demande s'il n'est donc aucun moyen d'y porter remède ; plusieurs faits qui venaient de se présenter à mon observation m'amènent alors, et pour la première fois, à penser que la cause de tous les accidents, qui persistent ou se renouvellent sans cesse depuis treize ans, pourrait bien être un phimosis congénital très prononcé que porte M. X...

Je lui propose l'opération ; il ne s'y décide qu'avec peine et sur mes instances réitérées ; elle est pratiquée par M. Ricord, au mois d'août. Six mois après, tous les accidents avaient disparu : plus de pesanteur ni de douleurs périnéales, plus de douleurs pendant l'éjaculation ni d'écoulements blennorrhagiques après le coït ; le malade éprouve un bien-être qu'il n'a jamais connu depuis l'époque de la première relation sexuelle.

M. X... s'est marié en 1844 ; il a deux enfants. La guérison ne s'est pas démentie un instant ; les fonctions et les organes génito-urinaires sont dans l'état le plus satisfaisant.

§ IV. — SIMPLE RÉFLEXION SUR CETTE OBSERVATION.

Cette observation est intéressante à plus d'un titre; elle montre combien l'irritation des organes génitaux produite par le phimosis peut amener d'accidents; elle révèle aux praticiens une cause à peu près complètement inconnue d'urétrite-chronique, d'engorgement prostatique, de phénomènes morbides de toute sorte, et en indique le remède.

Que de souffrances, d'incommodités graves, de désagréments, d'inquiétudes, eussent été épargnés au malade dont on vient de résumer l'histoire, si l'excision du prépuce eût été pratiquée quinze ans plus tôt!

CHAPITRE X

Phénomènes encéphaliques.

Plusieurs malades chez lesquels le phimosis avait produit une grave excitation des organes génitaux, des érections fréquentes, des excès de masturbation ou de coït, des pertes séminales, etc., éprouvaient des migraines, des douleurs de tête plus ou moins violentes, qui se faisaient principalement sentir vers la région postérieure du crâne et la naissance du cou; chez tous, ces douleurs ont disparu peu de temps après l'opération qui avait mis fin aux accidents dont la céphalée n'était elle-même qu'une conséquence.

Ce résultat ne mériterait certainement pas les honneurs d'un paragraphe spécial, mais la réaction exercée par les organes génitaux sur l'encéphale acquiert, dans quelques cas particuliers, une importance très grande, qui devient la source d'indications nouvelles et fort curieuses. Le fait suivant en offrira un exemple.

EXCITATION GÉNÉSIQUE ; POLLUTIONS ; ÉPILEPSIE. — PHIMOSIS CONGÉNITAL
CIRCONCISION. — RÉSULTAT REMARQUABLE DE L'OPÉRATION.

M. X..., âgé de quarante-huit ans, est sujet depuis plus de quinze ans à de violentes attaques d'épilepsie, qui ont cela de particulier qu'elles sont à peu près périodiques, la distance des intervalles qui les séparent ayant d'ailleurs varié plusieurs fois; qu'elles ont presque toujours lieu pendant la nuit, et qu'elles sont suivies tantôt de manie furieuse, tantôt de monomanie suicide.

Ayant remarqué que les nuits du malade étaient presque constamment troublées par de l'agitation, des rêves de diverse nature, mais principalement érotiques, par des érections, des désirs vénériens, des pertes séminales ; que le malade avait souvent la face congestionnée, et qu'il accusait des douleurs de tête fréquentes ; que le coït était presque constamment suivi d'une attaque épileptique ; que les attaques survenues en dehors de cette cause étaient accompagnées d'érection, parfois d'éjaculation spontanée, et très souvent de masturbation accomplie instinctivement pour ainsi dire, et le plus ordinairement en dehors de toute conscience de la part du malade, je pensai qu'un phimosis congénital très prononcé, dont je constatai l'existence chez M. X..., pouvait exercer une certaine influence sur ces phénomènes, et je pratiquai l'excision du prépuce au mois d'avril 1849.

L'effet de l'opération a été extrêmement remarquable et des plus heureux : les nuits sont devenues calmes ; les rêves de toute nature, les érections, les pertes séminales ont disparu. M. X..., auquel toute relation sexuelle avec sa femme est interdite, accepte beaucoup plus facilement cette privation, parce qu'il n'est plus obsédé par d'incessants désirs vénériens. Les congestions et les douleurs céphaliques ont notablement diminué ; enfin, chose plus digne d'intérêt encore, les attaques épileptiques sont beaucoup moins intenses, et ne sont plus suivies de manie furieuse.

CHAPITRE XI

Phénomènes nerveux généraux et sympathiques.

Nous voici arrivé, dit le docteur Fleury auquel nous allons emprunter cette nouvelle et dernière observation, nous voici arrivé à la partie la plus intéressante et la plus neuve de ce travail, et en annonçant que dans certaines circonstances le phimosis congénital donne lieu chez l'homme à des phénomènes nerveux généraux et sympathiques, à des troubles fonctionnels, à des accidents *hystériformes*, offrant la plus grande analogie avec ceux que produisent, chez la femme, certaines affections utérines, les déplacements en particulier, et qui sont connus sous le nom de *névropathie générale*, *d'état nerveux*, j'émettrai une proposition que les praticiens n'accepteront peut-être que sous bénéfice d'inventaire, mais qui, pour moi, résulte incontestablement d'un grand nombre de faits.

Et qu'on ne s'y trompe pas : les phénomènes dont je parle ne sont pas liés à une complication ou à une spermatorrhée existant chez un sujet atteint d'un phimosis congénital ; c'est en l'absence de toutes pertes séminales involontaires, ou seulement concomitamment avec des pollutions peu fréquentes, que ces accidents se montrent ; c'est par lui-même que le vice de conformation les produit, et en raison de l'action qu'il exerce directement sur les organes génitaux, et sympathiquement sur l'innervation générale. Voici ce que l'observation m'a appris à cet égard.

Chez les sujets âgés de vingt à trente-cinq ans, d'une constitution grêle, d'un système musculaire peu développé, d'un tempérament nerveux très prononcé, le phimosis congénital produit parfois une double action, dont l'une, primitive, s'exerce sur les organes génitaux, et l'autre, consécutive, sur le système nerveux général et la circulation capillaire.

Les phénomènes locaux appartenant aux organes de la génération sont quelquefois peu saillants, et bien loin d'être en rapport avec les accidents généraux, intenses, graves, dont ils sont accompagnés, et dont ils sont, suivant moi, la cause.

Les malades éprouvent à l'extrémité du prépuce et au niveau du gland une sensation habituelle et presque continue de démangeaison, de fourmillement, de titillation qui les excite à porter souvent la main à la verge, et à la soumettre à des mouvements de pression, de frottement, de traction, destinés à modérer la sensation incommode dont elle est le siège, ainsi qu'à satisfaire le besoin de se gratter que fait naître le prurit ; par suite de cette manœuvre souvent répétée, et de l'excitation des organes, ceux-ci sont rouges, d'une sensibilité exagérée, et souvent, lorsque le prépuce est ramené en arrière du gland, celui-ci ne supporte point sans douleur le contact de l'air. Ces phénomènes ont lieu malgré les soins les plus minutieux de propreté et en l'absence de toute accumulation de matière sébacée ; ils sont néanmoins exagérés par la présence de cette dernière, et c'est là une des raisons pour lesquelles les accidents atteignent leur summum d'intensité pendant la nuit et le matin, jusqu'à ce que les soins de propreté aient été pratiqués.

La sensation dont les organes génitaux sont le siège provoque souvent des érections, des mouvements de masturbation, des pertes séminales nocturnes, mais, dans d'autres cas, il n'existe, en l'absence de toute érection, de toute pensée libidineuse, que des espèces de désirs vagues qui deviennent très fatigants pour le malade, et le jettent dans une inquiétude, un agacement, une excitation extrêmement désagréables et pénibles. Parfois les sujets sont réveillés pendant la nuit, au milieu de leur sommeil, par une sensation tout à fait semblable à celle qui accompagne le paroxysme vénérien, et cependant il ne s'écoule point de sperme par l'urètre ; l'état des urines ne permet pas de supposer que la semence a été versée dans la vessie, et cependant encore le sujet éprouve consécutivement une prostration, une faiblesse, un accablement non moins prononcés que s'il avait suivi d'abondantes pertes séminales.

Ces accidents locaux, appartenant exclusivement aux organes et aux fonctions de la génération, sont accompagnés, comme nous l'avons dit, de phénomènes généraux beaucoup plus graves, et se rattachant à l'innervation et à la circulation capillaire générales.

La circulation est irrégulière ; les malades ont des palpitations, des congestions vers la face et l'encéphale ; le sang se porte brusquement tantôt vers un organe, tantôt vers un autre ; le pouls est tantôt fort, fréquent, dur, tantôt au contraire lent, petit, mou.

Les troubles nerveux sont des plus remarquables, présentent une très grande variété, et appartiennent également au système cérébro-spinal et au système ganglionnaire. Les névralgies et les viscéralgies sont fréquentes ; en première ligne se placent la gastralgie et la névralgie faciale, puis les douleurs du foie, de la vessie, du thorax, des membres inférieurs. Le principal caractère de ces accidents est d'être irréguliers, fugaces, de se déplacer facilement, et de se porter brusquement d'un point à un autre ; la gastralgie fait néanmoins souvent exception à cette règle, et fréquemment elle est continue, tenace et intense.

Du côté de la motilité, on observe ordinairement de la faiblesse musculaire, principalement dans les membres inférieurs ; des lassitudes spontanées, de la brisure dans les articulations ; du côté de la sensibilité, les malades accusent les sensations les plus diverses et les plus bizarres ; des fourmillements, des chatouillements, des démangeaisons, des titillations, qui se font sentir alternativement sur les différents points du corps et parfois sur l'enveloppe cutanée tout entière. Les uns sentent une chaleur interne qui les brûle, qui les dessèche ; les autres sont étreints dans une enveloppe qui les comprime et qui embrasse la tête dans un cercle de fer ; ceux-ci éprouvent une plénitude interne qui leur fait croire que l'enveloppe cutanée est devenue trop étroite pour les contenir, et qu'elle va se rompre ; ceux-là, la sensation d'un vide intérieur qui leur fait dire que leurs organes, et principalement le cerveau, le cœur et l'estomac, flottent et nagent dans l'eau.

Ces sensations sont parfois réelles ; mais souvent aussi elles sont exagérées ou même imaginaires, et alors elles se rattachent à une véritable nosomanie, dont il sera question tout à l'heure.

Du côté des facultés intellectuelles et morales, il existe constamment des troubles graves ; les malades sont obligés de renoncer à toute espèce de travail intellectuel. La moindre contention d'esprit amène une congestion vers la tête, de la fatigue, du trouble dans les idées ; j'en ai vu, des plus intelligents, qui étaient devenus incapables de parcourir leur journal ou de prendre part à une conversation suivie, et qui avaient été contraints de renoncer à la gestion de leurs affaires, à l'exercice de leur profession. Le caractère devient bizarre, capricieux, mélancolique ; la sensibilité est exagérée à un point extraordinaire. J'ai vu des hommes énergiques s'indigner contre eux-mêmes, et faire des efforts désespérés, mais inutiles, pour combattre leur impressionnabilité mise en jeu par les causes les plus légères, les plus futiles, et se traduisant par des émotions extrêmement vives, et parfois même par des larmes.

Enfin, dans quelques cas extrêmes, on voit se développer une névrose parfaitement dessinée, qui jette les malades dans une lypémanie plus ou moins profonde, ou qui les rend sujets à des accidents hystériformes caractérisés par des *attaques de nerfs*, des mouvements convulsifs, la boule et le clou hystériques, des accès de larmes, en un mot, par tous les phénomènes qui appartiennent à cette singulière affection qu'on appelle l'hystérie, et dont l'existence chez l'homme ne reconnaît souvent pas d'autre cause qu'un phimosis congénital : nouveau et curieux sujet d'étude étiologique, bien digne de fixer l'attention des praticiens et des nosographes.

Chez aucun des malades qu'il m'a été donné d'observer, l'existence d'un phimosis congénital n'avait été recherchée ni constatée ; tous se sont adressés à moi pour combattre, par la médication hydrothérapique, des accidents nerveux, considérés par divers médecins comme une névralgie, une névropathie générale, une névrose, une hypocondrie, et traités vainement, pendant plusieurs mois ou même pendant plusieurs années, par les antispasmodiques, les toniques, et tous les agents thérapeutiques usités en pareille circonstance.

La cause et la nature véritables des accidents m'échappèrent également chez le premier malade soumis à mon observation ; mais, le hasard m'ayant fait découvrir le phimosis, après deux mois d'un traitement hydrothérapique resté inefficace, l'idée me vint de pratiquer l'excision du prépuce, et ce ne fut pas sans étonnement que je vis cette opération être suivie de la disparition graduelle de tous les accidents et d'un retour définitif à un état de santé complètement satisfaisant.

Ce premier fait fut pour moi une indication précieuse, à l'aide de laquelle j'arrivai, de prime abord, chez les malades suivants, à la connaissance de la cause organique des phénomènes morbides. Dans ces derniers temps, il m'est arrivé plusieurs fois de dire aux malades, après avoir entendu leur exposé symptomatique, et avant toute espèce d'examen : « Vous devez avoir un phimosis congénital, et c'est probablement à ce vice de conformation qu'il faut rapporter tous les accidents que vous éprouvez. » Et chaque fois l'inspection est venue justifier mon diagnostic, comme le succès est venu légitimer l'opération à laquelle j'ai soumis les sujets.

Le fait suivant mettra sous les yeux du lecteur un tableau à peu près complet de tous les phénomènes que nous avons indiqués comme pouvant être rattachés à l'existence d'un phimosis congénital.

ANAPHRODISIE. — POLLUTIONS ; INCONTINENCE D'URINE ; ACCIDENTS GÉNÉRAUX.
PHIMOSIS CONGÉNITAL. — CIRCONCISION. — GUÉRISON.

M. H..., âgé de vingt-cinq ans, d'une constitution grêle, d'un tempérament nerveux très prononcé, ne s'est point livré à la masturbation pendant sa jeunesse, et ce n'est qu'à l'âge de vingt ans qu'il a pratiqué le coït pour la première fois. Depuis cette époque, il n'a jamais eu qu'un commerce très modéré avec les femmes, parce que les désirs vénériens sont peu intenses, les frottements du pénis douloureux, que l'éjaculation est souvent accompagnée d'une douleur périnéale très vive, et que le plaisir vénérien est rendu ainsi à peu près nul.

Malgré cet état de choses, M. H. est souvent tourmenté par des érections diurnes et nocturnes, que n'accompagnent ni pensées ni rêves érotiques, et qui paraissent être déterminées par une sensation presque continuelle et fort agaçante de prurit, de titillation, qui se fait sentir au niveau du gland et du méat urinaire, malgré les soins sans cesse renouvelés de la propreté la plus minutieuse. Des pertes séminales nocturnes ont lieu une, deux ou trois fois par semaine, et sont suivies d'une grande prostration.

Depuis trois ans, des accidents se sont montrés du côté de la vessie ; le malade a des envies fréquentes et tellement impérieuses d'uriner, que s'il ne se hâte point de les satisfaire au moment même où elles se font sentir, l'urine s'écoule involontairement dans ses vêtements. Chaque nuit, M. H... est obligé d'uriner plusieurs fois ; la quantité d'urine expulsée à chaque miction est d'ailleurs fort peu considérable. Ces derniers phénomènes obligent le malade à réclamer les secours de la médecine, et il consulte successivement plusieurs notabilités médicales et chirurgicales de l'Angleterre.

Les accidents sont rattachés, par les uns, à une névralgie vésicale; par les autres, à une affection de la prostate ; par d'autres encore, par la présence d'un calcul dont le cathétérisme ne parvient pas toutefois à démontrer l'existence. Les émissions de sang locales, les vésicatoires, la belladone, les bains simples et sulfureux, et beaucoup d'autres moyens encore, sont employés sans succès.

M. H... a toujours été très nerveux, très impressionnable ; mais, depuis deux ans, cette disposition a fait d'incessants progrès, et s'est graduellement transformée en un état morbide très grave. Les digestions ont commencé par se déranger, et il s'est développé une gastro-entéralgie, caractérisée par tous les symptômes connus de cette maladie ; un amaigrissement progressif a réduit le malade à un état de maigreur très prononcé; des palpitations fréquentes, des sensations de strangulation, d'oppression, viennent souvent le tourmenter ; le travail intellectuel, la lecture, sont devenus impossibles. M. H... est dans une agitation perpétuelle ; il s'inquiète outre mesure de son état, et tombe dans une véritable lypémanie. A la moindre contrariété, à la plus légère secousse morale, il a des attaques hystériformes, caractérisées par des convulsions cloniques, de la suffocation, des larmes, des sanglots.

Cet ensemble de phénomènes généraux ne tarde pas à devenir la préoccupation dominante du malade, et à lui faire oublier les accidents qu'il éprouve du côté des organes génito-urinaires. M. H... vient à Paris en 1850, et consulte successivement MM. Andral, Chomel, Cruveilhier, Rayer. Les ferrugineux, les antispasmodiques, les sulfureux sont employés sans succès. M. H... se décide à recourir à l'hydrothérapie, et il vient à Bellevue le 17 juin.

Instruit par l'expérience, j'annonce au malade, après avoir écouté sa longue histoire et avant toute exploration, qu'il a probablement un phimosis congénital, et que ce vice de conformation est la cause de tous les accidents qu'il éprouve. L'examen du pénis justifie ma prévision : la verge est d'un petit volume; le prépuce est très long, très étroit, et forme un anneau serré lorsqu'on le ramène en arrière ; la muqueuse du gland est fine, luisante et rouge.

M. H... a beaucoup de peine à admettre qu'une disposition organique, qu'il considérait comme normale, et sur laquelle son attention n'a jamais été appelée par aucun des médecins qu'il a consultés, soit un vice de conformation capable de produire les phénomènes locaux et généraux qu'il éprouve depuis si longtemps, et qu'il a combattus sans succès par tant de médications diverses. Cette incrédulité, et la pusillanimité dont il est doué, lui font repousser l'opération que je lui propose, et que je lui déclare être la condition *sine quâ non* de sa guérison.

Un traitement hydrothérapique est commencé le 20 juin, et, au bout d'un mois, il n'a amené aucun changement notable dans l'état du malade ; j'insiste de nouveau sur la nécessité de l'opération par circoncision, et M. H... se décide enfin à la subir. Je la pratique le 3 août, avec la coopération de M. le docteur Froment.

Le traitement hydrothérapique est recommencé le 19 août, et, le 20 novembre, M. H... quitte Bellevue, complètement débarrassé de tous les accidents qui l'ont tourmenté pendant tant d'années.

CHAPITRE XII

Conclusion.

Il résulte de ce qui précède que l'impuissance doit chercher sa guérison dans un traitement hydrothérapique.

Toutefois, si l'on se trouve en présence d'un vice de conformation, comme un phimosis congénital, ne pas oublier que, — quelque médication qu'on mette en usage, avant d'avoir fait disparaître ce vice de conformation, — on ne parvient point à faire cesser les accidents.

Après l'opération, avoir recours aux toniques, aux antispasmodiques, et spécialement à l'hydrothérapie.

FIN DU LIVRE CINQUIÈME

LIVRE SIXIÈME

DE LA STÉRILITÉ

CHAPITRE PREMIER

Définition.

On appelle stérilité dans les femmes ce que chez les hommes on nomme impuissance. Mais ces dénominations ne nous paraissent point tout à fait justes, et nous allons exposer ce que nous entendons par la stérilité, et en quoi elle diffère de l'impuissance.

Nous avons vu que l'impuissance est l'état d'un homme qui, soit par un vice de conformation, ou par quelque autre cause, ne peut rendre le devoir conjugal à sa femme. Ainsi, toutes les fois qu'il se trouvera un homme duquel on exigerait inutilement les deux signes de la virilité, on peut déclarer cet homme impuissant, et par conséquent stérile. Un homme peut néanmoins mériter cette dernière qualité, sans que pour cela il soit inhabile à la consommation du mariage.

Combien de personnes jouissent, presque pendant toute leur vie, des plaisirs attachés à l'union des sexes, sans que de ces sacrifices réitérés à l'amour, il en résulte aucun de ces gages précieux qui nous rendent immortels !

J'appelle cet état stérilité, sans appliquer ce mot à l'un des deux plutôt qu'à l'autre ; c'est leur union que j'envisage, comme formant un tout incapable de rien produire, par des défauts qui sont assez rarement communs aux deux individus, mais contre lesquels l'un et l'autre doivent se réunir.

C'est donc premièrement les unions infructueuses qui constituent la stérilité. Si l'homme est impuissant, il sera stérile, nous venons de le dire, et son mariage aussi sera nécessairement stérile, sans que la femme puisse être taxée de stérilité considérée impuissance.

Cette exposition nous a paru nécessaire avant d'entrer dans les détails qui doivent faire l'objet de ce livre. Elle l'était d'autant plus, que les hommes, qui croient pouvoir prouver efficacement qu'ils le sont, s'imaginent presque toujours que l'état opposé à l'impuissance suffit pour la fécondité, et que, si celle-ci n'a pas lieu, leurs femmes sont stériles.

Nous venons de voir ce qui caractérisait l'état d'impuissance, ainsi que les moyens d'y remédier, lorsque cette maladie était susceptible de guérison. On doit supposer actuellement un homme qui s'annonce dans la carrière de l'amour avec les talents dont la nature a doué chaque individu, pour savourer les délices attachées à la reproduction de son semblable.

On doit encore supposer que cet homme, uni par le cœur à la femme qui lui est destinée, jouissant des droits que lui donne le mariage, s'enivrant dans les bras de la volupté, pleure sur des jouissances infructueuses, dont rien ne lui rappellera le souvenir.

Une situation aussi triste mérite les attentions de la médecine. C'est être utile à son siècle, à la postérité, que d'indiquer aux hommes les moyens de se régénérer.

CHAPITRE II

Causes générales.

D'après Grünewald, de Saint-Pétersbourg, l'élément essentiel de la faculté de reproduire, chez la femme, réside dans son aptitude à couver l'œuf fécondé, qui dépend elle-même de l'intégrité des tissus utérins, bien plus que dans l'aptitude à concevoir.

Les maladies des ovaires, des trompes et du vagin sont des causes fréquentes de stérilité, mais qu'il est rarement possible de constater.

Sur 490 cas de stérilité observés par l'auteur, 50 % étaient dus principalement à des processus inflammatoires ; 30 % à d'autres anomalies des organes génitaux compliquées plus ou moins de formes inflammatoires ; dans 20 % seulement la stérilité existait sans qu'on eût pu constater de processus inflammatoires ou leurs suites dans les tissus de l'utérus.

L'état du col de la matrice n'a que peu d'importance dans la question ; par contre, l'intégrité de la muqueuse utérine y joue un rôle capital. Tout dépend de l'étendue de la lésion de cette muqueuse et de la profondeur à laquelle le trouble nutritif s'est propagé dans le tissu sous-muqueux et dans la couche musculaire.

Les para et les périmétrites agissent dans deux sens : d'abord en modifiant sensiblement la nutrition et la fonction des organes génitaux, et en second lieu en altérant leur position normale. Les inflammations de ce genre se produisent souvent dans les premiers temps du mariage, qui alors ne reste que trop souvent stérile.

La raison en est dans l'ignorance complète des jeunes mariés quant à l'hygiène sexuelle.

Pour les malformations et les sténoses du col et de l'orifice, l'auteur dit qu'elles sont la plupart du temps le résultat d'inflammations antérieures ou d'autres anomalies de nutrition. Si, dans ces derniers cas, la stérilité est guérie après la discission du col, ce résultat n'est pas dû à ce que le germe peut alors entrer librement dans la matrice, mais à ce que cette opération provoque la guérison des troubles nutritifs de la matrice.

En ce qui regarde les versions et les flexions de l'utérus, il faut convenir que le traitement mécanique des déviations utérines ne sert qu'à délivrer les malades de leurs plaintes, mais que la grossesse n'est que rarement le résultat du traitement orthopédique.

C'est ainsi que Grünewald observa que sur treize femmes, onze devinrent enceintes sans avoir été soumises à un traitement mécanique, et ce n'est que pour deux d'entre elles qu'on pouvait admettre que l'usage d'un pessaire intra-utérin avait contribué à la guérison de la stérilité.

Les néo-formations circonscrites de la matrice entraînent la stérilité dans la très grande majorité des cas, non parce qu'elles entravent la conception, mais parce qu'elles donnent lieu secondairement à des maladies de texture de la matrice qui rendent l'implantation et le développement de l'œuf fécondé plus difficiles et quelquefois même impossibles. Les néo-formations, n'intéressant que le col isolément, sont beaucoup moins importantes pour la reproductibilité.

Lorsqu'après plusieurs conjonctions, dont les transports mutuels des époux ont certifié l'exactitude, les signes qui accompagnent les commencements de la grossesse ne paraissent pas, l'homme et la femme doivent s'attacher à découvrir les causes de leur inhabileté à la génération.

Les répétitions du plaisir doivent être moins fréquentes, pour donner à la liqueur séminale le temps nécessaire de se perfectionner. On sait qu'elle cesse d'être prolifique, lorsque la soif de jouir interrompt fréquemment les organes qui filtrent et préparent cette liqueur. Elle est privée des esprits vivifiants auxquels elle doit toute son énergie ; les muscles destinés à tendre les ressorts actifs, d'où dépend le succès de l'éjaculation, ne se prêtent plus qu'avec faiblesse à ce qu'on exige d'eux ; le dépôt précieux qu'ils doivent transmettre dans le champ destiné par la nature à la génération n'y peut-être jeté par cette force impulsive qui distingue l'homme robuste de l'homme affaibli par les excès des jouissances.

Une stérilité causée par des excès passagers est facile à guérir : la modération en est le remède par excellence. Un jeune homme se fatiguait inutilement par des consommations extrêmes ; excité au plaisir par un présent considérable que lui avaient promis les parents de sa femme, si elle leur annonçait dans un temps donné qu'elle serait bientôt mère, ses exploits amoureux étaient 'evenus pour lui un objet de calcul qui l'occupait sans relâche. Désespéré du   i de succès de ses efforts multipliés, il croyait sa femme stérile, lorsque, sui·   , un conseil sage, il fit une absence de douze jours ; ses forces furent réparées,   .e retour chez lui, il prouva que *les absents n'ont pas toujours tort !*

Il est encore une cause de stérilité dans la violence des transports qui agitent les époux. Cette cause existe chez les personnes vives, ardentes, qui précipitent les éclairs de la jouissance, sans s'attacher à la fixer un instant.

Parmi les animaux, la génération n'exige pas des approches réitérées, parce qu'ils jouissent, pour la plupart, avec beaucoup plus de tranquillité que l'homme. Nous ne parlons que du moment de la copulation, qui dans les animaux se passe avec assez de *sang-froid*, si l'on juge par leur extérieur. Quant aux préludes, dans presque toutes les espèces, ils se font par des combats affreux, pendant lesquels chaque mâle s'efforce de se rendre possesseur de la femelle qui est l'objet de ses désirs.

L'homme, en se livrant trop aux écarts de l'imagination, *volatilise*, évapore ses plaisirs; la compagne qui doit les partager commence à s'y livrer, que l'homme regrette déjà ceux qu'il a pris; de nouveaux efforts le ramènent à la volupté; il presse les instants délicieux... C'est en vain! L'harmonie est interrompue, le plaisir voltige et passe de l'un à l'autre : s'ils n'apprennent à le fixer, si le signal heureux qui annonce la volupté n'est point entendu des deux époux, si l'amour au même instant ne les couvre de ses ailes, ils peuvent craindre de voir la stérilité dans leur mariage!

Il est vrai d'ajouter que ce malheur n'arrive pas toujours.

Il est assez facile de remédier à ces inconvénients, lorsqu'une fois on les a découverts. La modération en amour dans les personnes du tempérament sanguin et dans celles du tempérament bilieux, a suffi pour rendre fertiles des unions d'où il ne résultait que des plaisirs infructueux.

Nous avons vu que l'homme dont la constitution était bilieuse, devait être regardé comme le plus propre à la fécondité, surtout s'il était uni à une femme sanguine : c'est assez pour faire entendre que de l'union d'un homme bilieux à une femme de la même constitution, on ne doit pas attendre une nombreuse postérité; à moins que l'âge rendant plus calmes les transports les plus ardents, les qualités requises pour la fécondité ne se trouvent réunies dans les deux individus.

Le mariage entre personnes du tempérament sanguin est rarement infertile, à moins que quelque obstacle particulier ne s'oppose au but de la nature. On observe que les hommes de cette constitution étant naturellement gais, enclins aux plaisirs, rendent fécondes des femmes qui, ayant jadis épousé des hommes du tempérament bilieux, n'avaient pu laisser d'enfants. Enfin, je préférerais l'homme sanguin aux autres, dans tous les cas où il y aurait à craindre la stérilité de la part de la femme. Ses talents physiques ne sont pas aussi éminents que dans la constitution bilieuse, mais il y supplée par des *riens*, d'où dépendent souvent les succès des embrassements.

Les femmes phlegmatiques ou pituiteuses ne peuvent être en de meilleures mains qu'entre celles des bilieux ou même des mélancoliques, si l'on veut qu'elles soient fécondes. La froideur de leur constitution les rendrait inutiles entre les bras d'un homme dont le tempérament serait phlegmatique.

Si la convenance des rangs et des fortunes ne formait presque tous les mariages, les individus, ne s'occupant que de leur bonheur, seraient mieux assortis. L'amour n'entre pour rien dans les amours de convenance, ou du moins il ne bat que d'une aile. Il doit battre des deux pour faire des enfants robustes. Ce qu'on fait à regret, on le fait toujours mal : l'amour, dans ce cas, ressemble à une lampe sépulcrale qui éclaire une urne sans réchauffer les cendres qu'elle contient!

Nous disions donc que nous donnons la préférence à l'homme bilieux; et même nous préférons encore l'homme sanguin. Nous avons une confiance marquée, et que l'expérience a souvent justifiée, dans ses talents physiques et moraux, relativement à l'amour. Nous ne pouvons mieux nous faire entendre que par l'apologue suivant.

CHAPITRE III

Apologue.

Un pacha se plaisait à voir réunies dans ses jardins les plantes les plus curieuses. Il en reçut deux de la même espèce, d'une délicatesse extrême, augmentée encore par le transport, le changement de climat et la différence du sol.

Elles furent confiées à deux esclaves de caractères différents, qui promirent tous leurs soins pour la culture de ces végétaux. Pour encourager nos jardiniers, le maître jura par Mahomet de donner la liberté au cultivateur de la plante qui, la première, produirait des fleurs.

On peut juger de leur activité à examiner ce qui convenait aux plantes dont ils étaient chargés, et auxquelles ils attachaient le bien le plus précieux. L'une devait être conduite par un Indien, vif, impatient, robuste ; l'autre, par un Européen, non moins vif, mais aussi moins impatient, et dont la force était compensée par l'adresse.

L'Indien ne quittait pas la plante qui lui était confiée. A chaque instant, nouveau labour, ample arrosement, il n'épargnait rien... La petite plante fatiguée était continuellement transportée d'un lieu à un autre ; ici le soleil est trop chaud, là c'est le vent qui souffle, tout est perdu! La plante va périr! Et de l'eau, et du labour!...

L'Européen, au contraire, paraissait moins occupé que son compagnon ; mais rien n'était négligé, il savait placer ses soins, et surtout attendre les circonstances qui les rendaient nécessaires. La chaleur commençait-elle à se faire sentir à sa petite plante? mon compagnon l'Indien, disait-il, a déjà rafraîchi les racines de son élève, il se hâte de la transporter à l'ombre... Le pauvre innocent! J'en suis fâché, mais il ne réussira pas. Il connaît peu les lois de la nature; c'est elle qui fertilise la terre, et non pas cette poignée d'hommes répandus sur sa surface!

Lorsque les plantes qui végètent, altérées par la chaleur, annoncent aux hommes qu'elles ont besoin d'eau, la nature ne semble-t-elle pas encore attendre encore un plus grand degré de chaleur avant d'ordonner les orages? N'observe-t-on pas qu'avant que les végétaux reçoivent des arrosements aussi salutaires, tout concourt à les disposer à sucer avec fruit ces influences bienfaisantes?

Des nuages légers se forment peu à peu, adoucissent, brisent les rayons du soleil ; les zéphyrs agitent doucement les feuillages des plantes, et, sans diminuer la chaleur, disposent celles-ci à aspirer les sucs que la nature leur prépare. Des vapeurs légères s'élèvent dans l'atmosphère et semblent destinées à adoucir l'impression trop vive que ferait la chute de l'eau sur de jeunes plantes... C'est alors que le besoin s'annonce, et qu'il faut y satisfaire !

En raisonnant ainsi, notre jardinier physicien imitait la nature dans ses procédés, et joignait l'application au précepte. Aussi vit-il en peu de temps la plante qui lui fut confiée développer, étendre ses rameaux ; de jeunes boutons parurent à leurs extrémités, et leur épanouissement fit place aux fleurs éclatantes, dont la naissance devait procurer la liberté à celui qui avait su les faire éclore.

Il n'en fut pas de même de la plante cultivée par l'Indien ; il donnait ses soins avec trop d'ardeur. Le plus léger changement qu'il croyait apercevoir dans la plante lui paraissait de pressants besoins auxquels il s'empressait de satisfaire... Elle n'en mourut pas cependant, si l'on ne veut appeler mort l'état d'un être auquel il est impossible de laisser des individus de son espèce !

CHAPITRE IV

Régime et précautions.

En observant les précautions indiquées relativement aux tempéraments et à celles qu'on a vues plus haut, je veux dire en ne contractant pas d'unions disparates ; on peut en quelque sorte être assuré de laisser des enfants qui perpétueront l'existence des auteurs de leurs jours. Mais ceux qui ont eu le malheur de contracter de telles unions ne doivent cependant pas désespérer de rendre leur mariage fertile, s'ils veulent s'assujettir à ce qui a déjà été prescrit.

On a vu que dompter la constitution primitive des individus est presque impossible ; on peut néanmoins l'adoucir avec le temps, du moins pour ce dont il s'agit ici, et les moyens d'y parvenir ne doivent être pris que dans la nature des aliments qui sont les plus familiers.

Le régime doit tendre, par exemple, à rendre moins ardent l'homme bilieux, qui a épousé une femme mélancolique ou pituiteuse, tandis que celle-ci doit faire usage d'aliments capables de donner plus de ton, plus de ressort à ses organes.

Le tempérament sanguin exige un régime qui rafraîchisse le sang, qui en calme l'effervescence. Les personnes de cette constitution doivent s'abstenir de tous les mets trop assaisonnés. Les liqueurs trop fermentées, trop spiritueuses leur sont contraires. Elles doivent employer les viandes tirées des animaux qui vivent d'herbes et de graines, comme le bœuf, le mouton, le veau et la volaille ; les herbes potagères, — si l'on en excepte l'ail, l'oignon, la moutarde, les asperges, les artichauts, le céleri, les choux, — conviennent aux personnes sanguines. Elles doivent surtout avoir soin que la transpiration se fasse avec liberté ; sa suppression entraîne des accidents graves.

Tandis que le régime indiqué sera suivi avec exactitude, on observera de se livrer aux occupations qui y sont relatives, et qui ne contribueront pas peu à entretenir les qualités physiques de l'homme sanguin.

Il évitera de se livrer à de trop grandes dissipations, parce que, déjà assez porté aux plaisirs, il ne doit pas chercher à augmenter la propension qu'il a pour eux. Les lectures, par conséquent, doivent être choisies. Il faut surtout éviter celles qui deviennent dangereuses en excitant l'imagination au plaisir : la vivacité de l'homme sanguin communique aux sens, avec une facilité étonnante, les plus légères impressions, et les personnes de ce tempérament cèdent volontiers aux titillations qui les agitent.

Les hommes bilieux doivent à leurs repas préférer aux autres aliments ceux qui relâchent les fibres trop tendues, qui humectent, rafraîchissent et adoucissent. Le régime du tempérament sanguin convient assez aux personnes de cette constitution, leur estomac est fort, et rien ne leur est si contraire que l'abstinence. L'été est surtout le temps où elles doivent veiller sur leur santé, éviter les boissons spiritueuses, les aliments échauffants, les poissons de mer qui tendent à la putréfaction.

Elles peuvent remédier aux chaleurs d'entrailles, à la constipation, en usant tous les matins de quelques verres d'eau, bus à jeun de demi-heure en demi-heure.

Les personnes de cette constitution doivent encore éviter les passions fortes qui donnent de violentes secousses à la machine. La promenade, la musique, les plaisirs tranquilles, sont pour elles des moyens de santé; tandis que l'oisiveté, l'ennui, la longue application et l'opiniâtreté du travail, leur sont funestes.

Elles doivent rechercher la compagnie des personnes dont l'imagination est riante et enjouée, avec autant d'ardeur que peut-être elles doivent éviter de se lier, trop étroitement, avec celles d'un tempérament analogue au leur.

Tout ce qui appauvrit et qui épuise le sang, peut produire le tempérament mélancolique; cette constitution, nous l'avons vu, n'est qu'acquisitive, puisqu'elle ne se déclare qu'à l'âge viril. Aussi l'abstinence, un air trop chaud, toutes les liqueurs, les vins fumeux, les longues veilles, les exercices violents, les passions vives et fortes, sont nuisibles aux mélancoliques.

Le régime qui leur convient est celui qui peut introduire dans le sang assez de liquide, pour qu'il puisse pénétrer les parties du sang trop rapprochées. Le pain bien fermenté, les viandes tirées des animaux herbivores et la jeune volaille, doivent être la base de ce régime; les herbes potagères doivent en faire l'assaisonnement, auquel on peut quelquefois unir des aromates légers.

Les personnes de la constitution mélancolique doivent, comme les précédentes, rechercher ce qui peut détendre leur imagination : la promenade, la musique, les plaisirs tranquilles, leur sont indiqués; elles ne doivent rester dans les appartements que le moins qu'il leur est possible. Le contact immédiat de l'air extérieur et l'exercice modéré leur seront d'autant plus salutaires, que ce sera tout à la fois distraire l'imagination et fortifier les organes.

La constitution pituiteuse ou phlegmatique annonce la nature défaillante; elle exige, dans l'état de maladie, des remèdes qui ébranlent et secouent la machine; dans l'état de santé, — si les personnes de cette constitution en jouissent, — le régime doit remplir les mêmes indications. Tout ce qui échauffe et dessèche convient ici, avec les ménagements et les restrictions que dicte la prudence.

Les hommes pituiteux doivent respirer un air sec, faire un usage modéré des liqueurs fermentées, du vin, du café, du chocolat ; avoir soin surtout de ne pas noyer les digestions par des lavages qui sont tout au moins inutiles, car tout ce qui rafraîchit, qui humecte et relâche, est nuisible. La viande de bœuf, de mouton, la volaille, convient mieux aux personnes de ce tempérament que les jeunes animaux, qui abondent en humidité, tels que le veau, l'agneau, le cochon de lait, etc. ; mais ce qu'on ne peut trop recommander, c'est l'exercice, car l'augmentation du mouvement et de chaleur qui en résulte, est très nécessaire pour faciliter les sécrétions et les autres fonctions naturelles.

D'habiles médecins ont observé qu'on trouve peu fréquemment des hommes pituiteux parmi les soldats, les laboureurs et tous ceux qui sont obligés de vivre du travail de leurs mains. Aussi les pituiteux étant moins féconds que les autres hommes, il est aisé de dire pourquoi la population est moins abondante chez les gens du monde qui mènent une vie sédentaire et oisive, que parmi les habitants des campagnes et des villes peu considérables de la province.

Un célèbre médecin de la Faculté de Paris, aussi connu par les talents qui le distinguent dans l'art de guérir, que par une éloquence persuasive qui attirait à ses leçons un concours prodigieux d'auditeurs, m'a paru avoir une sorte de confiance en l'homme phlegmatique, relativement à la génération. La raison qu'en donnait ce savant académicien, est, si je me la rappelle bien, que les hommes de ce tempérament n'étant pas aiguillonnés par la force de leur imagination, ne se livrent à l'amour, ou plutôt à un besoin physique strictement dit, que lorsque la liqueur séminale est en assez grande quantité pour les y déterminer ; que, conséquemment, cette liqueur a dû subir, durant son séjour dans les organes spermatiques, les préparations nécessaires pour devenir prolifique.

Quoi qu'il en soit, on peut dire, même en admettant ce sentiment, que si l'homme de la constitution phlegmatique a quelque talent pour la multiplication de l'espèce, l'occasion de le développer doit se rencontrer rarement, par les raisons que nous avons précédemment exposées. On peut encore ajouter que ces talents doivent s'éclipser dans l'homme qui, né avec beaucoup de tranquillité, relativement à l'amour, s'est livré au désordre par une sorte de vanité mal entendue, par l'effet des mauvais exemples, etc., car encore une fois, l'homme de la constitution dont nous parlons est celui auquel l'état de célibataire est le moins à charge.

Chacun, étudiant sa constitution, pourra se servir des moyens proposés ci-dessus pour adoucir les défauts qui causent la stérilité, et qui dépendent essentiellement de la constitution de chaque individu. Les qualités qui constituent les tempéraments primitifs, ne se trouvant pas toujours dominer seules dans le même sujet, il en résulte des combinaisons qui modifient les tempéraments de différentes manières.

C'est encore aux personnes qui sont dans ce cas, à étudier les mélanges de qualités qui exigent quelques changements dans le régime. Le tempérament sanguin, par exemple, s'unit quelquefois avec le mélancolique, et le pituiteux avec le bilieux ; il faut pour lors assortir le régime de ces deux constitutions.

CHAPITRE V

Des aliments.

Parmi les aliments prescrits pour rendre fertiles les mariages, en corrigeant quelques constitutions, j'ai placé deux boissons, le café et le chocolat, regardées par certaines personnes, surtout la première, comme peu propres à remplir les vues que l'on se propose.

A l'égard du chocolat, c'est une nourriture qui répare et qui fortifie promptement. Il contribue par ces deux qualités à féconder les plaisirs du mariage, et il convient surtout aux personnes phlegmatiques qui ont besoin de stimulant.

Un médecin anglais ayant un phtisique réduit à un état pitoyable, lui conseilla l'usage du chocolat ; le malade se trouva dans peu parfaitement guéri. Mais ce qui démontre l'efficacité du régime contre la stérilité, c'est que la femme du malade, pour complaire à son mari, s'étant mise aussi à l'usage du chocolat, eut dans la suite plusieurs enfants, quoiqu'elle passât auparavant pour être hors d'état d'en avoir.

Si le chocolat n'opère pas souvent des effets aussi marqués, c'est que l'on en fait une mauvaise application, ou que les ingrédients qui le composent ne sont pas d'une bonne qualité. L'usage du chocolat ne doit guère convenir aux tempéraments bilieux ni aux sanguins, puisqu'il échauffe beaucoup les premiers, et qu'il nourrit trop les seconds, en augmentant encore le volume du sang.

L'addition de la vanille et de l'ambre que l'on fait au cacao et au sucre dans la composition du chocolat, le rend insupportable et nuisible à toutes les personnes qui sont échauffées et dont le sang est en agitation. Il faut aussi observer qu'il en est de cet aliment comme de plusieurs autres : il ne faut pas s'y être habitué trop fortement, pour qu'on se ressente de ses bons effets ; il devient presque indifférent par l'habitude.

Je ne rapporterai pas tout ce qui a été dit pour et contre le café ; il faudrait des volumes entiers. La boisson que l'on fait avec cette graine est, selon de grands médecins, un préservatif assuré contre plusieurs maladies ; et selon d'autres, il la faudrait proscrire entièrement de l'Europe;

On soutint, en 1695, une thèse dans les écoles de médecine de Paris, dans laquelle on entreprit de prouver que l'usage journalier du café rendait les hommes et les femmes inhabiles à la génération. Nous trouvons dans le *Traité des Dispenses du Carême* l'histoire suivante qui tend à prouver l'influence du café sur la propagation de l'espèce :

Une reine de Perse ne sachant ce qu'on voulait d'un cheval que l'on tourmentait pour le renverser à terre, s'informa à quel dessein on se donnait et à cet animal tant de mouvement. Les officiers firent honnêtement entendre à la princesse que c'était pour en faire un hongre. *Que de fatigues !* répondit-elle, *il ne faut que lui donner du café.* Elle prétendait en avoir la preuve domestique dans la personne du roi, son mari, que le café avait rendu indifférent pour elle.

Il est aisé de prouver tout ce qu'on veut lorsqu'on écarte les circonstances qui affaibliraient les choses que l'on s'efforce d'établir. Stenzel rapporte la même histoire, et les réflexions qu'il y a jointes démontrent qu'il ne faut pas toujours tirer des conséquences générales d'un cas particulier. Quelqu'un osera-t-il soutenir que le café est un vomitif, parce que Boyle a vu un homme auquel une tasse de cette infusion tenait lieu du plus fort émétique?

L'usage du café, dit Stenzel, loin d'affaiblir la force de ceux d'un tempérament vif et robuste, et qui ont les parties de la génération en bon état, sert au contraire à les exciter à l'amour. Il produit des effets contraires dans les personnes faibles qui abondent en phlegme, qui ont beaucoup de particules terrestres superflues, et dont les organes de la génération sont languissants. De ce nombre était Mahmud-Kasnin, roi de Perse, qui était grand preneur de café, et qui se trouva hors d'état de s'acquitter du devoir conjugal.

Je ne prétends pas démontrer que l'abus qu'il y a à faire un usage excessif du café n'entraîne aucun inconvénient. Je sais que des médecins célèbres ont parlé des maladies graves qu'il peut occasionner ; mais il suffit de dire que cette boisson, lorsqu'elle est moins prise par habitude que par besoin, et que l'usage en est modéré, fortifie l'estomac, rend la mémoire et l'imagination plus vives, et donne de la gaieté. Jussieu soutint, en 1716, une thèse dans laquelle il conclut que l'usage du café est salutaire aux gens de lettres.

On sait que dans plusieurs alliances la stérilité est causée par une sorte d'engourdissement mélancolique qui s'oppose à la réunion des circonstances d'où dépend la fécondité ; une boisson qui possède les vertus reconnues au café peut donc suffire quelquefois pour réunir ces circonstances. Les Turcs regardaient le café comme une chose si nécessaire que les maris s'obligeaient, par contrat, d'en fournir à leurs femmes.

Mais c'est surtout chez les personnes phlegmatiques qu'il doit opérer de bons effets, en observant néanmoins de le prendre en petite quantité pour éviter le malheur dont Mahmud nous fournit un exemple. Tandis qu'il doit nuire aux personnes maigres, exténuées, ou dont le sang est dans une agitation violente, en les portant vers l'amour avec trop d'ardeur.

Les femmes, surtout lorsqu'elles sont enceintes, doivent être fort circonspectes sur l'usage du café, car il peut causer des hémorragies, d'où résulte assez souvent l'avortement. L'abus de cette liqueur affaiblit les nerfs, et dans cet état la moindre maladie, un accouchement même présente des symptômes effrayants auxquels les femmes délicates ont de la peine à résister.

CHAPITRE VI

Autres obstacles à la génération.

Un embonpoint excessif s'oppose encore quelquefois à la génération et même à l'acte dont elle doit être le résultat. Dans cette dernière circonstance, l'homme et la femme ne sont ni impuissants ni stériles et ne peuvent néanmoins consommer le mariage. Si l'empêchement vient du côté de la femme, elle doit se prêter à ce qu'exige de sa complaisance l'homme qui désire avoir des enfants.

On peut, pour faciliter les époux, permettre la situation qui leur est la plus commode. La morale ne s'y oppose pas lorsque le but où tendent ces efforts est la multiplication de l'espèce. Il est plus contraire à la morale de jouir des plaisirs stériles que de chercher à les rendre féconds par les moyens qu'indiquent la nature et l'instinct à tous les animaux.

Nous n'entendons pas certes conseiller aux époux ces postures inventées par la débauche et le libertinage le plus effréné, capables de causer la stérilité, bien loin d'y remédier !

Que ces attitudes trompeuses, qui semblent offrir l'image de la volupté aux cœurs corrompus et flétris, restent dans les lieux où l'amour n'a jamais pénétré sans horreur ; dans ces lieux où le plaisir est un monstre auquel on sacrifie avec les transports de la fureur !

L'hymen, plus-attentif à donner de l'énergie à la volupté qu'à multiplier les sacrifices qui l'appellent, bannit de ses mystères tout ce qui peut effaroucher la pudeur et la décence.

Toute posture qui tend à écarter de la jouissance les fruits qu'on a lieu d'en espérer est contraire aux lois naturelles ; et toutes celles qui aplanissent les obstacles qui s'opposent à la conception doivent être admises dans les cas qui les exigent.

Le goût fantasque de certains hommes qui célèbrent les mystères de l'amour étant debout, rend nécessairement stérile l'union des sexes. Nous avons des observations qui prouvent néanmoins que cette manière de se joindre a réussi quelquefois ; mais ces cas sont si rares qu'ils démontrent moins la possibilité de la conception dans cette attitude gênante et contrainte que la passion forte qui animait les amants, lorsqu'après avoir vaincu les obstacles contraires à leurs plaisirs, ils profitaient de quelques instants dérobés et tumultueux.

Les auteurs qui nous ont laissé leurs observations à ce sujet ont aussi remarqué qu'à la grossesse succède un accouchement presque toujours contre nature et qui expose la mère et l'enfant au danger le plus imminent.

Outre la stérilité qui résulte de cette manière de s'unir à la femme, la santé doit en souffrir, car toutes nos parties nerveuses travaillent alors et se ressentent de la peine que nous nous donnons. Les yeux en sont éblouis, l'épine dorsale en souffre, les genoux en tremblent. C'est la source de toutes nos lassitudes, de nos gouttes, et de nos rhumatismes.

Un homme livré, par une espèce de goût singulier, aux Vénus du plus bas étage et ne les connaissant guère que dans les coins des rues et dans la posture dont il est question, tomba dans l'épuisement accompagné de maux de reins les plus cruels et d'une atrophie ou dessèchement des cuisses et des jambes jointe à une paralysie de ces parties, qui paraissait être une suite de l'attitude dans laquelle il s'était livré à ses sales voluptés. Il mourut après avoir gardé le lit six mois, dans un état également propre à inspirer la pitié et l'effroi.

Cet exemple ne suffit-il pas pour détourner de cette manœuvre les personnes qui, par une vanité déplacée, se font une gloire de prouver leurs forces par un moyen qui peut avoir des suites aussi funestes ?

Parmi les autres attitudes dans lesquelles l'homme et la femme s'unissent, il faut rejeter, si l'on ne veut s'opposer à la génération, celles qui pourraient éloigner l'une de l'autre des parties qui ne peuvent être trop rapprochées. Ainsi la femme qui, loin d'attendre voluptueusement entre les bras de son mari les caresses dont il va la combler, s'élance au-dessus des plaisirs en saisissant une place qui ne lui est pas destinée, trouble l'ordre naturel des choses. La volupté peut sourire en voyant cette métamorphose ; l'hymen n'aura pas à s'applaudir de la complaisance de l'homme qui laisse usurper ses fonctions.

Les tentatives des époux sacrifiant à l'amour dans l'attitude qui annonce l'indolence et le désœuvrement, ne sont pas souvent plus heureuses.

O vous qui voulez rendre le jour témoin de vos plaisirs, quittez le siège gênant qui, sans s'opposer à vos caresses, les rendrait moins vives ! L'amour se fait un trône de tout ce qu'il rencontre, mais la gêne donne des entraves au plaisir : la postérité a des droits que vous ne pouvez méconnaître, et c'est oublier ces droits que de jouir infructueusement !

La plupart des hommes n'ont rien qui les oblige à changer, dans leurs embrassements, la loi générale. Cette manière uniforme d'agir dit assez qu'elle est la plus conforme au vœu de la nature.

Si presque tous les animaux multiplient leur espèce dans une posture opposée, c'est que plus attachés au plaisir *strictement* dit, incapables de jouir autrement que par l'organe qui les lie entre eux, l'imagination fait peu de chose dans leurs jouissances.

Bien différent des animaux, l'homme savoure son bonheur par tous les sens. Les pulsations de son cœur donnent le signal du plaisir à toutes les parties de son corps ; ses baisers pleins de feu appellent la volupté, il la voit de ses yeux colorer de rose les lys de l'épouse qui palpite dans ses bras. Il jouit avant la jouissance !

Il se livre enfin à toute l'étendue de ses transports, lorsque l'Amour, en fermant la paupière de celle qui les excite, annonce qu'il va leur ouvrir les sources du plaisir. Quelle situation peut être préférable à celle qui réunit tous les accessoires de la volupté ! Je ne vois dans toutes celles qu'invente la débauche qu'une jouissance brutale, fatigante, dont la stérilité est peut-être le moindre inconvénient.

Les hommes qui veulent rendre féconds leurs embrassements, — et pourrait-il s'en trouver qui ne le voulussent pas? — ne doivent donc point s'écarter, autant qu'il est possible, de la loi générale. Je dis : autant qu'il est possible. L'union d'une femme extrêmement délicate à un homme disproportionné, exige des attentions auxquelles on ne peut se refuser. La femme doit goûter le plaisir sans rien craindre, et les embrassements amoureux n'en seront pas moins vifs pour être donnés d'une manière un peu moins directe.

La stérilité qui a pour cause le peu d'étendue de la partie qui distingue l'homme de la femme, disparaît si, dans les approches, la femme se présente dans une attitude opposée à celle qui est généralement suivie. La matrice se trouve alors dans une situation favorable à la conception, et la liqueur séminale ne rencontre pas d'obstacles qui puissent l'empêcher de parvenir dans le champ qu'elle doit fertiliser.

C'est encore par ce moyen qu'un époux peut jouir des droits du mariage, sans craindre de blesser ou la mère ou l'enfant, lorsque la grossesse s'oppose à la situation ordinaire.

Relevons en passant, et pour clore ce chapitre, une remarque que nous trouvons dans les *Recherches philosophiques sur les Américains* : En Amérique, les peuples ne connaissaient jamais de femmes dont ils soupçonnaient la grossesse, et c'est là vraisemblablement une des raisons pourquoi il y naissait si peu d'enfants tortus et contrefaits, dont la multiplication tient, plus qu'on ne le pense, à une incontinence brutale.

CHAPITRE VII

Des vices de conformation.

Une cause de stérilité plus commune qu'on ne le croit ordinairement, est l'état du prépuce dans certains sujets. Un homme vigoureux savoure le plaisir en le faisant partager à sa femme, et ne peut réussir à la rendre féconde, parce que l'extrémité de la verge, le gland, est recouverte par le prépuce. Cette incommodité, qui se nomme phimosis, et dont nous avons déjà parlé, n'est pas toujours assez considérable pour exiger les secours de l'art; mais elle l'est néanmoins assez pour s'opposer souvent à la génération.

Un homme était marié depuis dix ans, sans avoir pu se procurer un successeur; fatigué des plaisanteries continuelles qu'il essuyait, il voulut sérieusement s'occuper du soin d'imposer silence à ses amis. Après quelques consultations, il vit que l'obstacle à la fécondité de son mariage serait guéri moyennant quelques précautions qu'il pouvait prendre facilement lorsqu'il embrasserait sa femme. On imagine assez ce qu'il faut faire en un pareil cas. Le prépuce ne recouvrait pas le gland si étroitement qu'il ne fût possible de mettre celui-ci à découvert. L'expédient réussit, et le titre de père le dédommagea amplement de la petite sujétion à laquelle il s'astreignit pendant qu'il partageait les transports de son épouse.

J'ai dit que cet obstacle à la génération était plus commun qu'on ne le croyait. Les chirurgiens peuvent confirmer ce que j'avance, par beaucoup d'observations qui y sont relatives, et auxquelles on n'apporte pas ordinairement grande attention, parce que la plupart des hommes ne sont guère instruits sur ces objets.

Il ne faut pas décider, entre les époux, les unions stériles, et se décourager, parce que les parties qui agissent dans ces unions ne paraissent pas avoir les proportions qu'on leur suppose nécessaires pour la génération. Nous avons vu précédemment, en parlant des parties qui distinguent les sexes, que la membrane nommée *hymen* est quelquefois un obstacle à la fécondité, puisqu'elle peut l'être à l'acte dont la génération résulte. Cet obstacle est levé par une opération chirurgicale, dont la pratique offre plusieurs exemples.

La petitesse de la partie distinctive de l'homme n'est pas toujours un empêchement à la fécondité, puisqu'on a vu des sujets que des accidents avaient privés d'une partie de verge, rendre néanmoins leur mariage fertile. Ces cas sont assez rares, mais il suffit que la chose soit arrivée pour que l'on soit fondé à espérer qu'elle pourra se renouveler encore.

Pour ces incommodités, on ne peut guère donner que des préceptes généraux, ainsi que nous l'avons fait. C'est aux époux à réunir leurs efforts pour faire disparaître les obstacles, et tout dépend de leur intelligence. Mais qu'ils se gardent surtout d'avoir recours aux moyens violents, et d'imiter les femmes américaines qui, au rapport d'Améric Vespuce, faisaient enfler le membre génital de leurs maris en y appliquant des animaux venimeux qui, par leurs piqûres, excitaient à la partie une extumescence monstrueuse, suivie des accidents les plus graves.

C'est pendant que les plaisirs n'aiguillonnent pas les époux, qu'ils doivent tenir conseil sur leur situation, examiner les obstacles qui s'opposent à leur bonheur, et conférer sur les mesures qu'ils ont à prendre pour réussir.

Que dans les transports qui précèdent et accompagnent leurs caresses, ils ne perdent pas de vue ce que la génération exige pour avoir lieu : l'intromission de la partie qui distingue l'homme, et ensuite le jaillissement de la liqueur prolifique. Qu'ils se souviennent surtout que rien ne doit retarder ce jaillissement, ni s'opposer à ce que la liqueur pénètre jusque dans la matrice.

Ces accessoires voluptueux, ces plaisirs ménagés par l'art, en fatiguant les organes, leur font perdre de leur élasticité.

L'homme peut bien effleurer la jouissance pour établir l'harmonie qui doit y régner, mais que la femme ne cherche pas à augmenter trop la soif qui le dévore, avant de l'apaiser. Des désirs trop longtemps combattus suit une jouissance presque *spirituelle*, où l'imagination a plus de part que les sens ; et comme ce n'est pas la première qui fertilise l'accouplement, on ne doit pas s'étonner si les transports langoureux des amants sont volontiers stériles.

CHAPITRE VIII

Causes et remèdes.

On a vu jusqu'ici que les causes de l'infertilité du mariage sont souvent de nature à être anéanties. Il en est d'autres, d'autant plus rebelles, qu'elles ont leur siège dans la masse des humeurs, comme lorsqu'il s'agit d'un vice particulier qui les dénature, les corrompt et les infecte. Les accidents qui accompagnent les maladies vénériennes peuvent quelquefois rendre inhabile à la génération ; la gonorrhée, les fleurs blanches, les maladies qui attaquent les parties de l'un et de l'autre sexe, et qui sont les symptômes du vice vénérien, produisent quelquefois cet effet, aussi bien que le vice scrofuleux, scorbutique, etc.

Ces maladies sont du ressort de la médecine, qui doit plutôt s'appliquer à les guérir, que de penser à la curation de la stérilité qui serait impossible, et qui d'ailleurs cessera dès que la cause principale n'existera plus.

Le trop d'embonpoint s'oppose à la fécondité ; la graisse, dans les personnes qui ont la fibre lâche, supplée à la liqueur prolifique, qui demeure sans action, faute d'être préparée par des organes solides. Il s'agit dans cette circonstance de suivre un régime capable de donner du ressort aux parties. Il est d'autant mieux indiqué que les personnes très grasses sont extrêmement délicates, molles, ne pouvant supporter aucune fatigue.

J'ai vu des femmes qui ont cessé d'être stériles en faisant seulement beaucoup d'exercice. Elles souffraient au commencement, mais peu à peu elles acquéraient une constitution robuste, si nécessaire lorsqu'on veut remplir les droits sacrés de la nature. Combien d'enfants ont dû leur naissance aux sages conseils du célèbre Tronchin et de ses disciples !

On combat encore le trop d'embonpoint en dormant peu, faisant quelquefois usage d'aliments capables d'échauffer, de vin pur, de liqueurs spiritueuses, mais avec modération ; car une des principales causes de la stérilité est l'abus qu'on fait des liqueurs fortes. Il est à craindre, si l'on n'y remédie, que les effets n'en deviennent plus sensibles.

Hippocrate conseille à ceux qui veulent avoir des enfants de ne point s'enivrer, de ne point boire de vin blanc, à moins qu'il ne soit naturel et fort. On sait que l'usage de ces boissons ne rend pas toujours impuissant, mais ne cause-t-il pas assez de désordre s'il répand la stérilité sur les mariages ?

Les personnes stériles par le trop d'embonpoint ne doivent être saignées que pour des nécessités indispensables. Les purgations réitérées et l'usage des eaux ferrugineuses sont ici très indiqués ; mais, comme nous l'avons dit, c'est l'exercice, c'est la dissipation qui doivent concourir avec le plus d'activité à la cure de cette maladie.

Après les purgations et l'usage des eaux ferrugineuses. on prendra le remède suivant :

Prenez une once de moelle de bœuf, deux jaunes d'œufs frais, battez le tout ensemble, et ajoutez-y : quatre grains d'ambre gris, une pincée de gingembre. Mettez le tout dans un plat, sur un réchaud, et faites cuire en consistance d'omelette.

On mange cette omelette tout entière le matin à jeun, et l'on boit un verre de vin d'Espagne ou de Canarie par-dessus : il faut continuer pendant huit jours, à moins que l'on ne se sente trop échauffé, car, ainsi que nous l'avons dit ailleurs, tout ce qui force la nature doit être employé avec précaution.

Les bains concourent encore à bannir la stérilité dans les personnes trop grasses, et qui par cela même sont d'une délicatesse extrême. Ils suppléent au défaut d'exercice dans quelques climats.

Les femmes turques sont presque toujours dans l'inaction, et elles doivent leur fécondité à l'usage des bains, qui est un spécifique contre les vapeurs et la plupart des accidents spasmodiques, dont devraient être attaquées des femmes presque toujours couchées sur leur sopha. Si elles passent quinze jours sans prendre de bain, la tête leur fait mal et tout leur corps souffre un malaise, signes avant-coureurs des incommodités qui assiègent les femmes inactives.

Il résulte aussi des inconvénients de l'usage du bain, même dans l'Orient; mais ils seraient faciles à éviter si la superstition ne s'y opposait. Leur fréquence est excessive : tout bon musulman qui a couché avec sa femme est obligé de se purifier dans le bain ; un Turc qui n'est pas marié doit aller au bain, si pendant la nuit il a été favorisé par un songe voluptueux. Les femmes, de leur côté, sont obligées d'aller au bain pour les mêmes causes et sous la même obligation. Ce ne sont là encore qu'une partie des motifs qui obligent les Turcs à aller au bain, qu'ils doivent même recommencer à prendre s'ils ont entendu le cri d'un cochon, si un chien s'est approché d'eux pendant le bain.

Les femmes turques sont dispensées de se trouver à la mosquée dans le temps des prières; mais le bain est un devoir essentiel, prescrit par leur religion, et auquel il est impossible de se soustraire.

Les mauvais effets que produisent les bains dépendent encore de la qualité de l'eau et du temps qu'on y reste. Si l'eau est chaude, elle occasionne des syncopes, des vomissements, des vertiges, des cardialgies. D'ailleurs, les femmes turques restent longtemps dans le bain ; elles sont obligées d'y faire leur toilette ; on les y peigne, on les lave à plusieurs reprises, et l'on y tresse artistement leurs cheveux. Indépendamment du temps que cela demande, les femmes font baigner avec elles leurs enfants, à qui elles font la même cérémonie. Les hommes qui ne font qu'entrer dans le bain, s'y laver et en sortir ensuite, se ressentent de ses bons effets, sans y être exposés, comme les femmes, aux accidents dont nous venons de parler.

Il serait facile de tirer parti des bains dans notre climat en observant d'écarter ce qui peut les rendre dangereux. Il faudrait surtout ne pas imiter la conduite des seigneurs russes qui, après avoir fait usage du bain, — et celui-ci est une fournaise qu'on nomme bain de vapeur, — vont se reposer dans leurs lits et prennent les cordiaux les plus forts. C'est détruire en un instant les bons effets du remède que l'on vient d'employer ; c'est faire éclore le germe de plusieurs maladies dangereuses, ou du moins s'exposer à passer ses jours dans un état de langueur qui rend incapable de tout.

Lorsque des philosophes célibataires se sont écriés : « Pères et mères, plongez vos enfants dans le Styx ! » on a admiré leurs déclamations, mais on a toujours suivi l'ancienne méthode d'élever ses enfants. Lorsque d'habiles médecins sont venus, accompagnés du raisonnement et de l'expérience, à l'appui des philosophes ; lorsqu'ils ont donné des faits et qu'ils ont dit : « Accoutumez peu à peu vos enfants aux bains froids, » — beaucoup de personnes ont senti l'importance de cette méthode de fortifier les hommes, et on a commencé à la mettre en usage. Mais qu'est-il arrivé ?

Des enfants que l'on destinait à être plongés dans l'eau froide, une partie le furent dans l'eau chaude ; et c'est par l'eau tiède que l'on devait commencer. On craignait ensuite l'impression trop vive d'une liqueur froide sur le corps d'un enfant chéri, on continua les bains chauds ; et l'on a vu des enfants qui, grâce à la tendresse extrême de leurs parents, ne seront jamais que des hommes faibles et maladifs, si les infirmités dont ils sont déjà attaqués leur laissent parcourir la durée ordinaire de la vie humaine.

Les personnes faibles qui, pour combattre la stérilité, auraient recours aux bains chauds, tomberaient dans le même inconvénient ; surtout si, comme les seigneurs russes, elles ne s'attachaient pas à rétablir, après avoir pris le bain, le ton, le ressort des fibres.

La force des portefaix de Constantinople, — on en raconte des prodiges, — s'acquiert et se soutient par l'exercice que ces hommes sont obligés de faire. Ils seraient bien éloignés de cet état, et jamais leurs fibres ne reprendraient le degré de force qui leur est nécessaire, si, au moment qu'ils sortent du bain, ils se livraient à la mollesse et à l'oisiveté.

En Russie, les hommes du peuple qui se conduisent, à bien des égards, avec plus de prudence que les gens du monde, mangent de la neige ou de la glace étant dans le bain, tandis que leurs corps ruissellent de sueur, et la sueur n'en devient que plus copieuse.

Quand le moujik a sué à sa volonté, il sort du bain tout nu, le corps fumant et rouge comme une écrevisse cuite, et va se jeter dans la rivière qui est toujours à proximité du bain. Si les glaces de l'hiver s'y opposent, il se contente de s'arroser de la tête aux pieds, à plusieurs reprises, avec de l'eau qu'il puise dans des trous faits exprès. Après cette cérémonie, il endosse un habit de peau de mouton, et va boire un gobelet ou deux d'esprit de grain très fort. Ce bain rend le moujik gai, alerte, et tout prêt à s'acquitter des plus rudes travaux. C'est ainsi qu'on trempe l'acier.

Les hommes du peuple, dit un voyageur, sortent tout en sueur des bains, et vont se rouler dans la neige par les froids les plus rigoureux, éprouvant, presque dans le même instant, une chaleur de 50 à 60 degrés et un froid de plus de 20 degrés, sans qu'il leur arrive aucun accident.

Il résulte de cette manière d'agir que les hommes et les femmes du peuple se préservent et se guérissent souvent d'un grand nombre de maladies, par l'usage des bains de vapeur suivis de l'immersion dans l'eau froide ; tandis que le beau monde se procure des fluxions, des maux de gorge, des rhumes opiniâtres, des catarrhes qui dégénèrent souvent en asthme, ou qui se terminent par la phtisie, le relâchement, la mollesse des chairs, un gros embonpoint qui cause si facilement la stérilité.

Tout ce qui tend à rendre le corps robuste dans un âge encore tendre, fait dans l'âge mûr des athlètes vigoureux. Et des hommes ainsi constitués doivent être excellents dans l'art de peupler le monde. Il n'y a pas d'apparence que dans notre climat, il soit jamais nécessaire d'endurcir les hommes à peu près comme on trempe l'acier; mais, en modérant les expédients, en les assortissant à notre constitution actuelle, ne pourrait-on parvenir à la remonter peu à peu?

Du moins, il faudra des accidents extraordinaires pour jeter la stérilité sur des individus qui, dès leur naissance, auront été élevés de manière à pouvoir compter sur leurs forces. C'est en les exerçant et en les accoutumant à tout, qu'on parviendra à les rendre vigoureux.

CHAPITRE IX

Parenthèse.

A ce propos, nous devons dire que nous voyons avec plaisir qu'on s'occupe beaucoup de l'éducation générale de l'enfant.

Ainsi, l'*Œuvre des soirées populaires* de Verviers vient d'ouvrir un Concours international de sciences morales et économiques. Elle demande un ouvrage français sur la question suivante : « Quels sont les soins physiques, intellectuels et moraux à donner à un enfant, depuis le jour de sa naissance jusqu'à l'âge de sept ans, au double point de vue de la santé et de l'éducation ? »

Prix : un diplôme, une somme de 500 francs et cent exemplaires du travail couronné.

Le concours sera terminé le 31 décembre 1884.

Pour connaître le programme et les conditions du concours, s'adresser à M. *Eug. Novent*, *président de l'Œuvre des soirées populaires*, rue de la Colline, 40, à Verviers.

Cette question ne tombe qu'incidemment, dans l'ouvrage que nous publions actuellement, mais elle nous permet d'indiquer, — et notre devoir est de nous empresser de le faire, — de bonnes et inépuisables sources auxquelles pourront puiser les concurrents à cette œuvre éminemment utile.

C'est par l'éducation physique qu'il faut commencer, et parmi les ouvrages excellents publiés sur cette matière, on peut citer l'*Éducation des enfants* de Locke, le chapitre de l'*Institution des enfants* dans les *Essais* de Montaigne, l'ouvrage du citoyen de Genève trop connu pour le désigner autrement, la dissertation de Ballexferd sur l'*Éducation physique des enfants*, l'*Avis au peuple sur la santé* de Tissot, sans oublier le commentaire de Van Svieten sur les aphorismes de Boerhaave, qui traite avec tant de sagacité les maladies des enfants et la manière de les conduire dans les premiers temps de leur vie. Nous pourrions encore citer l'*Essai sur la manière de perfectionner l'espèce humaine* par Vandermonde, le *Traité de l'éducation médecinale des enfants en bas âge* par des Essarts, etc., etc. Quant aux soins intellectuels et moraux, nous avons lu dans la *Presse*, à ce sujet, des articles fort intéressants de M. Arthur Monnanteuil, que nous ne saurions trop recommander à nos lecteurs.

CHAPITRE X

Suite des causes et remèdes.

Les Anglais formeraient une nation incomparablement plus forte que la nôtre, si l'éducation agreste qu'ils donnent à leurs enfants n'était en quelque sorte perdue pour la plupart, lorsque, maîtres de leurs actions, ils se livrent, à notre exemple, à toute la dissipation vers laquelle la jeunesse se porte avec tant de facilité.

L'ingénieux auteur de la *Lettre sur les Patagons* nous donne un exemple frappant de l'usage où sont les Anglais de fortifier le corps des hommes, tandis qu'il en est temps encore. Dans l'idée que notre écrivain se fait des Patagons, toute leur éducation est une gymnastique continuelle.

« Docteur, dit-il à M. Matty, aurait-on résolu en Angleterre d'être Patagons en quelque chose? Vous plongez vos enfants dans la Tamise... Il y a bien pis : Je me rappelle que dans mon voyage d'Italie, je rencontrai à Gènes votre chef d'escadre, M. Harrison; il eut la politesse de m'inviter à voir son escadre... Au milieu de nos propos dans la chambre du conseil, entrèrent deux enfants avec le tablier de fatigue, couverts de sueur et de goudron, vrais mousses. Ils venaient saluer le commandant, et ce fut avec un air de confiance et presque de familiarité. — Qui sont ces élèves, lui dis-je?... — L'un est le neveu de l'amiral Hervey, l'autre m'appartient... — Et quel sera leur premier grade? — Matelot et ainsi de suite, jusqu'à ce qu'ils arrivent au commandement. — Ils nous quittèrent pour grimper aux mâts. »

Indépendamment des progrès que doivent faire des hommes ainsi élevés, on peut dire que s'ils conservent ce précieux germe de force et d'agilité, introduit en eux à l'âge où les facultés corporelles demandent à se développer, ils seront utiles à leur patrie à plusieurs égards. On aurait, à la vérité, lieu de craindre que des jeunes gens dont on a fortifié les organes par beaucoup d'exercice, ne soient portés avant l'âge nécessaire vers les plaisirs de l'amour; mais l'exemple des habitants de la campagne doit nous rassurer. Avec toutes les qualités requises pour prouver leur vigueur, ils sont plus réservés; ils domptent avec plus d'empire les passions violentes que nos jeunes gens inactifs, moins affectés de l'amour par les sens que par l'imagination.

Je veux qu'en la débauche même, dit Montaigne en parlant d'un jeune homme, il surpasse en vigueur et en fermeté ses compagnons, et qu'il ne laisse à faire le mal ni à faute de force ni de science, mais à faute de volonté.

S'il est nécessaire d'arrêter l'explosion des feux de l'amour, c'est en démontrant les suites funestes qu'elle doit avoir dans un âge trop tendre. Les anciens athlètes s'abstenaient de la compagnie des femmes, afin d'être plus forts et plus vaillants dans les jeux olympiques et dans les gymnases.

Les anciens Gaulois, dit encore Montaigne, estimaient à extrême reproche d'avoir eu accointance de femme avant l'âge de vingt ans, et recommandaient singulièrement aux hommes qui se voulaient dresser pour la guerre, de conserver bien avant leur pucelage, d'autant que les courages s'amollissent et se divertissent par l'accouplage des femmes.

Aussi ces hommes formèrent-ils une nation courageuse à laquelle rien n'aurait résisté, s'ils n'avaient peu à peu dégénéré en se livrant à la débauche excessive qu'enfante le luxe, et d'où naissent les maladies et les infirmités qui affaiblissent les empires, en affectant les individus qui les composent. Les anciens historiens nous peignent les Gaulois comme des hommes formidables en ce qu'ils ne craignaient rien, estimant que fuir était chose si honteuse, que même ils ne s'enfuyaient pas des maisons qui s'écroulaient.

Il a donc été possible de donner aux jeunes gens une vigueur peu commune et d'en suspendre les effets relativement aux plaisirs, pendant quelque temps. Quels avantages n'en revient-il pas à la nation, lorsque ces hommes étant *achevés*, ils dirigent leurs forces vers l'amour avec toute l'énergie d'un tempérament robuste !

Les lois gauloises avaient porté l'attention jusqu'à condamner à l'amende un homme jeune duquel la ceinture aurait excédé une certaine mesure, pour être devenu trop gros, — ce qui est, dit l'historien, une marque ordinaire d'oisiveté et de faitardise.

On observe encore une cause de stérilité qui tient moins à l'homme et à la femme qu'au local qui les environne. C'est ce que nous allons examiner.

CHAPITRE XI

Influences locales.

Dans le fameux traité de l'*Air et des eaux*, Hippocrate a développé d'une manière admirable les influences de ces éléments sur tout ce qui se passe dans l'économie animale, et d'après les observations de cet illustre médecin, on peut rendre raison de la stérilité ou de la fertilité d'un pays par rapport à sa situation.

Les préceptes donnés par le père de la médecine à ceux qui se destinent à cette science, devraient être sus de tous les hommes qui chérissent la santé. Ce serait nous écarter du plan de notre ouvrage que d'extraire de l'article important dont nous parlons tout ce qui pourrait avoir un rapport plus ou moins éloigné à notre objet ; il est néanmoins quelques observations essentielles que nous devons offrir rapidement à nos lecteurs.

Hippocrate considère les nations entières dans ses observations, mais on doit les rapprocher plus particulièrement des individus ; et alors elles deviennent utiles pour la plupart, en les appliquant à l'objet que nous traitons.

Après les connaissances préliminaires sur le climat, Hippocrate veut que le médecin qui se destine à y exercer son art s'occupe de la manière de vivre des habitants ; il observera, dit-il, s'ils sont grands buveurs et grands mangeurs, ou s'ils boivent peu, quoique d'ailleurs ils mangent beaucoup ; s'ils sont paresseux et ennemis du travail, ou bien s'ils aiment l'occupation et l'exercice. C'est de là qu'il doit tirer ses inductions sur tout ce qui se présente.

D'après ce que nous avons dit précédemment, il est aisé de sentir que dans un mariage, la stérilité qui aura pour cause l'inaction des deux individus, ou des excès dans les aliments, qui dérangent continuellement les fonctions, sera guérie par les moyens que nous avons indiqués, après qu'on en aura reconnu la cause ; ce qui sera facile, pour peu que l'on s'examine en suivant les observations d'Hippocrate.

Toute ville exposée aux vents chauds, c'est-à-dire aux vents qui s'élèvent entre le levant et le couchant d'hiver, et qui est à couvert des vents du nord, est abondante en eaux ; mais ces eaux sont impures et pesantes. Cette observation d'Hippocrate se confirme très souvent. Les personnes obligées de s'éloigner pour quelque temps du lieu qu'elles habitaient et où elles faisaient usage des eaux dont nous parlons, sont devenues fécondes dès qu'elles en ont cessé l'usage.

Les villes qui ont une mauvaise exposition, et qui ont volontiers des eaux marécageuses et des eaux de lacs, sont exposées à des variétés continuelles. Si l'été y est sec, les maladies y sont courtes ; si l'hiver y est froid, les hommes y ont la tête fort humide et pleine de pituite. Ces hommes ont peu de force et de vigueur ; ils ne digèrent qu'avec peine. Le moindre excès les incommode. Les femmes y sont malsaines et sujettes aux fluxions. Il y en a beaucoup que la maladie, et non pas la nature, rend stériles, ou fait avorter. Les enfants y ont des asthmes et tombent dans de fréquentes convulsions. Quand les hommes ont passé cinquante ans, ils deviennent paralytiques, si le soleil leur donne tout d'un coup sur la tête, ou qu'ils y aient souffert un trop grand froid.

En indiquant ainsi le mal, Hippocrate indique en même temps comment on peut le prévenir. En effet, les variations continuelles de l'atmosphère influeront peu sur les corps, si l'on y a habitué ceux-ci ; les hommes n'auront rien à craindre des excès, s'ils n'en font aucun ; en évitant les maladies, on évitera la stérilité, puisque celle-ci en est la suite.

Quant aux villes qui, à couvert des vents chauds, reçoivent les vents froids entre le couchant et le levant d'été, les eaux y sont froides et les hommes communément grands et secs. Ils mangent plus qu'ils ne boivent, ont la tête saine et forte, et la plupart sont sujets à des ruptures de vaisseaux.

Ils ont, en été, jusqu'à l'âge de trente ans, de grands et fréquents saignements de nez, et vivent néanmoins plus longtemps que les autres.

La dureté des eaux, leur crudité, leur froideur, rendent beaucoup de femmes stériles, suppriment leurs règles, ou du moins les dérangent considérablement. On attribue encore à ces eaux les difficultés de l'accouchement, et celles que les femmes éprouvent lorsqu'elles veulent nourrir leurs enfants ; la crudité et la dureté des eaux détruisant le lait. L'enfance, dans ces villes, dure plus longtemps qu'ailleurs, et la puberté y est plus tardive.

Les villes qui sont tournées au levant sont sans comparaison plus saines que celles qui sont au nord et que celles qui sont tournées aux vents chauds, n'y eût-il pas même un demi-kilomètre de distance. Les eaux qui y reçoivent les rayons du soleil levant ne sauraient être que très claires, très légères et d'une saveur agréable. Les premiers rayons du soleil les purifient, et l'air retient longtemps les impressions du matin ; les hommes y ont le teint fort bon et fleuri, la voix claire et nette, les passions assez modérées, ce qui est un grand point pour la fécondité ; aussi les femmes y sont-elles fécondes et accouchent-elles facilement.

Mais les villes qui regardent le couchant, de manière qu'elles soient à couvert des vents du levant, et ne reçoivent que les vents chauds ou les vents du nord, sont nécessairement malsaines. Les eaux n'y sont pas claires, le soleil n'agit sur elles que lorsqu'il est déjà fort haut. Tous les matins, pendant l'été, il souffle des vents froids, et il tombe de la rosée ; le reste de la journée, le soleil brûle et dessèche les hommes, c'est pourquoi ils n'ont ni force ni couleur, et sont sujets à une infinité de maladies.

Ils ont de plus la voix rude et enrouée, à cause de la grossièreté et de l'impureté de l'air, qui ne peut être purgé par les vents secs du nord, lesquels n'y sont pas de longue durée, et parce que ceux qui y soufflent sont très humides et très pluvieux. Les vents du couchant ressemblent parfaitement à ceux de l'automne, et la situation de ces villes leur donne une température à peu près pareille à celle de cette saison, à cause du changement qui y arrive dans un même jour ; le matin et le soir y sont d'une température entièrement opposée.

Rien ne démontre mieux les effets salutaires qui doivent résulter de la situation favorable d'un pays que la longévité des habitants du Petit-Cléry en Clermontois. Voici, en effet, ce que nous trouvons dans le *Journal encyclopédique* du mois de décembre 1768 : « Quoique ce petit village ne consiste qu'en vingt-cinq feux, il s'y trouvait à la fin de cette année 1768, douze personnes en très bonne santé, — trois hommes et neuf femmes ou filles, — qui avaient entre elles neuf cent quatre-vingt-treize ans deux mois !

Il est étonnant qu'il se trouve dans un aussi petit village un aussi grand nombre de personnes d'un âge avancé ; il faut attribuer ce bonheur à sa position. Il est, près de la Meuse, sur une petite montagne, à l'aspect du nord, et au pied de laquelle est une prairie, environnée de belles plaines, et éloignée des bois.

Ce qu'Hippocrate a dit des eaux jusqu'à présent, s'est trouvé lié avec ses observations sur la situation et la température des villes. Il revient ensuite au premier objet qu'il n'a fait qu'indiquer. Il examine quels biens et quels maux doivent résulter de l'usage des eaux, relativement à leurs propriétés.

Les eaux des marais, celles des lacs, et en général toutes les eaux croupissantes, doivent être nécessairement chaudes en été, épaisses et de mauvaise odeur, parce qu'elles ne coulent point, qu'elles reçoivent toujours l'égout des canaux, et qu'elles sont brûlées par le soleil. En hiver elles seront froides, glacées et troubles, lourdes et grossières. Ceux qui boivent habituellement de ces eaux sont la proie d'une infinité de maladies. Elles causent des obstructions aux principaux viscères, elles décharnent le visage et amaigrissent tout le corps. Les femmes qui en font usage conçoivent avec peine, accouchent difficilement. Elles mettent au monde des enfants fort gros, boursouflés, mais qui dans la suite tombent en consomption, et sont toujours malsains et sujets à plusieurs accidents.

Souvent il arrive aussi que les femmes croient être grosses, et quand le terme est venu, cette grossesse s'évanouit !

Les plus mauvaises eaux, après les précédentes, sont celles qui coulent des rochers, car elles sont dures ; et celles qui viennent des lieux où il y a des eaux chaudes, et où il naît du fer, du cuivre, de l'argent, de l'or, du soufre, du vitriol, du bitume ou du salpêtre : ces eaux passent avec peine et empêchent le ventre de faire ses fonctions.

Les meilleures sont celles qui viennent des lieux hauts, des collines, qui n'ont qu'une terre sablonneuse, car elles sont douces et limpides ; elles sont chaudes en hiver et froides en été, ce qui marque qu'elles ont leurs sources très profondes. Mais il faut surtout faire grand cas de celles qui coulent vers le levant, et particulièrement vers le levant d'été.

Toutes celles qui sont salées, âcres et crues, sont en général très mauvaises à boire.

On met au dernier rang des eaux celles qui coulent vers le midi, et entre le levant et le couchant d'hiver ; mais elles sont moins dangereuses dans les pays froids que dans les pays chauds.

Les personnes qui ont le ventre dur, constipé et disposé à s'enflammer, doivent user des eaux les plus douces, les plus légères ; et ceux qui l'ont mou, humide, pituiteux, doivent chercher les plus dures, les plus crues et un peu salées, car elles consumeront cette pituite et cette humidité.

Toutes les eaux qui cuisent facilement les légumes, qui fondent et pénètrent les viandes, lâchent par conséquent le ventre et lui communiquent leurs vertus. Celles qui sont crues et dures, et qui cuisent difficilement ces mêmes viandes, ne peuvent que dessécher et resserrer.

Les eaux de pluie sont très légères, très douces, très délicates, très claires. Ces bonnes qualités dépendent de la pureté de l'air ; mais il n'est pas toujours dans cet état, et l'eau contient alors des matières grossières, qui exigent la distillation, pour la rendre légère et plus pure.

Les eaux de glace et de neige sont toutes très mauvaises, car toute eau qui a été gelée ne recouvre jamais sa première qualité.

La pierre, la colique néphrétique, la strangurie, l'ardeur d'urine, la sciatique et les tumeurs, viennent particulièrement aux hommes qui boivent de toutes sortes d'eaux, dont la source est fort éloignée, ou dans lesquelles d'autres eaux de rivières, de lacs et de marais se déchargent.

Il est impossible qu'une eau ressemble à une autre ; l'une est douce, l'autre salée et alumineuse ; celle-ci est froide, celle-là est chaude. Rien n'est plus important que cet examen, et la plus grande partie de nos maladies viennent des causes que nous avons sous les yeux et que nous secondons au lieu de les détruire.

On ne peut se refuser à croire que l'air et l'eau n'aient une action sensible sur la multiplication de l'espèce, et que les différences qu'ils font naître ne soient très remarquables. C'est ce qui faisait dire à Hippocrate, en considérant les variétés des saisons et des terrains, qu'il en est de même des hommes. Chez les uns, la nature est la même que celle des montagnes, des forêts et des lieux arides; chez les autres, elle est semblable à celle des terres légères et humides; dans ceux-ci, elle est la même que celle des pays qui ont des prairies et des marais; dans ceux-là on reconnaît la nature des plaines et des lieux découverts et secs; les variétés des saisons qui changent la nature des choses, sont grandes et en grand nombre; les diversités qu'elles causent ne le sont pas moins.

Pour prouver à quel point la température du climat influe sur la vigueur, et par conséquent sur la fertilité des hommes, exposons les réflexions qu'ont suscitées à Hippocrate ses nombreuses observations.

L'Asie, dit-il, diffère de l'Europe par la nature des plantes et des hommes; car tout vient plus beau et plus grand en Asie qu'en Europe. La température des saisons et leur égalité en sont cause; or, ce qui contribue le plus à la bonté et à l'accroissement des choses qui naissent dans un pays, c'est la température de l'air. Ce n'est pas que le climat de l'Asie soit égal en tout, je ne parle que de cette partie qui est la plus tempérée. On y élève les enfants avec plus de facilité, les hommes y sont mieux constitués, plus beaux, plus grands et mieux faits. Quant à la taille et à la beauté de la voix, il n'y a presque pas entre eux de différence, de sorte qu'on peut assurer que ce climat approche plus que tout autre de la constitution la plus naturelle et la plus tempérée; mais il est impossible que la force, le courage, la vigueur et la patience dans les travaux accompagnent de telles constitutions; le goût et l'instinct n'y sont pas constants; un sexe ne se borne point uniquement à l'autre, entraîné par la volupté... Il en est de même en Égypte et en Lybie.

En parlant des peuples qui habitent les bords du Phase, Hippocrate observe que leur pays est marécageux, chaud, humide et couvert. En tout temps, dit-il, il y tombe des pluies très fortes, et ses habitants vivent dans les marais et bâtissent au milieu des eaux. Ils vont rarement dans les villes, mais ils courent çà et là dans de petites barques qu'ils font d'un seul tronc d'arbre. Ils ne boivent que des eaux chaudes, stagnantes, qui sont corrompues par le soleil et grossies par les pluies. Le Phase même n'est qu'une eau dormante; de tous les fleuves, c'est le plus tranquille et le plus lent. Les fruits que mangent les Phasiens sont avortés, imparfaits, sans saveur; l'excessive humidité ne leur permet pas de mûrir comme il faut: c'est cette humidité qui rend l'air de ce climat fort épais et grossier; tout cela joint ensemble fait que les habitants du Phase diffèrent des autres hommes par la figure: ils sont excessivement grands et horriblement gros. Ils sont pâles et défaits comme les malades qui ont la jaunisse, ils sont lâches dans les travaux.

A la constitution de ces Asiatiques, Hippocrate oppose les Sauromates, Européens qui habitent près du Palus-Méotide. Les femmes montent à cheval, lancent le javelot, et combattent pendant qu'elles sont vierges! Il faut qu'elles aient tué trois de leurs ennemis pour obtenir la permission de se marier. Celle qui se marie est dispensée de monter à cheval et d'aller à la guerre, à moins que le pays ne soit forcé de prendre les armes pour quelque grande nécessité. Elles n'ont que la mamelle gauche; car pendant qu'elles sont jeunes, les mères ont grand soin de leur brûler la mamelle droite avec un instrument d'airain fait exprès, de sorte que cette mamelle ne pouvant croître, toute la force et la nourriture se portent à l'épaule et au bras droit.

On devait observer beaucoup de différence entre la constitution de ces peuples et celle des Phasiens; la coutume où étaient les premiers de dispenser les femmes de monter à cheval lorsqu'elles étaient mariées, contribuait à la multiplication de l'espèce; car une cause assez ordinaire de stérilité est le trop fréquent exercice à cheval : les Scythes en sont la preuve.

On appelle nomades ces peuples qui n'ont point de maisons et qui habitent dans des chariots, ayant quatre ou six roues, couverts de tapis et faits comme des maisons à plusieurs étages. Ces maisons ambulantes sont traînées par deux ou trois paires de bœufs.

Ces nomades demeurent dans un même lieu tant qu'ils trouvent du fourrage; quand ils ont tout consommé, ils décampent et vont ailleurs. Les femmes vivent dans les chariots et les hommes les suivent à cheval, à la tête de leurs troupeaux et de leurs haras. Il n'y a point de nation moins féconde, et où les animaux soient moins nombreux et plus petits.

Les hommes se ressemblent tous; ils sont gras et charnus; leurs jointures sont lâches et abreuvées d'humeurs, comme tout leur corps. Cette masse de chair et cette graisse sont ce qui les rend tellement ressemblants, qu'un homme n'y diffère presque pas d'un autre homme, ni une femme d'une autre femme. Cela vient aussi en partie de ce que les saisons étant toujours égales, il n'arrive aucun changement physique, ni aucune altération dans la semence, si ce n'est par quelque maladie ou quelque accident fort violent et fort rare.

La situation du pays est telle que les habitants y ressentent toujours les vents de bise, rendus extrêmement froids par les neiges, les glaces et les eaux. L'hiver y est perpétuel; l'été n'y dure que peu de jours, lorsque le soleil, à la fin du solstice d'été, s'approche de ce pays, et alors la chaleur est très faible. Les Scythes ont toujours la même nourriture et les mêmes habits, hiver et été; l'air qu'ils respirent est toujours le même, épais et humide, et ils n'ont pour boisson que des eaux de neiges et des eaux glacées. C'est de cette uniformité générale qu'il convient de tirer la ressemblance constante des individus au physique et au moral.

Ce que j'ai dit ailleurs de l'humidité et de l'embonpoint excessif qui causaient la stérilité, est confirmé par Hippocrate au sujet des peuples dont il fait la description. La plupart des Scythes, et généralement tous les nomades, se brûlent les épaules, les bras, les jointures des mains, la poitrine, les cuisses et les lombes, à cause de l'extrême humidité qui les relâche et les énerve. Ils n'ont ni la force de tendre un arc, ni celle de lancer un javelot; mais quand ils se sont brûlés, les jointures sont plus fortes, leur corps devient plus robuste et plus ferme.

Ils n'en sont néanmoins pas plus propres à la fécondité; les Scythes sont les plus stériles de tous les peuples. La plupart même sont impuissants. Ils s'acquittent des devoirs propres aux femmes, et parlent comme elles. On les appelle efféminés. Quand ils approchent de leurs femmes, et qu'ils ne se trouvent plus hommes, ils ne doutent point qu'ils n'aient offensé les dieux qui, pour se venger, leur font sentir ces effets de leur colère. Ils prennent des robes de femmes, et, avouant publiquement leur impuissance, ils vivent en femmes et en font toutes les fonctions !

On retrouve encore ici cette vérité de tous les temps et de tous les lieux, que le peuple est la partie la plus saine d'un état pour la multiplication de l'espèce.

Cette impuissance dont nous parlons n'attaque jamais les pauvres ; il n'y a, dit Hippocrate, que les nobles et les riches qui en sont atteints, parce qu'ils vont toujours à cheval ou en chariot, au lieu que les pauvres vont à pied. Il observe encore que les Scythes ont le teint et les cheveux roux, et que la fécondité n'est pas propre aux tempéraments de cette nature.

A l'égard des femmes, leur humidité et leur graisse s'opposent à la conception, en bouchant l'orifice de la matrice. Leurs esclaves sont très utiles à la nation : chargées de tout le travail et faisant un exercice continuel, elles sont fort maigres, et par là conçoivent avec une facilité dont la nation se trouve heureuse. Ces esclaves empêchent seules le dépérissement trop rapide dans ces climats.

L'auteur des *Recherches sur les Américains*, qui paraît ne pas avoir eu connaissance de ce qu'Hippocrate a dit des Scythes, relativement à la couleur de leurs cheveux, ne la regarde pas moins comme une nuance de dégénération, comme une espèce de maladie, même dans nos climats. On peut en juger par les inductions que cet auteur tire des taches que l'on remarque à la peau des personnes dont nous parlons.

Les hommes blancs, dit-il, ne sont point roux sans être pâles, et sans répandre une odeur désagréable ; on leur remarque, entre l'épiderme et la peau, des souillures, des taches lenticulaires, occasionnées par des matières crasses et impures qui se déposent et s'accumulent à l'orifice des vaisseaux exhalants, d'où le teint contracte une bigarrure qui se manifeste davantage en été lorsque la transpiration est sensible.

En effet, les praticiens peuvent observer que dans les maladies aiguës qui attaquent les roux, le développement des symptômes se fait très souvent avec des différences qui ne se remarquent pas, lorsque les mêmes maladies surviennent à d'autres personnes. C'est surtout dans les maladies inflammatoires que l'on a eu l'occasion de faire cette observation. En admettant une sorte de dégénération dans la constitution des personnes dont nous parlons, il serait assez facile de dire pourquoi, bien qu'ordinairement peu fécondes, elles n'en paraissent pas moins portées vers le physique de l'amour.

Lorsque nous traiterons des *Influences du mariage sur la santé*, on verra qu'il est certaines maladies qui, par les circonstances, paraissent porter ceux qui en sont atteints vers le physique de l'amour ; en admettant donc ici une sorte de dérangement, une âcreté, si l'on veut, dans quelques fluides, on expliquerait comment des personnes qui ne sont rien moins que robustes et vigoureuses, sont tourmentées par des irritations vénériennes !

Par la force de son génie, Hippocrate s'était élevé au-dessus des idées superstitieuses de son temps, et il en donne la preuve en voulant dissuader ses contemporains de la croyance dans laquelle ils étaient, que l'impuissance et la stérilité étaient des maladies envoyées par les dieux pour punir les hommes de leurs fautes.

Si cela était, s'écrie-t-il, ces maladies arriveraient aux pauvres comme aux riches, et encore plutôt aux premiers, car les pauvres honorent bien moins les dieux. En effet, ajoute-t-il, ce sont les riches qui leur font des sacrifices, qui leur élèvent des temples, qui leur érigent des statues, qui leur font mille offrandes et mille dons, — ce que les pauvres ne sont pas en état de faire !

Le plus souvent même ces derniers, au lieu d'honorer les dieux, murmurent et blasphèment contre eux, à cause du partage si inégal qu'ils font des richesses. La punition de tous ces crimes devrait donc tomber plutôt sur les pauvres que sur les riches qui n'y ont point de part... Mais ces maladies ne viennent des dieux que comme les autres, et elles ont toutes leurs causes dans la nature !

C'est également aux causes exposées ci-dessus qu'Hippocrate attribue les variétés qui s'observent en Europe dans l'espèce humaine. Les Européens diffèrent entre eux par la taille et le visage, à cause des variations fréquentes des saisons ; en effet, ils ont de longs hivers et des étés insupportables ; de grandes pluies, de grandes sécheresses et de grands vents, qui produisent des changements considérables, et ces changements apportent les différences que l'on remarque dans les générations. Car la semence n'est pas toujours la même dans le même homme, étant tout autre l'hiver que l'été, et pendant les sécheresses que pendant les pluies.

Voilà pourquoi les Asiatiques se ressemblent bien plus que les Européens. On trouve aussi par là la différence des mœurs.

Tous ceux qui habitent un pays montagneux, rude, fort élevé, fort sec, éprouvent des changements considérables ; par conséquent ils sont plus grands, plus agissants, plus courageux, et ces sortes de tempéraments ne peuvent manquer d'être cruels et féroces. Mais ceux qui vivent dans un pays enfoncé, étouffé et plein de prairies, plus sujet aux vents chauds qu'aux vents froids, et qui n'ont que des eaux chaudes, sont gros et charnus ; ils ont les cheveux noirs, ils sont eux-mêmes plus noirs que blancs. Ils ont moins de phlegme que de bile, et n'ont ni tant de force ni tant de courage que les premiers, à moins que l'habitude ne leur donne les qualités que la nature leur refuse. Mais s'ils ont dans leur pays des rivières où ils puissent faire couler les eaux de pluie et les eaux croupissantes, ils sont fort sains, et leur teint est fort bon. Si, au contraire, ils n'ont point de rivières, et qu'ils soient obligés de boire des eaux croupies et puantes, il est de toute nécessité qu'ils aient le ventre et les viscères mal disposés.

Ceux qui habitent un pays élevé, découvert, exposé aux vents, et où il y a abondance d'eaux, sont grands et presque tous semblables, mais ils ont moins de courage et plus de douceur.

Ceux qui demeurent dans des pays nus, maigres et secs, et qui ne sont point sujets à de grands changements, ont le corps dur et robuste, et sont plus blancs que noirs ; ils sont arrogants, colères, opiniâtres et entêtés.

Partout où l'on trouve des changements de saisons très fréquents, là on trouve des hommes d'une figure très différente, et qui ne se ressemblent en rien, ni pour la complexion, ni pour les mœurs.

Dans tous les lieux où la terre est grasse, molle, aquatique ; où les eaux sont si peu profondes qu'elles sont chaudes en été et froides en hiver ; où les saisons sont fort tempérées, les hommes y sont très charnus, pesants, sans force et sans vigueur, et pour l'ordinaire fort brutes ; ils n'aiment qu'à dormir : c'est la lâcheté et la paresse même, et ils n'ont ni esprit, ni adresse pour les arts.

Mais partout où le pays est nu, ouvert et rude, où l'on sent les rigueurs de l'hiver et les ardeurs de l'été, vous y trouverez des hommes maigres et tout velus, qui sont vigoureux et robustes, vigilants et laborieux, arrogants et opiniâtres, plus féroces que doux, propres aux arts et nés pour la guerre ; en un mot, tout ce qui vient dans quelque terre que ce puisse être, se sent des qualités de la terre qui le produit !

CHAPITRE XII

Nouvelles remarques

Ces immortelles observations d'Hippocrate, confirmées pour la plupart depuis plus de deux mille ans, et qui annoncent les vastes connaissances de l'auteur, ne paraissent être contredites aujourd'hui que par ceux qui ne font aucune attention aux catastrophes qui ont pu changer la nature des choses.

Sans parler des changements arrivés sur notre globe par des causes qu'il renfermait dans son sein, l'ouvrage des hommes, depuis tant de siècles, a dû occasionner des variations dans quelques contrées. On a vu, lorsque nous avons parlé des tempéraments, que celui qui dominait chez les habitants des environs de la Grèce a passé en France ; que celui des Suédois est le même, etc. Ces changements, ouvrage d'une longue suite de siècles, ne sont-ils pas aussi celui des hommes ?

Ils ne tiennent pas registre de toutes les singularités qu'ils introduisent dans la nature. Ne pourrait-on pas dire que des marais desséchés, de vastes forêts abattues, le mélange du peuple des campagnes avec celui des villes, le changement dans les mœurs, dans les aliments, etc., ont concouru à introduire dans chaque nation des variétés relatives à sa constitution, et qui peu à peu ont éloigné ou rapproché les hommes de leur constitution primitive ou dominante.

Les anciens Romains, par exemple, du peuple le plus faible de l'Italie, devinrent le plus robuste, à force d'exercice et de travail. Il tendait vers sa première faiblesse sur la fin de la République, mais malgré cette dégénération, Pline nous dit que dans le dénombrement qui fut fait des habitants de Rome, sous Vespasien, il se trouva un grand nombre de citoyens d'une vieillesse extraordinaire, et deux entre autres, qui avaient cent cinquante ans. Ce phénomène ne parut jamais dans Rome moderne.

Malgré ces changements survenus dans la constitution dominante des peuples, changements dans lesquels la nature n'est pour rien, si je puis m'exprimer ainsi, et qui sont l'ouvrage des hommes, il faut convenir que de la justesse des observations d'Hippocrate on doit tirer, à l'aspect seul d'un pays, des conjectures sur la stérilité ou la fécondité de ses habitants.

Ces mêmes observations indiquent encore les moyens de remédier à la stérilité pour peu qu'on y fasse attention. Car la cause du mal une fois mise en évidence, y a-t-il quelqu'un qui ne s'attache à l'anéantir? Ce qu'Hippocrate a écrit pour les nations, chaque individu en peut profiter ; de ce qu'il a dit de l'impuissance et de la stérilité des nomades et des Phasiens, un homme peut répandre la fertilité sur son mariage, si trop d'embonpoint, une constitution phlegmatique, le défaut d'exercice s'opposent à la conception.

Les mauvaises qualités attribuées à certaines eaux causant la stérilité, on a vu celles dont on devait faire usage pour entretenir l'équilibre si nécessaire dans l'économie animale pour l'exercice des fonctions.

On a vu également quels sont les terrains peu favorables à la *végétation* des hommes ; de là on peut connaître quels lieux doivent occuper, de préférence, l'homme et la femme qui désirent laisser à la postérité des rejetons sains et vigoureux.

Les Romains portaient scrupuleusement leur attention à ce que l'air et les eaux fussent salubres dans les lieux qu'ils habitaient. Les campagnes les plus agréablement situées étaient choisies afin d'y respirer un air pur qui entretînt leur santé. Ils savaient qu'il est surtout de la plus grande importance que les eaux dont on fait usage soient très saines. Les aqueducs qu'aujourd'hui encore nous admirons dans plusieurs endroits de l'Europe, attestent qu'ils ne négligeaient rien pour se procurer une boisson salubre, à tel prix que ce fût. On est effrayé de la seule idée que donnent de leurs travaux les dépenses qu'ils furent obligés de faire pour se procurer partout des eaux préférables à celles qu'ils trouvaient sur les lieux.

Sans parler de ce que l'on remarque en Italie sur cet objet, les restes de l'aqueduc qu'ils avaient construit à deux lieues au-dessous de Pont-à-Mousson, pour conduire à Metz les eaux des montagnes voisines ; les ouvrages prodigieux exécutés sous l'empereur Claude, pour amener à Lyon les eaux de la Loire du Mont-d'Or, du Mont-Pila, sont autant de monuments précieux qui attestent l'exactitude avec laquelle ils s'attachaient à procurer aux peuples les eaux les plus salubres.

Le Tibre, la Moselle, le Rhône pouvaient fournir de l'eau en abondance à Rome, à Metz et à Lyon ; mais cette eau était chargée d'une quantité immense de matières corrompues, malfaisantes, qui y étaient versées continuellement par les teintureries, les boucheries, la plupart des manufactures ; enfin ces eaux devaient être le réceptacle de ces matières infectes et putrides qui empoisonnent les fleuves et les rivières qui traversent les grandes villes, et dans lesquelles le peuple, c'est-à-dire la classe la plus étendue des citoyens, puise continuellement les germes de plusieurs maladies funestes.

Ces maladies doivent être plus fréquentes parmi les hommes du peuple, mais les personnes riches ne doivent pas s'en croire entièrement à l'abri.

Il ne faut pas croire que les observations que l'on vient de présenter et d'exposer ne doivent être vues que comme elles sont offertes par Hippocrate, et que le *sol* n'influe sur les hommes que lorsque des distances considérables y donnent lieu. Les différentes parties d'un royaume, d'une province, d'une ville même, occasionnent, selon leur situation, des changements dans les êtres qui y vivent.

Quoique la France, par exemple, n'ait que 240 lieues de l'ouest à l'est et 225 du sud au nord, ses régions offrent presque toutes des productions différentes ; et l'on observe dans les habitants, à travers le caractère général de la nation, des différences très marquées. Ces différences, tout le monde les connaît, et l'on sait distinguer le Gascon du Normand, comme on sait ne pas confondre Picards et Bretons, Berrichons et Champenois !

Or, c'est particulièrement sur l'organisation des individus que le climat doit influer avant d'agir sur l'esprit ; et de cette influence physique doivent résulter des altérations plus ou moins sensibles dont les effets se manifestent sur la population.

Ainsi, les Lombards modernes sont généralement aujourd'hui les hommes les plus barbus d'Italie, semblables aux anciens Lombards que l'on prétend avoir pris leur nom de leurs longues barbes. Les Gascons et les Languedociens ont retenu la voix haute des anciens Goths leurs prédécesseurs. Les Espagnols en ont retenu la froideur et la fierté, qui peu à peu s'alliant ensemble ont formé ce qu'on appelle la gravité espagnole. Les Normands ont conservé en beaucoup de choses le caractère et le phlegme des peuples du nord dont ils sont sortis.

Il y a une sorte de stérilité qui ne peut être guérie qu'en s'éloignant du lieu que l'on habite d'ordinaire, quoique l'air qu'on y respire et l'eau que l'on y boit n'aient aucune mauvaise qualité. Elle a sa cause dans une sorte d'inaction et d'indolence de l'homme et de la femme, puisque les voyages suffisent pour rendre leurs embrassements féconds. Mille exemples prouvent la vérité de cette assertion.

Un homme de distinction marié depuis longtemps sans pouvoir jouir du plaisir d'être père, le devint après avoir fait près de trois cents lieues pour se rendre à une ambassade où il avait été nommé. Il demeura trois ans dans sa place sans donner d'autres marques de sa capacité ; rappelé dans sa patrie, il y est à peine, qu'il a de fortes raisons d'espérer qu'il va devenir père d'un second enfant.

Cette stérilité est triste, sans doute, parce qu'on ne peut pas conseiller à tous ceux qui sont dans ce cas d'aller essayer leurs forces à trois ou quatre cents lieues de leur pays ; mais la différence des états sert à rapprocher et réunir les effets.

Ne faudrait-il pas là chercher à expliquer ou à comprendre ces pèlerinages où l'homme et la femme du peuple sont obligés de se rendre à pied pour attirer la bénédiction du ciel sur leur mariage ? Le saint qu'ils vont invoquer est presque toujours à plusieurs journées de leur habitation, et la marche salutaire à laquelle ils se soumettent compense la distance des lieux !

Tous les peuples s'exercent le corps certains jours de l'année par des mouvements qu'il faut regarder comme salutaires, Telle est la danse chez nous. Les législateurs d'Athènes, de Lacédémone, recommandèrent si expressément la gymnastique, que l'on en fit un point de religion. Cet usage serait certainement utile parmi toutes les nations pour la propagation de l'espèce ; et une loi qui interdirait la danse dans quelques royaumes de l'Europe, où il ne reste plus que ce moyen de faire faire un peu d'exercice à une partie des femmes, porterait atteinte à la population.

Il en est de même de la musique. On sait que l'action de chanter exerce la poitrine, fortifie les organes de la respiration, atténue les fluides, augmente la chaleur, à cause du mouvement continuel de la poitrine, dans l'inspiration et dans l'expiration, et du choc de l'agitation que l'air y souffre. Il est donc des circonstances où le chant est favorable à la génération; ne serait ce que par la gaieté qu'il répand sur les esprits.

Rien n'est à négliger lorsque les époux désirent se procurer des enfants; et pourrait il s'en trouver qui ne le désirassent point avec ardeur? La danse, par conséquent l'exercice, le chant, qui suppose la gaieté, tout doit donc concourir et se réunir pour donner aux esprits l'impulsion nécessaire à la fécondité.

On a vu des époux qui, après avoir employé inutilement les moyens qu'ils avaient crus les plus efficaces contre la stérilité, ayant eu recours à l'électricité, ont eu lieu de se trouver satisfaits.

Connaissez-vous, à ce propos, l'aventure du professeur de Wittemberg en Saxe?... Bose, après vingt ans de mariage et de travaux infructueux, est enfin parvenu à se procurer un digne héritier, s'étant préliminairement fait électriser lui et sa femme !

Ce moyen, disons-le, n'a pas toujours réussi à ceux qui l'ont mis en pratique, de même que tous les paralytiques électrisés n'ont pas recouvré l'usage de leurs membres. Mais risque-t-on quelque chose en l'essayant? Nous aurons peut-être un jour l'occasion de traiter cette question et d'exposer nos conjectures sur l'électricité médicale.

CHAPITRE XIII

Influence des saisons

Nous avons vu que les plaisirs de l'amour trop fréquents causent la stérilité, et l'on n'en a que trop d'exemples. C'est donc un moyen d'éviter ce malheur, que d'attendre, pour procéder à la génération, des signes non équivoques des besoins de la jouissance.

Il y avait dans les Gaules des druidesses qui ne sortaient qu'une fois de l'année de leur monastère, et ne passaient qu'un jour avec leurs maris. Elles en étaient adorées et faisaient tous les ans un enfant.

Si tous les hommes avaient le même tempérament, la même manière de vivre uniforme, et que la température de l'air fût égale dans tous les pays, on pourrait, comme cela se pratiquait dans quelques cantons des Indes, faire usage du *claperman* pour réveiller les époux endormis et les obliger à réunir leurs efforts dans le but de donner des citoyens à la patrie.

Mais il s'en faut bien que les devoirs sacrés du ménage puissent être commandés par un tambour; cette fonction, — nous le verrons encore mieux quand nous parlerons de la vieille coutume du *Congrès*, — cette fonction est libre, indépendante, capricieuse, quelquefois rebelle à tout, excepté au tempérament qui varie dans tous les hommes. L'air, les aliments, mille causes influent à la vérité sur nos fonctions, mais n'y causent qu'une variation passagère, et dont il faut profiter si elle s'offre sous des auspices favorables. Il n'en est pas moins vrai que dans beaucoup de mariages, même très fertiles, les enfants naissent constamment dans la même saison, et c'est à une certaine disposition du climat favorable au tempérament des époux, que ces alliances doivent leur fertilité.

Nous avons lu divers mémoires où il est prouvé, d'après de longues et sérieuses observations, que le nombre des naissances augmente en septembre et diminue en juin de près de la moitié. Qu'après ces mois, ceux où il naît le plus d'enfants, sont janvier, février et mars ; et ceux où il en naît le moins, mai, juillet et août.

Cet ordre de la nature paraît constant, et en calculant la durée des grossesses, il semble que l'on pourrait déterminer l'époque la plus propre à la fécondité. Toutefois, nous avons aussi de bonnes raisons pour croire qu'il ne peut y avoir rien d'absolu sur cet objet, et que tout est relatif au climat et, par conséquent, à la constitution des peuples, à leur régime, à leurs mœurs.

On ne peut donc admettre un thermomètre universel en amour ; la saison pendant laquelle un Européen se livre avec le plus d'ardeur aux plaisirs, est peut-être le temps où l'Africain s'occupe peu de la volupté. Ces différences peuvent être rapprochées de beaucoup, puisque sous le même climat, dans la même ville, le peu d'uniformité qu'il y a entre les tempéraments de chacun des individus produit des effets différents.

Malgré les exceptions qui sortent de la loi générale, on peut dire que la plupart des conjonctions charnelles qui se font pendant les ardeurs de l'été sont stériles. La chaleur, en excitant une transpiration abondante, relâche trop les fibres ; la liqueur prolifique n'a pas toute sa perfection, et les efforts réunis de l'homme et de la femme sont inutiles.

L'automne est plus favorable à la population ; à proportion que les chaleurs vives s'apaisent, nos organes reprennent du ressort ; et d'ailleurs, les variations qui règnent dans l'atmosphère pendant cette saison, influent avec excès sur les germes qui doivent perpétuer notre existence.

L'hiver est nommé le sommeil de la nature ; il semble en effet que tous les êtres soient engourdis durant cette saison ; les glaces, les neiges, les pluies froides amortissent les flux de l'amour. Il s'en faut de beaucoup, cependant, que les hommes qui habitent les grandes villes et qui y jouissent d'une certaine aisance, se ressentent des rigueurs de l'hiver comme le peuple qui vit dans les campagnes. Aussi peut-on dire que les premiers, chez qui tout est factice, jusqu'à l'amour, choisissent pour leurs plaisirs une saison qui ne leur est pas favorable.

L'oisiveté, le luxe de la table, les moyens qu'on emploie pour s'opposer au froid, communiquent au corps une chaleur contre nature dont les voluptueux profitent. Ils s'épuisent vainement dans une saison qui n'est pas celle où la plupart des femmes sont disposées à concevoir ; et semblables à ces plantes délicates qu'on oblige à prendre des fleurs à l'insu de la nature, leur règne est passé lorsque celui de tous les êtres revient avec les beaux jours.

La passion qui domine les gens riches en hiver et qu'ils prennent pour de l'amour, leur est très préjudiciable. Ils sont obligés de rompre l'harmonie qui doit régner entre l'air et les hommes ; celui qu'ils respirent dans leurs appartements est un air *commandé*, qui diffère beaucoup de l'air extérieur auquel ils n'osent s'exposer. Ils ont obligation de leurs jouissances à l'habileté de leur cuisinier, aux liqueurs spiritueuses dont ils font usage, aux ingrédients, tirés des quatre parties du monde, qui se trouvent réunis parmi leurs aliments... C'est ainsi que l'on prétend forcer la nature à favoriser les passions !

La nature, au printemps, belle, riche, féconde,
Varie à chaque instant le théâtre du monde !

Tout s'anime, croît et se multiplie pendant cette saison ; elle agit sur les animaux comme sur les plantes ; c'est elle qui redonne à la terre les beautés que les rigueurs du froid avaient ternies ; l'homme sent renaître des désirs qu'il peut satisfaire ; tout le porte vers la propagation de son espèce... O vous, qui suivez les lois de la nature, le spectacle qu'elle présente à vos yeux vous prescrit des devoirs. Les plantes ! les animaux !... Pouvez-vous faire un seul pas sans découvrir cette révolution générale qui échauffe la nature entière ?

Avez-vous oublié le début du poème de la *Nature* ? Ne vous souvenez-vous plus de ces accents enflammés que Lucrèce fait entendre ?

« Volupté des hommes et des dieux, ô Vénus, sous la voûte où les astres resplendissent, sur les mers que sillonnent nos vaisseaux, sur les terres que dorent les moissons, tu verses tes bienfaits ! Tu donnes la vie à tous les êtres ; toi seule ouvres leurs yeux à la lumière. O déesse ! à ton aspect les aquilons se taisent, les nuages se dissipent, la terre se pare de l'éclat de ses fleurs, l'Océan te sourit, et dans l'azur du ciel serein, la lumière épurée se répand à grands flots !

« Dès que le doux printemps rouvre la carrière aux zéphirs légers, ils parfument les airs de leur féconde haleine ; les oiseaux t'annoncent par leurs chants voluptueux ; les troupeaux bondissants dans les prés fleuris traversent les rapides torrents. Embrasé de tes feux, tout est entraîné vers toi ; au fond des mers, sur les montagnes, dans les fleuves profonds, sous la feuillée naissante, dans les vertes campagnes, tous les êtres brûlent d'épancher les flots d'amour qui repeuplent la terre. »

Préférez-vous la poésie chaude des *Pastorales* de Longus, traduction Paul-Louis Courier ?

« Or était-il lors environ le commencement du printemps, que toutes fleurs sont en vigueur, celles des bois, celles des prés et celles des montagnes. Aussi jà commençait à s'ouïr par les champs bourdonnement d'abeilles, gazouillement d'oiseaux, bêlement d'agneaux nouveau-nés. Les troupeaux bondissaient sur les collines, les mouches à miel murmuraient par les prairies, les oiseaux faisaient résonner les buissons de leur chant !... »

Ces feux qui embrasent les animaux indiquent assez que le printemps est la saison où les êtres se multiplient avec facilité. C'est le moment où la nature donne à l'homme l'énergie et la vigueur nécessaires pour la propagation de l'espèce. L'homme robuste s'aperçoit de l'activité des esprits qui bouillonnent dans ses veines ; favorisé par des songes agréables, il s'efforce de jouir des plaisirs qui l'appellent ; il s'y livre tout entier !

S'il calme ses transports, ce n'est que dans la crainte de s'opposer au but où tendent ses embrassements. N'opposons pas à cet homme ceux qui ont forcé le

plaisir durant l'hiver ; si le printemps fait quelque chose pour eux, c'est en accélérant la végétation. Incapables de sentir ses influences voluptueuses, insensibles au
spectacle ravissant de la fécondité universelle, ils attendent tristement que des végétaux salutaires aient réparé les désordres qu'ont excités leurs passions.

On a tellement senti l'influence des saisons sur les corps, qu'on a cru reconnaître que dans l'espace de vingt-quatre heures elles reparaissaient ; c'est-à-dire que
les quatre parties du jour étaient comparées aux saisons. En conséquence, on a dit
que le commencement du jour où l'air est chaud et humide, avait dans toute saison les influences du printemps ; le milieu du jour était comparé à l'été, le soir à
l'automne, et la nuit à l'hiver.

Ces distinctions, qui influent dans les maladies, peuvent être négligées par les
hommes qui jouissent d'une bonne santé, et ce serait être esclave de sa pendule, si
l'on avait besoin de la consulter alors !

C'est le tempérament et les signes qui annoncent le véritable désir qui doivent
nous guider dans les exploits amoureux. Il est des hommes si singulièrement affectés, que les ténèbres qui couvrent la terre voilent à leur imagination les plaisirs de
la nuit ; il en est d'autres qui ont besoin de recueillement pour les goûter ; ce serait
infructueusement que leur épouse voudrait tirer partie de sa beauté, pendant que
le soleil en relève l'éclat. Semblables à ce peintre qui regardait pendant quatre
heures les personnes dont il voulait faire le portrait, et qui de retour à son atelier
esquissait et finissait le tableau. — ces hommes puisent leur vigueur dans les yeux
de leur femme, et attendent que la nuit en ait caché la beauté pour se livrer à l'impression qu'ils ressentent.

Tavernier dit qu'un Arménien, marié depuis dix ans, n'avait jamais vu sa
femme, et ne l'avait jamais entendue parler ; parce que, quand elle allait coucher
avec son mari, elle n'ôtait son voile qu'après avoir éteint la lumière, et qu'elle se
levait toujours avant le jour, ne mangeant d'ailleurs jamais avec son époux.

Nulle règle sur laquelle on puisse statuer pour déterminer l'heure à laquelle les
époux, en général, doivent se communiquer leur amour : les exceptions sont infinies, variées par des circonstances trop nombreuses, pour qu'on puisse en faire
mention.

Il y a quelques règles générales, auxquelles néanmoins je ne conseillerais à
tous les époux de s'astreindre. Quelques médecins, par exemple, s'opposent à ce
qu'un homme caresse sa femme après le repas, parce que la semence, disent-ils, ne
peut produire en ce temps que des enfants mal constitués.

Si de l'union des sexes il peut résulter un mal dans ce cas, je crois que ce n'est
pas l'enfant qui en sera la victime : la liqueur séminale était préparée avant que
l'homme eût donné des aliments à son estomac ; elle était dans les réservoirs qui
lui sont destinés et qui n'ont aucune communication immédiate avec l'estomac,
lequel d'ailleurs ne peut influer sur cette liqueur aussi promptement qu'on voudrait
le supposer, et l'altérer au point qu'il dût en résulter un individu mal constitué.

L'homme seul peut en être incommodé, parce que la digestion, dans beaucoup de
personnes, se fait avec peine, et que l'ardeur que l'on apporte au plaisir doit y causer quelque retardement. Il est d'ailleurs des hommes qui n'ont aucune activité en
amour, s'ils n'ont donné des aliments à leur estomac, et ce serait vainement qu'on

leur offrirait le plaisir, tandis que ce viscère annonce qu'il a besoin de nourriture. Quiconque a faim ne doit pas travailler. C'est un aphorisme d'Hippocrate :

ὃ κου λιμὸς, οὐ δῆ πονέειν

L'estomac influe sur la liqueur prolifique comme sur toutes celles du corps; mais c'est seulement après la digestion faite, et lorsque le chyle, d'où émanent tous nos fluides, a passé dans les vaisseaux. Si l'estomac fait mal ses fonctions, toutes nos parties s'en ressentent, la tête surtout, et la machine se dérange. Mais, encore une fois, un homme peut mourir d'une indigestion après avoir fait un enfant bien sain et bien constitué.

Je ne conseillerais pas aux personnes dont la poitrine est serrée, partant faible, de se livrer à l'amour immédiatement après le repas; la respiration est laborieuse chez ces personnes-là; elle devient encore plus difficile lorsque l'estomac est plein.

On doit attendre que le jeu des organes qui nous font respirer soit plus libre et puisse se prêter aux mouvements qu'on exécute toujours avec un peu de difficulté.

D'habiles médecins assurent aussi que les plaisirs pris pendant le jour sont plus funestes que ceux de la nuit; et il faut convenir que l'amour nous épuisant, on ne peut mieux réparer les forces que par le sommeil et la tranquillité. Mais il est des hommes, avons-nous déjà dit, qui ont besoin de tout ce qui est susceptible d'allumer leurs désirs.

Un artisan ne doit pas abandonner son travail pour se livrer à la volupté, tandis que son corps ressent des fatigues qui s'opposent au plaisir. Lorsqu'un peu de repos aura rétabli les esprits dissipés pendant le jour, il se livrera avec succès aux caresses de sa femme. Et en effet, l'aurore, qui répond au printemps, paraît plus commode pour la génération; car après qu'un homme s'est agréablement diverti avec sa femme, et qu'il s'est un peu endormi après ses plaisirs, il répare ainsi toutes les pertes qu'il vient de faire, et guérit les lassitudes qu'il vient de gagner amoureusement. Après cela, il se lève et va où ses occupations ordinaires l'appellent, pendant que sa femme demeure au lit pour conserver le précieux dépôt qu'il vient de lui confier.

C'est ainsi qu'en usent les artisans qui se portent si bien et qui ont des enfants si bien faits et si robustes ; car, après s'être délassés du travail du jour précédent, ils attendent presque toujours que l'aurore commence à poindre pour embrasser leurs femmes. C'est par là sans doute qu'ils évitent les incommodités qu'ont les autres hommes qui, sans réfléchir à leur santé, s'abandonnent à toute heure à la violence de leur passion.

Beaucoup de femmes auraient rarement des marques de l'amour de leur époux, si elles repoussaient ses caresses pendant le jour. Bien différent d'un artisan robuste, l'homme oisif est excité par mille objets qui le frappent et accélèrent l'heure des plaisirs. L'imagination frappée, il se hâte de mettre à profit les désirs qu'elle fait naître, et qui n'auraient pas assez de chaleur pour reparaître avec avantage dans une autre circonstance.

Lorsqu'on est réduit à saisir ainsi l'occasion, les caresses ne sont que trop souvent stériles, et il faut une heureuse harmonie entre les époux pour *vivifier* leurs plaisirs.

Plutarque, dans ses *Œuvres morales*, introduit plusieurs personnes qui agitent cette question :

Quel est le temps propre à connaître une femme ?

Les uns veulent que ce soit après le repas, les autres le lendemain matin, et chacun allègue ses raisons. Quelques hommes seront peut-être de l'opinion d'*Olympius*, qui veut qu'on s'abstienne totalement de connaître telle femme que ce soit, et qui désire que chacun dise en se couchant chaque soir : *il n'est pas encore temps*, et le matin en se levant : *il n'est plus temps !*

Les interlocuteurs que Plutarque fait parler discutent aussi *s'il faut embrasser sa femme le jour ou la nuit ?*

On cite les poètes, les médecins, les philosophes. Épicure veut que ce soit le jour ; Platon, au contraire, veut qu'on ne se livre à la jouissance que la nuit... Il a été bien institué par coutume de venir à cet acte-là en mettant le voile des ténèbres au-devant de la volupté. — En y venant de plein jour et à la lumière, on donne moyen à la volupté de s'enhardir et de chercher à rallumer de nouveaux désirs. La nuit, au contraire, en ôtant la plupart de ce qui est plus furieux, abuse et endort la nature, de manière qu'elle ne se déborde pas la vue jusqu'à une luxurieuse dissolution.

Un interlocuteur étant d'avis que les hommes s'approchent de leurs femmes plutôt la nuit que le jour, et plutôt le soir que le matin, demande, pour soutenir son opinion : Voulez-vous qu'un mari retournant tout gai d'un festin, ayant peut-être encore le chapeau de fleurs sur la tête, et tout parfumé d'huile odoriférante, tournât le dos à sa femme, et, s'enveloppant dans le lit, se mit à dormir ; puis, qu'en plein jour, au milieu des affaires du ménage, il mandât à sa femme qu'elle le vînt trouver pour telle chose ?

Le soir est la fin et le repos de tout le jour, et le matin en est le commencement. Au soir président : le bon Bacchus qui dissipe les ennuis, les Muses, Terpsichore qui aime la danse, et Thalie qui sourit aux banquets. Le matin président au point du jour : Minerve l'ouvrière et Mercure le marchand.

Au soir les chansons, la musique, le bal, les plaisirs, la noce !

Le matin on n'entend que les coups de marteaux, le bruit des scies, le réveille-matin des gabeleurs et péagers qui crient après ceux qui entrent et qui sortent ; les ajournements des sergents à comparoir devant les juges, les publications des édits, les sommations, etc... Est-ce qu'il y a place à la volupté ?

Tels sont les principaux passages de Plutarque.

Le moment favorable pour l'acte de la génération dépend de certaines circonstances que nous avons tâché d'exposer ; il en est d'autres dont nous n'avons pas cru devoir parler, et que les époux saisiront facilement s'ils le désirent. Mais qu'ils ne s'attachent pas trop scrupuleusement à observer des règles minutieuses, qui souvent font échapper une circonstance favorable.

On a vu des époux se livrer à de profondes réflexions, consulter les astres, la pluie, le beau temps... Vous eussiez dit qu'ils agitaient le destin des empires !

Ils employaient, en spéculations, des moments précieux faits pour la jouissance! L'acte le plus délicat de l'amour n'est point un problème à résoudre, et pour lequel il faille consommer un temps utile!

La nature, dès le commencement du monde, a ouvert le grand livre de la reproduction; tous les êtres vivants y ont lu l'ordre général : CROISSEZ ET MULTIPLIEZ.

A cette loi sacrée, promulguée par la nature, les devoirs du citoyen y ajoutent encore : Soyez utile à la patrie, laissez-lui des enfants dont les services lui rappelant votre existence, feront bénir votre mémoire.

On devrait priver de tombeaux les hommes qui renoncent volontairement au doux nom de père, mais en revanche écrire sur la tombe des vrais citoyens :

CI-GÎT UN TEL

QUI DONNA DES HOMMES A LA PATRIE!

CHAPITRE XIV

La stérilité et l'hydrothérapie.

C'est par des observations souvent répétées et faites avec la plus scrupuleuse attention que l'on peut constater les bienfaits de l'hydrothérapie, pour le cas qui nous occupe en ce moment.

En voici une, recueillie par les docteurs Landry et Tartivel, qui présente un intérêt des plus saisissants, car il s'agit d'un état morbide constitutionnel, existant depuis l'enfance, ayant jeté le trouble dans trois des plus grandes fonctions générales de l'économie : la circulation, l'innervation, la nutrition.

Il s'agit d'un état ayant déterminé les accidents les plus variés, complexes, nombreux et protéiformes; d'une affection ayant résisté à toutes les ressources imaginables de la thérapeutique.

Il s'agit d'une malade, plongée dans un tel état de débilité, d'anémie, d'asthénie, de marasme, d'ataxodynamie générale, de prostration physique et morale, que son mari, médecin distingué, ne conservait plus l'espoir d'une guérison!

Voici cette observation :

§. I. — HYSTÉRIE ET CHLORO-ANÉMIE DÉVELOPPÉES DÈS LA JEUNESSE. — DYSMÉNORRHÉE ET AMÉNORRHÉE. — HÉMORRAGIES MULTIPLES ET RÉPÉTÉES. — ATTAQUES DE NERFS. — VOMISSEMENTS OPINIÂTRES, TOUX NERVEUSE, PALPITATIONS, ETC. — PERTE DE LA PAROLE, DE LA VUE ET DE L'OUIE. — STÉRILITÉ PENDANT DIX ANNÉES DE MARIAGE. — RÉTENTION D'URINE. — INEFFICACITÉ DES MÉDICATIONS LES PLUS NOMBREUSES ET LES PLUS DIVERSES. — TRAITEMENT HYDROTHÉRAPIQUE. — GUÉRISON. — GROSSESSE ET HEUREUX ACCOUCHEMENT.

Mme M..., femme d'un médecin très distingué de Bar-sur-Aube, est âgée de vingt-huit ans; son père et sa mère, encore vivants, présentent tous les deux une disposition nerveuse très-marquée; son frère unique se porte bien.

Jusqu'à l'âge de quinze ans, Mme M... n'a eu d'autre affection bien déterminée qu'une rougeole. Mais elle dit avoir été sujette, depuis l'enfance, à des battements de cœur avec essoufflement, à des bizarreries de caractère et à de grandes irrégularités d'appétit. Toujours aussi elle a été très impressionnable, portée à la tristesse et aux larmes.

De treize à quatorze ans, Mme M... grandit rapidement et beaucoup. A la même époque s'établit la menstruation ; les règles furent très régulières pendant une année ; mais, dès leur apparition, elles prirent un caractère hémorragique et le sang fut toujours très pâle. Aucun autre symptôme qu'une grande tendance aux larmes n'accompagnait les époques menstruelles.

A quatorze ans, la croissance était terminée, et il se manifesta un état très fâcheux de faiblesse et d'apathie générales ; la mélancolie augmenta, les larmes devinrent plus fréquentes, la dépravation de l'appétit et l'inappétence s'accrurent ; il s'y joignit une douleur au-dessous du sein gauche ; douleur sourde, mais parfois lancinante, permanente, très vive, *et qui n'a jamais cessé de tourmenter la malade jusqu'à ce jour.*

A quinze ans, une toux très pénible, presque continuelle, quinteuse, sans expectoration ni fièvre, vint compliquer les phénomènes précédents. Cette toux valut à Mme M... un traitement compliqué et prolongé, qui consista surtout en moyens violents, tels que cautérisations multipliées de la gorge, emplâtres de poix de Bourgogne émétisés sur la poitrine, cautères et moxas nombreux dont les traces persistent le long de la colonne vertébrale, ventouses scarifiées sous la région mammaire gauche, etc. Promenades, régime animal, eau de Passy, etc. — Augmentation de tous les symptômes et surtout de l'état nerveux.

C'est au milieu de ces circonstances qu'à l'occasion d'une sensation très vive, pendant une époque menstruelle, Mme M... fut prise, pour la première fois, d'une *attaque de nerfs :* perte de connaissance, mouvements convulsifs des membres et cris aigus. Les règles furent supprimées. Pendant huit jours, chaque jour à la même heure, il y eut un accès semblable au premier ; au bout de huit jours, l'heure commença à retarder et les accès se fixèrent à minuit, survenant invariablement à cette heure, pendant le sommeil ou la veille indifféremment. En même temps leur forme se modifia : il y avait d'abord des mouvements convulsifs, bientôt suivis de perte de connaissance ; puis un état de délire pendant lequel Mme M... parlait, chantait, récitait des vers en diverses langues (elle apprenait en ce moment l'anglais et l'italien). Ces accès duraient de vingt-cinq à trente minutes, laissant après eux beaucoup d'accablement. Tous les moyens employés pour en empêcher le retour échouèrent complètement, et ils disparurent peu à peu spontanément au bout de deux mois. Un peu plus tard, les règles, qui étaient restées supprimées, se rétablirent ; mais les autres symptômes, l'inappétence, la douleur sous-mammaire gauche, la mélancolie, l'état nerveux, la toux convulsive persistèrent.

La malade fut envoyée aux bains de mer, où elle éprouva une amélioration notable ; l'année suivante, nouvelle saison à Dieppe, nouvelle amélioration. La toux convulsive avait disparu, l'appétit était meilleur, les forces étaient plus grandes, la douleur sous-mammaire continuait néanmoins à se faire sentir. Pendant deux années, de seize à dix-huit ans, la santé parut s'être améliorée assez pour autoriser le mariage.

Mme M... fut mariée à dix-huit ans et demi, et pendant deux mois sa santé ne fut pas sensiblement troublée ; mais au bout de ce temps, elle commença à éprouver à la région épigastrique quelques douleurs vives, surtout après le repas. Peu de jours après, étant au spectacle, Mme M... fut prise d'une épistaxis très abondante ; il fallut emporter la malade. L'hémorragie dura une heure, et se renouvela dès lors très fréquemment, pendant quinze jours, accompagnée d'hémoptysies survenant en même temps que les épistaxis, ou alternant avec elles.

On employa, pour arrêter ces hémorragies, des applications de glace, des insufflations d'alun dans les fosses nasales, le tamponnement, des potions au ratanhia, etc. Malgré ces moyens, on ne s'en rendit maître que très difficilement. Ces pertes de sang laissèrent Mme M... extrêmement pâle, très maigre et d'une faiblesse excessive.

Les douleurs épigastriques qui avaient précédé les épistaxis et l'ancienne douleur sous-mammaire gauche s'accrurent de beaucoup ; l'appétit disparut complètement, et des vomissements opiniâtres se manifestaient dès que la malade essayait de manger.

A cette époque, Mme M..., après avoir retenu volontairement ses urines pendant quelques heures, se trouva dans l'impossibilité absolue d'uriner ; elle dissimula cet accident pendant vingt quatre heures, malgré de vives souffrances. Le cathétérisme dut être pratiqué ; mais les douleurs persistèrent, augmentèrent même, et se compliquèrent de cuissons vives avec ténesme continuel. — Depuis lors, rétention complète des urines ; celles qui étaient extraites au moyen de la sonde étaient troubles, mêlées de mucosités filantes et même de pus. Les souffrances vésicales ne tardèrent pas à déterminer une sorte d'excitation nerveuse excessive. Tous les accidents conservèrent pendant six semaines une grande activité, malgré des bains de siège, des injections émollientes dans la vessie, divers lavements médicamenteux, des cataplasmes sur le ventre, etc.

Au milieu de cet état complexe, Mme M..., à la suite d'une émotion vive, fut prise d'un accès nerveux, caractérisé d'abord par des larmes, un tremblement convulsif, la perte de la connaissance, et enfin par un état de rigidité de tout le corps, avec un véritable trismus entremêlé de secousses convulsives, de délire, de terreurs et de plaintes. Cette attaque dura quatre ou cinq heures et se reproduisit plusieurs fois pendant la nuit, mais sans être aussi longue. Depuis lors, pendant quatre mois, ces accès se répétèrent si fréquemment qu'il existait à peine de courts intervalles entre eux. Outre les phénomènes qui les caractérisaient habituellement et qui viennent d'être indiqués, il se manifesta, à plusieurs reprises, une perte de la parole, de la vue et de l'ouïe, soit alternativement, soit simultanément, en sorte que la malade s'est trouvée à la fois sourde, aveugle et muette.

Les symptômes aigus observés du côté de la vessie avaient disparu au bout de six semaines, mais il restait une rétention d'urine qui a duré jusqu'à ce jour. — D'ailleurs, malgré une grande faiblesse générale, il n'y a jamais eu de paralysie des membres ; madame M... sentait la chaleur et le froid, elle percevait aussi les plus légers contacts, mais elle ne peut dire si elle appréciait la douleur.

La malade vomissait tous les aliments et en était réduite à ne rien manger ; elle ne pouvait supporter que de l'eau et parfois un peu de vin de Bordeaux ou de Séguin. *Pendant quatre mois entiers, elle ne fut nourrie que par des lavements de bouillon;* on lui faisait prendre aussi des bains gélatineux et salés. — Maigreur et affaiblissement extrèmes ; marasme.

Le traitement opposé à ces accidents a consisté en bains froids, affusions froides sur la tête, assa-fœtida, valériane, laudanum, etc. Au bout de quatre mois, les accès furent moins intenses, s'éloignèrent peu à peu et finirent par disparaître tout à fait, mais pour faire place à de nouveaux symptômes. La gastralgie et les vomissements avaient cessé et l'appétit était un peu revenu.

Aux violentes attaques dont la malade était débarrassée succédèrent divers autres symptômes nerveux : c'étaient tantôt des suffocations pénibles, avec état cyanique de la face, gonflement des veines du cou, rougeur et turgescence des yeux, menace d'asphyxie ; tantôt des tremblements de la tête et des membres, avec constriction spasmodique des mâchoires. — Les règles étaient irrégulières, peu abondantes ; le sang en était très pâle. — Palpitations.

Cet état dura un an, pendant lequel un traitement ferrugineux fut inutilement essayé à plusieurs reprises. Néanmoins, au bout de ce temps, les phénomènes nerveux s'amendèrent, l'appétit restant mauvais, les règles irrégulières et pâles, la vessie toujours paralysée, etc.

Dans l'hiver de 1851, sans cause appréciable, l'appétit se perdit graduellement, des douleurs épigastriques, surtout après les repas, se firent sentir, une toux quinteuse survint de nouveau ; bientôt eurent lieu des épistaxis abondantes, mais elles furent moins fréquentes que la première fois, et on les arrêta plus facilement. Tout se borna à des accidents.

La malade fut envoyée à la campagne, prit des bains froids et voyagea en Allemagne et en Suisse. Il se manifesta une amélioration sensible dans la santé générale ; les forces se rétablirent, un peu d'embonpoint se développa, les règles se régularisèrent, l'état nerveux diminua, mais la vessie resta paralysée.

Peu de temps après son retour de voyage, en octobre 1852, madame M... s'affaiblit de nouveau, perdit l'appétit et fut encore reprise de quintes de toux, bientôt suivies d'épistaxis et d'hémoptysies très-abondantes, qui se reproduisirent plusieurs fois par jour pendant deux mois, sans pouvoir être maîtrisées. Bientôt, violentes douleurs d'estomac, impossibilité de manger, amaigrissement, affaiblissement considérable, et alors surviennent de nouveaux accidents nerveux : perte incomplète de connaissance, agitation extrême, oppression, refroidissement général, quelques mouvements convulsifs. Ces phénomènes se manifestaient par accès d'environ trois quarts d'heure à une heure, lesquels se reproduisaient trois fois dans les vingt-quatre heures. Un accès éclatait à minuit, d'une manière très régulière ; les deux autres avaient lieu indifféremment à diverses heures. Au bout de trois semaines, on administra le sulfate de quinine, et les accès disparurent dès le cinquième jour.

Au commencement de 1853, les hémorragies s'étaient graduellement arrêtées, l'appétit était un peu revenu, les forces s'étaient relevées et les accidents nerveux avaient disparu. Au retour de la belle saison, la malade alla encore à la campagne, puis aux bains de mer, et, comme l'année précédente, sa santé s'améliora.

Au mois d'octobre, la faiblesse et la toux nerveuse se reproduisirent ; l'état nerveux, modifié mais non guéri, s'accrut beaucoup. Une nuit, un tableau pendu à la muraille s'étant détaché avec fracas, madame M... fut trouvée couchée sur ce tableau, en proie à un état violent de terreur, jetant des cris, agitée de convulsions et privée de connaissance. Elle avait passé sans transition du sommeil à cet état, et quand elle revint à elle, environ une heure après, elle n'avait pas conscience de ce qui s'était passé. Il n'y eut pas d'autres accès pendant les jours suivants, mais les hémoptysies et les épistaxis recommencèrent très-abondamment et déterminèrent promptement une maigreur et un affaiblissement extrêmes. En outre, il se développa un état de surexcitation nerveuse générale, caractérisée surtout par un besoin continuel d'*agir* ; de plus, il s'établit une disposition morale que la malade elle-même compare à l'*enfance sénile*. Enfin les hémorragies continuèrent, devinrent de plus en plus fréquentes, et bientôt des accès nerveux, semblables à ceux de l'hiver précédent et réguliers comme eux, se manifestèrent. Le sulfate de quinine les arrêta encore une fois, mais l'état nerveux resta fort grave.

Les hémorragies persistèrent pendant le cours de l'année 1854 ; elles étaient fréquentes, très abondantes et eurent lieu plusieurs fois par la vessie. Affaiblissement excessif, maigreur poussée au dernier point, inappétence complète, gastralgie violente, suppression des règles. On tenta vainement d'arrêter les hémorragies par divers moyens ; tout fut inutile. On essaya encore, mais sans succès, un traitement ferrugineux.

Au milieu de tous ces accidents et sans qu'ils en aient été modifiés, même passagèrement, madame M... fut atteinte de la suette, laquelle se prolongea pendant plus d'un mois. Elle ne mangeait plus rien et ne dormait pas. L'affaiblissement était tel qu'elle ne pouvait même plus se remuer dans son lit. Elle était restée couchée d'ailleurs depuis les derniers mois de 1853 jusqu'en août 1854.

A cette époque, toutes les ressources de la médecine ayant été épuisées, M. M... transporta sa femme à Paris, et sur le conseil de M. le docteur Gubler, il la conduisit de là à Bellevue pour la soumettre à un traitement hydrothérapique.

Il a fallu abréger les nombreux détails de cette longue observation et n'en présenter qu'un rapide aperçu. Tous les renseignements qu'on vient de lire ont été fournis par la malade et confirmés par M. le docteur M..., son mari. Il faut ajouter que, mariée depuis dix ans, et malgré le plus vif désir d'avoir un enfant, madame M... n'est pas devenue enceinte, et que MM. Nélaton et Paul Dubois, consultés avec beaucoup d'autres médecins pendant le cours de cette maladie si grave, ont attribué la stérilité à une disposition organique de l'utérus, qui sera ultérieurement indiquée.

État actuel le 14 août 1854. — Madame M... est très grande (1^m,70) et d'une maigreur qui permet d'apprécier à travers la peau tous les détails du squelette : *elle ne pèse que 32 kilog. 1/2.* La figure est ordinairement d'une pâleur extrême, mais se colore parfois beaucoup. Les cheveux et les sourcils sont châtains, les yeux bleus, les traits bien accentués. Aucun engorgement ganglionnaire, pas de traces scrofuleuses.

Pouls extrêmement petit et dépressible ; système veineux cutané à peine visible. Bruits du cœur sans impulsion ; le premier est fortement soufflé à la base de l'organe. Souffle intense et râpeux dans l'aorte et les carotides. Palpitations très fréquentes et très pénibles. Les règles sont supprimées. Hémorragies multiples très fréquentes, épistaxis, hémoptysie, hématémèze, hématurie ; elles ont lieu jusqu'à trois, quatre, cinq, six fois et même douze fois par jour, et à chaque fois la malade perd, en moyenne, de un quart à un demi-verre de sang, quelquefois beaucoup plus.

Rien de particulier à noter du côté des organes respiratoires. La voix est normale, et il n'y a plus d'aphonie.

Inappétence absolue. La langue ne présente rien de particulier ; la déglutition est facile. La malade prend à peine quelque nourriture et n'a de goût que pour les aliments acides, la salade, etc. Chaque fois qu'elle a mangé, elle éprouve de violentes douleurs à la région épigastrique *et à la région sous-mammaire gauche*. Cette dernière douleur est d'ailleurs permanente ; elle existe depuis le début de la maladie, comme il a été indiqué. Elle est ordinairement sourde, profonde, et la malade la rapporte au cœur. Elle augmente dans les grandes inspirations et s'exaspère par la pression dans les intervalles intercostaux. Elle se limite à la région précordiale et ne s'étend pas en arrière. Cette douleur devient aiguë pendant les digestions et la malade éprouve dans le même point une sensation de distension. — Pas de renvois gazeux ou acides ; pas de vomissements ni de nausées. — Constipation habituelle et opiniâtre.

Le foie et la rate ne présentent rien de particulier.

Les urines ne sont jamais rendues volontairement ; elles ne sont pas non plus évacuées involontairement. Le besoin d'uriner se fait sentir normalement, comme autrefois, mais un peu plus fréquemment. On est obligé de sonder la malade, ou elle le fait elle-même quand elle en a la force. La sonde pénètre sans aucune difficulté. Le jet des urines manque d'impulsion ou n'en a que passagèrement, quand la malade s'aide d'un effort. Les urines sont, en général claires et presque incolores, d'une abondance ordinaire. La vessie présente une grande tendance à l'inflammation et les anciens symptômes de cystite se sont plusieurs fois reproduits pendant le séjour de la malade à Bellevue.

Du côté de l'utérus on ne constate aucun état morbide. *Le col est seulement long et pointu*, et c'est à cette disposition que la stérilité a été attribuée. Aménorrhée complète depuis plusieurs jours.

Les accès nerveux, qui avaient cessé de tourmenter la malade depuis la fin de 1853, ont recommencé dans les premiers jours du mois d'août ; ils ont lieu deux fois chaque jour, plus spécialement après les repas et surtout après celui du soir. Ils débutent par de violentes douleurs gastriques et une exacerbation de la douleur sous-mammaire dont il a déjà été parlé bien des fois ; puis survient une sensation très pénible de constriction thoracique, avec étouffement et toux quinteuse, au milieu de laquelle la malade expectore une certaine quantité de sang rutilant et spumeux. Alors madame M... perd complètement connaissance et il se manifeste des convulsions violentes à peu près générales, accompagnées de larmes, de rires, et d'un état de strangulation dont la malade paraît avoir vaguement conscience, car elle porte alors fréquemment les mains à la région du cou. Pas d'écume à la bouche. Parfois ces attaques ne consistent qu'en des tremblements de tous les membres, avec une sorte d'oscillation rapide de la tête, de droite à gauche et réciproquement. Après les accès, madame M... reste accablée et dans un état de prostration extrême.

Outre ces phénomènes passagers, il existe une impressionnabilité excessive, une grande tendance aux larmes, et madame M... pleure presque continuellement pour les motifs les plus futiles ou même sans aucune cause. C'est souvent après avoir pleuré longtemps qu'elle est prise d'épistaxis. Elle supporte cependant son mal avec patience et même avec une véritable résignation, ne se plaignant que fort peu et n'ayant aucune tendance à parler beaucoup de ses souffrances ni à les exagérer.— Tristesse, mélancolie excessive.

L'ouïe, le goût et l'odorat ne présentent actuellement rien d'anormal. La vue est très affaiblie, et madame M... voit tous les objets comme entourés d'un brouillard. Les membranes et les milieux de l'œil paraissent cependant intacts, et la pupille est assez contractile des deux côtés.

Excessive faiblesse générale ; la malade est continuellement au lit et ne peut se lever. A peine a t-elle la force d'exécuter quelques mouvements dans son lit ; mais il n'y a là aucun phénomène de paralysie; c'est simplement de la faiblesse, car, sous l'influence de certaines excitations un peu vives, la malade s'agite et se déplace volontairement dans son lit. D'ailleurs, chaque mouvement isolé des membres reste toujours possible.

Aucun signe n'attire particulièrement l'attention du côté des centres nerveux. Actuellement, toutes les facultés intellectuelles sont à l'état normal.

Insomnie presque continuelle. Les courts instants de sommeil que peut goûter Mme M... sont troublés par de l'agitation et des cauchemars.

Traitement. — L'extrême faiblesse, l'excessive impressionnabilité de la malade, ont rendu les premières applications froides très difficiles; il a fallu user de beaucoup de prudence et de précautions. Des frictions en drap mouillé, des douches en pluie très courtes, des immersions de quelques secondes dans une baignoire, des compresses froides sédatives appliquées sur divers points du corps ont été combinées, alternées de diverses manières, et suivant les indications du moment. A moins de décrire jour par jour les procédés mis en usage, il faut s'en tenir à cette indication générale.

25 septembre. — Depuis cinq semaines l'état de Mme M... n'a subi que des modifications très minimes. La malade a continué à avoir des accès nerveux avec les caractères indiqués précédemment, tous les jours, matin et soir, après chaque repas. A partir des premiers jours de septembre, cependant, ces accès se sont un peu éloignés, et, à plusieurs reprises, ils ont manqué pendant un, deux ou même trois jours. Les hémorragies nasales, bronchiques, gastriques vésicales, qui avaient lieu jusqu'à cinq ou six fois par jour, n'ont plus eu lieu que deux fois dans les vingt-quatre heures, du 26 août au 11 septembre ; mais, depuis cette époque, elles sont redevenues très fréquentes, et les 15, 16 et 17, il y en a eu cinq ou six dans la journée. L'hémoptysie a même été continuelle.

La malade a repris un peu de force dès les premières applications hydrothérapiques, et elle a pu se lever quelques instants dès le 20 août. Depuis cette époque, elle s'est levée presque chaque jour; mais à partir du retour plus fréquent des hémorragies, elle est redevenue beaucoup plus faible.

En outre le traitement hydrothérapique habituel, les attaques ont été d'abord combattues au moyen d'affusions d'eau froide sur tout le corps au moment des accès. Ce moyen a d'abord très bien réussi, mais il est resté ensuite impuissant. Les inhalations de chloroforme ont été alors essayées avec un plein succès. Quand elles ne sont pas employées, les accès durent plusieurs heures, tandis que le chloroforme les arrête au bout de quelques minutes.

Les règles n'ont pas reparu ; les seins sont gonflés, le ventre ballonné. Ces divers signes font soupçonner une grossesse, mais il n'en existe aucun symptôme positif.— La toux quinteuse, la gastralgie, l'inappétence, la mélancolie, la tendance aux larmes persistent.

Le 18 *septembre*, vers 6 heures du soir, Mᵐᵉ M..., après un bain froid, éprouva un sentiment de bien-être général et de la tendance au sommeil, sans aucune sensation de faiblesse ou de syncope. Elle s'endormit en effet. Mais bientôt elle fut trouvée dans un état *présentant toutes les apparences de la mort*. Immobilité absolue, abolition complète de tous les sens et de la sensibilité cutanée, pâleur extrême du visage, altération des traits, froid général ; pouls, battements de cœur, inspirations insensibles. Une petite quantité de sang sortait du nez et de la bouche.

Pendant *six heures*, tous les moyens imaginables furent employés pour tirer Mᵐᵉ M... de cet état de mort apparente : frictions de toutes sortes, projection d'eau froide au visage, respiration artificielle, insufflation de bouche à bouche, excitants de toute espèce : éther, acide acétique, sel anglais, applications électriques, titillation des narines, de la luette, du pharynx, etc., etc.

Enfin, à la suite de l'introduction profonde dans les fosses nasales d'une barbe de plume trempée dans de l'ammoniaque liquide, Mᵐᵉ M... fit une légère inspiration, et peu à peu tous les phénomènes se dissipèrent. Mᵐᵉ M... croyait sortir d'un profond sommeil et n'avait eu conscience de rien depuis le moment où elle s'était endormie. Pendant trois jours, elle resta extrêmement faible et accablée, éprouvant continuellement un sentiment d'engourdissement général avec tendance invincible au sommeil, mais pas de sensation de syncope. Déjà précédemment, paraît-il, Mᵐᵉ M... avait été plongée, pendant plusieurs heures, dans un état de mort apparente qui avait inspiré de vives inquiétudes à sa famille.

20 *octobre*. — Les hémorragies (*hémoptysies*, *épistaxis*, *hématuries*) ont été très fréquentes et ont eu lieu de trois à six fois presque tous les jours ; mais, en général, la quantité de sang perdue à chaque fois a été moins considérable qu'auparavant. Presque chaque jour aussi a été signalé par une attaque nerveuse ; mais celle-ci n'a consisté, le plus souvent, qu'en un tremblement de la tête ou des membres. Les *grandes attaques* sont devenues beaucoup plus rares.

L'appétit est plus vif, plus régulier ; la malade se soumet au régime de la maison ; les digestions sont plus faciles ; les douleurs épigastriques et la douleur sous-mammaire gauche ont notablement diminué. Les forces permettent à Mᵐᵉ M... de faire chaque jour deux ou trois petites promenades sur la terrasse de l'établissement. Le poids du corps a augmenté de 5 kilos (42 k. 1/2). (*Douches générales bi-quotidiennes en pluie et en jet.*)

10 *novembre*. — Depuis vingt jours, les hémorragies n'ont jamais eu lieu plus de deux fois dans les vingt-quatre heures ; le teint est infiniment meilleur, les mu-

queuses sont plus colorées ; le sang se reconstitue évidemment, et dès lors les signes de l'anémie disparaissent graduellement. Le système nerveux se ressent de cette amélioration survenue dans les conditions de la circulation ; les attaques de nerfs sont de moins en moins fréquentes et violentes. Les fonctions digestives s'accomplissent bien ; le poids du corps est de 49 kilos. Le 8, les règles ont paru, mais l'écoulement, très pâle et très peu abondant, s'est arrêté le lendemain.

1er *décembre*. — Depuis le 11 novembre, Mme M... n'a jamais eu plus d'une hémorragie (*épistaxis* ou *hémoptysie*) dans les vingt-quatre heures, et aucun écoulement de sang n'a eu lieu les 16, 21 et 26. Les attaques de nerfs ont été légères et très courtes. L'état général s'améliore de plus en plus ; l'appétit est très vif ; le poids du corps est de 52 kilos 1/2.

1er *janvier*. — Quatre épistaxis peu abondantes ont seules rappelé les hémorragies continuelles qui, depuis si longtemps, épuisaient la malade ; la dernière a eu lieu le 29.

Les règles ont paru le 4 ; l'écoulement, beaucoup plus coloré et plus abondant, a duré trois jours. Aucun trouble nerveux n'a eu lieu ; l'état mental et moral est on ne peut plus satisfaisant ; Mme M... est très gaie, elle fait tous les jours de longues promenades, elle a été plusieurs fois à Paris. L'appétit continue à être très vif ; la digestion est excellente ; la douleur sous-mammaire, qui a résisté pendant si longtemps aux compresses froides, à la glace, au chloroforme, aux ventouses sèches, etc., a complètement disparu. Le poids du corps est de 59 kilos.

22 *janvier*. — Plus d'hémorragies ni d'accidents nerveux d'aucune sorte ; les règles ont paru le 2 et ont coulé pendant quatre jours avec une abondance suffisante ; le sang est convenablement coloré. Le poids du corps est de 62 kilos 1/2. La santé est excellente de tous points, meilleure qu'elle n'a jamais été, et Mme M... quitte Bellevue pour retourner à B..... auprès de son mari et de sa famille.

Pendant six mois, la santé de Mme M... fut excellente ; au mois d'août 1855, les règles, très régulières depuis le mois de janvier, firent défaut ; quelques troubles digestifs, quelques légers accidents nerveux se manifestèrent. Les règles manquent encore en septembre et en octobre, les symptômes digestifs et nerveux s'accroissent, la malade et sa famille redoutent une rechute, et le 15 *octobre* Mme M... arrive à Bellevue, en proie aux plus vives appréhensions.

Après un examen attentif et suivi pendant plusieurs jours, M. Fleury annonce une GROSSESSE, à laquelle il attribue tous les accidents éprouvés depuis deux mois par Mme M...

Son diagnostic fut accueilli par une complète incrédulité, la stérilité étant considérée, depuis longtemps, comme le résultat définitif d'une disposition organique vicieuse.

Le traitement hydrothérapique dissipe en peu de jours les accidents digestifs et nerveux ; six semaines s'écoulent dans l'attente et l'inquiétude pour Mme M..., dans la plus parfaite sécurité pour M. Fleury.

Le 10 *décembre*, la grossesse ne peut plus être mise en doute ; on en constate tous les signes physiques.

Le 15, Mme M... quitte une seconde fois Bellevue, emportant un espoir qui lui est plus précieux que la santé la plus florissante.

Au mois d'avril 1856, Mme M... est heureusement accouchée d'un garçon ; elle a allaité son enfant, elle va le sevrer sous peu de jours, et elle est la plus heureuse des femmes et des mères.

§ II

Voici maintenant l'observation d'une malade qui a reçu les soins de Marjolin, et qui nous fournira un exemple remarquable d'une hyperesthésie utéro-vulvaire heureusement combattue par les douches froides.

ANTÉVERSION DE L'UTÉRUS ; HYPERESTHÉSIE UTÉRO-VULVAIRE ; ACCIDENTS
LOCAUX INTENSES. — GUÉRISON.

Mme X... est âgée de vingt et un ans, d'une constitution robuste, d'un tempérament lymphatique. Elle a été menstruée à quinze ans ; les règles sont peu abondantes, régulières et accompagnées de douleurs assez vives. Depuis leur apparition, Mme X... a éprouvé dans le bas-ventre et les aines des douleurs, ou plutôt une sensation de gêne, et des tiraillements qui lui rendaient la marche pénible ; mais on ne fit aucune attention à ces accidents, d'ailleurs légers.

Mme X... s'est mariée à vingt ans, en avril 1846, et quelques mois après se manifestèrent des phénomènes morbides qui allèrent sans cesse en augmentant jusqu'en 1847, époque à laquelle je fus consulté.

État actuel. — Des douleurs vives, presque continuelles, se font sentir dans le bas-ventre, les aines, les lombes, les flancs ; elles sont tellement exaspérées par la marche et la voiture, que la malade a dû se condamner à un repos absolu, et qu'elle ne quitte pour ainsi dire plus la chambre ou même le lit. Elle ne peut, sans souffrir beaucoup, rester pendant quelque temps assise ou debout ; descendre ou monter un escalier lui est chose à peu près impossible. Mme X... éprouve des envies d'uriner très fréquentes (dix à vingt dans les vingt-quatre heures) ; la miction est très douloureuse, et n'amène que quelques gouttes d'urine ; il existe une constipation habituelle et opiniâtre ; le canal utéro-vulvaire est le siège d'une douleur très vive, qu'exaspère le plus léger contact, et qui rend le coït très pénible.

Le toucher, pratiqué la malade étant debout, fournit les signes suivants : l'anneau vulvaire est resserré, contracté ; l'introduction du doigt, faite avec tous les ménagements possibles, provoque des douleurs qui arrachent des cris à la malade ; la température du vagin n'est pas augmentée, et il n'existe pas d'écoulement leucorrhéique. Le doigt ne rencontre point tout d'abord le museau de tanche, mais bien le corps de l'utérus, qui est fortement incliné en avant, tandis que le col est rejeté en arrière. Le toucher rectal permet également de constater l'antéversion qu'a subie la matrice ; le col utérin n'est point engorgé, et sa consistance est normale ; le volume du corps de l'utérus n'est nullement augmenté.

A l'aide du spéculum, on reconnaît que la muqueuse utéro-vaginale n'est point enflammée et qu'il n'existe aucune ulcération.

Des bains de siège émollients, des sangsues, n'amenèrent aucun soulagement, et, au mois de mars, eut lieu une consultation. Après avoir constaté le déplacement de l'utérus et les divers symptômes ci-dessus énumérés, Marjolin conseilla d'ajouter aux moyens déjà employés l'usage d'une ceinture hypogastrique.

Un mois s'écoula, et la santé de Mme X... ne s'était rien moins qu'améliorée; l'action de la ceinture est très variable: tantôt elle semble diminuer l'intensité des accidents locaux, tantôt elle paraît, au contraire, l'augmenter. La malade ne se résout d'ailleurs qu'avec peine à porter un appareil qu'elle trouve désagréable et fort incommode.

L'impuissance des moyens ordinaires étant reconnue, je proposai l'emploi des douches froides, et Marjolin s'étant rangé à mon avis, Mme X... vint s'établir à Bellevue dans les premiers jours de mai 1847.

Traitement. — Deux ou trois séances par jour. Bains de pluie; douche locale dirigée sur l'hypogastre, les aines et les lombes; bains de siège à eau courante; douches ascendantes rectales et vaginales.

1er *juin.* — Les douches ascendantes vaginales ont d'abord occasionné de vives douleurs; il a fallu apporter beaucoup de ménagements dans leur administration, et procéder graduellement quant à la température de l'eau et à la durée de la douche. Aujourd'hui celle-ci est de dix minutes, et la température du liquide est de 14° cent.

L'hyperesthésie utéro-vulvaire a beaucoup diminué; le toucher est maintenant fort bien supporté, la ceinture est entièrement supprimée; les douleurs sont moins continues, moins vives, les envies d'uriner moins fréquentes. Mme X... a pu faire quelques promenades à pied et en voiture.

1er *juillet.* — L'exagération de la sensibilité a complètement cessé; les douleurs, les envies d'uriner ne se montrent plus que par intervalles; la matrice est notablement redressée.

14 *août.* — Depuis quinze jours déjà la guérison est complète; tous les accidents ont disparu. Mme X... a fait beaucoup d'exercice à pied et en voiture, sans ressentir la moindre douleur, la moindre gêne; l'utérus est entièrement redressé; les règles sont plus abondantes, faciles, non accompagnées de douleurs. Mme X... quitte Bellevue pour aller habiter son château, où elle a fait installer des appareils hydrothérapiques, dont elle veut continuer l'usage pendant quelque temps pour consolider la guérison.

Au mois d'octobre, Mme X... est devenue enceinte; la grossesse a été heureuse. Au mois de juillet 1848, un accouchement naturel et facile a été opéré par M. le professeur P. Dubois; Mme X... a gardé le lit pendant six semaines, et aujourd'hui, 10 novembre, elle jouit d'un état de santé qui ne lui laisse rien à désirer.

Je puis ajouter aujourd'hui, 15 décembre 1851, que Mme X... a eu un second enfant, et que sa santé continue à être excellente.

§ III

Nouvel exemple d'un déplacement utérin considérable, remontant à plusieurs années, donnant lieu à des accidents très graves, guéri en trois mois par les douches froides, tandis que la ceinture hypogastrique était le seul moyen que la thérapeutique usuelle ait pu opposer à cette *infirmité*. L'hyperesthésie utéro-vulvaire était ici extrêmement prononcée ; elle a complètement disparu au bout de deux mois de traitement. Remarquons encore l'influence exercée par les douches froides sur la menstruation.

La grossesse survenue chez Mme X... est une circonstance qui mérite d'être signalée. Pendant quinze mois de mariage, Mme X..., qui désirait vivement un enfant, ne peut devenir enceinte ; trois mois après la guérison, la conception a lieu. Lisfranc, Chomel, Émery, Gendrin, ont montré que les granulations, les ulcérations, sont une cause de stérilité ; mais le déplacement en est une cause bien plus puissante et peut-être plus fréquente. A ce point de vue, on lira avec intérêt l'observation d'une malade qui m'a été adressée par Paul Dubois, et dont l'histoire est d'ailleurs intéressante à plus d'un titre.

ENGORGEMENT, ANTÉVERSION ET OBLIQUITÉ LATÉRALE DE L'UTÉRUS.
ACCIDENTS LOCAUX ET GÉNÉRAUX TRÈS GRAVES. — GUÉRISON.

Mme D..., créole, âgée de vingt-quatre ans, demeurant à Paris, est d'une constitution grêle, d'un tempérament nerveux très caractérisé.

A l'âge de dix-huit ans, Mme D... a été empoisonnée par une négresse, au moyen d'une substance végétale qui ne nous est pas suffisamment décrite pour que nous puissions nous prononcer sur sa nature. Des accidents très graves se manifestèrent, et depuis cette époque les digestions sont restées difficiles et douloureuses. La malade a suivi des régimes alimentaires variés ; elle a subi plusieurs traitements différents ; mais rien n'a pu la guérir de sa *gastrite chronique*.

Mme D... s'est mariée à l'âge de vingt ans ; elle est devenue enceinte deux fois, mais deux fois un avortement a eu lieu vers la sixième semaine de la grossesse. Le dernier remonte à un an ; il a été suivi d'accidents graves : douleurs dans le bas-ventre et les régions ovariques, impossibilité de marcher, *attaques de nerfs*, palpitations violentes, dyspepsie, vomissements, etc. La malade a reçu pendant plusieurs mois les soins de M. le docteur Rayer ; mais, n'ayant éprouvé aucun soulagement, elle s'est adressée à M. le professeur Paul Dubois. Après avoir essayé sans succès plusieurs médications, ce savant et consciencieux praticien conseilla un traitement hydrothérapique et m'adressa Mme D... le 6 août 1847.

État actuel. — La malade est très amaigrie ; le teint est d'un gris terreux ; les forces ont graduellement diminué, et aujourd'hui c'est à peine si Mme D... peut faire quelques pas ; elle passe ses journées étendue sur un lit de repos. Le moindre mouvement, la moindre émotion, provoquent des palpitations violentes. Le volume du cœur n'est pas augmenté ; il n'existe aucun bruit anormal ; l'impulsion est très énergique ; souffle moelleux et continu dans les vaisseaux du cou. Le pouls bat 70 à 75 fois par minute ; un mouvement fébrile, plus ou moins prononcé, se manifeste souvent le soir ou après le repas.

Les digestions sont extrêmement pénibles et très capricieuses : tantôt la malade ne digère que la viande, tantôt elle ne digère que le laitage ; elle passe sans cesse d'un régime tonique, ou même excitant, à un régime doux et débilitant, ou même à une diète complète. Presque constamment la digestion est douloureuse, accompagnée de malaise général, d'abattement, de fièvre. Souvent les matières alimentaires sont rejetées par le vomissement. La langue est rouge, effilée, un peu sèche ; les papilles de la pointe sont saillantes et d'un rouge framboisé ; l'épigastre est d'une sensibilité extrême ; la plus légère pression produit des douleurs très vives. L'estomac n'est point dilaté ; il n'existe aucune tumeur. Le ventre est souple, indolent ; la malade est habituellement constipée.

L'hypogastre est le siége de douleurs presque continues, fort incommodes, exaspérées par la pression, la marche, la voiture. Ces douleurs se font particulièrement sentir dans les régions latérales, au niveau des ovaires et de la hanche droite. La malade ressent, dans le membre inférieur droit, une sensation de gêne, de faiblesse, un fourmillement, qui rendent la marche pénible, douloureuse, mal assurée ; dès que Mme D... fait une cinquantaine de pas, elle boite et est obligée d'avoir recours à une canne ou à l'appui d'un bras.

La palpation, le toucher rectal et vaginal, ne font constater aucune augmentation de volume des ovaires. L'utérus a subi un double déplacement. Il existe une antéversion assez prononcée et une obliquité latérale droite. Le col est placé en arrière et à gauche, le corps en avant et à droite. Le museau de tanche est médiocrement engorgé ; sa consistance est normale (*engorgement hypertrophique*) ; la muqueuse qui le recouvre est parfaitement saine.

Les règles sont régulières, peu abondantes, accompagnées de vives douleurs, et souvent d'*attaques nerveuses* caractérisées par les phénomènes suivants : la malade pousse deux ou trois cris extrèmement aigus, elle tombe si elle est debout, et se renverse brusquement en arrière lorsqu'elle est assise. Les membres sont agités par d'énergiques convulsions cloniques ; quelquefois il survient de la contracture dans les coudes, les poignets ou les doigts. La malade se jette violemment de côté et d'autre ; plusieurs personnes ont de la peine à la maintenir et à préserver sa tête de chocs capables de la briser. Pendant les dix ou douze minutes que durent ces accidents, la connaissance est à peu près entièrement perdue ; au bout de ce temps, la malade revient à elle ; les mouvements convulsifs diminuent de fréquence, d'étendue et de violence ; ils cessent enfin, et sont remplacés par une résolution complète des membres. Pendant le reste de la journée, Mme D... éprouve une grande fatigue et une sensation de brisure dans les articulations.

Ces attaques se montrent quelquefois dans l'intervalle des règles, tantôt sans aucune cause déterminante appréciable, tantôt à la suite d'une émotion morale vive, d'un exercice trop prolongé, etc. Quelquefois elles se déclarent brusquement, sans avoir été précédées d'aucun prodrome ; d'autres fois, elles sont annoncées par de l'agitation, du malaise, une sensation de constriction à la gorge, une douleur lancinante dans l'une des régions ovariques, et principalement dans la droite.

Mme D... s'installa à Bellevue le 10 août, et le traitement fut commencé le 14.

Traitement. — Deux ou trois séances par jour. Douche ascendante vaginale ; bain de siége sédatif (à eau dormante) ou excitant (à eau courante), suivant les circonstances ; douche générale en pluie et en nappe ; douche mobile dirigée sur l'hypogastre, les aines, les lombes, l'épigastre et la colonne vertébrale ; compresses sédatives ou excitantes, suivant les indications, sur le bas-ventre et la région gastrique.

14 septembre. L'état général s'est sensiblement modifié ; le teint est beaucoup meilleur ; les forces renaissent. Mme D... qui, dans les premiers jours, pouvait à peine franchir la courte distance qui la sépare de l'établissement, et faire quelques pas après la douche pour favoriser la réaction, fait maintenant de petites promenades. La marche est plus rapide, plus assurée ; la claudication ne se montre plus ; la faiblesse, les fourmillements qui se faisaient sentir dans le membre inférieur droit, ont en partie disparu ; l'hypogastre est moins douloureux. Quatre attaques nerveuses ont eu lieu, mais elles ont été moins intenses. Les douleurs occupant les régions ovariques se font quelquefois sentir avec une grande violence pendant la nuit : elles sont combattues par des compresses sédatives et par des demi-emmaillottements en drap mouillé.

Les digestions ont été rendues moins douloureuses par l'application de compresses sédatives ; mais, l'épigastre étant toujours d'une sensibilité extrême, la langue présentant toujours le même aspect, deux cautères sont établis sur la région épigastrique, au moyen de la pâte caustique de Vienne.

1er octobre. L'amélioration a fait de nouveaux progrès ; le teint, l'expression de la figure, sont satisfaisants ; le membre inférieur droit est entièrement dégagé. Mme D... fait maintenant un exercice très raisonnable, sans éprouver ni douleur ni fatigue. La pression ne produit plus qu'une très légère douleur dans la région ovarique droite ; l'utérus commence à se redresser. Les cautères ont produit un excellent effet ; l'épigastre est moins sensible ; la langue est meilleure. Mme D... suit un régime régulier, composé de viandes blanches, légumes frais, vin de Bordeaux. Une seule attaque très courte et peu violente.

14 novembre. Mme D... quitte Bellevue dans un état de santé qui ne laisse plus que peu de chose à désirer. L'appétit est vif ; les digestions sont presque constamment bonnes. La malade a notablement engraissé ; elle marche et va en voiture sans en être le moins du monde incommodée ; il n'existe plus de douleur dans aucun point du ventre ; depuis six semaines, il n'y a pas eu d'attaque. La matrice est complètement redressée ; son volume est normal. Les règles sont faciles et plus abondantes.

Dans les premiers jours du mois de janvier 1848, Mme D... est devenue enceinte. Les premières semaines de la grossesse ont été accompagnées de vomissements très fatigants ; plus tard, sont survenues des douleurs névralgiques dans la face, le membre inférieur droit, et une fièvre intermittente qui n'a cédé que difficilement au sulfate de quinine et au vin de Séguin. L'accouchement a eu lieu dans les premiers jours d'octobre.

§ IV. — RÉFLEXIONS

Nous avions affaire ici à un état morbide complexe. Les applications d'eau froide ont d'abord modifié les symptômes généraux et les accidents qu'on peut considérer comme sympathiques du déplacement utérin ; elles ont amené ensuite le redressement complet de la matrice, et fait disparaître les phénomènes qui existaient du côté des ovaires ; alors les attaques hystériformes ont disparu à leur tour, en même temps que le membre inférieur droit recouvrait toute l'intégrité de ses fonctions.

Six semaines après le redressement de l'utérus et la disparition des accidents ovariques, Mme D... devient enceinte ; la grossesse arrive à son terme, et il est hors de doute que c'est grâce à la modification apportée par le traitement à l'état général de la malade et à l'état local des organes générateurs.

Paul Dubois a parfaitement raison de dire que les phénomènes généraux, quand ils ont atteint leur summum d'intensité, doivent être considérés comme la maladie principale ; comme celle qui compromet le plus la santé ou même la vie de la malade, et qui réclame le plus impérieusement un traitement énergique et promptement efficace. Malheureusement, si l'indication est précise, elle n'est pas facile à remplir ; on sait combien cet état morbide complexe résiste aux médications les plus rationnelles et les mieux dirigées ; les antispasmodiques, les toniques, les excitants, les dérivatifs, restent presque toujours sans effet, et trop souvent les efforts des médecins ne peuvent non seulement obtenir la guérison, mais encore enrayer les progrès du mal. Que de malades, après avoir épuisé pendant plusieurs années les ressources de la médecine honnête et éclairée, s'abandonnent au charlatanisme pour obtenir un soulagement qui leur est encore refusé !

En présence de l'impuissance constatée de la thérapeutique contre un état morbide aussi fréquent que grave, les praticiens verront avec plaisir que les douches froides leur fournissent un modificateur aussi sûr que prompt, agissant, comme je l'ai dit, simultanément sur les deux ordres de phénomènes, les combattant l'un par l'autre, et amenant ainsi une guérison solide et durable. L'efficacité de cette nouvelle médication, déjà mise en lumière par les faits qui précèdent, se montrera d'une manière plus remarquable encore dans les observations suivantes. La malade qui fait l'objet de la première m'a été adressée par le professeur Paul Dubois, et il est impossible de citer un exemple plus concluant, en raison de la gravité et de la nature insolite des accidents.

CHAPITRE XV

Conclusion.

Nous ne croyons pas devoir emprunter aux illustres praticiens qui ont préconisé et propagé le traitement hydrothérapique.

Nous sommes persuadé que c'est à lui seul qu'il faut demander la guérison que la thérapeutique est impuissante à apporter.

FIN DU LIVRE SIXIÈME

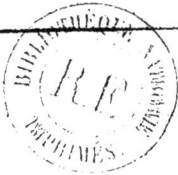

LIVRE SEPTIÈME

DU CONGRÈS ET DE SES ARRÊTS

CHAPITRE PREMIER

Le congrès n'est pas mort.

Dans le droit ancien, où l'impuissance était une des causes de nullité ou de rupture du mariage, il fallait arriver à établir, à prouver cette impuissance. Les époux, à cet effet, comparaissaient, en vertu d'un arrêt, devant une réunion ou congrès de chirurgiens, matrones et autres spécialités, et l'épreuve se faisait en public.

On dit que cette coutume s'introduisit vers le milieu du xvie siècle, par l'impudence d'un jeune homme qui, accusé d'impuissance, offrit de prouver le contraire. L'official eut la faiblesse de déférer à sa demande, et cette singulière jurisprudence fut autorisée par les parlements.

L'épreuve du congrès dut être souvent peu concluante. L'usage, malgré l'absurdité et l'immoralité de la chose, fut maintenu fort longtemps en France. De nombreux arrêts avaient admis le congrès comme point de jurisprudence dans les officialités. La pudeur publique se révolta enfin contre cette épreuve, que mille causes devaient rendre douteuse, et un arrêt du Parlement, en date du 18 février 1677, abrogea l'usage du congrès.

Nous pouvions croire le congrès bien mort, et peut-être n'aurions-nous pas consacré ce livre septième à ce sujet, bien qu'il soit le corollaire logique de l'impuissance et de la stérilité, si, en plein xixe siècle, en l'année 1883, nous n'avions lu dans un journal de médecine les lignes suivantes qui nous apprennent que, pour avoir perdu son caractère légal, le congrès n'en a pas moins survécu à l'arrêt du 18 février.

« Point n'est besoin d'être médecin pour avoir entendu parler du *congrès*, cette mesure judiciaire dont on voyait parfois l'application sous l'ancien régime, lorsque le divorce était demandé pour cause d'impuissance. Le malheureux seigneur qu'on accusait d'être mauvais époux était mis en demeure de faire devant témoins... une politesse à sa dame, et une commission composée de magistrats et de chirurgiens se prononçait sur sa valeur virile. Cette pratique honteuse et burlesque a été abandonnée en France depuis la Révolution, et notre procédure l'a proscrite. Eh bien, une expertise de ce genre vient d'avoir lieu en Espagne en faveur d'un noble comte. Je dis « en faveur » puisque l'épreuve lui a été favorable. Elle n'avait pas, il est vrai, le caractère légal et la magistrature n'était pas de la cérémonie, mais trois professeurs de la faculté sont intervenus solennellement et ont délivré à leur client un certificat des plus flatteurs. Désormais, notre gentilhomme pourra inscrire sur son blason la devise des armes d'Angleterre et traiter de haut tout mauvais plaisant qui osera suspecter sa lignée. Il a fait ses preuves, en dépit de la polémique insérée dans *el Jurado medico-pharmaceutico*, où le fameux certificat est épluché de la bonne façon par un confrère peu charitable. »

Parlons donc du congrès, à propos duquel Boileau, dans sa huitième satire, s'exprimait ainsi :

> Jamais la biche en rut, n'a pour fait d'impuissance,
> Traîné du fond des bois un cerf à l'audience ;
> Et jamais juge entre eux ordonnant le *congrès*
> De ce burlesque mot n'a sali ses arrêts.

Il est vraiment étonnant jusqu'à quel point on paraissait croire que cette épreuve était la seule admissible pour constater irrévocablement les attributs physiques de l'homme, tandis que l'expérience démontrait, au contraire, que le congrès était ce qu'il y avait de moins certain pour découvrir la vérité.

Une femme, pour trouver un prétexte de divorce, n'avait qu'à accuser son mari d'impuissance ; on ordonnait cette épreuve odieuse, à laquelle sur mille hommes un seul peut-être sortirait victorieux !

En effet, si l'union des sexes suppose celle des cœurs, comment croire que deux époux, dont l'un demande avec hardiesse la séparation, ce qui suppose le désespoir, la haine, l'horreur dans l'autre, puissent, celui-ci fût-il un athlète, consommer l'acte le plus sacré de la nature, environnés d'experts attentifs, dont les regards curieux, imposants, doivent jeter le trouble et la confusion sur les époux ?

Par l'impuissance, comme nous l'avons dit, on doit entendre l'état d'un homme incapable de remplir le devoir conjugal ; or, on a divisé cet état en impuissance absolue ou individuelle, et en impuissance accidentelle ou passagère. Dans l'un ou l'autre cas, on ordonnait le congrès. Il est aisé de s'apercevoir qu'il était inutile dans l'incapacité habituelle ou absolue, et que dans celle qui n'est que passagère, la publicité que l'on donne au congrès devait nécessairement augmenter le désordre de l'imagination et amortir les organes auxquels on voulait commander.

Si une femme se plaignait en justice de ce que son mari ne faisait pas la *besogne de la maison*, — expression dont on se servait dans ces circonstances, — on ordonnait l'examen des parties ; si le rapport des médecins, chirurgiens, matrones, portaient que les parties étaient en *bon état de nature*, on ordonnait le congrès pour découvrir l'obstacle qui divisait l'homme et la femme ; si au contraire les organes péchaient dans quelques circonstances, on ordonnait également l'acte devant témoins !

En sorte que de telle cause que provînt l'impuissance, on admettait le congrès comme la preuve la plus certaine de l'incapacité ou de la capacité de l'homme.

Cet acte infâme était également prescrit lorsque la femme, par quelque défaut de conformation, met obstacle à la consommation du mariage par une membrane contre nature, qui quelquefois s'oppose à l'intromission de la partie distinctive de l'homme.

Seraient-ce les femmes qui auraient fait naître dans l'idée des juges d'ordonner, *par arrêt de la cour*, à un homme de forcer la nature dans ce qu'elle a de plus respectable?

Ou bien, serait-ce *par une curiosité vaine et indiscrète, où l'esprit humain se laisse emporter pour étendre ses lumières et soumettre à nos sens le miracle de la génération,* que cette erreur monstrueuse aurait été accréditée?

Ne cherchons pas à approfondir les causes de cette coutume honteuse, abolie par un arrêt de règlement du Parlement de Paris. Donnons un précis de l'affaire qui occasionna cet arrêt. On aime à voir les motifs qui déterminent les hommes à secouer le joug de l'erreur et des préjugés!

CHAPITRE II

L affaire de messire René de Cordouan.

Le 2 avril 1653, messire René de Cordouan, chevalier, marquis de Langey, majeur de vingt-cinq ans, épousa damoiselle Marie de Saint-Simon de Courtomer, âgée de treize à quatorze ans.

Les commencements de ce mariage furent heureux. Quand le mari était absent sa femme lui témoignait aussitôt par ses lettres l'impatience qu'elle avait pour son retour, et lui écrivait toujours avec cette affection tendre qui semblait faire honneur à la société conjugale.

Cette parfaite intelligence dura pendant quatre années entières, c'est-à-dire jusqu'en 1657, époque où la dame de Langey accusa son mari d'impuissance.

Elle porte sa plainte devant le lieutenant civil du Châtelet, qui nomme des experts pour visiter les parties. Les experts font la visite et déclarent par leur rapport qu'ils les ont trouvés l'un et l'autre dans l'état où ils devaient être comme mari et femme.

La demoiselle de Saint-Simon, pour infirmer ce rapport, prétendit que si elle n'était pas fille, c'était par les entreprises brutales d'un impuissant, et par l'effort d'un amour également stérile et furieux, qui met tout en usage pour se satisfaire.

Le sieur de Langey, piqué de ce reproche, demande le *congrès*; le juge l'ordonne; la demoiselle de Saint-Simon interjette appel de la sentence, mais elle est confirmée par arrêt.

Pour l'exécuter, on choisit la maison d'un nommé Turpin, baigneur. Cinq médecins, cinq chirurgiens et cinq matrones y assistèrent, et le succès n'ayant pas été avantageux au sieur de Langey, son mariage fut déclaré nul par arrêt du 8 février 1659, qui le condamna à rendre la dot, etc., lui fit défense de contracter aucun mariage, et permit à la demoiselle de Saint-Simon de se pourvoir ainsi qu'elle aviserait bon être, comme étant entièrement libre de s'engager par d'autres nœuds.

Le lendemain de cet arrêt, le sieur de Langey fait ses protestations devant deux notaires, déclare qu'il ne se reconnaît point impuissant et que, nonobstant les défenses qui lui sont faites de se marier, il se pourvoira par mariage ainsi et quand il le jugera à propos.

La dame de Saint-Simon contracte mariage avec messire Pierre de Caumont, marquis de Boësle, et de ce mariage sont nées trois filles.

Dans le même temps, le sieur de Langey se marie avec demoiselle Diane de Montaut de Navaille; et leur mariage est suivi de la naissance de sept enfants.

En 1670, la marquise de Boësle décède, après avoir fait un testament par-devant notaire, qui porte cette clause : Veut la testatrice que l'on termine par accommodement le procès indécis entre elle et messire René de Cordouan, marquis de Langey; qu'on le règle par l'avis du sieur Caillard, avocat au parlement, auquel elle a déclaré ses volontés, qu'elle veut et entend être suivies de point en point, sans qu'on y puisse contrevenir sous quelque prétexte que ce soit.

Nous n'avons pas ici à exposer le procès qui divisait le marquis de Langey de la marquise de Boësle, après leur séparation. On doit s'imaginer que la naissance des enfants provenus de ces deux mariages occasionnèrent plusieurs incidents qui ne sont pas de notre objet.

Quant à l'avocat au parlement, Caillard, qui avait reçu les volontés de la marquise de Boële, il mourut en 1673, sans avoir rien terminé.

Dans les contestations qui suivirent la mort de la marquise de Boësle, entre le marquis de Langey et le marquis de Boësle, pour décider sur le sort des enfants du premier; circonstances délicates qui plongèrent les juges dans d'étranges embarras; il fut avancé que les ordres laissés en mourant par la marquise de Boësle *laissent clairement entrevoir la surprise qu'elle avait faite à la justice, lorsqu'elle parvint, en 1659, à faire annuler son mariage.*

Le ministère public profita de cette occasion pour demander l'abolition de *la preuve inutile et infâme du congrès.* En conséquence, par arrêt du 18 février 1677, la Cour, *faisant droit sur les conclusions du Procureur général du Roi, a fait défenses à tous Juges, même à ceux des Officialités, d'ordonner à l'avenir, dans les causes de mariage, la preuve du Congrès.*

D'ailleurs, cet infâme usage avait déjà plusieurs fois soulevé les jurisconsultes éclairés. Anne Robert, l'un des plus célèbres avocats de son temps, un jour qu'il plaidait dans une cause d'impuissance, qui avait été par appel au parlement de Paris, osa, sans crainte de déplaire à la célèbre compagnie, lui représenter, avec beaucoup de licence, l'abomination du congrès et de la visite qu'elle avait ordonnés. Dans un livre, dont le fameux Achille de Harlay accepta la dédicace, il insista encore sur l'horreur de ces abus avec beaucoup de véhémence.

Nous allons présenter quelques-uns des motifs qui occasionnèrent l'Arrêt du 18 février, d'après le plaidoyer de M. de Lamoignon.

CHAPITRE III

Des motifs qui déterminèrent l'arrêt du Parlement de Paris

Sous quelque point de vue qu'on envisage le *congrès*, tout concourait pour qu'on en proscrivît l'usage à la postérité.

Résumons d'ailleurs, en l'annotant au besoin, le plaidoyer du *Procureur général du Roi* :

1º Cette pratique honteuse est nouvelle et inconnue dans le droit civil et canonique. Il paraît que le congrès avait été en usage avant Justinien, vers le vᵉ siècle. Justinien l'abolit comme opposé à la pureté du christianisme. Les lois civiles décident les accusations d'impuissance par le *triennium*, ou par la cohabitation pendant trois ans. Justinien ordonna qu'un mari pouvait être répudié sans que la femme perdît sa dot, si pendant deux ans il n'avait pu consommer le mariage. Il changea sa loi et donna trois ans au pauvre malheureux. A ce sujet, Montesquieu fait remarquer que, dans un cas pareil, deux ans en valent trois, et trois n'en valent pas plus que deux. Le droit canonique exige l'affirmation des deux parties avec celle de sept parents, et à toute extrémité l'inspection des personnes. Les lois n'en demandent pas davantage, et elles ne parlent en aucune manière du congrès. Pourquoi donc le souffrira-t-on sous prétexte d'un usage bizarre, inconsidéré, qui ne doit son origine qu'à la fureur, à l'effronterie et à une espèce de frénésie causée par le désespoir? C'est ainsi qu'en parlent tous les auteurs qui ont traité cette matière : par exemple, Vincent Tagereau, Peleus, Anne Robert, et surtout Antoine Hofman, fameux avocat au Parlement de Paris à la fin du seizième siècle, lequel assure que cette pratique infâme ne s'était établie, au temps qu'il l'écrivait, que quatre ans auparavant. Elle a toujours été inconnue dans les autres nations, comment donc a-t-elle pu s'introduire en France? Comment a-t-on pu placer à côté des lois saintes et judicieuses qui la gouvernent, une coutume si contraire aux bonnes mœurs et à la vérité même?

2º Cette erreur monstrueuse a été accréditée par une curiosité vaine et indiscrète, où l'esprit humain se laisse emporter. Il veut toujours étendre ses lumières, et forcer, pour ainsi dire, la nature jusque dans les abîmes où elle est retranchée.

3º Le congrès est non seulement une tentative honteuse en elle-même, mais elle est encore incertaine dans ses effets. L'action qu'il a pour objet ne se commande pas. Sur quel fondement étaient donc appuyées ces lois si peu réfléchies dans le principe et si déshonnêtes dans l'exécution ? Comment le congrès a-t-il pu être ordonné par des hommes qui doivent se connaître eux-mêmes et savoir que rien ne dépend moins d'eux que l'action de ces organes ; par des hommes qui ne pouvaient ignorer que toute émotion de l'âme, et surtout la honte, sont contraires à cet état, et que la publicité et l'appareil seuls de cette preuve étaient plus que suffisants pour qu'elle fût sans succès ?

Non, cette action n'est point l'esclave de l'édit du préteur; elle est essen'iellement libre, capricieuse, ennemie du grand jour, des témoins et de cette foule de contrôleurs dont la vue suffit pour troubler la vérité de ses opérations. Elle cherche les ténèbres et le secret, l'intelligence de deux personnes, et le concert de deux esprits parfaitement unis.

Si dans cette occasion il s'est trouvé des hommes assez téméraires pour ne rien craindre des hommes qui les regardaient, ni du soleil qui les éclairait, cela a été par le secours d'une fausse raison et par une espèce de philosophie qui a retenu le nom de cynique, pour nous marquer le dérèglement de ses maximes, qui sont aussi pernicieuses que celles qu'on a voulu autoriser par le congrès.

Cet usage infâme pourra toujours déconcerter tout homme à qui il reste des sentiments de bienséance et de pudeur ; et les maris les plus puissants dans un état de liberté où la nature ne sera pas contrainte, succomberont souvent, au contraire, dans une épreuve aussi humiliante pour l'humanité qu'elle est opposée à la raison et à tous les sentiments qui sont inséparables de la vertu.

La cause présente en fournit un exemple éclatant dans la personne du sieur de Langey. Persuadé de ses forces, dont il avait une connaissance intime, il demande lui-même le congrès; il y succombe, on déclare son mariage nul, et on lui défend d'en contracter un autre !

Il proteste contre la défense, se remarie ;

Disons en passant que si le sieur de Langey ne trouva pas d'obstacles pour passer à un second mariage, c'est que s'étant présenté comme faisant profession de la religion prétendue réformée, et cette religion regardant les seconds nœuds qui liaient la marquise de Boësle comme adultères et comme ayant rompu le premier mariage du sieur de Langey avec elle, il put, conformément à la doctrine de sa religion, contracter une nouvelle alliance.

Il se remarie donc et devient le père de sept enfants que la vertu de leur mère met au-dessus de tous les soupçons !

Quel embarras pour la cour ! Quelle perplexité dans l'esprit des magistrats ! Que d'abîmes et de précipices le premier pas n'a-t-il pas creusés par une suite d'événements auxquels la raison et la vérité paraissent néanmoins avoir présidé !

Les enfants du marquis de Boësle et ceux du marquis de Langey sont tous, en les envisageant sous un certain point de vue, des enfants bâtards et adultérins ; et sous un autre, ce sont des enfants légitimes qui doivent en avoir les droits, les honneurs et les privilèges dans la société !...

4° L'exemple frappant que cette cause expose au public, découvre l'imposture du congrès et met au grand jour les conséquences presque incroyables qu'il est capable d'entraîner après lui. Les officiaux ont cru que la simple visite du mari et de la femme n'était pas une preuve suffisante, si après cela on ne les obligeait à consommer le mariage en présence des médecins et de plusieurs témoins.

Mais s'ils fussent bien entrés dans les sentiments de Kinemor, archevêque de Reims, qui était de son temps un des plus grands génies de l'Église de France, bien loin que cette nouvelle manière de prouver l'impuissance eût été pratiquée, ils n'auraient pas même pris connaissance de ces causes, dont l'objet s'accorde si mal avec la décence de leur caractère. Qu'y a-t-il, en effet, disait ce prélat, de plus opposé à la sainteté du sacerdoce, que ces questions sales et honteuses, où l'on traite de tout ce qu'il y a de plus secret entre un mari et une femme.

Ce n'est pas assez qu'un prêtre ait le cœur pur, il faut qu'il ait aussi les oreilles chastes ; et comment peut-il connaître des matières qu'il est même obligé d'ignorer.

Aussi voyons-nous par toutes les lois des empereurs chrétiens, qu'autrefois ces matières n'étaient pas portées devant les juges ecclésiastiques ; et quoiqu'elles aient été agitées dans quelques conciles de France, ces mêmes conciles, quoique composés de laïques en partie, ont souvent déclaré qu'ils ne voulaient pas connaître de toutes les causes du mariage, mais qu'ils les renvoyaient *ad robiles laïcos*, principalement quand il s'agissait de questions semblables à celle-ci.

5° Il faut donc bannir une bonne fois de tous les tribunaux le nom de *congrès* qui ne peut être prononcé sans quelque horreur, et qui ne devrait jamais sortir de la bouche des ecclésiastiques. Il faut abolir pour toujours cet usage incertain dans sa preuve, et qui loin d'être approuvé par les lois et par les canons, leur est entièrement opposé : usage barbare en lui-même, dont la seule idée souille l'imagination, blesse le respect qui est dû à la justice, offense une religion aussi chaste que la nôtre, viole toutes les lois de la pudeur, dégrade la sainteté du mariage, déshonore l'humanité, et réduit pour ainsi dire l'homme à une condition inférieure à celle des bêtes.

CHAPITRE IV

Un dernier mot sur le congrès.

Après ce qu'on vient de lire, n'aura-t-on pas lieu d'être surpris de voir des gens qui se sont prétendus médecins, prendre la défense du congrès et s'exprimer ainsi :

« Il n'est point contre la pudeur de se conformer à ce que les lois ordonnent, à ce que la religion permet, et à ce que l'usage autorise. Ainsi, il n'y a point de honte à montrer des signes de puissance et à obliger une fille de se faire voir telle. L'idée qu'on se figure du congrès en augmente l'horreur. On croit que les mariés sont exposés à cette épreuve en présence de témoins. Cependant voici comment le congrès se pratique : le mari et la femme y sont dans un lit bien fermé ; à la vérité il reste dans la chambre des matrones pour servir de témoins... mais tout se passe d'ailleurs entre quatre rideaux. Lorsqu'il s'est écoulé un temps suffisant, la femme est visitée par les matrones, afin de reconnaître, suivant les règles de leur art, les vestiges de la consommation, si elle s'est faite. Ainsi, toutes procédures à ce sujet sont non seulement permises, mais même ordonnées par les saints décrets ! »

Si ce passage avait besoin d'être réfuté, et si je ne m'étais imposé la loi de ménager la pudeur des lecteurs, je rapporterais des circonstances tirées de quelques-unes de ces abominables épreuves, et que quelques chirurgiens ont cru devoir déposer dans leurs écrits.

On verrait alors si les médecins, les chirurgiens, et surtout les matrones, étaient toujours exactement séparés de l'homme et de la femme dont ils devaient examiner les approches !

On verrait un accoucheur célèbre lutter contre une matrone qui, par excessif, en voyant les inutiles efforts d'un mari, voulait le mettre hors d'état de jamais tromper une femme ; on verrait enfin des horreurs qu'il faut ensevelir dans l'oubli !

Les anciens étaient fort éloignés, malgré tout ce que nous pouvons avoir à leur reprocher, — d'admettre l'usage infâme du congrès. Au milieu des débauches auxquelles les peuples se sont livrés dans les siècles où les mœurs commencèrent à se perdre, on reconnaît encore le respect qu'imposait le lien conjugal.

Ce n'aurait pas été du temps de Caton que les Romains eussent admis l'acte qui couvre de honte des époux malheureux... Le sévère Caton, qui priva un sénateur de sa dignité pour avoir embrassé sa femme en présence de sa fille !

Les Romains ne permettaient au nouvel époux d'approcher sa femme pour la première fois qu'au milieu des ténèbres, pour apprendre aux jeunes mariés la décence qui devait régner dans les plaisirs même légitimes.

Pythagore recommandait à ses concitoyens un usage qui se pratiquait chez plusieurs nations, et qui démontre avec quelle précaution on écartait de l'acte conjugal la publicité qu'on y a donnée depuis. Ce philosophe voulait « que l'on brouillât les draps incontinent que l'on était levé du lit, parce qu'il n'était pas honnête que l'on vît la place et la forme empreintes... comment le mari avait couché avec sa femme ! »

La maxime du Parlement de Paris fut ensuite de déclarer la femme non recevable à accuser son mari d'impuissance, quand il résultait de la visite faite de sa personne que les parties qui servent à la génération étaient extérieurement bien conformées.

Cette maxime était à la rigueur trop générale, puisque le but du mariage étant d'augmenter le nombre des individus, un homme bien conformé en apparence peut être *stérile* ou même impuissant ; mais aussi par cette maxime on évitait beaucoup d'inconvénients qui résultaient des moyens infâmes dont nous venons de parler.

Du reste, dans ce cas, c'était aux gens de l'art à porter, avec retenue, leur jugement sur l'état des parties qu'ils avaient à examiner. Il est très difficile, en effet, de décider de la force ou de la faiblesse d'un homme, relativement au mariage, à la vue des parties extérieures de la génération.

Ainsi, l'absence des testicules, par exemple, peut en imposer, puisque dans certains individus ils se trouvent contenus dans le bas-ventre, et que dans ce cas ils peuvent encore remplir leurs fonctions comme s'ils étaient apparents !

FIN DU LIVRE SEPTIÈME

LIVRE HUITIÈME

DE LA PUBERTÉ

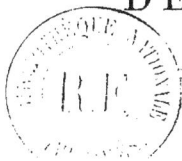

CHAPITRE PREMIER

De la puberté naturelle et de la puberté factice.

La nature, par des gradations que l'amour-propre rend presque toujours insensibles, fait passer l'homme de l'âge viril à la vieillesse.

Le passage de l'enfance à la puberté est beaucoup plus sensible. L'enfant qui entre dans l'adolescence, plus susceptible d'impressions physiques, — puisqu'avant ce terme la nature ne lui fournissait que ce qui était nécessaire pour sa nourriture et son accroissement, — sent peu à peu les principes de vie se multiplier en lui.

C'est à l'âge de douze ans environ pour les filles, et à quatorze ans pour les garçons, que cette révolution commence à se faire. Ceci ne doit pas être entendu généralement : la nourriture et le climat y ajoutent des modifications considérables, sans parler du tempérament, qui accélère ou retarde l'époque de la puberté.

Une espèce d'engourdissement, quelquefois accompagné de douleur, se fait sentir aux aines et se communique dans presque toutes les jointures des membres. On éprouve en même temps une sensation, jusqu'alors inconnue, dans les parties des deux sexes qui doivent concourir à la génération ; ces parties prennent de l'accroissement, se couvrent de petits filaments qui doivent les voiler ; le son de la voix change, il devient rauque et inégal, et ensuite plein, assuré, grave. Ce changement dans la voix, qui est très sensible dans les hommes, l'est moins dans les femmes, parce que le son de leur voix est naturellement plus aigu ; mais une oreille délicate et attentive le distingue aisément.

Ces signes qui annoncent la puberté sont communs aux deux sexes ; il y en a néanmoins de particuliers à chacun. L'éruption des menstrues, l'accroissement du sein pour les femmes ; la barbe et l'émission de la liqueur séminale pour les hommes.

Il est vrai que ces signes ne sont pas aussi constants les uns que les autres ; la barbe, par exemple, ne paraît pas toujours précisément au temps de la puberté ; il y a même des nations entières où les hommes n'ont presque point de barbe, et il n'y a au contraire aucun peuple chez qui la puberté des femmes ne soit marquée par l'accroissement des mamelles. '

Il faut, et ceci est essentiel, distinguer la puberté naturelle de la puberté qu'on me permettra de nommer *factice*.

Celle-ci doit sa naissance aux liaisons dangereuses, aux lectures obscènes, aux aliments succulents, à tout ce qui peut enflammer l'imagination.

L'autre, la puberté naturelle, est l'ouvrage de la nature. L'enfant sur lequel elle agit seule, n'a point d'inquiétude sur les changements qu'il voit se faire en lui; la liqueur précieuse qui les cause, étant séparée du sang, y rentre perfectionnée, imprégnée d'esprits, et, reprenant les voies de la circulation, porte dans toutes les parties la force et la santé.

Regardez cet adolescent déjà vigoureux, qui exerce son corps aux travaux champêtres; un léger duvet paraît à peine sur son menton, ses membres musculeux se prêtent à tout ce qu'il entreprend, rien d'extérieur n'accélère en lui le développement de la puberté.

La nature fait pour lui ce qu'elle fait pour les arbres, pendant la rigoureuse saison de l'hiver : on la croit endormie, tandis qu'elle prépare la sève à donner des productions aux premières chaleurs du printemps.

Mettez en opposition à ce tableau un enfant abandonné aux vices qui ne sont que trop communs dans la société; les désirs de celui-ci préviennent la nature, et l'acte devance le tempérament. Longtemps avant le terme fixé pour jouir, des efforts multipliés lui ont fait connaître l'image du plaisir; il ne connaîtra que cela; la volupté est conduite par la nature. Celui qui la prévient énerve des organes qui se refuseront plus tard aux aiguillons de l'amour : c'est une plante que la vanité cultive, mais qui se desséchera peu à peu, épuisée par des productions trop hâtives.

L'époque où nous devons jouir est marquée d'une manière incontestable chez tous les peuples de l'univers, avec les modifications qu'y apportent les climats. Pour bien entendre ceci, il faut emprunter le sentiment de Buffon, et nous verrons alors de quelle importance il est pour la santé de savoir distinguer ce moment où l'homme peut produire son semblable.

Se nourrir, dit Buffon, se développer et se reproduire, sont les effets d'une seule et même cause. Le corps organisé se nourrit par les parties des aliments qui lui sont analogues; il se développe par la susception intime des parties organiques qui lui conviennent, et il se reproduit parce qu'il contient quelques parties organiques qui lui ressemblent.

De ces principes fondamentaux, Buffon tire des conséquences générales qui embrassent tous les corps animés et végétaux; je dois les restreindre à mon objet. La nourriture que l'on donne à l'enfant dès sa naissance renferme, comme celle qu'on lui substituera dans un âge plus avancé, des parties qui, n'étant point essentielles au développement, — qui ne sont point *organiques*, pour employer l'expression de Buffon, — sont rejetées hors du corps organisé par la transpiration et par les autres voies excrétoires.

Celles qui sont organiques, ou *nutritives*, restent et servent au développement et à la nourriture du corps organisé. Il est facile d'imaginer que ces dernières, extraites, perfectionnées, sont les causes de la reproduction, soit qu'elles contiennent réellement toutes les parties de l'homme auquel elles doivent donner la naissance, soit qu'elles ne servent qu'à féconder l'œuf que l'on suppose renfermé dans la femme.

Ce n'est qu'en imaginant l'homme dans un degré d'accroissement considérable, qu'on peut croire que le superflu des parties organiques est obligé, ne trouvant plus autant de facilité à s'introduire dans le tissu des parties, de refluer vers celles qui coopèrent à la génération.

C'est par cette raison que pendant que le corps croît et se développe, toutes les parties absorbant la nourriture, il y en a très peu de renvoyées de chacune de ces parties ; le corps prend de l'accroissement, mais il n'est point encore en état de produire. Il faut que le corps ait pris la plus grande partie de son accroissement, qu'il n'ait plus besoin d'une aussi grande quantité de nourriture pour se développer, avant que la substance qui doit faire la liqueur séminale soit renvoyée de toutes les parties du corps dans les organes qui doivent la séparer du sang.

La liqueur séminale arrive et remplit les réservoirs qui lui sont préparés, et lorsque la plénitude est trop grande, elle force, même sans aucune provocation et pendant le sommeil, la résistance des vaisseaux qui la contiennent, pour se répandre au dehors.

C'est alors que l'homme est dans l'âge de puberté, et que la jeunesse bouillante, comme dit Montaigne, s'échauffe si avant en son harnois toute endormie, qu'elle assouvit en songe ses amoureux désirs.

Telle est la puberté vers laquelle le temps nous conduit peu à peu, et c'est faire beaucoup pour notre santé, que d'attendre les signes les moins équivoques de puissance pour nous livrer au plaisir.

En parlant de la stérilité, nous avons fait voir quels avantages il résultait pour chaque individu de retarder le plus qu'il lui est possible les sacrifices que chaque homme doit à l'amour. On a vu quels hommes étaient les Gaulois, eux qui déshonoraient ceux qui connaissaient les femmes avant l'âge de vingt ans accomplis.

Les jeunes gens qu'une imagination enflammée porte vers les plaisirs avant qu'ils en soient capables, déterminent, par des actes violents et par des irritations continuelles, la matière de leur accroissement à se porter dans les réservoirs où elle ne devrait arriver que plus tard. Ces hommes se creusent un précipice sur le chemin de la volupté. Ils s'énervent ; bientôt la perte des esprits dérangeant les fonctions, ils maigrissent, cessent de croître, tombent dans le marasme et meurent ; ou végétant tristement, ils cessent d'être hommes au moment où ils devraient commencer à l'être.

Cette maladie de l'amaigrissement et de la consomption de tout le corps présente quelquefois, dans le dernier degré, un état affreux. Le corps paraît comme un squelette, la peau collée sur les os, le ventre comme attaché au dos, le visage pâle et terreux, les yeux enfoncés, les tempes abattues !...

CHAPITRE II

Ages de la puberté.

Une des raisons pour lesquelles les hommes croient ordinairement que les femmes sont beaucoup plus portées qu'eux vers le physique de l'amour, est l'accélération de la puberté chez elles. En effet, en puissance, elles devancent les hommes ; et dans tous les pays les femmes sont plus précoces de quelques années que les garçons. On trouve la raison de cette disparité dans la constitution des femmes. Elles sont plus petites, en général, et plus faibles que les hommes, leur tempérament est plus délicat ; par conséquent, elles ne doivent pas avoir besoin d'un temps aussi considérable qu'il le faut pour les hommes, avant que d'avoir pris leur accroissement.

Les hommes étant plus grands, plus forts, ayant les os plus massifs, on doit présumer que le temps nécessaire à l'accroissement de leur corps doit être plus long. Puisque c'est d'après cet accroissement pris, du moins pour la plus grande partie, que le superflu de la matière nutritive commence à être renvoyé de toutes les parties du corps dans les parties de la génération des deux sexes, — cette matière doit être renvoyée plus tôt dans les femmes que dans les hommes, parce que leur accroissement se fait en moins de temps, puisqu'au total il est moindre, et que les femmes sont réellement plus petites que les hommes.

En admettant ces idées sur la nutrition et l'accroissement, il est facile de résoudre et d'expliquer plusieurs faits relatifs à la génération. La liqueur prolifique est moins abondante dans la jeunesse, parce que les parties prenant encore de l'accroissement, la matière de cette humeur y est employée.

Les hommes dont le corps est maigre sans être décharné, ou charnu sans être gras, sont plus propres au mariage que ceux qui ont un embonpoint considérable, et dont la graisse s'entretient aux dépens de la liqueur séminale, parce que, chez les premiers, le tissu des parties étant serré, ces parties qui ne prennent plus, pour ainsi dire, d'accroissement, renvoient la matière nutritive aux parties de la génération. Par la même raison, les hommes deviennent d'autant plus capables de procéder à la génération, qu'ils approchent plus de leur perfection physique.

L'exemple des animaux, qui, ne connaissant aucun des moyens que la soif de jouir a fait essayer aux hommes, suivent plus exactement qu'eux les lois de la nature, doit nous instruire sur le temps fixé pour les plaisirs.

Parmi les animaux, du moins pour la plupart, — car les poissons, entre autres, font ici une exception, — ils ne s'occupent de la reproduction que lorsqu'ils ont fini de croître ; et l'accroissement des chiens, par exemple, est presque complet, lorsque les femelles deviennent en chaleur, ou que les mâles commencent à les chercher.

Les voluptueux, les poètes érotiques peuvent vanter le plaisir que l'amour fait naître dans les sens intacts des jeunes gens, lorsque, ne sachant encore ce qu'est la volupté, ils l'interrogent par de douces agaceries; mais le vrai plaisir, le seul dont on puisse jouir longtemps, est celui qui s'offre à nos sens lorsqu'ils sont capables d'y répondre, d'en sentir toute la douceur, toute l'énergie, d'en savourer les délicieuses extases, de les prolonger même par d'innocentes ruses !

On ne peut se procurer ces détails du plaisir que les organes n'en soient capables, qu'ils n'aient acquis leur perfection, et ce n'est pas dans l'enfance qu'il faut se promettre et se permettre cette félicité !

Jeune homme, qui voulez l'être longtemps, attendez que votre tempérament soit décidé avant de vous livrer à l'amour : vous mesurerez alors le plaisir suivant vos forces. A dix-huit ans, si vos veines sont gonflées d'esprits vivifiants qui portent l'empreinte des désirs sur votre visage ; si la vue d'une belle femme allume dans vos yeux le flambeau de l'amour ; si les images folâtres et voluptueuses qui se jouent de votre imagination pendant le sommeil, frappent vos sens assoupis en donnant le signal du plaisir aux parties qui en sont les organes... jeune homme, cherchez alors une compagne qui augmente et partage avec vous la volupté.

Quoiqu'en général on puisse marquer le temps de la puberté à quatorze ans pour les filles et à seize ans pour les garçons, cet âge varie chez les différents peuples. Dans toutes les parties méridionales de l'Europe et dans les villes, la plupart des filles sont pubères à douze ans et les garçons à quatorze ; mais dans les provinces du nord et dans les campagnes, à peine les filles le sont-elles à quatorze, et les garçons à seize.

La puberté est très précoce dans les États du Mogol, puisqu'on y marie les filles dès l'âge de huit ans et les garçons à dix ans ; il arrive fréquemment qu'il naît des fruits de ces mariages dans la première année. Dans l'Indoustan, les enfants sont également capables d'être mariés à neuf ou dix ans.

Ce qui doit déconcerter ceux qui attribuent ces variétés à l'influence du climat exclusivement, est qu'il arrive la même chose parmi une nation qui habite un pays où le froid est des plus rigoureux. Les Samoyèdes occupent la partie septentrionale de la Russie ; on imagine aisément quel doit être ce pays ; ce n'est partout que marais glacés, déserts affreux, montagnes couvertes de neiges et de glaces ; c'est de tous les pays habités de notre continent le plus froid et le plus horrible. La nature semble n'y avoir qu'ébauché les êtres animés, puisque, d'après les relations de tous les voyageurs, les Samoyèdes, hommes et femmes, sont très laids, et qu'on n'observe aucune différence de physionomie entre les sexes. Quoi qu'il en soit, la puberté est précoce parmi ces individus ; les filles y sont, pour la plupart, mères à onze ou douze ans, ou pour mieux dire, une fille cesse de l'être dès qu'elle sait marcher, et un garçon de douze ans peut réjouir son père, qui serait un jeune homme dans notre climat, en lui présentant son petit-fils !

Il ne faut pas croire que la nature ait favorisé ces peuples en accélérant la puberté parmi eux ; ces femmes, si précoces dans la reproduction, et qui, comme on l'a vu, sont mères à neuf, à dix, et quelquefois huit ans, cessent d'en être capables avant trente.

Mandelshof a vu aux Indes une fille qui avait les mamelles formées à deux ans, elle fut réglée à trois ans et accoucha à cinq. Mais ces femmes sentent, avant trente ans, toutes les infirmités de la vieillesse ; car l'usage prématuré du plaisir, dans les pays mêmes où la nature semble avoir avancé le moment de son éclosion, hâte le terme de notre destruction.

Quoique les nègres de Guinée soient d'une santé ferme et très bonne, rarement arrivent-ils à une certaine vieillesse : ils paraissent vieux dès l'âge de quarante ans. Eh! peut-on en accuser autre chose que les excès de débauche, surtout avec les femmes! Rien de si rare, dit Buffon, que de trouver dans ce peuple quelque fille qui puisse se souvenir du temps auquel elle a cessé d'être vierge!

On voit quelquefois sous notre climat des exemples précoces de puberté. Le célèbre Joubert, chancelier de l'université de Montpellier, a vu, en Gascogne, une fille nommée Jeanne de Peirie, qui mit un enfant au monde à la fin de sa neuvième année.

Saint Jérôme assure qu'un enfant de dix ans fit goûter les plaisirs de l'amour à une nourrice avec laquelle il couchait, et que celle-ci en devint enceinte.

Dans un village à deux ou trois lieues d'Ypres, une fille qui n'avait pas encore neuf ans, accoucha heureusement, en 1684, d'un garçon plein de vie. L'âge de la fille fut justifié par le registre baptistaire. On peut, à ce sujet, consulter le *Journal des savants*, mai 1684.

Il est plus ordinaire d'observer de petites filles chez qui l'éruption des menstrues semble annoncer une puberté des plus précoces, quoiqu'on ne doive pas regarder comme pubères celles qui n'en ont que ce seul symptôme. Une petite fille d'un an jouissait d'une bonne santé et était, à cet âge, sujette à l'écoulement périodique ordinaire aux filles qui entrent en âge de puberté.

Quelques médecins ont observé les règles dans des filles, depuis leur naissance, sans interruption. On les a vues paraître à dix mois, à six mois, à deux ans, à trois, à cinq, etc., dans les filles qui jouissaient également d'une bonne santé.

Une enfant, âgée de quatre ans, avait les mamelles et les parties qui caractérisent son sexe formées comme dans une fille de dix-huit ans; sa hauteur était de trois pieds et demi. On peut citer également l'histoire d'un enfant de six mois, qui commençait à marcher : à quatre ans, il paraissait capable de génération ; à sept ans, il avait de la barbe et la taille d'un homme. Un autre enfant avait, à quatre ans, quatre pieds huit pouces et demi de haut. Il prenait des bottes de foin de quinze livres qu'il jetait dans les rateliers des chevaux.

Je passe sous silence quelques autres phénomènes sur l'accroissement, parce qu'ils ont un rapport moins direct à l'objet traité ici, et que je ne dois présenter que les faits qui démontrent une puberté accélérée. Telles sont les observations indiquées dans les dépôts des sciences, et que je vais indiquer.

Il naquit, aux environs de Prague, un enfant chez qui la nature avait tellement avancé le terme du développement, qu'à l'âge de trois ans il battait le grain à la grange, et était en état de soutenir les travaux les plus pénibles de la campagne, comme les plus robustes paysans. Il commença à cet âge d'avoir de la barbe, et les parties qui se couvrent de poils en parurent garnies. A douze ans et demi, il fut un homme fait, grand, robuste, et demandait le mariage avec les instances les plus vives.

Une femme du diocèse du Mans accoucha d'un garçon qui avait en naissant une grande chevelure blonde. A six mois, il avait la tête et le tronc du corps aussi gros qu'un homme de trente ans, et les parties de la génération, couvertes de poils très épais et très longs, étaient favorisés de certains mouvements qui ne sont point ordinaires aux enfants. Il mourut âgé de quarante ans.

Au mois de juillet de 1753, il naquit à Cahors un enfant que l'on put croire en pleine puberté à l'âge de quatre ans. Les parties sexuelles avaient acquis alors le volume et *exactement* toute la forme extérieure qu'elles doivent avoir dans un homme de trente ans, *bien conformé*. Il eut alors un penchant bien déterminé pour le sexe. Il aime, dit le médecin qui a communiqué cette observation, à se trouver avec les filles, surtout quand elles sont nubiles ; et quand il est auprès d'elles, il donne tous les signes extérieurs d'une passion très sérieuse.

Sa physionomie enfantine, et sa raison qui n'est guère plus formée qu'elle ne l'est communément à son âge, font un contraste singulier avec son maintien passionné et ses désirs amoureux. Sa voix n'est pas moins merveilleuse que le reste : c'est une basse taille !

Cette observation est insérée dans le *Journal de médecine* du mois de janvier, année 1759. On trouve dans le même journal une autre histoire d'un enfant très précoce. La forme des parties de la génération de cet enfant aurait pu, dès l'âge de trois ans, faire honneur à un homme accompli !

Après les principes établis sur la nutrition et l'accroissement des corps, ces exemples singuliers ne sont pas faciles à expliquer... Eh ! qui voudrait l'entreprendre ?

Ce qui est extraordinaire est hors des lois de la nature, et par conséquent inexplicable. Le physicien qui étudie la formation, le développement, l'accroissement des êtres organisés, dans la nature toujours constante et uniforme, peut quelquefois expliquer ses opérations, mais s'il la considère dans ses différents écarts, il faut qu'il avoue sa faiblesse.

Il en est à peu près des facultés corporelles extraordinaires comme de celles de l'esprit. Des enfants ont donné, dans l'âge le plus tendre, des preuves de la sagacité et de l'élévation de leur génie ; on n'a pu donner l'explication de ces prodiges, on s'est contenté d'en faire l'histoire. Nous sommes forcé d'en user de même à l'égard des hommes qu'on dirait que la nature a voulu *finir* presqu'en *ébauchant* son ouvrage.

Il y a encore une ressemblance marquée entre les enfants fameux par leurs qualités spirituelles, et ceux dont il est ici question. La nature, qui a tout fait pour eux dès le berceau, semble s'être épuisée, et avoir accéléré le terme de la vieillesse.

Hermogène, qui professait la rhétorique à quinze ans avec beaucoup de réputation, oublia tout ce qu'il savait à vingt-quatre ; et c'est avec raison qu'on a comparé les enfants dont l'esprit était un prodige, à ces insectes éphémères qui naissent le matin et sont dans une vieillesse décrépite le soir.

Je crois qu'il en est de même des hommes que la nature favorise physiquement dès leur naissance : l'histoire de leur premier âge est l'époque la plus intéressante de leur vie ; on n'entend plus parler d'eux ensuite, ou parce qu'ils succombent sous l'*explosion*, si je peux m'exprimer ainsi, de leur accroissement, ou parce qu'après avoir fixé quelque temps l'attention des philosophes, ils rentrent dans l'ordre général, et n'ont rien qui les distingue des autres hommes !

Si j'avais à élever un enfant qui s'annonçât par des facultés physiques aussi prématurées, j'espérais que la prudence que j'apporterais dans son éducation, sans trop affaiblir les ressorts de l'économie animale, parviendrait à donner à la société un individu qui la servirait utilement.

Je me garderais bien de contraindre avec trop de force l'impétuosité de son tempérament, ce serait énerver un corps qui donne les plus belles espérances. Au contraire, dès que la fermentation et le changement qui se fait chez les hommes à l'âge de puberté, annonceraient que l'enfant ne peut plus retenir davantage les esprits créateurs qui bouillonnent dans ses veines, je me hâterais de lui donner une compagne, pour partager ses transports. Je la choisirais, non pas chez les femmes dont la constitution lubrique annonce la soif du plaisir : L'*enfant-homme* livré à ce torrent verrait s'écouler avec trop de rapidité des moments d'ivresse, auxquels un dieu rajeuni, Titon, lui-même n'a pu résister.

Modérée, sans avoir d'éloignement pour l'amour, sachant jouir de la volupté, sans trop l'exciter, capable en un mot de satisfaire les désirs sans trop chercher à les faire naître : telle est la femme que je voudrais donner à mon élève !

Cette union serait sans doute heureuse. L'Hymen, en voyant étendre les bornes de son empire, rendrait hommage à la nature et la nature, attentive à tout, répandrait les bienfaits les plus précieux, la fécondité.

Il se trouve des hommes qui, bien différents des enfants dont on vient de lire l'histoire, n'ont rien qui annonce la puberté strictement dite. Je veux parler des personnes, qui, sans être impuissantes, n'éprouvent pas à l'âge où l'amour parle à nos sens, ces agitations qui annoncent le besoin que l'animal a de travailler à la reproduction.

Il est quelques hommes froids, qui à trente ans n'avaient ressenti aucun des signes certains de leur capacité. On en a même vu qui pendant le cours d'une longue vie n'ont eu aucune idée du physique de l'amour. Quelques-uns, et l'on en a vu des exemples, étaient d'une constitution assez singulière : La rétention de l'humeur séminale leur causait des accidents très graves, sans que ces hommes eussent la moindre idée de ce qui pouvait occasionner leurs maladies. Elles étaient d'autant plus redoutables, que ceux qui en étaient attaqués, les attribuaient à d'autres causes, ou bien, qu'ils étaient d'un état incompatible avec les moyens si simples d'obtenir guérison !

CHAPITRE III

Manie, nymphomanie, onanisme et mélancolie.

Quelquefois, à peine la puberté commence-t-elle à se déclarer chez certaines personnes, que la lubricité s'annonce à un degré étonnant ; mais ce fait est beaucoup plus rare parmi les femelles que parmi les mâles ; car il est certain que les hommes sont plus portés au physique de l'amour que les femmes. Il se trouve quelquefois de jeunes filles d'un tempérament si voluptueux, que dès l'âge le plus tendre elles donnent des marques d'une passion effrénée que rien ne peut arrêter.

Mais on retrouve naturellement cette ardeur dans la plus grande partie des garçons, et elle est beaucoup plus rare parmi les filles. Elle est même ordinairement, dans ces dernières, une maladie que l'on nomme *fureur utérine et nymphomanie.*

J'ai vu, et j'ai vu comme un phénomène, dit Buffon, une fille de douze ans, très brune, d'un teint vif et fort coloré, d'une petite taille, mais déjà formée, avec de la gorge et de l'embonpoint, faire les actions les plus indécentes au seul aspect d'un homme : rien n'était capable de l'en empêcher, ni la présence de sa mère, ni les remontrances, ni les châtiments. Elle ne perdait cependant pas la raison, et son accès qui était marqué au point d'en être affreux, cessait dans le moment qu'elle demeurait seule avec des femmes.

Buffon regarde la fureur utérine de cette enfant comme un phénomène, parce qu'en effet cette maladie est rare dans une fille aussi jeune ; au lieu que dans les garçons, elle se manifesterait très souvent, si par des moyens contre nature, ces jeunes gens ne prévenaient le trop long séjour de l'humeur séminale.

Le moyen qu'ils emploient a néanmoins une influence très forte sur leur santé, et tel homme était né robuste et devait fournir une longue carrière, qui pour avoir appelé le plaisir avant que son corps ait été formé, languit et commence à sentir, à la fleur de son âge, les infirmités ou du moins la faiblesse qui précède la vieillesse !

Un ouvrage que les jeunes gens devraient savoir par cœur, c'est celui de Tissot. On n'y voit, en effet, que trop d'exemples terribles de l'espèce de débauche qui *tue* la jeunesse, même avant l'âge de puberté.

Un enfant de Montpellier, âgé de six ans ou sept ans au plus, instruit par une servante, — confiez donc vos enfants à certaines servantes ! — se *pollua* si souvent, si souvent, que la fièvre lente qui survint, l'emporta. Sa fureur pour cet acte était si grande, dit l'auteur de l'*onanisme*, qu'on ne put l'en empêcher jusqu'aux derniers jours de sa vie.

Ce n'est pas l'épanchement de la liqueur séminale qui fit périr cet enfant, puisqu'il n'en était pas capable, mais les mouvements convulsifs, le spasme qui accompagne souvent des efforts excessifs. A cet âge il ne pouvait exciter que l'émission de l'humeur que filtrent les prostates.

La santé d'un jeune prince se perdait journellement, sans qu'on pût en découvrir la cause. Son chirurgien la soupçonna, l'épia, et le surprit en flagrant délit. Il avoua qu'un de ses valets de chambre l'avait instruit, et qu'il y était retombé souvent. L'habitude était si forte, que les considérations les plus pressantes, présentées avec force, ne purent pas la déraciner. Le mal allait en empirant; ses forces se perdaient journellement, et on ne put le sauver qu'en le faisant garder à vue jour et nuit, pendant plus de huit mois !

C'est encore à l'âge de la puberté que l'on a vu des personnes attaquées de la manie. La manie est un délire perpétuel et furieux sans fièvre, mais qui présente le spectacle le plus horrible. Ceux qui en sont attaqués se jettent sur tout ce qui se présente, brisent tout, maltraitent tous ceux qu'ils peuvent attraper. On est obligé de les enchaîner, et souvent ils ont la force de briser leurs liens. Le sommeil n'est point un calme pour eux ; des visions extraordinaires leur rendent cet état de repos d'une agitation extrême. Ils aiment les femmes avec fureur !

On a décrit sous le nom de nymphomanie des états fort différents : tantôt on a appliqué cette dénomination à un penchant très développé, mais tout physiologique, aux plaisirs de l'amour, à un libertinage plus ou moins effréné, causé et entretenu quelquefois par un développement très considérable du clitoris, par l'évolution pubère, par une longue continence ou au contraire par un usage trop fréquent du coït. « Ce penchant, dit Georget, peut bien être très impérieux sans constituer pour cela une maladie proprement dite ; il rentre alors dans le domaine des passions ; et c'est à l'hygiène et à la morale que l'on doit emprunter les moyens d'en diriger l'action convenablement. » Tantôt on a désigné sous le nom de nymphomanes des femmes et des enfants ayant contracté l'habitude de la masturbation et s'y adonnant avec plus ou moins de fureur. Ici la nymphomanie n'est qu'un besoin réel ou factice du coït, produit par un eczema des parties génitales, par l'hystérie, par la présence d'ascarides vermiculaires, par l'administration des cantharides, par le contact d'un vêtement de flanelle, par une maladie de l'ovaire ; c'est une véritable monomanie, une lésion de l'intelligence et du sentiment (érotomie).

Nous avons décrit la monomanie érotique ou érotomanie, et nous avons dit, avec Esquirol, qu'il ne faut appliquer le nom de nymphomanie qu'au désir exagéré du coït produit par une lésion physique des organes sexuels. En se plaçant à ce point de vue, la nymphomanie n'est plus qu'un symptôme qui ne mérite pas qu'on l'étudie séméiologiquement.

Nous nous contenterons de reproduire le tableau suivant tracé par Louyer Villermay :

« La femme se livre sans réserve à toute l'impétuosité de ses sens ; elle ne se plaît que dans les idées les plus lascives, les entretiens les plus voluptueux, les lectures les plus obscènes : à la vue d'un homme tout son être s'agite, sa sensibilité s'exalte, sa physionomie s'anime, ses yeux étincellent, sa poitrine est agitée, sa respiration précipitée et tumultueuse ; souvent il se manifeste des palpitations violentes, une accélération et un trouble général de la circulation ; le trouble va croissant, et tout homme que la nymphomane rencontre devient l'objet de son ardeur ; elle l'appelle, elle le provoque ; s'il hésite, elle emploie l'adresse et la ruse pour le séduire ; elle se livre avec fureur à la masturbation, publiquement, devant tout le monde ; rien ne peut assouvir ses désirs ; elle peut être fatiguée, épuisée, mais non rassasiée. »

On a vu des nymphomanes qui s'adressaient non seulement à des hommes, mais à des personnes de leur sexe ou même à des animaux. Mauget parle d'une jeune fille qui *homines et canes ipsos ad congressum provocabat.*

La marche, la durée, les terminaisons dépendent entièrement de la cause de la nymphomanie ; celle-ci est souvent associée à l'érotomanie, à la folie furieuse, et alors elle est presque toujours incurable.

Le traitement doit être dirigé contre la cause : ainsi on a guéri des nymphomanes en excisant le clitoris développé outre mesure ; en faisant disparaître une éruption des parties sexuelles, des ascarides vermiculaires ; en faisant cesser une continence trop prolongée. On a cité des exemples de guérisons produites par l'état de grossesse, par l'établissement de la menstruation, par des *exorcismes !* M. Louyer-Villermay énumère encore sérieusement ce moyen thérapeutique. Il faut apporter une extrême réserve dans l'appréciation des nombreuses observations, absurdes ou mensongères, qui ont été enregistrées sous le nom de nymphomanie.

En considérant la nymphomanie en elle-même, il faut lui opposer le traitement moral, les aphrodisiaques, l'application du froid intra et extra, les bains, les narcotiques, le régime végétal ou lacté, les émissions sanguines.

Nous disions donc que c'est souvent à l'âge de puberté que l'on a vu des personnes attaquées de la manie, cette maladie funeste qui détruit la liaison qui existe entre les substances spirituelle et matérielle dont se compose l'homme. Les médecins de tous les siècles ont reconnu que la cause la plus ordinaire qui dispose et conduit à cet état affreux était le besoin des plaisirs de l'amour.

De toutes les causes qui disposent au délire le plus violent, et qui tendent à détruire la force du corps et de l'esprit, en affectant le ton des membranes et des fibres, il n'en est assurément pas de plus terribles que l'effet de l'amour. En conséquence du mouvement des parties solides et fluides, il se fait congestion et stagnation de suc dans les organes spermatiques. Des idées lascives sont réveillées dans l'esprit, l'imagination s'y attache avec force, et cette occupation jette la raison dans un délire surprenant.

Le fluide séminal corrompu par son séjour, retourne par les vaisseaux lymphatiques dans la masse du sang, et communique, pour ainsi dire, par sympathie, sa corruption au fluide qui est porté dans le cerveau et dans les nerfs qui servent au mouvement et à la sensation.

Hippocrate a fait voir en peu de mots comment la rentrée d'un fluide corrompu dans la masse du sang peut déranger les fonctions de l'esprit et produire par conséquent la manie. Le sang, dit-il, contribue tellement à la sagesse, que si vous en troublez le mouvement et lui communiquez quelque irrégularité, aussitôt il y aura altération dans la prudence, dans les notions et les sentiments de l'esprit. Si le sang est en bon état, la prudence aura lieu ; mais elle disparaîtra si le sang est une fois dépravé.

Disons, en passant, que ce passage et quelques autres sont sans doute ce qui excita, au commencement du siècle dernier, un professeur de Halle à publier en allemand une dissertation qui a pour titre *Hippocrate athée.*

Arétée de Cappadoce, dans l'énumération des symptômes qui accompagnent et caractérisent la manie, n'omet pas la passion des maniaques pour les femmes. Ils ont, dit cet ancien médecin, un penchant immodéré à l'acte vénérien, qu'ils commettent publiquement sans crainte ni honte !

Les maladies de l'esprit qui surviennent peu après la puberté n'ont pas toujours ce degré de violence que nous venons d'observer. Elles ne sont souvent qu'une mélancolie, mais qui, étant négligée, conduit à des accidents étranges, et enfin au dégoût de la vie. L'histoire fourmille d'événements qui prouvent cette vérité, et rien de si commun chez les anciens qu'un amant désespéré par l'amour.

Tout le monde sait l'histoire d'Antiochus, fils de Séleucus, qui était tellement épris des charmes de sa belle-mère Stratonice, que l'amour le réduisit à l'extrémité ; on sait aussi que le médecin Erasistrate découvrit par le pouls cette passion funeste. Galien reconnut également l'amour extrême de la femme de Boëce, consul romain, pour le gladiateur Pylades.

Un ancien philosophe était parfaitement instruit des maux que peut causer l'ardeur érotique, lorsqu'il répondit à un roi de Babylone, qui le priait d'inventer un tourment cruel pour un de ses courtisans, amoureux de sa favorite : *Donne-lui la vie et ses amours le puniront assez!*

Un jeune homme d'Athènes devint si épris d'une belle statue de marbre, que l'ayant demandée au Sénat, à quelque prix que ce fût, et en ayant été refusé, avec défense expresse d'en approcher, parce que cette étrange manie scandalisait le peuple, il se tua de désespoir !

Galéas, duc de Mantoue, étant à Pavie, et passant à cheval dessus un pont, se précipita avec son cheval dans le Tessin, fleuve profond et rapide, parce qu'une jeune fille qu'il aimait le lui avait commandé en plaisantant.

Dulaurent dit avoir vu un jeune gentilhomme, travaillé de la mélancolie d'amour, dont l'imagination était tellement dérangée, qu'il croyait voir continuellement celle qui causait son mal. Il parlait tout seul à son ombre ; il l'appelait, la caressait, la baisottait, courait toujours après, et nous demandait si nous avions jamais rien vu de si beau !

C'est à l'occasion de ce jeune homme que Dulaurent entra dans quelques détails sur la beauté que chaque amant croit remarquer à sa maîtresse. Je crois faire plaisir à mes lecteurs d'exposer cette description de la beauté; on verra que les poètes n'ont pas le privilège exclusif des images séduisantes.

Encore que le sujet soit laid, l'amant se le représente comme le plus beau du monde. Il lui semble voir des cheveux longs et dorés, mignonnement frisés et entortillés en mille crépillons ; un front voûté, ressemblant au ciel éclairci, blanc et poli comme albâtre, deux yeux bien clairs, à fleur de tête et assez fendus, qui dardent avec une douceur voluptueuse mille rayons amoureux, qui sont autant de flèches sorties du carquois d'Amour. Deux sourcils d'ébène, petits et en forme d'arc; les joues blanches et vermeilles comme lis pourpré de rose, montrant aux côtés une double fossette. La bouche de corail, dans laquelle se voient deux rangées de petites perles orientales, d'où sort une vapeur plus suave que l'ambre et le musc, plus *flairante* que toutes les odeurs du Liban. Le menton rond et *fosselu;* le teint uni, délié et poli comme satin blanc ; le col de lait, la gorge de neige et le sein parsemé d'œillets ; deux petites pommes d'albâtre, rondelettes, qui, par petites secousses d'amour, se montent et se baissent, au milieu desquelles on voit deux boutons *verdelets* et *incarnadins*, et entre ce mont jumelet une large vallée !... La peau de tout le corps comme jaspe et porphyre, à travers de laquelle paraissent les petites veines... Bref, l'amoureux aperçoit dans son amante les trente beautés requises à la perfection et à la grâce, qui est par-dessus tout !

Une suite funeste de la mélancolie qui attaque les hommes, lorsque la raison ne peut dompter le tempérament irrité, est la mutilation des parties rebelles.

Quoique ces exemples, heureusement pour l'humanité, ne se rencontrent pas tous les jours, quelques médecins en ont recueilli assez, pour démontrer à quel point l'imagination troublée peut pousser un homme robuste, qui veut sacrifier la nature à une folle superstition !

Ce précepte de l'évangile : *Il y en a qui se sont faits eunuques eux-mêmes pour le royaume des cieux,* ayant été mal entendu par Origène, qui enseignait la grammaire à Alexandrie, — il résolut d'exécuter à la lettre la perfection qu'il se persuadait être proposée par ces paroles. Il ne reconnut sa turpitude, que lorsque Démétrius, évêque d'Alexandrie, l'eut fait déposer et excommunier dans un concile. Alors Origène eut honte de son état, et condamna lui-même l'action qu'il avait faite par un zèle mal entendu.

Le *Journal de médecine* du mois de mars de l'année 1758 cite qu'un jeune religieux, continuellement tourmenté par les aiguillons de la chair et le feu de la concupiscence, forma aussi le monstrueux projet de détruire en lui le germe qui les faisait éclore. Il préluda froidement à la destruction de sa virilité, par des expériences qu'il fit sur plusieurs animaux, et lorsqu'il se crut assez savant pour tenter sur lui-même l'opération, il se munit d'un rasoir, et exécuta avec une fermeté et une constance inébranlables une opération aussi cruelle. Elle ne fut pas plutôt terminée, que sentant tout le poids du crime qu'il venait de commettre, et craignant avec raison pour ses jours, il courut à la cellule de son voisin, implorant son assistance. Ce malheureux guérit par les prompts secours que lui donna un chirurgien entendu.

En 1750, un jeune homme résidant à Fayance en Provence, se persuada aussi qu'en mutilant les parties qui n'étaient que les ministres d'une imagination voluptueuse, il serait exempt des idées lascives et importunes qui l'agitaient sans cesse. Il se fit la même opération que le religieux dont nous venons de citer l'histoire, mais une hémorrhagie considérable qui survint, l'eût fait périr au même instant, si un habile chirurgien ne fût arrivé dans cette circonstance.

Après sa guérison, ce jeune homme prit l'habit d'ermite, et se retira dans un ermitage aux environs de Bagnole en Languedoc.

Croirait-on que ce malheureux ne fut pas plus tranquille qu'avant sa castration? Et que cette terrible soustraction des parties qui séparent la liqueur séminale du sang, n'ait pas été capable d'amortir le feu de son imagination?

Un bourgeois de Fayance ayant demandé à ce nouvel Origène, s'il ne sentait plus, depuis son état d'ennuque, les aiguillons de la chair, le bon ermite répondit avec franchise : *La même chose, quant aux désirs!*

Il ne faut pas juger du danger de l'opération qui prive l'homme de la faculté de multiplier son espèce, par les exemples que nous venons de rappeler. La castration qui réussit dans presque tous les animaux, a des suites presque toujours funestes dans l'homme fait, parce qu'on est obligé d'arrêter, par la ligature du *cordon spermatique,* l'hémorrhagie qui survient dans l'opération : De là, des convulsions affreuses, l'inflammation, la gangrène, le délire et enfin la mort.

C'est à la bonne constitution du tempérament, et aux secours de l'art, qu'il faut attribuer la guérison des malheureux dont on a vu l'histoire : Un grand nombre ont dû périr dans le moment même de l'opération. D'habiles anatomistes avaient voulu qu'on ne fît point de ligature au cordon spermatique pour arrêter l'hémorrhagie, affirmant qu'un bandage compressif peut suffire pour arrêter le sang, après avoir appliqué sur les vaisseaux les astringents convenables.

Le savant auteur de l'*Histoire naturelle* dit que l'amputation des testicules n'est pas fort dangereuse, et qu'on la peut faire à tout âge. Cependant nous voyons que les plus habiles chirurgiens sont loin de regarder cette opération comme exempte de danger, puisqu'ils recherchent les moyens de s'opposer à des accidents très graves qui suivent la castration.

Elle doit être d'autant plus dangereuse que l'homme avance vers sa perfection physique. Dans l'enfance, il n'y a pas une correspondance aussi intime des testicules aux autres parties, les vaisseaux qui préparent la semence n'ayant pas encore d'*action* ; mais après l'âge de puberté, il est plus difficile d'interrompre tout d'un coup, et sans accidents, l'usage des vaisseaux spermatiques.

L'observation suivante est un exemple funeste de l'amputation des parties viriles. Je la préfère à d'autres, parce qu'au moins elle n'offrira plus le triste spectacle d'un homme qui, armé d'un glaive, porte sur lui des mains sacrilèges et immole sa postérité !

Un pauvre mendiant qui rôdait de ville en ville, avec un sac assez bien fourni pendu au cou, eut le malheur d'attirer les yeux d'un de ces voleurs, hardis coupeurs de bourse, lequel, ayant remarqué que lorsque ce misérable se baissait, le sac lui pendait entre les cuisses, prit si bien son temps, qu'un jour qu'il était occupé à ramasser ses provisions devant une boutique, il s'avança par derrière et lui coupa d'un seul coup le sac et les parties extérieures de la génération. Ce mendiant tomba à la renverse et mourut sur-le-champ.

Nous avons vu qu'à l'âge de puberté, l'usage excessif du physique de l'amour était une source de maladies ; nous avons exposé les accidents qui résultent dans plusieurs personnes du besoin d'évacuer la liqueur séminale, lorsqu'elle irrite trop les organes, et surtout lorsqu'elle affecte particulièrement le genre nerveux.

C'est à chaque individu en particulier à se prescrire des règles assorties au tempérament, pour éviter deux excès opposés : la dissipation qui épuise, et la continence qui dérange les fonctions de l'esprit et du corps.

Celui qui n'a que de l'imagination, et à laquelle ne répondent pas les parties qui y ont une relation intime, ne doit pas craindre les accidents que cause quelquefois la retenue de l'humeur séminale : c'est un feu que la nature n'a pas allumé ; il est l'ouvrage des agents qui excitent la puberté factice !

Pour remédier à cette maladie, il est nécessaire de quitter les compagnies suspectes, de cesser les lectures dangereuses, d'user d'aliments incapables de porter le *trouble* dans nos esprits, de faire, et c'est là peut-être l'essentiel, usage de ses forces en exerçant son corps peu à peu aux travaux. Il est absolument nécessaire de détruire cette prétendue puberté, pour que la nature puisse faire paraître celle qu'elle accorde à tous les individus qui suivent ses lois.

A l'égard des jeunes gens sur lesquels l'imagination a bien moins d'empire que les organes destinés à l'émouvoir, je veux parler de ceux qui ont l'esprit chaste, tandis que la matière est agitée continuellement, nous avons dit ailleurs que tous les antiaphrodisiaques n'anéantiront pas l'impétuosité du fluide qui cherche à s'échapper. Le remède le plus efficace est le mariage. C'est lui qui prévient ou calme ces accidents terribles, ces maladies de l'esprit et du corps, d'où l'on a vu qu'il résultait des catastrophes étranges qui affligent la nature outragée !

CHAPITRE IV

Les mêmes maladies devant l'hydrothérapie.

Nous venons de voir tôut ce qu'avaient d'affligeant et d'effrayant ces maladies qu'on désigne sous le nom de manie, nymphomanie, onanisme, mélancolie, lypémanie et autres affections hypocondriaques, contre lesquelles sont venus vainement se heurter les remèdes de la science médicale.

Mais il est une puissance qui non seulement a réussi à prévenir ces terribles accidents, et qui de plus est parvenue à les guérir radicalement.

Cette puissance est l'hydrothérapie.

Il suffira, pour s'en convaincre, de lire attentivement, à ce sujet, les très intéressantes observations suivantes, que nous puisons aux mêmes sources auxquelles nous avons déjà emprunté les précédentes.

§ I. — CONGESTION CHRONIQUE DU FOIE. — DYSPEPSIE, ANÉMIE, ABOLITION DES FACULTÉS GÉNÉSIQUES. — MÉLANCOLIE, NOSOMANIE. — TRAITEMENT HYDROTHÉRAPIQUE. — GUÉRISON.

M. X..., docteur en médecine, âgé de 28 ans; constitution robuste, tempérament sanguin ; d'une bonne santé habituelle, n'a eu d'autre maladie qu'une congestion cérébrale en 1843, et une pneumonie en 1847. Il n'a jamais fait qu'un usage très modéré des boissons alcooliques et a toujours suivi, dans son régime alimentaire, les règles d'une extrême sobriété. Ses parents, du reste, ne lui ont transmis aucune affection héréditaire.

En 1849, à la suite de contrariétés vives, qui le tinrent, pendant plusieurs mois, dans un état d'irritation permanente et qui finirent par dégénérer en chagrins violents, M. X... a vu sa santé, jusqu'alors vigoureuse, commencer à s'altérer. L'appétit a diminué, les digestions sont devenues mauvaises. Tantôt M. X... éprouve un dégoût insurmontable qui l'empêche de porter à sa bouche aucun aliment ; tantôt il se met à table sous l'impression d'une sensation de faim assez vive, mais à peine quelques bouchées ont-elles été avalées que vient la satiété. Le travail de la digestion est habituellement long, pénible, s'accompagne d'un sentiment de plénitude, d'embarras, de pesanteur, de chaleur au niveau de la région épigastrique, de froid dans le dos et les extrémités des membres inférieurs. Au contraire, la paume des mains est le siège d'une chaleur vive, ainsi que la face, dont les vaisseaux capillaires s'injectent et donnent à cette partie une coloration rouge intense, qui ne disparaît qu'à la fin de la digestion. Celle-ci est également accompagnée de distension abdominale par des gaz, distension qui oblige M. X... à desserrer ses vêtements. Les gaz accumulés dans l'estomac se font jour par des éructations fréquentes, auxquelles viennent se mêler des renvois acides formés de parcelles alimentaires imprégnées de suc gastrique. Ces régurgitations acides ont également lieu le matin à jeun, et sont précédées d'une sensation de chaleur vive, comme de brûlure qui, de l'estomac, remonte le long du trajet de l'œsophage jusqu'au pharynx ; sensation qui s'affaiblit et s'efface lorsque le renvoi s'est effectué. Un goût alternativement aigre ou amer se fait aussi sentir dans la bouche, le matin, à jeun ; la langue est habituellement recouverte d'un enduit blanc dans les trois quarts antérieurs, jaunâtre dans le quart postérieur de l'organe. L'estomac est le siège de tiraillements pénibles qui cessent après le repas pour faire place à cette sensation de plénitude, d'embarras, de pesanteur, de chaleur dont nous avons parlé plus haut.

Dès les premiers temps de sa maladie M. X... avait observé, dans la région hypochondriaque droite, sous le rebord costal, une sorte d'embarras, de gonflement dont il ne pouvait se rendre compte ; plusieurs fois il avait senti, en faisant un faux pas, un ébranlement douloureux dans cette partie, et il avait constaté là une sensibilité anormale à la pression.

Il existe une constipation opiniâtre ; M. X... est obligé de se livrer à des efforts inouïs pour expulser quelques petits fragments de matières fécales. La défécation est impossible sans lavements ; ceux-ci deviennent même, au bout d'un certain temps, tout à fait inefficaces, en sorte qu'il faut leur substituer les purgatifs minoratifs et drastiques. La miction est pénible ; les urines sont troubles et laissent, au fond du vase, un abondant dépôt rougeâtre.

Cependant, M. X... sent ses forces décliner ; la marche le fatigue ; il revient tout courbaturé d'une simple promenade ; il est obligé de faire halte plusieurs fois en montant un escalier et souvent ses genoux se dérobent sous lui.

Il a considérablement maigri ; hors le temps des repas et des digestions, où le visage rougit sous l'influence de l'injection des vaisseaux capillaires, la face est pâle et revêt une teinte jaunâtre, subictérique.

M. X... éprouve un sentiment de gêne, de pesanteur, à la région précordiale ; les battements du cœur se font sentir avec violence, et l'on peut voir, à chaque impulsion cardiaque, la région submamelonnaire gauche se soulever énergiquement. Le moindre mouvement accroît l'intensité de ce phénomène, qui, sous l'influence d'une marche tant soit peu rapide, de l'ascension d'un escalier, etc., se transforme en véritables palpitations. L'impulsion artérielle est d'une énergie extrême ; le pouls est plein, dur, vibrant ; les battements des carotides au cou, des artères temporales à la tête, se font sentir avec force, et l'épigastre se soulève au choc violent de l'aorte abdominale.

La peau est sèche ; M. X... qui, avant de tomber malade, transpirait abondamment, ne peut plus, même par une course forcée, obtenir l'apparition, à la surface cutanée, d'une seule goutte de sueur.

La paume des mains est constamment aride et brûlante, tandis que les pieds sont toujours glacés. M. X..., devenu très sensible au froid, se voit obligé de se surcharger de vêtements chauds et de flanelle pour se défendre contre l'impression des abaissements de la température. Malgré toutes ces précautions, il s'enrhume avec une facilité extrême ; l'exposition la moins prolongée au moindre courant d'air, suffit pour lui donner soit un coryza, soit une laryngite ou une laryngo-bronchite, soit une angine. Il est continuellement sous le coup de quelqu'une de ces affections.

La respiration est gênée, profonde, suspirieuse ; cette gêne augmente sous l'influence de la réplétion de l'estomac par les aliments, des gaz développés pendant le travail digestif, de l'action de marcher ou de monter un escalier, d'un mouvement ou d'un effort quelconque, en un mot.

Les fonctions génitales sont troublées, affaiblies ; les érections, très rares d'ailleurs, demeurent incomplètes et cessent rapidement. L'éjaculation, dans les tentatives de coït, se fait presque immédiatement après l'intromission, souvent même elle a lieu avant l'introduction du pénis, alors que celui-ci n'est encore parvenu qu'à un état de demi-érection. Des pollutions se produisent, la nuit, sous l'influence de rêves érotiques ; des pertes séminales ont également lieu, le jour, lorsque le malade se livre à des efforts de défécation.

M. X... est en proie à une céphalalgie permanente, ou plutôt à une sensation de lourdeur de tête, de pesanteur, qui augmente pendant le travail de la digestion, au point d'amener une somnolence insurmontable et de rendre, par là, tout travail intellectuel impossible. C'est alors que la face, habituellement pâle, rougit par suite de la congestion des vaisseaux capillaires ; c'est alors surtout que le malade éprouve des éblouissements, des vertiges, des tintements, des bourdonnements, des sifflements d'oreilles ; c'est alors, du moins, que ces phénomènes, habituellement existants, deviennent plus intenses.

M. X... est tourmenté par des accès de névralgie sus-orbitaire, caractérisés par une douleur vive sous forme d'élancements aigus dans toute la région de l'orbite, à droite. Pendant toute la durée de l'accès, il semble au malade que le globe de l'œil droit est traversé par des aiguilles de feu. Le caractère de ces élancements est d'être rapides comme l'éclair, mais d'une acuité atroce. La pression du doigt à la partie interne de l'arcade sourcilière, au point d'émergence du rameau sus-orbitaire, détermine une vive douleur. En même temps le malade ressent, vers le front, une douleur isochrone aux battements du pouls, sourde, profonde, comme si le cerveau soulevé en masse allait, poussé d'arrière en avant, heurter avec violence la paroi interne de la région frontale. Cette névralgie revient tous les mois et se prolonge pendant dix ou quinze jours environ. Les accès en sont quotidiens, commencent vers 7 heures du matin, vont en augmentant jusqu'à 10 heures, moment où la douleur atteint son summum d'intensité ; puis, l'œil droit venant à pleurer, il se produit, sous l'influence de cette effusion de larmes, une sorte de détente ; la douleur va s'affaiblissant de plus en plus, et finit par disparaître vers l'heure de midi.

Des douleurs existent dans diverses autres parties du corps : dans les épaules, dans les hanches, dans les genoux ; douleurs passagères, d'une durée qui varie entre plusieurs jours et plusieurs mois ; la colonne vertébrale est le siège de douleurs tenaces, persistantes, opiniâtres, augmentant dans les mouvements de flexion ou d'extension forcée du rachis, principalement au niveau de l'apophyse épineuse de la deuxième vertèbre lombaire, où la pression éveille une sensation douloureuse extrêmement vive. Ces douleurs s'accompagnent de tiraillements pénibles dans les muscles du dos pendant les mouvements de flexion de la tige rachidienne, tiraillements qui se font principalement sentir le matin, au réveil. Dans les membres, surtout aux membres inférieurs, se manifestent des sensations de fourmillements, d'engourdissement, de faiblesse, de lassitude, de courbature, extrêmement pénibles, et qui ont pour caractère d'apparaître à la suite d'un certain intervalle de temps passé dans la station assise ou dans le décubitus horizontal. La plante des pieds est le siège d'une hyperesthésie telle, que la marche et la station debout sont douloureuses et deviennent parfois impossibles.

Le système nerveux, chez M. X..., est d'une impressionnabilité extrême ; le moindre bruit le fait tressaillir et lui occasionne des palpitations. Des nouvelles simplement désagréables produisent en lui des émotions aussi vives que s'il s'agissait de grands malheurs ; les moindres contrariétés l'irritent et le mettent hors de lui. La nuit, il ne peut dormir, si ce n'est d'un sommeil agité, inquiet, rempli par des rêves pénibles et d'affreux cauchemars, et souvent interrompu par de longues et cruelles insomnies. Le temps du repos est, pour M. X..., un temps de fatigues et d'angoisses, et, au matin de ces nuits de cauchemars et d'insomnies, il se lève plus brisé, plus courbaturé qu'il ne s'était couché la veille.

Inquiet des sensations morbides qui s'éveillent en lui de toutes parts, M. X... cherche, dans la lecture des livres de pathologie qui lui tombent sous la main, l'explication des symptômes de la maladie inconnue dont il pense être atteint, et, comme il arrive toujours en pareil cas, chaque maladie dont il lit la description, il croit l'avoir. C'est ainsi que les troubles du côté de l'estomac : perte d'appétit, chaleur, douleurs, tiraillements, troubles digestifs, se transforment en symptômes d'un cancer de cet organe ; la constipation opiniâtre est le signe d'un rétrécissement intestinal ; la sensibilité anormale que la pression éveille dans la région hypochondriaque droite annonce l'existence d'un kyste hépatique ; la pesanteur à la région précordiale, les palpitations, les battements violents du cœur et des artères pourraient-ils s'expliquer autrement que par une maladie organique du cœur ?

M. X... tousse continuellement ; quelques points de névralgie intercostale existent en divers endroits de la poitrine ; c'en est assez pour lui faire craindre l'invasion de la phthisie pulmonaire ; il ne crache plus que dans son mouchoir pour voir la couleur de l'expectoration. Une conjonctivite double étant survenue, quelques ganglions lymphatiques du cou s'étant tuméfiés en même temps sous l'influence d'un mal de gorge, M. X... ne voit là rien moins que les signes indicateurs d'une diathèse strumeuse ; enfin, les douleurs le long de la colonne rachidienne, sur les apophyses épineuses des vertèbres lombaires, les tiraillements dans le dos, les fourmillements, les picotements, l'engourdissement des membres inférieurs, l'hyperesthésie de la plante des pieds, l'affaiblissement des fonctions génitales, etc. : tous ces symptômes réunis en faisceau et agrandis en passant à travers le prisme d'une imagination exaltée, composent le spectre hideux du *ramollissement de la moelle*, traînant après lui la paralysie, l'incontinence fécale et l'impuissance. M. X... se voit déjà condamné, pour longtemps peut-être, à une immobilité absolue dans un fauteuil sur lequel un bras mercenaire le roulera au soleil, à charge aux autres et à lui-même, objet à la fois de dégoût et de pitié! Une chose le rassure cependant, c'est que la marche rapide de quelqu'une des autres maladies concomitantes, soit le cancer de l'estomac, ou l'hypertrophie du cœur, ou la phthisie pulmonaire, viendra abréger l'affreux supplice d'une pareille existence, et il accueille l'idée de la mort, d'une mort prochaine, presque comme une consolation.

Cependant, mourir à vingt ans, avec tous les rêves et toutes les brillantes illusions de la jeunesse, sans avoir caressé les réalités des chimères que l'imagination poursuit à cet âge de la vie! M. X... ne peut y songer sans se sentir envahi par une profonde tristesse et une noire mélancolie. La préoccupation incessante d'une mort prochaine, le trouble et jette une ombre funèbre sur tout ce qui l'entoure. Toujours morose, taciturne et rêveur, il se complaît dans la lecture des œuvres littéraires dont les sujets se trouvent en harmonie avec la nature de ses sentiments et de ses pensées ; les sombres et mélancoliques poèmes de Chateaubriand deviennent à la fois sa seule occupation et son délassement unique. Si les rares amis, que son humeur chagrine n'a pu éloigner de lui, le raillent affectueusement sur sa sauvagerie et son étrange passion pour la solitude, il ne leur répond qu'avec des paroles d'impatience ou sur un ton d'ironie amère. L'image du bonheur, de la joie, de la gaieté, chez les autres, l'attriste en provoquant une comparaison secrète et douloureuse. En vain, se retournant contre lui-même, essaye-t-il de secouer la torpeur physique, intellectuelle et morale qui l'accable ; tout ressort est brisé en lui et ses efforts ne servent qu'à lui faire sentir plus cruellement encore son impuissance.

Après plusieurs mois de souffrances physiques et de tortures morales, sur lesquelles, par une sorte de fierté sauvage, il avait résolu de garder un silence obstiné, M. X..., vaincu par l'impatient désir d'une amélioration qui lui permît de reprendre au moins ses études médicales forcément interrompues, M. X..., disons-nous, se décide, au mois de juin 1849, à consulter M. le docteur Beau. Ce médecin, après un très court interrogatoire, se borne à conseiller l'usage habituel de l'eau de Seltz, pendant les repas, pour faciliter les digestions, croyant sans doute n'avoir affaire qu'à une simple dyspepsie. Mais, après plusieurs mois de ce *traitement* ponctuellement suivi, la dyspepsie et tous les autres troubles morbides n'avaient subi aucune espèce d'amendement. Découragé par l'insuccès complet de cette première tentative, M. X..., résolu de ne plus consulter personne, se renferme de nouveau dans ce mutisme dont il n'était sorti qu'à regret. Il se borne à prendre des bains froids pendant la belle saison et à combattre la constipation opiniâtre qui le tourmente par l'usage répété de purgatifs tels que l'eau de Sedlitz et l'aloès. Il arrive ainsi à gagner, tant bien que mal, le mois de juin 1850, n'ayant pu d'ailleurs retrouver son appétit et ses digestions perdues, ni le calme et le sommeil, ni les forces physiques, ni l'aptitude au travail, ni l'équilibre de l'âme, mais ayant acquis une sorte de résignation triste, née de l'habitude de la souffrance, et qui pourrait passer pour de la philosophie, si elle n'était, le plus souvent, l'indice d'un profond affaissement moral.

A cette époque, M. X..., d'après le conseil de M. V..., ancien interne des hôpitaux et ami de sa famille, se soumet au traitement suivant :

Suppression de tout aliment, hormis deux ou trois tasses de bouillon dans le courant de la journée ;

Pendant huit jours, chaque matin, purgation au moyen de deux ou trois verres d'eau de Sedlitz ;

Dans le courant de la journée, ingestion d'un litre et demi à deux litres de limonade, en guise de boisson ; repos.

Au bout de huit jours de ce traitement scrupuleusement suivi, M. X... sent, avec une joie extrême, s'éveiller, un beau matin, l'appétit qui sommeillait depuis dix-huit mois environ ; bientôt, le bouillon ne suffisant plus à le satisfaire, l'estomac prend avec plaisir et digère un peu de poulet ou de poisson ; puis, l'appétit augmentant de jour en jour, des viandes blanches on passe aux viandes de mouton et de bœuf, ensuite aux légumes, et tout est parfaitement supporté ; enfin, au bout d'un mois environ, M. X... arrive à manger à peu près comme tout le monde. Pendant ce temps, les symptômes dont l'estomac était le théâtre : chaleur, tiraillements, nausées, pesanteurs après les repas, distension, borborygmes, etc., ont complètement disparu ; les fonctions de la peau se rétablissent, elle perd sa sécheresse et sa chaleur brûlante ; les mains deviennent fraîches et moites, la céphalalgie disparaît, les forces se raniment peu à peu, le teint se colore ; les palpitations cessent et les organes génitaux reprennent leur vigueur primitive ; enfin, le malade éprouve un sentiment de bien-être inconnu depuis longtemps. Mais cette heureuse médaille a un revers : la constipation persiste, cédant toutefois dès lors à la simple administration de lavements ; la sensibilité anormale de la région hypochondriaque droite existe encore. Bien que les fonctions digestives se soient rétablies, cependant elles sont loin d'avoir repris leur parfait équilibre. Le moindre écart de régime, l'ingestion d'une quantité d'aliments un peu plus copieuse que d'habitude ou d'une dose minime d'un liquide alcoolique quelconque, suffit pour les altérer pendant un certain nombre de jours. Alors reparaît, dans l'estomac et dans le foie, cette chaleur brûlante dont nous avons déjà parlé, et tout le cortège des symptômes que nous avons décrits se remet en scène. Quelques jours de diète ou un régime sévère suffisent pour tout faire rentrer dans l'ordre, hormis l'été, cependant, où la perte d'appétit et les troubles digestifs durent pendant tout le règne des grandes chaleurs. On observe encore la persistance des douleurs dans la colonne vertébrale, principalement au niveau de la section lombaire, et des tiraillements dans le dos pendant les mouvements de flexion du rachis.

Voilà l'état dans lequel se trouvait M. X..., considérablement amendé, sans doute, mais non complètement guéri, lorsque, au mois d'août 1854, sous l'influence des fatigues excessives et des émotions morales auxquelles il est livré, en qualité de médecin, pendant l'épidémie cholérique, il retombe dans une situation pire que jamais.

Troubles gastriques, douleurs hépatiques, constipation opiniâtre, désordres circulatoires, douleurs vertébrales, phénomènes nerveux, affaiblissement du système musculaire et des organes génitaux, troubles moraux, tristesse, nosomanie, hypochondrie, tout le cortége enfin des symptômes dont nous avons déjà présenté le tableau, reparaît sur la scène. Pendant un an, M. X... cherche à lutter par l'énergie morale contre l'envahissement progressif du mal ; il ne peut y parvenir, et celui-ci ne fait qu'empirer avec le temps ; les moyens qui avaient si bien réussi la première fois échouent d'une manière absolue. M. X.... complètement découragé, n'ayant en perspective qu'une carrière brisée, un avenir perdu, commence à se laisser obséder par des idées de suicide.

Heureusement, en parcourant le *Traité d'hydrothérapie* de M. Fleury, il est vivement frappé des faits nombreux, consignés dans cet ouvrage, de guérisons obtenues dans des cas de maladies analogues à la sienne. Se rattachant à l'hydrothérapie comme à son unique planche de salut, il quitte sa clientèle pour venir à Bellevue, où il s'installe le 4 juillet 1856.

État actuel. — L'embonpoint général est assez bien conservé, mais la figure est maigre, le teint pâle, jaunâtre, subictérique ; la muqueuse qui recouvre les lèvres, les gencives, le globe oculaire, est généralement pâle. Le pouls est mou, dépressible, faible ; le cœur a son volume normal, mais ses bruits, ainsi que les bruits artériels, sont *claqués* ; les poumons sont parfaitement sains, la rate est dans son état naturel, mais le foie présente une augmentation considérable de volume ; son diamètre vertical, mamelonnaire, dépasse le rebord costal de 8 centimètres, et le diamètre transversal ou bi-hypochondriaque se prolonge de 5 centimètres au-delà de la ligne médiane.

M. X... se plaint d'anorexie, la langue est pâle et recouverte d'un enduit blanc-jaunâtre ; l'ingestion des aliments détermine dans l'estomac, pendant le travail de la digestion, une sensation de chaleur, d'embarras, de pesanteur, de distension épigastriques ; des éructations nidoreuses fort désagréables ont lieu pendant ce même temps, et témoignent du trouble des fonctions digestives. Le ventre est habituellement ballonné, distendu par des gaz, surtout après le repas ; la constipation est opiniâtre. Le malade éprouve de la gêne dans l'acte de la respiration qui est oppressée, suspirieuse ; une sensation de gêne, de pesanteur, existe également à la région précordiale, où de violentes palpitations se font sentir sous l'influence d'une marche précipitée, de l'ascension d'un escalier, d'une émotion morale tant soit peu vive. Des battements artériels très manifestes se font remarquer à l'épigastre et sur les parties latérales du cou ; le système nerveux est d'une très vive impressionnabilité.

Les forces musculaires sont affaiblies au point que quelques minutes de marche sont suivies d'une fatigue extrême, et que le malade est obligé de faire plusieurs haltes pour monter un escalier. M. X... éprouve continuellement dans les membres surtout dans les membres inférieurs, un sentiment de faiblesse, de douleur, de courbature ; des douleurs existent le long de la colonne vertébrale, surtout au niveau de la région lombaire, exaspérées par le mouvement du rachis ; les mouvements de flexion de cette tige déterminent des tiraillements extrêmement douloureux dans les muscles du dos. Les organes génitaux participent de la faiblesse générale ; l'érection est tardive, lente, incomplète, et le coït impossible. M. X... est triste, mélancolique, taciturne ; il fuit le monde et recherche la solitude.

M. Fleury, après avoir longuement interrogé et examiné le malade, rattache tous les accidents à une *congestion chronique du foie, accompagnée d'anémie*, et il promet à M. X... une guérison rapide. Cette promesse remplit le malade de joie et d'espoir. Le traitement est commencé le 5 juillet. Deux fois par jour, le malade reçoit une douche générale en pluie et une douche locale en jet, dirigée principalement sur la région hépatique ; la douche est précédée d'un bain de siège à eau courante.

20 *juillet*. Déjà une amélioration notable s'est manifestée dans l'état du malade. le teint est plus clair, il a perdu sa coloration jaunâtre ; l'appétit est vif, et les digestions se font bien ; les forces musculaires se raniment et permettent d'assez longues courses sans fatigue ; le sommeil est bon et réparateur. Le foie a déjà diminué de 4 centimètres dans son diamètre vertical, et de 3 centimètres dans son diamètre transverse.

10 *août*. L'amélioration n'a cessé de faire de constants et rapides progrès, et ceux-ci ont été si prompts que M. Fleury lui-même en a été étonné. Depuis huit jours le foie est complètement rentré dans ses limites naturelles. Les fonctions digestives ne laissent rien à désirer, le malade a pris de l'embonpoint, son teint s'est éclairci et coloré, au point que les autres malades de l'établissement lui demandent en plaisantant si c'est pour les maladies à venir qu'il suit le traitement hydrothérapique. Les forces sont complètement revenues, et M. X... fait aux environs de Bellevue, ou dans Paris, des courses de plusieurs heures à pied, sans éprouver de fatigue. Les fonctions génitales se sont relevées ; les érections sont vigoureuses, complètes et persistantes ; le coït a été effectué plusieurs fois avec un plein succès ; les selles se sont régularisées. Bref, le malade, se considérant comme complètement guéri, et rappelé d'ailleurs par sa clientèle, quitte Bellevue, « le cœur plein de reconnaissance pour le médecin qui lui a rendu, avec la santé, les conditions de la vie physique, intellectuelle et morale. »

Depuis cette époque, la santé de M. X... n'a cessé de se maintenir florissante, malgré les fatigues continuelles auxquelles condamne l'exercice de la médecine dans les campagnes. L'appétit et les digestions n'ont plus subi d'altération nouvelle, même pendant les chaleurs qui, depuis dix ans, exerçaient sur les fonctions de l'estomac la plus fâcheuse influence. Les fonctions intestinales ont continué de s'accomplir régulièrement. Les organes génitaux ont repris une vigueur et, en quelque sorte, une jeunesse nouvelles ; M. X..,, qui se croyait condamné à une impuissance prématurée, a senti se réveiller en lui, avec les instincts de la virilité, la faculté de les satisfaire, et il s'est servi avec plaisir, quoique avec modération, du pouvoir qui lui était rendu. La tristesse et la mélancolie hypochondriaques se sont dissipées au réveil des fonctions depuis longtemps endormies. Le travail intellectuel est devenu facile à M. X..., qui retrouve dans l'étude un bonheur et des consolations qu'il croyait à jamais perdus pour lui. La nosomanie a disparu avec les symptômes qui lui avaient donné naissance. M. X..., redevenu maître de lui-même, rit tout le premier des nombreuses et incurables maladies dont il croyait être atteint. Enfin, la complète métamorphose physique, intellectuelle et morale qui s'est opérée chez notre confrère dure encore, ainsi qu'il nous l'apprend lui-même, à l'heure où nous écrivons ces lignes.

Le foie n'a plus franchi les limites physiologiques dans lesquelles les douches froides l'ont obligé de rentrer.

§ II. — DYSPEPSIE, PERTES SÉMINALES, NOSOMANIE. — CONGESTION CHRONIQUE DU FOIE
GUÉRISON

M. X..., 33 ans, tempérament nerveux, constitution grêle ; méridional au teint brun, à l'imagination exaltée, aux passions vives ; santé excellente jusqu'en 1848.

La révolution de février impressionna profondément M. X... et le jeta dans les plus violents orages de la vie politique si accidentée de cette époque. Écrivant dans les journaux les plus avancés, passant toutes ses soirées dans les clubs, dont il était un des plus violents et des plus infatigables orateurs, employant une partie de ses nuits à travailler, à pérorer dans quelque conciliabule, à organiser une *manifestation*, M. X... fut soumis pendant plus d'une année à d'excessives fatigues physiques, à de grands efforts de voix, à de violentes et continuelles émotions morales.

Pour subvenir à une pareille dépense de forces, un bon régime eût été indispensable, mais l'alimentation était au contraire très irrégulière, mal choisie et souvent insuffisante ; aussi M. X... était-il obligé de *se soutenir* par un usage immodéré de café noir et de boissons alcooliques.

Le coup d'État du mois de décembre 1851 renversa brusquement et d'une manière inattendue, tous les projets, toutes les espérances de M. X... et le plongea dans un profond découragement. Ses digestions devenues mauvaises depuis déjà quelque temps, se troublèrent davantage et au mois de février 1852, M. X... éprouvait tous les accidents qui caractérisent la gastralgie intense et rebelle. Plusieurs médecins furent consultés et prescrivirent, sans succès, des traitements dont les ferrugineux et opiacés furent la base. Le régime fut tantôt substantiel, animal, tonique, tantôt végétal ou lacté, mais sous aucune forme il ne modifia les accidents gastriques. Au mois de juillet, M. X... fut envoyé à Vichy ; il y resta quarante jours et en revint plus malade qu'il n'y était allé.

Au mois d'octobre apparut un phénomène nouveau, lequel devint dès lors la principale préoccupation du malade. Des pollutions nocturnes, le plus ordinairement sans rêves lascifs et sans érection, se montrèrent une ou deux fois par semaine.

Pendant deux mois, un grand nombre d'agents médicamenteux furent dirigés contre la spermatorrhée ; la noix vomique, la belladone, la strychnine, le camphre, etc. ; tous restèrent inefficaces.

En décembre, la cautérisation fut pratiquée d'après le procédé de Lallemand et renouvelée quatre fois dans l'espace de sept semaines. Cette opération eut un résultat déplorable ; elle rendit beaucoup plus fréquentes les pertes séminales qui, souvent, depuis cette époque, se renouvelèrent deux et trois fois dans la même nuit.

Très inquiet, très découragé, M. X... pensa que le moment était venu de recourir aux lumières d'un prince de la science ; un illustre chirurgien fut consulté, et, d'après son conseil, quatre cautères profonds furent appliqués sur la

région lombaire. Le malade n'en retira d'autre profit que de très vives souffrances, une exacerbation des troubles gastriques et un grand affaiblissement
général.

A partir de cette époque, une mélancolie profonde, bientôt accompagnée
de nosomanie et de nécrophobie, s'empara de M. X... et empoisonna son
existence, ainsi que celle de sa femme, modèle de dévouement et de tendresse
conjugale.

M. X... conçut l'idée d'écrire le journal de sa maladie, et pendant quinze jours
il employa tout son temps à rédiger l'histoire du temps passé ; ce premier travail
accompli, il fallait tenir le journal au courant, et par conséquent enregistrer tous
les phénomènes, toutes les sensations se produisant de jour ou de nuit. M. X...
n'eut dès lors plus d'autre occupation que de s'observer, de se scruter, de se palper,
de se tâter, et il lui arrivait de combattre volontairement le sommeil, *pour ne pas
laisser échapper une sensation morbide.*

Sous l'empire de cette tension, de cette concentration des facultés perceptives,
M. X... écrivit un volume qui rivalise avec les traités de matière médicale des ho-
mœopathes, et où se trouvent accumulés *les petits coups d'aiguille dans le gras de la
cuisse, les pulsations au bout du pouce, les picotements, les fourmillements, les petits boutons
sur la figure,* etc.

Pour mieux accomplir sa tâche, M. X... s'adonna, en même temps à la lecture
des livres de médecine, et bientôt sa chambre à coucher devint un véritable labora-
toire. Il pesait exactement les quantités d'aliment et de boissons qu'il ingérait à
chaque repas, les quantités de matières qu'expulsaient la défécation et la miction ;
à l'aide de la lampe à alcool et des réactifs, il recherchait chaque jour si son urine
contenait de l'albumine ou du glycose ; il examinait au microscope la plupart de ses
excrétions ; des thermomètres, consultés dix fois par jour, lui indiquaient la température extérieure, celle de sa chambre et celle de son corps ; la préparation de ses
aliments, le chauffage, l'éclairage, la ventilation de sa chambre devinrent l'objet de
perpétuelles observations, discussions, récriminations, etc.

Dominé par une idée fixe, exclusive, M. X... n'avait avec sa femme, ses parents,
ses amis, ses domestiques, les étrangers et même les enfants qu'il rencontrait et
qu'il accostait pour les entretenir de sa santé, d'autre sujet de conversation que la
quantité, l'aspect, l'odeur, la nature de ses évacuations alvines, que le détail de ses
éructations, de ses gaz intestinaux, que les caractères de son urine, que la marche
de sa maladie, ou plutôt de ses maladies, car il se crut successivement atteint de
phthisie pulmonaire, d'une affection organique du cœur, de glycosurie, d'albuminurie, d'une affection de la moelle, d'un cancer de l'estomac, d'un cancer du
foie, etc.

Les choses en vinrent à ce point que la famille de M. X... dut songer sérieusement à le faire interdire, et à le placer dans un établissement d'aliénés.

En présence d'un désordre mental aussi profond, il n'existait cependant pas d'autres symptômes physiques de maladies qu'un état très prononcé d'anémie et de faiblesse générale, des palpitations assez fréquentes, des digestions laborieuses accompagnées de malaise, d'inquiétude, d'agitation, de gonflement abdominal et de
constipation ; des pollutions nocturnes ayant lieu deux ou trois fois par semaine ;

enfin, un amaigrissement considérable. M. X..., dont la taille est de 1 mètre 720 millimètres, ne pesait plus que 44 kilogrammes et demi.

Au mois de février 1854, une heureuse inspiration conduisit M. X... à Bellevue. Après une séance de deux heures, pendant laquelle ma patience fut mise à une rude épreuve, je constatai qu'il n'existait pas chez le malade d'autre lésion appréciable qu'une hépatomacrosie considérable. Le foie avait 29 centimètres de diamètre mamelonnaire et dépassait la ligne médiane de 14 centimètres.

Six mois de traitement hydrothérapique, pendant lesquels il me fallut, à maintes reprises, épuiser toutes les ressources de l'éloquence persuasive pour combattre les idées préconçues et tenaces du malade, pour obtenir de lui de la confiance et de la persévérance, amenèrent une guérison complète.

Le 5 septembre, M. X... quittait Bellevue, digérant parfaitement bien, pesant 72 kilogr., n'ayant plus de pollutions nocturnes et ayant recouvré toute l'intégrité de ses facultés intellectuelles, toutes les qualités d'un caractère naturellement gai et bienveillant.

§ III. — MÉLANCOLIE, NOSOMANIE ET NÉCROPHOBIE SYMPTOMATIQUES D'UNE CONGESTION CHRONIQUE DU FOIE. DYSPEPSIE, ANÉMIE, ACCIDENTS NERVEUX DIVERS. — TRAITEMENT HYDROTHÉRAPIQUE. — GUÉRISON.

M. R..., capitaine de pompiers, âgé de 40 ans, a toujours mené une vie sobre et très régulière. Il n'a jamais commis d'excès de régime, ni de boisson, ni d'aucune autre sorte, sauf un abus considérable de tabac à fumer ; marié à 20 ans, il a toujours vécu dans son intérieur avec une femme et des enfants qu'il aime.

Doué d'une constitution robuste, il n'a jamais été malade. Ses parents, d'ailleurs, ne lui ont transmis aucun vice héréditaire, mais ils lui ont légué une assez vive impressionnalité nerveuse qui se traduit par la vivacité des allures, de la parole et une grande activité d'esprit. Une sœur âgée de 45 ans est sujette, depuis nombre d'années, à des étouffements que les médecins ont attribués à des spasmes nerveux.

Jeune, ardent, sans fortune et chargé de famille, M. R... s'est mis à l'œuvre avec courage, prenant pour devise : *On peut tout ce que l'on veut.*

Grâce à sa persévérance opiniâtre, de simple pompier il est arrivé graduellement au rang de capitaine, non sans de grands efforts, une dépense considérable d'activité et d'intelligence, une tension continuelle d'esprit et de volonté qui n'ont pas peu contribué à accroître et à rendre plus exquise la sensibilité nerveuse native dont M. R... est doué.

Cette sensibilité fut mise à une rude épreuve par l'épidémie de choléra de 1853 à 1854 ; le spectacle des ravages causés par le fléau produisit sur M. R... une impression vive et profonde, et cette impression atteignit son maximum d'intensité, au mois de juin 1854, par la mort d'un ami à l'agonie duquel M. R... dut assister.

Ce jour-là même M. R... est saisi tout à coup d'un accès nerveux caractérisé par de l'oppression, une sensation de resserrement à la gorge et un sentiment d'épouvante irrésistible.

Cet accès dure deux ou trois heures que M. R... passe dans une agitation physique et morale impossible à décrire, et se termine enfin par des cris et des pleurs.

A partir de ce moment, pendant quatre ou cinq mois, ces crises se reproduisent d'une manière fréquente, tantôt à propos de la nouvelle d'une mort produite par le choléra, tantôt à l'occasion du nom du fléau prononcé devant lui, le plus souvent à la vue d'un corbillard portant au cimetière une victime de l'épidémie.

M. R... fait tous ses efforts pour chasser de son esprit cette pensée qui l'obsède et le tourmente sans cesse, mais il ne peut y parvenir ; il ne peut surtout arriver à l'envisager froidement, malgré un énergique appel fait à son courage bien des fois éprouvé. S'il se trouve seul au moment où ces sombres images viennent l'assaillir, une terreur vertigineuse s'empare de lui, il se sent oppressé, comme si un poids énorme comprimait sa poitrine ; tout son corps, principalement au visage et aux mains, se couvre d'une sueur froide ; alors il est obligé de sortir précipitamment pour chercher dans les bruits, l'agitation et le mouvement de la rue, dans le spectacle de la vie, en un mot, une distraction et, en quelque sorte, un contraste aux images toujours présentes de la mort. La solitude l'épouvante ; il lui faut, pour se rassurer, voir des êtres vivants, et souvent toutefois il n'ose aller dans le monde, ou sortir dans la rue, de peur d'entendre parler de choléra, de mort, ou de faire la rencontre d'un corbillard ; en sorte qu'il est sans cesse combattu entre le besoin impérieux qui le pousse à sortir pour échapper aux terreurs de la solitude, et la crainte qu'il a de retrouver devant ses yeux les hideuses images qu'il veut fuir.

A table, il est sans appétit, et s'il mange, il ne digère pas ou digère mal. La nuit, son sommeil est brusquement interrompu par d'affreux cauchemars ; il se réveille en sursaut, en proie à un serrement de gorge et à une anxiété inexprimable.

Cet état persiste, avec de courtes intermittences, pendant toute la durée du choléra. C'est en vain que le malade prend pendant tout ce temps, d'après le conseil du docteur Potor, chirurgien aide-major des sapeurs-pompiers, de la poudre de valériane, à la dose d'une cuillerée à café tous les matins, ainsi que des pilules composées d'aloès et de savon médical, destinées à combattre une constipation opiniâtre.

Cependant, en 1855, les terreurs parurent vouloir se dissiper ; elles s'éloignèrent pendant un certain temps, pour revenir ensuite ; toute l'année se passa ainsi dans des alternatives de bien et de mal, de crainte et de joie, d'espérance et d'abattement. Dans ces retours de tristesse et de découragement, la pensée de la mort venait se mêler à tout et empoisonnait les événements les plus heureux de la vie de M. R..., tout éveillait en lui cette idée lugubre, et il ne pouvait entendre parler de maladie, d'accidents, de mort, sans se sentir saisi d'oppression, de vertiges, de sueur froide, etc.

Deux états distincts caractérisaient l'affection cruelle dont M. R... était atteint :

1° Des accès nerveux manifestés par de l'oppression, une sensation de resserrement à la gorge, un sentiment insurmontable d'épouvante et d'effroi, etc.; accès revenant par intervalles, le plus souvent à l'occasion d'une émotion morale vive, d'une fâcheuse nouvelle, du récit d'un accident, d'une mort, et surtout à la vue d'un corbillard ; accès durant deux ou trois heures, s'accompagnant d'une violente agitation physique et morale, puis se terminant par des cris et des pleurs.

2° En dehors de ces accès nerveux, phénomènes intermittents, passagers, aigus, en quelque sorte, existait un état continu, permanent, chronique, un fond habituel de tristesse et de mélancolie profondes. Rien ne pouvait plus sourire à M. R... qui, sans cesse préoccupé de la mort, voyait cette triste image colorer tout en noir autour de lui et projeter son ombre sur tous les événements de sa vie. Cette préoccupation absorbe toutes ses facultés et le rend indifférent aux choses qui autrefois excitaient vivement son intérêt. Le soin de son avenir ne le touche plus : à quoi bon, pense-t-il, courir après une ombre toujours près de s'évanouir ! Il abandonne des recherches et des travaux sur un nouveau genre de peinture, entrepris depuis plusieurs années et poursuivis jusqu'alors avec ardeur et persévérance. Il ne peut plus ni lire ni écrire ; incapable de tout travail intellectuel, impuissant à appliquer son esprit, à suivre le fil d'un raisonnement, sentant, à chaque instant, que ce fil va lui échapper et sa pensée glisser dans le vide, il a peur de devenir fou.

Cependant, ce n'est pas avec patience et résignation que M. R... supporte le joug de cette préoccupation incessante ; dans son âme éclatent de soudaines révoltes contre l'empire de ces idées tyranniques ; il s'irrite contre lui-même, il s'indigne de sa faiblesse, il s'accuse de lâcheté, croyant que la force de la volonté doit suffire pour briser les chaînes qui le captivent. Dans ces élans que M. R... appelle *ses bons moments*, il lui semble que sa poitrine est tout à coup soulagée d'un poids énorme, qu'elle se dilate largement, comme pour aspirer à pleins poumons la vie ; alors il se rattache à l'existence avec une énergie passionnée, il revient au travail, à l'activité, à ses idées d'avenir ; il va, vient, revoit le monde ; se montre gai, expansif avec ses amis ; il ne comprend pas son état antérieur, il rit le premier de ses craintes et de ses terreurs qu'il traite lui-même de chimériques ; il oublie, il est heureux. Alors aussi l'appétit se réveille, les digestions s'améliorent, la constipation cesse, les selles se régularisent ; le sommeil plus calme est partant plus réparateur ; toute l'économie, en un mot, semble participer à cette heureuse révolution morale qui a suivi la crise.

Révolution éphémère ! Bientôt les illusions s'évanouissaient avec le retour des accidents, et la pensée de la mort reprenait son empire. C'est un tableau curieux et poignant à la fois, que le récit fait par M. R... des péripéties de ce combat de l'âme s'épuisant dans une lutte continuelle contre lui-même, et tournant sans cesse dans un cercle sans issue dont elle est à la fois le centre et la circonférence !

Lorsque M. R... retombait dans ses idées noires, il cessait d'aller dans le monde, ne voulait plus voir personne, même ses amis les plus intimes : toute conversation lui devenait impossible, car, s'il voulait parler, à l'instant ses mâchoires se serraient et il avait toutes les peines du monde à articuler quelques mots. S'il sortait, c'était pour obéir à un besoin vague, à une sorte d'instinct de locomotion, pour changer de place, en un mot ; il avait pris en dégoût non seulement les hommes, mais les choses inanimées ; la lumière du jour lui était, non pas physiquement, mais moralement, insupportable ; l'état physique, intellectuel et moral auquel il aspirait, était celui où, fermant ses sens aux objets extérieurs, son esprit à ses pensées, et son âme à tous les sentiments, où, en un mot, oubliant le monde ou s'oubliant lui-même, il se plongeait volontairement dans le demi-sommeil d'une vague rêverie ; alors seulement il pouvait goûter quelques instants de repos : « Je n'étais pas heureux dit M. R..., mais je me reposais. » Mais hélas ! ce repos ne durait pas long-temps ! bientôt la réalité venait chasser le rêve, les idées sombres reparaissaient, rendues plus pénibles par l'exaltation d'une contemplation solitaire ; aussi, contradiction bizarre, la solitude et le monde étaient à M. R... également odieux.

En 1856, M. le docteur Boulard fait prendre pendant deux mois à M. R... des bains tièdes, suivis de l'application de sinapismes promenés sur toutes les parties du corps ; en même temps le malade est soumis à un régime débilitant, essentiellement composé de laitage ; sous l'influence de ce traitement, les accidents, loin de s'amender, s'aggravent ; l'appétit et les forces se perdent de plus en plus, et cet affaiblissement est encore activé par des sueurs nocturnes tellement abondantes que les draps et les matelas en sont traversés. Les troubles nerveux et spécialement les vertiges en sont exaltés au point que, plus que jamais, M. R... a peur de devenir fou.

Au mois de mars 1857, M. R... avait perdu tout espoir de guérison ; les nombreuses rechutes qu'il avait éprouvées après des améliorations trompeuses, saluées tant de fois comme le signe heureux de la délivrance définitive, avaient usé sa confiance ; la pensée de la mort était devenue continuelle, mais l'émotion qu'il en ressentait causait à M. R... des troubles moins violents ; sans s'y résigner, il se familiarisait davantage avec elle. Tant de fois il avait tenté de surmonter cette crainte, et cela en vain, malgré sa devise favorite : *On peut tout ce qu'on veut*, qu'il en était venu à se considérer comme un être lâche et vil, sans énergie ni volonté, une sorte d'avorton anormal de l'espèce humaine. Honteux et désespéré de tant d'insuccès, il ne voulait plus renouveler l'épreuve, car il avait perdu toute confiance en lui-même. A cette époque, M. R..., qui n'avait pas des ressources de la médecine la même défiance que de sa propre force morale, consulte le docteur Viry, chirurgien major au 88e de ligne. Ce médecin conseille l'abstention du tabac à fumer, les distractions, la cessation de tout travail intellectuel, un régime alimentaire tonique. Malheureusement pour le succès de cette dernière partie de la prescription, les fonctions digestives du malade étaient altérées ; l'appétit languissait, les aliments déterminaient dans l'estomac une sensation de gêne et de pesanteur incommodes ; le travail de la digestion s'accompagnait de chaleur à l'épigastre, de ballonnement du ventre, de phénomènes de congestion vers la tête. Aucun moyen n'avait pu encore faire obtenir la régularité des selles ; la constipation était opiniâtre. Aussi, vers la fin de juin, après trois mois de ce traitement, le malade, n'ayant rien gagné, implore les lumières de M. le docteur Japiot, chirurgien aide-major des sapeurs-pompiers, qui l'adresse à M. Fleury.

État actuel. — L'aspect général de M. R... est assez bon malgré la longue durée de la maladie (trois ans). L'amaigrissement n'est pas trop considérable, mais le visage est pâle et le teint jaunâtre, les muqueuses sont un peu décolorées ; rien au cœur ni dans les vaisseaux. L'appétit est capricieux comme les fonctions digestives. M. R... digère tantôt bien, tantôt mal ; le plus ordinairement l'ingestion des aliments détermine une sensation de chaleur et de pesanteur à l'épigastre et occasionne une production de gaz qui ballonnent le ventre et obligent le malade à desserrer ses vêtements ; l'intestin est paresseux et ne s'exonère qu'avec difficulté sous l'influence d'injections rectales.

Le foie s'élève jusqu'au mamelon et dépasse le rebord costal de 12 centimètres, et la ligne médiane de 7. Le volume de la rate est normal.

Les forces sont diminuées d'une manière notable. M. R..., avant sa maladie, marcheur intrépide, se fatigue aisément sous l'influence d'un exercice musculaire un peu prolongé ; la transpiration s'établit avec une extrême facilité par l'action de la même cause ; en outre, le malade est sujet, toutes les nuits, à des sueurs abondantes, au point de traverser les draps, les matelas, etc., et d'obliger M. R... à changer plusieurs fois de linge.

M. R... est sujet à des accès nerveux, caractérisés par de l'oppression, une sensation de resserrement à la gorge, des vertiges, un sentiment irrésistible de frayeur avec production d'une sueur froide sur tout le corps et particulièrement aux mains ; ces accès sont plus ou moins fréquents et se manifestent le plus ordinairement à l'occasion d'une émotion morale vive, surtout si l'on parle devant M. R... de maladie, d'accidents ou de mort, ou si le patient vient à rencontrer un corbillard ; lorsqu'ils éclatent, M. R... est pris d'un besoin irrésistible de locomotion ; il est obligé de sortir dans la rue, surtout quand il se trouve seul, car la solitude redouble son effroi.

Sans cesse préoccupé de la pensée de la mort, M. R... puise dans cette préoccupation un principe de tristesse et de mélancolie profondes, de découragement et d'abattement insurmontables qui paralysent ses facultés intellectuelles et morales, l'énergie de l'activité de son âme, ne lui laissant que la force de se tourmenter lui-même par la contemplation incessante de son mal. A cette appréhension continuelle de la mort se joint la crainte de devenir fou, crainte qui est suggérée à M. R... par les vertiges auxquels il est sujet, et par l'impuissance où il se trouve, en certains moments, de suivre le fil d'un raisonnement et de se rendre maître de sa pensée.

M. Fleury annonce à M. R... que sa maladie consiste dans une congestion chronique du foie avec manifestations hypochondriaques caractéristiques ; il lui promet de le guérir, et cette promesse remplit le malade de la joie la plus vive.

Dès le 1er juillet le traitement est commencé ; il consiste en douches générales en pluie et en jet, douches locales en jet sur la région hépatique, deux fois par jour, matin et soir.

Au bout de trois semaines une amélioration notable s'est déjà produite dans l'état physique et moral du malade. Le teint s'est éclairci, l'appétit est vif et les digestions se font fort bien ; la constipation a disparu ; les selles sont régulières ; les sueurs nocturnes si abondantes, cause d'affaiblissement pour M. R..., ont complètement cessé ; les forces ont considérablement augmenté, et le malade peut faire de longues courses sans fatigue. Le sommeil est profond et réparateur. Les accès nerveux ont été moins fréquents et plus faibles ; M. R... a eu plusieurs jours consécutifs d'un bien-être qu'il ne connaissait plus depuis longtemps et qui lui paraît de bon augure pour l'avenir ; la tristesse et la mélancolie ont diminué, les idées sombres reviennent bien encore, de temps à autre, mais leur impression est moins vive, moins durable. Vers la fin de juillet, M. R... annonce avec bonheur à M. Fleury que, pour la première fois depuis trois ans, il a pu voir passer un corbillard sans que cette rencontre lui ait causé trop d'émotion. Il y a quelque chose de singulièrement poignant, à notre avis, dans cette joie inspirée à un tel homme par un semblable motif.

A partir du mois d'août l'amélioration n'a cessé de faire des progrès ; le volume du foie a notablement diminué ; les accès nerveux se sont éloignés et affaiblis de plus en plus ; les craintes de mort et de folie n'ont reparu qu'à des intervalles de plus en plus longs ; la tristesse et la mélancolie se sont peu à peu presque complètement dissipées ; M. R... se rattache avec bonheur à la vie, il lui semble renaître ; tout, autour de lui, prend un nouvel aspect, le présent et l'avenir lui apparaissent sous des couleurs infiniment moins sombres ; il va dans le monde, visite et reçoit ses amis, auxquels il fait part de la joie que lui cause ce retour inespéré à la santé.

L'amélioration physique a continué de marcher parallèlement avec le progrès moral. Dès le mois d'août, les fonctions digestives sont revenues à leur état normal, et les selles se sont parfaitement régularisées ; l'embonpoint, les couleurs et les forces sont rétablies ; M. R..., redevenu l'intrépide marcheur d'autrefois, a fait à plusieurs reprises, pédestrement, le trajet de Bellevue à Paris, dix kilomètres environ, sans se fatiguer d'une manière notable ; plusieurs fois il a parcouru, au pas gymnastique, l'espace qui sépare la station de Bellevue de Meudon.

Enfin, le 24 *novembre*, le foie est rentré dans ses limites physiologiques depuis un mois. M. R..., en prenant congé de nous, résume de la manière suivante le parallèle de son état présent avec son état passé :

J'avais peu d'appétit et je digérais mal. « Je me porte parfaitement bien. Je mange beaucoup et mes digestions sont parfaites. »

Les selles étaient difficiles, et souvent impossibles. « Les selles sont faciles et régulières. »

Mon teint était pâle et jaune, et j'avais maigri. « Il est clair et coloré, et j'ai repris de l'embonpoint. »

Je transpirais toutes les nuits, au point de mouiller mon lit ; la sueur ruisselait sur mon corps. « Depuis trois mois ces transpirations ont cessé. »

J'avais une grande faiblesse dans les jambes, qui souvent semblaient vouloir se dérober sous moi. « Jamais, même en état de santé, je ne m'étais senti autant de force dans les jambes ; je suis devenu infatigable. »

Toute émotion morale vive, tout rappel de ma maladie ou de cas semblables, me causaient de l'oppression, du vertige, une sueur froide, etc. « Rien de pareil n'existe maintenant. »

Je ne pouvais ni lire, ni écrire, ni voir le monde. « Je lis, j'écris volontiers et je vois le monde avec plaisir. »

Mes idées noires ne me laissaient aucun repos et me dominaient complètement. « Rien de pareil n'existe maintenant. »

Je ne pouvais rester chez moi plus d'une demi-journée sans éprouver le besoin de sortir. « Je reste chez moi des journées entières sans impatience. »

« Enfin, dit M. R..., je suis devenu calme, maître de moi-même, je reprends intérêt à ce qui me touche et m'entoure, je m'occupe de mes affaires et je travaille avec courage, je reprends confiance dans l'avenir ; je me rattache à la vie par toutes les joies que je croyais à jamais perdues pour moi, par tous les liens que je croyais, à chaque instant, devoir se briser : par ma femme si bonne et si dévouée, par mes enfants, par toutes les douceurs et tous les charmes du foyer domestique que j'ai le bonheur de goûter pleinement aujourd'hui, grâce à M. Fleury pour qui ma reconnaissance sera éternelle ! »

Veut-on savoir maintenant avec quelle rapidité la guérison s'opère, au moyen du traitement que nous avons formulé, lorsque la maladie est attaquée à une époque rapprochée de son début, et que le malade n'est point profondément débilité, anémié ? L'observation suivante en témoignera.

§ IV. — PERTES SÉMINALES, DYSPEPSIE, MÉLANCOLIE, NOSOMANIE. — CONGESTION DU FOIE. — GUÉRISON

Il ne paraît exister aucune affection héréditaire dans la famille de M. Th..., qui, jusqu'à l'âge de cinq ou six ans, a été constamment maladif, sans que nous puissions déterminer la nature des accidents qu'il a éprouvés. A partir de cette époque, la santé se rétablit et resta parfaite jusqu'à vingt-deux ans.

De très bonne heure, et principalement de douze à seize ans, M. Th... s'est adonné à des excès vénériens de tous genres ; il n'en a éprouvé aucun dérangement apparent de la santé pendant longtemps ; mais à l'âge de vingt-deux ans, il tomba, sans autre cause appréciable, dans un état semblable à celui où il se trouve actuellement, mais moins prononcé, et, au bout de quelques mois, il guérit spontanément. Quatre années de complète santé se succédèrent à cette époque.

De vingt-cinq à vingt-six ans, M. Th..., dont la vie était depuis longtemps beaucoup plus régulière, s'adonna de nouveau à des excès vénériens et aux plaisirs de la table. Bientôt se manifestèrent des pollutions nocturnes, d'ailleurs peu fréquentes, survenant à peu près tous les quinze jours et provoquées par des rêves érotiques, mais auxquelles s'ajoutèrent, au bout de quelque temps, des pertes séminales diurnes. En même temps, M. Th... commença à éprouver, après les repas, des sensations pénibles de pesanteur et de brûlure épigastriques, accompagnées de renvois acides. L'appétit devint moins vif, irrégulier et se pervertit. M. Th... ne tarda pas à maigrir, sa figure se décolora, et il perdit graduellement ses forces ; il ressentait, en outre, une tristesse vague, sans motif, et éprouvait de l'éloignement pour toute espèce d'occupation, n'appliquant ses facultés qu'avec peine au travail le plus facile.

M. Th... ne fut soumis à aucun traitement régulier, et les accidents dont il vient d'être question persistant et même s'aggravant, son père, médecin distingué, le conduisit à Bellevue le 4 octobre 1855.

État actuel. — M. Th..., âgé de vingt-sept ans, est grand, bien constitué et, quoiqu'il ait beaucoup maigri et pâli, il présente encore un certain embonpoint et son teint est assez coloré. Les cheveux, les sourcils et la barbe sont noirs, les yeux bruns, les traits de la figure accentués; on ne trouve sur lui aucune cicatrice scrofuleuse et les ganglions lymphatiques ne sont nulle part tuméfiés. Le caractère est naturellement vif et enjoué; mais, depuis le début de l'affection qui le conduit à Bellevue, M. Th... est sujet à de la tristesse, s'isole volontiers et se préoccupe de sa santé. D'ailleurs, cet état est très variable, car à ces accès de mélancolie succèdent parfois des mouvements d'entrain et de gaieté.

Le pouls est large, mais très dépressible; l'impulsion du cœur est très molle, cependant ses bruits et ceux des artères restent normaux.

On ne trouve rien du côté des voies respiratoires.

La langue présente de grandes variations d'aspect: tantôt elle est rose et bien nette; tantôt elle est large, humide, chargée d'un enduit blanchâtre. L'appétit est extrêmement irrégulier, et M. Th... a de la répugnance pour les mets substantiels. Très ordinairement, après les repas, il ressent une sorte de gonflement épigastrique avec pesanteur pénible et même douleur; en même temps il est tourmenté par des renvois gazeux, inodores ou liquides et acides. Il n'a pourtant jamais de vomissements, mais parfois des nausées. Assez fréquemment, les selles sont demi-liquides et précédées de coliques; mais d'habitude il existe, au contraire, de la constipation.

Le foie dépasse le rebord inférieur du thorax de sept centimètres, et la ligne médiane de deux centimètres seulement.

On n'observe rien d'anormal du côté des voies génito-urinaires, si ce n'est quelques pertes séminales nocturnes assez rares maintenant. Les désirs vénériens sont conservés.

M. Th... se plaint d'une faiblesse générale et se fatigue facilement en marchant. Le matin surtout, au lever, il éprouve une grande lassitude qui se dissipe en partie dans la journée. Il lui est très difficile d'appliquer ses facultés, et dès qu'il l'essaye, il éprouve un certain trouble des idées qui l'oblige à cesser.

D'ailleurs tous les sens et l'intelligence sont bien intacts.

Le traitement est commencé le 5 octobre.

5 novembre. — Une modification rapide s'est opérée dans l'état de M. Th... L'appétit n'a pas tardé à renaître et à se régulariser; les troubles gastriques ont graduellement disparu; le foie est rentré dans ses limites normales. En même temps toute trace de mélancolie s'est effacée, et M. Th... a retrouvé toute sa gaieté; les forces sont revenues, et il peut faire maintenant de longues promenades sans fatigue.

5 décembre. — Depuis quinze jours, après être sorti deux ou trois fois des habitudes hygiéniques de Bellevue, après avoir bu du vin, des liqueurs et dîné trop copieusement, M. Th... a éprouvé, pendant deux ou trois jours, quelques-uns des anciens symptômes du côté de l'estomac. Néanmoins, l'état général est très bon et ces accidents n'ont été que passagers.

29 décembre. — M. Th... quitte aujourd'hui Bellevue, se considérant comme entièrement guéri.

10 février. — Nous avons revu hier M. Th... La guérison s'est maintenue et l'état de la santé est des plus florissants. M. Th... a pris un embonpoint et un teint qu'il n'avait jamais eus ; il n'éprouve plus rien du côté de l'estomac. D'ailleurs il se soumet à une hygiène très régulière, et fait chaque jour des ablutions générales avec de l'eau froide.

CHAPITRE V

Phénomènes et prodiges.

Un événement que les anciens ont pris pour un prodige, et qui paraît tel à ceux qui n'observent que superficiellement, est la métamorphose, qui s'est quelquefois vue, d'une femme en homme.

C'est ici que nous devons parler de ces changements merveilleux, parce qu'ils se sont faits à l'âge de puberté, et que d'ailleurs, comme on le verra plus tard, ils ont beaucoup de rapport avec les signes qui accompagnent cet âge.

On a nommé gynandres les individus qui, de filles, sont devenus hommes parfaits.

Pline rapporte plusieurs exemples de cette métamorphose singulière : Une fille de Cursula, ville du duché de Spoleto, dit ce naturaliste, étant encore en puissance de père et de mère, devint garçon et fut confinée dans une île déserte, par arrêt des aruspices.

Lucinus Mulianus dit avoir vu à Argos un nommé Arescon, qui autrefois avait été marié pour femme, ayant nom Arescusa ; mais que par trait de temps la barbe et le membre viril lui vinrent, et qu'il prit depuis femme comme homme naturel.

Il dit aussi qu'à Smyrne il vit une fille changée en garçon. Et moi, ajoute Pline, j'ai vu en Afrique Lucius Cositius, bourgeois de Tistrida, avoir été changé de femelle en mâle le jour même de ses noces !

Antoine Du Pinet, dans les notes qu'il a ajoutées au texte de Pline, cite plusieurs filles qui devinrent hommes ; entres autres deux filles âgées de quinze ans, et une nouvelle mariée, le jour même de ses noces !

Une fille pucelle de la Champagne fut changée en homme et menée à Rome du temps de Constantin, au rapport de saint Augustin.

Duval, dans son *Traité des hermaphrodites*, a rassemblé vingt-quatre observations qui concernent ces changements de sexe et qui sont en partie extraites de différents auteurs.

Chez un enfant de notre temps, dit Duval d'après Albert, une forme de testicules se manifestait en la partie supérieure du *sein de la pudicité* : quand on eut coupé une peau, sans la fracture de laquelle cet enfant, que l'on croyait fille, n'aurait pu être habile au coït, les testicules et le membre viril apparurent. Ainsi de fille devint homme et prit peu de temps après femme, dont il eut plusieurs enfants !

Un receveur des tailles pour le roi, à Saint-Quentin, continue Duval, m'a affirmé avoir vu un homme de Rennes, l'an 1560, lequel on avait estimé fille jusqu'à quatorze ans ; mais *s'éjouant* et folâtrant, couché qu'il était avec une chambrière, ses parties génitales d'homme vinrent à se développer. Le père et la mère le connaissant être tel, lui firent, par autorité de l'Église, changer le nom de Jeanne en celui de Jean, et revêtir habillement d'homme.

Le célèbre Ambroise Paré a vu, étant à Vitry-le-Français, la fameuse Germain Marie ou Germain Garnier, qui de fille était devenue homme. Ce fut à l'âge de quinze ans, qu'étant obligée de sauter un fossé, elle se trouva dès l'instant pourvue des parties de la génération de l'homme. Le cardinal de Lenoncourt, après les visites et informations nécessaires, nomma ce nouvel homme Germain, et il lui fut ordonné de quitter l'habit de femme pour porter celui de son nouveau sexe.

Montaigne, qui a pu voir cet homme, lequel était fort âgé, lorsqu'il passa à Vitry, dit qu'il y entendit une chanson fort en usage parmi les filles des environs, par laquelle elles s'avertissent les unes les autres de ne pas faire de grandes *enjambées*, de peur de devenir garçons comme Marie Germain !

Cette dernière observation, constatée d'une manière authentique, prouve la force de la nature pour reprendre ses droits : car il ne faut pas croire que ces individus aient été réellement des filles avant l'âge de puberté. Toutes les parties de l'homme s'y trouvaient dès leur formation, et une sorte de faiblesse dans leur développement avait jusqu'alors empêché qu'elles ne parussent extérieurement.

On voit beaucoup d'enfants qui naissent avec les testicules cachés au-dessus des anneaux du bas-ventre ; ils paraissent ensuite, et dans quelques individus, il faut qu'à l'âge de puberté, qui est le moment où toutes les parties tendent vers leur perfection et cherchent leur place, une maladie, un mouvement violent, tel qu'un saut ou une chute, communique aux testicules une agitation subite qui les fasse descendre dans le scrotum.

Il s'est donc pu trouver des enfants qui, avec les testicules situés comme je viens de le dire, avaient encore la verge un peu apparente, ou même cachée dans les téguments. Cette disposition a dû nécessairement former un pli vertical, que l'on a pris, faute d'examen, pour les grandes lèvres ; et à l'époque de la puberté, où nous avons vu que l'accroissement des parties génitales augmentait en peu de temps, celles qui étaient propres à l'enfant se sont développées et ont paru à l'extérieur dès qu'elles y ont été excitées ou par une titillation voluptueuse, ou par quelque effort.

Voilà à quoi peut se réduire tout le merveilleux que les anciens ont débité sur ces prétendues transformations des femmes en hommes.

A l'égard des histoires qu'ils nous ont transmises, et par lesquelles il paraît que des femmes mariées, dont les époux n'avaient point à se plaindre pour le physique de l'amour, sont devenues tout à coup des hommes capables de génération, il faut les regarder comme des histoires absurdes, ne méritant aucune attention.

Je dois encore ajouter que les anciens ont plus d'observations que les modernes sur la métamorphose d'une femme en homme, parce que plusieurs ont regardé comme pourvues des parties mâles de la génération, des femmes dont le clitoris avait acquis une grosseur excessive.

On a vu, lorsque nous avons traité des parties génitales de la femme, au livre II de cet ouvrage, jusqu'à quel degré le clitoris pouvait s'étendre dans plusieurs femmes. Il n'en a pas fallu davantage que cette extension extraordinaire, pour en imposer à des hommes peu instruits, et leur faire regarder comme mâles, ou du moins comme ayant les attributs des deux sexes, des femmes qui décidément n'étaient que trop... femmes !

Parmi les observations tout à fait modernes, nous empruntons au docteur Félix Brémond, qui dirige avec autant d'esprit que d'érudition l'*Hygiène pour tous*, un cas curieux de puberté précoce.

Voici ce qu'il écrivait, il y a quelques années, dans sa *Revue de littérature médicale* :

« L'excrétion sanguine qui se fait par les organes génitaux de la femme à l'époque de la puberté, s'établit, dans nos climats tempérés, de treize à quinze ans. La menstruation se montre plus tôt dans les pays chauds. Desormaux assure que dans l'Asie centrale, les filles sont nubiles à huit ou neuf ans ; Haller a connu une Suissesse qui fut réglée à sept ans. D'autres médecins ont vu des petites filles plus jeunes encore, rejeter par la vulve des mucosités sanguinolentes, mais nul n'avait constaté jusqu'à ce jour un cas de menstruation symptomatique de la puberté apparaissant avant l'âge de cinq ans !

Cette constatation, on vient de la faire. Le docteur Lostalot, médecin de la marine, a adressé au professeur Bouchut, de l'Hôpital des enfants, un exemple de menstruation précoce coïncidant avec l'ensemble des modifications physiques constituant la puberté.

Il s'agit d'une petite fille, Nelly O..., née à Londres le 27 janvier 1872. Au premier aspect on reconnaît en elle tous les attributs de la femme faite, malgré ses quatre ans et deux mois, — le docteur Félix Brémond écrivait ceci en 1876 ; — elle est très forte, bien constituée ; ses épaules, ses hanches sont très développées, ses membres grassouillets, ses seins volumineux.

Elle pèse cinquante-cinq livres anglaises.

Depuis l'âge de vingt-deux mois la menstruation apparaît régulièrement chaque mois ; l'écoulement est très régulier, dure de quatre à cinq jours, et son abondance égale celle des personnes adultes ; son apparition est précédée du malaise habituel, et l'enfant s'en rend si parfaitement compte, que lorsqu'elle l'éprouve, elle avertit ses parents que l'*abcès va s'ouvrir*.

Outre le développement manifeste des seins, on constate, sur le pubis, la présence d'un duvet bien fourni.

Cette jeune fille a un caractère plus sérieux que celui des enfants de son âge, elle ne paraît pas rechercher la fréquentation des petits garçons plutôt que celle des petites filles ; elle se mêle rarement à leurs jeux et s'adonne plus particulièrement, quand l'occasion se présente, au rôle de petite mère.

En un mot, c'est une jeune fille en miniature.

L'époque de la cessation de la menstruation arrivant d'autant plus vite que la liberté a été plus précoce, il y a lieu de se demander jusqu'à quel âge Nelly O... continuera d'être réglée.

Ce ne sera sans doute pas à quatre-vingts, quatre-vingt-dix et même cent six ans, comme les femmes dont Blancard a rapporté l'histoire ! »

Autre observation toute récente se rapportant à notre objet, quoique d'un genre absolument différent de celle qui précède.

Le 15 décembre 1876, le docteur Lutaud a présenté à la Société de médecine légale, présidée par M. Devergie, l'observation suivante :

Un individu naquit en Franconie, en 1824, et reçut le nom de Catherine Hohmann. Il a présenté à diverses époques les attributs physiologiques des deux sexes.

Vers l'âge de douze ans, les organes génitaux et les mamelles se développèrent ; à dix-sept ans, Catherine prit un amant avec lequel elle vécut en concubinage pendant de longues années ; à dix-neuf ans la fonction cataméniale s'établit et se maintint régulièrement jusqu'à l'âge de quarante ans.

Il y a quelques années seulement que la disposition anatomique des organes génitaux de Catherine est connue du monde médical. Elle fut examinée pour la première fois à Wursbourg, en 1866, et pour la dernière fois à New-York, en 1874, par M. Paul Mandé, qui en a publié une longue relation dans l'*American Journal of Obstetric*.

Lorsque la fonction menstruelle eut cessé et qu'elle eut été éclairée sur sa conformation sexuelle, Catherine, se sentant entraînée vers le sexe féminin, prit les habits d'homme et épousa une jeune fille américaine.

Les organes génitaux externes de Catherine se rapprochent du type masculin. Ils consistent en un pénis de quatre centimètres incurvé en bas, et fixé par deux replis muqueux à la manière des hypospodes. Ce pénis n'est pas perforé et ressemble par ses dimensions et sa forme à un clitoris très développé. L'urètre s'ouvre à la partie moyenne de la face inférieure du pénis ; il est très dilatable et admet très facilement une petite sonde d'homme. Au-dessous se trouve une fente située sur la ligne médiane, se terminant en cul-de-sac et constituant un rudiment de vulve.

Au-dessous du pénis, on remarque un scrotum bifide dans lequel on trouve à droite un testicule bien développé et à gauche une tumeur lobulaire. et molle qu'on pourrait considérer comme un testicule rudimentaire et atrophié.

L'examen des organes internes a été fait avec le plus grand soin par les professeurs allemands et a été l'objet de quelques discussions. Cependant, d'après l'examen si complet du professeur Schultze d'Iéna, on peut admettre comme bien constaté l'état suivant : l'urètre, qu'on peut désigner dans ce cas sous le nom de canal uro-génital. a une profondeur d'environ sept centimètres et conduit directement dans la vessie ; il est très dilatable et présente près du col de la vessie un petit diverticulum de quinze millimètres de longueur qui se termine par un renflement qui ne saurait être autre chose qu'un utérus rudimentaire.

Le toucher rectal permet en outre de sentir à gauche de ce rudiment d'utérus une autre tumeur cylindrique de deux centimètres de longueur, et rattachée à la première par une expansion membraneuse ayant toutes les apparences d'un rudiment large.

Cette seconde tumeur mobile cylindrique rattachée à l'utérus ne pouvait être autre chose qu'un ovaire. Telle est, du moins, l'opinion de Schultze, de Olshausen, qui, ayant examiné Catherine quelques mois plus tard, arrive aux mêmes conclusions. Les autres parties du corps se rapprochent plutôt du type masculin. A part les mamelles, qui sont très développées, et l'absence de poils sur le visage, Catherine a l'aspect extérieur d'un homme; larynx, thorax et bassin présentent les caractères du sexe masculin.

Telles sont les particularités anatomiques que présentait Catherine il y a environ dix ans, lorsqu'elle fut examinée par Scanzoni, Virchow, Schultze et Mundi, dont l'autorité est une garantie suffisante de l'authenticité des détails que nous avons rapportés.

CHAPITRE VI

De certaines anomalies des organes génitaux.

Si dans les procès en nullité de mariage la loi et la jurisprudence françaises hésitent à comprendre l'impuissance parmi les cas d'erreur dans la personne, il n'en est plus de même quand il s'agit de certaines anomalies des organes génitaux, comprises sous la dénomination générale d'*hermaphrodisme*, et qui, une fois dûment constatées, entraînent souvent la radiation du mariage des registres de l'état civil. En effet, la différence de sexe est une condition essentielle à l'existence de l'acte, et l'union qui serait célébrée entre deux individus d'un même sexe ou dont l'un n'en aurait pas, ne constituerait pas un mariage.

Mais que doit-on entendre réellement par hermaphrodisme?

La mythologie raconte que la nymphe Salmacis, aimant d'amour éperdu Hermaphrodite, fils d'Hermès (*Mercure*) et d'Aphrodite (*Vénus*), et ne voulant à aucun prix en être séparée, obtint des dieux que leur double corps n'en ferait plus qu'un seul possédant les deux sexes.

Telle est l'origine du mot.

Mais ce n'est pas à dire que dans l'espèce humaine ou dans le règne animal supérieur, on puisse rencontrer sur le même individu la réunion complète des deux sexes, comme cela s'observe dans les plantes, chez les zoophytes, les mollusques, les annelides et les gastéropodes, ou que dans l'acte de la copulation, un même individu puisse, vis-à-vis de lui-même, remplir le double rôle de mâle ou de femelle.

L'hermaphrodisme a lieu, en effet, de deux façons dans le règne végétal et dans le règne animal inférieur. Les limaçons, par exemple, quoique renfermant les deux sexes dans leur individu, ne peuvent néanmoins se féconder seuls et sans le secours d'un individu semblable : ils sont donc chacun fécondant et fécondé mutuellement, tandis que la plupart des plantes, les huîtres, les moules, les zoophytes, se suffisent à eux-mêmes dans l'acte de la reproduction.

Cette croyance, — qu'un même individu pouvait, vis-à-vis de lui-même, remplir le double rôle de mâle et de femelle, — croyance qui, à vrai dire, fut celle des temps anciens et grâce à laquelle les hermaphrodites, considérés comme des monstres nés de la colère des dieux, étaient à Athènes jetés dans la mer, et à Rome dans le Tibre, vit aussi, grâce à elle, pendant tout le moyen âge, de nombreuses accusations d'hermaphrodisme aboutir aux derniers supplices.

Entre mille exemples de cette barbarie, on peut citer le fait que Zacchias raconte, d'après d'autres auteurs, d'une servante hermaphrodite que les juges condamnèrent, en 1461, à être enterrée vivante pour avoir rendu enceinte la fille de son maître avec laquelle elle couchait.

Mais aujourd'hui on a raison de toutes ces superstitions, et, si nous conservons le mot, du moins faut-il savoir que ce n'est que par commodité de langage, et que nous désignons par ce terme toute autre chose que ce que semblerait indiquer le sens étymologique, puisqu'on entend maintenant par hermaphrodisme l'état de ceux qui, avec l'apparence d'un sexe, présentent quelques-uns des caractères de l'autre.

De plus, l'hermaphrodisme peut n'être qu'*apparent*, c'est-à-dire que l'individu peut avoir un véritable sexe, lequel est seulement masqué, à première vue, par un vice de conformation des organes génitaux externes, comme aussi l'hermaphrodisme peut exister réellement, être *vrai*, si aux malformations extérieures se joignent également des désordres dans les organes génitaux des régions moyennes et profondes.

Cette division en hermaphrodisme vrai et en hermaphrodisme apparent, permet de grouper d'une façon simple et méthodique les différents faits relatifs à cette monstruosité.

Un mot, auparavant, sur la théorie physiologique de l'hermaphrodisme.

CHAPITRE VII

Théorie physiologique de l'hermaphrodisme.

Il est un fait acquis en embryologie, c'est l'indifférence complète des sexes, chez l'embryon, jusqu'à la fin du deuxième mois de la vie intra-utérine. Il existe à ce moment, et de chaque côté de la colonne vertébrale, un amas de tubes en cœcum, sorte d'organe penniforme aboutissant à un canal droit et constituant avec lui le corps de Wolf. A côté et parallèlement au corps de Wolf, s'élève un autre tube ou canal droit comme le premier, mais ne présentant pas de végétations latérales; on l'appelle le conduit de Müller.

Or, le corps de Wolff peut indifféremment se convertir en ovaires ou en testicules.

Dans le premier cas, son canal excréteur s'atrophie et le conduit de Müller devient l'oviducte, lequel se soude à sa partie inférieure avec le bout correspondant de l'oviducte opposé et va ainsi former l'utérus.

Dans le second cas, c'est le conduit de Müller dont l'accroissement s'arrête pendant que celui du corps de Wolff se convertit en cordon spermatique.

D'ordinaire, ces organes symétriques, obéissant à une même impulsion primordiale, évoluent dans le même sens ; mais il se peut faire cependant que, par une erreur du *nisus formativus*, l'un des deux corps de Wolff se transforme en ovaire et l'autre en testicule, ou qu'une trompe se forme à gauche et un canal déférent à droite.

Ces anomalies pourront porter sur les segments latéraux ou superposés, comme aussi sur tous indistinctement, et nous aurons dans chacun de ces cas un hermaphrodisme vrai des segments profonds et moyens.

L'appareil génital est divisé par Isidore Geoffroy Saint-Hilaire en six segments, trois de chaque côté et symétriques deux par deux : deux segments profonds, ovaires ou testicules ; deux moyens, trompes ou canaux déférents, utérus ou vésicules séminales ; deux externes, pénis et scrotum, ou vagin et vulve.

L'hermaphrodisme des segments externes s'explique plus facilement encore, si l'on se souvient que relativement à la conformation apparente des organes génitaux externes, tout homme a été femme dans le principe.

L'appareil sexuel du fœtus se présente en effet primitivement sous la forme d'une vulve ou replis génitaux, et ce n'est que par la soudure de ses bords que se forme le scrotum, tandisque le tubercule génital situé dans l'angle antéro-supérieur de ces mêmes replis, au lieu de rester un simple clitoris, — qui est déjà, d'ailleurs, très volumineux chez le fœtus avant le quatrième mois, — prend un développement exagéré et se transforme en pénis.

On conçoit, d'après cela, comment un arrêt de développement dans les organes externes peut faire d'un mâle effectif une femelle apparente, et comment au contraire un excès de développement, ou si l'on veut le développement inopportun de ces mêmes organes externes peut faire un mâle apparent, mais cependant toujours imparfait, d'une femelle effective.

Si l'on ajoute à ces considérations que par suite d'un vice héréditaire, d'une anomalie de l'ovule et des spermatozoïdes, ou enfin d'une condition morbide quelconque du germe, le développement des organes sexuels rudimentaires peut être arrêté entravé ou perverti dans l'un ou l'autre de ses éléments essentiels ; que de plus chacun des segments ou sphères est indépendant par rapport à l'autre, puisqu'il y a pour chacun d'eux des nerfs et des vaisseaux distincts, savoir : pour la sphère profonde les plexus et artères spermatiques et ovariques, pour la sphère moyenne les plexus et artères hypogastriques ; pour la sphère externe le plexus lombaire et et les iliaques externes ; que chacun de ces segments peut, par ce fait même, avoir une vitalité propre, s'atrophier ou s'hypertrophier, subir l'interruption d'un développement régulièrement commencé, aboutir à l'hyperplasie ou à une prolifération numérique exubérante au point de voir certains organes se dédoubler une ou plusieurs fois : vésicules séminales multiples, vagin double, utérus bicorne, etc., etc. ; on se rendra facilement compte de toutes les variétés de l'hermaphrodisme que l'on peut rencontrer.

Ces variétés sont en effet considérables ; mais de ce que chacune d'elles obéit à des lois pour la plupart déterminées, de ce que leur production repose sur les principes que nous venons d'exposer, il devient alors facile de les classer.

CHAPITRE VIII

Division de l'hermaphrodisme.

Au moyen âge, pour ne pas remonter plus loin, les Arabes qui, à cette époque, étaient les dépositaires de toute science, divisèrent les hermaphrodites en :

1° Masculins ;

2° Féminins ;

3° Indéterminés.

Mais la distinction entre l'hermaphrodisme apparent et l'hermaphrodisme réel n'était pas toujours faite; ils crurent, par exemple, qu'il pouvait sortir du clitoris de certains hermaphrodites féminins un liquide fécondant.

Pénétré de l'influence arabe, l'Occident eut les mêmes idées. Ambroise Paré admit donc la même division, mais il la formula d'une façon plus explicite. A son tour Paul Zacchias, savant médecin romain du XVIIᵉ siècle qui définissait les hermaphrodites : *eos qui partim habent membra viri partim membra mulieris*, — ceux qui ont en partie organes du mâle, en partie organes de la femelle, — Paul Zacchias admettait :

1° Des hermaphrodites neutres ;

2° Des hermaphrodites masculins apparents;

3° Des hermaphrodites féminins apparents.

A notre époque, les auteurs qui ont traité de l'hermaphrodisme, Marc, Devergie, Fodéré, Brilland et Chaudé, etc., et en général tous les médecins légistes ont accepté cette base de classification.

Le professeur Tourdes, de Strasbourg, divisait dans son cours les hermaphrodites en :

1° Masculins (androgynie) ;

2° Féminins (gynandrie);

3° Neutres ou mixtes, chez lesquels il y a indifférence sexuelle absolue ;

4° Hermaphrodites avec excès, lesquels, outre les organes constitutifs d'un sexe, en possèdent de supplémentaires.

Il est évident que l'androgynie et la gynandrie doivent compter parmi les cas d'hermaphrodisme apparent.

L'hermaphrodisme mixte ou neutre n'est, lui, de son côté, que l'hermaphrodisme vrai des autres auteurs.

Quant à l'hermaphrodisme avec excès, du moment qu'il y a un véritable sexe, il n'est autre qu'un hermaphrodisme apparent masculin ou féminin avec excès.

On peut donc admettre la classification suivante, qui tient compte de toutes les considérations précédentes, et qui est proposée par le docteur Victorin Laval. Tous les cas d'hermaphrodisme connus jusqu'ici y trouvent leur place.

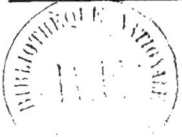

§ 1. *Hermaphrodisme faux ou apparent.*

1° Par déviation dans la conformation des organes sexuels externes : A. Masculin, androgynie. — B. Féminin, gynandrie.

2° Et en plus par suractivité embryonnaire : C. Masculin ou féminin avec excès.

§ 2. *Hermaphrodisme vrai ou neutre.*

1° Par déviation de la force formatrice amenant la présence d'organes internes mixtes : A. Latéral. — B. Superposé. — C. Irrégulier.

2° Par arrêt de développement des organes sexuels embryonnaires, ou par absence complète de l'un quelconque des organes essentiels à la constitution du sexe : D. Informe ou par absence.

§ I. — HERMAPHRODISME FAUX OU APPARENT.

A. *Masculin.* — *Androgynie.*

L'hermaphrodisme faux ou apparent masculin est l'état de l'individu qui, étant en réalité du sexe masculin, a cependant un vice de conformation des organes génitaux externes qui, à première vue, le ferait prendre pour une femme.

Il contient des sous-genres.

1° L'homme paraît femme à cause de l'atrophie de la verge avec hypospadias. Morgagni, Richerand, Sabatier, en ont cité des exemples, et Frank parle d'une famille dans laquelle ce vice de conformation se serait transmis de père en fils jusqu'à la troisième génération.

2° L'apparence féminine est donnée par la non-soudure des bords du scrotum. Cheselden, dans son *Anatomie*, raconte l'histoire d'un nègre qui présentait cette variété d'hermaphrodisme.

3° Ce sous-genre est formé par la réunion des deux vices précédents. Ainsi était formé ce soldat de marine que Fodéré vit à Toulon, et qui fut réformé pour hermaphrodisme ; il avait une verge grêle et flasque, deux testicules dans les bourses, mais au-dessous de la racine de la verge et dans la direction du raphé ; le scrotum se trouvait séparé par une fente longitudinale d'environ deux pouces, s'enfonçant dans son milieu en forme d'entonnoir dans lequel l'extrémité du doigt pouvait être aisément introduite et qui était continuellement humectée par quelques mucosités.

4° En plus de toutes ces anomalies, il peut ne pas y avoir de testicules, ou plutôt il peut y avoir *monorchidie* ou *cryptorchidie*. Souvent les testicules ne descendent que fort tard dans les bourses. En 1815, V. Worbe présenta à la Société de médecine de Paris un individu regardé jusque-là comme fille, et chez lequel cette descente ne s'était opérée qu'à l'âge de seize ans. C'est aussi l'histoire de Marie-Marguerite N..., née à Bu (arrondissement de Dreux) en 1792, qui, au moment où les testicules descendirent, fut considérée par le chirurgien de son village comme atteinte d'une double hernie, qu'il essaya de contenir par un double bandage. Une autre, Alexandrine-Hortense, pour la même raison, ne fut reconnue être un homme qu'à l'âge de vingt et un ans (Th. Larrey). Chez un autre, Marie Gosslich, les testicules ne descendirent qu'à trente-deux ans.

5° Quelquefois, c'est la conformation vicieuse du gland qui fait croire à un hermaphrodisme. Un homme avait le gland fendu de telle manière qu'il présentait l'apparence de l'appareil sexuel de la femme.

En définitive, on peut dire avec Giraldès que l'hermaphrodisme apparent masculin n'est autre chose qu'un hypospadias à différents degrés, suivant que la fente urétrale se présente sous la forme d'une vulve ou plus simplement sous celle d'une petite ouverture périnéale.

Quelquefois l'instinct génital est très développé chez les hermaphrodites de cette classe, et l'impuissance, comme on doit bien le croire, est loin d'être absolue chez eux. Le docteur Schweikard rapporte dans le journal d'Hufeland (1803) l'histoire d'un individu qui fut baptisé comme fille et élevé comme telle jusqu'à l'époque où il demanda à épouser une fille qu'il avait rendue enceinte de ses œuvres. Le plus souvent, cependant, ces hermaphrodites sont impuissants ; mais ce n'est ni par absence, ni par viciation du sperme, c'est parce que l'émission de la liqueur séminale se fait en bavant et non par jet. Cela est si vrai que Hunter, Spallanzani, Fodéré et autres, ont cité des faits de fécondation artificielle opérée en injectant du sperme d'hermaphrodite dans les organes génitaux de la femme !

Ce sont ces mêmes observations, il faut le dire en passant, qui ont excité au plus haut point l'enthousiasme des partisans de la fécondation artificielle et n'ont pas peu contribué à l'édification de toute une méthode de puériculture.

Enfin, pour nous résumer sur ce dernier point, nous dirons que les penchants sexuels et la possibilité de la fécondation sont en raison inverse de la malformation des organes génitaux.

B. *Féminin.* — *Gynandrie.*

L'hermaphrodisme faux ou apparent féminin est l'état de l'individu qui, étant en réalité du sexe féminin, a cependant un vice de conformation des organes génitaux externes qui, à première vue, le feront prendre pour un homme.

Ici encore, comme pour l'hermaphrodisme apparent masculin, il y a des variétés.

1° Le clitoris a une hypertrophie telle qu'on le prendrait pour une verge : comme exemple on peut citer le fait rapporté par S. Evrard House dans les Transactions philosophiques de 1799, d'une négresse âgée de vingt-quatre ans, à voix rauque, à physionomie mâle, chez laquelle le clitoris avait deux pouces de long et la grosseur du gros doigt d'une main ordinaire. Ce clitoris, dont l'érection se produisait à la suite d'attouchements répétés, avait alors l'air d'une verge imperforée et atteignait à ce moment jusqu'à trois pouces de longueur.

2° Dans la deuxième variété, il y a atrésie ou absence du vagin : ni lèvres externes, ni lèvres internes. Ambroise Paré en donne des exemples.

3° On observe quelquefois chez le même individu un clitoris long et une disposition particulière du vagin. Madeleine Lefort, sur laquelle le professeur Béclart fit un rapport, — voir le *Deuxième Bulletin de la Société de la Faculté de Médecine de Paris*, — avait un clitoris volumineux, une matrice et un vagin, celui-ci fermé par une membrane épaisse percée à la base du clitoris d'une petite ouverture arrondie par laquelle s'échappaient l'urine et les règles.

4° Le professeur Tourdes parle de la procidence des ovaires jusque dans les grandes lèvres, simulant des testicules.

5° La chute de la matrice a pu quelquefois être prise pour un pénis volumineux, et cela d'autant plus facilement que le col de la matrice, par un contact prolongé avec l'air atmosphérique, prend quelque chose de la couleur tégumentaire du pénis. Sarviard réduisit une descente de matrice chez une femme du nom de Marguerite Malaure qui, en 1693, avait été déclarée hermaphrodite par les médecins de Toulouse.

6° Des hernies inguinales chez la femme, se portant dans les grandes lèvres, ont pu faire croire à la présence des testicules.

Dans la gynandrie comme dans l'androgynie, il y a assez souvent neutralité physiologique, mais cela est loin d'être une règle absolue. D'autre part, les goûts et les instincts sont d'autant plus ceux de la femme, que les organes internes, utérus, trompes et ovaires sont plus normaux. Dans ce cas, on constate souvent l'écoulement des règles, et c'est alors un signe de diagnostic précis; mais il ne faut pas oublier cependant que l'on a vu des hermaphrodites pénisiens (cas exceptionnel de Joseph Marzo) avoir de véritables instincts génitaux virils avec sensation voluptueuse et clitoris atteignant un centimètre de longueur pendant l'érection et leur permettant ainsi de pratiquer le coït à la manière des hommes.

B. *Masculin ou féminin avec excès.*

Chez ces hermaphrodites, il y a plus d'organes qu'il n'en faut. A l'autopsie du nommé Hoffmann, Rokitanski trouva deux ovaires avec leur trompe, un utérus rudimentaire, et de plus un testicule avec canal déférent. Cet individu était régulièrement menstrué ; il y avait, en outre, imperforation du pénis et fente scrotale.

Ce fait a été présenté par Rokitanski à la Société de médecine de Vienne.

Voilà sans doute un état bien complexe, mais la présence de deux ovaires, d'une matrice, d'écoulement des règles alors qu'il n'y avait en définitive qu'un seul testicule, nous donne lieu de croire que le véritable sexe d'Hoffmann était le féminin.

Hâtons-nous de dire cependant que les faits d'hermaphrodisme avec excès sont le plus souvent moins compliqués que le précédent, et ne permettent pas d'hésiter. En voici un exemple à l'appui. Il est extrait par Béclard du *Medical Repository*, n° 45.

« En avril 1807, il existait à Lisbonne un individu qui avait d'un homme les testicules, un pénis érectile recouvert au sommet d'un prépuce et percé d'un canal jusqu'au tiers de sa longueur, les traits mâles, le teint brun et un peu de barbe ; les organes du sexe féminin étaient comme ceux d'une femme bien conformée, cependant les lèvres de la vulve étaient très petites, le larynx, la voix, les penchants étaient ceux d'une femme, la menstruation régulière. La grossesse a eu lieu deux fois et s'est terminée prématurément au troisième et au cinquième mois. »

Il est évident que là on a affaire à un cas d'hermaphrodisme apparent féminin avec excès, et il n'est pas douteux que l'individu en question ne fût réellement une femme.

L'hermaphrodisme apparent masculin avec excès n'est pas absolument rare non plus, et l'on a vu des hommes qui, tout en ayant les organes constitutifs de leur sexe, en avaient encore de supplémentaires appartenant au sexe féminin : matrice rudimentaire, vagin, etc., etc., ou à leur propre sexe : deux pénis, trois testicules, un nombre exagéré de vésicules séminales.

§ II. — HERMAPHRODISME VRAI OU NEUTRE.

Dans cette classe, la détermination du sexe est rendue impossible, parce qu'on trouve réunis sur le même individu les organes des deux sexes sans prédominance de l'un ou de l'autre. Il s'ensuit que cet individu, n'ayant pas de caractéristique déterminée, n'est en réalité ni homme ni femme.

La réunion de ces attributs disparates est régulière ou irrégulière.

A. *Latéral.*

Dans cet hermaphrodisme, l'individu est homme à droite et femme à gauche, ou *vice-versâ ;* soit d'un côté un ovaire avec ligament rond et trompe de Fallope, et de l'autre un testicule avec canal déférent ou un utérus aboutissant à droite à un testicule, à gauche à un ovaire, comme dans le cas de Marie Perrier, publié par Mayer en 1836. De même Louis Hainault, mort en 1773, était femme à droite et homme à gauche.

B. *Superposé.*

Ici, l'individu est d'un sexe dans la sphère profonde, d'un autre dans la sphère moyenne, et indifférent dans la sphère externe. Léon Lefort, dans sa thèse d'agrégation sur les vices de conformation de l'utérus et du vagin, en cite plusieurs exemples.

C. *Irrégulier.*

Chez ces hermaphrodites, comme chez les précédents, il y a absence de sexe prononcée, mais de plus il y a une telle confusion dans ces organes, un tel mélange d'attributs au-dedans comme au-dehors, à droite comme à gauche, que ces individus ne sauraient être véritablement classés.

D. *Informe ou par absence.*

Il y a ici arrêt de développement dans les organes essentiels à la génération, ce qui fait que ces organes sont tellement rudimentaires que non-seulement ils ne peuvent remplir leur but, mais encore qu'ils rendent la détermination du sexe souvent impossible. C'est la persistance de l'état fœtal. Un soldat de la marine, âgé de vingt-trois ans et cité par Home, avait une verge petite, flasque et incapable d'érection, des testicules à l'état fœtal, l'apparence extérieure d'une femme.

Hufeland, Metzger et autres ont vu des faits analogues. Quelquefois il y a absence complète des organes génitaux internes !

CHAPITRE IX

De la validité du mariage dans les cas d'hermaphrodisme.

Le mariage étant l'union légitime d'un homme et d'une femme, ne peut être valablement contracté qu'entre deux personnes de sexe différent.

Tel est le principe admis par les législateurs et les juriconsultes, en vertu duquel les médecins, seuls capables d'élucider le cas en litige, sont appelés comme experts devant les tribunaux. Le problème est pour eux nettement posé.

Prenons le cas, par exemple, — et c'est celui qui se présente généralement, — où un homme prétendant que sa femme n'a pas les organes constitutifs de son sexe, demande l'annulation de son mariage, lequel, en définitive, n'a jamais existé si réellement il n'y a pas différence de sexe.

Le médecin appelé a alors trois points à examiner :

1° *La personne désignée est-elle réellement une femme?*

2° *Si elle n'est pas une femme, est-elle un homme?* Et vice versâ, *si elle n'est pas un homme est-elle une femme?*

3° *Son sexe enfin est-il tellement douteux qu'on ne puisse la considérer ni comme homme ni comme femme?*

On peut, à ce sujet, voir dans les *Annales d'hygiène et de médecine légale*, 1873, la consultation de Legrand du Saulle dans l'affaire Jumas.

En bien, pour résoudre ces questions, on n'a qu'à faire l'examen anatomique et physiologique de l'individu ; on verra dans quel état se trouvent chez lui les organes essentiellement constitutifs du sexe féminin ; s'il a des seins développés ou rudimentaires; si ces seins présentent au Toucher cette structure glanduleuse caractéristique de la glande lactifère; si le mamelon est saillant, érectile, etc.; s'il y a des ovaires, une matrice, organes de la présence desquels on peut s'assurer assez souvent par la palpation, surtout si le sujet est maigre, mais qu'on appréciera mieux en recherchant si la fonction, c'est-à-dire si la menstruation existe. On sondera les ouvertures, pour voir où elles mènent et ce à quoi elles servent. Y a-t-il un vagin? La conformation du bassin et ses diamètres répondent-ils à celui de la femme en général?

Interrogeant ensuite les fonctions physiologiques, l'expert devra examiner s'il y a écoulement des règles, leur quantité, leur régularité.

De ce que l'écoulement menstruel est un signe d'une valeur incomparable pour la détermination du sexe, il s'ensuit que le médecin doit apporter le plus grand soin à ne pas prendre pour un flux cataménial une hémorragie provenant de la déchirure d'une veine ou d'une varice, d'un flux hémorrhoïdal, etc., etc.

Mais si la femme avait dépassé la ménopause, on perdrait un précieux signe de diagnostic, puisqu'il n'y aurait plus écoulement des règles. Dans ce cas, l'indécision des experts s'augmenterait encore de ce fait qu'on voit se produire chez beaucoup de femmes, après l'âge critique, un ensemble de phénomènes qui sont l'attribut du sexe masculin ; voix rauque, poils au menton et aux lèvres, extérieur viril, amour du vin et même des femmes, etc., etc. Il est vrai que l'erreur serait moins regrettable, car il paraît évident que l'homme qui épouse une femme de cet âge recherche moins dans cette union le moyen de procréer des enfants que celui de se faire un compagnon de sa vie ou de résoudre une question d'intérêt.

Il faut encore examiner s'il y a des douleurs lombaires et abdominales périodiques avec gonflement des seins et retentissement général dans tout l'organisme. On devra tenir compte également de l'habitus extérieur : absence de barbe et de la saillie du larynx que l'on ne rencontre en général que chez l'homme, douceur de la voix, noblesse des contours musculaires, harmonie des formes.

Il ne faut pas oublier surtout les penchants des goûts, des habitudes, en ayant soin de ne pas confondre les habitudes qui peuvent résulter de la position sociale avec les propensions innées ou qui sont le fait de la constitution organique.

De ce que l'individu n'est pas femme, on peut presque en conclure que c'est un homme, du moins en apparence, attendu que, outre la rareté d'une neutralité sexuelle absolue, les cas d'*hermaphrodisme vrai* ne peuvent guère être reconnus qu'à l'autopsie.

Il sera bon néanmoins d'examiner s'il y a des organes mettant en évidence le sexe masculin. Les seins sont-ils petits, pyriformes ?

Ce dernier signe, il est vrai, n'est pas absolu, pas plus que celui de mamelles d'un développement analogue à celui qui existe chez la femme ne doit faire ranger de prime abord l'hermaphrodite dans le sexe féminin. Il n'est pas absolument rare, en effet, de voir des adultes ayant des seins très volumineux et excrétant même du lait ; cependant cette conformation indique généralement une atrophie correspondante dans les organes sexuels mâles. C'est ainsi qu'une des conséquences ordinaires de la castration est un développement exagéré de la glande lactifère, laquelle n'existe qu'à l'état rudimentaire chez l'homme.

On devra aussi examiner si c'est la division du scrotum qui simule les grandes lèvres ? Ces pseudo-grandes lèvres contiennent-elles un ou deux testicules ? Ces testicules sont-ils encore, au contraire, dans l'abdomen, ou les sent-on arrêtés par le canal inguinal ?

On pourra acquérir quelques données à cet égard par la palpation du trajet inguinal dans les régions sus et sous-pubiennes, par le toucher rectal et par la sensation spéciale que produira la glande pressée.

La présence d'un pénis avec émission de liqueur séminale devra être soigneusement recherchée. Le microscope peut seul indiquer si le liquide, considéré comme du sperme, contient véritablement des spermatozoïdes. Enfin, il faudra tenir compte des formes extérieures, des penchants sexuels et de l'ardeur des désirs vénériens.

Si, malgré l'emploi de tous ces moyens d'investigation, on ne trouve réellement que des caractères nuls ou insuffisants pour classer l'individu dans le sexe masculin ou féminin, il faudra bien alors, à la rigueur, dire qu'il n'a pas de sexe, du moins en apparence, et le ranger dans la catégorie des hermaphrodites neutres proprement dits.

Du reste, peu importe que la prétendue femme soit un hermaphrodite masculin ou un hermaphrodite neutre ; pour que la non-existence du mariage soit prononcée, il suffit qu'elle n'ait pas les organes constitutifs de son sexe : — attendu que le tribunal n'a pas à rechercher si ladite partie défenderesse, à cause de sa conformation et de sa constitution générale, appartient au sexe masculin, ou au sexe féminin, ou au sexe neutre s'il en existe ; qu'il lui suffit d'avoir acquis, ainsi qu'il l'a fait avec les divers éléments d'appréciation de la cause, la conviction de ce seul fait, que toujours, au point de vue du mariage, elle manque réellement, ainsi qu'il l'avait posé en principe dans son jugement interlocutoire, des organes essentiels constitutifs du sexe même différent de celui de X..., auquel elle prétend appartenir, pour qu'il puisse et doive accueillir la demande de ce dernier et prononcer, par suite, la nullité radicale du mariage intervenu entre les parties. (Extrait du jugement prononcé le 28 janvier 1873 par le tribunal civil d'Alais (Gard) dans la demande en nullité de mariage adressée par le sieur Antoine-Etienne Darbousse contre Anne-Justine Jumas.)

Si l'on considère quelle est la marche que nous venons d'indiquer comme devant être suivie dans la détermination du sexe de l'hermaphrodite, on voit que cette marche est pour ainsi dire générale et qu'elle ne convient pas seulement au cas d'hermaphrodisme de la femme, mais aussi bien à celui où la femme se porterait demanderesse en nullité de mariage pour hermaphrodisme du mari. Ici, il y aurait mêmes points à examiner, mêmes investigations à faire ; seul l'ordre des questions à résoudre devrait être interverti, en ce sens qu'il faudrait tout d'abord s'attacher à prouver que le mari est ou n'est pas un homme.

Mais qu'il s'agisse d'hermaphrodisme de l'un ou de l'autre époux, il n'est pas douteux que, dans l'état actuel de notre législation, les tribunaux ne repoussassent l'action en nullité de mariage, si les vices d'organisation invoqués n'étaient pas radicaux, c'est-à-dire si, tout en entraînant l'impuissance du mari ou de la femme, ils n'étaient pas pourtant suffisants pour infirmer la véritable nature du sexe.

Ainsi l'imperfection du vagin chez la femme, les règles s'écoulant à peine par une petite ouverture irrégulière, sinueuse, rend la femme impuissante, mais d'une façon purement mécanique, en empêchant le sperme d'aller féconder l'ovule, et constitue dès lors un cas de mauvaise conformation, mais non d'hermaphrodisme.

De même pour l'homme, une verge ayant à peine quelques centimètres de longueur, fût-elle compliquée d'hypospadias avec cryptorchidie, ne ferait pas annuler un mariage.

En d'autres termes, l'hermaphrodisme apparent masculin ou féminin n'est pas d'ordinaire un cas de nullité de mariage accepté par les tribunaux.

Sans plus de raison voudrait-on s'appuyer sur la présence de quelques organes supplémentaires ou dimensions exagérées de quelques-uns d'entre eux, lorsque les organes constitutifs existent, pour demander la nullité du mariage. Mais que faire dans un cas d'hermaphrodisme avec excès, semblable à celui présenté par Rokitanski ?

En pareille occurrence le problème serait véritablement des plus compliqués, attendu que de telles organisations ne peuvent être le plus ordinairement classées qu'après l'autopsie. Aussi l'expert devrait-il procéder avec une excessive prudence, étudier minutieusement dans quel état se trouvent les organes essentiels à la détermination du sexe ; examiner quelle est, pour le cas donné, la fonction qui prime l'autre; peser enfin le pour et le contre de chaque chose, et si, après un examen sérieux, il ne trouvait pas de caractère suffisant pour établir le sexe, ranger l'individu dans la classe des hermaphrodites neutres proprement dits.

Nous ne dirons rien de l'hermaphrodisme neutre ni de ses variétés. Il est évident que la validité du mariage ne saurait être soutenue avec une pareille conformation. Il faut avouer toutefois que, même dans cette classe, on trouve des cas bien difficiles à résoudre. Et il est bon de noter, à ce propos, qu'il n'est pas impossible de trouver chez des personnes ayant les organes indispensables à la vie génitale complètement absents, les sensations d'un organisme génital et l'éréthisme sympathique des mamelles; de même que sans matrice et sans ovaires et absolument aménorrhéiques, elles peuvent éprouver, à certaines périodes, des sensations de poids et de douleur rappelant les phénomènes congestifs du *molimen hemorrhagicum*. On doit donc se tenir en garde contre cette cause d'erreur.

Enfin, si la partie défenderesse se refusait à l'examen médical, ce dont elle a toujours le droit, le tribunal se trouverait dans l'impossibilité de prononcer, à moins qu'il n'eût acquis la certitude, par des vérifications antérieures et le témoignage irrécusable de personnes compétentes, qu'il y a réellement hermaphrodisme ou mieux absence du sexe différent de celui de la partie adverse.

Bien que l'hermaphrodisme soit le plus souvent mis en cause à propos de procès en nullité de mariage, il est cependant quelques autres circonstances à l'occasion desquelles cette question s'impose et nécessite une expertise médico-légale.

Voyons quelles sont ces circonstances.

§ I. — IMPUISSANCE

Et d'abord on se demande souvent quelle est la condition vraie des hermaphrodites au point de vue de l'acte sexuel. La réponse à cette question, qui est double en elle-même, — car il s'agit de considérer quelle est d'une part la possibilité pour eux de pratiquer le coït, et de l'autre de faire un coït fécondant, — se trouve dans l'exposé même de ce sujet ; nous pouvons donc nous résumer en disant que tout hermaphrodite qui a une verge ou un clitoris susceptible d'érection peut avoir des rapports sexuels normaux ou anormaux, mais que le coït ne peut être fécondant que s'il y a émission de liqueur séminale normale.

Du côté de la femme, mêmes observations à faire, car, comme l'a dit Fodéré, la femme peut être impuissante, c'est-à-dire inhabile à la conception, sans être stérile, et elle peut être stérile sans être impuissante.

Donc, tout hermaphrodite féminin qui n'a ni ovaires ni utérus, ou dont le vagin ou l'ouverture qui le remplace ne conduit pas à l'orifice utérin, est forcément stérile, tandis que l'aptitude au coït est d'autant moins restreinte que la malformation des organes génitaux externes est moins considérable. C'est ce qui explique le fait d'hermaphrodites considérés comme femmes, et qui pourtant à leur tour rendirent des femmes enceintes, ou réciproquement de prétendus hommes qui accouchèrent.

D'un autre côté, le notaire Valmont, qui avait un clitoris de la longueur d'une verge ordinaire et susceptible d'érection, avait été marié comme homme, et ce ne fut qu'à l'autopsie, en 1832, que Bouillaud reconnut que c'était une femme.

Marzo Joseph, dont le sexe féminin se révéla également à l'autopsie, avait un clitoris long de six centimètres à l'état de repos, mais en atteignant dix pendant l'érection; il eut, sa vie durant, plus d'une aventure galante avec des femmes, et contracta même une blennorrhagie dans des rapports sexuels. Voilà donc deux êtres réellement femmes qui ont pu pratiquer le coït à la manière des hommes.

Au contraire, Alexina, qui, âgée de vingt-deux ans, était en 1860 sous-maîtresse dans un pensionnat de jeunes filles, fut reconnue être un homme, et pourtant la conformation de ses organes génitaux externes était telle qu'elle permettait le coït avec un homme, puisqu'elle avait une vulve, des grandes lèvres et une ébauche de vagin. Les auteurs sont pleins de faits du même genre.

D'autres hermaphrodites peuvent remplir dans le coït le rôle de la femme ou celui de l'homme à volonté; c'est même cette possibilité qui, jointe à la faculté qu'à la rigueur ils possèdent de se satisfaire eux-mêmes dans cet acte, qui les avait fait considérer dans le droit canon comme pouvant être coupables de sodomie.

§ II. — VIOL

Si l'hermaphrodite masculin ou féminin peut quelquefois pratiquer le coït, il s'ensuit aussi que, quelle que soit la définition du viol qu'avec Toulmouche et Tardieu on appelle de ce nom : « Toute violence exercée sur les organes sexuels de la femme est caractérisée par la défloration, c'est-à-dire par la déchirure complète de la membrane hymen, » — ou qu'on accepte la définition plus large de Marc, Foderé, Devergie, Caspa, etc. : « L'union sexuelle illicite accomplie avec violence, quels que soient d'ailleurs les désordres anatomiques qui en résultent, » — il est évident que l'hermaphrodite peut, dans les mêmes coditions, se rendre coupable de ce crime.

La possibilité de l'acte lui-même étant démontrée, reste la question de responsabilité qui incombe à son auteur. Il n'est pas rare, en effet, lorsqu'un hermaphrodite est coupable de viol, de voir son défenseur donner pour excuse la perversion morale produite par une pareille conformation.

Pour résoudre cette question de responsabilité, la marche à suivre est alors identiquement la même que celle que l'on suivrait dans le cas où, à propos d'un crime, on alléguerait l'aliénation mentale de l'accusé.

L'hermaphrodisme par lui-même ne rend pas irresponsable; mais s'il résultait des investigations faites, des circonstances dans lesquelles le crime a été commis, de l'examen de l'inculpé, etc., qu'il y avait absence du libre arbitre, le fait d'une conformation à ce point vicieuse introduirait un élément de plus de certitude en vertu du vieil adage : « *Mens sana in corpore sano!* » Esprit sain dans corps sain.

§ III. — ATTENTATS AUX MŒURS

Inutile de dire que les hermaphrodites peuvent être coupables d'attentats aux mœurs. C'est là comme le corollaire obligé de la question précédente. Pour prouver leur non culpabilité, il faudrait également procéder de la même façon et voir si chez eux il n'y a pas une perversion des appétits sexuels assez considérable pour dégager la responsabilité de leurs actes.

§ IV. — ÉTAT CIVIL

L'hermaphrodisme peut soulever une question de rectification de déclaration de naissance. Quand l'enfant vient au monde, il n'est pas toujours facile de reconnaître le sexe auquel il appartient.

Qu'un nouveau-né soit affecté d'hypospadias complet avec verge excessivement grêle ; que les bourses, par suite de l'absence des testicules non encore descendus et par la présence d'une scissure profonde entre elles, simulent les grandes lèvres ; que l'ouverture du méat rappelle par sa forme et ses dimensions l'ouverture vaginale, — toutes choses possibles et qui se rencontrent parfois, — et l'on prendra un garçon pour une fille.

Inversement on prendra pour des garçons des petites filles dont le clitoris a une longueur telle qu'il n'y ait pas de doute que ce soit une verge.

Il s'ensuit que, si le sexe n'est pas parfaitement évident, s'il y a seulement présomption en faveur de l'un, la déclaration de l'officier de l'état civil ne doit être faite que sous réserve, en le mettant au courant du fait.

L'enfant alors n'est pas perdu de vue, et lorsque ses parties génitales se sont un peu développées, un nouvel examen permet souvent de trancher la question, et l'on évite de cette manière de regrettables erreurs, soit à l'époque de la conscription, soit au moment du mariage.

La législation prussienne accorde aux parents le droit de décider, au moment de la naissance, le sexe auquel ils veulent que l'hermaphrodite appartienne ; mais celui-ci, lorsqu'il a atteint dix-huit ans révolus, a toujours la faculté de choisir lui-même son sexe. Que si, pour une raison ou pour une autre, on réclame l'examen d'un expert, le résultat de cet examen est définitif et décide aussi bien contre le choix de l'hermaphrodite que contre le choix des parents.

§ V. — SERVICE MILITAIRE

La jurisprudence militaire, de son côté, comprend l'hermaphrodisme, quelle qu'en soit la forme, au nombre des maladies, infirmités ou difformités qui rendent impropre au service actif ou armé. C'est de toute justice.

Comment, en effet, imposer des devoirs d'homme à celui à qui la nature, par une bizarrerie cruelle, a refusé les attributs de la virilité ?

N'y a-t-il pas là une question de dignité pour l'armée, qui, incarnation vivante de la force d'un peuple, ne peut pas s'exposer à devenir, dans l'un de ses membres, quelque humble qu'il soit, un objet de rire ou de moquerie ?

Et puis cette infirmité, incompatible avec l'existence en commun des soldats, ne livrerait-elle pas le malheureux individu aux railleries et au mépris de ses compagnons, transformant ainsi en un long supplice le temps qu'il passerait au service ?

Cette exclusion des rangs de l'armée est encore motivée sur la force moindre de résistance que ces organisations opposent à la fatigue et aux privations. Enfin les hermaphrodites sont souvent au moral d'une pusillanimité extrême, et il est fréquent de trouver dans leur caractère quelque chose de l'indécision et du vague que l'on rencontre dans leur nature physique.

Cette infériorité relative de leurs facultés intellectuelles et morales soulèverait donc un problème de responsabilité dans chacune des fautes graves que ces individus pourraient commettre, et rendrait ainsi la répression hésitante et d'un effet fâcheux sur les autres.

Toutes ces raisons justifient largement le motif d'exemption du service militaire. Il s'ensuit qu'au conseil de revision, le médecin doit refuser tout individu dont les attributs sexuels ne sont pas évidents ; mais aussi, par le fait même, il doit songer à la simulation possible de cet état et faire toujours un examen en conséquence.

Galien signale la possibilité de cette simulation, et plusieurs auteurs ont cité après lui des exemples relativement nombreux de femmes atteintes de prolapsus utérin qui, pour satisfaire dans un but de lucre une curiosité malsaine, se faisaient passer pour hommes ou pour hermaphrodites.

Il est facile de déjouer de si grossières supercheries.

CHAPITRE X

Coutumes diverses.

Chez la plupart des nations européennes, on laisse agir la nature, lorsqu'elle travaille à conduire l'homme à la puberté. Des cérémonies superstitieuses et absurdes ne concourent point à déformer l'homme, à mutiler les parties qu'il a reçues en partage.

Si un usage barbare sacrifie encore dans quelques individus les germes d'une postérité, dont la nature doit pleurer l'*avortement*, il faut espérer qu'on arrivera à reconnaître qu'il est injuste, qu'il est cruel de sacrifier l'homme au talent, et que l'exécution d'une ariette ne vaut pas l'existence entière d'un homme.

Cette opération funeste sera plus facile à éteindre parmi ces nations, que parmi celles qui en font un acte de religion comme les Hottentots, ou qui fondent, comme les Turcs et les Persans, la possession exclusive de leurs femmes sur des eunuques.

L'opération barbare qui prive l'homme d'une partie de son existence, fut une loi chez les Hottentots, à qui l'on ôtait un testicule à l'âge de la puberté. On croyait, parmi ce peuple sauvage, que le retranchement de cette partie rend l'homme plus léger à la course, et les circonstances de cette castration étaient si singulières, que je ne puis m'empêcher de les rapporter ici.

Voici comment s'effectuait cette opération :

Après avoir bien frotté le jeune homme de la graisse des entrailles d'une brebis qu'on vient de tuer exprès, on le couche à terre sur le dos, on lui lie les mains et les pieds, et trois ou quatre de ses amis le tiennent. Alors le prêtre, — car c'est une cérémonie religieuse, — armé d'un couteau bien tranchant, fait une incision, enlève le testicule gauche, et remet à la place une boule de graisse de la même grosseur, qui a été préparée avec quelques herbes médicinales ; il coud ensuite la plaie avec l'os d'un petit oiseau, qui lui sert d'aiguille, et un filet de nerf de mouton.

Cette opération étant finie, on délie le patient ; mais le prêtre, avant de le quitter, le frotte avec de la graisse toute chaude de la brebis tuée, ou plutôt il lui en arrose tout le corps avec tant d'abondance que, lorsqu'elle est refroidie, elle forme une espèce de croûte ; il le frotte en même temps si rudement, que le jeune homme, qui ne souffre déjà que trop, sue à grosses gouttes et fume comme un chapon qu'on rôtit.

Ensuite l'opérateur fait, avec ses ongles, dans cette croûte de suif, des sillons d'une extrémité du corps à l'autre, et pisse dessus aussi copieusement qu'il le peut ; après quoi, il recommence à le frotter encore, et il recouvre avec la graisse les sillons remplis d'urine.

Aussitôt chacun abandonne le patient ; on le laisse seul plus mort que vif, et il est obligé de se traîner comme il peut dans une petite hutte qu'on lui a bâtie exprès. Il y périt, ou il recouvre la santé, sans qu'on lui donne aucun secours, et sans aucun autre rafraîchissement ou nourriture que la graisse qui lui couvre tout le corps, et qu'il peut lécher si bon lui semble. Au bout de deux jours, il est ordinairement rétabli ; alors il peut sortir et se montrer. Et pour prouver qu'il est en effet parfaitement guéri, il se met à courir avec autant de légèreté qu'un cerf !

On ne croira pas aisément que ce soit la privation d'un testicule qui rend les Hottentots si habiles à la course : ils ont cela de commun avec toutes les nations sauvages.

La petite pelotte avec laquelle on remplace la partie soustraite, et qui est composée d'herbes médicinales en contient certainement quelques-unes d'astringentes, capables de s'opposer à l'hémorrhagie qui doit survenir pendant l'opération, sans quoi la plus grande partie des Hottentots périraient.

Nous n'exposerons pas au lecteur le détail de tout ce qui se fait dans divers pays pour ôter aux hommes leur virilité, et les rendre propres à répondre de la fidélité des femmes qui leur sont confiées.

Quel spectacle d'horreur que tant d'hommes mutilés en Turquie, en Perse, dans les contrées d'Assan, de Pegu, de Malabar et de tant d'autres, où l'on fait gémir la nature sous le glaive de la férocité !

Les hommes ainsi flétris méritent la confiance plus ou moins grande de leurs maîtres, à proportion qu'ils ont été éloignés de leur état naturel. Ceux de ces malheureux auxquels on a laissé l'organe qui annonce essentiellement le sexe masculin, ne peuvent tranquilliser leurs tyrans jaloux ; on les croit encore capables de saisir les ombres du plaisir ou de communiquer une volupté imparfaite aux tristes victimes dont ils sont les gardiens !

Il faut que tout ce qui a l'apparence de la virilité soit anéanti, que la nature ne puisse reconnaître son ouvrage pour qu'un eunuque mérite la confiance de son maître !

Et encore ne l'obtient-il pas entièrement si, à la privation des parties sexuelles, il ne joint une laideur, une difformité affreuse. C'est dans l'Afrique que l'on va chercher les gardiens de la beauté !

Un Éthiopien farouche est hors de prix s'il est horriblement noir, s'il a les dents écartées, le nez fort aplati, les lèvres grandes et grosses, le regard affreux.... Un seul regard de ces monstres doit flétrir la beauté !

La circoncision est bien différente de l'opération destructive dont nous venons de parler : celle-ci est une loi de climat fondée sur la nécessité, et cet usage de circoncire les enfants a du moins pour objet la propreté.

C'est à l'âge de puberté que les Orientaux circoncisent leurs enfants; et s'il faut en donner une raison physique, on peut dire que dans les pays chauds où le prépuce est fort allongé et la transpiration abondante, il y aurait à craindre que l'humeur qui se trouve entre le prépuce et le gland s'arrêtât et causât des ulcères, si l'on ne prévenait ces accidents par le retranchement d'une partie du prépuce.

L'amputation des nymphes aux filles est encore une circoncision pratiquée pour parer des inconvénients qui s'opposeraient à la génération.

L'usage de circoncire les enfants est extrêmement ancien.

Chez les Hébreux, cette opération se devait faire huit jours après la naissance de l'enfant ; en Turquie on ne la fait pas avant l'âge de sept à huit ans, et même on attend souvent jusqu'à onze ou douze. En Perse, c'est à l'âge de cinq ou six ans. Aux îles Maldives on attend que l'enfant en ait sept.

Les femmes du peuple avaient et ont encore en Perse une singulière superstition ; celles qui sont stériles s'imaginent que pour devenir fécondes, elles n'ont qu'à avaler la partie du prépuce qu'on retranche dans la circoncision ; c'est le souverain remède contre la stérilité !

Disons que ces femmes n'ont recours à ce moyen, aussi ridicule qu'inoffensif, qu'après en avoir essayé d'autres qui ne sont pas moins inoffensifs ou ridicules. Ils consistent à passer sous les corps morts des criminels qui sont suspendus aux fourches patibulaires ; à se plonger dans l'eau qui a servi aux bains des hommes !

On n'aurait rien à dire contre plusieurs nations, si la circoncision était la seule chose qui fût pratiquée parmi elles à l'âge de puberté ; mais outre la mutilation des parties de la génération, il est encore en usage chez quelques peuples une opération qui, sans éteindre le germe de la volupté, a pour but d'empêcher que l'on sacrifie à l'amour. Nous voulons parler de l'infibulation, qui est entièrement opposée à la circoncision.

Celse nous a conservé la méthode que l'on suivait chez les anciens pour procéder au *bouclement* des enfants mâles. On tire, dit-il, le prépuce en dehors, et l'on marque des deux côtés avec de l'encre les endroits où l'on veut le percer. On traverse ensuite la peau d'une aiguille enfilée, et attachant les deux bouts du fil ensemble, on a soin de le remuer de temps en temps jusqu'à ce que les cicatrices des trous soient affermies. On retire le fil, et on le remplace par une boucle ou un anneau qui est d'autant meilleur qu'il est plus léger.

Ceux qui parmi les moines orientaux font vœu de chasteté, portent un très gros anneau pour se mettre dans l'impossibilité d'y manquer, et ils sont d'autant plus en vénération que le poids de l'anneau est plus considérable !

Quelques-uns peuvent s'ouvrir avec une clef ; mais les moines la déposent chez le juge du lieu !

Quoi qu'il en soit, il ne faut pas moins regarder l'infibulation comme une pratique superstitieuse chez les Orientaux : elle ne peut s'opposer au désir ni au premier signe qui l'annonce ; elle ne peut même s'opposer, puisqu'il faut le dire, à ce que les hommes *bouclés* ne satisfassent leur chair, puisque l'anneau qui n'embrasse que l'extrémité du prépuce ne peut empêcher une forte érection et même l'effusion de la liqueur prolifique ; il ne peut s'opposer qu'à l'intromission de la verge dans le conduit de la femme. Enfin, il rend les hommes chastes, si cette vertu ne consiste que dans la privation de l'acte pour lequel les sexes s'unissent !

Quelques personnes croient que l'infibulation empêche l'érection ; mais cela n'est pas plausible. Il résulterait des accidents dans les parties de la génération, si l'on voulait que le sang et les esprits fussent contenus par un anneau contre lequel il se ferait des efforts plus ou moins grands, selon le tempérament du sujet qui le porte.

En supposant l'anneau d'un poids assez considérable pour s'opposer aux fluides qui érigent la verge, il arrivera dans un jeune homme ardent ce que l'on observe dans les vieillards et les hommes affaiblis qui ont une imagination lascive ; un commencement d'érection suffit pour provoquer l'émission de la liqueur séminale. Au reste, on ne regardera pas cette circonstance comme un reste de vigueur, puisqu'on la rencontre dans les hommes faibles ou par l'âge ou par les épuisements. C'est même une maladie qui peut rendre l'homme stérile.

Les Romains avaient coutume de faire l'infibulation aux enfants qu'ils destinaient à être chantres, à dessein de leur conserver la voix.

Il paraît, par quelques passages de Martial, que ce peuple faisait un usage bien moins décent de l'opération dont nous parlons, et que quelques dames s'assuraient, par un anneau dont elles avaient la clef, de la fidélité de leurs amants.

Juvénal fait mention de cette coutume dans quelque endroit de ses satires.

FIN DU LIVRE HUITIÈME

LIVRE NEUVIÈME

DE L'HYSTÉRIE

CHAPITRE PREMIER

Qu'est-ce que l'hystérie ?

Il ne faut pas confondre l'hystérie avec la nymphomanie.

L'hystérie est la surexcitation des organes de la génération chez la femme.

La nymphomanie est la même surexcitation, mais chez la jeune fille.

En tous cas, c'est une affection nerveuse convulsive exclusive au sexe féminin, bien qu'il y ait des hommes qu'on appelle hystériques, mais à tort.

On connaît aussi cette maladie sous les noms de passion hystérique, suffocation de matrice et attaques de nerfs. Elle se manifeste principalement par la sensation d'une boule qui semble partir de l'utérus, refouler vers l'estomac une chaleur plus ou moins vive ou un froid glacial, et se porter ensuite à la poitrine et au cou, où elle produit une espèce d'étouffement et de strangulation.

Les attaques se composent de paroxysmes convulsifs, dont le nombre varie depuis un petit nombre jusqu'à quarante, cinquante et plus. Elles durent parfois un ou plusieurs jours, mais elles présentent des intervalles de repos pendant lesquels les malades reviennent à elles-mêmes, parlent, boivent, et même prennent des aliments.

Lorsqu'il y a perte de connaissance, les convulsions sont ordinairement suivies d'une sorte de raideur cataleptique, avec respiration insensible et sortie de la bouche d'une certaine quantité de mousse légère. Généralement les personnes sujettes à cette maladie sont nerveuses, mobiles, très susceptibles, d'une imagination vive, faciles à s'inquiéter pour les plus légers motifs, impatientes, irascibles, opiniâtres.

La plupart sont habituellement mélancoliques, d'humeur sombre ; mais aussi quelques-unes sont d'une gaieté extrême, et rient sans cesse pour des causes légères et sans motif.

Il en est dont l'embonpoint et la fraîcheur sont remarquables, et chez lesquelles on a peine à comprendre une telle affection.

Lorsque les attaques sont fréquentes, chez les jeunes femmes surtout, elles éprouvent des maux de tête continuels et violents, des insomnies opiniâtres ; elles sont abattues, tristes et souvent agitées comme s'il y avait commencement d'ivresse ; elles éprouvent des bourdonnements d'oreilles, des vertiges, des inquiétudes, et sont sujettes à des alternatives de pâleur et de rougeur, de froid glacial et de rougeur brûlante, de sueur et de sécheresse de la peau.

A la longue l'intelligence et la mémoire s'affaiblissent, et quelquefois même on voit se produire une surdité plus ou moins complète ou une diminution de la faculté visuelle.

Les circonstances qui prédisposent le plus à l'hystérie sont : une influence héréditaire, une constitution nerveuse, l'âge de douze à trente ans, et surtout la débilitation. Les causes excitantes sont plus particulièrement des affections morales, vives, telles que des contrariétés, des chagrins cuisants, des frayeurs.

C'est à tort qu'on a considéré la continence comme une de ses causes les plus ordinaires.

L'hystérie n'est point mortelle par elle-même, quoiqu'il ne soit pas douteux qu'elle dispose l'organisme aux maladies les plus graves, et que de la sorte elle abrège la vie. On a pourtant cité quelques cas de mort survenus dans une attaque hystérique.

Cette affection a été longtemps considérée comme ayant son siège dans la matrice ; puis on l'a placé dans certains viscères du ventre, de la poitrine ou de la tête, puis dans le cerveau. En définitive, elle paraît avoir son siège dans l'appareil cérébro-spinal.

CHAPITRE II

Traitement de l'hystérie.

Pour le traitement de cette maladie, les uns emploient les calmants et les antispasmodiques, tels que le castor, l'éther, le succin, le camphre, l'assa fœtida, le musc, la valériane, la menthe, les eaux spiritueuses. Les autres font usage de bains simples, tièdes et froids, souvent répétés et prolongés pendant plusieurs heures, des boissons mucilagineuses, des pédiluves, des lavements froids, de l'eau pure pour boisson. D'autres pensent que les distractions, les exercices gymnastiques, les voyages et les moyens moraux sont souvent plus utiles que les ressources de la pharmacie.

M. Leloir rapporte l'observation de trois hystériques dont deux ont été guéries par les courants faradiques et la troisième par les courants continus.

La première était une jeune fille de treize ans et demi, hémianesthésique, hémianalgésique du côté droit, et présentant des troubles de l'ouïe et de l'odorat du même côté, chez laquelle ces troubles ont disparu après l'application, pendant cinq minutes, d'un courant faradique.

La seconde est une femme de trente ans qui était hémianesthésique et hémianalgésique du côté gauche ; elle avait également des troubles des sens spéciaux du même côté. L'application, plusieurs fois répétée, de courants faradiques n'a ramené, chez cette malade, la sensibilité qu'en certains points et n'a produit aucune action sur les troubles des sens spéciaux.

La troisième est une fille de trente-deux ans qui était atteinte d'une contraction hystérique du bras gauche. L'application de courants continus pendant douze jours et pendant douze heures par jour a complètement fait disparaître ces phénomènes.

Mais si nous voulons obtenir, dans le traitement de cette maladie, les résultats les plus satisfaisants, si nous cherchons la guérison, lorsque cette guérison est possible, nous devrons, comme pour les affections dont nous avons parlé précédemment, avoir recours à l'hydrothérapie.

Il est aisé de s'en convaincre en lisant les observations suivantes, que nous recommandons à l'attention du lecteur, en les faisant précéder de quelques réflexions sur l'hystérie, empruntées aux meilleures sources et aux plus savants des praticiens, à l'effet de prouver que l'on doit, en présence de cette affection, conseiller l'hydrothérapie d'une manière suivie et employée avec énergie.

CHAPITRE III

Hystérie et hydrothérapie.

Le traitement de l'hystérie est certainement l'un des plus beaux triomphes de l'hydrothérapie rationnelle. Laissons parler Becquerel, dont j'aime à citer le témoignage, parce qu'il est celui d'un homme compétent et dégagé de toute préoccupation d'intérêt ou d'amour-propre.

« L'hystérie est une maladie si commune et, en même temps, qui fait souffrir pendant si longtemps un si grand nombre de femmes, que l'on a employé, pour la combattre, presque tous les médicaments de la matière médicale. Malheureusement, la plupart des médicaments successivement employés n'ont que trop souvent échoué. L'hydrothérapie est, je crois, destinée à remplacer toutes ces médications, et c'est certainement une des maladies dans lesquelles ce moyen a le plus de chances de réussir d'une manière complète et constante.

« Depuis trois ans, toutes les hystériques que j'ai reçues à l'hôpital, et un certain nombre de celles que j'ai vues en ville et qui ont bien voulu s'y soumettre, n'ont été traitées que par l'hydrothérapie. Je puis dire avec assurance que toutes les fois qu'on a voulu se soumettre, d'une manière suivie et rationnelle, à cette médication, l'hystérie a guéri.

« La première condition à demander à une hystérique qui consent ou qui désire être traitée par l'hydrothérapie, c'est de s'y soumettre un temps suffisant pour que la médication puisse agir d'une manière suivie et réussir ainsi complètement : c'est quelquefois trois, quatre, cinq, six mois même qu'il faut pour faire disparaître un état hystérique ancien et intense.

« On peut, en quelque sorte, distinguer deux états différents, quoique de même nature au fond, dans l'hystérie : 1° l'état hystérique, ou, si l'on aime mieux, la constitution, le tempérament hystérique, si commun chez un grand nombre de femmes, et qui présente de temps en temps un certain nombre d'accidents variés plus ou moins intenses, lesquels constituent précisément le deuxième état ; 2° les accidents hystériques si variés et si nombreux, tels que les convulsions, les hyperesthésies, les anesthésies, etc., etc.

« Quel que soit celui de ces deux états, l'hystéricisme ou les accidents hystériques, en face duquel on se trouve, le médecin à mon avis ne doit pas hésiter ; il doit conseiller l'hydrothérapie d'une manière suivie et employée avec assez d'énergie.

« Je n'ai jamais eu l'occasion de faire porter une malade sous la douche froide pendant les convulsions hystériques. Je ne doute pas que son administration ne mette une fin rapide à la crise convulsive, et M. Fleury a souvent confirmé par l'expérience la justesse de ma prévision. L'hyperesthésie et les diverses douleurs hystériques, quel que soit leur siège, doivent être traitées par les applications froides sédatives. L'anesthésie, au contraire, doit être combattue par des douches froides en jet, d'une notable énergie et dirigées sur la partie insensible.

« J'ai eu plusieurs fois occasion de me louer des bons effets des douches froides, et plus spécialement administrées sur l'abdomen, pour combattre la tympanite hystérique. Je crois qu'on ne doit employer dans ce cas que des douches d'une faible portée ; les douches énergiques pourraient avoir quelque inconvénient si on les dirigeait directement sur l'abdomen. La paraplégie hystérique guérit parfaitement par l'emploi du traitement hydrothérapique, mais il faut continuer longtemps son application pour obtenir un succès. J'en ai recueilli deux belles observations dans mon service. »

Mais l'hystérie n'est point, comme pouvait le croire Becquerel, une maladie locale ; elle est, pour moi, une névrose générale dont le point de départ est dans les organes génitaux de la femme ou de l'homme, et le traitement de cette névrose ne saurait être systématisé.

Il consiste, pour la thérapeutique, à obéir aux indications diverses et multiples qui se présentent incessamment dans la marche de ce Protée pathologique qui porte le nom d'hystérie.

Nous disons pour la thérapeutique, parce qu'il y a ici une question de physiologie qui domine tout, et qui exige quelques développements.

La physiologie des organes génitaux de la femme n'a été, jusqu'ici, que très incomplètement étudiée ; toute l'attention des observateurs s'est portée vers les fonctions qui se rattachent à la reproduction de l'espèce, vers les phénomènes qui intéressent l'être nouveau et la mère ; mais l'on ne s'est que fort peu préoccupé des fonctions qui se rattachent au sens génital, des phénomènes qui intéressent la femme.

L'on a réfuté l'erreur qui faisait attribuer à la femme une sécrétion et une éjaculation spermatiques ; l'on a indiqué vaguement les usages du clitoris ; quelques auteurs contemporains ont dirigé leurs recherches vers l'appareil glandulaire du vagin ; mais nul n'a songé à creuser plus profondément un sujet qui, en dépit du peu d'attention qu'on lui a octroyé, n'en joue pas moins un rôle très étendu et très important dans l'histoire physiologique, psychologique et pathologique de la femme.

Nous n'avons pas la prétention d'avoir fait une découverte, non plus que celle d'avoir fait dire son dernier mot à l'observation, mais nous pensons que l'exposé de nos investigations ne sera point dépourvu de tout intérêt pratique.

Les organes immédiats du sens génital sont, chez la femme, le clitoris, les muscles constricteurs du vagin et les glandes de Bartholin.

Le clitoris est, à ce point de vue, l'équivalent exact de la verge, et plus particulièrement du gland. L'on a comparé les ovaires aux testicules ; la comparaison est juste si l'on n'envisage les testicules que dans leurs rapports avec la reproduction ; mais, au point de vue du sens génital, et en faisant intervenir les organes éjaculateurs, ce sont évidemment les glandes de Bartholin et les constricteurs du vagin qui tiennent la place des testicules et de l'appareil éjaculateur.

Le canal utéro-vulvaire est, par lui-même, entièrement étranger au sens génital ; il en est de même de l'utérus et des ovaires, lorsque ces organes sont à l'état de repos ; mais les ovaires pendant l'ovulation, l'utérus pendant la gestation, peuvent réagir sympathiquement ou mécaniquement sur le clitoris ; c'est de cette dernière façon qu'agissent la réplétion de la vessie, celle du rectum, toutes les causes capables de produire la congestion des organes génitaux.

Si l'utérus et les ovaires, en dehors de la gestation et de l'ovulation, n'exercent aucune action sur les organes du sens génital, la réciproque n'est pas exacte. Ces derniers, lorsqu'ils sont excités, réagissent sur les premiers. Il est des femmes qui, avant et pendant le coït, éprouvent très manifestement des sensations utérines, des mouvements, des contractions de la matrice ; le coït opéré dans certaines conditions provoque l'éruption des règles, ou rappelle l'écoulement. Qui ne sait que les réactions, les sympathies exercées par les organes génitaux s'étendent jusqu'aux mamelons et aux glandes mammaires ?

Il est bien entendu aussi que le sens génital et les organes y afférents peuvent, chez la femme comme chez l'homme, être excités par la vue, l'odorat, le toucher, le tact, le souvenir, l'imagination ; en un mot, par tous les agents capables de faire naître le désir vénérien, soit en excitant directement les organes génitaux, soit en n'agissant sur eux que par l'intermédiaire d'une excitation cérébrale primitive.

Le clitoris est, exclusivement, l'organe de la sensation voluptueuse ; nous verrons plus loin que le coït n'est physiologique, n'est complet, pour la femme, qu'à la condition d'une excitation clitoridienne suffisante, directe ou médiate.

Quel est le rôle de l'appareil glandulaire dans l'acte du rapprochement sexuel ?

Voici comment s'exprime à cet égard le R. P. et docteur Debreyne, plus instruit en ces matières que ses confrères, par la raison, dit-il, « que les femmes en entretiennent plus volontiers leur confesseur que leur médecin ; » — et aussi, pourrions-nous dire à notre tour, « parce que les confesseurs, plus volontiers que les médecins, en entretiennent les femmes. »

Quoi qu'il en soit, l'opinion du R. P. Debreyne est ainsi formulée :

« Les caractères suivants décèlent les pollutions de la femme : effusion externe ou interne, c'est-à-dire une excrétion, ou du moins une exsudation, de matière muqueuse, qui n'est que le simple produit des glandes vaginales, avec un sentiment plus ou moins vif de plaisir charnel dans l'appareil génital, devenu le siège d'un mouvement érectile et spasmodique. Cette sensation est aussitôt suivie de la cessation plus ou moins prompte du mouvement désordonné interne ou de l'orgasme érotique, auquel succède un état de satiété, de résolution et de repos du système générateur.

« Nous entendons par l'effusion externe une évacuation qui se produit à l'extérieur et se rend appréciable par les sens ; et par l'effusion interne une simple exsudation muqueuse renfermée et arrêtée dans l'appareil utérin ou génital, parce qu'elle est en quantité trop minime pour se répandre au dehors. Dans toute pollution véritable, il y a nécessairement une de ces deux évacuations sensible ou latente, sans quoi il n'existe point de pollution proprement dite, mais un simple orgasme, ou des mouvements qu'on appelle déréglés, lesquels, s'ils ne sont suivis de pollution, s'apaisent peu à peu sans sensation extraordinaire. La quantité et la qualité de la matière excrétée sont relatives aux dispositions individuelles, et dépendent des tempéraments plus ou moins lymphatiques et phlegmatiques, ou plus ou moins secs ou pituiteux, et surtout de l'impressionnabilité nerveuse des personnes ; tout cela est extrêmement variable. »

Nous ne savons pas si ce langage, peu médical, est très orthodoxe ; nous ne comprenons pas beaucoup les motifs qui peuvent engager les femmes à entretenir leurs confesseurs de semblables choses ; nous ignorons comment, à l'aide des seuls renseignements qui leur sont fournis par leurs pénitentes, les confesseurs peuvent apprécier la quantité et la qualité des matières sécrétées par les glandes vaginales ; mais tout ceci ne nous regarde pas, et nous passerions condamnation, si la description du R. P. Debreyne était suffisamment explicite ; il n'en est pas ainsi.

Si d'un confesseur nous passons à un physiologiste, voici ce que nous apprend Jules Béclard :

« La sécrétion des glandes vulvo-vaginales ou glandes de Bartholin augmente au moment de l'excitation génésique, et l'excrétion du liquide sécrété accompagne l'érection des tissus érectiles qui garnissent l'entrée du vagin. Lorsque le désir du coït est vif, l'issue du liquide a lieu parfois sous forme de jet, par les contractions spasmodiques du canal excréteur. C'est ce jet de liquide, assez analogue à celui qui a lieu par les canaux excréteurs des glandes salivaires à la vue ou au souvenir des aliments savoureux, qu'on a quelquefois désigné sous le nom d'éjaculation de la femme. »

Suivant Béclard, l'éjaculation de la femme aurait donc lieu avant le coït ou dès le début, au moment de l'excitation génésique, sous l'influence d'un désir très vif, et elle n'aurait d'autre but que de favoriser le glissement du membre viril. Mais si la comparaison imaginée par Béclard peut, à la rigueur, s'appliquer à une sécrétion initiale, elle ne convient pas à la sécrétion terminale dont parle le R. P. Debreyne.

D'un autre côté, Béclard paraît croire que l'éjaculation féminine est un fait accidentel, irrégulier, individuel. Nous verrons plus loin ce qu'il faut rejeter dans cette manière de voir.

Le docteur Betz, qui a signalé les pollutions nocturnes de la femme, s'exprime ainsi :

« Il s'écoule de la partie antérieure du vagin un liquide que les anciens appelaient sperme féminin. La sensation voluptueuse acquiert son summum d'intensité pendant cette éjaculation, qui est suivie d'un état de faiblesse et de lassitude... La quantité de liquide ainsi éjaculé par la femme est de douze à vingt grammes. Ce liquide provient évidemment des glandes de Bartholin. C'est donc à tort que quelques physiologistes lui ont donné pour rôle de lubrifier les parties et de modérer les frottements dans l'acte de la copulation. »

Les auteurs diffèrent donc notablement d'opinion quant aux effusions vulvo-vaginales. Les divergences tiennent-elles à des variétés individuelles se rattachant aux fonctions de la glande de Bartholin ? Huguier pense qu'il en est ainsi.

« Au moment de la copulation, dit ce chirurgien, la glande se congestionne, entre dans une sorte d'éréthisme et sécrète plus abondamment qu'à tout autre instant... C'est au moment où les sensations voluptueuses sont sur le point d'atteindre leur apogée que le liquide, versé avec plus d'abondance, exaspère la sensibilité qui, sortie de ses bornes, jette la femme dans un véritable délire convulsif... Aux approches des rapports sexuels et pendant leur exécution, le liquide est versé avec une certaine force sur la muqueuse vulvaire ; mais ce n'est que quand les muscles du périnée et de la vulve sont agités de contractions involontaires et comme convulsives, qu'il est excrété par saccades ou par jets, comme dans l'éjaculation de l'homme. Cette sorte d'éjaculation ne s'observe pas chez toutes les femmes ; d'où la dissidence des auteurs à son égard. Il faut, pour qu'elle ait lieu, un appareil sécréteur très développé, un canal excréteur légèrement dilaté et converti, ainsi que ses ampoules, en une sorte de réservoir, et une sensibilité vive de la part de la femme... Lorsque le coït est exécuté à l'insu de la femme, contre sa volonté, sans sa participation morale, ou dans le rapprochement avec une femme froide, chez laquelle les sensations exquises de la copulation n'existent pas dans toutes les circonstances, l'acte commence et s'achève sans qu'il y ait eu excitation de la glande, production et excrétion notables de son fluide. »

Voyons maintenant ce que nous ont appris nos propres observations.

Le désir vénérien se manifeste chez la femme par l'érection du clitoris, représentant l'érection pénienne qui a lieu chez l'homme.

Lorsque l'excitation clitoridienne a été suffisamment intense et prolongée, l'on voit apparaître à l'orifice du vagin un liquide incolore, transparent, d'une odeur *sui generis* mais non spermatique, filant, semblable à celui qui, chez l'homme, apparaît à l'orifice libre de l'urètre (fluide prostatique) dans des circonstances analogues. Voilà l'effusion interne du R. P. Debreyne, la sécrétion initiale, improprement appelée éjaculation par Béclard. Cette effusion lubrifie l'entrée du vagin ; elle lubrifie aussi le membre viril à son passage, et facilite ainsi l'acte de la copulation.

Si l'excitation clitoridienne se prolonge et parvient à son summum d'intensité, les muscles constricteurs entrent en action, le spasme vénérien général se manifeste, et à ce moment les glandes de Bartholin projettent avec force un jet de liquide, lequel constitue l'effusion externe du R. P. Debreyne, une effusion terminale, une éjaculation analogue à celle qui termine, chez l'homme, l'acte de la copulation.

Chez la femme, comme chez l'homme, l'éjaculation est suivie de l'extinction du désir vénérien et d'un sentiment de langueur, de lassitude générale, du besoin de repos et de sommeil, etc.

Cette description générale reçoit des variétés individuelles, et de diverses circonstances, d'importantes modifications.

Chez les femmes jeunes, ardentes, n'ayant pas eu d'enfant, d'une idiosyncrasie génitale très développée; chez les femmes qui ont usé du coït sans en abuser; chez les femmes livrées aux ardeurs d'une violente passion, aux émotions qui accompagnent les premières étreintes d'un homme; chez les femmes, en un mot, chez lesquelles une grande excitation cérébrale agit sur une idiosyncrasie génitale développée, la présence, le contact, les caresses de l'homme, l'intromission du pénis, les frottements exercés sur la vulve et sur l'orifice du vagin suffisent, en l'absence de tout attouchement exercé directement sur le clitoris, pour produire une sensation voluptueuse complète, c'est-à-dire terminée par un spasme général et une éjaculation.

Dans les conditions opposées à celles que nous venons d'indiquer, une excitation directe du clitoris, plus ou moins intense, plus ou moins prolongée, devient indispensable. Le coït vaginal, réduit à sa plus simple expression, laisse la femme complètement froide, indifférente, malgré les efforts que peut faire son imagination, et trop souvent elle n'y trouve qu'une occasion de fatigue, de répulsion, de dégoût.

La quantité du liquide éjaculé varie singulièrement; chez les femmes très ardentes elle est parfois extrêmement considérable.

Il n'est pas rare de voir des femmes mariées à des hommes qu'elles n'ont jamais aimés ou à des hommes qui, par prévoyance conjugale, trouvent bon de laisser leurs femmes dans une chaste ignorance dont ils se dédommagent avec leurs maîtresses, il n'est pas rare de voir ces femmes arriver jusqu'à l'âge de trente ou quarante ans sans avoir jamais ressenti l'excitation clitoridienne, le spasme vénérien, la sensation voluptueuse qui accompagne l'éjaculation. Les hystériques sont très nombreuses dans cette catégorie de femmes mariées, et la maladie ne disparaît que si par un second mariage, et celui-ci d'inclination, ou par une autre circonstance, punition d'un égoïste et coupable calcul, le rapprochement sexuel est opéré d'une manière plus équitable et plus conforme aux vœux de la nature.

Souvent, les femmes qui n'ont été que tardivement initiées aux mystères de l'amour en recherchent les plaisirs avec une ardeur d'autant plus grande qu'elles veulent réparer le temps perdu; quelques-unes demandent à la masturbation une excitation qu'elles ne trouvent pas ailleurs, et il en est qui deviennent les victimes d'une érotomanie plus ou moins grave.

Parmi les femmes douées d'une idiosyncrasie génitale très développée, il en est chez lesquelles la sensation voluptueuse se prolonge indéfiniment pour ainsi dire; une excrétion extrêmement abondante a lieu pendant toute la durée du coït, mais sans présenter, à aucun moment, les caractères d'une éjaculation terminale. Chez elles, l'ardeur génésique n'est jamais éteinte et poursuit constamment un *desidera-*

tum qu'elle ne peut jamais atteindre. Ces femmes insatiables peuvent être lassées, mais non assouvies ; elles fournissent un contingent considérable à la population des hystériques et des érotomanes.

Existe-t-il, comme le dit Huguier, des femmes froides chez lesquelles l'acte de la copulation commence et s'achève sans qu'il y ait excitation de la glande de Bartholin, production et excrétion de son fluide ?

Oui certes, il en existe, et beaucoup, mais dans quelles circonstances ? Lorsque le rapprochement sexuel est opéré sans amour, sans excitation cérébrale, sans excitation clitoridienne ; mais, dans les conditions opposées, ces mêmes femmes cessent d'être froides, et deviennent souvent très ardentes.

Les filles publiques sont froides lorsqu'elles se livrent à qui les paye ; elles cessent de l'être lorsqu'elles se donnent à leur amant de cœur.

Nous ne contestons pas les variétés individuelles, les degrés différents de l'idiosyncrasie génitale ; mais nous croyons qu'il n'existe pas de femmes radicalement froides, c'est-à-dire inaptes à ressentir « les sensations exquises de la copulation, » Ici, encore, c'est du *modus faciendi* que tout dépend.

Ceci posé, que faut-il entendre par les mots : pollutions de la femme?

Il est évident que le nom de pollution ne doit être donné qu'à l'effusion terminale, externe, qu'à l'éjaculation s'opérant dans les circonstances que nous avons indiquées.

Or, il n'existe chez la femme rien d'analogue à la spermatorrhée de l'homme, aux pollutions asthéniques ; chez elles, les pollutions sont toujours sthéniques, accompagnées de la sensation voluptueuse, et résultent soit d'une irritation des parties génitales, soit d'une excitation cérébrale.

Chez certaines femmes très ardentes, douées d'une idiosyncrasie génitale extrêmement développée, la vue d'un homme, le contact de sa main, une lecture, une image, suffisent pour déterminer une pollution diurne ; des pollutions nocturnes, plus ou moins fréquentes, sont provoquées par des rêves érotiques.

Chez les femmes habituellement plus calmes, plus froides, des phénomènes analogues peuvent être produits accidentellement par l'ovulation, par la gestation, par le prurit vulvaire, par la présence d'ascarides vermiculaires, et surtout par une attaque hystérique. Chez elles, c'est contre la volonté que l'excitation cérébrale se produit, que la pensée érotique se développe, que le désir vénérien naît et devient de plus en plus impérieux.

Enfin, il est des cas dans lesquels les pollutions sont provoquées par une simple irritation des organes génitaux, en l'absence de toute excitation cérébrale, et l'on voit des malades se livrer à la masturbation pour se délivrer d'une obsession physique très pénible, pour satisfaire un besoin vénérien et non un désir.

L'on sait que la masturbation produit chez les femmes des effets analogues à ceux que l'on observe chez l'homme ; il en est de même quant aux pollutions. Chez la femme, comme chez l'homme, elles sont, lorsqu'elles se répètent trop fréquemment, une cause de gastralgie, de rachialgie, d'anémie, d'affaiblissement musculaire, etc.; chez la femme, comme chez l'homme, elles tendent à devenir une habitude morbide, et réclament un prompt traitement.

Nous dirons ailleurs que l'une des difficultés, dans le diagnostic et le traitement des pollutions chez les hommes, est de déterminer si les pertes séminales sont sthéniques ou asthéniques ; nous avons ajouté que le coït est une pierre de touche très propre à fixer le diagnostic dans les cas de ce genre. Rien de pareil quant aux pollutions de la femme, qui, ainsi que nous l'avons dit, sont toujours sthéniques, par excitation ou par irritation.

La première indication est de rechercher s'il existe une cause directe ou médiate d'irritation des organes génitaux : vulvite, vulvo-vaginite, ovarite leucorrhée, prurit vulvaire, hyperesthésie utéro-vulvaire, dartre, ascarides, grossesse, tumeur abdominale, etc., et de la combattre par les moyens appropriés.

Si les pollutions sont le résultat d'une hyperexcitation cérébrale, d'un désordre de l'imagination, les sédatifs physiques et moraux doivent être employés avec persévérance et fermeté.

Enfin, si les pollutions se rattachent à la non-satisfaction d'un besoin physiologique, ainsi qu'on l'observe si fréquemment chez les hystériques, il faut obéir aux exigences de la nature, en se rappelant que le mariage n'est un moyen efficace que si le rapprochement sexuel est opéré de manière à ne pas laisser les organes génitaux de la femme indifférents, ou à ne pas les exciter, plus ou moins, sans aboutir à l'orgasme qui termine tout acte régulier et complet.

Appliquons maintenant ces données physiologiques à l'étude de l'hystérie.

Dans un ouvrage remarquable à plus d'un titre, Négrier décrit, sous le nom d'ovarie, l'hystérie des auteurs, et il s'efforce de substituer, dans la pathogénie de la maladie, l'ovaire à l'utérus, en reproduisant les objections qui ont été opposées à la doctrine qui place dans l'utérus le siège de l'hystérie. Ces objections sont suffisamment connues, et nous ne nous y arrêterons pas. Voyons, plutôt, quels sont les arguments produits par Négrier en faveur de la doctrine qui transporte le siège de la maladie de l'utérus dans les ovaires.

« La maladie se rattache, quant à son développement, à une brusque suppression des règles, à la dysménorrhée ; elle est accompagnée d'une douleur dans les fosses iliaques ou dans l'une d'elles ; elle cède à une application de sangsues, de ventouses sèches ou scarifiées, à une compression faite au niveau du point douloureux, etc., etc. »

Une première objection se présente, et elle est capitale. Les faits rapportés par Négrier nous offrent des exemples d'accidents nerveux, d'accidents convulsifs, d'accidents hystériformes, si l'on veut ; d'affections aiguës et éphémères, mais aucun praticien n'y verra des exemples de cette hystérie classique que, tous, nous ne connaissons que trop.

Allons plus loin toutefois ; acceptons le diagnostic et les interprétations de Négrier ; allons plus loin encore. Dès le lendemain de la lecture du travail de notre confrère, nous avons expérimenté les ventouses sèches et la compression sur plusieurs des nombreuses et véritables hystériques que renfermait constamment l'établissement hydrothérapique de Bellevue, et plusieurs fois nous avons, à l'aide de ces moyens, obtenu un soulagement immédiat; nous avons prévenu et arrêté de véritables attaques hystériques.

Que faut-il en conclure quant à la doctrine de Négrier ? — Rien. — Rien, car des faits et des arguments analogues à ceux que Négrier invoque en faveur des ovaires ont été invoqués, avec tout autant de droit, en faveur de l'utérus (Dubois d'Amiens, Landouzy) et chez les mêmes malades l'on obtient les mêmes résultats tantôt de la compression de l'un des ovaires, tantôt du ballottement de l'utérus (Récamier), tantôt de la confrication (Briquet) ou de la titillation clitoridienne (Marchal de Calvi).

Les uns placent le siège de la névrose exclusivement dans l'utérus.

Les autres déclarent que de tous les organes, l'utérus est celui qu'on est le moins autorisé à considérer comme le siège de la maladie (Bouillaud).

Négrier accorde la prééminence aux ovaires, sans refuser une certaine influence à l'utérus.

Landouzy accorde la prééminence à l'utérus, sans refuser une certaine influence aux ovaires.

Tous ont raison et tous ont tort, à notre avis.

Il s'agit ici, suivant nous, d'une maladie fonctionnelle, d'une maladie qui se rattache au sens génital, à l'exercice des fonctions génésiques.

A ce point de vue, le siège organique de la névrose est principalement le clitoris chez la femme ; la verge et spécialement le gland chez l'homme, ainsi que le démontrent les faits que nous avons cités d'hystérie masculine produite par un phimosis congénital.

Que les observateurs étudient, chez une femme en proie à une attaque hystérique, l'état du clitoris, du bulbe du vagin, des glandes de Bartholin ; qu'ils étudient la préjection pelvienne signalée par Grisolle et Négrier, et ils ne tarderont pas à se convaincre de la justesse de cette doctrine.

Les idées que nous émettons ne sont pas nouvelles, puisqu'elles remontent à Galien, mais elles sont repoussées par les auteurs contemporains, qui ne se décident qu'avec peine à ranger parmi les variétés de l'hystérie, une *hysteria libidinosa*, une hystérie compliquée de nymphomanie (Landouzy). Or, ce qui est pour eux une complication, est pour nous la maladie elle-même, ce qui est pour eux une rare exception, est pour nous la règle.

Et maintenant toutes les contradictions, toutes les dissidences s'expliquent et disparaissent.

L'utérus pendant la gestation, les ovaires pendant l'évolution, réagissent sur les organes du sens génital. — Et voilà pourquoi Landouzy et Négrier ont tous deux tort et ont tous deux raison.

En dehors de la gestation, les réactions exercées par l'utérus sont le plus ordinairement nulles. — Et voilà pourquoi Bouillaud a raison.

En dehors de l'ovulation, les réactions exercées par les ovaires sont nulles. — Et voilà pourquoi Négrier a tort.

Les organes du sens génital réagissent sur l'utérus et les ovaires, et voilà dans quelles limites ont raison les hystériens et les ovariens.

La réplétion de la vessie, celle du rectum, les actions mécaniques exercées sur les organes du bassin, réagissent sur les organes du sens génital. — Et voilà pourquoi Piorry a raison de placer le siège de sa névropathie dans toute la partie du système nerveux dont l'action est liée à celles des organes génitaux.

Une pensée, un rêve, une image, réagissent sur les organes du sens génital. — Et voilà pourquoi Georget a eu raison de faire intervenir le cerveau.

Et voilà pourquoi la névrose génitale se montre chez l'homme comme chez la femme, mais beaucoup plus fréquemment chez cette dernière.

Et voilà pourquoi sur huit cent vingt-huit femmes hystériques, la maladie s'est montrée sept cent vingt et une fois de quinze à trente ans.

Et voilà pourquoi le mariage, comme remède de l'hystérie, est préconisé par les uns, repoussé par les autres, déclaré de nul effet par les troisièmes.

Le mariage est de nul effet lorsqu'il est représenté, pour la femme, par l'accomplissement d'un devoir, lequel laisse le sens génital complètement indifférent ; par une opération conjugale qui n'est qu'un objet de répulsion et de dégoût.

Le mariage est nuisible lorsqu'il est représenté, pour la femme, par un coït vaginal réduit à sa plus simple expression ; par un coït qui excite les organes du sens génital sans leur donner satisfaction, sans aboutir à l'orgasme vénérien terminal.

Le mariage est efficace lorsqu'il est représenté, pour la femme, par l'acte voluptueux complet qui sépare l'humanité de l'animalité ; l'acte qui n'a point pour unique mobile la reproduction de l'espèce chez des êtres doués de facultés intellectuelles et morales d'un ordre élevé ; doués de facultés qu'on appelle : jugement, comparaison, préférence, AMOUR !

Et voilà pourquoi tant de femmes sont rendues hystériques par le mari qu'elles n'aiment pas, et que tant d'autres sont guéries par le mari qu'elles aiment et qui les aime.

Et voilà pourquoi le mariage, pour être un remède efficace contre la névrose génitale, doit être un choix, et non une convention, une affaire.

Que les physiologistes, les médecins et les moralistes méditent nos paroles ; — ils y trouveront de graves et utiles enseignements.

Si Monneret avait voulu tenir compte de ces distinctions physiologiques si importantes, il ne se serait point fait l'écho de cette banale objection, reproduite par Briquet, à savoir : que l'hystérie est fréquente chez les filles publiques.

§ I. — AVORTEMENT PROVOQUÉ PAR UNE CHUTE. — MÉTRORRHAGIES RÉPÉTÉES. — ANÉMIE PROFONDE. — HYSTÉRIE. — TROUBLES DIGESTIFS ET NERVEUX, ETC. INSUCCÈS, PENDANT DEUX ANS, DE DIVERSES MÉDICATIONS ALLOPATHIQUES ET HOMŒOPATHIQUES. — TRAITEMENT HYDROTHÉRAPIQUE. — GUÉRISON OBTENUE EN DEUX MOIS.

Mme L... est âgée de vingt-quatre ans, d'une taille au-dessus de la moyenne, d'une constitution robuste, d'un tempérament sanguin ; elle a les cheveux et les yeux noirs, la peau brune.

Mme L..., dans la famille de laquelle on ne trouve aucune trace d'hérédité morbide, a été élevée à la campagne dans les meilleures conditions hygiéniques ; elle a constamment pris beaucoup d'exercice en plein air, aussi son système musculaire est-il remarquablement développé. A dix-neuf ans, elle était une belle et robuste jeune fille, jouissant de la santé la plus florissante, forte, agile, mais très impressionnable, et ressentant vivement la peine comme le plaisir. A cette époque (1849) et après son mariage, Mme L... vint habiter Paris.

Le chagrin d'être séparée de sa famille, le changement d'existence, la vie sédentaire, la privation du grand air, ne tardèrent pas à exercer une fâcheuse influence sur Mme L..., qui devint triste, découragée, abattue. Se faisant un devoir de cacher à son mari les pénibles impressions qu'elle éprouvait, de lui dérober ses nombreux accès de larmes, elle était obligée à d'incessants efforts de dissimulation qui exigeaient de sa part une perpétuelle surexcitation de la volonté, et qui la fatiguaient beaucoup ; parfois des sanglots éclataient malgré tout, et Mme L... était réduite à leur attribuer des causes qui n'existaient pas, ou à se laisser accuser de caprice, de caractère irrégulier, bizarre, malheureux, etc., alternatives également douloureuses pour elle.

Cet état intellectuel et moral ne tarda pas à réagir sur le physique ; l'appétit devint moins vif, la digestion laborieuse, le teint se décolora, et Mme L... « s'aperçut pour la première fois qu'elle avait des nerfs. » Elle devint irascible, tressaillant au moindre bruit imprévu, pleurant au moindre mot, et à plusieurs reprises, « pour peu qu'elle se fût laissée aller, elle aurait eu des attaques de nerfs ; » mais elle luttait avec énergie contre cette tendance et elle finissait par l'emporter, mais non sans de violents efforts.

Il en fut ainsi pendant six mois, mais alors Mme L... finit par prendre le dessus, et bientôt elle se retrouva dans des conditions physiques, intellectuelles et morales, sinon aussi bonnes qu'avant son mariage, du moins très satisfaisantes.

En 1852, Mme L... devint grosse, et comme depuis trois ans elle désirait ardemment avoir un enfant, elle ressentit une joie qui ne laissa plus aucune place à la tristesse et aux regrets ; son bonheur fut d'ailleurs complété par sa réunion avec sa famille, laquelle était venue, à son tour, se fixer à Paris et auprès d'elle.

Les commencements de la grossesse ne furent troublés par aucun accident, et tout marchait à souhait, lorsqu'un événement imprévu vint jeter le désespoir dans la famille de Mme L... et compromettre pour longtemps son bonheur.

Le 10 mai 1852, pendant une partie de campagne faite dans les environs de Paris, Mme L... se trouvait avec son mari, son père et sa mère, dans une voiture découverte attelée de deux chevaux ; les chevaux s'emportent, la calèche est renversée, et les quatre personnes qui l'occupent sont violemment projetées au dehors. Trois personnes reçoivent des contusions plus ou moins fortes ; Mme L... assure n'avoir éprouvé qu'une violente secousse et une vive frayeur ; elle n'accuse aucune douleur, et la société ne tarde pas à reprendre toute sa gaieté. Mme L... dîne avec appétit ; rentrée à Paris à dix heures du soir, elle se couche et s'endort paisiblement.

A minuit elle est réveillée par des douleurs dans le bas-ventre ; à une heure du matin elle s'aperçoit qu'elle perd du sang, et un médecin est appelé. Celui-ci déclare qu'un avortement est à redouter ; il prescrit des cataplasmes froids sur le ventre, et un quart de lavement avec vingt-cinq gouttes de laudanum de Sydenham. — Les douleurs se calment et le reste de la nuit se passe tranquillement.

Le lendemain, à huit heures du soir, nouvelle hémorragie. L'emploi des mêmes moyens produit le même résultat heureux.

Le surlendemain, à quatre heures de l'après-midi, troisième hémorragie, plus abondante que les précédentes, accompagnée de douleurs vives, intermittentes, présentant les caractères des douleurs provoquées par des contractions utérines. Saignée du bras, un quart de lavement avec trente-cinq gouttes de laudanum. Dans la nuit la saignée se rouvre, et Mme L... perd une grande quantité de sang.

Le 13 mai, écoulement sanguin peu abondant, mais continu ; douleurs peu intenses, mais se reproduisant toutes les deux ou trois heures. L'on juge que l'avortement est devenu inévitable et l'on se résigne à attendre l'événement.

Les 14 et 15, même état.

Le 16, les douleurs deviennent plus vives et plus rapprochées ; à sept heures du soir a lieu l'expulsion d'un fœtus de quatre mois environ. Mme L... perd une grande quantité de sang pendant et après le travail. La position, des compresses froides sur le ventre, des injections astringentes, l'application sur le col utérin d'un demi-citron, etc., se rendent enfin maîtres de l'hémorragie qui s'arrête vers le matin.

Pendant les huit jours suivants les choses se passent régulièrement.

Le 26, malgré toutes les instances qui lui sont faites par son médecin, toutes les prières qui lui sont adressées par sa famille, Mme L... se lève et se rend à l'église, où elle reste deux heures agenouillée sur la pierre. Le lendemain, elle refuse de garder le lit ou de rester couchée une partie de la journée sur un lit de repos ; elle a besoin, dit-elle, de mouvement pour combattre l'affreux désespoir que lui cause la perte de son enfant, de cet enfant si ardemment désiré pendant trois ans, si impatiemment attendu depuis quatre mois.

Pendant six mois, Mme L... s'abandonne à une douleur, à une tristesse que rien ne peut modérer, et se livre à des pratiques religieuses d'une extrême exagération ; elle passe à l'église la plus grande partie de ses journées, elle jeûne, elle veille et se refuse à toute distraction.

Cet état moral est accompagné de quelques désordres physiques ; la menstruation est devenue irrégulière et beaucoup plus abondante ; l'écoulement est considérable pendant quatre ou cinq jours et se prolonge ensuite, dans de moindres proportions, pendant six ou huit jours encore ; il contient souvent des caillots plus ou moins volumineux dont l'expulsion ne s'opère point sans douleur. Pendant les intervalles qui séparent les époques menstruelles, Mme L... perd souvent du sang en quantité plus ou moins considérable, tantôt pendant deux ou trois heures, tantôt pendant une journée ou deux. La peau et les muqueuses sont décolorées, les digestions sont laborieuses. La malade se refuse à tout examen ayant pour but de constater l'état de la matrice. On lui prescrit des pilules de Vallet et du seigle ergoté à la dose de cinquante centigrammes par jour. L'administration de ce dernier médicament a été abandonnée et recommencée à plusieurs reprises, et enfin définitivement abandonnée après deux mois d'essais restés infructueux.

Au mois de décembre, à la suite d'une assez vive contrariété, Mme L... est prise brusquement d'une attaque de nerfs ; c'est-à-dire que, sans perdre connaissance, elle pousse des cris, se plaint d'étouffer, d'être étranglée, pleure et rit tout à la fois, s'agite, se tord les membres, etc. La crise se termine au bout d'une demi-heure par des larmes abondantes, et laisse après elle une grande fatigue.

Depuis cette époque jusqu'à son arrivée à Bellevue, Mme L... a eu tous les mois, et surtout peu de temps avant et après l'époque menstruelle, trois, quatre ou six attaques hystériques parfaitement caractérisées, se produisant ordinairement sous l'influence de causes morales (celles-ci étant d'ailleurs toujours fort légères), mais se montrant parfois, aussi, en l'absence de toute cause déterminante appréciable.

Au mois de février 1853, Mme L... présente l'ensemble des phénomènes qui caractérisent l'anémie avancée : aridité, état parcheminé de la peau ; susceptibilité extrème à l'égard des agents atmosphériques; décoloration des membranes muqueuses; gastralgie, constipation ; palpitations violentes et essoufflement provoqués par le moindre exercice, par un mouvement des membres, par un quart d'heure de conversation ; affaiblissement de la vue, anéantissement des forces musculaires, etc.

La menstruation est toujours irrégulière, mais on n'y observe plus de caillots ; le sang est très pâle, l'écoulement, quoique moins abondant que précédemment, se prolonge pendant huit, dix et douze jours, et ne se termine jamais nettement. Les pertes intermédiaires n'ont pas eu lieu depuis deux mois.

Dans cet ensemble de phénomènes morbides, la malade ne tient compte, pour ainsi dire, que des attaques hystériques ; celles-ci lui sont odieuses, et pourvu qu'on l'en délivre, elle fait volontiers bon marché de tout le reste. Mme L... se révolte contre elle-même ; elle craint sans cesse d'être accusée de simulation, de faiblesse morale ; il lui semble toujours qu'en faisant un violent effort de volonté, elle dominera le mal, et elle est furieuse et humiliée chaque fois qu'elle est obligée de constater qu'elle n'est parvenue qu'à le rendre plus violent.

On prescrit le fer réduit par l'hydrogène et l'on épuise sans succès la liste des antispasmodiques : éther et chloroforme à l'intérieur, valériane, assa-fœtida, musc, etc.

Au mois de juin, la malade s'adresse à l'homœopathie, et elle reste soumise aux globules atomistiques jusqu'à son arrivée à Bellevue, qui a lieu le 14 avril 1854.

État actuel. — Amaigrissement considérable; Mme L..., dont la taille est de 1^m,63, ne pèse que 38 kilogrammes; affaiblissement musculaire excessif, c'est à peine si la malade peut se tenir debout, et ce n'est qu'avec l'aide d'un bras qu'il lui est possible de faire quelques pas ; décoloration complète des membranes muqueuses ; peau grisâtre, terreuse, aride ; le regard est terne, la figure exprime la souffrance et le découragement; appétit nul, digestion douloureuse, accompagnée de la sécrétion d'une quantité considérable de gaz, constipation opiniâtre ; palpitations fréquentes, insomnie, état nerveux qui ne supporte ni le bruit, ni la lumière, ni la conversation. La menstruation présente les caractères que nous avons indiqués ; les crises hystériques sont plus fréquentes et plus violentes que jamais.

Le pouls est lent, faible, et se laisse facilement déprimer; le cœur, examiné avec soin, ne présente aucun signe de lésion organique, mais tous ceux de l'anémie ; volume peu considérable, impulsion faible, battements parfois régulièrement intermittents, bruits claqués, métalliques; souffle moelleux au premier temps. Bruit de souffle dans les vaisseaux du cou. La respiration vésiculaire se fait entendre dans toute l'étendue des deux poumons, mais elle est faible ; rien d'anormal, d'ailleurs, dans ces organes. Le foie et la rate n'ont pas augmenté de volume; la langue est pâle, la région épigastrique douloureuse à la pression, mais on n'y rencontre aucune tumeur, non plus que dans une autre partie de l'abdomen. Les urines sont peu abondantes, incolores et claires, sans sédiments ni dépôts d'aucunes sortes.

Mme L... ayant enfin consenti à une exploration, dont j'avais fait la condition de mon intervention, je trouve la matrice notablement abaissée; le col est mou, pâle et très volumineux; le corps de l'utérus ne présente aucune lésion appréciable. La vulve et le vagin sont le siège d'une hyperesthésie très pénible.

Le traitement hydrothérapique est commencé le 16 avril. Je procède avec beaucoup de ménagements et de graduation, en raison de la faiblesse de la malade, de l'appréhension qu'elle a de l'eau froide et des violentes palpitations que provoquent et l'émotion et le contact du modificateur. Au bout de huit jours, Mme L... reçoit avec plaisir des douches générales biquotidiennes, en pluie et en jet.

15 mai. — Un changement considérable s'est opéré dans l'état de Mme L...; l'appétit est vif, la digestion facile, la constipation a disparu, le poids du corps est de 41 kilogrammes. Les règles ont paru le 4 et ont été arrêtées nettement le 9; il n'y a pas eu d'attaques hystériques, et cette circonstance a rempli la malade de joie et d'espoir. — Bains de siège à eau courante.

15 juin. — Tous les signes de l'anémie ont disparu; Mme L... mange beaucoup, digère parfaitement, fait chaque jour de longues promenades; elle n'a plus de palpitations, son teint est coloré, sa peau douce et halitueuse. Le poids de son corps est de 46 kilogrammes.

Les règles ont paru le 7; le sang s'est montré beaucoup plus coloré; l'écoulement s'est arrêté le 12. Pas d'attaques hystériques. La malade se considère comme guérie et veut quitter Bellevue; j'obtiens, non sans peine, qu'elle y restera encore pendant six semaines pour consolider sa guérison.

1er août. — Mme L... a tous les signes extérieurs de la santé la plus florissante, et, de fait, elle ne s'est jamais mieux portée de sa vie; elle a retrouvé toute la force, toute l'énergie de sa jeunesse, et elle pèse 55 kilogrammes.

L'abaissement utérin et l'engorgement du col ont entièrement disparu; la menstruation est parfaitement régulière; l'hyperesthésie utéro-vulvaire n'existe plus.

Mme L... quitte Bellevue et va passer à la campagne le reste de la belle saison.

Au mois de novembre, Mme L... est devenue enceinte; cette fois-ci, la grossesse a suivi son cours sans aucun accident; un accouchement très heureux a eu lieu le 17 août 1855, et aujourd'hui (février 1857) Mme L... est la plus heureuse des femmes et des mères.

§ II. — ÉTAT NERVEUX GÉNÉRAL DES PLUS GRAVES, ANCIEN ET REBELLE.
TRAITEMENT HYDROTHÉRAPIQUE. — GUÉRISON.

Mme X..., âgée de 36 ans, d'une constitution remarquablement belle, d'un tempérament nerveux très prononcé; santé excellente jusqu'à 20 ans; à ce moment interviennent des perturbations morales dont l'influence continue à se faire sentir pendant plusieurs années, et qui amènent des troubles graves dans toutes les fonctions. Mme X... se marie à 22 ans; trois grossesses ont lieu dans l'espace de neuf années, et à trois ans d'intervalle; les accouchements sont heureux, mais l'avant-dernier est suivi d'un abcès de la fosse iliaque qui compromet les jours de la malade, et pour lequel sont appelés MM. Guersant fils, Chomel et Jobert; l'abcès s'ouvre spontanément dans le rectum, et la guérison s'opère sans aucun accident consécutif.

La santé de Mme X... s'altère de plus en plus; elle est soumise à un traitement homéopathique qui reste inefficace, et M. Pétroz lui conseille le voyage d'Italie. Trois années sont passées à Rome, à Florence, à Naples, à Ischia, où la malade prend les eaux, et Mme X... revient en France, en 1845, sans avoir éprouvé le moindre soulagement.

Je passe rapidement sur ces antécédents, parce que l'état dans lequel j'ai trouvé Mme X..., lorsque j'ai été appelé à lui donner des soins, existait depuis plus de dix ans, sans avoir présenté, pendant ce long espace de temps, des modifications importantes ou des circonstances dignes d'être notées.

État actuel.— Le facies est celui d'une personne qui a été épuisée par une longue maladie chronique; le teint est terreux, d'un jaune gris, le nez effilé; les joues sont profondément excavées, les pommettes saillantes, les bords libres des paupières rouges et habituellement enflammés, les yeux, très enfoncés dans les orbites, ont un éclat fébrile qui cause une douloureuse impression.

L'amaigrissement est le plus prononcé qu'il m'ait été donné de rencontrer; les membres sont réduits à leur charpente osseuse, les clavicules, les omoplates, les pièces du sternum, les côtes et leurs cartilages, les apophyses vertébrales, les crêtes iliaques se dessinent comme si aucune partie molle ne les recouvrait; on peut dire littéralement que la malade n'a plus que la peau sur les os.

La peau est grise, sèche, rugueuse, écailleuse; lorsqu'on la pince, on aperçoit une foule de petites rides qui lui donnent l'aspect d'une peau de chagrin ou de cuir de Russie; la perspiration cutanée est pour ainsi dire nulle; jamais la peau n'est humide, et les chaleurs les plus intenses de l'été n'y amènent point la sueur.

Les forces sont réduites à leur plus simple expression; c'est à peine si la malade peut se porter, elle ne reste quelques instants debout qu'autant qu'elle est soutenue ou qu'elle s'appuie sur un meuble; se transporter d'une chambre à une autre est pour elle un sujet d'effroi, et elle ne quitte son lit que pour s'étendre sur une chaise longue. L'exercice ne provoque d'ailleurs aucune douleur, aucun accident localisé; il est tout simplement impossible, en raison d'une faiblesse générale poussée à ses dernières limites.

Ici néanmoins se présente un phénomène curieux. Douée de facultés intellectuelles et morales remarquables, d'une imagination vive, d'une âme ardente, poussée par son organisation, par son amour pour les beautés naturelles et pour les arts, par le désir de fuir un milieu dans lequel elle subit des souffrances morales sans cesse renouvelées, et aussi par un besoin maladif de changer de lieux, de se procurer des distractions, de donner incessamment des aliments nouveaux à son activité, Mme X... a la passion des voyages. Pour satisfaire ce goût, ce besoin, elle fait appel, dans un moment donné, à toute l'énergie morale qui est en elle, et alors on la voit accomplir ce qui paraît au-dessus des forces d'un homme robuste. C'est ainsi qu'elle gravit le Vésuve, dépassant tous ses compagnons d'ascension ; c'est ainsi que mourante, à Naples, elle trouve la force nécessaire pour faire un voyage en Orient ; Mme X... possède un talent musical de premier ordre et une magnifique voix de contralto ; elle reste souvent plusieurs mois sans ouvrir un cahier de musique, mais le hasard ou l'inspiration la conduit un jour à son piano, et alors, pendant plusieurs heures de suite, elle chante les morceaux les plus difficiles et les plus dramatiques de la manière la plus remarquable. Il ne faut point croire toutefois que ces dépenses de forces factices, que ces effets passagers d'une surexcitation nerveuse morbide, ne soient point chèrement payés ; à la suite de ces efforts, Mme X... tombe dans un épuisement profond, accompagné souvent de fièvre et d'accidents nerveux graves.

La langue est naturelle, le ventre souple et indolent, l'appétit entièrement aboli ; Mme X... a du dégoût pour les aliments, et ne mange qu'un peu de laitage, de légumes ou de fruits, ne boit que de l'eau, et l'on a peine à comprendre que la vie, quelque peu active qu'elle soit, puisse être entretenue par une alimentation aussi insuffisante et aussi peu substantielle. Les garde-robes n'ont lieu que tous les sept ou huit jours, elles sont toujours provoquées par un ou plusieurs lavements. Le foie et la rate sont à l'état physiologique.

La voix a perdu de sa force et de son étendue ; il est des jours où il est impossible à Mme X... d'émettre un son clair et soutenu ; du reste, les fonctions respiratoires ne sont point troublées. L'auscultation et la percussion ne fournissent que des résultats négatifs.

Le pouls est petit, serré, fréquent, parfois irrégulier et intermittent ; chaque nuit, vers trois heures du matin, la malade a un mouvement fébrile très prononcé, qui dure environ deux heures, et qui est suivi d'un épuisement extrême ; il n'existe aucune altération organique du cœur, mais le mouvement, la plus légère émotion, le bruit inattendu d'une sonnette, d'une porte qu'on ferme, provoquent des palpitations très violentes.

Les urines sont rares et sédimenteuses ; elles renferment une grande quantité de sels calcaires, et pendant le séjour de Mme X... à Ischia, il paraît que la proportion en est devenue extrêmement considérable. L'écoulement menstruel est régulier, mais peu abondant ; rien d'anormal du côté des organes génitaux ; l'utérus est parfaitement sain, et ne présente ni engorgement, ni ulcération, ni déplacement d'aucune sorte.

Le système nerveux est profondément altéré ; des douleurs névralgiques irrégulières, erratiques, se font sentir, tantôt dans un point, tantôt dans un autre ; il en existe presque constamment dans une ou plusieurs branches de la cinquième paire, et pendant l'hiver, Mme X., a des accès extrêmement violents qui durent pendant plusieurs semaines, se renouvellent plusieurs fois dans le courant de la saison, et sont souvent accompagnés, indépendamment des phénomènes habituels, d'une abondante sécrétion de larmes ou d'un écoulement séreux par le nez. Le froid, l'humidité, le contact de l'air, provoquent des accès de névralgie faciale :

aussi la malade redoute-t-elle extrêmement l'action de ces agents et a-t-elle toujours, même pendant l'été, la tête entourée de ouate, de fichus, etc.

La vue est très affaiblie, Mme X... ne peut se livrer à aucun travail d'aiguille ; le soir, la lecture est impossible, et dans la journée, elle ne peut pas être continuée au delà de quelques minutes. L'ouïe a beaucoup perdu de sa finesse. La malade ne goûte chaque nuit que deux ou trois heures d'un sommeil agité, interrompu par des rêves, des cauchemars, des terreurs, des hallucinations; vers le matin, il se manifeste un mouvement fébrile, que termine une légère moiteur, et Mme X... se lève plus fatiguée, plus faible qu'elle ne s'est couchée.

L'état intellectuel et moral est aussi fâcheux que possible ; la moindre émotion pénible, la plus légère contrariété, provoque un véritable désespoir, qui se prolonge souvent pendant toute une journée. La malade se représente alors tous les chagrins qu'elle a éprouvés dans le cours de sa vie : elle se plonge, sans que rien ne puisse l'en distraire, dans un océan de souvenirs douloureux, de pensées tristes ; elle tombe dans un découragement profond, elle prend la vie en dégoût, et l'on observe alors un véritable accès de lypémanie.

C'est dans un tel état de choses que Mme X... commence le traitement hydrothérapique, le 7 juillet 1847.

7 septembre. Malgré tout le soin, toute la prudence qu'on y a mis, les premières applications d'eau froide (*frictions en drap mouillé, lotions rapides*) ont été très pénibles, et ont provoqué des palpitations, de la suffocation, et une sensation de froid qui ne disparaissait qu'avec peine sous l'influence d'une réaction très incomplète. Il a fallu de grands efforts pour obtenir de Mme X... de continuer le traitement. Au bout de quinze jours, des douches générales très courtes (*douche en pluie, et douche en jet promenée sur toute la surface du corps*) sont prises sans répugnance et suivies d'une réaction satisfaisante. Huit jours après, je fais précéder la douche d'une sudation en étuve sèche ; une amélioration notable ne tarde pas à se manifester ; la peau blanchit et devient plus unie et moins sèche, le teint se modifie, l'appétit renaît, et bientôt il est assez vif pour que la malade mange avec plaisir du poisson et des viandes blanches; la constipation s'amende, les nuits sont plus calmes ; les cauchemars, les terreurs, les hallucinations, ont disparu. Mme X... a quelques heures d'un sommeil tranquille et réparateur, le mouvement fébrile ne se montre plus qu'à des intervalles assez éloignés ; les forces s'accroissent graduellement et permettent des promenades quotidiennes ; l'état moral est meilleur.

7 décembre. Un changement considérable s'est opéré dans l'état de la malade ; l'appétit est vif, et Mme X... prend avec plaisir une alimentation abondante et substantielle (*viandes noires rôties, gibier, vin de Bordeaux*) ; la constipation a complètement disparu, une garde-robe spontanée a lieu chaque jour ; les nuits sont bonnes. Mme X... a fait de longues promenades en voiture, à pied et à cheval ; elle fait de la musique régulièrement ; la voix a repris toute sa force, son étendue et sa pureté ; la vue et l'ouïe ont recouvré toute leur intégrité, enfin l'amaigrissement est beaucoup moins prononcé.

7 avril. Des accès de névralgie faciale se sont encore fait sentir vers la mi-janvier, et ont beaucoup fait souffrir Mme X... pendant cinq ou six semaines, cependant ils ont été infiniment moins longs et moins violents que ceux des années

précédentes ; l'hiver s'est assez bien passé, et Mme X... a pu aller fréquemment dans le monde et au spectacle. Elle a supporté avec sang-froid et courage les craintes et les émotions qu'a fait naître la révolution de Février.

7 avril 1849.. Mme X... a continué le traitement jusqu'à ce jour avec régularité ; l'hiver s'est passé sans que la plus légère douleur névralgique se soit fait sentir ; l'état général est satisfaisant.

§ III. — GASTRALGIE HYSTÉRIQUE. — INEFFICACITÉ DES ANTIGASTRALGIQUES

Mlle X... est âgée de vingt ans, d'une forte constitution et d'une taille élevée. Vers l'âge de sept ans, elle fut prise tout à coup de vomissements accompagnés de quelques mouvements nerveux, et si ces phénomènes finirent par disparaître, ce ne fut qu'au bout d'un temps assez long. A l'époque de l'apparition des règles, c'est-à-dire vers l'âge de treize ans, les mêmes accidents se manifestèrent de nouveau avec une ténacité désespérante. Toutes les matières ingérées, aliments et boissons de toutes sortes, glace, médicaments, tout était rejeté, et il survint en même temps des accidents hystériques nettement caractérisés. Pendant les attaques, ayant environ une demi-heure de durée, on observait des mouvements convulsifs très variés et consécutivement des troubles intellectuels revêtant la forme d'une espèce de divagation. Les vomissements, se manifestant immédiatement après l'ingestion, ramenaient les matières introduites dans l'estomac, mélangées parfois d'un peu de bile, mais jamais de sang. Aucun trouble appréciable du côté du système circulatoire.

Pendant six mois, les antispasmodiques, spécialement la valériane et l'assa-fœtida en lavements, furent employés concurremment avec des bains tièdes prolongés durant lesquels la malade pouvait parfois prendre quelques aliments sans les rejeter. Au bout de ce temps, la santé parut se rétablir et les vomissements devinrent assez rares, bien que, sous l'influence d'une espèce de pica, Mlle X... ingérât souvent les substances les plus indigestes.

La menstruation s'accomplissait régulièrement et sans douleur ; le sang était coloré, mais peu abondant.

Jusque vers la fin du mois de juillet 1854, la santé de Mlle X... se maintint dans l'état suivant : accomplissement le plus ordinairement régulier de toutes les fonctions, mais à des intervalles plus ou moins rapprochés, des accès caractérisés par des spasmes nerveux, un besoin extrême de locomotion, de distractions ; l'exaltation des idées, l'exagération de tous les sentiments ; les accès sont toujours annoncés par un écartement considérable des paupières et par une dilatation énorme de la pupille, qui donnent au regard une fixité et une expression toutes particulières. Une partie des aliments est rejetée de temps en temps.

Vers la fin de juillet 1854, tout le cortège des phénomènes déjà décrits se montre de nouveau, accompagné de douleurs vagues dans la poitrine, d'une douleur épigastrique que n'augmente pas la pression, et d'une constipation opiniâtre. La glace, les boissons gazeuses acidulées sont rejetées, et c'est encore sous l'influence de la valériane et de l'assa-fœtida que les accidents finissent par se calmer.

Une puissante distraction fit complètement cesser les vomissements pendant quelques jours ; mais bientôt tous les accidents reparurent avec plus d'intensité que jamais : rejet immédiat de toute substance introduite dans l'estomac, douleurs épigastriques, attaques hystériques, délire nerveux, etc. ; on emploie sans succès cette fois-ci la glace, l'eau de Seltz, la valériane, l'assa-fœtida, la noix vomique, la strychnine, le sous-nitrate de bismuth, le bicarbonate de soude, l'eau de laurier-cerise, la morphine et la belladone par la méthode endermique, le laudanum à la dose de quarante gouttes par jour, etc. ; tout échoue, et la malade tombe dans l'amaigrissement sans que le pouls indique d'ailleurs la moindre réaction fébrile.

Chose singulière, tandis que les liquides, que l'eau pure étaient rejetés aussitôt avalés, les aliments solides les plus indigestes, la viande de porc, la croûte de pâté, n'étaient rendus que plus tardivement, ou étaient même digérés en partie quelquefois. C'est grâce à cette circonstance que la vie de la malade a pu être entretenue.

Chaque époque menstruelle amenait un ou deux jours de bien-être, avec persistance, néanmoins, des douleurs épigastriques et des manifestations nerveuses. Les émotions morales vives augmentaient ou diminuaient les vomissements suivant qu'elles impressionnaient la malade péniblement ou agréablement.

Au mois de décembre, le docteur Dubois, à bout de ressources, conseilla à M¹¹ᵉ X... d'essayer l'hydrothérapie, et le traitement fut commencé à Bellevue le 10 décembre 1854. Administrées méthodiquement pendant cinq semaines, les douches froides eurent pour résultat de faire disparaître les douleurs et les accidents nerveux, mais elles ne modifièrent en rien les vomissements, et, le 19 janvier 1855, les parents de la malade consultèrent M. Chomel, qui rédigea la consultation suivante :

« Vomitus forsan ab herniâ epiploïca ombilic.

« Placer dans l'ombilic une demi-boule de cire ; la maintenir en place par un « morceau de diachylon gommé de sept centimètres de diamètre ; placer sur ce « point une pelote plate de sept centimètres de diamètre maintenue par un ressort « en acier, comme dans tous les bandages ombilicaux.

« Garder le lit pendant les trois premiers jours, à plat sur le dos.

« Lavement laxatif de deux jours l'un. — Lavement d'eau froide simple ou « avec addition de miel, de savon ou de séné.

                    « Signé : CHOMEL. »

Le 20, M¹¹ᵉ X... quittait Bellevue pour retourner à Abbeville. L'appareil indiqué par M. Chomel est appliqué avec soin et conservé pendant trois jours, mais s'il ne modifie en rien les vomissements, il comprime l'aorte, en raison de la maigreur de la malade, et détermine une congestion vers la tête. Le docteur Dubois fait connaître ces résultats à M. Chomel, lequel répond, dans une lettre en date du 31 janvier, « qu'il faut appliquer sur la région épigastrique une vessie remplie de glace, attendu que les vomissements ne reconnaissent certainement point pour cause une lésion organique (sic), mais qu'ils sont dus probablement à un pincement de l'épiploon dans quelque ouverture. »

La glace est appliquée et maintenue en place pendant trente-six heures, les vomissements persistent avec la même ténacité, et il survient deux syncopes, que la malade attribue au froid et à la pression exercés sur l'épigastre par la vessie remplie de glace concassée.

M. Dubois abandonne les moyens indiqués par M. Chomel, et en revient au lau-danum donné à l'intérieur. A partir du 8 février, les accidents commencent à diminuer, et aujourd'hui, 14 mars, Mlle X... mange toute espèce d'aliments et l'embonpoint revient à grands pas. Cependant il se manifeste encore parfois soit une douleur vive à l'épigastre, soit un vomissement, qui indiquent que la guérison n'est pas encore complète.

Depuis le retour de Bellevue, les mouvements nerveux, l'écartement des pau-pières et la dilatation des pupilles n'ont pas reparu.

§ IV. — GASTRALGIE HYSTÉRIQUE. — GUÉRISON

Mlle de B..., âgée de vingt-deux ans, est née d'une mère qui a été chlorotique et hystérique, et d'un père très nerveux, très irritable, d'une imagination très exaltée; elle a eu de nombreuses convulsions pendant les deux premières années de sa vie; à l'âge de sept ans, elle a été atteinte d'une chorée qu'on traita avec succès par le fer, la valériane, la gymnastique et les bains froids. A quatorze ans, un premier écoulement menstruel, facile et abondant, eut lieu brusquement; mais ensuite, et pendant plusieurs années, les époques furent très irrégulières et accom-gnées de vives douleurs. A l'âge de dix-sept ans (1848), développement d'une chlorose qui a été souvent améliorée, mais jamais définitivement et complètement vaincue par le fer, les bains de mer, les eaux d'Ems, etc.

En 1850, accidents hystériformes qui, graduellement, se sont transformés en une hystérie des plus caractérisées. Des accès très violents et très prolongés ont lieu à chaque période menstruelle ou bien sous l'influence d'une peur, d'une contra-riété, d'une perturbation morale quelconque. Les digestions ont commencé à se troubler dès 1849; à cette époque, l'appétit est devenu capricieux; la malade avait un profond dégoût pour les viandes et ne recherchait que le laitage, la salade, les fruits verts, les crudités; en 1850, douleurs gastralgiques violentes après les repas; parfois, vomissements alimentaires.

En mars 1853, Mlle de B... vient à Bellevue dans l'état suivant : amaigrissement considérable; aspect chlorotique; bruits caractéristiques dans les vaisseaux du cou; palpitations fréquentes; essoufflement facile; accès hystériques fréquents et d'une grande violence. Alimentation irrégulière et presque nulle; la malade ne mange, dans les vingt-quatre heures, que quelques gâteaux, une tasse de lait, un fruit. Douleurs gastralgiques incessantes, souvent accompagnées d'un hoquet très pé-nible et qui se prolonge pendant plusieurs heures; constipation opiniâtre; dysmé-norrhée.

Huit mois de traitement ont amené une guérison complète. La menstruation a commencé par se régulariser; les attaques hystériques ont diminué de fréquence, d'intensité, et ont fini par disparaître; l'appétit est devenu alors plus vif et plus régulier, l'alimentation a pu être ramenée à ses conditions normales, et la gastralgie s'est évanouie avec les douleurs stomacales, le hoquet, la constipation et l'anémie.

§ V. — TOUX CONVULSIVE PÉRIODIQUE PRODUITE PAR DES CONTRACTIONS SPASMODIQUES DU DIAPHRAGME ET DES MUSCLES EXPIRATEURS. — ACCÈS HYSTÉRIFORMES, AVEC MOUVEMENTS CONVULSIFS DU TRONC ET PARTICULIÈREMENT DU BASSIN. — INEFFICACITÉ COMPLÈTE, PENDANT NEUF MOIS, D'UNE FOULE DE MÉDICATIONS DIFFÉRENTES : ANTIPHLOGISTIQUES, RÉVULSIFS, ANTISPASMODIQUES, ETC. — TRAITEMENT HYDROTHÉRAPIQUE. — GUÉRISON RAPIDE.

Mlle Augustine C..., lingère à Moutier-en-Der (Haute-Marne) âgée de vingt ans, tempérament lymphatique, bonne constitution, bonne santé habituelle ; elle est née de parents bien portants ; toutefois, sa mère, a été longtemps sujette à des attaques de nerfs (hystérie ?).

Enfant, elle n'a éprouvé aucun des accidents ordinaires à cet âge. La menstruation, établie à quatorze ans, est restée environ deux ans à se régulariser ; souvent une ou deux époques se passaient sans qu'elle vît rien paraître ; ce n'est qu'à l'âge de seize ans que le flux cataménial s'est opéré régulièrement tous les mois ; du reste, la santé générale de la jeune fille n'a nullement souffert de l'irrégularité menstruelle. L'appétit et les forces se sont toujours parfaitement bien conservés. Elle s'enrhumait difficilement, mais, une fois enrhumée, elle en avait pour longtemps ; on lui disait alors qu'il semblait toujours qu'elle avait la coqueluche.

Le jour de la Toussaint de l'année 1857, étant à l'église, Augustine est prise, tout à coup, pendant la messe, d'un accès de toux convulsive, saccadée, à timbre rauque, qui dure toute la journée et qui se termine, le soir, à neuf heures sonnant, brusquement, comme elle avait commencé.

La nuit se passe bien, la jeune fille dort d'un sommeil tranquille ; mais le lendemain, au réveil, la toux recommence, persiste toute la journée, pour cesser encore, brusquement, à neuf heures précises du soir. Les mêmes phénomènes se sont reproduits de la même manière, tous les jours, pendant neuf mois, en dépit de tous les traitements par lesquels on a cherché à combattre, à diverses époques, cette bizarre névrose périodique.

Le médecin de Moutier-en-Der, M. Thiéblemont, fait prendre à la malade du sirop de Labélonye et ordonne une application de sangsues à la partie antérieure du cou.

Un pharmacien, M. Desétangs, conseille l'application de plusieurs vésicatoires à la gorge et au bras. Cinq à six vésicatoires sont ainsi successivement appliqués, sans aucune espèce d'amendement.

Un médecin de Clairvaux prescrit des pilules de morphine et un emplâtre camphré destiné à être mis sur le creux de l'estomac.

La jeune Augustine a pris également un grand nombre de substances calmantes : eau de laurier-cerise, menthe, éther, valériane, etc., etc.

Tout cela reste inffcace ; les accès de toux ne font qu'augmenter en fréquence et en intensité. Au mois de mai de l'année 1858, se manifestent des exacerbations venant tous les soirs, vers six ou sept heures, pendant lesquelles la toux devient plus forte, plus fréquente, plus fatigante ; le calme arrive toujours à l'heure ordinaire, neuf heures du soir, où la malade s'endort courbaturée, brisée. Heureusement le sommeil, qui reste bon, répare un peu les forces de la malade épuisées par les secousses d'une toux si opiniâtre. L'appétit et les digestions se maintiennent également dans des conditions favorables, et permettent à la malade de conserver, malgré cette cause incessante de fatigue, un certain embonpoint et une certaine fraîcheur.

Vers la fin de juin, Augustine quitte Moutier-en-Der pour venir à Bar-sur-Aube, chez une de ses tantes. M. le docteur Mougeot, médecin de la localité, est appelé auprès de la malade. Pendant un mois, ce praticien consciencieux et distingué lui prodigue vainement tous les soins dont peut disposer la science éclairée par l'expérience. Des granulations existaient sur la membrane muqueuse du pharynx, et pouvaient être considérées comme ayant quelque influence sur la production de la toux ; M. Mougeot les cautérise et les fait rapidement disparaître, sans que la toux en soit le moins du monde modifiée. Quoique l'auscultation la plus attentive ne révèle rien du côté de l'arbre aérien, l'honorable praticien de Bar-sur-Aube, ayant sans doute l'idée que la toux pourrait bien tenir à une irritation chronique des bronches, ordonne, pendant huit jours, des fumigations avec l'eau de goudron. Ce moyen ayant échoué, il prescrit concurremment des pilules de sulfate de quinine et des pilules de valérianate de quinine ; puis, deux vésicatoires sur les attaches du diaphragme ; ensuite diverses substances vermifuges ; une potion dans laquelle entre le chloroforme ; enfin, des affusions, des immersions et des enveloppements froids partiels du tronc, pour parer à des accidents nouveaux survenus pendant le cours du traitement si activement et si habilement dirigé dont nous venons de faire connaître les détails. Vers la fin de juillet, en effet, la malade, à ses accès ordinaires de toux accompagnés d'exacerbation le soir, voit se joindre, vers la période de summum de l'accès, des accidents hystériformes caractérisés par une gêne considérable de la respiration, qui devient haletante, et par des mouvements saccadés, convulsifs, de tout le tronc, avec projection du bassin en avant. Ces mouvements alternent très régulièrement avec les quintes de toux et s'arrêtent, comme elles, au moment où l'horloge sonne neuf heures du soir. Alors la malade s'endort d'un sommeil d'autant plus profond que la fatigue produite par l'agitation a été plus considérable.

C'est contre cette complication nouvelle d'accidents hystériformes que M. le docteur Mougeot dirige les affusions, les immersions et les enveloppements froids, « le tout en vain, nous écrit loyalement cet habile et consciencieux praticien ; je dirai même plus : avec aggravation des symptômes, sauf toutefois les enveloppements, qui ont paru apporter quelque soulagement. » D'après les effets produits par les enveloppements froids, M. Mougeot pense que l'hydrothérapie faite dans un établissement spécial, appliquée méthodiquement et avec toutes les conditions voulues pour le succès de la médication, pourra déterminer une modification heureuse dans l'état de la jeune fille et amener la guérison d'une affection si opiniâtrément rebelle à tous les efforts de la thérapeutique. En conséquence, il engage la malade à se rendre à Bellevue, pour s'y faire traiter par M. Fleury.

Arrivée à Paris, le 3 août, avec une de ses tantes qui a bien voulu l'accompagner, Augustine va rendre visite à une parente, qui lui persuade de consulter M. le docteur Lesseré, son médecin. Celui-ci prescrit les perles d'éther, une toutes les heures ; le soir, il fait appliquer, sur la poitrine et la gorge, des ventouses sèches suivies de cataplasmes de farine de moutarde. Il ordonne, en outre, la morphine en potion, le sirop de valériane, l'assa-fœtida en lavement : aucune amélioration.

Le 7 août, M. Lesseré pratique, le matin, une petite saignée ; le soir, crise nerveuse avec perte de connaissance. M. Lesseré, appelé auprès de la malade, pratique le massage, qui augmente la crise ; celle-ci dure trois heures.

Le 10 août, la malade arrive à Bellevue. M. Fleury et moi nous constatons l'existence de la toux, qui, en l'absence de toute lésion appréciable des voies respiratoires, nous paraît avoir son point de départ dans la contraction intermittente et spasmodique du diaphragme et des muscles expirateurs.

Le traitement hydrothérapique est immédiatement commencé. Deux fois par jour, matin et soir, douche en pluie prolongée suivie d'une douche en jet promenée sur toutes les parties du corps, mais principalement le long du rachis et vers les attaches du diaphragme. La malade supporte parfaitement l'eau froide. Dès la deuxième douche, la toux a diminué ; le soir pas de crise, nuit excellente.

11 août. La malade prend deux douches encore plus fortes et plus prolongées que les premières. Après la douche du matin, la toux a diminué d'une manière très sensible ; après la douche du soir (quatrième douche), la toux est complètement supprimée. La malade mange avec appétit et dort, toute la nuit, d'un profond sommeil. Le matin elle s'éveille, heureuse de ne pas voir revenir cette toux qui, depuis neuf mois, ne l'avait pas quittée un jour et se croyant complètement guérie. En effet, les jours suivants, rien ne reparaît ; Augustine sent se dissiper rapidement la courbature, la fatigue, l'endolorissement, la faiblesse générale qu'avaient produits en elle un ébranlement et des secousses d'une si longue durée. — Le 15 août, fête de l'Empereur, elle passe la journée à Paris, suivant tous les détails de la fête, courant avec empressement à tout ce qu'il y a de curieux à voir, en ne laissant rien perdre d'un spectacle si nouveau pour elle ; elle ne revient que le soir, n'éprouvant aucune fatigue d'une journée si bien remplie.

Tout va bien pendant un mois ; Augustine veut s'en retourner chez elle, où la rappellent ses parents avides de contempler de leurs yeux la merveille de cette guérison si rapide et si inespérée ; mais M. Fleury, qui sait combien les rechutes sont fréquentes dans les affections de ce genre, conseille à la malade de rester encore quelque temps pour consolider cette cure. L'événement devait malheureusement bientôt montrer combien était sage le conseil donné par M. Fleury.

Le 8 septembre, en revenant de Paris, où elle avait éprouvé une contrariété fort vive de la part d'une parente, Augustine voit, tout à coup, reparaître cette toux qu'elle croyait à jamais évanouie. La maladie semble se réveiller furieuse du sommeil forcé auquel elle a été condamnée pendant un mois. Quintes continuelles, exacerbations le soir ; crises nerveuses hystériformes plusieurs fois par jour, et se prolongeant, chose anormale, au delà de neuf heures du soir ; sommeil agité, interrompu par des accès répétés; tout semble se réunir à la fois pour jeter la pauvre patiente dans un état pire que jamais. L'appétit se perd avec le sommeil ; la malade, ébranlée par des secousses continuelles et par des accès multipliés, courbaturée, brisée, ne peut plus marcher qu'appuyée au bras d'une aide. — Vainement nous mettons à contribution la plupart des procédés hydrothérapiques combinés de diverses manières : douches en pluie et en jet d'une durée insolite, immersions de dix minutes, suivies de douches de cinq minutes (chose presque inouïe !) ; sudations suivies d'immersions ou de douches prolongées ; douches en cercles de trois et quatre minutes, etc. ; les applications hydrothérapiques les plus puissantes subissent, pendant quinze jours, les plus tristes et les plus déplorables échecs. Cependant, un bain de siège à eau courante, prolongé pendant dix minutes et suivi d'une douche en pluie et en jet de cinq minutes, arrête, pendant deux jours, cette toux incoercible. Au bout de ce temps, elle se réveille et ne cesse d'aller en augmentant d'intensité et de durée. Alors le traitement hydrothérapique est suspendu pendant trois jours ; la malade est mise inutilement à l'usage d'une potion à l'acide cyanhydrique médicinal. Le traitement est repris le 23 septembre. Deux douches en pluie et en jet, très fortes et prolongées, administrées ce jour-là, ne produisent aucun effet.

Le 24, M. Fleury prescrit un emmaillottement général de trois heures dans le drap mouillé recouvert d'une couverture de laine. A peine la malade est-elle enveloppée dans son maillot, que la toux cesse comme par enchantement. Les enveloppements sont continués pendant quatre jours, et l'on en revient alors aux douches.

Le 8 octobre, la toux n'a pas reparu. Augustine a repris son appétit, son sommeil et ses forces ; elle se trouve parfaitement bien portante ; aussi, pressée de retourner auprès de sa famille, elle nous quitte, malgré nos instances, nous promettant de nous donner de ses nouvelles.

CHAPITRE IV

De l'onanisme.

Nous ne croyons pouvoir mieux traiter cette triste infirmité morale qu'en reproduisant ici une remarquable leçon faite à l'hôpital de la Pitié par le maître regretté, le savant professeur Lassègue.

Voici cette leçon :

Messieurs, nous allons nous occuper aujourd'hui d'une question très importante, d'une perversion du sens génital, de l'onanisme.

Le sens génital, ou la fonction, si vous voulez, diffère des autres sens en ce qu'elle ne dure pas toute la vie ; elle naît après les autres et finit avant elles.

L'enfant ne possède pas le sens génital ; il ne se montre qu'à la puberté, persiste pendant l'âge adulte et va décroissant dans la vieillesse. On doit étudier les perversions génitales dans les trois phases de la vie humaine ; en effet, l'onanisme de l'enfant impubère [n'a rien de comparable à la masturbation de l'adulte ni aux raffinements lubriques du vieillard. J'ai vu des enfants qui ont commencé à se masturber à l'âge de 2 ans, 18 mois même ; que signifie cette pratique? Est-elle le résultat d'une lubricité précoce? Doit-on l'envisager comme un vice dangereux contre lequel doivent être institués les traitements les plus énergiques. Les parents, effarés en présence d'actes qui leur paraissent monstrueux et gros de conséquences pour le développement de leur enfant, perdent complètement la tête ; tout ce que leur sollicitude anxieuse, tout ce que la pédagogie, tout ce que les conseils de leur entourage peuvent leur suggérer, ils l'essayent successivement. D'abord la douceur, puis la menace, la violence, etc. ; tout se brise contre l'acte instinctif. Le médecin, consulté, loin de ramener le calme dans la famille, vient apporter son contingent de moyens coercitifs. L'enfant, obsédé de toutes parts, ne mange plus, maigrit, tombe malade. Les remèdes ont été pires que la maladie.

Mais laissez donc cet enfant tranquille, cette masturbation contre laquelle vous venez vous buter grossièrement n'a pas les conséquences déplorables que vous lui attribuez ; de plus, elle n'est elle-même que la manifestation d'un état maladif, d'une névrose à laquelle il faut vous adresser si vous voulez faire de la thérapeutique quand même.

Cette succussion du pénis ne s'accompagne chez le jeune enfant d'aucune jouissance, d'aucune perte de substance séminale ; c'est un acte inconscient, maniaque, un tic, une sorte de chorée contre laquelle ne prévaudront ni les menaces, ni les violences, ni les moyens les plus variés que votre imagination pourra enfanter. Il faut donc laisser faire et avoir le courage de réagir contre les tendances des parents, tendances qui reposent sur des préjugés absurdes, souvent entretenus par l'ignorance des médecins.

Appelé dans un pareil cas, vous devez garder votre sang-froid, calmer les emportements des proches, rétablir la paix dans la famille, et délivrer immédiatement l'enfant de toutes les entraves que la bienveillance paternelle aura imaginées. Vous attacherez peu d'importance à la masturbation elle-même, vous laisserez l'enfant se masturber en paix ; mais cet enfant, vous l'étudierez au point de vue cérébral, vous remonterez à la cause, à l'origine, et vous pourrez ainsi établir un diagnostic et un pronostic sérieux.

L'enfant qui se masturbe est un malade, mais la masturbation n'est pas la maladie, c'est du côté du système nerveux qu'il faut chercher. On voit des enfants qui dès le berceau contractent la bizarre habitude de sucer leur pouce ; ils se livrent à cet exercice d'une façon active et répétée ; cet acte est du même ordre que la masturbation. C'est une sorte de succussion instinctive qui ne procure à l'enfant ni plus ni moins de jouissance que la masturbation elle-même.

Chez beaucoup de petits enfants, en effet, le mouvement et la succussion sont un besoin, vous les prenez sur vos genoux : si vous restez immobiles, ils vous quittent ; mais si vous les faites sauter, ils restent et ne se lassent pas de cette succussion qui pour eux est une jouissance et pour vous un supplice. La succussion de la danse est un plaisir du même genre.

Plus tard, l'enfant perd l'habitude de la masturbation, de la succion du pouce ; il n'y pense plus, tout est fini.

Telle est la valeur réelle de l'onanisme de l'enfance ; ce n'est pas une perversion du sens génital, puisque le sens génital n'existe pas encore ; c'est un état nerveux qui se manifeste tantôt par un tic, tantôt par la succion des doigts, tantôt par la succussion du pénis. Le médecin devra étudier les enfants et chercher le dessous de ces manifestations bizarres, et il verra alors que ces enfants ne sont pas comme les autres, qu'il leur manque quelque chose au point de vue du développement cérébral ; ils sont moins intelligents, ils apprennent moins vite, ils cessent de faire des progrès dans leurs études ; il y a arrêt de développement. C'est contre cet état nerveux et non contre ces manifestations qu'il faudra diriger les effets de la thérapeutique, de même que dans l'épilepsie, l'hystérie, la chorée, ce n'est pas aux convulsions qu'on s'attaque mais à la névrose qui les produit.

Après la première dentition et jusqu'à quatorze ou quinze ans, l'enfant se trouve dans une période nouvelle. C'est à ce moment qu'on commence à développer son intelligence et que les parents se séparent de leur enfant, qui devient dans la maison un petit personnage ; certains troubles nerveux auxquels il était sujet jusque-là disparaissent, ou au contraire s'aggravent. C'est à ce moment aussi que commence à se développer le sens génital.

A ce développement, encore incomplet, d'un sens qui acquerra plus tard une si grande importance dans la vie de l'individu, correspond un onanisme particulier qui tient à la fois de l'onanisme instinctif du tout jeune enfant et de l'onanisme de l'adulte.

L'adolescent, en effet, est encore à peu près dans les conditions de l'enfant en ce sens que l'onanisme est pour lui aussi une sorte de tic, mais il y succombe avec une facilité d'autant plus grande, qu'il y a pour lui une jouissance manifeste. Quand il a commencé à se masturber par instinct, il continue par plaisir, ce qui n'a jamais lieu pour l'enfant ; de plus l'acte se termine par une sorte de lassitude, de fatigue, de mécontentement de soi-même, absolument comme chez l'adulte.

Néanmoins soyez persuadés que l'enfant qui se masturbe de sept à douze ou quatorze ans est lui aussi un petit nerveux, et si vous l'examinez avec soin au point de vue de ses rapports avec les personnes qui l'entourent, vous ne tarderez pas à reconnaître qu'il ne ressemble pas aux enfants de son âge : quant à son habitude essentiellement instinctive, elle n'est que le symptôme, la manifestation secondaire, d'un état auquel elle n'a pas contribué.

Vous ne devez d'ailleurs tirer aucune conclusion de cet instinct ; c'est ainsi qu'il ne permet pas de supposer, comme on ne le fait que trop souvent dans le monde, que plus tard, cet enfant aura son sens génital plus développé que la plupart des autres hommes. Il se trouve dans la situation de ces calculateurs, comme on en rencontre de temps à autre, qui, tout jeunes, arrivent à une puissance de calcul que jamais homme au monde n'a atteinte, et qui cependant, contrairement à ce que l'on pourrait supposer, ne deviennent jamais des mathématiciens. On peut le comparer aussi à ces enfants qui, tout jeunes, jouent admirablement et d'instinct du violon, du flageolet, ou d'un instrument quelconque, mais qui plus tard seront incapables d'apprendre sérieusement ces mêmes instruments.

Si vous voulez lutter contre cet acte instinctif, vous n'obtiendrez jamais aucun résultat ; vous épuiserez en vain contre votre petit malade toutes les formules de l'éducation et de la thérapeutique.

On a admis toutefois que la masturbation était souvent liée à une irritation locale, et on a proposé de la guérir en supprimant cette cause d'irritation. Une semblable étiologie est quelquefois réelle, mais il ne faut l'admettre qu'avec la plus grande réserve, et alors qu'aucune autre cause ne saurait être invoquée.

Un enfant a un prépuce long, et il se masturbe ; on incrimine le prépuce et on le coupe ; il est bien rare que cette opération guérisse le malade, presque toujours elle manque son effet. C'est là cependant une tentative qu'il ne faut jamais négliger ; elle est inoffensive, plutôt bonne que mauvaise et elle réussit de temps à autre.

Chez les petites filles, on incrimine souvent comme cause de masturbation les oxyures qui, le soir surtout, sortent de l'anus et viennent vers les organes génitaux où ils excitent des titillations qui deviennent fâcheuses pour les jeunes sujets. Je ne dis pas que cela ne soit pas possible, mais je n'accepte ces faits que sous bénéfice d'inventaire, et je crois bien que l'on va trop loin dans cet ordre d'idées ; la meilleure preuve, c'est qu'il est bien rare que la suppression de la cause amène la disparition de l'effet. Je sais bien que l'on dit que, dans ces cas, l'enfant continue à se masturber parce qu'il en a pris l'habitude, mais pour moi cette raison ne me paraît pas suffisante.

Plus tard, le sens génital est développé ; jusque-là, il n'y avait pas eu d'appétit génital chez les petits masturbateurs ; c'était chez eux exclusivement instinctif. Il n'en est plus de même lorsque la masturbation est pratiquée au moment où les organes de la génération sont complètement développés. La masturbation devient un plaisir, et c'est alors un vice véritable.

On peut diviser les adultes en trois classes, au point de vue de la masturbation : ceux qui ne se masturbent pas, les masturbateurs indifférents, qui ne se masturbent que de temps à autre, quand ça leur prend ; enfin une troisième classe, chez lesquels la masturbation est devenue un besoin, une préoccupation, une affaire instinctive, dont ils ne peuvent se priver.

Et tout d'abord, l'adulte qui ne s'est jamais masturbé, existe-t-il ? C'est là une première question qu'il est difficile de résoudre d'une manière certaine. J'avoue ne pas avoir de statistique à cet égard ; toutefois, je crois qu'il existe réellement. J'ajouterai que c'est là un type qui, d'un côté, touche à la perfection morale, mais qui de l'autre se rapproche des individus agénésiques, de telle sorte qu'au lieu de féliciter des parents sur ce que leurs enfants ne se masturbent jamais, c'est le contraire qu'il faudrait faire. Plus tard, ces hommes ne se marieront pas, et s'ils ne prennent point femme, ce n'est pas, comme beaucoup de vieux garçons, par un sentiment d'égoïsme, mais bien parce qu'ils ont pour le sexe féminin une répulsion irrésistible. Les femmes leur sont désagréables, ils n'ont pour elles aucune attraction. Ces individus peuvent eux aussi être rangés parmi les nerveux, mais parmi les nerveux d'une espèce particulière.

Les individus qui se tiennent dans la moyenne, et c'est l'immense majorité, je les passerai sous silence, n'ayant rien à en dire que vous ne sachiez déjà ; ces individus, d'ailleurs, ne sont pas des malades.

J'arrive à la troisième catégorie, aux masturbateurs énergiques, à ceux pour lesquels la masturbation n'est plus une chose de circonstance, mais une passion irrésistible. C'est là une classe d'individus d'autant plus intéressante à connaître, qu'il existe à son égard, et cela même parmi les médecins, de nombreux préjugés qu'il importe de détruire.

Et tout d'abord, on croit généralement que ces individus sont des hommes chez lesquels le sens génital est très développé. On a la plus grande tendance à considérer ce vice comme le résultat d'une ardeur exubérante, qui ne trouve pas à se satisfaire par les procédés normaux. C'est une erreur : la multiplication de l'acte génital ne prouve nullement l'aptitude génitale exagérée.

Un homme qui urine toutes les cinq minutes n'est pas un homme qui urine bien ; un homme qui mange souvent n'est pas un homme qui mange bien.

Il en est de même du fait de répéter d'une manière abusive l'acte génital ; cela implique une erreur, une aberration du sens génital, bien plus qu'une supériorité de ce sens. Et cela n'est pas vrai seulement pour la masturbation ; tout individu qui peut impunément avoir des rapports nombreux avec une femme, est un individu qui n'a pas un sens génital normal, il a une infirmité.

J'ajouterai que cette infirmité présente deux caractères que vous retrouverez toujours chez les grands masturbateurs. Chez eux l'éjaculation se fait en quelque sorte immédiatement, et sous l'influence de l'excitation la plus légère ; en outre, si l'érection est fréquente, elle est rarement complète, c'est une demi-érection, et ce phénomène est certainement celui qui préoccupe le plus le malade ; c'est peut-être là une des causes qui l'entretiennent le plus dans sa passion solitaire.

Chaque fois qu'il approche d'une femme, il est obsédé par la crainte de se trouver impuissant, et il pense bien moins à l'acte qu'il va accomplir qu'à l'impossibilité dans laquelle il va peut-être se trouver de remplir son rôle. Il en résulte pour lui une situation ridicule à laquelle il se soustrait peu à peu en renonçant aux femmes et il continue de plus en plus à se suffire à lui-même. Dans ces conditions, s'il a une érection insuffisante, c'est devant lui seul qu'il est ridicule, et cela lui importe peu.

Ainsi donc, la masturbation exagérée a pour conséquence une insuffisance d'érection, et cette insuffisance devient à son tour une des causes les plus sérieuses de la persistance du vice masturbateur.

Il va sans dire que le dernier terme de cette impuissance relative est l'impuissance absolue.

D'une façon générale, ces individus sont inférieurs au point de vue intellectuel et moral ; ils sont bornés et n'arrivent à rien.

Que deviennent-ils par la suite? Presque toujours ils finissent par se trouver spermatorrhéiques. C'est dans cette population que se recrute toute la catégorie des individus qui, entre dix-huit et quarante ans, ont de la spermatorrhée nocturne. Cette spermatorrhée devient pour eux un trouble immense, une véritable calamité qui empoisonne leur vie. Chaque fois qu'ils ont une perte, et celles-ci se renouvellent plus ou moins souvent, suivant la gravité de la maladie, ils deviennent sombres, mélancoliques ; ils ne peuvent se livrer à aucun travail sérieux, et déclarent qu'ils ont des étourdissements ou d'autres phénomènes morbides ; dans tous ces accidents dont quelques-uns sont réels, il y en a un grand nombre d'imaginaires. C'est alors qu'ils viennent trouver le médecin. Leur attitude, leur démarche, leurs réticences dans la conversation, leur manière de parler sont caractéristiques, et avec un peu d'habitude vous ne vous y tromperez pas. Ils n'avouent qu'avec peine leur infirmité ; quant à indiquer leur vice, cela leur est encore plus difficile, mais ils le font néanmoins, parce que, subissant en cela les théories généralement admises, ils savent bien que c'est là la cause de leur maladie.

Il est assez remarquable qu'habituellement, il n'y a pas coexistence de la masturbation avec le vice autrement répugnant de la pédérastie. Est-ce que les causes qui éloignent le masturbateur de la recherche des plaisirs normaux l'éloignent au même titre des plaisirs contre nature ? Est-ce toute autre cause ? Je l'ignore ; mais le fait n'en est pas moins réel ; les masturbateurs ne sont que très rarement pédérastes.

D'ailleurs, ces deux aberrations des sens génésiques ne se montrent pas aux mêmes âges ; tandis que la masturbation est un vice de l'enfance et de la jeunesse, la pédérastie, au contraire, est un vice de vieillard ou tout au moins d'homme mûr.

FIN DU LIVRE NEUVIÈME

LIVRE DIXIÈME

HYGIÈNE DES FEMMES ET DES ENFANTS

CHAPITRE PREMIER

Les femmes.

Arrivé à ce point de notre ouvrage, nous devons, avant d'aborder le livre suivant, qui est consacré à la virginité, nous devons ne pas différer plus longtemps l'importante question de l'hygiène des femmes et des enfants.

Tous les praticiens, a dit le docteur Fleury, connaissent le rôle important que joue, en pathogénie, l'état organique et fonctionnel de l'enveloppe cutanée. Or, s'il est un fait acquis, incontestable, généralement accepté, c'est que les individus les plus sujets à contracter, sous l'influence du froid, de l'humidité, des vicissitudes atmosphériques, un coryza, une bronchite, la diarrhée, une angine, une névralgie, un rhumatisme, etc., perdent complètement cette susceptibilité lorsqu'ils ont suivi pendant quelque temps un traitement hydrothérapique. J'ai vu des hommes redoutant jusqu'au ridicule le moindre courant d'air, occupés sans cesse à se préserver du froid et de l'humidité, couverts de flanelle, affublés de vêtements chauds de toute sorte, et toujours malades, malgré tous ces soins ; je les ai vus. après avoir passé une saison à Bellevue, renoncer à toutes précautions, se dépouiller de leur flanelle et de leurs vêtements supplémentaires, braver les intempéries des saisons, et ne plus être atteints d'aucune des affections dont ils avaient été sans cesse affligés pendant une partie de leur vie. L'action prophylactique exercée ici par l'hydrothérapie ne saurait être prise en trop sérieuse considération, et elle s'est manifestée d'une façon très remarquable pendant les épidémies de grippe qui ont sévi en France. A Bellevue, la maladie régnante a constamment épargné toutes les personnes qui subissaient le traitement hydrothérapique, tandis qu'elle a frappé avec plus ou moins de violence sur celles qui n'étaient point soumises à l'action de l'eau froide. Il en a été de même à l'époque de l'épidémie de 1849. Le choléra, qui avait complètement épargné Bellevue en 1832, quoique sévissant avec violence à Meudon, au bas Meudon, à Sèvres, à Chaville, et dans beaucoup de communes environnantes, le choléra ne s'y est pas montré davantage en 1849 et en 1853-1854 ;

mais les diarrhées, les cholérines, y ont été assez fréquentes. Or la plupart des personnes attachées à l'établissement hydrothérapique ont payé ce tribut à l'épidémie, mais tous les malades suivant le traitement ont été épargnés. Moi-même, soumis à de grandes fatigues, obligé de répondre aux exigences d'une double clientèle, à Bellevue et à Paris, je fus pris d'une cholérine intense qui, pendant huit jours, résista à tous les moyens préconisés en pareille circonstance, à l'opium, aux purgatifs, etc. Je pris alors la résolution d'avoir recours à l'hydrothérapie ; trois jours de sudation et de douches me débarassèrent complètement.

L'introduction des applications froides dans l'hygiène des femmes, et principalement de celles qui appartiennent aux classes les plus riches de la société et qui habitent les grandes villes, serait un immense bienfait.

L'énorme fréquence, parmi les femmes du monde, de la chlorose, de l'anémie, de l'hystérie, des névroses, des névralgies, des gastralgies, des maladies nerveuses de toutes sortes, des palpitations, des avortements, de la fièvre puerpérale, des déplacements et des engorgements de l'utérus, n'est-elle point due à l'oubli de toutes les règles d'une bonne hygiène ?

Enfermées dans les appartements hermétiquement clos, surchargés de meubles, de tapis, de rideaux, de portières, chauffés par des calorifères qui y entretiennent une atmosphère sèche, viciée, et une température beaucoup trop élevée, qui change toutes les conditions du climat ; faisant du jour la nuit et de la nuit le jour ; s'épuisant par des veilles, des bals, des spectacles, où, pendant plusieurs heures, elles restent exposées à l'action délétère d'un air confiné, altéré par les bougies et les lampes, par la respiration et les émanations d'un nombre d'hommes vingt fois plus considérable que ne le comporte l'étendue de l'espace qui les contient ; exposées aux influences de mille causes débilitantes, que font les femmes du monde pour contre-balancer l'action d'un si grand nombre d'agents morbigènes ?

Elles condamnent leur système musculaire à une inertie à peu près absolue ; elles ne se permettent qu'une alimentation insuffisante et mal choisie ; elles abusent, jusqu'à l'extrême excès, des bains tièdes, des lavements tièdes, des injections tièdes, des ablutions tièdes, des émollients, des débilitants ; elles semblent prendre à tâche, en un mot, de favoriser l'action de toutes les causes de maladies qui pèsent sur elles.

Je suis intimement convaincu que l'eau froide, substituée à l'eau tiède, aurait des avantages considérables, et qu'elle apporterait le plus heureux changement dans un état de choses qui compromet non seulement la santé des femmes du monde et de leur bonheur domestique, mais encore le sort des générations futures.

Enfin, j'ai vu des hommes âgés de 65, de 70, de 72, de 80 ans, se soumettre à un traitement hygiénique, consistant en douches générales très courtes, et en retirer de très bons effets au triple point de vue de l'énergie musculaire, de l'accomplissement des fonctions digestives, et de l'activité des fonctions génitales et urinaires.

En résumé, il est fort à désirer que, conformément à un usage déjà très répandu en Angleterre, en Allemagne et en Amérique, les ablutions et les bains de pluie froids s'introduisent, en France, dans les habitudes quotidiennes de l'hygiène privée.

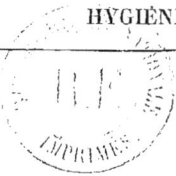

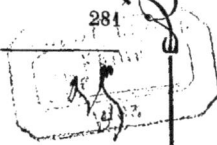

CHAPITRE II

Les enfants.

Revenons aux enfants.

Développer, créer, chez un enfant, le tempérament sanguin, c'est prévenir les affections scrofuleuses, favoriser le développement physique et intellectuel, rendre facile l'établissement de la puberté, éloigner les causes les plus nombreuses et les plus fréquentes des maladies nerveuses (hystérie, épilepsie, chorée, névralgie, etc.), de la chlorose, de l'avortement. C'est régénérer l'espèce humaine, qu'abâtardissent de plus en plus les progrès d'une prétendue civilisation. En 1852, nous faisions des vœux pour que l'hydrothérapie intervînt dans l'hygiène publique et populaire, et depuis cette époque nous n'avons pas cessé de réclamer l'introduction des douches froides hygiéniques dans les établissements d'instruction publique : lycées, collèges, pensionnats, etc.

§ I

En 1858, Pouget, de Bordeaux, écrivait au docteur Fleury dans le *Progrès* :

« Permettez-moi d'appeler votre attention sur une question essentiellement médicale, puisqu'il s'agit d'hygiène et de prophylaxie, dans ses rapports avec les maisons d'éducation et les collèges en France, question dont je m'occupe depuis plus de vingt ans. Elle est d'une très haute portée pour la virilité des générations et l'avenir de notre jeunesse. De nature à réaliser un véritable progrès, dans cette importante partie de l'enseignement, elle doit, j'en suis sûr, être bien accueillie par vous.

« Ce qui m'a toujours frappé, c'est que dans les maisons où la jeunesse vient chercher les bienfaits de l'éducation, on n'ait jamais assez fait la part de l'influence réciproque du physique sur l'intelligence; que l'on n'ait pas compris qu'une aptitude, quelle qu'elle soit, ne peut normalement se développer qu'à la condition d'être servie par des organes intacts, et que cette vérité, qui n'est pourtant pas de nos jours, n'ait pas mieux fait réfléchir que, si tout est accompli au point de vue de la science et de l'instruction, tout est à faire au point de vue de l'hygiène et de la prophylaxie.

« C'est sous l'influence de cette nouvelle idée que j'avais eu l'espoir de faire réaliser, en petit, un progrès qui aurait permis de tenter une amélioration plus grande. Avant de parvenir à la faire essayer sur une vaste échelle, comme celle des lycées, par exemple, je voulais en voir la réalisation dans le château de Mons, à Royat, délicieux endroit que la nature et l'art semblaient avoir créé pour servir à une pareille destination.

« C'est là que les pensionnaires des autres maisons d'éducation devaient venir chercher la santé, tout en continuant leurs études.

« Notre espoir a été déçu ; il a manqué à la réussite d'un établissement de ce genre, l'unité d'action, et surtout de pouvoir.

« Ce qu'il faut pour que l'idée soit mise en pratique avec succès et d'une manière générale, c'est de voir l'autorité supérieure la réaliser par elle-même, dans les établissements qu'elle dirige ou qui se trouvent sous sa surveillance immédiate.

« Nul établissement ne nous parut plus favorable, pour patronner une pareille institution, que la maison d'éducation de la Légion d'honneur (Saint-Denis), où doivent se trouver bien des constitutions lymphatiques, chez lesquelles la prophylaxie serait d'un si grand secours.

« Nos efforts se tournèrent de ce côté ; mais encore sans résultats.

« Le mauvais vouloir confraternel avait-il eu part à cette détermination ? ou bien l'idée en elle-même était-elle une utopie irréalisable et sans valeur ?...

« Non,.... l'idée avait été bonne et réalisable, puisque, l'année dernière, si nos renseignements sont exacts, elle a failli avoir son exécution, et, si ce n'eût été la question d'argent, elle serait résolue par l'acquisition du château de Pogasse, près Pau (Hautes-Pyrénées), pour y fonder une succursale hygiénique et médicale des maison d'éducation de la Légion d'honneur.

« Le château de Mons est libre ; pour le gouvernement le prix serait d'une valeur très secondaire.

« D'après ces vues, l'établissement d'une pareille maison serait un progrès particulier qui donnerait l'impulsion à un progrès général.

« Je vous livre mon idée en y attachant la seule importance du bien qu'elle pourrait faire ; mais, jaloux de ma paternité, j'ai le désir bien naturel qu'elle grandisse. »

§ II

Le docteur Fleury répondit à Pouget :

« Vous avez mille fois raison, mon cher confrère, et je partage si complètement vos opinions que je disais en 1832 :

« Nous avons montré l'influence exercée par l'eau froide sur le tempérament lymphatique ; il est facile d'en déduire l'utilité qu'il y aurait à recourir à ce modificateur pour combattre cette disposition organique non seulement chez les adultes, mais encore et surtout chez les enfants, qui, dès l'âge le plus tendre, à deux ans par exemple, peuvent être soumis sans danger à des ablutions froides générales, et qui, à quatre ou cinq ans, prennent, pour la plupart, les douches non seulement sans répugnance, mais encore avec plaisir.

« Substituer au tempérament lymphatique un tempérament sanguin acquis, prévenir les affections scrofuleuses, favoriser le développement physique et intellectuel de l'enfant, rendre facile l'établissement de la puberté, de la menstruation, éloigner les causes les plus fréquentes de l'hystérie, de la chlorose, d'un grand nombre de maladies nerveuses, de la grossesse pénible, de l'avortement ; — tels seraient les résultats produits par l'introduction des applications froides dans l'hygiène de l'enfance. »

« Pour donner la sanction d'une vaste expérimentation à ces doctrines, justifiées d'ailleurs par des observations déjà nombreuses, j'ai fait toutes sortes de tentatives depuis douze ans ; j'ai provoqué, encouragé l'établissement, à Bellevue, de maisons d'éducation dans le sens complet de ce mot ; c'est-à-dire de maisons dans lesquelles un juste et intelligent équilibre serait établi entre les soins donnés au développement physique des enfants et à leur développement intellectuel et moral ; j'ai offert mon intervention bénévole, j'ai offert la gratuité d'un traitement hydro-thérapique, hygiénique et prophylactique, associé à une gymnastique métho-dique.

« Vains efforts ! Ici encore l'habitude, le parti pris, les préjugés, le mauvais vouloir, l'ont emporté. L'éducation privée et publique se traîne encore dans l'or-nière dont la funeste influence se manifeste, chaque jour davantage, par les plus déplorables résultats.

« Ne vous y trompez pas toutefois ; les obstacles naissent non seulement du mauvais vouloir des instituteurs, des médecins et des autorités publiques, mais en-core, et surtout, de l'aveuglement des parents. C'était une triste expérience qui me faisait dire, toujours en 1852 :

« Combien rencontre-t-on de parents capables de comprendre la nécessité de modifier, par une hygiène bien entendue de l'enfance, le tempérament lymphati-que, soit en vue du temps présent, soit, et surtout, en vue de l'avenir ? Combien en rencontre-t-on qui consentent à soumettre un enfant, d'ailleurs bien portant et considéré souvent par les gens du monde comme un type de santé et de beauté flo-rissante, à des soins incessants, à une éducation en opposition avec une foule de préjugés généralement établis ? »

« Mais le progrès, mon cher confrère, ne se réalise qu'à la condition qu'on ne désespère jamais de l'avenir ; — et l'avenir, quelque éloigné qu'il soit, appartient toujours au progrès réel, sérieux, honnête et utile.

« Ne désespérez donc pas ; continuez le combat sur un autre terrain, avec des armes différentes, avec de nouveaux adversaires, et si dans cette lutte toute en faveur de l'humanité, toute au profit de l'amélioration de notre race abâtar-die, débile, chétive, scrofuleuse, rachitique, chlorotique, phtisique, vous jugez que je puisse vous venir en aide et vous porter utile assistance, comptez sur moi et dis-posez de mon journal. »

§ III

En 1864, Van Esschen, dans son *Rapport* au ministre de la guerre de Belgique, a exprimé et développé nos idées, et, s'appuyant sur des considérations et sur des faits que nous avons publiés dans le *Traité d'hydrothérapie*, dans le *Progrès* et dans les bulletins scientifiques de l'*Europe*, il a écrit quelques pages que nos lecteurs liront avec intérêt.

« La dégradation progressive de la race humaine sous le rapport physique est un fait constant, admis par tout le monde. Les savants, les philosophes, les moralistes, les hommes d'État, ont pris un égal intérêt à rechercher les causes d'un fait aussi grave. Différentes raisons plus ou moins plausibles ont été invoquées : les uns n'ont vu dans la dégénérescence de l'espèce que l'application d'une loi naturelle qui veut que toute espèce, comme tout individu, ait ses périodes de croissance, d'état et de déclin. L'humanité aurait donc dépassé son apogée, et elle se trouverait fatalement engagée dans la voie de la décrépitude.

« D'autres ont cru reconnaître dans cette dégradation les conséquences désastreuses de plusieurs maladies graves qui ont ravagé l'ancien monde dans ces derniers siècles, telles que la syphilis, par exemple. Suivant plusieurs enfin, la race déclinerait par le seul fait de la civilisation, de la concentration des populations et du relâchement des mœurs.

« Toutes ces causes certainement, et beaucoup d'autres encore, ont contribué à produire le résultat que nous constatons ; mais il serait complètement injuste d'attribuer à une seule d'entre elles une influence absolue. Il est positif que la multiplication exagérée des hommes, dans des espaces limités, a rendu l'existence physique plus précaire ; les nombreuses années de disette et de crise que nous avons traversées dans ces derniers temps ont évidemment porté un coup funeste à la plupart des populations de l'Europe, et ont puissamment concouru à l'extension du paupérisme. L'introduction et la multiplication des manufactures, des usines, l'abus toujours croissant des boissons alcooliques, du tabac, etc., doivent également occuper une place importante parmi les facteurs de notre ruine physique. Mais il est un point essentiel, un point capital, sur lequel on passe avec trop de légèreté et qui devrait cependant préoccuper au premier chef les hommes d'État et les philanthropes de tous les pays : c'est l'éducation physique de la jeunesse. Là, est le nœud du grand problème social que nous abordons en ce moment, et aussi longtemps qu'on n'avisera pas sérieusement aux moyens d'établir cette éducation sur des bases vraiment rationnelles et physiologiques, on peut être certain de n'obtenir que des résultats nuls ou à peu près. Ce n'est pas seulement en améliorant ses conditions d'existence, ou en lui faisant manger du sel, qu'on développera les forces de l'homme et qu'on allongera la durée de son existence. Pour avoir des hommes, il faut former des enfants.

« L'histoire nous apporte encore ici le secours de son irrévocable témoignage. Il est incontestable que l'éducation physique a contribué pour une part très importante à la puissance et à la splendeur des anciens peuples. A Sparte, on poussait si loin le culte de la force physique qu'une loi ordonnait d'immoler impitoyablement les enfants atteints d'une infirmité grave. Toutes les institutions : les courses, les jeux, les luttes, les danses, les bains, les onctions, les frictions, étaient empreintes du même esprit et tendaient au même but. Les Romains suivirent la voie tracée par les Grecs, et leur grandeur dura autant que la virilité de leur éducation.

« Dans ces temps on croyait au « mens sana in corpore sano », et les œuvres inimitables de littérature et de beaux-arts produites par l'Antiquité semblent confirmer pleinement cette proposition.

« Nous, qui nous proclamons des hommes d'intelligence et de progrès, nous semblons avoir pris à cœur de marcher dans la voie directement opposée. L'éducation intellectuelle absorbe tous nos soins. Qu'importe à un épicier que son enfant soit anémique et brisé à vingt-cinq ans? s'il en a fait un avocat ou un médecin, n'a-t-il pas atteint le comble de ses désirs? En France, l'examen d'entrée de la marine se fait à quatorze ans au plus tard, et cet examen est presque aussi chargé que celui de gradué ès lettres! La science s'est développée au point d'être triplée, décuplée en étendue, et de jour en jour les études se terminent à un âge moins avancé! Quand un enfant sort du collège, ou revient en vacances, les parents se soucient bien plus de lui demander le quantième il a été en thème grec, que de s'assurer s'il a les os garnis de muscles.

« Est-ce à dire qu'il faille réduire les études, tronquer la science? Oh non; bien qu'il soit extrêmement désirable que les études humanitaires et académiques ressemblent un peu moins à un steeple-chase insensé qu'elles ne le font aujourd'hui, il serait téméraire de réclamer une semblable réduction; jamais on ne l'obtiendra. Peut-être réussira-t-on à faire allonger d'une année ou deux la durée des études. Ce serait un grand bienfait. Mais ce qu'il importe d'obtenir, c'est de faire marcher de front l'éducation physique avec l'éducation de l'intelligence, c'est de développer le corps en même temps qu'on forme l'esprit et le cœur de l'enfance.

« La statistique proclame, dit M. Esquiros, que dans les villes et les campagnes de la Grande-Bretagne où les stimulants gymnastiques sont plus ou moins négligés, la population locale tend à décroître et à dégénérer; tandis qu'elle s'accroît et se développe dans tous les endroits où les exercices virils sont en honneur.

« Le système d'éducation a tenu compte de ces résultats. A Eton, à Westminster, à Harrow, à Rugby, à Winchester, dans toutes les grandes écoles anglaises, l'on s'applique aujourd'hui à établir l'équilibre entre les exercices de l'intelligence et ceux du corps.

« Une nouvelle méthode s'est même introduite dans certaines écoles publiques. Les élèves ne consacrent à l'étude qu'une moitié de la journée, tandis que l'autre moitié est entièrement employée en jeux et en exercices gymnastiques.

« Or, il résulte d'une enquête sur l'état de l'éducation dans la Grande-Bretagne publiée en 1861, que les élèves qui ne passent chaque jour que quelques heures dans les classes, sont plus intelligents, et font des progrès plus rapides, que ceux qui pâlissent toute la journée sur leurs livres.

« Les Anglais, ajoute M. Esquiros, ont calculé que les forces produites par ce système de diversion équivalent pour le travail à un accroissement d'un cinquième de la population britannique. »

« Comment réussirons-nous à résoudre ce problème difficile? Par quels moyens développerons-nous la santé, la force de la constitution, la résistance vitale, sans empiéter sur un temps précieux dont toutes les minutes sont mathématiquement partagées entre les divers exercices intellectuels?

« La gymnastique est incontestablement un agent d'éducation physique d'une puissance énorme, et ceux qui en font un usage convenable n'ont qu'à se louer de son emploi. Malheureusement le bienfait de la gymnastique ne profite pas à tous les jeunes gens, et surtout pas à ceux qui en éprouvent le plus grand besoin. Je m'explique.

« Les exercices gymnastiques sont volontaires, ils exigent une certaine force physique, ils absorbent un temps assez considérable et présentent plus d'un danger. Or quels sont les enfants qu'il importe avant tout de fortifier? Ce sont ces petits êtres chétifs, frileux, au teint pâle et décoloré, aux membres grêles et débiles, à l'intelligence précoce et ardente, chez lesquels les facultés de l'entendement semblent absorber toutes les forces de l'organisme. Mais ces jeunes gens abhorrent et fuient les exercices corporels; ils sont trop faibles pour s'y livrer, ils seraient surmenés et n'en retireraient que l'inconvénient de la fatigue excessive; d'autre part, leurs goûts les appellent vers des récréations moins violentes : ils préfèrent la conversation, la lecture; ils arrivent souvent à s'instruire même en s'amusant; enfin, comme ils ont le sentiment de leur fragilité, ils redoutent les efforts et les grands mouvements.

« La gymnastique est donc tout à fait insuffisante pour atteindre le but que nous poursuivons. Il faut un agent d'une application générale et facile, qui fortifie toutes les constitutions, mais surtout celles qui sont débiles et anémiées; dont l'usage puisse être prescrit réglementairement, qui n'offre ni danger ni inconvénient, et dont l'efficacité ne puisse être contestée par personne.

« Cet agent c'est l'eau froide administrée de façon à en obtenir les seuls effets stimulants ; c'est la douche d'eau froide générale, en pluie et de courte durée.

« Sous l'influence de cette ablution quotidienne, on voit bientôt la peau s'animer, se colorer par l'essor remarquable de la circulation capillaire. Un sang vif et vermeil vient vivifier cette vaste surface où s'accomplissent des phénomènes si importants de la vie végétative. L'activité fonctionnelle de l'enveloppe cutanée et la régularisation de la circulation entraînent comme conséquences inévitables une assimilation plus complète, une meilleure nutrition; donc une digestion plus parfaite et une appétence plus prononcée.

« Il suffit d'une quinzaine de jours souvent pour voir cette métamorphose s'opérer, surtout chez les sujets pâles, passablement bien portants du reste, mais chez lesquels la peau privée de stimulation convenable se trouve dans un état d'inertie perpétuelle.

« Si l'on songe que les effets qui viennent d'être énumérés se répéteront chaque jour pendant les huit ou dix ans que dure l'éducation primaire et moyenne, on reste frappé de l'étendue du résultat final. Pour moi qui ne vois ici, à Schwalheim, que des constitutions détériorées par de longues et cruelles maladies (hélas! tous mes compagnons ne sont venus ici qu'après avoir subi, comme moi, la condamnation de la docte Faculté!), pour moi qui suis témoin de la régénération relativement rapide de ces organismes exténués, je demeure convaincu par l'invincible logique des faits, que l'introduction des applications quotidiennes d'eau froide dans les établissements d'instruction conduirait à coup sûr à une transformation radicale de la santé publique. Là est le remède à la hideuse scrofule, au rachitisme, à la phtisie, là est le moyen prophylactique à opposer aux ravages des épidémies. Augmentez la force, la résistance vitale, vous le pouvez, en attendant que la médecine se soit convertie à la doctrine de raison qui lui est offerte. Plus tard, quand la médecine sera confondue avec l'hygiène, nous aurons réalisé cet axiome qui devrait être considéré comme la fin de l'art: « Si vis sanitatem para morbum. »

« Et qu'en coûterait-il, pour introduire une réforme si simple en elle-même et si grande par ses effets ? Bien peu de chose : une douche en pluie et rien de plus.

« Après le réveil, les enfants viendraient se déshabiller dans une salle partagée par des cloisons en un certain nombre de compartiments, s'y envelopperaient d'un peignoir en grosse toile (qui ferait partie de leur trousseau), puis passeraient dans la salle de douches où ils recevraient la pluie pendant cinq à dix secondes, rentreraient ensuite dans la première pièce pour s'y rhabiller, et iraient, frais et dispos, se livrer, après une courte promenade, à leurs exercices ordinaires.

« Je n'insiste pas sur les avantages hygiéniques au point de vue de la propreté ; les bains, la natation avec ses dangers, les ablutions des pieds, etc., deviendraient superflus et seraient supprimés de fait.

« Quant au temps qui serait absorbé par la pratique des douches, il ne doit vraiment pas entrer en ligne de compte. La durée moyenne de la douche étant de six secondes, il s'ensuit qu'un appareil manié par une personne suffirait pour doucher 180 élèves en moins d'un quart d'heure. On conçoit que rien n'empêche de doubler, de tripler, etc., la rapidité de l'opération : il suffit de donner une dimension plus grande au tuyau de descente pour qu'il puisse alimenter simultanément deux, trois ou un plus grand nombre de pommes d'arrosoir, la quantité totale d'eau à dépenser restant évidemment la même. »

« L'école des enfants de troupes établie à Alost, ajoutait van Esschen, se présente dans les conditions les plus propices pour l'introduction de ce grand perfectionnement dans l'éducation physique. Grand nombre des jeunes gens qui fréquentent cette école ont été élevés dans des conditions hygiéniques peu favorables, et leur constitution se ressent manifestement de cette insuffisance du premier développement. Ces jeunes gens, ne l'oublions pas, sont les enfants du pays, de l'armée ; ils rentreront dans l'armée et lui fourniront ses éléments les plus dévoués. Aussi le gouvernement les entoure-t-il de tous les soins qu'inspire une sollicitude éclairée et active. Le pays lui tient compte de cette noble préoccupation ; l'organisation de l'école des enfants de l'armée a été saluée par la nation comme une œuvre de sagesse et de patriotisme ; et tous les efforts qui seront tentés pour perfectionner une institution aussi éminemment populaire rencontreront invariablement les sympathies unanimes de la nation et de ses mandataires.

« Que si contre toute attente on conservait le moindre doute quant à l'efficacité finale de l'emploi de l'eau froide dans les établissements d'éducation, il serait un moyen de contrôle et de vérification d'un usage bien facile. Il suffirait du relever (en pour cent) quelle a été dans ces dernières années la moyenne des journées d'infirmerie fournie par les élèves, et de noter les mêmes données après l'introduction de l'hydrogymnastique.

« Ai-je besoin d'ajouter que l'exemple décisif de l'école militaire d'Alost entraînerait bientôt et fatalement une réforme analogue dans nos établissements d'instruction publique et privée ? Au département de la guerre, à l'initiative infatigable de son chef libéral, reviendra l'honneur d'avoir doté la Belgique, de cet immense bienfait social et humanitaire. » — Les vœux de van Esschen ont été remplis.

CHAPITRE III

Des soins du corps de l'enfant.

Nous voulons nous occuper des moyens de rendre l'enfant le mieux fait et le mieux constitué qu'il soit possible. Malgré tous les soins combien ne perdra-t-il pas de son état, si on ne veille pas à ce que toutes les parties de son corps soient saines et propres ? Une transpiration trop épaisse bouche les pores de la peau ; elle occupe les parties les plus externes, sur lesquelles elle se colle, s'attache, et forme ce qu'on appelle la crasse, d'où il peut résulter une infinité de maladies pédiculaires. L'humeur lacrymale arrêtée, accumulée et durcie, irrite et enflamme les points lacrymaux, les glandes ciliaires, et donne naissance à une matière jaunâtre, friable, et, pour ainsi dire, résineuse, que l'on connaît sous le nom de chassie. L'épaississement du cérumen ou humeurs des oreilles, occasionne souvent la surdité. Le limon qui se forme sur la langue, et qui s'attache sur les dents produit la mauvaise odeur de la bouche et beaucoup d'autres maladies qui entraînent avec elles la perte des dents. Le mucus trop épais diminue la sensibilité de la membrane pituitaire ; il acquiert un degré d'âcreté, et produit des ulcères aussi incommodes que dangereux. L'urine dépose sur les parties qu'elle touche un sédiment gras, fétide et âcre, qui enflamme ces parties et les ulcère. Enfin les matières stercorales produisent le même effet, et font souvent ressortir les suites du peu d'attention à veiller les enfants pour les soins qu'exige leur corps.

CHAPITRE IV

Premiers soins de la tête des enfants.

On ne peut trop veiller à la tête des enfants ; ils transpirent beaucoup ; ils n'ont que peu ou point de cheveux : la transpiration ne trouve rien qui puisse la recevoir ou l'absorber ; elle s'attache facilement sur la peau du crâne, s'y épaissit, bouche les pores de la peau, et y forme des croûtes ou écailles qui s'opposent à la sortie de cette humeur ; de là l'engorgement des glandes cutanées, la distension et la rupture des fibres de la peau, et ces ulcères qui fournissent une humeur âcre et rongeante qui est presque toujours la cause de la teigne à laquelle sont sujets les enfants que l'on ne soigne pas avec assez d'attention. On leur éviterait, sans doute, cette fâcheuse maladie et cette vermine qui les ronge si on les peignait doucement tous les matins, et si on leur lavait la tête, deux ou trois fois par semaine, avec une éponge trempée dans de l'eau froide en été et tiède en hiver, ayant soin de jeter dans cette eau quelques gouttes d'eau-de-vie. L'espèce de bain que nous prescrivons pour la tête doit aussi s'employer pour les yeux, les oreilles, le nez, les aisselles, les aines, l'anus, etc. Il est même utile de le faire tous les jours pour ces dernières parties. On doit encore changer de linge les enfants, et les tenir le plus blanchement qu'il est possible.

CHAPITRE V

Les mains et les pieds.

Les mains et les pieds n'exigent pas moins de soins. Il faut laver les mains des enfants tous les matins, dès qu'ils sont levés et immédiatement après les repas, et ne pas trop les habituer à se servir d'eau chaude, si ce n'est dans les grands froids. Les pieds doivent être lavés au moins tous les huit jours, et le corps au moins tous les mois. Si les enfants sont faibles, il ne faut pas les exposer à une eau trop froide ni trop chaude. Enfin les ongles des mains et des pieds des enfants ne doivent pas être faits trop fréquemment ni coupés trop courts.

CHAPITRE VI

Seconds soins des enfants dans un âge plus avancé.

Quand les enfants ont atteint l'âge de quatre, cinq ou six ans, et que leur tête commence à exiger un peu plus de toilette, il faut examiner la disposition des cheveux, c'est-à-dire si les tempes et le toupet sont suffisamment garnis de cheveux, parce que ce sont ces endroits qui pèchent ordinairement. Si ces défauts existent, il faut raser plus loin les endroits dégarnis et les frotter avec du jus d'oignon blanc ; le même conseil est encore donné pour les cheveux rouges ou trop faibles. Si tout est bien disposé, il faut habituer les enfants à ne pas avoir la tête trop couverte ; l'air fait du bien aux cheveux, il leur donne de la force. Mais comme les cheveux trop forts ou trop secs se cassent facilement, il est bon de les humecter avec un peu de pommade blanche ordinaire, et de les parsemer d'un peu de poudre blanche, fine et bien préparée ; ce mélange nourrit les cheveux, pompe l'humidité de la tête et ne s'oppose point à la transpiration.

Beaucoup de personnes sont dans l'usage de faire cette opération le soir, avant de coucher les enfants, et de les peigner le lendemain au matin ; on ne peut qu'adopter cet usage. A mesure que les cheveux grandissent, ils deviennent fourchus

ou inégaux, et leurs pointes rougissent ; c'est pour remédier à ces deux inconvénients que l'on doit s'adresser aux personnes qui font leur état du soin de la chevelure. Il arrive encore que les cheveux des enfants rougissent ou changent de couleur, par la façon dont on les soigne. Certaines pommades dans lesquelles il entre
des huiles essentielles qui contiennent des parties caustiques, ou la façon de passer
les papillotes, sont très susceptibles d'altérer la couleur des cheveux. La plus simple
pommade est la meilleure, et on ne doit se servir de fer que quand il n'altère point
le blanc d'un papier séparé sur lequel on l'aura essayé. Enfin, c'est une mauvaise
méthode que de mettre en queue les cheveux des enfants quand ils les ont faibles ;
le cordon, qui serre fortement les cheveux contre la tête, tiraille ceux de tout l'occi-
pital, les rompt très souvent ; et ceux qui sont fortement serrés dans le ruban, sont
pour ainsi dire étouffés et écrasés ; ce qui hâte leur chute, comme on peut s'en
convaincre par la quantité de cheveux qu'on ramène avec le peigne. La meilleure
méthode est donc de laisser les cheveux naissants ; et, si l'on veut faire une queue
ou placer une rosette, de la faire de façon qu'il y ait au moins quatre doigts de distance entre ce que l'on appelle la fossette ou col et la ligature, ce qui revient à peu
près au même niveau de la partie inférieure du col. Ce que nous venons de dire
regarde particulièrement les hommes ; mais s'il s'agit de relever les cheveux d'une
fille, il faut abandonner les nattes et cette méthode d'attacher le chignon sur le dessus de la tête avec un linge et des épingles ; celles qui ont cette habitude ne tardent
pas à s'apercevoir de ses mauvais effets. La sueur qui s'attache après les épingles y
forme un vert-de-gris qui fait périr les cheveux. Il est mieux de relever le chignon
avec un peigne d'écaille ou de corne ; de cette façon, les cheveux ne sont tiraillés
ni étouffés, et on a de plus la facilité de se peigner plus souvent, de renouveler la
poudre et la pommade, ce qui évite la mauvaise odeur, facilite la transpiration et
s'oppose à beaucoup de maux de tête, procurés le plus souvent par cette masse de
poudre et de pommade humectée par la sueur, et que l'on laisse quelquefois huit ou
quinze jours sans être renouvelée. Ce que nous avons prescrit, dans un âge plus
tendre, pour les autres parties, doit aussi s'observer dans celui-ci ; nous ajouterons,
de plus, que c'est ici le moment de veiller à la bouche des enfants.

CHAPITRE VII

Du choix d'une nourrice.

Nous devons maintenant examiner les motifs qui doivent nous déterminer dans
le choix d'une nourrice et approfondir l'étude la plus importante pour ce choix. Je
veux dire celle des seins.

Avant d'entrer dans le vif de la question, je veux vous rappeler quelques notions
d'anatomie nécessaires pour l'examen du sein pendant la lactation.

On distingue dans le sein deux parties principales : le corps de la mamelle, c'est-à-dire la masse de la glande et le mamelon, c'est-à-dire l'extrémité antérieure du sein.

Il faut encore envisager deux parties dans le corps de la mamelle : la mamelle proprement dite et l'aréole, sorte de zone colorée qui entoure le mamelon.

Vous savez que dans certains cas l'aréole fournit un renseignement utile pour déterminer si la femme a conçu ou non. Après la conception, elle prend généralement une coloration plus foncée, quelquefois même d'un noir analogue à celui de la peau d'une négresse. Sur cette aréole, dont le diamètre moyen est de 4 à 5 centimètres, vous voyez grossir de petits tubercules qui, parfois, arrivent au volume d'un petit pois. On les désigne sous le nom de tubercules mamillaires. Ce sont, vous le savez, des glandes sébacées destinées à lubrifier l'aréole. Il est bon de choisir une nourrice ayant des aréoles colorées; car l'intensité de la coloration indique souvent l'abondance du lait.

Le mamelon, quoi qu'on en ait dit, n'est pas, à proprement parler, un organe érectile, c'est-à-dire formé de vacuoles vasculaires susceptibles d'un grand développement ; mais il peut devenir très volumineux, prendre des formes diverses, grâce, sans doute, à la congestion sanguine, mais grâce surtout aux éléments musculaires qui y sont très développés. Il est constitué par la peau, des muscles, des conduits galactophores et un tissu cellulo-élastique qui réunit ces différentes parties. La peau est riche en papilles très saillantes, formant des zones séparées par des sillons où viennent s'ouvrir les orifices des glandes sébacées et les conduits galactophores; le diamètre de ceux-ci est beaucoup plus considérable.

L'épiderme qui les recouvre est très épais et résistant, et l'abondance de la matière sébacée étendue à sa surface contribue encore à protéger les parties profondes. Aussi ne verrez-vous jamais de fissures sur le mamelon, mais bien à sa base. C'est également au même point que siègent les chancres, première manifestation de la syphilis. La mamelle possède une série d'enveloppes : la peau, le muscle sous-aréolaire dont le développement est très variable ; une couche très dense de tissu cellulo-adipeux qui, vous le savez, fait au contraire défaut au niveau de l'aréole; puis vient la glande mammaire elle-même ; elle appartient au type des glandes en grappes, en possède la structure, les propriétés. Elle est de forme irrégulière, inégale, pleine d'anfractuosités et se divise en lobes et lobules. Ses éléments sont séparés par le tissu cellulo-adipeux qui est quelquefois très développé et peut amener l'atrophie de la glande. Elle est formée essentiellement d'une série de canaux qui se subdivisent pour s'aboucher dans les diverticules en cul-de-sac, tapissés par l'épithélium sécrétant. Les canaux galactophores formés par la convergence des ramifications plus fines sont au nombre de dix à douze d'un calibre uniforme ; mais un peu avant d'arriver au mamelon, ils présentent une dilatation olivaire, tandis que leur orifice est au contraire rétréci et débouche, comme je viens de vous le dire, dans les sillons papillaires. Ils possèdent trois tuniques : une amorphe avec un revêtement épithélial, une sous-jacente musculaire, et la troisième, qui est la plus externe, pourvue d'élasticité. Leur ensemble forme une paroi contractile et rétractile, d'où la possibilité d'expulser le lait sous l'influence de certaines excitations de voisinage.

Je veux aussi vous signaler l'existence de conduits accessoires qui viennent, soit de la glande principale, soit de petites glandes isolées, et s'ouvrent sur l'aréole en empruntant les conduits des glandes sébacées.

La mamelle est pourvue de vaisseaux lymphatiques, surtout sous la peau et au niveau de l'aréole; ils convergent vers deux ou trois gros troncs superficiels qui aboutissent à l'aisselle. C'est là une relation anatomique fort intéressante. Vienne un abcès, un érysipèle sur l'aréole, cette affection retentit sur les ganglions axillaires. Leur engorgement a surtout une grande valeur pour différencier un chancre syphilitique, dont l'adénite est le satellite obligé, d'une simple fissure inoffensive.

Je n'insisterai pas sur le panicule cellulo-adipeux. Je vous rappellerai seulement que c'est lui qui donne au sein sa forme régulière et arrondie.

Examinons maintenant le sein au point de vue qui nous intéresse spécialement, je veux dire chez la nourrice.

Deux seins d'égal volume ne sont pas toujours également bons, cela dépend du développement de la glande ou du tissu graisseux. Un sein petit, mais à grosse glande, est très supérieur à un sein volumineux mais qui ne sera fait que de graisse. Il n'y a donc pas de relation directe entre l'esthétique et la lactation. Ce qui fait un beau sein doit être rejeté par l'accoucheur. Un sein moins heureux de forme est souvent bien préférable.

Nous nous occuperons aujourd'hui des renseignements donnés par la vue et le toucher. La vue nous fournit des renseignements sur le volume et sur la forme. D'une manière générale, les seins les meilleurs sont les plus gros.

Cette théorie serait, d'après Virey, acceptée depuis longtemps. C'est ainsi que l'étude des inscriptions égyptiennes nous montre que, dans ces temps reculés, les nourrices à gros seins étaient les plus recherchées, et aujourd'hui, encore dans nos colonies, on prend comme nourrices des négresses, surtout parce que dans cette race la glande mammaire est beaucoup plus développée que dans la race blanche.

Il faut que la glande ne soit pas collée sur le thorax, mais que, par son poids, quand elle s'est développée à la fin de la grossesse et surtout au commencement de la lactation, elle devienne indépendante, se détache pour ainsi dire de sa base et vienne tomber jusqu'à la partie supérieure de l'abdomen. A ces signes, vous pouvez reconnaître que la masse glandulaire est considérable. Jamais un amas exagéré de graisse ne produit pareil résultat. La glande forme une sorte de besace, la partie inférieure reste sphéroïde, tandis que le pédicule plus étroit est constitué par la peau et par le tissu cellulo-adipeux. C'est alors surtout que la glande a toute son indépendance. Si, quelquefois, elle est très considérable dans la race blanche, elle est cependant toujours beaucoup plus accentuée dans la race noire, et des voyageurs dignes de foi rapportent que des négresses au travail pouvaient donner à téter à leurs enfants par-dessus leurs épaules, les enfants étant attachés à leur dos.

Les seins doivent être rapprochés l'un de l'autre, se toucher presque, et non pas être écartés comme vous pouvez le voir sur les statues antiques, ce qui, au point de vue de l'art, était considéré comme le plus beau type.

La glande ne doit pas présenter des contours égaux et réguliers comme avant la lactation. Elle doit être sillonnée de grosses veines bleuâtres, saillantes sous la peau, irrégulières, presque variqueuses, qui prouvent que la circulation glandulaire est très active, et que les veines profondes ne suffisent pas à ramener le sang qui a été épuisé par la sécrétion.

Je rappellerai, à ce propos, qu'il ne faut pas rejeter les peaux fines et blanches, à condition qu'elles soient accompagnées d'aréoles rugueuses et fortement teintées.

Le toucher joue un rôle capital dans l'examen des seins. On doit rejeter tout sein qui présenterait à la périphérie une égalité parfaite et une dureté uniforme, dans lequel enfin il n'y aurait pas certaines parties se laissant déprimer par les doigts. C'est qu'alors la graisse y existe trop abondamment.

Quand la femme a le sein vidé par une tétée récente, le doigt peut déprimer la peau amincie et sentir les inégalités glandulaires qui sont dures mais indolentes. Il y a une sorte d'empâtement profond où l'on peut discerner les gros lobes séparés par une mince couche conjonctive. Il faut aussi que les seins oscillent un peu, à moins cependant que la nourrice n'ait pas donné à téter depuis longtemps. En vingt-quatre heures le sein devient dur et se colle à la poitrine ; on sent alors une résistance toute particulière avec des inégalités qui sont quelquefois le siège de douleurs très vives.

Pour examiner un sein, dit M. le professeur Parrot, dans une de ses cliniques infantiles à l'hôpital des Enfants assistés, il faut agir tantôt avec une main, tantôt avec les deux. On prend le sein à sa base, tandis qu'avec la main gauche on peut le soulever pour faciliter l'examen. On doit, dans toutes ces manœuvres, agir avec douceur.

Pour déterminer l'oscillation, on a besoin des deux mains.

Ce n'est pas d'aujourd'hui que l'on attache une grande importance à l'étude de la conformation des seins et de leur consistance. C'est ainsi que dans les œuvres d'un homme qui a souvent fait preuve d'un grand sens médical, je veux dire Rabelais, on trouve un passage plaisant, sans doute, mais ayant quelque rapport avec le sujet de notre entretien. Le voici : « Gargantua demande pourquoi frère Jean a un si beau nez... Le moyne répond à ceux qui disent que Dieu l'a ainsi voulu, selon vraie philosophie monastique : C'est parce que ma nourrice avait les testins mollets ; en la testant, mon nez y effondrait comme en beurre, et là s'élevait et croissait comme la paste dans la mit. Les durs testins de nourrice font des enfants camus. »

Bouchet, un des commentateurs de Rabelais, prétend que la réponse de frère Jean peut être prise au sérieux, et de fait, je puis vous alléguer à l'appui quelques lignes d'un grand chirurgien de cette époque, Ambroise Paré : « S'abondant, dit-il, l'enfant imprime le bout de son nez à la mamelle ; la trouvant trop dure, se fasche, il ne veut tester et quelquefois en devient camus. »

Voici maintenant, pour revenir à des faits plus sérieux, quelles sont les modifications que subissent les seins quand le lait vieillit. Ils se flétrissent, la peau revient sur elle-même, souvent avec des vergettures, les veines disparaissent, la glande reste molle et indolente, tandis que le tissu adipeux s'atrophie en même temps que la sécrétion lactée diminue de jour en jour.

Le sein, après une lactation, ne revient presque jamais à l'état dans lequel il était avant le commencement de la grossesse. Cependant, si la femme n'a pas nourri, on voit, dans quelques cas assez rares, lorsque la peau est riche en éléments

élastiques, les seins revenir sur eux-mêmes et reprendre leur beauté primitive.
Le mamelon est un élément très important au point de vue de la lactation. Sans
mamelon bien fait, une bonne glande perd de sa valeur. La première condition nécessaire est qu'il soit percé d'un certain nombre de trous, et que les canaux galactophores ne s'ouvrent pas en un seul point. Il faut, en un mot, un jet en pomme
d'arrosoir. Vous devez rejeter les mamelons déprimés à leur centre, et comme
enfouis dans la mamelle. Quand il en est ainsi, il est quelquefois possible, par certaines manœuvres, par des titillations, de le faire redevenir saillant, mais ce ne
sera jamais un bon mamelon.

Hésitez, avant d'arrêter une nourrice, à prendre celle qui aurait des petits bouts
de seins, courts, coniques, pointus, à moins qu'ils ne soient très érectiles. Les enfants, surtout s'ils sont faibles, ont de la peine à garder dans la bouche ce genre
de mamelons.

Ce que vous devez rechercher, ce sont les mamelons saillants, longs de 1 centimètre à 1 centimètre 1/2. Ils peuvent revêtir deux formes : être cylindriques, et
c'est alors que M. Depaul les compare à des dés à coudre ; ou bien avoir l'aspect de
baguettes de tambour. Le premier type est plutôt cylindro-conique. Il est très bon,
mesure 1 centimètre de diamètre à sa base et remplit bien la bouche du nourrisson.

Mais je lui préfère peut-être les bouts de seins sphéroïdaux à leur extrémité et
rétrécis à l'aréole. Les lèvres de l'enfant enserrent à merveille le sillon qui existe
alors à la base du mamelon et exerce mieux la succion nécessaire.

Si les bouts de sein sont trop longs et trop gros, ils peuvent gêner la succion et
faciliter les vomissements.

Il faut, enfin, que les mamelons soient très érectiles, c'est-à-dire turgescents et
non mous ou flasques. Si l'enfant peut les mâchonner ou les comprimer, le lait sort
mal. Quand la femme est restée longtemps sans faire téter, le lait doit s'échapper
de lui-même au moment où le sein sort du corsage ; ou bien si l'on trait la femme,
la moindre pression doit faire sortir le lait en jets multiples.

Je dois maintenant vous indiquer les modes d'exploration du sein pour lesquels
vous pouvez employer une ou deux mains. Vous devez tous savoir le faire, car
vous aurez plus d'une fois l'occasion de pratiquer cette manœuvre. Vous devez
prendre le mamelon entre le pouce et l'index, l'exciter un peu, le tirer de la poitrine vers son extrémité, puis tenir la mamelle à la périphérie de l'aréole et presser
modérément en portant vos doigts d'arrière en avant. Si vous ne réussissez pas du
premier coup, une deuxième ou troisième traction fera sortir une gerbe de lait.

Rappelez-vous, d'ailleurs, que chez une femme un peu émue le lait ne sort pas
toujours d'emblée. Vous devez aussi, au moment de pratiquer votre exploration,
vous enquérir depuis combien de temps l'enfant a tété. S'il y a plusieurs heures,
le sein dur et gonflé ne se laissera pas comprimer aussi aisément.

Il est d'autres conditions qui, bien que d'ordre relativement secondaire, ne doivent jamais être oubliées du médecin appelé à choisir une nourrice.

C'est d'abord le caractère de cette nourrice : une nourrice irritable, nerveuse,
n'est pas une bonne nourrice ; il y a toujours à craindre chez elle des emportements,
des colères qui peuvent avoir une influence défavorable sur la santé de l'enfant.

On a dit que lorsqu'une nourrice apprenait une mauvaise nouvelle, qu'elle se mettait en colère, son nourrisson pouvait en recevoir le contrecoup et éprouver des convulsions. Le fait en lui-même est vrai : ce n'est pas, cela est certain, qu'il se soit imprégné de l'humeur de sa nourrice, mais cette dernière, par le fait de l'émotion à laquelle elle est en proie, voit sa sécrétion lactée se modifier ; l'enfant nourri de ce lait anormal éprouve des coliques, il a de la diarrhée, et ce sont ces phénomènes gastro-intestinaux qui produisent des convulsions. Ces convulsions d'ordre réflexe ne diffèrent en rien de celles que l'on observe, lorsqu'on donne à l'enfant un lait de vache de mauvaise qualité. Elles ne sont pas dues à l'action de la colère, mais à l'action d'un mauvais aliment, qui s'est formé dans le sein de la nourrice sous l'influence de la colère.

C'est en se basant sur la connaissance des faits de ce genre, que quelques auteurs ont prétendu qu'au point de vue exclusif de l'allaitement la meilleure nourrice était la plus brute, celle qui, par son intelligence bornée, se rapprochait le plus de l'animal. La nourrice, disent ceux qui soutiennent cette opinion, qui se rapproche le plus possible de l'animal, est à l'abri des émotions qui, si fréquemment, altèrent le lait des femmes impressionnables.

Je ne suis pas de cet avis : il ne faut pas que, sous le prétexte de rechercher une nourrice à l'abri de toute espèce d'impression, ou choisisse une brute stupide. Le rôle de la nourrice ne consiste pas seulement à alimenter l'enfant. Il faut aussi qu'elle le soigne, et pour ce dernier rôle, un certain degré d'intelligence ne peut être que très avantageux. Il y a là un terme moyen à rechercher et à choisir.

Doit-on rechercher les femmes plutôt que les filles ? Il y a dans ce choix une première considération en dehors de la compétence du médecin et qui dépend des familles : c'est la question morale. Je n'ai pas à y insister. Me plaçant exclusivement au point de vue médical, je dirai que les femmes sont habituellement préférables aux filles. Les filles, le plus souvent, en sont à leur premier enfant et manquent d'expérience ; de plus, comme elles manquent d'antécédents, nous sommes privés d'une source précieuse de renseignements, à savoir : la constatation des résultats qu'elles ont obtenus en étant nourrices une première ou une seconde fois.

Taxil, qui exerçait au commencement du siècle dernier, voulait que la nourrice soit veuve. Son conseil était bon, mais il faut avouer qu'il en donnait une raison singulière : « Sinon, dit-il, elle sent le bouquin, et les enfants ne peuvent supporter cette odeur. »

A propos de l'odeur exhalée par la nourrice, beaucoup d'auteurs s'en sont vivement préoccupés. Sans doute, il est préférable d'avoir une nourrice très propre de sa personne et qui ne répande aucune odeur ; mais il faut bien savoir que, lorsque ces conditions ne sont pas tout à fait remplies, la nourrice est bien plus répugnante pour la famille que pour l'enfant.

Un bon nombre de médecins exigent formellement que les femmes nourrices n'aient aucun rapport sexuel pendant la durée de l'allaitement ; c'est pour cela qu'ils recherchent de préférence les femmes mariées dont l'époux est très éloigné. On doit repousser les femmes dont le mari habite la ville où elles sont nourrices. Moriceau est plus indulgent, et il estime que l'on peut sans inconvénient permettre à une nourrice les plaisirs de Vénus, pourvu que cela soit d'une façon modérée.

Malgré l'autorité de Moriceau, et elle est grande en pareille matière, j'estime qu'il faut éviter les nourrices qui peuvent avoir des rapports avec leur mari. Les femmes dans ces conditions présentent de nombreux inconvénients ; le plus grand, c'est qu'elles peuvent devenir enceintes, que l'on ne s'en aperçoit pas tout d'abord, et que par suite leur lait peut être très imparfait.

Une femme qui remplit les conditions précédemment indiquées est-elle une excellente nourrice ? Presque toujours oui, mais quelquefois non. Aussi n'y a-t-il, en réalité, qu'un réactif sérieux de la valeur d'une nourrice, c'est l'état du nourrisson.

Si, en dépit des circonstances les plus favorables en apparence, le nourrisson périclite, si sa santé n'est pas excellente, s'il ne pèse pas le poids voulu, il faudra changer de nourrice, parce qu'elle n'est pas bonne pour cet enfant. Chose assez remarquable et que nous expliquons mal, elle est quelquefois excellente pour un autre enfant.

Par contre, il y a des nourrices qui ne remplissent pas les conditions que je viens de signaler et qui cependant sont excellentes. Il est vrai qu'elles sont en minorité.

Nous avons eu. ici, une nourrice d'apparence malingre, chétive, rabougrie, avec des seins médiocres qui était une nourrice remarquable. Il suffisait, pour ainsi dire, que cette femme touchât un enfant, pour le faire revenir. Je me rappelle huit ou dix enfants qui lui furent confiés pendant quelques jours, ces enfants véritablement mourants furent ramenés à la vie.

Les nourrices susceptibles de produire ces résurrections sont rares, mais elles existent, et Leroy, qui connaissait le fait, les recherchait avec soin ; il en avait toujours à son service, et dès qu'un enfant périclitait, sa seule manière de le soigner était de l'envoyer à l'une d'elles.

Aujourd'hui, une semblable manière de faire n'est guère pratique ; nos mœurs ne permettent guère que nous utilisions ainsi des laitières allant d'une maison dans une autre donner le sein à certains enfants. Au siècle dernier, où cela était possible, les nourrissons en retiraient un profit considérable. Ces nourrices, en somme, remplissaient le rôle d'un médicament, et le meilleur de tous les médicaments, celui qui sort du sein de la femme. J'avoue qu'il est bien regrettable que nous ne puissions utiliser un semblable procédé, qui permettrait de sauver la vie de bien des enfants, en leur faisant absorber, quinze jours ou trois semaines durant, du lait de premier ordre.

A côté des conditions requises pour une bonne nourrice, je dois vous prémunir contre certains préjugés qui doivent être absolument mis de côté, mais avec lesquels vous aurez souvent à lutter dans les familles. Ces préjugés, d'ailleurs, reconnaissent presque tous, pour origine, d'anciennes doctrines défendues par les médecins qui nous ont précédés.

Certains auteurs exigeaient que la nourrice ait eu comme enfant un garçon. Taxil, qui écrivait à la fin du XVI° siècle, pense que le lait de ces nourrices est meilleur « parce que l'enfant mâle échauffe mieux le sang de la femme que l'enfant femelle. » Moriceau voulait que la nourrice ait eu un garçon si elle était appelée à élever un garçon, une fille si elle était appelée à élever une fille. Tout cela ne signifie rien.

Cardan voulait que la nourrice ne fût ni boiteuse ni louche, parce qu'elle pouvait communiquer son vice au nourrisson qu'on lui confiait. Voyez-vous une nourrice rendant son enfant boiteux parce qu'elle boite ? C'est grotesque.

Ambroise Paré voulait une nourrice brune, d'autres voulaient qu'elle soit blonde ; un grand nombre rejetaient les nourrices au teint olivâtre ; quant aux nourrices rouges, avec des taches de rousseur, on n'en voulait à aucun prix, et ce préjugé n'a pas encore complètement disparu. Cela est fâcheux, parce qu'il y a des femmes rousses qui font d'excellentes nourrices ; il est même des pays où il est fort difficile d'en avoir d'autres et où les enfants ne se portent pas plus mal.

Van Helmont rejette les femmes débauchées, lascives, ivrognes, intempérantes, parce qu'elles impriment leur caractère à l'enfant. Le conseil que donne Van Helmont est excellent, mais la raison qu'il invoque n'a pas le sens commun.

J'arrive maintenant au régime qui convient le mieux à une nourrice. Sous ce rapport, les anciens ont dit des choses plus raisonnables que les précédentes. Rondelet, contemporain de Rabelais, déclare qu'il ne faut pas trop changer le régime habituel de la nourrice. C'est là, en effet, une excellente pratique.

On ne doit pas oublier que la plupart des nourrices sont prises dans un milieu où l'on mange peu de viande, beaucoup de légumes, et du vin en quantité modérée ; il faut savoir également qu'elles ont l'habitude du grand air. En conséquence, on aura soin de ne pas les surcharger de viande et de vin, tout en leur en donnant plus qu'elles n'en prenaient d'habitude ; on ne les confinera pas dans un de ces appartements trop étroits comme il y en a tant à Paris.

Elles devront sortir tous les jours, même lorsque l'on jugera prudent de garder l'enfant à la maison, dût-on les faire accompagner si on n'a pas confiance en elles ; et, autant que possible, on leur fera faire quelques travaux peu fatigants. Sans cela, les nourrices engraissent d'une façon exagérée, et, comme conséquence, il se produit chez elles ce que l'on observe chez les animaux gras, c'est-à-dire que toutes leurs sécrétions, en général, diminuent en quantité et leurs seins se flétrissent. Quand les nourrices engraissent, les nourrissons maigrissent.

Comme légumes, vous éviterez tous ceux d'une digestion difficile, les choux, par exemple ; vous donnerez quelques légumes verts comme les épinards et une assez grande quantité de farineux. Parmi ceux-ci, les lentilles ont joui d'une grande réputation, mais je ne crois pas qu'elles soient meilleures que tous les autres farineux.

Il faut leur donner du vin. Cette opinion n'a pas été toujours admise, et Aristote, Rondelet, refusent aux nourrices toute espèce de boisson fermentée. C'est là une erreur, à la condition, bien entendu, de rester dans les limites modérées. Tarnier et Chantreuil estiment qu'en général on devra donner un demi-litre de vin et une bouteille de bière ; je crois que l'on peut aller un peu plus loin et conseiller une bouteille de vin de trois quarts de litre et une bouteille de bière. La bière, en effet, est un amer excellent et qui excite l'appétit.

Tous les autres alcooliques devront être interdits. Il en est de même du café qui est un excitant. Le café au lait, que l'on donne souvent le matin, sera avantageusement remplacé par une bonne soupe.

Il est très important que la nourrice dorme, et pour cela il faut régler les enfants et exiger qu'ils ne soient pas toujours pendus au sein de la nourrice. Le repos de ces femmes est indispensable à la bonne condition de leur lait.

CHAPITRE VIII

De la dentition chez les enfants.

La sortie de la couronne des dents et son apparition au-dessus des gencives constituent une fonction de la plus grande importance dans la première enfance. La formation des dents, dit le professeur Béclard, donne toujours lieu à un afflux de sang vers les mâchoires, ce mouvement fluxionnaire accompagnant l'éruption est, en général, précédé d'un prurit à la gencive, d'une salivation désagréable et d'une douleur vive. Chez les enfants vigoureux, ces phénomènes se limitent à la région maxillaire, mais il n'en est pas de même pour les bébés délicats, pâles ou simplement d'un tempérament nerveux ; ces pauvres petits êtres, espoir des familles, ne sauraient être entourés de trop de soins quand il s'agit de les soustraire aux accidents de la dentition. Ces accidents consistent en phénomènes sympathiques éloignés, se rattachant tous au même point de départ. Parmi ceux-là il nous suffira de citer les affections convulsives pour faire voir l'importance d'une dentition régulière. Rien ne facilite l'évolution des dents de l'enfant comme l'emploi du Sirop de dentition Poissonnier, dont le dépôt général est 31, rue Saint-Denis, à la pharmacie du *Centaure*.

Ce liquide, agréable au goût, calme instantanément la douleur et préserve par là même d'une façon certaine l'enfant des convulsions toujours si funestes ; il fait disparaître le prurit, tonifie la gencive et s'oppose au développement de plusieurs maladies qui, au dire de Guersent, compliquent si souvent la dentition d'une manière fâcheuse. L'usage du sirop de dentition doit être commencé un mois environ avant l'apparition probable des dents.

Mode d'emploi.— La manière d'employer le Sirop de dentition est des plus simples : il suffit d'en frictionner avec le doigt les gencives des enfants, matin et soir plus souvent, s'il y a lieu. On ne doit pas craindre d'en continuer l'usage assez longtemps, car, nous le répétons, il ne peut donner que d'excellents résultats sans jamais avoir le moindre inconvénient. En cas d'inflammation de la langue et des muqueuses de la bouche, badigeonner deux ou trois fois par jour avec un pinceau imbibé du sirop.

FIN DU LIVRE DIXIÈME

LIVRE ONZIÈME

DE LA VIRGINITÉ

CHAPITRE PREMIER

Virginité. — Théologiens. — Médecins.

S'il est impossible de connaître dans la mer le chemin d'un vaisseau, dans l'air celui d'un aigle, sur un rocher celui d'un serpent, il sera aussi impossible de découvrir le chemin que fait un homme quand il presse amoureusement une fille.

Celui qui a prononcé cet oracle, et auquel on pouvait s'en rapporter, Salomon, connaissait la difficulté, l'impossibilité même qu'il y avait d'être certain de l'*intégrité* d'une femme ; et c'est néanmoins à cet état que la plupart des hommes s'attachent pour nourrir leur amour-propre.

Les hommes, dit l'auteur de l'*Histoire naturelle*, jaloux des primautés en tout genre, ont toujours fait grand cas de tout ce qu'ils ont cru pouvoir posséder exclusivement et les premiers ; c'est une espèce de folie qui a fait un être réel de la virginité des filles.

La virginité qui est un être moral, une vertu qui ne consiste que dans la pureté du cœur, est devenue un objet physique dont tous les hommes se sont occupés ; ils ont établi sur cela des opinions, des usages, des cérémonies, des superstitions, et même des jugements et des peines. Les abus les plus illicites, les coutumes les plus déshonnêtes ont été autorisés ; on a soumis à l'examen des matrones ignorantes, et exposé aux yeux des médecins prévenus les parties les plus secrètes de la nature, sans songer qu'une pareille indécence est un attentat contre la virginité, et que c'est la violer, que de chercher à la connaître ; que toute situation honteuse, tout état indécent dont une fille est obligée de rougir intérieurement, est une vraie défloration.

Nous aurons à voir combien certains peuples attachèrent d'importance à la virginité, tandis que d'autres ne paraissaient en faire aucun cas. Les premiers prennent des précautions extraordinaires, et emploient des moyens honteux pour s'en assurer. Les Éthiopiens, et plusieurs autres peuples de l'Afrique, les habitants

du Pégu et de l'Arabie-Pétrée ont la barbarie, dès que leurs filles sont nées, de rapprocher, par une sorte de couture, les parties que la nature a séparées, en ne laissant libre que l'espace qui est nécessaire pour les écoulements naturels : ces chairs
adhèrent peu à peu à mesure que l'enfant prend son accroissement, de sorte que
l'on est obligé de les séparer par une incision, lorsque le temps du mariage est
arrivé. Il y a certains peuples qui passent seulement un anneau ; les femmes sont
soumises comme les filles à cet usage outrageant pour la vertu ; la seule différence
est que celui des filles ne peut s'ôter, et que celui des femmes a une espèce de
serrure dont le mari seul a la clef !...

Mais, pourquoi citer des nations barbares, dit Buffon, lorsque nous avons de
pareils exemples auprès de nous ? La délicatesse dont quelques-uns de nos voisins
se piquent sur la chasteté de leurs femmes est-elle autre chose qu'une jalousie brutale et criminelle ?

Il est des peuples qui méprisent la virginité, et qui regardent comme un ouvrage
servile la peine qu'il faut prendre pour l'ôter. N'en parlons pas. C'est affliger
l'amour que de tracer l'image des superstitions horribles qui portent les habitants
de Goa à sacrifier les prémices de leurs vierges à une idole de fer ; c'est affliger la
décence, que de trop détailler certaines coutumes qui autorisent un étranger, un
prêtre, à ouvrir la carrière des plaisirs à l'époux qu'une jeune fille s'est choisi.

Tous les peuples qui ont trop exalté la virginité, ou qui l'ont trop méprisée, ont
donné dans des absurdités révoltantes et quelquefois horribles. La fameuse statue,
nommée chez les Romains *Bucca veritatis*, décidait de la sagesse ou de l'infamie des
filles : elles mettaient le doigt dans la bouche, et, si une fille avait perdu son innocence, on assure qu'elle avait le doigt emporté par la statue.

Les Vestales qui manquaient au vœu de virginité étaient enterrées vivantes.
Une fille condamnée à mort, chez ces mêmes Romains, était déflorée par le bourreau
avant que d'être étranglée, pour ne pas faire déshonneur à la virginité. O barbarie
affreuse ! Écartons l'idée de ces spectacles inhumains qui révoltent la nature.

La virginité est considérée différemment par les théologiens et les médecins ;
les premiers disent qu'elle est une vertu de l'âme, qui n'a rien de commun avec le
corps, et que, dans tel état que se trouve une fille, elle ne perd pas pour cela sa virginité, à moins qu'elle ne consente à l'acte qui la lui enlève. Les médecins, la considérant du côté physique, regardent la virginité comme un être matériel, et
pensent qu'elle est un assemblage, un lien des parties naturelles d'une fille qui n'a
pas eu l'approche d'un homme. Exposons les signes que l'on croit certains de l'intégrité *matérielle ;* à l'égard de la première, on a vu qu'il n'y avait aucun signe qui
pût annoncer sa présence, puisque les pensées, les regards, les paroles, suffisent
pour la faire disparaître !

CHAPITRE II

Hymen et pucelage.

Plusieurs célèbres anatomistes prétendent que le signe le plus certain de la virginité est la présence de la membrane que l'on a nommée *hymen*, lorsqu'elle paraît fermer le conduit de la pudeur. C'est, dit-on, un cercle, et, selon quelques médecins, un demi-cercle membraneux qui s'observe dans la partie inférieure de l'orifice du vagin des filles vierges. On dit encore que cette membrane est charnue, qu'elle est fort mince dans les enfants, plus épaisse dans les filles nubiles, et qu'on ne la retrouve plus dans celles qui ont souffert l'approche d'un homme.

L'*hymen*, a-t-on dit, est un repli membraneux plus ou moins circulaire, plus ou moins large, plus ou moins égal, quelquefois semi-lunaire, qui laisse une ouverture très petite dans les unes, et plus grande dans les autres.

Saint Hilaire, dans son *Anatomie du corps humain*, en admettant l'existence de cette membrane, dit affirmativement qu'elle sert de marque et de preuve de la virginité.

Heister a fait voir, dans une démonstration publique, l'hymen d'une fille de treize à quatorze ans. Cette membrane varie, dit cet anatomiste ; j'ai toujours trouvé l'hymen dans les enfants. Mais, à mesure qu'ils grandissent, il se détruit peu à peu.

Ce qu'ont avancé ces anatomistes paraîtrait démontrer l'existence incontestable de cette membrane, si d'autres anatomistes n'avaient observé le contraire.

Ambroise Paré, Dulaurent, Graaf, Dionis, Moriceau, etc., soutiennent que la membrane de l'hymen n'est qu'une chimère, que cette partie n'est point naturelle aux filles. Quelque diligence que j'aie faite, assure Dionis, pour chercher cette membrane, je ne l'ai point encore vue, quoique j'aie ouvert des filles de tout âge. On peut, ajoute-t-il, avoir trouvé le col de la matrice fermé d'une membrane à quelques-unes, mais ce sont des faits particuliers et extraordinaires, d'où il ne faut pas conclure que cela doive être ainsi à toutes les filles.

Pour moi, dit André Dulaurent, j'estime que cette membrane transversale, si elle se trouve, est toujours outre l'institution et dessein de nature ; car j'ai vu plusieurs pucelles et enfants abortifs qui n'avaient point cette membrane.

Cette contrariété d'opinions, sur un fait qui dépend d'une simple inspection, favorise le sentiment de Buffon, qui dit que les hommes ont voulu trouver dans la nature ce qui n'était que dans leur imagination. D'ailleurs, en admettant le témoignage de ceux qui assurent l'existence de l'hymen, il en résultera que cette membrane, existante ou anéantie, sera même un signe très équivoque, très incertain, de virginité ou de défloration.

Winslow, en disant que l'hymen se trouve ordinairement rompu après le mariage consommé, convient aussi que cette membrane peut encore souffrir quelque dérangement par des règles abondantes, par des accidents particuliers, par imprudence, ou par légèreté !

Il y a donc des cas où une fille vierge, dans le sens même que l'entendent les théologiens, serait déshonorée si l'on cherchait les preuves de son intégrité dans l'état de la membrane dont il est question. Ce que dit Heister est encore plus concluant, puisqu'il avoue qu'à mesure que les filles grandissent, l'hymen se détruit peu à peu.

Jamès remarque aussi que l'hymen sur lequel les Juifs fondent les preuves de la virginité, est souvent effacé dans les filles d'un mois et très souvent dans celles qui sont d'un âge plus avancé.

J'ai cru devoir avertir le lecteur de cette circonstance, dit le médecin anglais, parce que j'ai vu plusieurs maris qui ont fait divorce avec leurs femmes, pour n'avoir point trouvé en elles cette faible preuve de leur sagesse, qui peut être à la vérité est de quelque poids en Judée et dans les climats chauds, mais qui ne doit point faire naître le moindre soupçon d'incontinence dans les filles de nos contrées.

Dionis, obligé de parler des véritables signes du pucelage, s'exprime ainsi :

Je ne prétends pas nier qu'il n'y ait quelque marque de la virginité ; que la copulation ne donne souvent de la peine à l'un et à l'autre sexe ; qu'il ne s'y puisse répandre quelques gouttes de sang, et que les filles vierges n'y ressentent un peu de douleur dans la première copulation ; mais je ne crois pas que cela arrive comme on le prétend, par la rupture et le déchirement d'une membrane imaginaire, y ayant bien plus lieu de croire que c'est par l'effort que la verge fait pour entrer, en forçant les caroncules myrtiformes, et en rompant et divisant les petites membranes qui les tiennent jointes ensemble, ce qui rend cette ouverture fort étroite. Voilà en quoi consiste la véritable marque du pucelage. Il n'arrive pourtant pas toujours, continue cet anatomiste, que toutes les filles donnent ces faibles témoignages de leur vertu, y en ayant chez qui la nature a épargné cette petite douleur, en disposant ces caroncules de manière que la verge peut entrer sans faire effort, quoiqu'elles aient toujours été fort sages ; et ainsi, on ne doit pas être si prompt à décider sur l'honneur des filles, puisque d'ailleurs ni l'étrécissement du vagin, ni le linge taché de sang ne sont des marques assurées de la défloration.

Que dira-t-on de quelques femmes qui sont devenues grosses et dans lesquelles néanmoins une membrane bouchait l'orifice du vagin ? N'a-t-on pas vu une femme qui, après un accouchement laborieux, se trouva inhabile au physique de l'amour, par le moyen d'une membrane, de l'hymen si l'on veut, qui s'opposait à l'intromission de la partie distinctive de l'homme ? N'a-t-on pas vu ensuite cette femme devenir enceinte malgré l'hymen et souffrir une opération douloureuse pour faciliter le passage à l'enfant ? On peut, à ce sujet, consulter les *Nouvelles de la République des Lettres*, novembre 1686, ainsi que le *Journal encyclopédique*, décembre 1764.

Séverin Pinée qui a donné un *Traité des signes de la pudicité*, et qui admet l'existence de l'hymen, assure une chose particulière et qui démontre combien il faut peu compter sur la certitude de ces signes. Il dit que la membrane dont il est question, s'humecte, s'amollit, se dilate et s'élargit si facilement, lorsqu'une fille est dans le flux périodique, qu'elle peut admettre un homme aussi facilement qu'une femme qui aurait produit enfant sur terre, quoiqu'elle soit pucelle intémérée en sa pudicité. Il ajoute que le flux ayant cessé, la force contractive des parties les remet en tel état que celui qui aura eu sa compagnie ne pourra récidiver, sans la rupture, l'infraction de l'hymen, sans une effusion de sang, en un mot, sans faire une défloration complète.

Pinée rapporte deux observations pour prouver son sentiment, que tout le monde ne sera certainement pas porté à adopter : je ne l'ai exposé que pour faire connaître les contrariétés singulières dans lesquelles tombent ceux qui admettent une membrane imaginaire que l'on a nommée hymen, hyménée, ceinture, zone, cloître de la virginité, et dame du milieu.

Ces deux observations de Pinée sont assez plaisantes. Elles concernent deux hommes *judicieux* qui, ayant épousé deux filles de *pudicité notable*, dans la circonstance où l'*hymen* permet à une fille le plaisir sans défloration, furent sur le point de quitter leurs femmes ; mais les choses ayant changé, ils eurent *grand travail* à rentrer dans une carrière où ils avaient trouvé une si grande facilité, et reconnurent l'injustice de leurs soupçons !

CHAPITRE III

De l'effusion du sang aux premières approches.

Un signe que les hommes regardent encore comme le garant de la vertu d'une fille, est le sang répandu dans les premières approches ; ceux qui ont quelques connaissances anatomiques des parties de la génération savent que rien n'est plus équivoque que ce signe, qui d'ailleurs peut être suppléé par l'artifice d'une femme entendue. Le sang que l'on souhaite si ardemment dans la première jouissance, vient de la rupture de l'hymen ou de l'entrée du vagin trop resserrée et disproportionnée au corps qui s'efforce d'y pénétrer.

A l'égard de l'hymen, nous n'en parlerons plus. Il faut seulement démontrer qu'une fille peut avoir conservé sa pudeur dans toute la force du terme, et être assez malheureuse pour n'en pouvoir donner, par l'effusion du sang, les preuves qu'exige un homme conduit par le préjugé ; et qu'au contraire une fille qui aura eu les caresses d'un homme, peut encore, par certaines circonstances réunies, satisfaire l'amour-propre d'un mari sur l'existence de la virginité !

Il est évident que l'effusion du sang, que l'on regarde comme une preuve réelle de la virginité, ne se rencontre pas dans toutes les circonstances où l'entrée du vagin a pu être relâchée, dilatée naturellement. Ainsi, toutes les filles, quoique non déflorées, ne répandent pas du sang ; d'autres, qui le sont en effet, ne laissent pas d'en répandre ; les unes en donnent abondamment et plusieurs fois, d'autres très peu et une seule fois, d'autres point du tout.

Cela dépend de l'âge, de la santé, de la conformation et d'un grand nombre d'autres circonstances.

Il arrive dans les parties de l'un et de l'autre sexe un changement considérable dans le temps de la puberté ; celles de l'homme prennent un prompt accroissement, celles de la femme croissent aussi dans le même temps. Les nymphes surtout, qui étaient auparavant presque insensibles, deviennent plus grosses, plus apparentes. L'écoulement périodique arrive en même temps, et toutes ces parties se trouvent dans un état d'accroissement, et gonflées par l'abondance du sang, elles se tuméfient, elles se serrent mutuellement, elles s'attachent les unes aux autres, et dans tous les points où elles se touchent.

L'orifice du vagin se trouve ainsi plus resserré qu'il ne l'était, quoique le vagin ait pris aussi de l'accroissement dans le même temps. La forme de ce rétrécissement doit, comme on le voit, être fort différente dans les différents sujets et dans les différents degrés de l'accroissement de ces parties.

Quelque forme que prenne ce rétrécissement, il n'arrive que dans le temps de la puberté.

Les petites filles, dit à ce sujet Buffon, que j'ai eu occasion de voir disséquer n'avaient rien de semblable ; et, ayant recueilli les faits sur cette matière, je puis avancer que, lorsqu'avant la puberté elles ont commerce avec les hommes, il n'y a aucune effusion de sang, pourvu, ajoute-t-il, qu'il n'y ait pas une disproportion trop grande ou des efforts trop brusques !

Au contraire, lorsque les filles sont en pleine puberté et dans le temps de l'accroissement de ces parties, il y a très souvent effusion de sang pourvu qu'on y touche, surtout si elles ont de l'embonpoint et si les règles vont bien ; car celles qui sont maigres, ou qui ont des fleurs blanches, n'ont pas cette apparence de virginité, et ce qui prouve évidemment que ce n'est qu'une apparence trompeuse, c'est qu'elle se répète même plusieurs fois, et après des intervalles de temps assez considérables. Une interruption de quelque temps fait renaître cette prétendue virginité, et il est certain qu'une jeune personne qui, dans les premières approches aura répandu beaucoup de sang, en répandra encore après une absence, quand même le premier commerce aurait duré plusieurs mois, et qu'il aurait été aussi intime et aussi fréquent qu'on le peut supposer.

Tant que le corps prend de l'accroissement, l'effusion de sang peut se répéter, pourvu qu'il y ait une interruption de commerce assez longue pour donner le temps aux parties de se réunir et de reprendre leur premier état.

Il est arrivé plus d'une fois que des filles, qui avaient eu plus d'une faiblesse, n'ont pas laissé de donner ensuite à leur mari cette preuve de leur virginité, sans autre artifice que celui d'avoir renoncé pendant quelque temps à leur commerce illégitime.

Quoique nos mœurs aient rendu les femmes trop peu sincères sur cet article, il s'en est trouvé plus d'une pour avouer les faits que nous venons de rapporter. Il y en a dont la prétendue virginité s'est renouvelée jusqu'à quatre et même cinq fois dans l'espace de deux ou trois ans !

Ces filles dont la virginité se renouvelle ne sont pas en aussi grand nombre que celles à qui la nature a refusé cette espèce de faveur. Pour peu qu'il y ait de dérangement dans la santé, que l'écoulement périodique se montre mal et difficilement, que les parties soient trop humides, il ne se fait aucun rétrécissement, aucun froncement ; ces parties prennent de l'accroissement, mais, étant continuellement humectées, elles n'acquièrent pas assez de fermeté pour se réunir ; il ne se forme ni caroncules, ni anneau, ni plis ; on ne trouve que peu d'obstacles aux premières approches, et elles se font sans aucune effusion de sang.

Ne peut-on pas dire aussi que cette preuve infidèle de la virginité dépend très souvent de la disproportion des organes, de la manière dont on les emploie ? Un homme a quelquefois tort de soupçonner l'intégrité de la femme qu'il approche pour la première fois. Qu'il se rende justice, peut-être trouvera-t-il en lui la raison de l'absence des signes qu'il exige. On a vu, au contraire, des hommes qui étaient favorisés au point de trouver la virginité partout, si l'effusion du sang l'annonçait toujours.

Il y a encore des circonstances qui peuvent en imposer sur l'état d'une fille ; quelques incommodités exigent l'intromission d'un pessaire. Le pessaire est un instrument que l'on place à demeure dans le vagin, et qui sert à maintenir la matrice dans sa situation naturelle, dans le cas de chute ou de relâchement de cet organe, ou de hernie vaginale. Bien qu'on ne se serve plus guère aujourd'hui que de pessaires en caoutchouc, qui sont plus souples, plus légers, plus élastiques, on en fait aussi en buis, en ivoire, en étain, en plomb, en argent. On comprend que l'intromission de cet instrument empêche nécessairement de trouver aucun signe de virginité, quoique la fille n'ait rien à se reprocher.

D'ailleurs, doit on confondre la défloration avec des accidents particuliers, fruits d'une imagination enflammée et d'un tempérament érotique qui égare une jeune fille, interrogeant les arcanes du plaisir ?

Rien n'est donc plus chimérique que les préjugés des hommes à cet égard, et rien de plus incertain que ces prétendus signes de virginité du corps. Une jeune personne aura commercé avec un homme avant l'âge de puberté, et pour la première fois, et cependant elle ne donnera aucune marque de cette virginité. Ensuite la même personne, après quelque temps d'interruption, lorsqu'elle sera arrivée à la puberté, ne manquera guère, si elle se porte bien, d'avoir tous ces signes et de répandre du sang dans de nouvelles approches : elle ne deviendra pucelle qu'après avoir perdu sa virginité !

Elle pourra même le devenir plusieurs fois de suite, et aux mêmes conditions. Une autre au contraire, qui sera vierge, en effet, ne sera pas pucelle, ou du moins n'en aura pas la moindre apparence. Les hommes devraient donc bien se tranquilliser pour tout cela, au lieu de se livrer, comme ils le font souvent, à des soupçons injustes ou à de fausses joies, selon ce qu'ils s'imaginent avoir rencontré.

Il résulte un inconvénient beaucoup plus grand, de la certitude que l'on croit avoir de la virginité ou de la défloration ; c'est lorsque les tribunaux exigent la visite d'une fille, et qu'elle était faite, autrefois surtout, ou par des matrones ignorantes ou par des chirurgiens aussi peu savants. On a vu de ces derniers regarder comme un signe irrécusable de la virginité perdue la couleur du mamelon ; d'autres ont confiance aux infusions de quelques plantes qu'ils donnent à boire abondamment à celles dont ils doivent constater l'état ; celui-ci prend la mesure du col, celui-là examine les cartilages du nez ; un autre croit découvrir la vérité par le son de la voix, la couleur de la peau, l'état des yeux. Réfléchit-on, lorsque l'on porte des jugements aussi hasardés, qu'il s'agit quelquefois de la vie ou du moins de l'honneur d'une personne ?

On a cité le rapport d'une matrone de l'année 1672, concernant la défloration, et rien ne prouve davantage l'ignorance dans laquelle on laissait encore des femmes, dont les bévues doivent être de la dernière importance.

Nous avons vu un tableau dans lequel on a décrit les parties qui annoncent la virginité ou la défloration, selon qu'elles se trouvent dans tel ou tel état; on peut voir dans Venette le rapport dont nous venons de parler, et qui concerne seulement les parties de la génération; nous exposerons ici les inductions que l'on tirait autrefois des parties qui n'ont pas une liaison bien sensible avec celles où s'est fait le délit. On verra par cet exposé combien la saine philosophie a corrigé les abus qu'il y avait autrefois dans les jugements contre la virginité.

Venette n'a aucune confiance au rapport des trois matrones qu'il cite dans son ouvrage, et il a certainement raison. Il serait facile de détruire les preuves que ces femmes donnent du viol fait à la personne qu'elles avaient visitée. Elles ont trouvé les parties dans un état qui n'est pas ordinaire aux filles vierges; mais cela n'est pas assez pour assurer, après avoir tout *visité au doigt et à l'œil, feuillet par feuillet, qu'elles y ont trouvé la trace de...*

Dans le tableau des signes dont nous avons parlé, l'auteur met au rang de ceux qui annoncent la défloration, *l'os pubis entr'ouvert*. Mais alors toutes les femmes que l'on visiterait se trouveraient pucelles, si on exigeait un écartement des os pubis, pour constater la perte de la virginité; on sait que cet écartement est très rare, et qu'on ne peut l'observer que dans quelques accouchements qui suivent un long et pénible travail.

CHAPITRE IV

Tableau des signes qui indiquent le pucelage et la défloration.

Indices de pucelage.	Noms des parties d'où sont tirés les indices.	Indices de défloration.
Beaux et droits.	LES YEUX.	Tristes et baissés.
Beau et blanc.	LE BLANC.	Terni.
Blanc et poli.	LE VISAGE.	Marqueté.
Charnu.	LE NEZ.	Maigre et atténué.
Claire et plaisante.	LA VOIX.	Fort âpre.
Bon.	L'APPÉTIT.	Mauvais.
Grêle et menu.	LE COL.	Plus gros.
Médiocre.	LE TETIN.	Plus gros.
Blanc.	LE MAMELON.	Rouge tanné.
Claire.	L'URINE.	Trouble.
Etroit.	ELLE COULE.	Large.
Poli.	LE POIL DU PÉNIL.	Relevé.

Il serait inutile de s'arrêter à prouver l'absurdité qu'il y aurait à donner toute la confiance à ces signes. Ils ne doivent être d'aucun poids, après ce que l'on a vu plus haut sur l'impossibilité physique de reconnaître toujours l'intégrité ou la défloration d'une fille, même par l'inspection des parties de la génération.

On a néanmoins un préjugé que quelques hommes instruits ont accrédité, sur la sympathie qui se trouve entre les organes de la génération et ceux de la voix. Je ne nie pas la correspondance qui existe entre ces organes, — on en a d'ailleurs des preuves convaincantes ; — mais ce que l'on assure touchant la virginité, dont on peut reconnaître l'état par la grosseur du col, me paraît fort absurde.

C'était une coutume chez les Romains, lorsqu'ils mariaient une fille, que sa nourrice ou quelque autre femme vînt, en présence de tous les assistants, lui mesurer avec un fil la grosseur de son col ; le lendemain matin, après être entrée avec un certain nombre de parents dans la chambre de la mariée, elle examinait si le fil était encore la mesure du col, et lorsqu'il se trouvait trop court, elle s'écriait transportée de joie : *Ma fille est devenue femme !*

C'est de cet usage que parle Catulle dans les vers suivants :

« Non illam nutrix, orienti luce revisens,
« Hesterno collum poterit circumdare filo.
« Currite, ducentes subtemina, currite, fusi. »

« Au lever du jour ta nourrice ne pourra plus mettre à ton cou le collier de la veille. Tournez, fuseaux ; tournez et filez ! »

Charles Musitan, médecin italien, assure avoir fait plus de mille fois l'expérience du fil, et qu'elle ne l'a jamais trompé. Je crois que cette épreuve peut quelquefois réussir lorsqu'à l'imitation des Romains on prend les mesures du cou avant le mariage, et après l'acte qui en est la consommation ; mais on se tromperait souvent si cette épreuve, — telle que la décrit Musitan, — était faite sur toutes les femmes en général qui sont censées vivre dans la privation des plaisirs. Ne voit-on pas des filles auxquelles il survient un gonflement au cou quelques jours avant l'écoulement des règles ? Celles qui ont peu de penchant vers l'amour reçoivent ses caresses avec une tranquillité, une indolence qui ne peut influer sur les parties du cou ; il est dans ces personnes toujours de la même grosseur, relativement aux autres parties du corps.

D'ailleurs, cette augmentation de volume n'est souvent que momentanée ; elle ne dure que très peu après l'action. Il y a même beaucoup d'individus des deux sexes qui, par les transports qui les agitent, éprouvent ce gonflement chaque fois qu'ils répètent l'acte vénérien : c'est une raison pour le modérer, si l'on ne veut pas s'exposer aux éblouissements, aux vertiges, et quelquefois même à une attaque d'apoplexie.

Il n'y a donc rien d'assuré sur l'état du cou, pour tirer des preuves de la virginité absente ou présente.

Quelques personnes prétendent avoir acquis, par l'expérience des lumières assez grandes, pour oser assurer la défloration ou la virginité d'une jeune fille, en considérant seulement son extérieur. J'avoue que les jugements que portent si volontiers ces personnes, doivent être très souvent mal prononcés, puisque d'après l'inspection même des parties, un anatomiste aurait quelquefois tort de se prononcer.

Démocrite était, si l'on en croit l'histoire, un de ces hommes profonds, mais dont la rencontre n'était pas gracieuse pour plusieurs femmes. Ayant un jour salué une fille, il la salua le jour suivant comme femme, parce qu'il connaissait à l'air de son visage qu'elle avait consenti, depuis qu'il l'avait vue, à perdre sa virginité.

Il y avait à Prague un religieux qui, par l'odorat, connaissait les personnes comme on les connaît par la vue, et qui, par ce moyen, distinguait, sans se tromper, une fille et une femme chastes d'avec celles qui ne l'étaient pas. Je croirais plutôt à la finesse de l'odorat de ce religieux qu'aux autres moyens de découvrir la vérité par des signes presque toujours équivoques; mais la nature ne donne pas à beaucoup d'individus, excepté parmi les animaux, cette finesse d'odorat, qui fait découvrir par les émanations continuelles des corps, les changements, les altérations, les petites révolutions qu'ils subissent.

Borrichius a vu, chez un grand seigneur, dix filles qui étaient dans la même maison avec un singe. Il y en eut une à laquelle cet animal, attiré par je ne sais quelle odeur, dit Borrichius, s'attacha constamment. On rechercha la cause de cette affection, et on reconnut que cette fille était celle des dix qui avait le plus de tempérament.

On trouve aussi, dans les *Essais sur Paris*, un exemple assez singulier de la finesse de l'odorat d'un aveugle qui, par ce moyen, s'aperçut qu'une de ses filles, — il en avait deux, — venait de laisser prendre à son amant les libertés qui ne sont permises qu'entre mari et femme !

Je ne finirai pas ce chapitre sans faire observer que les Romains qui avaient, comme on l'a vu, l'idée la plus haute de la virginité, avaient imaginé plusieurs divinités qui présidaient à la défloration. Il ne se faisait pas de mariage où il n'y eût des dieux et des déesses qui avaient chacun leur office particulier.

Dea Virginensis était celle qui commençait la cérémonie et dénouait la ceinture de la nouvelle mariée; elle était suivie d'un dieu, que l'on invoquait dans le moment que l'amour marque pour entrer en lice. C'était *Deus Subigus*. Une troisième divinité, *Dea Prema*, prenait part au bonheur des époux lorsqu'ils réunissaient leurs efforts pour se le prouver. La dernière déesse, qui présidait à ces mystères, se nommait *Dea Pertunda*; elle facilitait aux amours la carrière de la volupté; elle y jetait ensuite quelques fleurs dans le moment critique où la douleur interrompt le plaisir !

Si dans notre mythologie chrétienne les saints et les saintes présidaient à la consommation du mariage, on appellerait assurément cette dernière SAINTE PERTUISANE !

CHAPITRE V

Hygiène de la femme.

Depuis la puberté jusqu'à l'âge critique, les dames sont exposées à une maladie tellement commune, dans les villes surtout, que bien des personnes ne la considèrent que comme une incommodité. Cette maladie est la leucorrhée, qu'on appelle vulgairement des noms de flueurs blanches, pertes blanches, flux blanc, etc. L'importance de cette affection a été reconnue depuis les temps les plus reculés, tous les médecins célèbres de l'antiquité tels qu'Hippocrate, Galien, etc., s'en sont occupés d'une façon particulière et ils admettaient, avec nos célébrités médicales modernes, que les femmes soucieuses de leur santé doivent se hâter de combattre une sécrétion qui peut, si on la néglige, devenir le point de départ de troubles singulièrement graves. Combien de fois les flueurs blanches n'ont-elles pas été la cause de la stérilité ! Mais elles entraînent toujours à leur suite les maux d'estomac, la faiblesse des membres, le manque d'appétit, la pâleur de la face, l'amaigrissement général, l'irrégularité des fonctions mensuelles, etc. ; elles sont enfin le plus souvent la cause première de la terrible phtisie.

Il est donc de la plus haute nécessité d'attaquer cette affection à son début ou, ce qui vaut beaucoup mieux, l'empêcher de naître ; il n'est pas, pour arriver à ce but, de préparation qui soit comparable à la Liqueur de Krameria aromatique du Centaure. Ce produit, d'une odeur et d'une couleur agréables, est à base essentiellement végétale, il ne contient pas un atome de sel métallique ; il est donc absolument inoffensif, ce qu'on ne pourrait malheureusement pas dire des funestes prépapations à base d'extrait de saturne, d'alun, de sulfate de zinc, etc., dont l'usage a toujours de sérieux inconvénients dont on s'aperçoit, hélas ! trop tard.

La Liqueur de Krameria aromatique du Centaure s'emploie en injections, la dose, selon la gravité de la maladie, est de trois, quatre ou cinq cuillerées à soupe dans un litre d'eau froide ou tiède. Une injection matin et soir suffit ordinairement.

Les flueurs blanches les plus rebelles, les pertes de toute nature, les hémorragies même sont guéries dans l'espace de quelques jours.

Les personnes qui emploient de temps en temps pour leur toilette la Liqueur de Krameria aromatique se préservent infailliblement des pertes et des nombreuses affections des organes génitaux : une ou deux injections font disparaître la démangeaison qui survient souvent à la suite des règles.

Nous devons ajouter qu'il est toujours bon de faire usage, pendant le traitement, de préparations toniques, telles que : vin de quinquina, pilules ferrugineuses, surtout si la malade est d'une constitution délicate.

CHAPITRE VI

De la prostitution.

Avant d'aborder la grande question du mariage et de son influence sur la santé, il convient de jeter un coup d'œil sur un sujet qui s'impose ici, à cette place. Nous avons nommé la prostitution.

La prostitution existe ; elle nous crève les yeux. Elle s'affiche partout, au théâtre, au bal, aux courses, en équipage. Elle s'étale, dans tous les carrefours, au coin de toutes les bornes.

Comment nous délivrer de ce fléau? La réglementation qu'on préconise tant est-elle le seul et véritable remède?

Ici nous allons laisser la parole à un publiciste de talent, à M. Arthur Monnanteuil, qui, un jour, dans une remarquable conférence sur ce sujet, s'écriait :

On a parlé de réglementation. Il semble, à vrai dire, que toute la question de la prostitution se trouve circonscrite dans la réglementation !

Ah! vraiment, j'aurais voulu, continuait M. Monnanteuil, que l'objet en discussion fût placé sous un point plus élevé, plus philosophique, plus moral !

Mais la réglementation, qu'on vient nous vanter au xixᵉ siècle, n'est qu'une forme nouvelle de la répression des temps barbares.

En France, dès Charlemagne, on fut obligé de réprimer la prostitution.

Les officiers du palais étaient chargés de rechercher les prostituées qui pouvaient s'y introduire et de les conduire au marché pour y être fouettées publiquement.

La tolérance, qui remontait au règne de Louis IX, fut effacée de la législation par une ordonnance rendue à Orléans en 1560.

Cette ordonnance décréta que les lieux de prostitution seraient supprimés dans toute l'étendue de la France. Il fallut des années pour assainir certaines rues de Paris, et je crois qu'il faudrait de nos jours autant de temps à la réglementation pour assainir les quartiers infectés.

Louis XIV investit le lieutenant de police d'une juridiction presque arbitraire en matière de mœurs.

Une ordonnance d'il y a un siècle, en 1778, décrète que toute courtisane saisie sur la voie publique ou se montrant aux fenêtres, sera rasée, renfermée à l'hôpital, et en cas de récidive, châtiée corporellement. Quiconque louera sa maison à d'autres qu'à des personnes bien famées, payera cinq cents livres d'amende.

Rétif de la Bretagne trace le tableau suivant de la prostitution à Paris au xviiiᵉ siècle :

« Paris est le rendez-vous général de la débauche ; chaque province lui envoie, si l'on peut s'exprimer ainsi, les immondices de ses mœurs. C'est un flux et un reflux de provinciales qui vont et qui viennent des différentes parties du royaume.

Comme si ce n'était pas assez que cette ville renfermât dans ses murailles toutes les femmes sans mœurs du royaume, elle se charge encore de celles des étrangers : elle est pleine de courtisanes allemandes, suisses, polonaises, saxonnes, espagnoles, italiennes, et même anglaises, de manière qu'on peut regarder Paris non seulement comme le centre de l'incontinence de la France, mais même comme le mauvais lieu de l'Europe... »

La prostitution diminua considérablement sous la Révolution et augmenta sensiblement sous l'Empire.

Depuis cette époque, on s'est à plusieurs reprises occupé de la préparation d'une loi qui n'a jamais été faite. Les prostituées sont réglées administrativement, et la police exerce sur elles une autorité discrétionnaire.

Je veux bien reconnaître que de notables améliorations ont pu s'introduire au point de vue peut-être de la réglementation, mais je désirerais savoir si cela a fait diminuer le nombre des filles perdues qui circulent sur la voie publique !

Eh bien ! il ne faut pas craindre de le dire, la réglementation policière a moins fait, au point de vue moral, qu'une réglementation entièrement libre faisait chez les sauvages du Canada.

Voici en effet ce qu'on peut lire dans l'*Histoire universelle* de Jacques Charron, édition de 1621 :

« Les hommes prennent coutumièrement jusques à deux ou trois femmes, qu'ils répudient après et laissent quand ils veulent; mais il leur advient peu souvent de les quitter, si ce n'est qu'elles aient commis adultère, ce qui leur arrive aussi fort rarement. Car, bien qu'ils aillent la plupart du temps nus, tant hommes que femmes, ils n'en sont pas plus lubriques pour cela, et n'en font aucuns regards ni gestes plus impudiques, soit en dansant ou autrement. Et sont les femmes si continentes après être mariées, que tant s'en faut qu'elles se donnent à d'autres qu'à leurs maris, qu'au contraire il s'y en trouve encore plusieurs qui se font quasi contraindre pour leur rendre ce devoir, et n'ont aucune jalousie entre elles.

« Mais sitôt que les filles ès-environs de la rivière de Canada sont en âge d'habiter avec les hommes, elles se retirent, — comme font aussi celles du Brésil, — en une grande maison toutes ensemble, où elles abandonnent publiquement leurs corps à tous ceux qui en veulent, jusques à ce que quelqu'un, après les avoir essayées, les demande particulièrement en mariage; et alors ne vont plus à d'autres qu'à leur mari; comme faisaient jadis les filles de la ville de Siçé en Afrique, lesquelles gaignaient leur mariage par la prostitution de leurs corps à tous venants, dans un temple de Vénus ordonné à cet effet; puis étant mariées vivaient fort chastement. Et comme faisaient presque semblablement celles des peuples Namasons en Libye, qui couchaient avec tous les conviés la première nuit de leurs nopces, pour être cognues d'eux charnellement, puis contregardaient leur chasteté. Et disent aucuns que les Brésiliens, et plusieurs autres peuples de l'Amérique, ne tiennent conte (*sic*) d'une femme qui leur apporte son pucelage : et ne voudraient en façon quelconque épouser une fille, qu'ils sçauraient n'avoir point encore été dépucelée.

« On dit que celles de l'île Haïti étaient un peu plus retenues : et néanmoins ne laissaient la plupart, de faire plaisir à ceux qui les en requéraient; mais particulièrement celles qui étaient issues de grand lieu, s'abandonnaient encore plutôt que les autres, estimant que ce fut vilenie à une grande dame, de refuser ou dénier à un homme ce qu'il lui demande, en gardant toutefois ce respect, de ne se mêler avec gens de moindre condition qu'elles, s'ils n'avaient au moins la réputation d'être bien vaillants.

« Quant aux femmes du Mexique et de quelques contrées de l'Amérique, sitôt qu'elles se sentent grosses, elles ne permettent plus que leurs maris les attouchent : et eux aussi le sachant, ne voudraient pour rien au monde avoir affaire à elles, estimant que s'ils le faisaient, ils auraient pareille affaire avec leurs mêmes enfants qui sont en leurs ventres, et seraient cause de la perte d'autant d'enfants qu'ils pourraient faire à d'autres : qui est cause qu'ils épousent aussi plusieurs femmes, afin d'avoir accointance des autres, pendant que les unes sont grosses.

« Si la mariée devient veuve, elle se noircit le visage, comme font aussi quelquefois les hommes en signe de deuil, et s'en retourne encore avec les filles faire pareil métier qu'auparavant, jusqu'à ce que quelqu'un la redemande en mariage, pourvu que son mari n'ait été tué; car alors elles ne se remarient point, ni ne mangent chair qu'elles n'en aient vu la vengeance... »

Voilà, je pense, disait M. Monnanteuil après cette curieuse citation, une réglementation sauvage qui n'a rien à envier à notre réglementation civilisée !

Est-ce à dire pour cela, continuait l'orateur, que je veuille la liberté de la prostitution ? Je m'empresse de dire non ! Pas plus que je ne veux la liberté du vol, la liberté de l'assassinat.

Mais j'ai le droit, il me semble, de dire aux partisans absolus de la réglementation :

Réglementation avec une justice égale pour tous.

Un exemple :

La femme pauvre, qui n'a pas un salaire suffisant pour sa journée et se prostitue le soir, vous la réglementez.

Soit !

Voici maintenant une artiste d'un de nos théâtres en vogue. Elle gagne par an 20,000 francs et en dépense 100,000. Différence 80,000 francs dus à la prostitution.

Vous ne réglementez plus !

Vous allez me dire que ce n'est plus la même chose. Au point de vue moral, je ne vois guère de différence. Mais pourquoi ce privilège à l'argent?

Nouvelle immoralité !

Vous voulez réglementer la prostitution ? D'accord. Mais réglementez-la tout à fait, entièrement, absolument. Que tous soient égaux devant la réglementation !

Et ici, je vous le demande, n'y a-t-il que les femmes qui se prostituent ?

Permettez-moi de vous citer quelques lignes de Proudhon :

« Tout est devenu vénal, parce que tout a été fait industrie et métier. Nous ne sommes même plus de la bohème, nous sommes de la prostitution ; et je ne sais pas si ces pauvres danseuses, que les directeurs de théâtre payent à deux francs par soirée, ou même ne payent pas du tout, attendu qu'elles se contentent pour tout salaire de l'occasion qui leur est offerte d'exhiber leurs charmes, ne sont pas plus honorables que la tourbe affamée de nos gens de lettres. Au moins, si ces malheureuses vendent leurs corps, elles ne trafiquent pas de leur art. Elles peuvent dire, en un sens, comme Lucrèce : *Corpus tantum violatum, animus insons !*

Ce que disait Proudhon, au sujet des hommes de lettres et des journalistes, ne peut-il s'appliquer à d'autres? Des auteurs connus, de judicieux observateurs ont eu soin de nous montrer comment on obtenait bien vite de l'avancement, pourvu que l'on eût femme jeune, jolie et... comprenant son affaire !

Voltaire aussi nous a montré sous quelles fourches caudines de la prostitution a dû passer la belle Saint-Yves pour obtenir la mise en liberté de son cher Ingénu.

Est-ce qu'on réglemente ce genre de prostitution?

Est-ce qu'on réglemente tous les genres de prostitution qui avilissent l'homme?

Bien entendu, je ne veux point parler ici des abbé Baujard ou des Germiny?

J'ai besoin, pour m'expliquer ces hommes, de me souvenir de l'adage que les *monstres sont dans la nature !*

Mais pensez-vous qu'il ne mériterait pas aussi la réglementation celui qui, oubliant ses premiers devoirs, livre son pays à l'étranger, et vend à l'ennemi une place, Metz, par exemple, qu'il avait à défendre, et qu'il aurait défendue s'il eût eu au cœur le moindre atome de dignité?...

Vous parlerai-je de cette prostitution qui s'affiche, s'étale dans de petites correspondances de journaux que la pudeur me défend de nommer, et où l'on voit des femmes du monde demander à la concupiscence des prêts ou des dons de quelques milliers de francs?

Vous parlerai-je de ces institutions nouvelles, de ces maisons matrimoniales où le cœur ni la morale ne sont pour rien dans les unions qu'on y fabrique?

J'irai plus loin.

Et permettez-moi de vous citer, — j'abuse des citations peut-être, — de vous citer un auteur qui devait s'y connaître en matière de prostitution.

J'ai nommé Alfred de Musset :

« ... Dans nos villes et selon nos mœurs, la vierge, faite pour courir au soleil, pour admirer les lutteurs nus, comme à Lacédémone, pour choisir, pour aimer, on l'enferme, on la verrouille; cependant elle cache un roman sous son crucifix; pâle et oisive, elle se corrompt devant son miroir, elle flétrit dans le silence des nuits cette beauté qui l'étouffe et qui a besoin du grand air. — Puis, tout d'un coup, on la tire de là, ne sachant rien, n'aimant rien, désirant tout; une vieille l'endoctrine, on lui chuchote un mot obscène à l'oreille, et on la jette dans le lit d'un inconnu qui la viole ! »

Voilà le mariage, c'est-à-dire la famille civilisée.

Et, maintenant, voilà cette pauvre fille qui fait un enfant; voilà ses cheveux, son beau sein, son corps qui se flétrissent; voilà qu'elle a perdu la beauté des amantes, et elle n'a point aimé !

Voilà qu'elle a conçu, voilà qu'elle a enfanté, et elle se demande pourquoi. On lui apporte un enfant, et on lui dit : « Vous êtes mère. » Elle répond : « Je ne suis pas mère; qu'on donne cet enfant à une femme qui a du lait; il n'y en a pas dans mes mamelles. » Son mari lui répond qu'elle a raison, que son enfant le dégoûterait d'elle. On vient, on la pare, on met une dentelle de Malines sur son lit ensanglanté, on la soigne, on la guérit du mal de la maternité. Un mois après, la voilà aux Tuileries, au bal, à l'Opéra : son enfant est à Chaillot, à Auxerre ; son mari au mauvais lieu. Dix jeunes gens lui parlent d'amour, de dévouement, de sympathie, d'éternel embrassement, de tout ce qu'elle a dans le cœur. Elle en prend un, l'attire sur sa poitrine : il la déshonore, se retourne, et s'en va à la Bourse. Maintenant la voilà lancée, elle pleure une nuit, et trouve que les larmes lui rougissent les yeux. Elle prend un consolateur de la perte duquel un autre la console ; ainsi jusqu'à trente ans et plus. C'est alors que, blasée et gangrenée, n'ayant plus rien d'humain, pas même le dégoût, elle rencontre un soir un bel adolescent aux cheveux noirs, à l'œil ardent, au cœur palpitant d'espérance ; elle reconnaît sa jeunesse, elle se souvient de ce qu'elle a souffert, et, lui rendant les leçons de sa vie, elle lui apprend à ne jamais aimer !...

— Eh bien, là encore, messieurs les réglementateurs, est-ce que vous avez réglementé ?...

. . . .

Qu'est-ce, en somme, que réglementer ?

Réglementer, disait alors M. Monnanteuil, réglementer, c'est autoriser, c'est patenter, c'est permettre le commerce de ce *capital* dont M. Alexandre Dumas fils nous a révélé l'existence avec la manière de s'en servir !

Je dirai plus, c'est se rendre complice de la prostitution, absolument comme ce serait être complice de l'assassinat ou du vol que de réglementer le vol ou l'assassinat !

Vous dites à la fille : Voici ta carte et la borne où tu pourras travailler jusqu'à telle heure. Pourquoi ne dites-vous pas au détrousseur, au bandit : Voici ton poignard et le coin du bois où tu pourras impunément dévaliser et chouriner le voyageur ?

C'est de la réglementation !

Comment, vous condamnerez à mort un incendiaire qui, pour faire disparaître les traces du crime qu'il aura commis, met le feu à sa baraque ; vous condamnerez à mort le voleur qui, surpris dans son travail, devient meurtrier et assassine les vieillards qu'il vient de dépouiller ; vous condamnerez à mort ce vil empoisonneur qui aura lentement versé la mort, chaque jour, comme La Pommeraye, à une femme dont il doit hériter, — et vous vous contentez de réglementer la prostitution, qui empoisonne, elle, dans leur germe, plusieurs générations !

. . . .

M. Monnanteuil continuait ainsi :

Maintenant, si nous voulons chercher les moyens de remédier à ce mal qui nous ronge, nous devons préalablement en déterminer les causes principales.

Ces causes sont :

1° LE LUXE. Je n'ai pas à m'appesantir sur ce point, mais j'ai remarqué que, presque toujours, dans les villes de fabrique, — qui fournissent un si grand contingent à la prostitution, — la fille tombe pour quelques frivolités, quelque inutilité de la toilette, un ruban, un simple colifichet. Comment, dans ces villes, comment vit l'ouvrier ? Tant qu'il n'a que des enfants mâles, cela passe encore. Ils apprennent plus ou moins bien un état, ou sont enfants de fabriques ; puis, la conscription arrive, et ils sont une charge de moins à la famille et à eux-mêmes.

Mais quand l'ouvrier a des filles ?

La vie est dure à gagner ; il faut rapporter l'argent de la semaine, et il est à remarquer, — c'est triste ! — que les parents exigent en majeure partie la rétribution totale de la semaine !

Oh ! alors, ô jeune fille, où trouveras-tu ces petits riens qui te plaisent tant ? C'est un simple bonnet aujourd'hui que tu désires... La femme de chambre de ta patronne en a de si beaux... Où pourras-tu trouver de quoi l'acheter ?... Il t'est bien forcé de l'accepter... Et voilà que tu as un amant, sans avoir aimé !

Fâcherie des parents, récrimination, vie insupportable.

On quitte le foyer paternel. On a une compagne qui est partie à Paris. On va la rejoindre. On est belle, on est jeune, on va au bal, on danse, on passe la nuit, on dîne ou soupe, on chante, on a de la toilette, et on oublie qu'on ne travaille pas pour se payer tous ces plaisirs ! On s'endort dans les fausses joies de la volupté, et l'on se réveille au milieu de la réelle agonie de l'hôpital ! toujours sans avoir aimé !

Oui, le goût, l'amour du luxe, voilà une des principales causes de la prostitution. Il semble qu'on veuille donner raison à ce mot de Gavarni : A quoi bon se priver du superflu, quand on peut se passer du nécessaire ?

Si vous en voulez un fréquent exemple, allez voir les abords des monts-de-piété aux époques du réveillon et des jours gras, et vous verrez l'affluence de tous ceux qui vont engager leurs nippes pour se payer une nuit d'orgie !

2º LA PARESSE. Il y a peut-être là un peu de la faute de l'éducation. Nous ne savons, — je dirai mieux, — nous savons mal inculquer le goût du travail.

Le travail ! ah ! si l'on savait bien ce que c'est, si l'on se rendait compte des joies, du bonheur qu'il procure à ceux qui l'aiment, personne ne le déserterait !

Bien infortunés, en vérité, ceux-là qui le délaissent pour glisser rapidement sur cette pente fatale de la paresse qui corrode leurs cœurs, les rend méprisables à tous et à eux-mêmes, et qui leur crée une existence si pénible, si lourde, si misérable, dont le dénouement se déroule tant de fois sur les bancs des cours d'assises !

Quand on songe à tout ce que doit mettre en œuvre l'imagination du malfaiteur, toujours surexcitée, toujours en travail, en peine, en enfantement, afin de lui permettre d'exercer une si dure industrie, quand on réfléchit qu'il faut se dérober aux rayons si purs du soleil, fuir la clarté bienfaisante du jour, pendant lequel on se cache, inquiet, tremblant, aux écoutes ; quand on pense qu'il faut ramper, la nuit, dans les sentiers, dans les bois, s'y déchirer les mains, la figure aux épines, palpiter au moindre bruit, frémir au plus léger souffle, et redouter toute voix, même celle de l'animal, tout soupir, même la brise ; quand on se dit qu'il faut taire ses pensées les plus intimes, vivre seul ou avec un complice, dont la maladresse vous peut compromettre, dont la dénonciation, plus tard, va vous livrer, en allégeant peut-être son châtiment à lui, s'il s'est laissé prendre ; quand on médite sur cette vie continuelle de frayeur et de peines, de torture et d'angoisses, et quand on en vient à réfléchir que souvent celui qui y tombe ne s'est livré à cette pente fatale que par paresse, on se demande comment ce lâche peut supporter tant de tourments, et par quelle étrange anomalie le fainéant s'est voulu créer une existence si remplie de fatigues !

O travail, travail sacré, que l'on fait au grand jour, à la face du ciel, au milieu de gais ouvriers, joyeux compagnons, combien tu es doux, et de quel bonheur ne combles-tu pas le laborieux artisan !...

3° L'AMOUR TROMPÉ. — L'amour trompé joue un grand rôle dans le recrutement du vice qui nous occupe en ce moment. Oui, l'une des principales causes qui jettent les malheureuses filles dans l'abîme de la prostitution, c'est la séduction.

La séduction a pour effet immédiat le déshonneur, l'abandon, la misère.

Presque toutes les pauvres filles d'amour ont une même histoire à raconter : un jeune homme riche, un patron, un maître ont fait briller à leurs yeux l'éclat séduisant des promesses. Elles ont succombé ; puis est venu l'abandon.

Un séducteur pauvre s'est ensuite présenté, et il a été accepté avec quelque difficulté : nouvel abandon, nouveau consolateur.

L'amour s'est changé en vice, la honte est à peu près bannie ; on a plusieurs amants à la fois. De ce point à la maison de tolérance, il n'y a qu'un pas ; un moment de détresse le fait faire, et ce pas est le dernier dans le gouffre.

Quand la femme est arrivée là, elle se présente à nous sous un aspect affreux ; car elle a perdu toute chasteté et toute retenue. C'est un monstre aux paroles impudiques et provocantes, qu'un satyre entendrait à peine sans rougir.

Pourtant le philosophe ne peut que s'indigner de ce mépris du public pour une monstruosité, une abomination qui est son propre ouvrage. N'est-il pas évident que la cause première de tant d'infamie est le misérable qui a dépensé pour la séduire plus d'or peut-être qu'il n'en eût fallu pour doter la pauvre fille, et qui l'a ensuite laissée en proie à un déshonneur qui était son propre ouvrage? N'est-il pas évident qu'à mesure qu'elle descendait l'échelle de perdition, elle était poussée par une foule de riches libertins qui dépensaient, pour achever de la perdre, plus d'argent qu'il n'en fallait pour la sauver ?

N'est-ce pas encore celui qui lui apporte le prix de son déshonneur qui est le vrai coupable, et non pas elle?

Ah ! c'est une pauvre malheureuse plus digne cent fois de pitié que de mépris.

Que de pleurs versés, entre deux scènes de débauche, aux purs souvenirs de sa sainte jeunesse! Où est sa mère? Où est son père? La douce maison où elle est née, où elle a grandi, où elle fut heureuse parce qu'elle était innocente !

Où sont les compagnes du jeune âge, les plaisirs du soir, les espérances du lendemain ?

Ainsi pleurent chaque jour la plupart de ces malheureuses, et la société qui les fait servir à ses sales voluptés les accable de son mépris et les tient enchaînées ! Étrange contradiction ? Quand donc la loi d'harmonie s'établira-t-elle parmi nous pour faire cesser tant de misères!...

4° L'INSTRUCTION. — Entendons-nous ; je veux dire la fausse instruction, l'instruction mal comprise, qui vous pousse à lire des œuvres pernicieuses, des *Rocambole*, que chacun veut imiter; des *Assommoir* où se recrutent des Barré et autres criminels ; des *Famille Benoiton*, où d'imbéciles parents vont prendre pour modèle d'éducation à donner à leur enfant le type de Fanfan, blasé, avant d'être pubère, comme ne l'est pas un viveur de quarante ans !

Quel peut être le résultat de ces lectures?

N'insistons pas.

5° Le mariage. — Ici encore, entendons-nous! Je parle des unions mal assorties, où l'on s'épouse sans se connaître, où l'on vit sans s'aimer, et où l'on meurt sans se regretter. Naturellement !

Exemple :

Vous rappelez-vous, quand nous étions sur les bancs du collège, les préparatifs qu'on faisait dans la classe, lors de l'arrivée d'un inspecteur général ?

Je m'en souviens comme si cela datait d'hier ; d'autant plus que, je puis l'avouer sans modestie, j'étais un *élève à succès*. Mon professeur m'avait fait l'honneur de m'agréer comme le chien savant destiné à faire des tours. Il y avait un malheureux passage de Démosthènes dont j'avais endossé la grandeur, pendant trois mois, deux fois par jour.

L'inspecteur arrivait.

Le hasard semblait me désigner. Je m'asseyais sur mes pattes de derrière et jouais au philologue. L'inspecteur sortait charmé, et moi je recevais un pensum, pour n'avoir pas été assez brillant.

Eh bien... tel est le portrait du jeune néophyte qui cherche à pénétrer dans le sanctuaire d'une famille avec des intentions matrimoniales. On l'annonce.

A partir de ce moment, préparatifs de part et d'autre. Coups de tam-tam, trucs, changements à vue, rien n'y manque.

On recrépit l'appartement. On arrange les chaises. On souffle ses répliques à la jeune fille.

Les trois coups du régisseur ont retenti. La toile se lève sur quatre personnages : le père, la mère, la future, le futur

Le futur. — Moi, mademoiselle, je n'aime pas le monde. Je suis un homme de cabinet, destiné à l'étude et au travail. Cependant, si vous l'aimiez, je ferais des sacrifices à vos goûts...

La mère. — Monsieur, vos goûts sont tout à fait ceux de ma fille. Ma fille n'aime ni le luxe ni la cérémonie. Nous avions toute la peine du monde à la décider à sortir. N'est-ce pas vrai, Caroline ?

La jeune fille. — Oui, maman !...

Le futur (*derechef*). — Le séjour de Paris étant un peu coûteux, je préférerais le séjour de la province, où j'ai une campagne, un peu isolée, mais fort agréable.

La mère (*derechef*). — C'est prodigieux, monsieur, comme vos goûts sont conformes à ceux de Caroline. Elle me dit toujours : la vue des moutons, des prés et de la campagne, je ne vois rien au-dessus de cela. N'est-ce pas vrai, Caroline ?

La jeune fille (*derechef*). — Oui, maman !

Et de *oui maman* en *oui maman*, ce qu'il y a de plus clair, c'est qu'on a mis tous ses soins à se tromper.

Le mariage arrive et met en présence deux corps inconnus. En chimie, quand cette expérience se fait, il advient fréquemment que toute la combinaison vous saute au nez. En mariage, c'est analogue.

Et comme nous n'avons pas le correctif du divorce, il vous est facile de voir tout ce que la situation présente d'immoralité, et surtout combien elle est favorable à la prostitution...

6° Le célibat. — Cette cause, je ne la cite que pour mémoire.

7° LA MISÈRE. — Je veux, à ce sujet, me contenter de vous citer un exemple. Il m'est fourni par un médecin de mes amis qui recevait, un jour, la visite d'une pauvre femme malade souffrant d'une affection à l'utérus, résultat d'une trop fréquente approche de l'homme.

« Que voulez-vous, disait-elle, si j'étais seule, je pourrais me dispenser de faire ce métier. Mais, il faut bien donner du pain à mon enfant ! »

Je n'entreprendrai pas de rechercher comment nous pouvons remédier à la misère. C'est une question qui viendra en son temps, que je signale parce qu'elle est étroitement liée à celle qui nous occupe aujourd'hui, et qui, j'en suis sûr, ne manquera pas ici même d'orateurs qui la traiteront beaucoup mieux que je ne le pourrai faire.

C'est une question qui se rattache à celle du travail des femmes.

Je me bornerai, à ce sujet, à de simples remarques sur lesquelles j'appelle, en passant, toute votre attention.

Je vous dirai d'abord que je vois avec peine la moitié du gain passer dans les mains des entrepreneurs.

De cette façon, une douzaine de chemises, par exemple, arrive à être payée 3 francs. Une femme peut en faire six par jour, soit 1 fr. 50 de gain.

Les camisoles, 1 fr. 80 la douzaine ; à raison de six par jour, le gain est de 90 centimes.

Des maisons de commerce font faire des peignoirs à 50 centimes. Et, pour un gain si minime, à combien de maladies le travail à la mécanique n'expose-t-il pas les ouvrières ? D'après l'avis des médecins, l'ouvrière à la machine ne devrait travailler que six heures par jour.

Dans les maisons religieuses, on confectionne à des prix dérisoires. La maison a des frais, il faut gagner beaucoup : de là les bas prix de la tâche imposée aux enfants.

Des ouvrages de 15 francs sont faits pour 4 francs.

Oui, une des principales causes de la misère des ouvrières est due à la concurrence que leur font les couvents.

Ces maisons de recueillement paraissent, avant tout, préoccupées de recueillir l'argent, et leurs pieux habitants, qui ont juré de se retirer du monde, retirent au pauvre monde ce qu'il lui faut pour vivre !

La preuve, je la trouve dans un prospectus d'une grande maison de Paris où il est dit ceci : « Aucun objet, ni layette, ni chemise, etc., n'est fabriqué à la mécanique, car cent cinquante couvents travaillent pour nos magasins ! »

Après les couvents, je citerai les prisons : Un rapport de 1873 nous apprend que les maisons centrales ont encaissé 893,971 francs ; les prisons départementales, 285,160 fr. 98 centimes, produit du travail des femmes !

Je m'arrête ici... J'ai sans doute déjà été beaucoup trop long... mais je crois avoir indiqué assez de causes de la prostitution pour dire qu'il y a mieux à faire que de réglementer ces femmes ignobles qui ramassent dans le ruisseau le morceau de pain de la débauche, êtres hybrides qui n'ont rien de la femme, et qui n'ont pas même, pour compenser l'absence de cœur, l'intelligence et le bon sens.

Car, je vous le demande, croyez-vous qu'on naisse avec une jambe de bois ?...

Ne riez pas... ma question n'est pas si plaisante qu'on pourrait le croire. Il se produit chez la majeure partie des femmes une véritable atrophie. Oui, une atrophie. J'insiste sur le mot, qui rend bien ma pensée; car, en vérité, les moralistes de la femme m'ont toujours fait rire. Faites-la travailler, disent les uns; donnez-lui la famille, disent les autres; favorisez les mères, disent ceux-ci; donnez-lui du pain, disent encore ceux-là.

Qu'importent ces excellents moyens, si l'on opère sur des êtres morts?

C'est cette mort qu'il faut empêcher. Toutes les femmes naissent, comme nous naissons, avec les qualités de leur sexe, un tact plus exquis, une intelligence plus fine, un cœur plus sensible.

La femme passe d'un extrême à l'autre avec une mobilité surprenante. Et quand elle est tombée, elle est bien tombée.

La *Dame aux Camélias* est une artiste. La lorette est une momie.

Que voulez-vous? A quinze ans, elle a croupi dans un galetas ou une cave. Comme idées morales, elle n'a rien appris. Je me trompe : elle a appris que les maris battaient leurs femmes quand ils étaient ivres, et qu'ils les vendaient quand ils avaient faim!

Je suppose qu'elle sorte de ce bourbier avec un reste de ses qualités. Elle arrive dans la société comme une matière inutile dans un engrenage qui doit la broyer.

Ce sont les chutes et les abandons, les rechutes et les abandons nouveaux, jusqu'à ce que, cadavre fardé, elle ait le gandin pour croque-mort et Mabille pour amphithéâtre. Au lieu de psalmodier sur tous les tons que *Laïs* est hideuse, faisons-en donc une femme!

Je sais bien ce que vous allez me répondre : que la femme est un être incomplet et faible, dont la débauche est presque l'élément naturel, par la raison qu'elle rapporte plus qu'elle ne coûte. Que quand même on augmenterait le salaire de leur travail, elles n'en voudraient pas!...

J'accepte votre objection. Mais vous ne nierez pas, et personne ne niera, les premiers dégoûts de la femme qui se vend. C'est à peine si la mutilation des eunuques peut donner une idée de son supplice. C'est plus que l'infamie, c'est l'horreur! On songe involontairement aux tables de dissection, où, sur un marbre ensanglanté, est torturée par le fer après l'avoir été par la maladie, une chair humaine qui a pensé.

Supposez que nos mœurs eussent donné à la femme, par une instruction proportionnée, le goût du beau et le respect d'elle-même, il se produirait ce double résultat, son aversion pour ce qu'elle fait aujourd'hui si facilement, le commerce d'elle-même; — et, en second lieu, son aptitude à pouvoir être occupée lucrativement.

C'est par là que je termine!

CHAPITRE VII

Statistique de la prostitution.

Ici vient naturellement se placer une question toute grosse d'importance.

Cette question, la voici : Les filles publiques, soumises à une surveillance régulière, et qu'on aurait tout lieu de croire efficace, sont-elles moins dangereuses que les femmes libres, telles que : filles entretenues, ouvrières, domestiques, etc.

Aux yeux du docteur Langlebert, le croire serait une erreur ; en tous cas, un préjugé, préjugé funeste, que trop de gens constatent à leurs dépens. Qu'on le sache bien, ajoute-t-il, le brevet de santé que la loi semble accorder aux filles publiques est comme tous les brevets... sans garantie du gouvernement!

On peut juger de la quantité des maladies vénériennes qui existent dans la ville de Paris, d'après le nombre des malades qui viennent demander des soins, chaque jour, à la consultation de l'hôpital du Midi.

Or, voici les résultats auxquels est arrivé le docteur Mauriac : Pendant l'année 1869 et le premier semestre de 1870, le nombre des malades consultants a été de 5,008 ; la source de l'infection a pu être déterminée dans 4,745 cas, se répartissant comme suit :

2,364 malades contaminés par des coureuses ;
1,648   —   —   par des varia ;
 430   —   —   par des filles en carte ;
 303   —   —   par des filles en maison.

Une seconde statistique présentée par le docteur Mauriac est non moins importante :

« En 1869, dit-il, j'ai eu 367 chancres simples à ma consultation. La source de la contagion a été notée 343 fois. Sur les 343 femmes atteintes de chancres simples qu'elles ont communiqués, il y avait 290 filles insoumises et 53 filles soumises... Parmi les filles soumises, 29 étaient des filles en carte, et 24 des filles en maison.

« En réunissant les deux années 1869-1870 (premier semestre), nous trouvons qu'il a été contracté 579 chancres et qu'ils ont été communiqués par 432 filles insoumises et 117 filles soumises, sur lesquelles 59 femmes en carte et 58 femmes en maison. »

Une troisième statistique concerne la syphilis :

« Chez les 1,741 syphilitiques que j'ai soignés à l'hôpital du Midi, en 1859, et pendant le premier semestre de 1870, j'ai pu obtenir 1,633 fois des détails assez précis sur les femmes avec lesquelles ils avaient contracté leur maladie. Dans ce nombre, la prostitution clandestine fournit le chiffre énorme de 1,414, tandis que la prostitution inscrite ne donne que le chiffre relativement très faible de 219 (soit 139 pour les femmes en carte et 80 pour les femmes en maison). »

Le docteur Mauriac conclut de ces chiffres :

1° Que la contagion des maladies vénériennes par les filles insoumises est cinq fois et demie plus considérable que par les filles soumises ;

2° Que la contagion chancreuse est quatre fois plus fréquente avec les prostituées libres qu'avec les prostituées inscrites ;

3° Que l'infection syphilitique est six fois et demie plus fréquente avec les premières qu'avec les secondes ; c'est-à-dire, ajoute le docteur Mauriac, qu'on s'expose six fois et demie plus en ayant commerce avec une fille insoumise qu'avec une fille soumise.

Cependant tout le monde ne partage point les idées du docteur Mauriac. Il en est qui, sans contester les chiffres qu'il a donnés, combattent les conclusions qu'il en tire.

Ainsi, on peut dire que le docteur Mauriac a établi ses calculs comme si le nombre des filles en maison était égal à celui des filles en cartes, et celui des insoumises égal à celui des inscrites ; tandis qu'en réalité, en 1869, le nombre des filles en maison était de 1,206, celui des filles en carte de 2,525, et celui des insoumises, de l'avis de tous ceux qui se sont occupés de la question, d'au moins 30,000. Il est donc évident que 30,000 filles doivent causer un plus grand nombre d'infections que 3,731, et, en donnant au calcul une base sérieuse, c'est-à-dire en l'établissant sur le chiffre de 1,000 filles pour chaque catégorie, on trouve que, tandis que 1,000 prostituées clandestines fournissent une moyenne de 134 maladies vénériennes, 1,000 filles en maison en fournissent 251, c'est-à-dire près du double ; — tandis que l'on constata que 1,000 filles clandestines ont occasionné 14 2/3 chancres simples, 1,000 femmes en maison en ont produit 48, soit plus du triple ; — enfin, tandis que 1,000 clandestines ont causé 47 affections syphilitiques, 1,000 femmes en maison en ont occasionné 66 1/3.

« Aujourd'hui que la médecine revendique pour elle les procédés de la méthode scientifique, dit M. Minod du *Bulletin continental*, aujourd'hui qu'elle tend à rejeter les opinions basées sur d'anciens préjugés ou sur des idées préconçues, il importe de se rendre un compte exact des résultats obtenus par l'expérience, et de proclamer ces résultats, fussent-ils en complète opposition avec les doctrines les plus accréditées. Tel est le cas pour la prostitution légale. On croyait que les règlements réprimeraient la prostitution et la rendraient salubre ; la pratique a démontré qu'ils ne parviennent qu'à lui donner un nouvel élan et que leur influence sanitaire est complètement nulle... »

Voici ce que dit à ce sujet le docteur Langlebert :

« Il résulte de recherches artistiques faites à l'hôpital du Midi, que près des trois quarts des chancres primitifs, simples ou infectants, contractés à Paris, sont communiqués par les filles publiques. Les observations que j'ai pu faire moi-même, tant sur les malades de mon dispensaire que sur ceux de ma clientèle privée, m'ont conduit au même résultat. »

La seule maladie vénérienne que l'on contracte plus fréquemment avec les femmes libres qu'avec les prostituées est la blennorrhagie, ce qui s'explique facilement si l'on considère que, le plus souvent, dans le plus grand nombre de cas, cette affection est moins la conséquence d'une contagion proprement dite que de l'abus du coït, exercé dans certaines conditions d'excitation spéciale qui manquent généralement dans les rapports avec les filles publiques.

« Mais le chancre et la syphilis qui en est la suite, déclare nettement et formellement le même docteur, ont, je le répète, leur foyer principal dans les maisons de prostitution. »

Voici un autre relevé statistique communiqué par le docteur Puche, ancien médecin de l'hôpital du Midi.

Sur 510 cas de syphilis, M. Puche a établi que la contagion transmise provient de :

Prostituées	374
Filles entretenues........................	48
Ouvrières................................	68
Domestiques.............................	10
Femmes des malades	10
	510

Nous avons parlé tout à l'heure de la prostitution clandestine, et pour vous donner une idée de ce genre de prostitution, nous allons en emprunter le frappant tableau à M. Lecour, ancien chef du bureau des mœurs à la Préfecture de police.

« Les prostituées insoumises, dit l'honorable administrateur, sont partout, dans les brasseries, les cafés-concerts, les théâtres et les bals. On les rencontre dans les établissements publics, les gares de chemins de fer, et même en wagon. Il y en a sur toutes les promenades, aux devantures de la plupart des cafés. Jusqu'à une heure avancée de la nuit, elles circulent nombreuses sur les plus beaux boulevards, au grand scandale du public, qui les prend pour des prostituées inscrites en infraction aux règlements, et qui, dès lors, s'étonne de l'inaction de la police à leur égard.

« Beaucoup de ces filles ne racolent pas ouvertement, à la façon des prostituées en carte et par de cyniques propositions. Elles jouent de la prunelle et du coude, ricanent, appellent l'attention par leur démarche, leur costume, se font accoster mais n'accostent pas, cherchent les occasions et acceptent tous les hasards.

« Il y a des cafés où elles consomment sans bourse délier, aux frais du chef de l'établissement, à moins qu'un consommateur ne paye pour elles, ce qui a lieu d'ordinaire ; des restaurants, connus du monde de la débauche, où elles mangent gratis, en raison des aubaines qu'elles ont procurées ou qu'elles procureront, et des cochers qui sont à leurs ordres aux mêmes conditions.

« L'été, le racolage se fait par installation devant un café, le marivaudage avec les consommateurs, soit directement, soit par l'intermédiaire de quelque mendiante, marchande de bouquets. Il s'opère aussi en voiture, allant au pas et longeant le trottoir : à côté de la dame, il y a une place à prendre et qu'elle semble offrir aux passants. Celui qui la prendra payera la course et le reste. Aussi, le cocher est-il de moitié dans les mines et les anxiétés de sa cliente.

« Au théâtre, elles arrivent tard pour se faire remarquer ; elles attirent l'œil par des excentricités de costumes, elles sortent à chaque entr'acte, quittent ou prennent quelques vêtements aux couleurs voyantes, parlent haut, rient bruyamment, jouent de la lorgnette ou de l'éventail. Comment ont-elles mangé ? Qui les reconduira ? Où coucheront-elles ?... C'est le fond du panier de cette légion de courtisanes, spéciales à notre époque, et qui, on ne sait pourquoi, sans esprit et souvent sans beauté, font tapage dans les avant-scènes, roulent voiture, fréquentent des villes d'eaux et dévorent des fortunes.

« D'autres, habituées des brasseries et cafés-concerts, vont de table en table, rieuses, tapageuses, provocantes, en quête d'un mot qui crée une liaison d'une nuit. Pour le plus grand nombre, et ce sont les plus jeunes et les moins perverties, l'unique moyen de racolage, c'est le bal, et il y en a pour toutes les toilettes et pour tous les goûts.

« Quand toutes ces tentatives ont été vaines, il reste la rue.

« L'heure a beau s'avancer, on trouve toujours de ces femmes attardées. Des passants isolés les croisent et les regardent. Est-ce une aventure ? Qu'importe, cela en sera une ! Et un dernier couple s'éloigne dans l'ombre...

« Et c'est ainsi qu'une foule de femmes, sans autres moyens d'existence, et quotidiennement vouées aux mêmes expédients, arrivent aujourd'hui comme hier, et comme elles le feront demain, à vivre de la débauche, au grand péril de la santé publique ! »

« Cette prostitution, — c'est M. Maxime du Camp qui parle, — cette prostitution procède ouvertement, sans choix, pour de l'argent ; elle encombre les boulevards, les Champs-Élysées, le bois de Boulogne ; elle remplit nos théâtres, non seulement dans les loges, mais sur les planches, où elle paye pour se montrer, comme sur une table de vente, au plus offrant et dernier enchérisseur ; elle a la parole provocante de ceux qui ne craignent rien ; elle force les caissiers à dévaliser leurs caisses ; elle sort dans les voitures à quatre chevaux ; elle porte aux oreilles des diamants historiques, et lorsqu'elle demande une inscription pour mettre au haut de l'escalier de son hôtel, on pourrait lui répondre :

« Ainsi que la vertu, le vice a des degrés. »

D'autre part, M. Mireur s'exprime ainsi :

« Comme par suite d'une étrange loi d'assimilation, les diverses classes de la prostitution répondent aux différentes classes de la société. Si le fond est partout le même, il n'en est pas moins vrai que la diversité des milieux constitue des différences extérieures très sensibles. Aussi, voit-on dans ce monde de la galanterie et du libertinage, qu'on est convenu d'appeler le demi-monde, tous les degrés représentés : il y a l'aristocratie et la plèbe, la courtisane célèbre et la racoleuse d'aventures. D'autre part, et en dehors même de ce personnel, dont la hiérarchie n'est qu'apparente, il existe encore une autre catégorie, celle des femmes entretenues, qui, vivant des libéralités d'un seul, ou étant l'objet d'une de ces sortes de sociétés en commandite plus ou moins limitées, ont d'autres usages, d'autres mœurs, un autre genre d'exploitation, en un mot, un autre *modus vivendi*. Doit-on négliger ces apparences, faire abstraction de ces habitudes, et confondre sous une dénomination commune ces catégories si dissemblables? Telle n'est point notre pensée ; car nous ne supposons pas que les mots galanterie, concubinage et prostitution soient synonymes. »

FIN DU LIVRE ONZIÈME

LIVRE DOUZIÈME

APPENDICE AU PRÉCÉDENT

CHAPITRE PREMIER

Des soins qu'exige la bouche des enfants.

Avant d'aborder l'intéressante et très importante question de l'AMOUR et du MARIAGE, et de l'influence de ce dernier sur la santé, nous devons dans ce douzième livre continuer nos remarques, nos observations, et surtout nos conseils hygiéniques.

Nous commencerons par examiner les soins qu'exige la bouche des enfants, et que malheureusement, par une bien coupable indifférence, on néglige trop souvent !

Les digestions, dans l'enfance, sont en quelque façon plus laborieuses, eu égard à la qualité des mets qu'on peut leur permettre. Leur langue et leurs dents se chargent d'une espèce de limon beaucoup plus pâteux, qui a coutume de leur rendre la bouche et l'haleine d'une odeur acerbe. Pour obvier à cet inconvénient il faut, tous les matins, gratter la langue des enfants avec une baleine, en forme de couteau du côté qui doit la toucher, et passer une éponge sur toutes les dents, ayant eu soin de la tremper dans de l'eau pure, de laquelle ils se serviront pour se rincer la bouche tous les matins et après les repas.

Les digestions doivent se faire si parfaitement chez les enfants bien constitués et nourris convenablement que l'on ne peut en attendre qu'un chyle extrêmement balsamique et très propre à les conserver en santé. Mais combien de fois ne voyons-nous pas l'ouvrage de la nature dérangé par un manque d'attention de la part des parents, ou par une tendresse mal entendue ? Les accidents s'aggravent, et bientôt les enfants deviennent la victime de la sécurité ou des préjugés de ceux qui leur ont donné le jour : parce qu'ils n'ont éprouvé aucun accident du côté de la bouche, ils pensent sérieusement que leurs enfants doivent jouir des mêmes avantages. Cependant ces enfants ont des fluxions, ils éprouvent des douleurs cruelles de la part des dents qui se carient, des abcès et des fistules se déclarent, et l'humeur purulente que fournissent ces abcès et ces fistules, se mêle avec les aliments, dépose dans l'estomac un levain morbifique qu'il communique au chyle le plus pur. Ce chyle ainsi dépravé, venant à passer dans le sang, est la source d'une infinité de maladies, dont quelques-unes prennent souvent un caractère scorbutique ; c'est alors qu'on a recours à un traitement méthodique, mais ce traitement n'est pas toujours suivi de succès ; il ne faut qu'examiner ce qui se passe dans le public et dans les hôpitaux, pour se convaincre de cette vérité. Il serait sans doute facile d'obvier à ces inconvénients en donnant un peu d'attention à la bouche des enfants. Un examen bien fait tous les mois doit suffire à un homme instruit, pour le mettre à même de juger de l'état de la bouche et de celui des dents. Si une dent se gâte à côté d'une autre, il faut la séparer et emporter ce qui est carié. Si la carie est sur la partie supérieure de la couronne de la dent et que les parties nerveuses ne soient pas découvertes, qu'il ne se fasse point de suintement, en un mot, que tout le corps de la couronne de la dent n'ait point perdu de son éclat, il faut plomber ces sortes de dents, non pas dans la vue de les conserver toujours, puisque les vingt premières dents de l'âge que nous examinons, sont réputées dents de lait, mais pour éviter les mauvaises digestions occasionnées par des aliments mal broyés ou triturés, et la putridité qu'acquièrent les aliments dans ces caries ; ce qui résulte nécessairement du manque de soins. Enfin, si les dents sont trop cariées et qu'elles occasionnent d'autres accidents, comme, outre les dangers qui résultent de les laisser subsister, les douleurs qu'elles occasionnent interrompent le sommeil, ce qui trouble l'économie animale, on ne doit point hésiter de les faire arracher, parce que, peu de temps après, lorsque les dents de remplacement paraissent, elles réparent les vides de celles qu'on avait arrachées.

Les parents s'alarment encore de ce que les dents se gâtent dans un âge si tendre, leur esprit se remplit de préjugés sinistres, et ce n'est que par les raisons tirées de la nature qu'il faut les rassurer. Il est donc essentiel de les convaincre que ces dents de lait, formées d'un suc extrêmement délicat, ne peuvent être que d'une substance très faible ; que d'ailleurs, les enfants qui font leur amusement d'avoir toujours quelques corps durs entre leurs dents, tels que des dragées, des noisettes, ou le premier petit caillou qu'ils rencontrent, etc., doivent nécessairement éclater quelques parcelles de l'émail de leurs dents, ce qui suffit pour découvrir la partie spongieuse de ces mêmes dents et occasionner la carie ; que deux incisives de remplacement doivent prendre la place de trois dents de lait de la même classe ; qu'en conséquence, la mâchoire doit s'étendre et s'aplatir antérieurement d'une ligne ou une ligne et demie, et que, si cela n'arrive pas, il y a lieu de craindre une mauvaise disposition pour les autres dents : disposition qui, pour l'ordinaire, résiste à tous les moyens violents employés pour la détruire.

Les dents de remplacement, surtout les incisives, sont ordinairement toutes dentelées par leurs parties tranchantes ; on ne doit point se hâter d'ôter ces inégalités ; la rencontre des dents et leur frottement font, avec succès, ce que l'art ne pourrait obtenir, sauf danger, avant l'âge de vingt ans pour les hommes et de dix-huit pour les filles.

CHAPITRE II

De la manière de porter les enfants.

Les jeunes mères doivent bien prendre garde de ne pas toujours porter ou de ne pas toujours laisser porter, par la bonne ou la nourrice, le petit enfant sur le même bras.

Il faut, assez fréquemment, faire passer le bébé d'un bras à l'autre, afin que les deux petites jambes acquièrent le même développement.

Un enfant, qui était venu au monde avec des jambes égales, mais que sa nourrice portait toujours sur le bras gauche, pour sa plus grande commodité à elle, fut trouvé à l'époque du sevrage affligé d'une infirmité presque incurable ; la jambe droite était de beaucoup plus courte que la gauche.

CHAPITRE III

Cas curieux de syncope pendant le coït.

Il s'agit, dit le docteur Mandé, d'une femme accouchée une première fois à l'âge de vingt-deux ans.

Le mari se plaignit au médecin parce que sa femme, disait-il, avait perdu tout désir sexuel depuis des années. Elle s'endormait régulièrement pendant le coït.

A l'examen, le docteur Mandé découvrit à l'orifice externe une petite cicatrice dont le toucher fit apparaître exactement les phénomènes décrits par le mari : sommeil profond, occlusion des paupières, respiration normale. Ni les cris, ni les secousses ne pouvaient tirer la patiente du coma. La pression sur les ovaires la réveilla subitement, mais alors la femme semblait ignorer tout ce qui s'était passé.

L'opération de la cicatrice amena une guérison radicale.

CHAPITRE IV

De l'influence des excitations génésiques sur la marche et la complication des plaies.

Le docteur Poncet a examiné l'influence du coït sur les individus atteints de plaies et les mauvais effets des excitations génésiques.

Il résulte de ses observations qu'à une période quelconque d'une plaie et dans la convalescence des affections chirurgicales, le coït peut être la cause de complications plus ou moins graves; la continence doit donc être sévèrement recommandée.

S'il n'intervient pas pour une large part dans les maladies des blessés, il constitue néanmoins une cause de danger dont il faut tenir compte.

CHAPITRE V

De l'influence du corset.

Parmi les appareils dont la femme revêt son corps délicat, il en un, le *corset,* qui est moins un vêtement qu'une machine propre à modifier les formes et souvent à en créer d'artificielles. A un certain moment, qui n'est pas encore très loin de nous, les empiètements et les abus de cet engin sont devenus tellement criants, que les anatomo-pathologistes eux-mêmes s'en sont émus, et qu'à force de dénonciations, cette dangereuse machine a fini par prendre des proportions modestes.

Le corset, si on l'abandonne à ses hardiesses, a la prétention de réaliser trois ou quatre choses qui, à tort ou à raison, passent pour autant de beautés : faire saillir le haut de la poitrine, amincir le milieu du corps, élargir les hanches, donner la rectitude à la taille. Les victimes, d'ailleurs, ne manquent pas de raisons spécieuses : il faut soutenir la colonne vertébrale et le thorax des jeunes filles, offrir un support aux seins volumineux, maintenir la paroi du ventre, disposée à céder à diverses distensions, etc. Or, les jeunes filles arrivent parfaitement à n'avoir que les ondulations naturelles et gracieuses de la colonne vertébrale, sans aucun aide, pourvu qu'on ne leur fasse pas prendre des attitudes factices et vicieuses; bien que la femme soit particulièrement douée de la respiration costo-supérieure, elle a besoin aussi pour respirer du libre jeu de son diaphragme ; les seins volumineux ont droit d'être soutenus, mais il ne faut pas croire que ce soit une beauté que de les avoir sous le menton, rassemblés de vive force sur la ligne médiane, puisque naturellement ils tendent plutôt à diverger sous les aisselles ; enfin, le ventre de la femme est fait pour être distendu, et il vaut mieux laisser s'exercer la tonicité propre de ses parois que de la remplacer au prix du refoulement des gros viscères qu'il renferme.

En tout cas, les accusations formulées à l'endroit du corset ont été fort sérieuses, et toutes ne sont pas des calomnies. Par la compression permanente du thorax et le surcroît de travail qu'il impose aux parties supérieures du poumon (la base étant annulée), il serait une cause d'emphysème vésiculaire, de diverses autres maladies de poitrine et, en particulier, de tuberculose ; dans tous les cas, il est certainement un surcroît de gêne, lorsque ces maladies existent, quelle qu'en ait été l'origine. Il pourrait bien être une raison de dilatation cardiaque, puisque tout ce qui gêne la circulation veineuse oblige le cœur gauche à des efforts inusités, et que, si la stase veineuse est pulmonaire, le cœur droit est immédiatement surchargé de besogne. Réciproquement, lorsque l'hypertrophie cardiaque est réalisée, pour une cause quelconque, l'emprisonnement du thorax dans le corset aggrave la situation. Le corset comprime l'estomac, abaisse le foie, refoule la masse intestinale vers le petit bassin, fait peut-être flotter les reins, procure aux organes génitaux internes, à l'époque de leur congestion physiologique, une compression fâcheuse.

L'ulcère rond de l'estomac est plus fréquent chez la femme que chez l'homme ; est-ce la faute du corset ? nous nous garderons de l'affirmer ; mais tout le monde a vu, à table, sur la fin d'un repas, des femmes d'une certaine opulence de formes, et d'autant plus corsetées, se congestionner, respirer péniblement, attendre avec angoisse le moment où l'on quittera la position assise et où elles pourront, étant debout, rendre un peu d'espace à leur estomac, à qui la dilatation en avant est absolument interdite. Que ce jeu soit inoffensif, nous en serions étonné. Pour ce qui est des seins, ces organes à l'honneur desquels les femmes ont peut-être le plus aisément accepté le *carcere duro* du corset, ce n'est certainement pas lui qui les fait naître quand il n'y en a pas ; et, lorsqu'il y en a, il en abuse et les compromet. Tirer les mamelles en dedans et les repousser en haut est aussi propre à constituer les mamelles pendantes que de les abandonner à leur propre poids ; mais c'est bien plus dangereux, parce que le tiraillement à la compression dispose à l'atrophie. Cela, avec d'autres circonstances assez variées, est une des raisons pour lesquelles les femmes des classes riches, lorsqu'elles veulent allaiter leurs enfants, n'en ont pas les moyens.

Il est plus que probable que le corset peut être, avec avantage, interdit aux jeunes filles jusque dans les premières années de la puberté inclusivement, et que, quand il a réellement un rôle de soutien à remplir, il faut le réduire à son minimum, en faire une ceinture un peu large et élastique, jamais une cuirasse. Le progrès moderne supprime peu à peu les baleines et les lames d'acier, qu'on introduisait naguère dans les buses qui descendaient jusqu'au pubis ; l'appareil ne monte plus jusqu'aux aisselles, c'est une ceinture facile à tenir plus ou moins lâche, qui ne refoule rien, et ne sert de point d'appui qu'à l'agrafe des jupons. Il n'en faut pas davantage, et il est difficile d'accorder moins.

CHAPITRE VI

De la chlorose.

« L'hydrothérapie, disait Schedel, doit-elle être employée dans la chlorose, à l'exclusion de tout autre moyen ? Je suis très porté à en douter, d'après ce que j'ai observé à Græfenberg, où la fille aînée de Priessnitz, atteinte de cette affection, paraît loin d'être bien rétablie. Cette maladie, du reste, menace toute sa famille, composée de sept ou huit filles. Priessnitz lui-même me paraît, pour ainsi dire, affecté de chlorose ; son teint blême habituel est quelquefois d'une pâleur remarquable, et je crois qu'il se trouverait fort bien, ainsi que plusieurs de ses enfants, de passer quelques mois auprès de l'une des nombreuses sources d'eau ferrugineuse qu'on trouve en Bohême.

« L'hydrothérapie peut guérir la chlorose peu avancée ; mais l'hygiène doit, dans ce cas, lui venir puissamment en aide. Des ablutions générales, matin et soir, sur tout le corps, ou bien des frictions faites avec le drap mouillé, et suivies de promenades en plein air, après l'ingestion de quelques verres d'eau, sont à peu près les seuls moyens de traitement mis en usage. S'il y a aménorrhée, on donne chaque jour deux ou trois bains de siège froids, de très courte durée, suivis de frictions et de promenades en plein air. C'est en suivant ce traitement que j'ai vu des jeunes personnes quitter Græfenberg entièrement rétablies et n'offrant plus d'apparence chlorotique.

« Lorsque la maladie est ancienne, les procédés hydrothérapiques me paraissent loin d'offrir des chances de guérison prompte et solide. Les préparations ferrugineuses ou les eaux minérales de même espèce sont les moyens qu'il convient d'employer, sans plus tarder, en faisant coïncider, comme moyen adjuvant très utile, les ablutions froides ou une immersion instantanée dans de l'eau de mer, et surtout l'exercice au grand air. »

Engel, dans un paragraphe consacré à l'aménorrhée et à la dysménorrhée, rapporte deux observations d'aménorrhée, dont l'une se rattache à la pléthore, et l'autre à la chlorose : la pléthorique et la chlorotique furent traitées de la même manière (bains de pieds et de siège, douche très forte sur l'épine dorsale), et la guérison eut lieu... *E sempre bene.*

Baldou cite deux cas d'anémie rapidement guérie (l'une en seize jours !) par l'hydrothérapie ; mais les observations qu'il rapporte sont tellement incomplètes, au triple point de vue des causes, des symptômes et du diagnostic, qu'on ne saurait leur accorder une valeur sérieuse.

Nous avons exposé les considérations qui nous ont porté à considérer la médication hydrothérapique reconstitutive comme devant être d'une puissante efficacité dans le traitement de la chlorose ; il nous reste à montrer que les faits cliniques ont justifié nos prévisions, fondées sur la physiologie pathologique et sur la physiologie curative.

Un grand nombre de chloroses confirmées, anciennes, rebelles, ont été traitées par nous au moyen des douches froides. Chez toutes les malades, âgées de douze à vingt-deux ans, il existait un bruit de souffle intense dans les vaisseaux du cou, de l'éclat métallique au premier temps; des palpitations violentes, exaspérées par le plus léger exercice musculaire, par la marche, par l'ascension d'un escalier, etc.; des troubles graves de la menstruation, l'écoulement cataménial étant irrégulier, peu abondant, accompagné de douleurs très vives; de la gastralgie; des douleurs névralgiques irrégulières, erratiques; des céphalalgies fréquentes, une grande faiblesse musculaire, de la constipation, de l'anorexie, un appétit capricieux, des digestions laborieuses; chez toutes, on observait le teint et l'habitude extérieure caractérisques de la chlorose confirmée. Chez toutes ces malades encore, la chlorose avait plusieurs années d'existence, et avait résisté à tous les moyens ordinaires de la médecine : fer sous toutes ses formes, bains de mer, exercice, séjour à la campagne, régime, eaux minérales, etc.

Toutes ces malades ont guéri : la durée du traitement ayant été de sept mois au maximum, de deux mois au minimum, de quatre mois et demi en moyenne, et ayant exclusivement consisté en douches froides générales, administrées deux ou trois fois par jour pendant une minute.

L'effet de la médication s'est montré constamment le même. Les premières douches, malgré toutes les précautions possibles et la graduation la plus rigoureuse, ont produit de la suffocation, des palpitations violentes, et plusieurs fois les malades ont cru qu'il leur serait impossible de continuer le traitement; mais ces phénomènes ont toujours disparu du troisième au cinquième jour, et dès lors les douches ont été prises sans répugnance ou même avec plaisir. Le système musculaire et l'appareil digestif ont été les premiers à ressentir l'influence de la médication; au bout de quelques jours déjà, l'appétit était plus vif, les digestions étaient plus faciles, les forces plus considérables, les évacuations régulières et spontanées. L'innervation s'est modifiée en second lieu, et l'on a vu disparaître les douleurs névralgiques. Enfin le sang et la circulation se sont ensuite modifiés à leur tour : la peau est devenue plus blanche et plus colorée, les palpitations ont diminué de violence et de fréquence; les règles ont coulé plus régulièrement, avec plus d'abondance et moins de douleurs, et les malades sont arrivées graduellement à une guérison complète et définitive. Plusieurs d'entre elles se sont mariées depuis, et ont continué à jouir d'une excellente santé; les autres sont restées à l'abri de toute récidive.

Ces faits ont une importance pratique facile à saisir. La chlorose, lorsqu'elle a résisté au fer et à la médication reconstitutive, devient une maladie grave, contre laquelle la médecine demeure le plus souvent impuissante ou n'obtient que des succès éphémères, bientôt suivis de récidives. Les praticiens s'estimeront donc heureux, je le pense, d'être mis en demeure d'expérimenter un modificateur nouveau, qui paraît devoir l'emporter sur tous les moyens dont ils disposent aujourd'hui. Mais la physiologie pathologique doit également en tenir compte, et ne pas perdre de vue que les phénomènes produits par le traitement se sont constamment montrés dans le même ordre de succession : la digestion et la nutrition sont d'abord modifiées ; puis disparaissent les accidents appartenant au système nerveux, et ce n'est que consécutivement à cette double modification que l'on voit s'amender les phénomènes qui se rattachent à la circulation et à la composition du sang.

Cette marche régulière et constante n'est-elle point propre à jeter quelque jour sur la pathogénie de la chlorose, et ne vient-elle pas à l'appui de l'opinion exprimée par Trousseau et Pidoux, lesquels, ainsi que nous l'avons déjà dit, n'accordent au fer qu'une action tonique, en vertu de laquelle *les fonctions digestives et nerveuses sont influencées de manière à rendre plus parfaites l'innervation et la nutrition, et à faciliter ainsi la reconstitution organique?*

L'efficacité de l'hydrothérapie dans le traitement de la chlorose est généralement admise aujourd'hui ; elle a été mise à profit par un grand nombre de praticiens qu'ont guidés et éclairés nos recherches, et il serait inutile d'y insister. Nous devons cependant une mention spéciale au travail de Becquerel.

« La chlorose, dit Becquerel, est une névrose générale reconnaissant des causes diverses, quelquefois appréciables, la plupart du temps inconnues, et qui est caractérisée par des troubles divers du système nerveux, du tube digestif, des organes génitaux, etc. Quant à la diminution de proportion des globules, elle existe sinon dans tous les cas, du moins, dans la très grande majorité des cas, et elle est un des éléments essentiels les plus constants de la maladie ; seulement elle ne lui est pas directement proportionnelle et on ne trouve plus dans la chlorose ces rapports directs, invariables entre le chiffre des globules et l'intensité des phénomènes morbides observés, comme dans l'anémie.

« La chlorose est une des maladies qui guérit le plus rapidement et le plus complètement par l'hydrothérapie.

« Dix-neuf cas de chloroses, toutes très intenses, anciennes, rebelles pour la plupart à l'emploi du fer, ont guéri en moins de quarante-cinq jours par un traitement hydrothérapique bien approprié. »

Considérée en elle-même, et abstraction faite des phénomènes accessoires, des complications, la chlorose n'exige que l'emploi des douches générales en pluie et en jets ou en cercles. Il faut au début apporter beaucoup de graduation dans la durée des douches, combattre l'oppression et les palpitations par des lotions froides préalables sur la poitrine, commencer par des douches de 5 à 6 secondes pour arriver graduellement à une durée d'une à trois minutes, limite extrême qu'il n'est pas utile de dépasser.

Dans l'état actuel de la science, il est singulier de voir des praticiens éminents comme Bouillaud par exemple, s'obstiner à rejeter l'hydrothérapie, ou à ne lui accorder qu'un rôle secondaire, et prétendre, contre l'évidence, que le fer, le quinquina, le vin sont des médicaments spécifiques et héroïques, pouvant toujours être tolérés sans inconvénients par tous les malades, et faisant constamment justice de la chlorose et de l'anémie!

CHAPITRE VII

Gastralgie chlorotique.

Voici une observation qui a un double intérêt, se rattachant à une double action prophylactique et curative :

Eugénie H... est âgée de quatorze ans; elle a eu la coqueluche et la rougeole, mais ces maladies ont été bénignes et n'ont point laissé de traces après elles, de telle sorte que l'enfant a eu une santé excellente jusqu'à onze ans ; elle est forte, robuste, et présente des caractères extérieurs qui se rapportent au tempérament appelé par les auteurs biloso-sanguin. En 1851, les digestions ont commencé à se troubler; sans avoir commis d'excès ou d'écarts d'alimentation, sans cause appréciable, l'enfant a eu, dans le courant de l'année, plusieurs indigestions qui l'ont fait taxer de gourmandise. En 1852, des douleurs gastralgiques accompagnées d'anorexie ont été accusées à plusieurs reprises; trois ou quatre fois on a observé tous les signes de l'embarras gastrique, et l'on a prescrit soit un vomitif, soit un purgatif, moyen qui a toujours fait disparaître les accidents pour deux ou trois mois. En 1853, les douleurs gastralgiques sont devenues beaucoup plus fréquentes et plus intenses ; elles reparaissaient par accès sous forme de *crampes d'estomac*, se montraient soit avant, soit après les repas, et parfois pendant la nuit ; l'on a cru à la présence d'entozoaires et l'on a prescrit, plusieurs fois et sans aucun succès, divers vermifuges. Des douleurs névralgiques se sont manifestées en divers points et ont été considérées comme rhumatismales.

Au commencement de 1854, les indigestions, ou pour parler plus exactement les vomissements alimentaires sont devenus fréquents; l'enfant a beaucoup maigri, elle est devenue capricieuse, nerveuse, irritable ; elle ne peut rien manger sans éprouver de violentes douleurs gastriques, et c'est dans ces conditions qu'elle est amenée à Bellevue, au mois de mai, présentant dans les vaisseaux du cou des bruits chlorotiques très marqués. Le traitement est commencé le 17 mai, et, dans les premiers jours de juin, les accidents gastralgiques commencent déjà à s'amender ; l'appétit devient très vif et les digestions sont meilleures. Au commencement de juillet, il se manifeste une vulvite qui résiste aux émollients et aux antiphlogistiques et ne cède, au bout de trois semaines, qu'à des applications réitérées de nitrate d'argent en solution et en crayon.

En septembre, la santé de Mlle H... est parfaite ; l'état des fonctions digestives ne laisse rien à désirer, les bruits de souffle ont complètement disparu.

Le 9 octobre, la première apparition des règles s'effectue brusquement et facilement ; depuis ce jour, la menstruation a été régulière, médiocrement abondante et sans aucune douleur.

Mlle H... quitte Bellevue, le 9 décembre, dans un état de santé parfait qui ne s'est pas démenti.

Cette observation, nous l'avons dit, a un double intérêt, se rattachant à une double action prophylactique et curative.

Tous les praticiens savent avec quelle fréquence l'on rencontre chez les jeunes filles, vers l'époque de la puberté, des accidents gastralgiques et nerveux dont on cherche la cause bien loin, tandis que dans la grande majorité des cas elle doit être rattachée à une chlorose commençante, liée elle-même aux phénomènes organiques et fonctionnels qui précèdent et préparent l'établissement de la menstruation.

Si, chez la jeune malade, l'intervention de l'hydrothérapie n'avait point eu pour résultat de modifier l'innervation, de manière à rétablir dans leur intégrité les fonctions de digestion et de nutrition, d'imprimer à la circulation capillaire une activité salutaire, très certainement la chlorose, annoncée par les bruits vasculaires, n'aurait point tardé à se développer.

Appliquée avec méthode et discernement aux jeunes filles, l'hydrothérapie est le plus sûr moyen de faciliter l'établissement de la menstruation, et d'éviter les accidents qui l'accompagnent si souvent.

CHAPITRE VIII

De l'anémie.

Au point de vue de la Nosographie, l'on peut aujourd'hui, avec Sée, établir trois classes d'anémies.

1° *Anémies consomptives* : par hémorragies ; par hypersécrétions ; par lésion nervo-musculaire ;

2° *Anémies nutritives et respiratoires ;*

3° *Anémies lymphoïdes :* par lésions des organes lymphoïdes ; diathésiques ; toxiques.

L'on peut, également, étudier les anémies dans leurs rapports avec la masse du sang (*oligo-hémie*) et avec les divers éléments constitutifs de ce liquide : l'eau (*hydrémie*), les globules rouges (*anémie globulaire*), les globules blancs (*leuco-cythémie*), l'albumine (*anémie hypo-albumineuse*), etc. Mais ici, au point de vue de la clinique et de la thérapeutique, nous conserverons la classification que nous avons établie en 1852 ; nous distinguerons : 1° l'*anémie idiopathique* ; 2° l'*anémie des convalescents* ; 3° l'*anémie symptomatique* ; d'une *lésion guérissable*, d'une *lésion incurable*, et nous rechercherons quels ont été, dans chacune de ces diverses espèces, les causes de la maladie et les effets du traitement par les douches froides.

1° *Anémie idiopathique.* — J'appelle idiopathique l'anémie qui n'est liée à aucune lésion organique, à aucun état morbide primitif ; celle qui se montre sous l'influence de la misère, d'une alimentation insuffisante ou malsaine, de la privation de lumière, d'un air vicié, d'une vie trop sédentaire, etc.

Le plus souvent, et surtout lorsque la maladie est récente, il suffit de soins hygiéniques bien entendus pour faire disparaître tous les accidents ; le séjour à la campagne, l'exercice, une nourriture substantielle, en font rapidement justice. Mais il n'en est plus ainsi lorsque la maladie est ancienne : souvent alors le système musculaire, les fonctions digestives, l'innervation, ont subi une modification si profonde, que l'économie reste opprimée, sans pouvoir supporter l'application des agents propres à la relever ; l'exercice est impossible ou provoque, malgré toute la prudence possible, une fatigue extrême, de la courbature, des douleurs musculaires et articulaires, de la fièvre, qui viennent encore augmenter la faiblesse générale ; l'estomac a complètement perdu la faculté de digérer; l'alimentation la plus légère, la plus modérée, provoque des douleurs gastriques, de la fièvre, des phénomènes de réaction générale, qui obligent d'en revenir à une diète plus ou moins sévère.

L'anémie idiopathique est très fréquente chez les jeunes femmes du monde, et doit être attribuée, le plus souvent, à des habitudes opposées à toutes les prescriptions d'une bonne hygiène: la constriction exagérée du corset, une alimentation insuffisante, les veilles, les bals, les spectacles, l'absence d'exercice à l'air libre, le *séjour dans des appartements trop chauds et non suffisamment aérés*, etc., etc. On voit alors les malades s'étioler, perdre, pour ainsi dire, la faculté de se mouvoir, et se condamner à un repos à peu près absolu ; l'anorexie, les douleurs gastralgiques, rendent l'alimentation de plus en plus insuffisante ; l'amaigrissement devient considérable ; on observe des palpitations, des accidents névralgiques et nerveux très variables ; la peau est sèche, d'un gris sale ; ordinairement l'écoulement menstruel acquiert une abondance inusitée et se présente sous la forme d'une véritable hémorragie, sans que l'utérus soit d'ailleurs le siège de la moindre lésion ; la faiblesse générale augmente en raison de ces pertes de sang, rend à son tour celles-ci de plus en plus considérables, et les malades arrivent graduellement à un état fort grave, qui se prolonge pendant plusieurs années, et qui résiste aux médications les plus rationnelles et les plus variées.

C'est dans ces circonstances que les douches froides excitantes se présentent comme une ressource d'autant plus précieuse que je ne leur connais point d'équivalent. Sous leur influence, l'appétit se développe, les digestions deviennent faciles, les forces renaissent, les palpitations et les accidents nerveux disparaissent, le teint se colore, la peau perd sa teinte morbide, l'écoulement menstruel rentre dans ses limites physiologiques, et les malades retrouvent une santé perdue depuis longtemps, et considérée souvent comme compromise à jamais par une lésion organique se dérobant à nos moyens d'investigation.

Les observations suivantes sont des exemples de cette forme de l'anémie.

§ I. — ANÉMIE IDIOPATHIQUE. — ANOREXIE, DYSPEPSIE, FAIBLESSE MUSCULAIRE,

AMAIGRISSEMENT, RÈGLES MÉTRORRHAGIQUES, PALPITATIONS

INEFFICACITÉ DE LA THÉRAPEUTIQUE USUELLE — TRAITEMENT HYDROTHÉRAPIQUE — GUÉRISON

Mlle X..., âgée de vingt-huit ans, d'un tempérament lymphatique, d'une constitution grêle, ayant eu, dans son enfance, la rougeole, la scarlatine et la coqueluche, a été réglée à quinze ans ; l'établissement de la menstruation a été difficile, pénible, douloureux, et ce n'est que vers l'âge de dix-huit ans que les règles sont devenues régulières, exemptes de douleurs, et d'une abondance médiocre. Depuis cette époque jusqu'à l'âge de vingt-deux ans, la santé est bonne, sans être très robuste ; ainsi l'appétit n'a jamais été très vif, et, par ce motif autant que par goût, Mlle X... ne mangeait qu'une très petite quantité de viande blanche, et avait un régime presque exclusivement lacté et végétal. Les forces suffisaient à l'usage qu'on en faisait ; mais elles n'auraient point permis une marche très longue, un exercice musculaire violent, une fatigue quelconque. En un mot, Mlle X... se portait bien, mais c'était une jeune personne pâle et délicate.

Au printemps de l'année 1844, après un hiver passé à Paris, et pendant lequel Mlle X... avait été beaucoup dans le monde, au spectacle, au bal, fatigues pour lesquelles les jeunes femmes semblent toujours avoir une réserve de force et d'énergie, la santé générale devint moins bonne : appétit presque nul ; digestions laborieuses, souvent douloureuses ; lassitudes spontanées, obligation de se coucher dans la journée pendant plusieurs heures. A partir de cette époque, cet état maladif fit continuellement des progrès, et en 1846 il inspira de sérieuses inquiétudes aux parents, qui consultèrent successivement Marjolin, M. Andral et M. Chomel. Ces praticiens éminents conseillèrent le séjour à la campagne, l'exercice, un régime analeptique, le fer, le quinquina, les eaux de Seltz, de Bussang, les bains de mer ; mais plusieurs de ces moyens ne furent pas supportés par la malade, et les autres restèrent inefficaces.

En 1848, l'état de Mlle X... était devenu fort triste ; maigreur extrême ; peau sèche, d'un gris sale ; anorexie complète, accidents gastralgiques continuels, constipation opiniâtre, faiblesse extrême qui oblige la malade à rester couchée la plus grande partie de la journée, et à éviter la conversation, le bruit, la lumière. Les règles sont devenues extrêmement abondantes et donnent lieu chaque mois à une véritable hémorragie, suivie, pendant plusieurs jours, de palpitations violentes et d'une exacerbation de tous les accidents, particulièrement de la faiblesse générale et des phénomènes gastralgiques.

Au mois de février 1849, les parents de la malade, redoutant une affection organique méconnue du foie ou de l'estomac, provoquèrent une consultation qui les rassura sur ce point, mais qui ne leur indiqua aucun moyen de traitement qui n'eût été déjà employé sans résultats. Il se décidèrent alors à essayer l'hydrothérapie, qui fut commencée le 15 mars.

Au bout d'un mois de traitement, l'amélioration est déjà fort remarquable ; le

teint, la couleur de la peau, se sont notablement modifiés ; l'appétit est plus vif,
digestions sont plus faciles ; la constipation a disparu, la faiblesse est moins grande ;
la malade fait de petites promenades, et ne se couche plus dans la journée que
pendant trois ou quatre heures.

Le 15 juin les accidents gastralgiques ont entièrement disparu ; l'appétit est vif,
les digestions sont faciles, et la malade mange sans répugnance une quantité raisonnable de viandes noires ; les forces augmentent de plus en plus ; les règles sont
revenues à leur abondance primitive, elles ne sont plus suivies de palpitations ;
enfin Mlle X... a notablement engraissé.

Le 15 septembre, la guérison est complète, et Mlle X... assure que jamais sa
santé n'a jamais été aussi satisfaisante.

§ II. — ANÉMIE IDIOPATHIQUE, MIGRAINES, DOULEURS NÉVRALGIQUES GÉNÉRALISÉES TRÈS
GRAVES, DYSPEPSIE, AMAIGRISSEMENT. — IMPUISSANCE DE LA THÉRAPEUTIQUE USUELLE.
— TRAITEMENT HYDROTHÉRAPIQUE. — GUÉRISON.

Mlle C..., de Saint-Malo, âgée de 27 ans, d'une constitution grêle, mais
robuste, d'un tempérament nerveux très prononcé, a joui d'une parfaite santé
jusqu'à l'âge de 15 ans. Les règles se sont établies à 12 ans et ont été régulières et
abondantes (six ou sept jours). Élevée dans un pensionnat dès l'âge le plus tendre,
Mlle C... fut vivement affectée le jour où elle en sortit, et de ce moment commencèrent
ses longues souffrances ; sans éprouver aucune douleur vive et localisée, sans
présenter aucun phénomène morbide bien caractérisé, Mlle C... vit son appétit,
son embonpoint, la fraîcheur de son teint, et la gaieté naturelle à son caractère,
diminuer de jour en jour. Bientôt se montrèrent une, deux, trois ou même quatre
fois par mois, des migraines ayant une durée de vingt-quatre ou quarante-huit
heures, accompagnées de vomissements et d'un malaise qui jetait Mll C... dans
un accablement difficile à décrire. Douée de beaucoup de résignation et d'énergie
morale, la jeune malade dissimula ses souffrances le plus qu'elle put, et ce ne fut
qu'après plusieurs années, lorsque l'altération des traits et l'amaigrissement attes-
tèrent d'un état morbide grave, que les parents s'inquiétèrent et se décidèrent à
réclamer le secours de la médecine. Plusieurs médecins furent successivement
consultés ; leurs soins restèrent complètement inefficaces. Il y a trois ans, je fus
appelé à mon tour à donner des conseils à Mlle C...

La malade se plaignait principalement d'éprouver de vives douleurs dans la
région épigastrique, plusieurs espaces intercostaux, et alternativement la fosse
iliaque droite et la fosse iliaque gauche. Un examen attentif de tous les organes de
la poitrine et du ventre ne m'ayant fourni que des résultats négatifs, je considérai
la maladie comme étant purement nerveuse, et j'instituai le traitement en conséquence. Une amélioration lente, mais progressive, ne tarda pas à se manifester :
au bout de quelque temps Mlle C... put sortir et aller respirer l'air de la campagne. Toutefois des douleurs vagues, erratiques, irrégulières, se faisaient sentir
tantôt dans un point, tantôt dans un autre.

Cependant les migraines n'avaient point été modifiées et faisaient le déses-poir de Mˡˡᵉ C...; je conseillai alors l'usage du citrate de caféine, que la malade prit et continue encore à prendre, avec un plein succès ; en ce sens que deux ou trois pilules, prises aussitôt que la migraine se fait sentir, arrête immédiatement l'accès.

En janvier 1851, Mˡˡᵉ C... fut prise de douleurs qui envahirent pour ainsi dire toute sa personne et la forcèrent de garder le lit. Aujourd'hui c'était la tête qui était le siège de douleurs atroces; le lendemain c'était l'estomac, puis la poitrine, les seins, les jambes, et ainsi toutes les parties du corps. Les antispasmodiques, les toniques, les narcotiques, les bains, n'amenèrent aucun sou-lagement, et la résignation de la jeune malade, qui se croyait arrivée au dernier terme de la vie, avait quelque chose de navrant.

A la fin du mois de février, je fus forcé, par ma propre santé, de quitter Saint-Malo et de confier ma malade à un confrère; mais celui-ci ne put parvenir à faire agréer ses soins, et un mois après mon départ, le père de Mˡˡᵉ C... m'écrivait que sa fille allait de mal en pis; qu'elle ne mangeait plus, qu'elle ne dormait plus, qu'elle était d'une maigreur squelettique, et qu'il était impossible qu'elle vécût longtemps avec les souffrances qu'elle endurait.

Soumis moi-même, à Bellevue, à un traitement hydrothérapique, frappé des succès que je voyais se produire autour de moi, encouragé par les conseils de mon excellent ami M. le docteur Fleury, désireux d'ailleurs d'avoir la malade auprès de moi, je répondis à M. C... que l'hydrothérapie était une dernière ressource qu'il ne fallait point négliger, et que le seul parti qu'il eût à prendre était de faire partir immédiatement sa fille pour Bellevue, où je comptais moi-même rester encore pendant environ un mois. Ce conseil fut suivi, et le 5 avril Mˡˡᵉ C... arrivait à Belle-vue, accompagnée de sa mère, et après un voyage accompli à grande peine et non sans beaucoup de souffrances.

Le changement qui s'est opéré en Mˡˡᵉ C..., depuis un mois, est extraordinaire ; Le teint est hâve, terreux, les yeux sont profondément excavés, la maigreur est extrême, l'affaiblissement si considérable que c'est à peine si la malade peut mettre un pied devant l'autre. L'anorexie est complète, rien ne peut éveiller l'appétit, et ce n'est qu'à force d'instances qu'on obtient de Mˡˡᵉ C... de manger un œuf ou un peu de poisson; les viandes inspirent un dégoût invincible. Le sommeil a complè-tement disparu, et pendant toute la nuit la malade est tourmentée par des douleurs générales et erratiques, plus vives dans les membres inférieurs que partout ail-leurs.

Le soir même de son arrivée, nous examinâmes la malade avec le plus grand soin, M. Fleury et moi; aucune altération organique appréciable et localisée ne se révéla à nous. M. Fleury me déclara qu'il rattachait cet état morbide à une anémie idiopathique accompagnée d'accidents nerveux, et qu'il considérait la guérison comme certaine, l'hydrothérapie ayant, dans les cas de ce genre, une efficacité constante qu'on demanderait vainement à toute autre médication.

Le traitement fut commencé dès le lendemain 6 avril. Pendant trois ou quatre jours, on se contenta de pratiquer, deux fois dans les vingt-quatre heures, une fric-tion en drap mouillé, puis on en vint aux douches en pluie générale, aux douches mobiles en jet promenées sur toute la surface du corps ; les sudations en étuve sèche suivies d'immersion ne furent que rarement employées et à de longs intervalles.

Quinze jours de traitement suffirent pour opérer une véritable résurrection ! Mlle C... avait déjà, au bout de si peu de temps, repris du teint, de l'appétit, et on la voyait sauter et courir dans le jardin, au grand étonnement de sa mère et de toutes les personnes qui l'avaient vue à son arrivée, et qui ne pouvaient ajouter foi à une transformation aussi inattendue.

Le 5 mai, je quittai Bellevue avec Mlle C..., et la jeune malade, se sentant assez forte pour franchir aisément d'assez grandes distances, prit domicile chez des parents qui habitent Issy, village éloigné d'une lieue environ de Bellevue.

Le traitement fut continué jusqu'au 15 juin. Mlle C... venait le matin à Bellevue, y passait la journée, et retournait à Issy après la séance de l'après-midi ; souvent elle faisait à pied ce double trajet.

A son retour à Saint-Malo, Mlle C... se montra aux yeux étonnés de ses amies, grasse, fraîche et gaie ; les douleurs ont entièrement disparu, le sommeil est excellent, l'appétit très satisfaisant. Pour consolider cette remarquable guérison, Mlle C... prit pendant tout l'été des bains de mer, qui lui ont été agréables et utiles.

Aujourd'hui, 15 décembre 1851, Mlle C... se porte mieux que jamais, et conserve le meilleur souvenir des bons soins que lui a donnés mon excellent ami et confrère M. le docteur Fleury.

2° Anémie des convalescents. — Cette seconde forme de l'anémie est très fréquente, et tous les praticiens l'ont observée sur des malades convalescents d'une maladie aiguë qui a eu une longue durée, ou qui a rendu nécessaire une diète sévère, des émissions de sang nombreuses, l'administration continue des purgatifs, etc., etc. Ordinairement le séjour à la campagne et l'alimentation ramènent en peu de temps une santé complètement satisfaisante ; mais, quelquefois, et surtout chez les sujets débiles, lymphatiques, d'une mauvaise constitution, la convalescence se prolonge, et l'anémie devient une maladie consécutive sérieuse. Dans les cas de ce genre, comme dans les précédents, les douches froides ont une action extrêmement favorable.

§ III. — ANÉMIE CONSÉCUTIVE A UN RHUMATISME ARTICULAIRE AIGU, COMPLIQUÉ DE PLEURÉSIE ET DE PÉRICARDITE. — ANOREXIE, DYSPEPSIE, ÉMACIATION, ETC. — INEFFICACITÉ DU FER, DU QUINQUINA. — TRAITEMENT HYDROTHÉRAPIQUE. — GUÉRISON

M. B... a été atteint, au mois de décembre 1849, d'un rhumatisme aigu, qui, après avoir envahi les articulations des membres supérieurs et inférieurs, se compliqua d'une pleurésie gauche et d'une péricardite. Le malade reçut les soins de MM. les docteurs Cruveilhier et Deschamps ; de nombreuses émissions de sang furent pratiquées, et suivies de l'application de plusieurs vésicatoires et de l'administration de purgatifs. Le malade resta pendant longtemps à une diète plus ou moins austère, car ce n'est guère que vers le 8 février 1850 que les accidents furent enfin vaincus, et que la convalescence commença. M. B... était d'une faiblesse extrême, émacié, pâle, réduit, en un mot, à une profonde anémie.

Vers la fin de février, la convalescence n'avait fait aucun progrès ; la faiblesse générale, la pâleur, l'amaigrissement, sont restés les mêmes. Le malade a des palpitations très incommodes, exaspérées par l'exercice le plus léger, par le moindre mouvement ; il a une toux sèche, très fréquente, qui provoque des douleurs dans tout le côté gauche de la poitrine et dans l'espace interscapulaire ; les pommettes, saillantes et rouges, proéminent sur la face amaigrie et profondément altérée ; l'appétit est à peu près nul, et les digestions sont pénibles et douloureuses ; des douleurs rhumatismales erratiques se font encore souvent sentir dans les membres, et principalement dans les articulations scapulo-humérales.

Cet état fâcheux ayant résisté à une médication tonique, au quinquina, au fer, M. le docteur Deschamps pensa au traitement hydrothérapique, et me pria de voir avec lui le malade, auprès duquel je me rendis le 1er mars.

L'habitude extérieure de M. B... me fit tout d'abord penser que nous avions affaire à une tuberculisation pulmonaire, et j'avoue que, malgré les résultats négatifs d'un examen très attentif, je ne fus pas complètement rassuré à cet égard. On entend du côté gauche quelques bruits de frottement pleural ; aucun signe d'altération organique du côté du cœur ; pas de bruit de souffle dans les vaisseaux du cou.

Ce n'est que sous toutes réserves que je consentis à soumettre ce malade à l'action des douches froides, et M. B... vint s'établir à Bellevue le 4 mars 1850.

Pendant les cinq premiers jours, on ne pratique que des frictions, faites avec le drap mouillé, le matin et dans l'après-midi ; au bout de ce temps, la réaction étant devenue satisfaisante, M. B... est soumis à la douche générale en pluie et en jet. Les premières douches produisent une suffocation violente et des palpitations très énergiques ; mais ces accidents ne tardent pas à disparaître, et dès lors les douches sont prises avec plaisir, en raison de la sensation de bien-être et de force dont elles sont suivies.

Le 20 mars, on constate déjà une amélioration très remarquable ; la toux, les douleurs thoraciques et articulaires ont complètement disparu ; l'appétit est plus vif, les digestions sont faciles, les palpitations moins violentes, et le malade fait d'assez longues promenades, sans en éprouver une trop grande fatigue.

Le 4 avril, M. B... veut aller reprendre ses occupations, tant il est satisfait de son état ; tous les accidents ont disparu ; l'appétit est vif, le teint excellent, les forces sont complètement revenues, et l'embonpoint commence à reparaître. Je conseille au malade de continuer le traitement encore pendant quinze jours, et le 19 avril, il quitte Bellevue dans un état de santé qui ne laisse rien à désirer.

§ IV. — ANÉMIE CONSÉCUTIVE AU CHOLÉRA ; ANOREXIE, DYSPEPSIE, CONSTIPATION, PALPITATIONS, DYSPNÉE. — TRAITEMENT HYDROTHÉRAPIQUE. — GUÉRISON.

M. de S..., membre de l'Académie des Sciences, a été atteint, en 1849, du choléra, et depuis cette époque sa santé est restée peu satisfaisante. La peau est d'un jaune gris, semblable à la coloration qu'on rencontre dans l'infection purulente ou l'intoxication plombique ; l'appétit est peu développé, les digestions sont laborieuses ; il existe une constipation opiniâtre, qui nécessite l'emploi quotidien de plusieurs lavements ; l'intestin ne se vide que difficilement, incomplètement ; les matières se présentent fréquemment sous la forme de cylindres très grêles, et comme il existe dans le trajet du côlon droit un point fixe qui est le siège d'une sensation de douleur et de gêne, on s'est demandé s'il n'y avait point là un rétrécissement de l'intestin, produit par une lésion organique. M. de S... présente en outre tous les caractères d'une profonde anémie ; les muqueuses sont pâles, les forces déprimées ; l'exercice, la marche, provoquent des palpitations et de la dyspnée.

Après plusieurs médications restées sans effet, M. le docteur Jules Guérin conseille un traitement hydrothérapique, et M. de S... vient à Bellevue le 11 avril 1850.

Au bout de quinze jours déjà, le teint se modifie, les évacuations deviennent spontanées et quotidiennes, l'appétit et les digestions s'améliorent, et deux mois de traitement suffisent pour amener un état de santé fort bon.

Dans un autre cas, quinze jours de douches ont suffi pour rendre complètement satisfaisant l'état d'un homme qui, depuis trois mois, était affecté d'une anémie consécutive à une variole.

3° Anémie symptomatique. — Cette troisième forme d'anémie se montre dans la plupart des affections chroniques ayant eu une longue durée, ayant été accompagnées de troubles dans les phénomènes de la digestion et de la nutrition, d'absence d'exercice ; ayant rendu nécessaire l'application de médications énergiques, des émissions de sang, des purgatifs, des altérants, tels que le mercure, l'iode, etc., du sulfate de quinine, de l'opium, etc ; elle est souvent le résultat d'une lésion qui altère profondément l'organisme, et c'est ainsi qu'elle se lie aux tubercules, au cancer, aux altérations du foie, du rein, de la rate, de l'ovaire, de l'utérus, etc., etc. Mais on comprend qu'au point de vue du traitement en général, et de la médication hydrothérapique en particulier, les résultats obtenus par le praticien diffèrent complètement suivant la nature de la maladie primitive, et qu'il est par conséquent indispensable de tenir compte de la division que nous avons indiquée plus haut.

a. Anémie symptomatique d'une maladie curable. — Les faits appartenant à cette première catégorie se subdivisent en deux classes : dans la première, se placent ceux où les douches froides exercent une double action curative sur la lésion primitive et sur l'anémie consécutive, de façon à guérir simultanément, et souvent l'une par l'autre, les deux affections ; dans la seconde, figurent ceux où les douches froides, n'ayant aucune action directe sur la maladie primitive, agissent néanmoins sur l'état anémique ou cachectique, de façon à améliorer l'état général du malade, et à faciliter ainsi la guérison complète et définitive de celui-ci.

Dans la première classe, viennent se ranger les anémies accompagnant la fièvre intermittente, l'ankylose incomplète, les engorgements et les déplacements de la matrice, les névralgies et les rhumatismes musculaires chroniques, les affections chroniques du foie et du tube digestif, etc., etc.

Dans la seconde classe, se placent surtout les anémies produites par des hémorragies fréquentes, liées à un polype utérin, à un kyste de l'ovaire, à une lésion sur laquelle l'hydrothérapie n'a point de prise.

b. Anémie symptomatique d'une maladie incurable. — A cette classe appartiennent un grand nombre de malades qui peuvent être divisés en deux catégories : dans la première, se rangent ceux chez lesquels l'anémie est le résultat d'une altération organique non accompagnée d'hémorragies (emphysème pulmonaire, maladie organique du cœur, du foie, de l'estomac, etc.); dans la seconde, ceux chez lesquels l'anémie est le résultat d'une lésion organique, accompagnée d'hémorragies (affection organique de l'utérus, des ovaires, etc.). Dans l'un et l'autre cas, les douches froides ont toujours notablement amélioré l'état général, rétabli les fonctions digestives, fait disparaître les accidents nerveux, diminué les phénomènes anémiques; exercé, en un mot, une influence extrêmement favorable sur les symptômes généraux. Mais, dans le premier, cette influence ne peut être rapportée qu'à une action tonique, reconstitutive, exercée sur la nutrition, l'innervation et la composition du sang; tandis que dans le second, elle est due à une action double : l'une s'exerçant comme nous venons de le dire, l'autre agissant à titre d'hémostatique, car chez les malades affectées d'une affection organique de l'utérus ou des ovaires, et chez lesquelles il existait des métrorrhagies mensuelles ou irrégulières, les douches froides ont eu constamment pour effet de rendre ces hémorragies beaucoup moins abondantes ou même de les arrêter complètement, et cette circonstance n'est pas une des moins intéressantes à signaler et à étudier dans le mode d'action des douches froides. N'est-il pas remarquable, en effet, de voir ce modificateur exercer une action révulsive et anticongestionnelle assez puissante pour diminuer ou arrêter des hémorragies liées à une lésion locale, sur laquelle il n'a aucune prise, et ne voit-on pas quelles précieuses ressources il offre sinon pour guérir des altérations devant lesquelles toutes les ressources de l'art doivent malheureusement rester impuissantes, mais du moins pour soulager les malades, améliorer leur état général et prolonger leur existence, en combattant l'anémie qui vient si souvent en abréger le terme.

En résumé, l'anémie idiopathique et celle des convalescents disparaissent rapidement sous l'influence des douches froides, en raison de l'action que celles-ci exercent sur la digestion, la nutrition et le système musculaire, action qui favorise mieux que tout autre agent thérapeutique la reconstitution du sang.

Dans les anémies symptomatiques liées à certaines affections de l'utérus, aux névralgies anciennes et rebelles, à certaines névroses, à une hypertrophie du foie ou de la rate, à la cachexie paludéenne, à une phlegmasie chronique des organes digestifs, etc., les douches froides exercent une double action curative, en guérissant simultanément, et souvent l'un par l'autre, les deux états pathologiques.

Dans l'anémie liée à des hémorragies abondantes et répétées, les douches froides exercent également une double action fort remarquable : en opérant la reconstitution du sang, en combattant les congestions organiques, elles diminuent ou arrêtent les hémorragies, qui, après avoir produit l'anémie, sont à leur tour favorisées par elle, et l'on parvient ainsi à échapper au cercle vicieux qui se présente si souvent dans la pratique. L'action hémostatique des douches froides se manifeste même dans des cas où les hémorragies sont liées à une lésion du solide sur laquelle la médication n'a aucune prise. C'est ainsi que, chez une malade réduite au dernier degré de l'anémie par des hémorragies mensuelles liées à la présence d'un polype inséré sur le col utérin, les douches froides ont arrêté les hémorragies et fait disparaître l'anémie avant que le polype eût été enlevé; c'est ainsi que, chez plusieurs autres malades, elles ont notablement diminué ou même arrêté des hémorragies mensuelles liées à une tumeur de l'ovaire, à une affection de l'utérus.

Dans l'anémie liée à une affection curable, mais sur laquelle les douches froides n'ont aucune prise, celles-ci rendent encore d'importants services au praticien, en améliorant l'état général des malades et en rendant ainsi plus faciles la guérison de l'affection primitive.

Dans l'anémie liée à une affection incurable, les douches froides sont souvent très utiles; elles ont notablement amélioré l'état général de plusieurs malades atteints d'emphysème pulmonaire, d'une affection organique du cœur, du foie, de l'estomac; de cancer, de tumeurs abdominales, etc.

Et maintenant, si l'on réfléchit au rôle immense que joue l'anémie en pathologie, l'on comprendra combien les praticiens doivent s'estimer heureux de posséder dans l'hydrothérapie un agent d'une puissance et d'une efficacité toutes spécifiques pour combattre la redoutable altération du sang, qui, comme cause ou comme complication, intervient dans le développement et dans la marche de toutes les maladies chroniques.

Le traitement hydrothérapique de l'anémie, quant au procédé opératoire, est le même que celui de la chlorose.

CHAPITRE IX

Des affections rénales.

§ I. — NÉPHRITE

L'hydrothérapie rationnelle, c'est-à-dire l'emploi méthodique, scientifique de l'eau froide intra et extra, est certainement la médication la plus sûrement efficace que l'on puisse opposer à la néphrite chronique.

Chez un malade, qui nous a été adressé à Schwalheim par Auburtin, cette phlegmasie, compliquée de pertes séminales et d'abcès de la prostate, avait résisté pendant plusieurs années à toutes les ressources de la thérapeutique usuelle, plusieurs eaux thermo-minérales comprises; les douleurs rénales étaient vives et incessantes, les urines troubles, purulentes, fétides, ammoniacales dès leur émission; l'état général était fort compromis. Deux saisons passées à Schwalheim eurent pour résultat une guérison complète. Nous pourrions citer un bon nombre de faits analogues, quoique moins graves. Il faut avoir recours ici à tous les agents de la médication révulsive : douches mobiles en jet, douches en cercles, bains de siège à eau courante, sudations, etc., ainsi qu'à l'administration méthodique de l'eau à l'intérieur à hautes doses.

§ II. — GRAVELLE

L'observation suivante montrera les bons effets que l'on peut obtenir de l'hydrothérapie dans le traitement de la gravelle.

Coliques néphrétiques répétées et violentes ; urines sanguinolentes ; graviers phosphatiques. — Inefficacité de la thérapeutique usuelle. — Traitement hydrothérapique, eau de Schwalheim. — Guérison.

M. V..., capitaine au régiment de carabiniers, est âgé de quarante-trois ans, d'un tempérament lymphatico-sanguin, d'une constitution robuste.

En 1848, il fut atteint d'une arthrite au genou droit qu'il attribua à plusieurs refroidissements successifs auxquels il fut soumis au camp de Beverloo, ainsi qu'au séjour dans une baraque très humide et qui avait été longtemps inhabitée. Cette affection résista pendant deux ans à tous les traitements mis en usage. Il ne put se considérer comme guéri qu'au bout de quatre ans, c'est-à-dire en 1852. Dix ans plus tard, en 1862, une arthrite se manifesta au poignet gauche ainsi qu'aux articulations de la main de ce côté. Les remèdes prescrits firent disparaître la douleur, mais il persista depuis lors une gêne dans les mouvements du poignet et de la main, et un gonflement assez marqué. L'articulation fémoro-tibiale droite présente les mêmes phénomènes.

En 1856, M. V... fut pris de coliques néphrétiques de moyenne intensité, qui ne furent pas reconnues par les médecins qu'il consulta et qui diagnostiquèrent une névralgie.

Ces prétendues douleurs névralgiques reparurent malgré tous les traitements mis en usage pendant plus de six ans, à des intervalles irréguliers et avec une intensité plus ou moins marquée. En 1862, les coliques devinrent atroces et s'accompagnaient de crampes très vives dans les extrémités, la miction était douloureuse, les urines rares, sanguinolentes, et contenant des graviers en grande quantité. Connaissant enfin la cause de son mal, le capitaine V... s'empressa d'en faire part à son médecin ; celui-ci lui prescrivit une alimentation douce, lactée. L'affection restant stationnaire et cet officier de santé ayant quitté le régiment, le malade eut recours à un autre médecin, lequel crut nécessaire de changer complètement le régime. Les traitements les plus actifs, les plus énergiques furent successivement mis en usage sans succès. Les graviers étant composés de phosphates, le malade fut soumis en dernier lieu à l'usage de l'acide nitrique et de l'eau gazeuse artificielle.

M. V... était désespéré, car il ne pouvait constater aucune amélioration dans son état, les douleurs néphrétiques reparaissaient toujours avec intensité, quand il vint demander à l'hydrothérapie ce qu'aucune médication n'avait pu lui donner jusqu'à ce jour.

Le 18 avril, M. V... fut soumis aux douches froides d'après les indications précises de M. le professeur Fleury, et à l'usage de l'eau de Schwalheim.

Le 26 avril, après huit jours seulement de traitement, le malade a pu noter déjà un résultat qui l'étonna très agréablement : les urines étaient devenues claires, limpides.

Les coliques néphrétiques cessèrent complètement et le gravier fut évacué sans douleur.

Au bout d'un mois de traitement, l'état général était relativement bon, le malade pouvait faire son service très rude, très fatigant sans la moindre souffrance. Nous eussions beaucoup désiré conserver quelque temps encore en traitement le capitaine V..., mais dans la crainte de compromettre son avenir, il dut cesser l'usage des moyens hydriatiques, et se rendre au camp de Beverloo. Pendant les deux mois qu'il y séjourna, il assista à tous les exercices, à toutes les manœuvres. Il se soumit au régime recommandé et à l'usage de l'eau de Schwalheim. Une légère gêne à la miction se manifesta encore et s'accompagna d'une douleur contusive à la région rénale. Rentré dans sa garnison à Bruxelles, M. V... reprit le traitement hydrothérapique et le suivit régulièrement pendant deux mois. Dès les premières douches tous les signes d'une bonne santé reparurent et celle-ci ne laissa plus rien à désirer depuis lors.

§ III. — ALBUMINURIE

Becquerel écrivait en 1855 au docteur Fleury :

« En faisant usage des applications hydrothérapiques d'après votre méthode (sudation en étuve sèche et douches générales), j'ai obtenu, dans plus de vingt cas de maladie de Bright aiguë, la disparition rapide et la guérison complète, sans récidive, de l'affection ; dans la forme chronique, j'ai obtenu une diminution plus ou moins considérable dans la proportion de l'albumine, une diminution ou la disparition de l'hydropisie, un rétablissement plus ou moins complet des forces ; j'ai pu prolonger la vie et obtenir une très grande amélioration, mais je n'ai jamais vu de guérison complète. »

Ces résultats sont entièrement conformes à ceux que nous avons obtenus et que nous avions indiqués à Becquerel.

Lorsque l'albuminurie est récente, lorsqu'elle n'est encore que le résultat d'une simple congestion rénale, l'hydrothérapie en est le traitement curatif héroïque ; lorsque l'albuminurie est ancienne et le résultat d'une dégénérescence des reins (maladie de Bright), l'hydrothérapie ne peut plus être qu'un traitement palliatif, mais il est le plus efficace, le plus utile de tous ceux auxquels on peut avoir recours.

Il est donc toujours indiqué de soumettre les albuminuriques à un traitement hydrothérapique bien dirigé, et les médecins sont tenus de s'en faire une loi, en présence de l'impuissance reconnue de la thérapeutique usuelle.

A quels signes, d'ailleurs, peut-on reconnaître, pendant la vie, si les reins ne sont encore qu'hyperémiés ou si, déjà, ils ont subi la dégénérescence granuleuse? L'hydrothérapie devient ici, comme dans beaucoup d'autres circonstances, une pierre de touche qui donne au diagnostic anatomique établi sur le malade une certitude que dans les errements de la thérapeutique usuelle ce diagnostic n'acquiert que sur le cadavre.

Nous avons eu le bonheur de guérir radicalement plusieurs albuminuriques considérés comme incurables par les princes de la science. C'est que chez eux la dégénérescence granuleuse supposée n'existait pas, dira-t-on. Probablement, mais il n'en est pas moins vrai que sans le secours de l'hydrothérapie ces malades, abandonnés à eux-mêmes ou livrés à des médications impuissantes, auraient fini par succomber.

L'observation suivante est l'une des plus curieuses que renferment les Annales de la science.

§ IV. — FIÈVRE INTERMITTENTE CONTRACTÉE EN AFRIQUE EN 1851; ACCÈS IRRÉGULIERS; CONGESTION RÉNALE ET HÉMATURIE ACCOMPAGNANT CHAQUE ACCÈS; ALBUMINURIE; CACHEXIE GRAVE; INEFFICACITÉ DU SULFATE DE QUININE, DE L'ACIDE ARSÉNIEUX, DU QUINQUINA, DU FER, DES AMERS, ETC.

Hôpital militaire de Valenciennes. — Certificat de contre-visite.

« Nous soussignés, officiers de santé en chef de l'hôpital militaire de Valenciennes,

« Certifions que M. Lallement (Jules-Philippe), natif de Brandeville, département de la Meuse, âgé de trente-huit ans, vétérinaire en premier au 4e régiment de cuirassiers, est atteint d'anémie et d'ébranlement profond du système nerveux, suite de fièvre d'accès d'origine paludéenne, qui, depuis cinq ans, a résisté à toutes les médications rationnelles qui ont été mises en usage.

« L'expérience a démontré que l'action du froid impressionne très défavorablement cet officier, et congestionne parfois assez fortement les organes pour compromettre l'existence par asphyxie.

« En conséquence, estimons que les accidents ci-dessus relatés ont pour résultat le besoin d'un congé de convalescence de trois mois, à passer dans les pays chauds, et devant entraîner un traitement dispendieux pour cet officier.

« Valenciennes, le 26 janvier 1857.

« *Signé:* DUSSEUIL, A. VARLET. »

Le 31 janvier, M. Lallement venait à Bellevue réclamer le secours de l'hydrothérapie, et il nous donnait sur sa maladie les renseignements écrits suivants.

Arrivé en Afrique le 30 novembre 1843, M. L... ne tarda point à payer sa dette au climat. L'année suivante, pendant l'expédition du Maroc, il fut atteint de diarrhée rebelle, et entra à l'hôpital de Tlemcen le 10 juillet 1844. La diarrhée se compliqua d'une affection du foie avec ictère très prononcé. Pendant quarante jours de séjour à l'hôpital, plusieurs applications de sangsues furent faites sur la région hépatique, et eurent pour résultat une amélioration notable; mais M. L... ne fut complètement guéri qu'à la suite d'un voyage sur mer, qu'il fit, vers la fin de 1844, pour se rendre à Alger.

De 1845 à 1850, M. L... habita presque constamment Alger; sa santé fut toujours très bonne et ne fut troublée que par un accès de fièvre, ayant été, en 1849, le résultat d'une seule nuit passée dans la plaine de la Mitidja. Le lendemain, et pendant trois jours de suite, du sulfate de quinine fut administré à la dose de 1 gramme, et aucun autre accès n'eut lieu.

En 1851, du 15 août au 3 décembre, M. L... fit, dans la Kabylie, une expédition, pendant la durée de laquelle il fut soumis à de grandes fatigues et exposé à de nombreuses vicissitudes atmosphériques, passant d'une extrême chaleur à un froid très vif. En octobre et novembre, des pluies torrentielles amenèrent une excessive humidité.

A cette époque, et à la suite d'une journée de pluie, M. L..., exténué de fatigue, de faim et de froid, fut saisi tout à coup d'un tremblement général, de claquement de dents, et d'une sorte de syncope. Des aliments et un bon feu de bivouac dissipèrent ces accidents, et pendant les jours suivants M. L... ne ressentit plus rien,

Environ quinze jours après sa rentrée à la garnison, c'est-à-dire vers le 20 décembre 1851, M. L... éprouva, pour la première fois, les symptômes de la maladie qui depuis cette époque ne l'a plus quitté. Il survint brusquement un malaise général, une forte courbature, et des douleurs atroces dans la tête. Un médecin fut appelé et rattacha les accidents à un accès pernicieux. Les accidents cérébraux menaçant de devenir très graves, l'on pratiqua une abondante saignée, et vingt sangsues furent appliquées à l'anus. Le lendemain, un éméto-cathartique fut prescrit, et le sulfate de quinine termina le traitement.

Un nouvel accès eut lieu, sans cause déterminante appréciable, dans le courant du mois de janvier 1852, et M. L... entra à l'hôpital de Blidah, dans le service de M. le docteur Salleron. La maladie fut envisagée comme une fièvre rémittente avec accès irréguliers et engorgement des viscères abdominaux. Pendant trente ou quarante jours, l'on eut encore une fois recours aux purgatifs, aux vomitifs, au sulfate de quinine, et au bout de ce temps M. Salleron conseilla au malade de quitter l'Algérie pour n'y plus revenir, et de rentrer en France au moyen d'un congé de convalescence de trois mois.

M. L... s'embarqua à Alger le 20 mars 1852, et arriva le 27 à Paris. Le même jour, ayant été saisi le matin par le froid, il éprouva, pour la première fois, un ensemble de symptômes qui, inconnus jusqu'alors, se sont reproduits, depuis cette époque, un grand nombre de fois, et caractérisent la maladie dont il est atteint; ces symptômes furent ceux d'un accès fébrile très nettement dessiné.

Sensation de froid très intense, frisson, tremblement général, claquement des dents, pandiculations, douleurs dans les cuisses et les mollets. A cette période algide succéda une violente réaction, accompagnée d'une soif très vive et de violentes douleurs de tête; enfin, sueur tellement abondante, qu'après avoir mouillé plusieurs chemises et les draps du lit, elle finit par traverser le matelas d'outre en outre.

Le malade ayant uriné vers la fin de l'accès, on s'aperçut que l'urine était fortement colorée en noir et ressemblait à du sang veineux.

Depuis cinq ans, ces phénomènes se sont reproduits un grand nombre de fois, et en particulier toutes les fois que M. L... a été exposé au froid et à l'humidité ; leur violence étant dans un rapport direct avec l'intensité et la durée de l'influence atmosphérique. La plus légère sensation de froid aux pieds et aux mains suffit pour modifier la couleur de l'urine. Il n'y a jamais eu d'exception à cet égard.

Les intervalles qui, depuis cinq ans, ont séparé les accès les uns des autres, ont varié à l'infini. En été, il est arrivé à M. L... de ne rien ressentir pendant plusieurs mois ; en hiver, les accès ont été souvent quotidiens ou même biquotidiens.

Avec le temps, les phénomènes fébriles ont diminué peu à peu d'intensité ; mais, que les accès soient forts ou faibles, il sont toujours accompagnés de l'émission d'une petite quantité d'urine présentant les caractères qui ont été indiqués.

Pendant l'été de 1853, étant à Lyon, et après avoir subi plusieurs accès violents, après avoir épuisé sans aucun succès l'action des vomitifs, des purgatifs et du sulfate de quinine, M. L... fut soumis par M. le docteur Rapou au traitement arsenical (liqueur de Fowler et acide arsénieux) ; mais il fallut suspendre la médication au bout de deux mois, les intestins ne voulant plus la tolérer.

M. L... était alors dans un grand état de débilité ; il éprouvait des maux de tête continuels, l'appétit était nul ou dépravé. M. le docteur Brau conseilla le sous-carbonate de fer, l'usage de bon vin, des viandes rôties et grillées, un exercice régulier et gradué. Sous l'influence de ce traitement, l'état général s'améliora notablement.

Au mois d'octobre 1854, M. L... vint tenir garnison à Toul ; il employa tous les moyens imaginables pour se préserver du froid, mais il ne put éviter de nombreux accès, que l'on combattit, sans succès, par le sulfate de quinine, le vin et l'extrait de quinquina. Le malade tomba dans un épuisement complet, ne pouvant plus supporter la moindre fatigue sans être essoufflé et sans avoir de violentes palpitations. Au mois de février 1855, on jugea nécessaire de l'envoyer à Hyères, pour y devancer le printemps, et à la fin de mai M. L... rejoignit son régiment, se trouvant dans un état de santé assez satisfaisant.

Au mois de septembre 1855, les mêmes accidents se reproduisirent, nouveau départ pour Hyères en février 1856, même résultat.

Au mois de septembre 1856, retour des accès.

Au mois de novembre, M. L... entre à l'hôpital militaire de Valenciennes. L'on comprend cette fois que l'action des médicaments fébrifuges est épuisée, et l'on s'adresse à l'hygiène. Le malade reste enfermé dans une vaste chambre, dont la température est maintenue constamment à $+ 17°$ centigrades ; il est soumis à un régime analeptique, et l'on pratique, tous les jours, des frictions sèches énergiques sur tout le corps.

Trois mois de ce traitement n'amenèrent aucun résultat favorable. M. L... m'écrivait, à la date du 10 janvier 1857 :

« Je suis toujours aussi sensible au froid ; mon urine devient toujours noire sous l'influence de la plus légère impression frigorifique ; en un mot, je ne suis pas guéri, et il est temps que cet état de choses finisse, car il brise ma carrière et compromet mon existence... Que faire ? — C'est une affaire de temps et de régime, me dit-on ; changez de climat et espérez... — Je n'espère plus qu'en vous, et je viens vous demander si vous pensez que mon affection soit susceptible de céder à un traitement hydrothérapique. »

Comme nous l'avons dit, le 31 janvier 1857, M. L... arrivait à Bellevue, et, le soir même, il y éprouvait un violent accès.

État actuel. — Taille 1ᵐ,63 ; poids du corps, 62 kilogr. 1/2. Constitution très robuste, tempérament sanguin. Aspect cachectique des plus prononcés, amaigrissement, peau sèche et rugueuse ; teint jaune grisâtre, terreux : facies profondément altéré. La plus légère sensation de froid au visage donne aux joues et aux pavillons des oreilles une coloration violacée, qui devient complètement noire lorsque l'action frigorifique est intense ou prolongée, et qui imprime à la figure un caractère très singulier. M. L..., qui plusieurs fois a craint de voir ses oreilles tomber en gangrène, les protège, lorsqu'il sort de sa chambre, par une espèce de bandeau en taffetas noir et ouaté.

Sensibilité excessive au froid atmosphérique, malgré une accumulation de flanelle et de vêtements chauds ; prostration considérable des forces musculaires, le malade ne marche qu'avec peine. Appétit nul ou dépravé, digestions laborieuses, constipation habituelle. Le plus léger exercice provoque de l'essoufflement et des palpitations. Des douleurs rhumatismales et névralgiques ambulantes, erratiques, très variables dans leur intensité et leur durée, se font souvent sentir en différents points du corps, et surtout dans le côté gauche de la face.

L'examen le plus attentif des poumons, du cœur, du foie, de la rate et du tube digestif, ne révèle aucune lésion de ces organes.

Les urines n'ont pas été jusqu'à présent l'objet d'une attention particulière, elles n'ont jamais été analysées ; l'on comprendra qu'il n'en a plus été de même à Bellevue.

Le matin et le soir, les urines, au moment de l'émission, sont parfaitement limpides, peu colorées, et présentent leur degré normal d'acidité ; elles marquent au densimètre 102. Si on les traite par la chaleur et par l'acide azotique, on constate qu'elles contiennent en proportion considérable : 1° une certaine quantité d'albumine proprement dite ; 2° une quantité plus abondante d'albumine caséiforme.

Lorsqu'un accès a lieu, l'urine expulsée immédiatement après présente une coloration qui varie du rougeâtre au noir, suivant le degré d'intensité de l'accès, la coloration étant d'autant plus foncée que celui-ci a été plus violent et plus long. L'analyse démontre que cette urine contient : 1° les matières albuminées précitées, mais en quantité plus considérable, surtout quant à l'albumine caséiforme ; 2° une matière colorante organique, qui n'est autre chose que la matière colorante du sang.

L'urine expulsée dans la seconde émission qui suit l'accès présente ordinairement la couleur du vin de Madère ; la matière colorante ne s'y trouve plus qu'en très petite quantité. L'urine de la troisième émission est semblable à celle qui est rendue le matin et le soir.

Ces analyses ont été répétées plusieurs fois; elles ont toujours donné les mêmes résultats, et ceux-ci ont été constatés également par mes collègues et amis MM. Mialhe et Gubler.

Malgré l'albuminurie, il n'existe pas et il ne s'est jamais manifesté d'œdème en aucun point du corps.

Les accès sont irréguliers et d'une intensité très variable. M. L... est convaincu que l'intermittence ne joue plus aucun rôle dans la manifestation des accidents fébriles, et que ceux-ci se développent exclusivement sous l'influence du froid atmosphérique. Nous reviendrons plus loin sur cette question, l'une des plus intéressantes parmi toutes celles que soulève cette remarquable observation.

Le traitement hydrothérapique est commencé le 1er février. — Douches générales et biquotidiennes, en pluie et en jet; l'une à huit heures du matin, l'autre à quatre heures et demie du soir.

Le 2. Les douches sont bien supportées; la réaction se fait bien, si ce n'est aux pieds et aux mains, qui ne se réchauffent que très difficilement.

Chaque jour, après le déjeuner, vers onze heures, M. L... a senti ses pieds se refroidir; un léger accès fébrile s'est manifesté et a duré jusque vers trois heures de l'après-midi. L'urine rendue vers deux heures a présenté chaque fois la couleur d'une infusion concentrée de café.

M. L... attribue exclusivement ces accès à ce que, pendant le déjeuner, ses pieds se refroidissent.

Mais le déjeuner a lieu dans une salle à manger très bien chauffée; le dîner est opéré dans les mêmes conditions que le déjeuner, et cependant il n'y a pas d'accès le soir. Je n'accepte pas complètement l'opinion de M. L..., et, pour élucider la question autant que faire se pourra, nous convenons qu'un cruchon rempli d'eau bouillante sera placé sous les pieds du malade pendant le déjeuner.

Le 10. Malgré la présence du cruchon, un accès a eu lieu chaque jour vers onze heures et demie; les caractères de l'urine sont restés les mêmes, et les convictions de M. L..., touchant l'action pyrétogénétique du froid, sont quelque peu ébranlées.

« La réaction aux pieds et aux mains se fait un peu mieux; la douche du soir est supportée avec plaisir, et suivie d'une sensation de bien-être; l'appétit est plus vif, la digestion meilleure; la constipation semble vouloir disparaître. La teinte du visage est moins plombée, le sommeil moins agité. »

L'amélioration survenue dans l'état général de M. L... m'engage à faire continuer le traitement en suivant les mêmes errements.

Le 16. L'état général s'est encore notablement amélioré, mais des accès quotidiens ont encore eu lieu; bien qu'ils aient été moins intenses que les précédents, que la coloration de l'urine ait été moins foncée, je pense qu'il faut tenter de couper la fièvre en ramenant le traitement aux conditions méthodiques que j'ai établies, et je le modifie de la manière suivante:

Demain 17, la douche du matin, au lieu d'être administrée à huit heures, sera donnée à un moment beaucoup plus rapproché de l'invasion des accès, c'est-à-dire à dix heures et demie, et le malade ne déjeunera qu'à midi.

Le 18. « Il n'y a pas eu d'accès hier, et l'urine est restée normale, quant à sa couleur, pendant toute la journée. »

Les 19, 20, 21 et 22. Pas d'accès fébriles ; l'urine conserve sa coloration normale, mais elle est toujours très albumineuse.

Le 23. « Le brouillard est très froid ; la réaction ne se fait que difficilement. Après le déjeuner, pendant la promenade, les mains et les pieds se refroidissent ; le facies s'altère, les oreilles deviennent d'un violet presque noir, et l'urine prend une coloration aussi foncée que dans les plus mauvais jours ; mais il n'y a aucune apparence d'accès fébrile. »

Du 28 février au 15 mars, « plus d'apparence de fièvre ; plusieurs fois encore, sous l'influence des variations atmosphériques et du froid des pieds, l'urine a pris une teinte jaune orangé. »

Le matin, à huit heures, sudation en étuve sèche, suivie d'une immersion ou d'une douche ; à quatre heures de l'après-midi, douche générale.

Le 29 mars. « L'impressionnabilité au froid a disparu ; le malade quitte la flanelle qu'il portait depuis quatorze ans et n'en est nullement incommodé. »

L'état général est singulièrement amélioré : l'appétit est très vif, la digestion excellente ; la constipation, l'essoufflement, les palpitations, les douleurs rhumatismales et névralgiques, ont disparu ; les joues ne se colorent plus en violet foncé sous l'impression du froid, mais la congestion des oreilles persiste encore, bien qu'à un moindre degré. Les forces musculaires sont revenues ; M. L... fait chaque jour de très longues promenades dans le bois de Meudon.

Deux ou trois fois, sous l'influence du froid atmosphérique, l'urine a présenté la coloration du vin de Madère ; mais aucun phénomène fébrile ne s'est manifesté.

Le 11 avril. Plus de froid aux extrémités ; l'urine est encore albumineuse, mais elle reste toujours la même, et ne présente plus de modifications accidentelles dans ses caractères physiques et chimiques habituels.

Le 13. Le 11, il fait un temps superbe, et le thermomètre monte à +18° centigr.; le 12, le vent nord-est souffle avec une extrême violence, le thermomètre descend à +4° centigr., et pendant toute la journée ont lieu des averses alternatives de pluie, de neige et de grêle. — Hier le malade a eu froid, et l'urine est devenue plus foncée.

Le 14. Hier le temps a continué à être mauvais et très froid ; les mêmes accidents se sont reproduits, et l'urine a présenté la coloration du vin de Madère. — A quatre heures du soir, le malade me demande l'autorisation de prendre, avant la douche, un bain de pieds à eau courante, et je la lui accorde sans difficultés.

Immédiatement après le bain de pieds, qui a été mal administré et non suivi d'une réaction immédiate, M. L... éprouve de la douleur dans les hypocondres, et une demi-heure après, il expulse une petite quantité d'urine présentant une couleur noire, qui n'avait plus été observée depuis fort longtemps.

Le 18. L'état général est excellent et ne laisse plus rien à désirer; l'urine est d'un jaune citrin, et sa coloration n'a pas varié.

Le 26. Après plusieurs jours d'un temps très beau et très chaud, la température s'est brusquement et considérablement abaissée à partir du 21 ; M. L... s'est exposé volontairement au froid, pour constater l'effet produit, et chaque fois l'urine est devenue plus ou moins foncée, en raison directe de l'impression reçue.

J'engage M. L... à ne pas continuer des expériences de cette espèce. « Sortez par tous les temps, lui dis-je ; vêtissez-vous suffisamment et marchez, mais ne restez pas immobile avec l'intention prise à l'avance d'avoir froid, car il importe de déraciner l'habitude morbide contractée par vos reins, et de soustraire ces organes à toute congestion. »

Le 4 mai. Le temps a continué à être très froid ; M. L... a suivi mes conseils, et l'urine n'a subi aucune modification, quoiqu'il ait été à pied à Versailles, et fait des promenades de trois heures dans les bois de Meudon. — Une escarre, de 1 centimètre d'étendue, se détache de la partie médiane de l'ourlet de chaque oreille.

Le 11. L'urine n'a subi aucune modification de couleur depuis le 26 avril ; elle ne contient plus que de l'albumine caséiforme, dans la proportion de deux grammes par litre (Mialhe). La santé est excellente ; les plaies des oreilles sont cicatrisées.

La douche de l'après-midi sera remplacée par un bain de cercles. — Gymnastique. — Deux ou trois sudations par semaine.

Le 17 juin. La température atmosphérique a subi de grandes vicissitudes ; à des journées très chaudes ont succédé, à plusieurs reprises, des soirées et même des journées très froides, mais l'urine n'a présenté aucune modification.

Le 27, les urines ne contiennent plus que 1 gramme 10 centigrammes par litre de matière albumineuse (Mialhe); la santé générale est excellente.

Le 5 août, les urines ne contiennent plus que 70 centigrammes d'albumine par litre. M. L... est obligé de rejoindre son régiment, et il quitte Bellevue avec l'espoir bien légitime qu'en continuant, autant que faire se pourra, le traitement hydrothérapique, une guérison complète ne tardera pas à être obtenue.

M. L... termine son journal par le paragraphe suivant :

« Aujourd'hui j'ai un embonpoint satisfaisant ; mon teint est coloré, mon appétit excellent : les digestions sont bonnes, le sommeil est profond et réparateur ; les forces, la vigueur et l'énergie ne laissent rien à désirer. Les douleurs musculaires et névralgiques ont entièrement disparu, et l'impressionnabilité aux variations de température est complètement détruite. Sous ce rapport, je ne me ressemble plus. A l'exception de quelques douleurs vagues et légères vers les lombes, je ne ressens absolument rien. Je n'ai pas éprouvé de pissement de sang depuis le 26 avril. Tout, dans mon économie, annonce un retour complet à la santé, et si je n'avais la conviction que les traces d'albumine que l'analyse fait encore découvrir dans mon urine sont le signe certain d'un trouble fonctionnel, je me croirais radicalement guéri.

« En somme, je quitte Bellevue aussi satisfait que possible, en emportant au fond du cœur la plus vive reconnaissance pour le médecin dévoué, l'homme généreux et bienveillant, qui m'a rendu le meilleur et le plus précieux de tous les biens, la santé et l'espoir de la conserver. »

J'ai vainement cherché une observation analogue à celle que je viens de rapporter, et qui jette une si vive lumière sur la pathogénie des engorgements viscéraux dans les fièvres d'accès.

Chaque accès fébrile est accompagné d'une congestion viscérale ; mais, chez M. L..., ce n'est point vers la rate ou vers le foie que s'opère la congestion sanguine : c'est vers les reins ; et comme il existe ici une voie d'excrétion, la quantité surabondante du sang est rejetée à l'extérieur, et une hématurie est le résultat de chaque accès fébrile.

Les hématuries, dont il est impossible de méconnaître la nature et qu'on ne peut attribuer à une affection calculeuse, deviennent alors un instrument à l'aide duquel l'on constate, avec une rigoureuse précision, le degré d'intensité de chaque accès, la marche de la pyrexie, et l'action des traitements mis en usage.

Pendant longtemps les congestions rénales se manifestent exclusivement sous l'influence de la concentration, du frisson fébrile, et les deux phénomènes, accès fébriles intermittents et congestions rénales, marchent ensemble. Plus tard, il n'en est plus de même, et des congestions rénales irrégulières, accidentelles, se manifestent sous l'influence du froid atmosphérique, alors que les accès fébriles ont disparu depuis longtemps et sans retour.

Cependant, sous l'influence de ces congestions rénales souvent répétées, il se produit une albuminurie ; c'est-à-dire une complication, ou plutôt une maladie nouvelle, laquelle devient continue, indépendante de la fièvre, et persiste longtemps après la disparition des accès fébriles et des congestions rénales fébriles et accidentelles. La pathogénie de la maladie de Bright n'est-elle pas également vivement éclairée par la succession et l'enchaînement de ces faits pathologiques ?

Sous la triple influence de la fièvre, des hémorragies rénales et de l'albuminurie, probablement aussi sous celle de l'énorme quantité de sulfate de quinine qui a été ingérée pendant cinq ans, le malade tombe dans un état d'anémie et de cachexie des plus graves ; c'est à lui qu'il faut attribuer le refroidissement habituel des pieds et des mains, ainsi que la congestion si remarquable qui a eu lieu aux joues et aux oreilles, sous l'influence du froid atmosphérique.

Conformément à la loi que nous avons établie, l'hydrothérapie commence par faire justice des phénomènes intermittents, accès fébriles et hématuries ; elle obtient ensuite raison des congestions rénales accidentelles ; enfin, elle fait disparaître toute trace d'anémie et de cachexie, et rétablit l'équilibre dans toutes les fonctions (digestion, respiration, circulation). Il ne reste plus alors que l'albuminurie, dont nous nous occuperons tout à l'heure.

Cette observation fait ressortir d'une façon bien remarquable la nécessité d'une administration méthodique des douches froides. Le malade, homme très instruit et très intelligent, affirme, en arrivant à Bellevue, que l'intermittence est devenue entièrement étrangère aux manifestations fébriles, et que ses accès se montrent exclusivement sous l'influence du froid atmosphérique. Acceptant cette donnée, j'institue le traitement d'après les errements ordinaires de l'Établisse ment, et les douches sont administrées à huit heures du matin et à quatre heures du soir.

Après quelques jours d'observation suivie, je crois reconnaître que l'assertion de M. L... est trop absolue. Les agents atmosphériques exercent une influence incontestable, mais le rôle de l'intermittence n'est pas moins évident ; je n'admets pas que ce soit en raison d'une circonstance extérieure que les accès se manifestent entre onze heures et demie et midi, et je prescris que les douches du matin soient administrées non plus à huit heures, mais à un moment plus rapproché de l'invasion, c'est-à-dire à dix heures et demie. Dès le lendemain, les accès sont coupés pour ne plus reparaître.

Mais, si les accès fébriles ne se manifestent pas sous l'influence exclusive du froid atmosphérique, il n'en est pas de même de la congestion rénale ; celle-ci, après la disparition définitive des accès (18 février), se montre encore quelquefois, lorsque, le temps étant froid et humide, le malade reste exposé aux intempéries de l'atmosphère ; une fois nous l'avons produite artificiellement et involontairement, par l'administration d'un bain de pieds froid, et plusieurs fois le malade l'a provoquée volontairement en se soumettant à l'action du froid. Une influence pathogénique ne peut guère se révéler avec plus de netteté et de certitude. Les congestions rénales accidentelles ne disparaissent définitivement qu'après que le traitement hydrothérapique, en rétablissant la circulation capillaire générale dans ses conditions normales, a fait justice de l'extrême impressionnabilité du malade aux agents atmosphériques, et alors, avec les congestions rénales accidentelles, disparaissent aussi le froid habituel des extrémités et les congestions auriculaires.

A ce moment (3 mai), nous n'avons plus en face de nous que l'albuminurie ; et disons tout d'abord que, si les douches froides eussent été opposées à la fièvre dès le début, celle-ci eût été rapidement guérie, et que le développement ultérieur de l'albuminurie eût été par conséquent prévenu. Considération nouvelle qui prouve qu'il peut y avoir plusieurs avantages à substituer les douches froides au sulfate de quinine.

Mais enfin l'albuminurie existe, et l'hydrothérapie en fera-t-elle justice ?

Avons-nous affaire à la forme aiguë ou à la forme chronique ? Le début de l'affection ne peut pas être déterminé avec précision ; cependant M. Lallement croit qu'au mois d'octobre 1856, son urine n'était point constamment albumineuse, et qu'elle ne le devenait que sous l'influence des accès fébriles ou du froid atmosphérique. L'albuminurie permanente aurait donc eu, à l'arrivée du malade à Bellevue, environ quatre mois d'existence. Notons qu'il n'y avait jamais eu d'hydropisie, d'œdème, et que cela était une circonstance de bon augure. On a vu que, dans l'espace de quelques semaines, la proportion d'albumine a été réduite de 2 grammes à 70 centigrammes ; il y a donc lieu d'espérer une guérison complète et prochaine, et cela d'autant mieux que les causes qui avaient produit l'albuminurie, et qui l'entretenaient, n'existent plus.

CHAPITRE X

Du vomissement des femmes grosses.

Le professeur Fleury disait en 1852 : « A l'aide de la douche en cercles, j'ai fait disparaître, dès le 3ᵉ jour, chez une femme enceinte, des vomissements très pénibles. Ne faudrait-il pas placer au rang des plus grands bienfaits de l'hydrothérapie le procédé qui donnerait un remède efficace contre le vomissement des femmes grosses; contre cet accident si fréquent, qui résiste presque toujours à toutes les ressources de la thérapeutique, qui est pour les femmes une source de si pénibles souffrances et qui, trop souvent, devient une cause de mort? »

Plus tard, à l'occasion de la discussion soutenue à l'Académie de médecine de Paris, j'adjurai les accoucheurs de vouloir bien expérimenter l'hydrothérapie, avant d'en arriver à l'accouchement prématuré artificiel; mais aucune tentative ne fut faite dans cette voie. En 1856, un médecin de Toulon, qui était venu invoquer pour lui-même les bienfaits de l'hydrothérapie, voulut bien suivre mes conseils, et il en obtint un succès qui aurait dû lui créer des imitateurs. Voici les trois observations publiées par notre confrère Dezon :

§ I. — VOMISSEMENT DES FEMMES GROSSES — TRAITEMENT HYDROTHÉRAPIQUE — GUÉRISON

Mᵐᵉ N..., habitant Toulon, est âgée de 21 ans; tempérament nervoso-sanguin, bonne constitution; elle n'a jamais été gravement malade.

Mariée au mois de juillet 1856, ses règles ont cessé de paraître en septembre.

Jusqu'au 9 décembre, rien n'avait altéré l'état de sa santé, lorsque, ce jour-là, elle fut prise de douleurs épigastriques violentes et de vomituritions bientôt suivies de vomissement; elle n'y attacha pas d'abord grande importance, parce qu'elle attribuait ce dérangement à un plat de salade dont elle avait mangé copieusement la veille. Elle garda la diète, mais le lendemain, après avoir pris une tasse de café au lait, les vomissements reparaissent et avec eux la douleur épigastrique augmente; il survient un léger mouvement fébrile. — Mᵐᵉ N... se couche et garde la diète, se contentant de boire quelques gorgées d'infusion de thé. Malgré ces précautions, les douleurs persistent et les vomissements se succèdent.

Le 11 et le 12, Mᵐᵉ N... garde le lit et la diète sans voir changer son état; son mari, inquiet, m'écrit alors pour me prier de vouloir bien soigner sa femme.

Le 13 au matin, quand je vois la malade, je la trouve dans l'état suivant : Mᵐᵉ N... est un peu pâle; son pouls, légèrement accéléré, ne dépasse pas beaucoup la normale; la langue est pâle, mais n'offre aucun caractère d'affection des premières voies; le creux épigastrique est douloureux et la pression augmente la douleur ; — quelques gorgées de tisane prise en ma présence amènent des envies de vomir ; — rien du côté de l'abdomen ; les selles sont quotidiennes et normales ; — je me trouvais évidemment en présence d'une gastralgie dont la cause m'était expliquée par l'état de grossesse de Mme N...

Je prescris : Eau de Seltz pour boisson et la potion suivante :

Eau de laitue..........................	60	grammes.
Eau de fleurs d'oranger..............	15	—
Laudanum...	2	—
Sirop simple........................	45	—

à prendre par cuillerées à café.

Le 14 (matin), même état que la veille ; les vomissements persistent, la potion elle-même n'est pas supportée ; comme les souffrances sont très vives et que la malade s'impatiente beaucoup, je fais une application de chloroforme sur la région épigastrique ; la douleur semble se calmer un peu, mais revient rapidement à sa première violence ; la potion continuée a eu le même sort que la veille, et je comprends que l'opium ne sera pas supporté.

Je prescris alors la potion suivante :

Infusion de valériane................	60	grammes.
Eau de fleurs d'oranger	20	—
Éther sulfurique.	2	—
Sirop............................	30	—

à prendre par cuillerées à café.

Continuation de l'eau de Seltz et des applications de chloroforme.

Le 15 (matin), l'éther n'a pas eu plus de succès que l'opium ; même état que la veille ; le pouls paraît cependant plus calme ; je remplace l'éther par l'eau de laurier-cerise.

(Soir), rien de nouveau ; application de sinapismes sur l'épigastre ; continuation de la potion.

16. Depuis l'application des sinapismes, la douleur est moins violente, mais les vomituritions et les vomissements ne discontinuent presque pas. Il y a eu une selle parfaitement normale ; la malade se préoccupe beaucoup de sa diète prolongée.

Prescription : diète, continuation de la potion, un lavement de bouillon.

17, même état. — J'essaye la belladone et l'opium en pilules ; cette fois, le médicament est supporté, mais n'amène pas une amélioration notable.

18 et 19, continuation de la médication, sans grand résultat ; je propose un vésicatoire que la malade repousse ; continuation des lavements de bouillon.

Cette médication, continuée jusqu'au 25, n'amène pas un grand changement. Mme N... se désespère ; moi-même, je ne sais quoi employer pour conjurer ces vomissements qui empêchent la nutrition ; la maigreur commence à apparaître. Je me rappelle, en ce moment, les paroles de M. Fleury ; mais je n'ai point d'appareils hydrothérapiques à ma disposition. Pendant mon séjour à Bellevue, séjour auquel j'ai dû moi-même la guérison d'une grave et rebelle intoxication paludéenne, j'ai vu M. Fleury employer avec succès des compresses sédatives dans plusieurs cas de gastralgie avec vomissements, et je prends le parti de recourir à ce moyen. Je demande une serviette, je la plie en plusieurs doubles, et, après l'avoir trempée dans de l'eau froide et tordue, je l'applique sur l'épigastre.

Sensation de froid qui passe rapidement; la malade trouve que cette application lui fait du bien; je renouvelle la serviette au bout de cinq minutes, et je prescris de continuer ces applications jusqu'à ma visite du soir.

A 5 heures, je revois Mme N..., et, à mon grand étonnement, je la trouve assise sur son lit, ne souffrant plus que légèrement, n'ayant pas vomi de la journée, et me demandant si elle ne pourrait pas boire un peu de bouillon; je n'ose pas céder à ses désirs, ne croyant pas moi-même à un bien-être si subit.

24. Mme N..., a parfaitement dormi; les vomissements n'ont pas reparu; à deux reprises, la douleur s'est fait sentir, parce que les compresses étaient restées trop longtemps sans être renouvelées; le bouillon que la malade m'avait demandé la veille a été pris le matin et n'a pas été rejeté.

Bouillon, même prescription.

A partir de ce moment, l'état de Mme N... a été continuellement en s'améliorant, et, si parfois la douleur a reparu, les applications froides en ont toujours fait prompte justice.

Grâce à ce moyen, la grossesse n'a plus été troublée, et Mme N... a pu manger comme elle avait l'habitude de le faire auparavant, sans ressentir le moindre dérangement.

Elle est accouchée le 24 juin 1857, et les couches ont été parfaitement naturelles.

§ II. — VOMISSEMENT DES FEMMES GROSSES — TRAITEMENT HYDROTHÉRAPIQUE — GUÉRISON

Mme L..., habitant Toulon, est âgée de 28 ans, d'une constitution très forte, d'un tempérament sanguin. Elle a eu déjà deux enfants, et ses grossesses ont été très heureuses; habituellement bien réglée, elle a vu pour la dernière fois vers le 20 janvier; elle est, par conséquent, aujourd'hui, 15 août 1857, dans le cinquième mois de sa grossesse.

Pendant les premiers jours de la gestation, Mme L... a eu un peu d'embarras gastrique et quelques vomissements, mais une bouteille d'eau de Sedlitz a fait cesser ces accidents; depuis cette époque, jusqu'au 27 mars, elle s'est bien portée; mais ce jour-là, après une course assez longue et une promenade en mer, elle est prise d'un léger accès de fièvre avec céphalalgie violente et envies de vomir. Le repos et la diète amènent rapidement la chute de la fièvre, mais l'appétit est nul, et chaque fois que Mme L... prend des aliments solides ou semi-liquides, ceux-ci sont rejetés une demi-heure environ après leur ingestion; les infusions de thé chaud sont seules bien supportées.

Le 1er avril, Mme L... ressent une douleur fixe au creux de l'estomac, douleur qui ne s'était montrée précédemment qu'après l'ingestion d'un peu de nourriture, et qui cessait après le rejet des aliments. Des cataplasmes émollients sont appliqués sur le creux épigastrique et la malade s'administre une bouteille d'eau de Sedlitz, laquelle amène, dans la nuit, de nombreuses selles sans que la douleur se calme.

Le 2 et le 3, l'état de Mme L... s'aggrave et je suis appelé le 4 au matin auprès d'elle.

Je trouve la malade couchée, se plaignant d'une douleur continue au creux épigastrique; depuis quarante-huit heures, elle n'a rien pris que de légères infusions de tilleul et de thé. Le pouls est normal, la face un peu pâle; la langue légèrement blanche ne présente aucun des signes de l'inflammation ou même de l'embarras gastrique; l'abdomen est souple et sans douleurs.

Prescription : sinapismes sur le creux épigastrique, eau de Seltz pour boisson, et quelques cuillerées à café de la potion suivante :

Infusion de valériane..................	60 grammes.
Eau de fleurs d'oranger................	15 —
Eau de laurier-cerise..................	3 —
Sirop.................................	30 —

Le soir, les douleurs semblent se calmer; Mme L... ressent le besoin de manger; j'autorise un bouillon et je fais continuer la potion.

5 (matin), le bouillon pris la veille a exaspéré la douleur; les envies de vomir ont reparu; il n'y a pas eu, cependant, de vomissements, et, vers minuit, les douleurs se sont un peu calmées.

Même prescription que la veille; une tasse de lait.

Le soir, je trouve Mme L... assise sur son lit et comprimant avec ses deux poings le creux épigastrique; le lait n'a pas pu être supporté, et, depuis ce moment, les vomissements ou les vomituritions ne discontinuent pas; la douleur est violente; je me décide alors à tenter sans plus d'essais la médication qui m'avait si bien réussi chez Mme N..., d'autant mieux que la malade a eu connaissance du résultat obtenu, et me demande si elle ne se trouve pas dans les mêmes conditions pour que la médication réussisse.

Comme dans le premier cas, je trempe une serviette pliée en plusieurs doubles dans de l'eau que je fais puiser à la fontaine, et, après l'avoir tordue, je l'applique sur l'épigastre.

La sensation de froid est pénible, mais la réaction arrive rapidement. La serviette est changée au bout de cinq minutes, et je prescris de continuer ainsi jusqu'à cessation de la douleur.

6 avril. Comme dans la première tentative que j'avais faite, la douleur s'est calmée au bout d'un temps assez court; seulement Mme L... se plaint d'une douleur semblable à celle de l'estomac, ayant pour siège l'S iliaque du colon. Bouillon, continuation des applications froides.

(Le soir). L'amélioration continue; le bouillon n'a pas été rejeté, mais le point douloureux de l'abdomen persiste toujours.

Un léger vermicelle; même prescription.

7 avril. Le mieux est sensible; l'appétit renaît; la douleur épigastrique et les

vomissements ont disparu ; il n'y a plus que la douleur abdominale qui persiste et qui inquiète la malade ; comme il n'y a pas eu de selles depuis trois jours, je conseille un lavement à l'eau de guimauve avec deux cuillerées d'huile d'amandes.

Deux potages ; continuation du traitement.

8, une selle assez copieuse a suivi la prise du lavement ; malgré cela, la douleur abdominale persiste et paraît même s'étendre ; l'état général est du reste satisfaisant ; les deux potages ont été très bien supportés ; l'appétit augmente.

Deux potages, un peu de volaille ; de plus, je fais appliquer des compresses froides sur la région abdominale douloureuse.

9, le mieux se soutient, mais l'abdomen reste douloureux.

Même prescription.

10, la douleur a commencé à céder hier au soir, et la malade en est à peine incommodée. Grand appétit ; on est obligé de surveiller Mme L... pour qu'elle ne dépasse pas mes prescriptions.

Augmentation de la nourriture ; même prescription.

11, il n'y a plus de douleur ; Mme L... se lève et commence à manger à table.

Continuation des applications froides.

17, Mme L... a repris sa vie normale et ne souffre plus du tout ; elle mange et boit comme si elle n'avait pas été malade.

J'ai quitté Toulon le 5 septembre, et jusqu'à ce moment la santé de Mme L... n'avait rien laissé à désirer. Depuis, j'ai appris qu'elle est heureusement accouchée, et que son enfant est très bien portant.

§ III. — VOMISSEMENT DES FEMMES GROSSES — TRAITEMENT HYDROTHÉRAPIQUE — GUÉRISON

Mlle C..., habitant Toulon, est âgée de 18 ans et demi ; tempérament nervoso-bilieux, constitution assez robuste. Depuis le 4 mai dernier, elle n'a pas vu ses règles ; ce retard l'inquiète, car elle a toujours été bien réglée dès l'âge de 13 ans et demi, époque à laquelle les menstrues ont paru pour la première fois ; depuis une quinzaine de jours, elle se plaint aussi de malaise, de dégoût pour les aliments et d'envies fréquentes de vomir ; ordinairement très rieuse, elle est devenue triste et éprouve presque continuellement l'envie de pleurer.

Cette jeune personne, qui vit avec un officier d'infanterie de marine, m'est amenée le 12, à 4 heures du soir.

Je constate qu'elle a la langue chargée ; la figure est un peu pâle et les traits sont légèrement tirés. Mlle C... ressent une grande prostration, de l'essoufflement aussitôt qu'elle veut monter un escalier, et une douleur assez vive au creux épigastrique ; plusieurs fois elle a fait des efforts pour vomir, mais elle n'a rejeté que des glaires ; l'immobilité a calmé les envies de vomir.

N'étant pas parfaitement sûr de l'état de grossesse de Mlle C... et son état pouvant très bien s'expliquer par de l'embarras gastrique, je prescris 1,50 d'ipéca à prendre en deux fois ; tisane d'orge, diète, cataplasme sur l'épigastre.

13 soir. Les vomissements provoqués par l'ipéca n'ont pas discontinué ; la

douleur s'est accrue d'une manière très notable ; la tisane d'orge elle-même n'est supportée que par moment ; la langue s'est dépouillée un peu, mais elle est encore blanche et très large ; la pression diminue la douleur au lieu de l'aggraver ; deux selles très copieuses.

Prescription : potion opiacée, diète, eau de Seltz.

14. Les vomissements ont été calmés, mais la douleur persiste.

Même prescription.

15. La malade a voulu prendre un bouillon avec un peu de tapioca, mais elle n'a pas pu le garder ; plusieurs vomissements dans la journée, malgré la potion et le repos.

Me basant alors sur les cas précédents, quoique je ne sois pas parfaitement sûr d'avoir affaire à une affection causée par une grossesse, j'applique la compresse d'eau froide d'après la méthode déjà indiquée.

16. Depuis hier, 3 heures de l'après-midi, les douleurs ont cessé, et avec elles les vomissements, qui n'ont point reparu. Mlle C... suit, du reste, la prescription avec une scrupuleuse exactitude, et n'a pas dormi, pour pouvoir renouveler les compresses aussitôt qu'elles se réchauffent ; aussi sent-elle un violent besoin de sommeil. Je l'engage à ne pas contrarier ce besoin et à ne changer ses compresses que tous les quarts d'heure. Une personne, placée près d'elle, se chargera de ce soin, si elle souffre encore.

Deux bouillons ; même prescription.

17. Mlle C... a dormi plusieurs heures pendant le jour, et la nuit a été très calme ; les deux bouillons n'ont pas même amené de pesanteur épigastrique ; vers le matin, cependant, Mlle C... a ressenti un peu de douleur, mais alors elle a répété ses applications froides, et le calme est revenu.

Deux potages et deux œufs à la coque ; continuation du traitement.

18. La douleur n'a pas reparu, quoiqu'on ait graduellement éloigné les renouvellements des compresses. J'engage Mlle C... à se lever et à manger un peu de viande.

Jusqu'au 24, les compresses sont maintenues, mais d'une manière assez irrégulière, et, comme l'état de Mlle C... est très satisfaisant, qu'elle n'éprouve plus de douleur ni de malaise, elle met de côté toute médication, pour reprendre sa vie habituelle.

J'ai appris, depuis mon départ de Toulon, que Mlle C... était bien réellement enceinte ; que des symptômes semblables à ceux qui ont été précédemment décrits ont reparu au commencement d'octobre, mais que les compresses d'eau froide en ont fait bonne et prompte justice.

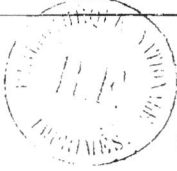

CHAPITRE XI

La vue.

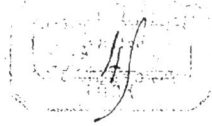

Les soins que réclame l'organe de la vue sont généralement beaucoup trop négligés. Le sens le plus délicat et le plus sensible, celui dont la perte afflige si profondément, est précisément celui dont on abuse le plus, et dont on compromet à chaque instant l'intégrité.

L'énoncé des causes qui peuvent agir sur les yeux d'une manière fâcheuse suffit, en quelque sorte, pour faire comprendre quels sont les moyens à prendre, soit pour les éloigner, soit pour en affaiblir les conséquences. A la tête de ces causes, nous citerons celle qui effectivement l'emporte sur toutes les autres par sa fréquence et la gravité des résultats qu'elle entraîne : je veux parler de l'action vive et prolongée de la lumière. Ainsi, la contemplation d'un objet d'une couleur éclatante et fortement éclairé, de la neige, par exemple, ou d'un terrain blanchâtre quand il est frappé des rayons du soleil, occasionne soit une inflammation vive, soit, quand cette cause est renouvelée souvent, un trouble grave de la vue qui peut déterminer une amaurose.

Nous signalerons encore, comme pouvant causer des maladies oculaires de différentes natures, les excès alcooliques, l'abus du coït, de la masturbation, les veilles prolongées.

Si, comme nous venons de le dire, la principale cause, — sur laquelle nous appelons surtout l'attention des mères à l'égard de leurs bébés, — est l'action vive et prolongée de la lumière, il importe donc de se garantir de cette lumière vive et prolongée et de chercher à s'en garantir le plus possible. On nous parle de vitraux, mais les vitraux coûtent cher !

Qu'importe ? Le progrès scientifique aujourd'hui supplée à tout, et nous pouvons signaler une très récente innovation qu'on peut voir, que nous avons vue chez l'inventeur, 86, rue de Richelieu, et qui a résolu le problème du véritable bon marché !

Cette invention consiste à transformer instantanément tous les carreaux de vitre ordinaires de forme ou dimension quelconque en vitraux plus beaux que les vitraux d'ornement ordinaires véritables ; ce nouveau genre de vitraux est non seulement visible à l'intérieur, mais il l'est aussi à l'extérieur, qualité que n'ont point les vitraux vrais qui d'abord sont toujours ternes à l'extérieur, mais sont encore rendus très laids par leur entourage en plomb qui est obligatoire, entourage qui est si désagréable à l'œil.

Ces nouveaux vitraux, dont le succès s'accuse de jour en jour, sont transparents et rendent non seulement des tons vifs et chauds de couleur égalant les tons des plus beaux vitraux, mais encore permettant d'obtenir des tons nuancés en toutes couleurs sur les petites surfaces, même sur les dessins de dentelle ou imitation de dentelle.

Nous ne nous appesantirons pas sur ce sujet ; notre devoir était de l'indiquer et de recommander ces vitraux qui ont leur place dans bien des pièces, vestibule, salle à manger, salle de bain, bureau, à l'effet d'adoucir une lumière trop vive souvent et nuisible toujours.

CHAPITRE XII

Vaccins.

L'étude des vaccins est toujours si importante que nous ne pouvons différer de parler à nos lecteurs de deux Mémoires importants, qui ont tout récemment été communiqués à l'Académie des Sciences.

Le premier est dû à MM. Chamberland et Roux, tous deux préparateurs de Pasteur. Il traite de l'atténuation de la bactéridie charbonneuse et de ses germes sous l'influence des substances antiseptiques. Le deuxième, dont l'auteur est M. Chauveau, l'illustre professeur de Lyon, indique le rôle respectif de l'oxygène et de la chaleur dans l'atténuation du virus charbonneux par la méthode de M. Pasteur, ainsi que la théorie générale de l'atténuation par l'application de deux agents aux microbes aérobiés.

Laissons d'abord la parole à MM. Chamberland et Roux :

« Dans une note présentée à l'Académie dans la séance du 9 avril, nous avons établi, disent les auteurs, que la bactéridie du charbon est modifiée dans sa virulence lorsqu'elle pullule dans un milieu additionné de certaines substances antiseptiques, notamment d'acide phénique et bichromate de potasse. Nous avons montré que la bactéridie-filament qui a subi l'action de ces agents se reproduit dans les milieux appropriés en conservant sa virulence atténuée et qu'elle y donne des germes qui perpétuent ses qualités nouvelles.

« Dans une autre série d'expériences, nous avons soumis la bactéridie-filament à l'action de l'agent chimique au sein d'un liquide où sa pullulation n'est pas possible : nous avons fait agir sur la bactéridie toute formée une solution d'antiseptique dans l'eau pure qui ne lui apporte aucun élément nutritif.

« Les filaments bactéridiens d'une goutte de sang charbonneux virulent mise dans l'eau phéniquée au 1/600 ne tardent pas à périr ; nous avons vu cependant que la bactéridie vit et végète pendant des mois dans un bouillon nutritif qui renferme cette même proportion de 1/600 d'acide phénique. Dans une solution phéniquée en 1/900, les filaments bactéridiens restent vivants pendant un temps très long, ainsi que le prouvent les cultures que l'on peut en faire même au bout de plusieurs mois. Pendant tout le temps de l'expérience, ils ne donnent pas de germes et leur virulence va en s'affaiblissant. Ainsi, la culture de bactéridies filamenteuses restées un mois en contact avec une solution phéniquée au 1/900 tue les lapins et les cobayes. Une culture faite après trois mois ne tue plus les lapins. Dans ces circonstances, la perte de la virulence est moins rapide que dans le cas où la bactéridie végète en présence de l'antiseptique. Ce n'est que peu de temps avant la mort des filaments que l'on constate cette diminution de virulence pour les lapins.

« La condition essentielle pour atténuer la virulence de la bactéridie charbonneuse, soit par la méthode des cultures à 42°-43°, soit par celle qui emploie les antiseptiques, est l'absence de spores dans les filaments soumis à l'action prolongée de l'air, de la chaleur ou des agents chimiques divers. La spore est la forme de résistance de la bactéridie ; elle la soustrait, pour ainsi dire, à l'action du milieu environnant et conserve les propriétés du filament qui lui a donné naissance. Malgré cette résistance aux agents extérieurs, le germe de la bactéridie peut être modifié et atténué dans sa virulence comme le filament lui-même.

« Des spores de bactéridie bien formées, vieilles d'une quinzaine de jours, sont mises en contact avec de l'acide sulfurique à 2 0/0 et exposées à la température de 35° dans des tubes fermés que l'on agite fréquemment pour bien assurer le contact de l'acide et des spores. Tous les deux jours, une petite quantité de ces spores sont semées dans du bouillon de veau légèrement alcalin. Les cultures ainsi obtenues dans les premiers jours tuent les lapins et les cobayes. La culture faite le huitième ou le dixième jour tue les cobayes, mais est inoffensive pour les lapins ; la culture faite le quatorzième jour ne tue plus qu'une partie des cobayes auxquels on l'inocule. Les bactéridies ainsi obtenues donnent rapidement de nombreux germes et conservent leur virulence atténuée dans les cultures successives.

« Mais, fait digne de remarque, les cultures issues de spores traitées par l'acide sulfurique et qui ont perdu de leur virulence pour les lapins, l'ont conservée pour les moutons et les font périr dans la proportion de sept sur dix. Ce fait et ceux analogues que nous avons rapportés dans notre première note, montrent que chaque espèce animale a une réceptivité particulière pour chacune des races de bactéridies que l'on peut créer par les artifices de culture.

« La diminution de virulence des spores de bactéridie et enfin leur mort sous l'action de l'acide sulfurique étendu surviennent d'autant plus rapidement que la température est plus élevée et l'acide plus concentré, et d'autant plus lentement que la température est plus basse et la solution acide plus étendue. »

Voici maintenant les conclusions du Mémoire de M. Chauveau ; elles résultent de longues et intéressantes recherches faites en collaboration avec un de ses élèves les plus distingués, M. Wosnessenski :

« I. Les faits antérieurement connus prouvent que la chaleur et l'oxygène, sources de toute activité vitale, peuvent se changer, pour les microbes infectieux aérobies placées dans certaines conditions, en agents d'atténuation, d'altération et de mort.

« II. Ces conditions de l'atténuation appartiennent soit aux microbes qui la subissent, soit aux agents atténuants eux-mêmes.

« III. Pour déterminer celles des conditions d'atténuation qui sont inhérentes à la substance infectieuse, on a eu tout intérêt à se servir d'un microbe connu, le Bacilus anthracis, et à le prendre dans les cultures de vingt heures à la température

+ 42°43°, cultures où il existe à l'état de filaments en bâtonnets virulents, doués d'une grande aptitude à subir les divers changements de propriétés qu'on veut leur imprimer.

« IV. C'est quand le protoplasme de ces Bacilli est en état de complète inertie, au point de vue nutritif et évolutif qu'il est le mieux disposé à éprouver l'influence des actions atténuantes. Mais la transmission héréditaire de l'atténuation se fait alors imparfaitement.

« V. Si, pendant l'exercice des actions atténuantes, le protoplasme a conservé une certaine activité prolifique, l'atténuation se produit avec plus de difficultés, mais se transmet bien plus complètement aux générations ultérieures.

« VI. Aucune atténuation sérieuse ne peut se manifester pendant l'exercice intégral de la faculté évolutive.

« VII. Cette faculté étant étroitement liée à l'intervention de la chaleur et de l'oxygène, l'atténuation, à ses divers degrés, dépend donc des conditions qui rendent ces agents agénésiques, dysgénésiques ou engénésiques.

« VIII. La privation d'oxygène est une condition essentiellement agénésique. Aussi, dans le vide, les cultures préparées pour l'atténuation se modifient d'une manière remarquablement régulière sous l'influence de la chaleur. De zéro à + 50° cette influence atteint son résultat extrême, c'est-à-dire la mort des microbes, dans un temps qui varie de quinze ou vingt jours à quelques heures. Il y a lieu aussi, d'après les expériences de M. Bert, de ranger au nombre des conditions agénésiques l'accroissement de la tension de l'oxygène.

« IX. Si la température sort des limites bien connues de l'engénésie, elle devient d'abord dysgénésique, puis agénésique, et exerce alors une puissante action atténuante sur les cultures, soit exclusivement par elle-même, soit avec le concours de l'oxygène. L'influence de ce dernier ne se fait guère sentir, en tant que force atténuante, que dans les cas où l'agénésie tient à l'abaissement de la température ; et encore cette influence est-elle peu active. Quand l'agénésie dépend de l'élévation de la température, la présence de l'oxygène, au lieu de concourir à l'atténuation, retarde celle-ci très sensiblement.

« X. C'est donc surtout par excès de chaleur, en l'absence de l'oxygène, que les chaleurs s'atténuent, s'altèrent et meurent ; d'un autre côté, si l'oxygène agit quelque peu, par sa présence, comme débilitant, c'est quand la chaleur fait défaut. D'où l'on voit que, pour produire leur maximum d'action, en additionnant leurs effets, les deux agents atténuants, chaleur et oxygène, doivent être mis dans des conditions respectivement inverses.

« XI. Il se produit toujours des altérations matérielles dans la substance des Bacilli dont l'activité est détruite ou simplement diminuée par le fait d'une cause atténuante : segmentation et disparition partielle du protoplasme, ou transformation en pseudospores. Parfois, ces altérations sont peu marquées et ne font pas prévoir la grave atteinte portée aux propriétés physiologiques.

« XII. Toute culture préparée dans les conditions types, c'est-à-dire arrêtée dans son développement après vingt heures d'exposition à la température + 42°43°, et qui a traversé une phase agénésique pendant laquelle s'est produite une convenable atténuation, reprend et complète son évolution quand cette culture est replacéc dans des conditions engénésiques. De même une deuxième culture, ensemencée avec les Bacilli atténués de la culture primitive, se développe parfaitement bien dans le thermostat à + 35° environ. Les spores très vigoureuses qui proviennent de ces diverses cultures ne sont pas douées de toute la virulence que possèdent celles des cultures normales et se distinguent par une grande aptitude à devenir encore beaucoup moins actives sous l'action du chauffage à +80° 85°.

« XIII. Sous ce dernier état, les spores dont il s'agit constituent, pour le mouton, un virus d'inoculation préventive qui, par la facilité de sa préparation, la sûreté de sa conservation, son innocuité et la solidité de l'immunité qu'il confère, paraît ne le céder à aucun autre agent préventif.

« XIV. Quand l'atténuation des Bacilli de la culture préparée *ad hoc* s'est opérée à une température simplement dysgénésique, c'est-à-dire compatible avec une lente continuation d'un certain travail évolutif (méthode de M. Pasteur), les spores des cultures engénésiques qui font suite à cette première culture n'ont pas besoin d'un chauffage spécial pour compléter leur atténuation. Elles sont directement en possession du maximum de bénignité que l'atténuation a communiqué aux éléments de la première culture. »

CHAPITRE XIII

L'art d'élever les enfants.

On trouve des manuels sur l'art de faire les cornichons, sur l'art d'accommoder les restes, d'élever les chevaux, le bétail, sur l'art de se conduire en société; il n'existe pas un manuel sur l'art de faire et d'élever les enfants. J'entends un manuel, car il existe d'excellents traités sur l'éducation : Rabelais, Montaigne, Jean-Jacques Rousseau, pour ne citer que les grands maîtres, dispenseraient de lire le reste ; mais un manuel, une théorie enseignant aux mères, dans les campagnes, le maniement de leur enfant, comme la théorie du régiment enseigne au troupier le maniement de son fusil, voilà ce qui manque !

L'Académie de médecine fait cependant chaque année de louables efforts pour combler cette lacune, et M. Devilliers, l'infatigable rapporteur de la commission de l'enfance, a, cette année, fait un excellent résumé des principes qu'il importe de faire connaître aux mères.

Le rapporteur de la commission s'est occupé surtout du sevrage. Il recommande avec raison que l'allaitement dure au moins pendant toute la première année, — qu'on se garde surtout de sevrer les enfants brusquement. — Il faut avoir vu de beaux marmots bien joufflus, bien roses, tant qu'ils tetaient, devenir rapidement maigres, ridés et donnant approximativement l'idée de chats écorchés, quelque temps après qu'on les a sevrés, pour comprendre tout le danger de ce qu'on nomme l'alimentation prématurée, généralement représentée par des pommes de terre et du lard, avec lesquels on gave ces pauvres petits êtres, alors que l'estomac est absolument aussi incapable de digérer ces matériaux, que si c'étaient de simples cailloux.

Le sevrage d'un enfant allaité au sein ne doit se faire que progressivement, c'est-à-dire après que l'enfant y a été préparé ; en effet, le sevrage hâtif, c'est-à-dire sans préparation, est souvent fatal à l'enfant.

Le sevrage progressif s'opère dans les meilleures conditions en soumettant d'abord l'enfant élevé au sein à l'allaitement mixte, mais autant que possible pas avant le troisième ou le quatrième mois, et cela à l'aide du biberon, qui est en général préféré parce qu'il exige des efforts de succion propres à exciter la sécrétion glandulaire.

Après le sixième ou le septième mois, on peut ajouter au lait d'animal des farines de froment, d'avoine, du pain, des fécules, etc., dont on fait des potages légers ; vers douze mois, on peut faire usage des œufs et du beurre, puis substituer le bouillon de bœuf au lait pour les potages ; vers dix-huit mois ou deux ans, on peut permettre les légumes et les fruits, et seulement après, la viande et le vin.

Les repas doivent être donnés à des heures régulières, d'abord deux fois par jour, et tous les auteurs sont d'accord pour donner le conseil de diminuer graduellement la fréquence de la mise au sein pendant la nuit d'abord.

Pour sevrer complètement un enfant, il faut choisir : 1° le moment où il est en parfaite santé ; 2° l'intervalle de calme qui sépare deux poussées dentaires ; ainsi après la sortie du troisième groupe ou des premières molaires, ou après celle du quatrième groupe ou des canines ; 3° une saison à température moyenne, printemps ou automne, afin d'éviter l'époque des grandes chaleurs ou celle des grands froids.

Voilà des recettes qui, j'en suis sûr, malgré leur simplicité, ne feront sourire aucun de mes lecteurs, bien qu'en les donnant moi-même je sente que je vais les étonner plus que si j'enseignais à mes lectrices une nouvelle découverte chimique qui permette de verdir les conserves de petits pois ! Tant il est vrai que ce dont nous nous occupons le moins, c'est la question, cependant capitale pour la France, de l'élevage des enfants.

CHAPITRE XIV

Maladies des organes génito-urinaires.

§ I. — URÉTHRITE

L'hydrothérapie offre les plus précieuses ressources pour le traitement de l'uréthrite, soit aiguë, soit chronique. Les observations suivantes, recueillies à l'hôpital militaire de Bruxelles par Jansen, vont justifier notre assertion.

1° Eteleus, 28 ans, sans maladie antérieure, état général excellent. Trois jours après le coït début de l'uréthrite : elle date de deux jours lorsqu'il est soumis au traitement. Écoulement muco-purulent abondant, prurit à la miction, érections nocturnes douloureuses. (Bains frais généraux pendant huit jours tous les matins, deux purgatifs salins à deux jours d'intervalle).

Le huitième jour l'écoulement peu prononcé est séro-muqueux. (Injections au sulfate de zinc.)

Guérison complète le onzième jour.

2° Van Housch, 26 ans, a été atteint d'uréthrite il y a six mois. L'affection dura un mois, les moyens employés furent les injections au sulfate de zinc et la potion de Chopart.

Au dire du malade, l'écoulement muco-purulent actuel est identique à celui qui fut observé la première fois, et comme alors, V. H. souffre beaucoup pendant la miction et les érections sont douloureuses. (Pendant huit jours, il prend quatre bains frais généraux, trois purgatifs).

Le neuvième jour, la strangurie ne laisse plus de trace et l'écoulement est très léger. (Injections au sulfate de zinc).

Le treizième jour, l'affection est complètement dissipée.

3° Les moyens hydrothérapiques n'ont pas été exclusivement employés dans les deux cas précédents. Voici un fait où, grâce à eux, la guérison a été hâtée d'une façon remarquable.

M. B..., officier d'infanterie en congé à Bruxelles, me consulte pour une uréthrite datant de la veille. — Sanguino-lymphatique, d'une constitution robuste, le malade a eu déjà antérieurement trois uréthrites et l'une d'elles s'est compliquée de prostatite.

L'affection est aiguë, intense, il y a dysurie, les érections sont presque continuelles, douloureuses, et l'état fébrile très marqué. (Bains frais généraux prolongés, lotions et injections froides, purgatif salin.)

Trois jours de ce traitement suffisent pour faire tomber l'inflammation.

A partir du quatrième jour, bains de siège froids. Nous permettons au malade de reprendre son régime habituel en s'abstenant, toutefois, d'excitants quels qu'ils soient. Le malade refuse obstinément les injections médicamenteuses et ne consent à se servir que d'eau froide.

Le sixième jour les urines sont faciles, les érections ne reparaissent plus et l'écoulement diminue.

Le vingtième jour toute trace d'uréthrite a disparu ; mais M. B... continue pendant cinq jours encore le traitement.

4° Voici une uréthrite aiguë intense guérie en vingt jours par l'usage exclusif des moyens hydrothérapiques. L'eau froide a été employée ici à titre d'antiphlogistique, de sédatif.

Il importe de surveiller attentivement un traitement de ce genre et de donner des indications, des recommandations précises au malade, le *modus faciendi* étant ici encore de la plus haute importance.

M. L... avait ressenti les premiers symptômes de son uréthrite trois jours avant de me consulter. Il souffrait atrocement à la miction, il y avait hématurie depuis vingt-quatre heures. (Bains de siège froids, lotions et injections d'eau froide, régime.)

L'hémorrhagie s'arrêta bientôt, l'usage exclusif des moyens précités fut continué. Le dix-huitième jour la guérison était parfaite.

L'eau froide est un hémostatique direct puissant, l'observation qui précède en est une preuve nouvelle. Son action antiphlogistique est également manifeste. Les moyens habituellement mis en usage auraient-ils guéri aussi rapidement?

5° M. M..., officier de cavalerie, est atteint d'une uréthrite des plus intenses depuis trois semaines. Il a pris de hautes doses de copahu et s'est pratiqué des injections au sulfate de zinc, puis au nitrate d'argent, tout en ne changeant rien à son régime habituel qui est très excitant.

Lorsqu'il vient réclamer nos soins nous reconnaissons tous les symptômes de la chaude-pisse cordée, les érections sont fréquentes, s'accompagnent de douleurs excessives, la dysurie est tellement marquée depuis la veille, qu'il ose à peine satisfaire sa soif, l'écoulement est purulent et très abondant.

Séance tenante, nous administrons au malade un bain de siège froid à eau courante, nous lui recommandons d'en prendre deux encore dans la journée, de pratiquer des lotions froides autour de la verge pendant la nuit et de prendre un purgatif salin.

Le lendemain M. M... nous dit avoir obtenu une amélioration inespérée et nous promet d'observer ponctuellement nos prescriptions.

Nous le soumettons à une hygiène sévère : régime sec et tonique, bains de siège froids, lotions et injections froides fréquemment répétées. Nous lui donnons en huit jours trois potions purgatives au citrate de magnésie.

Le neuvième jour la miction des urines est devenue régulière et les érections ne reparaissent plus, l'écoulement est moins abondant et perd de jour en jour de sa purulence. L'affection marche rapidement vers la guérison qui le vingt-troisième jour est complète.

Il est du devoir du médecin de chercher à guérir les uréthrites le plus promptement possible pour prévenir les complications nombreuses qui sont le résultat presque inévitable de ces affections passées à l'état chronique.

L'hydrothérapie employée seule ou à titre d'adjuvant simplifie considérablement le traitement et en diminue ensuite la durée.

Nous ne connaissons pas de moyen plus énergique pour calmer les érections douloureuses lorsqu'elle est méthodiquement employée. Il n'est pas de tisane émolliente qui puisse enlever plus promptement la strangurie.

6° M. Van C. me consulte en novembre 1864, pour une uréthrite datant de huit jours. Il a été atteint à trois reprises déjà de la même affection, et chaque fois le traitement a été en moyenne de quatre mois. (Les moyens mis en usage ont été : les injections au sous-acétate de plomb, au sulfate de zinc concurremment avec un électuaire au poivre de cubèbe et au copahu, l'eau de goudron.)

M. Van C., nervoso-lymphatique, d'une constitution détériorée par les excès de tout genre, a de grandes tendances à l'hypocondrie.

Quand il se présente à nous, il peut à peine monter les escaliers et se traîne péniblement. Il s'est soumis volontairement depuis une semaine à une diète lactée séyère, il a avalé force pilules drastiques et capsules de Mothes. Il s'est fait chaque jour une dizaine d'injections astringentes. La douleur à la miction est modérée, mais les érections sont fréquentes et s'accompagnent de pollutions. L'écoulement est modéré, muco-purulent. L'anémie est très prononcée ; nous constatons un bruit de souffle à double courant, très marqué, dans les gros troncs artériels et, au cœur, des palpitations nerveuses. — Le malade accuse des vertiges, de l'insomnie, des frissons erratiques et des douleurs névralgiques.

Nous faisons administrer à M. Van C., dix jours de suite, un bain froid de courte durée suivi de frictions énergiques, des bains de siège froids, des lotions froides, en usant des plus grandes précautions. Le régime prescrit est essentiellement tonique.

Le treizième jour, une injection au nitrate d'argent à faible dose est pratiquée en notre présence (nitrate d'argent 5 centigrammes, eau 100 grammes), et six jours de suite nous faisons renouveler la même opération après avoir fait uriner le malade.

Le vingtième jour, l'urétrite est non seulement dissipée, mais M. Van C. se porte infiniment mieux que de coutume et se propose de se soumettre régulièrement à un régime dont l'hydrothérapie sera la base, comme moyen hygiénique.

L'urétrite passée à l'état chronique étant évidemment entretenue par le grand état de faiblesse de M. Van C., l'indication qui se présentait était de reconstituer, de tonifier le malade le plus promptement possible. Les ferrugineux et les amers auraient-ils été supportés dans le cas présent? — J'en doute fort.

7° M. S..., vingt-neuf ans, d'un tempérament nervoso-lymphatique, d'une constitution profondément délabrée, est atteint d'une urétrite depuis dix-huit mois.

Tourmenté par le vice affreux de la masturbation depuis l'âge de vingt ans, il en avait vingt-sept lorsqu'il eut les premiers rapports avec les femmes. Bientôt, des symptômes d'urétrite s'étant déclarés, il cessa ces relations, mais ne fit aucun effort pour résister à sa fatale passion et continua à s'y livrer. Il consulta les illustrations syphiliographiques de Paris et de Bruxelles, mais ne leur avoua pas son triste penchant. M. S... soumis à leurs prescriptions, s'imposa le régime le plus sévère. Triste et morose, il passait des journées entières à examiner ses organes génitaux et à presser la verge pour en faire sortir quelques gouttes de muco-pus qu'il recueillait avec soin sur un morceau de linge, afin de comparer la quantité d'écoulement de chaque jour. Il se pratiquait des injections de toute espèce, prenait le copahu et le poivre de cubèbe à haute dose. Des douleurs anales lui firent croire que des ulcérations syphilitiques s'étaient déclarées à cette région et frappèrent davantage encore son imagination ; sédentaire et misanthrope, il s'enfermait chez lui sous prétexte d'étudier et feuilletait des traités d'affections vénériennes.

Dans le courant de janvier 1864, M. S..., tout à fait découragé, se rendit à Bruxelles avec l'intention d'y consulter un médecin militaire ; s'étant présenté à l'hôpital militaire, il nous fut adressé. Nous fûmes frappés à la vue de ce malheureux jeune homme, vieillard anticipé. Il nous fit un aveu complet de sa faute et nous avoua que l'existence était devenue pour lui un supplice. Le malade me présenta les linges qu'il avait souillés depuis huit jours. La pression le long du canal de l'urètre amena une très légère quantité de muco-pus, aucune trace de rétrécissement n'était appréciable. « Docteur, nous dit-il, je suis rongé par la vérole, depuis hier j'ai des syphilides nombreuses sur le corps et depuis un an mes os sont attaqués et j'ai des chancres à la marche de l'anus. » M. S... s'étant déshabillé, nous pûmes reconnaître quelques papules de prurigo et de lichen sur la poitrine et de petites tumeurs hémorroïdales à peine perceptibles. La maigreur était squelettique.

Il s'affaissait de jour en jour ; accablé par une courbature, des vertiges, des éblouissements, des bourdonnements d'oreille, il se traînait plutôt qu'il ne marchait. La vue avait beaucoup souffert. Les digestions étaient pénibles : douleurs gastralgiques, alternatives de diarrhée et de constipation. Les pollutions se présentaient chaque nuit et depuis six semaines il était tourmenté par des insomnies.

Nous eûmes beaucoup de peine d'abord à faire comprendre à M. S... que son régime de vie détestable entretenait les symptômes dont il se plaignait. Nous lui fîmes entrevoir les conséquences inévitables qui se produiraient s'il ne se conformait pas sur-le-champ à toutes les recommandations que nous jugions nécessaire de lui faire.

Il nous jura d'exécuter à la lettre toutes nos prescriptions. Il cessa, à dater de ce jour, de se livrer à la masturbation, ce qui fut pour lui d'une difficulté inouïe ; se soumit à un régime essentiellement tonique ; prit deux douches froides par jour, indépendamment de bains de siège, de lotions et d'injections froides ; s'adonna à l'équitation, aux exercices gymnastiques, fit des armes, etc.

Au commencement du traitement, il se fatiguait énormément par le plus léger exercice, mais bientôt il s'y accoutuma.

Nous revîmes M. S... au bout d'un mois de traitement. Il nous aborda le sourire sur les lèvres et tout joyeux. Les pollutions étaient moins fréquentes, l'écoulement moins marqué, les hémorroïdes moins douloureuses. L'éruption avait disparu. Les nuits étaient bonnes et l'appétit excellent.

En mars, l'amélioration persista.

En avril, l'état général est bon, les hémorroïdes ont disparu ainsi que l'écoulement, les pollutions ne se présentent plus qu'à l'époque normale.

M. S..., qui a obtenu une guérison inespérée, se propose de continuer l'excellent régime qui lui fait un bien immense.

Il fallait, avant tout, parler à la raison du malade, et c'est là la première indication que nous avons remplie. L'état voisin du marasme dans lequel était tombé M. S... entretenait nécessairement l'affection urétrale, la spermatorrée, etc.

L'hydrothérapie a fait merveille : son action reconstitutive s'est manifestée d'une façon remarquable.

Je ne crois pas qu'il soit possible d'amener aussi promptement et aussi parfaitement la guérison d'un état semblable par aucune autre médication.

8° M. H..., trente-trois ans, capitaine de l'armée, d'un tempérament lymphatico-sanguin, d'une bonne constitution, fut atteint, au commencement de 1863, de chancres indurés à la verge ; ils furent traités uniquement par les cautérisations. Peu de temps après, une éruption syphilitique des mieux caractérisées se manifesta, la dyscrasie se montra bientôt avec son summum d'intensité. Pendant deux mois il se soumit à une médication énergique (bains chauds, tisanes sudorifiques, liqueurs de Van Swieten, frictions mercurielles), les traces d'induration disparurent petit à petit, l'éruption pâlit, et le médecin du régiment obtint pour le capitaine H... un congé de trois mois. Il lui conseilla de continuer pendant quelque temps encore l'usage du sublimé corrosif et de prendre les bains d'Aix-la-Chapelle.

Des affaires de famille appelèrent M. H... à Bruxelles et l'y retinrent. En mai, étant à peine depuis quinze jours dans la capitale, il contracta une urétrite qui se manifesta quatre jours après le coït infectant.

Le capitaine H... vint nous consulter. Il se plaignait surtout d'un affaiblissement général, d'anorexie et d'insomnie.

L'écoulement blennorrhagique était peu abondant et ne s'accompagnait ni d'érections nocturnes douloureuses, ni de gène à la miction.

Nous instituâmes le traitement suivant : bains froids généraux suivis de frictions sèches, lotions et injections froides ; exercice modéré, régime sec analeptique, sobriété, iodure de potassium.

Le seizième jour de cette médication, l'écoulement avait complètement disparu.

Le capitaine H.., dont l'appétit et les forces revenaient rapidement, avait des nuits excellentes. Il continua pendant quelque temps encore l'usage des moyens hydrothérapiques et obtint une guérison complète.

L'urétrite s'est déclarée à la suite d'un coït infectant chez un sujet syphilisé ; d'abord simple, granuleuse ou chancreuse, elle est devenue inévitablement un symptôme de l'état constitutionnel existant. Diriger le traitement contre une affection en apparence locale et négliger la cure de la cause générale, ce serait le moyen de laisser le mal s'aggraver. — L'eau froide nous a été d'un grand secours pour éliminer le virus syphilitique. Son association à l'iodure de potassium est d'une efficacité incontestable. Son action tonique s'est encore manifestée ici de la façon la plus parfaite.

9° Le cavalier Calbert, du régiment des guides, âgé de vingt-deux ans, fut atteint de chancres indurés avant son entrée au service et ne reçut que des soins très incomplets.

Deux ans plus tard, étant à peine au régiment, il se présente à la visite du médecin le tronc et les membres couverts de taches et de plaques de psoriasis. Il fut traité pendant six mois par la liqueur de Fowler, les bains, l'eau de goudron. L'éruption pâlit, disparut en partie, mais bientôt revint avec une intensité qu'elle n'avait pas encore atteinte jusque-là. L'affection fut considérée alors comme de nature syphilitique. Nous le reçûmes dans notre service après qu'il eut été soumis pendant quelques jours déjà à l'administration des pilules de proto-iodure de mercure. Il était à l'hôpital depuis un mois, lorsqu'un écoulement urétral se manifesta ; muco-purulent, il ne s'accompagnait pas de douleurs, et la miction était facile.

Calbert fut immédiatement soumis au traitement hydrothérapique (douches générales en pluie et en jet, bains de siège à eau courante, pilules d'iodure de mercure, régime sec).

Au bout de quinze jours, l'écoulement était tari et les plaques pâlissaient déjà. Les moyens hydriatiques furent continués.

L'écoulement urétral s'est manifesté chez Calbert après l'apparition des accidents véroliques. Provoqué et entretenu par l'état constitutionnel, nous avons agi comme dans le cas précédent, et notre observation prouve que nous étions dans le vrai en considérant l'urétrite comme de nature syphilitique.

A Bellevue, à Schwalheim, à Mondorf, nous avons traité un grand nombre d'urétrites aiguës, simples, par les injections froides (14° c.), les bains de siège froids, à eau courante ou dormante, les douches générales révulsives, et constamment nous avons dominé la douleur, les symptômes inflammatoires, et obtenu une guérison rapide. Lorsque la maladie est attaquée ainsi dès le début, il suffit souvent de trois ou quatre jours pour la faire disparaître. Le traitement est, à proprement parler, abortif, mais il faut que l'application du froid soit continue et méthodique. Ce traitement a de nombreux avantages : il abrège singulièrement la durée de la maladie, il épargne aux malades beaucoup de douleurs, de désagréments, et il les met à l'abri des rétrécissements que déterminent trop souvent l'abus, et même l'usage, des injections astringentes et caustiques.

§ II. — NÉVRALGIES

Les névralgies idiopathiques, rhumatismales, goutteuses, de la vessie et de l'urètre sont assez fréquentes.

L'illustre général Pepé a souffert pendant de longues années d'une névralgie vésicale contre laquelle toutes les ressources de la thérapeutique avaient été épuisées; l'on pensa qu'elle pouvait être déterminée par un calcul, mais des explorations, pratiquées par Civiale, démontrèrent qu'il n'en existait pas. Six semaines de traitement hydrothérapique amenèrent une guérison complète.

L'observation suivante, recueillie par Janson, est intéressante.

M. J..., vingt-six ans, d'un tempérament nerveux, d'une bonne constitution, a été atteint à diverses reprises d'affections vénériennes.

Il contracta, il y a trois mois, une urétrite qui fut considérée comme guérie au bout de six semaines de traitement par le copahu et les injections au chlorure de zinc. Depuis lors, il souffre d'un prurit insupportable le long du canal de l'urètre et d'élancements douloureux d'une intensité parfois excessive. Bien qu'il n'ait jamais eu avec les femmes un commerce très fréquent, des amis lui persuadent de reprendre ces relations. Le coït, loin de les soulager, exaspère les souffrances.

Un examen attentif ne nous fit pas découvrir la moindre trace d'écoulement, ni de rétrécissement. Nous considérâmes l'affection comme étant de nature névralgique.

Les moyens hydrothérapiques seuls furent mis en usage (bains de siège froids, injections et lotions d'eau froide). Nous prîmes la précaution de prescrire d'abord une eau à 16° centigrades et nous diminuâmes successivement et progressivement cette température.

Dès le premier jour de cette médication, un grand soulagement fut obtenu.

Le huitième jour tout symptôme névralgique avait disparu et le dixième jour nous cessâmes le traitement.

M. J... était atteint de douleurs urétrales névralgiques, nous ne connaissions pas d'antinévralgique plus puissant que l'eau froide, pourquoi n'y aurions-nous pas eu recours immédiatement ?

§ III. — INCONTINENCE D'URINE NOCTURNE

L'on sait avec quelle fréquence cette dégoûtante maladie se présente pendant l'enfance et la jeunesse, et quelle résistance elle oppose aux agents thérapeutiques. L'hydrothérapie est ici une ressource précieuse, à laquelle j'ai dû de beaux et nombreux succès.

L'incontinence est le résultat tantôt d'une contractilité exagérée de la vessie, tantôt d'un relâchement du sphincter vésical; voilà pourquoi elle cède tantôt à l'emploi de la belladone, tantôt à celui de la strychnine. Il faut, dans l'emploi de l'eau froide, obéir strictement aux indications et ne pas mettre en usage la médication sédative (bains d'immersion, bains de siège à eau dormante, compresses renouvelées, etc.) lorsque le phénomène exige l'application de la médication excitante et tonique (douches en pluie, en jet, en cercles; bains de siège à eau courante, compresses excitantes, etc.), ou réciproquement.

Les chances de succès sont d'autant plus considérables que le sujet est plus jeune, l'habitude morbide moins invétérée. Chez les enfants de moins de cinq à six ans, l'on ne peut guère employer que les compresses froides, les lotions, les bains de siège; au-dessus de cet âge, l'administration des douches devient non seulement possible, mais facile.

Chez l'enfant comme chez l'adulte, il faut tâter le terrain pour déterminer si l'incontinence est sténique ou asthénique, avant de mettre en usage, d'une manière méthodique, la médication hyposthénisante ou la médication excitante. Collin l'a bien compris en disant :

« Il est bien entendu que, suivant la cause, le mode d'administration de l'eau froide devra varier, et c'est là une des nombreuses preuves qui montrent suffisamment les ridicules prétentions des hydropathes empiriques qui veulent, par une formule constante, guérir des affections différentes ou qui, semblables par leurs effets, peuvent tenir à des causes opposées. »

CHAPITRE XV

Hygiène et poids du corps.

Les variations que le corps éprouve dans son poids sont subordonnées à celles que la nutrition fait subir aux différents tissus de l'organisme. Les tissus osseux, musculaires et celluleux sont ceux qui, soit par excès, soit par défaut, ont la plus grande influence sur le volume et par suite sur le poids du corps. C'est ainsi que le développement exagéré des os produit les géants; celui des muscles les athlètes, et celui de la graisse les obèses. Lorsque ces trois tissus sont répartis dans de justes proportions, le corps présente un volume et un poids ordinaires.

Poids normal.— L'enfant, à sa naissance, pèse en moyenne 3 kilogrammes 20; quelquefois plus, souvent moins. Il faut donc se tenir en garde contre les poids exceptionnels que l'on attribue fréquemment aux nouveau-nés.

Jusqu'à l'âge de six mois, l'enfant doit augmenter de 20 à 25 grammes par jour. Si, pendant un certain temps, le poids de l'enfant diminue ou reste stationnaire, on est en droit de conclure qu'il existe un vice dans l'alimentation. C'est en se fondant sur ces données que l'on peut considérer la balance comme un juge infaillible de la qualité d'une nourrice.

A un an, les enfants pèsent trois fois plus qu'à leur naissance; à six ans, six fois plus, et à treize ans, douze fois plus. Le poids de l'homme va en augmentant jusqu'à quarante ans; à cet âge il atteint son maximum fixé à cent vingt-sept livres; il reste stationnaire jusqu'à cinquante ans, pour diminuer insensiblement à partir de cette époque.

Poids exceptionnels. — Le tissu graisseux est celui qui exerce l'influence la plus directe sur le volume du corps. Si ce tissu acquiert un développement considérable, son augmentation produit l'obésité; si, au contraire, il tend à disparaître, son absence détermine la maigreur. Ces deux états sont donc les limites extrêmes dans lesquelles doivent être comprises toutes les variétés individuelles que présente le poids du corps.

Obésité. — Parmi les personnes célèbres par leur embonpoint excessif, nous citerons, dans l'antiquité grecque et romaine, Denys, tyran d'Héraclée, et Marius, rival de Sylla. Ce dernier était devenu aussi large que haut; et, comme le fait observer Brillat-Savarin, c'est peut-être cette énormité qui, à Minturnes, effraya le Cimbre chargé de le tuer.

Plus tard, la corpulence de Guillaume le Conquérant provoqua l'apostrophe bien connue de Philippe Ier : « Quand donc ce gros homme accouchera-t-il? » Ce roi, qui plaisantait si agréablement l'obésité chez les autres, avait à ses côtés son fils Louis VI dont la rotondité lui avait valu le surnom de « le Gros ».

Dans les temps modernes, nous nous contenterons de signaler Jean Sobieski, roi de Pologne; Louis XVIII, qui devint si gros sur la fin de ses jours, qu'il ne pouvait plus marcher; enfin le roi Frédéric Ier, de Wurtemberg, qui fut surnommé « l'Éléphant. » Le duc d'York, son beau-frère, entrant chez le prince de Galles, paraissait très fatigué : « N'en soyez pas étonné, dit-il en riant, je viens de faire le tour de Frédéric de Wurtemberg. » Ce monarque assista au mariage de Marie-Louise, et, pendant longtemps, on put voir à l'Hôtel-de-Ville l'échancrure que l'on fut obligé de pratiquer à la table du festin pour y loger son ventre.

L'Angleterre a sur toutes les nations le privilège de l'obésité. Les transactions philosophiques pour l'année 1746 parlent de deux frères anglais, dont l'un pesait quatre cent soixante-six livres et l'autre quatre cent quatre-vingts; on raconte que ce dernier, ayant un jour voulu monter à cheval, écrasa sous sa charge le pauvre animal. Le docteur Coë rapporte le cas d'un Anglais, nommé Édouard Bright, qui pesait, à vingt-neuf ans, cinq cent quatre-vingt-seize livres ; il paraît que sept personnes tenaient dans sa redingote boutonnée. Un autre Anglais, Sponer, pesait, à l'âge de cinquante ans, six cent soixante-quinze livres. Les parois de son ventre étaient si épaisses, qu'ayant reçu un coup de couteau dans cette région, la lame, longue de cinq pouces, ne put atteindre les intestins.

Nous terminons cette longue énumération par Hopkins, de la principauté de Galles, qui fut, sans contredit, l'homme le plus gros que l'on ait observé jusqu'à ce jour ; il pesait neuf cent quatre-vingt-dix livres.

Maigreur. — Cet état est le propre des tempéraments nerveux et bilieux ; il se manifeste dès que l'élément graisseux disparaît. Si à l'absence de cet élément se joint une atrophie plus ou moins considérable de tissu musculaire, la maigreur est portée à sa dernière limite ; ainsi qu'on l'observe dans l'atrophie fibreuse des muscles et dans la paralysie dite progressive. Entre autres individus qui se sont fait remarquer par leur maigreur, nous citerons dans l'antiquité, Philétas de Cos, dont le corps était si frêle, qu'il portait des chaussures de plomb dans la crainte que le vent ne le fît tomber ; et de nos jours, Claude Saural, qui se montra en 1827, sous le nom de l'homme squelette, l'homme anatomique. Il n'avait, comme le loup de la fable, « que les os et la peau » ; à l'âge de trente-quatre ans, il pesait quarante-trois livres.

On parvient facilement, par une hygiène raisonnable et par un régime approprié, à réduire le poids du corps. En Angleterre, les trainers appliquent aux jockeys, ou coureurs et aux boxeurs la méthode dite d'entraînement, par laquelle ils obtiennent une réduction d'une vingtaine de livres au moins dans l'espace de dix jours, tout en augmentant la force et l'agilité. Cette méthode consiste en une grande sobriété, des exercices prolongés, des transpirations abondantes, des massages énergiques et un sommeil de courte durée.

Nous ne parlerons que pour en signaler le danger de la funeste habitude de certaines jeunes filles qui boivent du vinaigre pour se donner « la taille de guêpe ». Lord Byron usa aussi de ce procédé contre son embonpoint, et malgré les longs jeûnes auxquels il se soumettait, il vit avec dépit sa corpulence augmenter de jour en jour.

CHAPITRE XVI

Moralité de l'amour.

Nous avons, à diverses reprises, parlé des enfants. Nous devons maintenant déclarer hautement que la paternité ne peut être douce, heureuse et utile, que si elle est légitime et avouable : « On est père seulement quand l'être qui vous doit le jour peut vous appeler publiquement son père. Jusque-là on fait des enfants, on n'en a pas. »

Edgard Quinet a soutenu la même thèse : « L'amour humain, a-t-il écrit, ne produit ses vrais fruits que dans le mariage. — L'amour, s'il est obligé de mentir, de frauder, de trahir, enfante des créatures de fraude et de mensonge. »

Pour des cœurs généreux, c'est là un motif suffisant pour passer sans regret de ce qu'on est convenu d'appeler l'allegro sautillant du célibataire au grave andante du chef de famille.

L'orgie étourdissante ne laisse qu'amertume après elle, et tôt ou tard la main crochue de la misanthropie s'attache inflexiblement à l'épaule des réfractaires. — On s'endort gaiement au contraire au souvenir du babillage des bébés, qui sème de bons rêves sous l'oreiller. Le lendemain matin on se relève plus fort que la veille, l'esprit plus sain, la main plus agile : on savoure son réveil à loisir, comme fait un buveur, bien appris, du dernier verre d'une vieille bouteille, et, en somme, on en vient facilement à reconnaître que la vie est bonne et douce, qu'il est réconfortant de se dévouer, de se consacrer à de petits êtres qui seront un jour des hommes, des citoyens, qui seront les défenseurs de la patrie, peut-être plus (pourquoi ne pas espérer pour eux de brillantes destinées?), qui seront l'honneur de leur nom et la gloire de leur pays !

C'est toujours avec stupéfaction que j'entends les célibataires regimber et faire les difficiles, lorsqu'après avoir laissé le meilleur d'eux-mêmes entre les griffes de ces tristes personnes qui dénouent les rubans de leur bonnet dès qu'elles aperçoivent l'ombre d'un moulin, on vient leur offrir en compensation de tous leurs déboires, des consolations brunes ou blondes, une petite fée qui posera comme un dictame sa blanche menotte sur les agitations de leur cœur.

On leur propose un rendez-vous avec le bonheur, à ces égoïstes qui ont gaspillé leur vie, qui l'ont semée partout sans la fixer nulle part, qui n'ont d'autre perspective pour leurs vieux jours que de faire du regret en collaboration, que de voir des héritiers avides soupirer après la fin leur décrépitude catarrheuse, et ils se font encore tirer l'oreille ! — C'est vraiment inouï.

Ne sont-ils donc pas rebutés de la table d'autrui, parfois si peu commode, si peu hospitalière, où il faut prendre son repas en toute hâte et à la dérobée?

Ne sont-ils pas fatigués de leurs monotones cantilènes d'amour, dont le refrain est toujours une note à payer ?

Il y aurait de quoi les abandonner, si on ne savait pas tout ce que leur passé mahométan contient fréquemment de blessures profondes, de plaies vives qui ont besoin d'être cicatrisées : — Croyez-moi, leur ordinaire est loin d'être... extraordinaire, et on compte ceux qui broutent dans des pâturages savoureux. Le vin de leur cave n'est que du clairet ; heureux encore lorsqu'il n'est pas trop acide. — Leur paradis de carton et de convention n'est semé que de fleurs artificielles, par conséquent sans parfums, ils marchent moins dans le bleu du ciel que dans les boues de la terre. — Leur roman ne mérite même pas une reliure, car c'est inévitablement la même histoire.

Manon est aussi indépendante que les États-Unis, mais elle change plus souvent de président. — Des Grieux, qui croyait pouvoir trôner en maître, apprend tôt ou tard que les avenues sont encombrées de concurrents et qu'il est loin d'être le premier sur la liste. — Alors, de dépit, il se décide à sauvegarder son blason, qui en a grand besoin.

Vraiment ces débauchés repus sont bien à plaindre parce qu'une belle jeune fille, saine et bien élevée, assez naïve pour se laisser encore griser avec les parfums éventés de leur galanterie, consent à leur faire oublier les tromperies et les lettres sans orthographe des dames équivoques qui ont exploité leur jeunesse.

On fait luire à leurs yeux fatigués un paradis tout neuf, abondamment pourvu de fruits défendus, et ils ne craignent pas d'imiter Ponson du Terrail, qui suspendait sans doute l'intérêt avec beaucoup d'art, mais renvoyait toujours le dénouement au lendemain !

Leur témérité mériterait qu'ils fussent, comme Satan, précipités des cieux ! et qu'on leur laissât épouser plus tard Babet, la pauvre Babet de Béranger, lorsqu'ils seraient devenus quinteux et asthmatiques.

Je veux même ouvrir à ce sujet une parenthèse qui me paraît avoir son importance.

Dans un grand nombre de comédies modernes, où le mariage est le dénouement prévu, les quatre ou cinq actes qui les composent sont presque toujours consacrés à poursuivre et à traquer un garçon, qui se compromet à plaisir et croque toutes les pommes qu'il aperçoit sur sa route. — On parvient enfin à le faire tomber dans la chausse-trappe du conjungo, lorsqu'il est las de demander asile

> Au temple hospitalier de la Vénus facile.

et on le jette dans les bras d'une innocente, après qu'il lui a récité par cœur ce qu'il sait de rimes passionnées.

L'ingénue se laisse faire avec une sorte de sentimentalité et de curiosité ; car elle est restée prudemment dans la coulisse, sous l'œil vigilant de papa et de maman, pendant la chasse au mari. Elle ne connaît heureusement pas le phénix promis à son cœur. — Si la plupart des jeunes filles ne bâtissaient pas leur palais nuptial au sein des nuages, si elles savaient à quelles décrépitudes elles enchaînent le plus souvent leur jeunesse, il n'en est pas une qui voulût accepter de ces hymens le titre sacré de femme ou de mère.

Eh bien ! je trouve le théâtre d'autrefois bien plus digne. C'est peut-être même ce qui me fait préférer les librettos d'opéra-comique où tout se termine par un bon mariage, aux grandes turlutaines de l'opéra proprement dit où l'on finit par le meurtre ou l'infanticide. — Ne serait-il pas temps de revenir à ces traditions chevaleresques où le héros principal se consacre tout entier à se rendre digne de celle qu'il aime ? — C'est pour sa promise qu'il recherche la gloire et même la fortune. — Son amour sera le couronnement d'une carrière noblement remplie. C'est le but de ses entreprises, des dangers auxquels il s'expose, des spéculations auxquelles son esprit se livre.

Enfin il a triomphé de tous les obstacles et il vient recevoir la récompense de ses fatigues, de ses efforts, et la bien-aimée, rayonnante de joie et d'orgueil, est heureuse d'appartenir à celui qu'elle considère comme digne entre tous. Elle le couronne de sa tendresse comme un triomphateur antique!

Il faut faire justice de ce mauvais dicton, qui prétend que pour plaire à la femme, il faut d'abord avoir plu aux femmes. — Ce qui est beaucoup plus vrai, c'est que pour aimer une honnête jeune fille, comme elle mérite de l'être, il faut avoir mérité d'être aimé d'elle.

On répète partout qu'une jeune fille pleine d'illusions et un homme qui n'en a plus, constituent une excellente association; on considère même comme une garantie de bon augure cette différence d'âge et de sentiments; on s'imagine qu'un monsieur éprouvé et mûri apporte dans la barque d'un jeune ménage un contre-poids utile, une sorte de lest indispensable.

Tant pis pour ceux qui associent ce qui leur reste de vie, moins à une épouse qu'à une garde-malade : Un tel acte d'imprudence est comme une excuse pour les faiblesses et les égarements d'un jeune cœur. Il n'aurait pas à se plaindre si leur union anormale est frappée d'une stérilité éternelle ou ne porte plus que la trahison. Si les auteurs dramatiques et les romanciers de tous les pays trouvent toujours dans le mariage matière à raillerie, c'est qu'ils ne visent que ces unions choquantes, contractées avec les mobiles les moins avouables. — Ils rendent ainsi indirectement hommage à la sagesse hellénique qui n'admettait le mariage que pour les personnes bien douées et dans la vigueur de l'âge, et l'entravait pour les individus qui portaient le fardeau de la dégénérescence d'une famille ou semblaient réunir dans leurs organismes la décrépitude et les dispositions vicieuses de plusieurs générations.

C'est folie que d'attendre l'heure de la décadence pour choisir une compagne; lorsqu'on n'a pas savouré à leur heure les sept ravissements qui, d'après un poète arabe, attendent le cœur de l'époux, on doit prendre son parti en brave et expier son indifférence passée.

Le vocabulaire insidieux, la pruderie élégante et inconséquente des salons, ont le grand tort de n'accorder qu'une estime glaciale à la vertu et de déifier le vice sous mille noms provoquants, avec des tirades ardentes et enthousiastes. — Tort plus grave, aux yeux de nos élégants et de nos élégantes, un mari comme il faut serait ridicule d'aimer sa femme, sous prétexte que la tendresse conjugale est une pratique bourgeoise.

Les conventions, auxquelles je faisais allusion tout à l'heure, couvrent malheureusement une corruption profonde, d'autant plus regrettable qu'elle part de plus haut. — Elles sont le point de départ de ces compromis, qui donnent toute la latitude au mari, et imposent sans compensation toute sorte d'obligations à l'épouse.

CHAPITRE XVII

Hygiène morale et vertu physique.

Est-ce que, par hasard, le but de toute vertu morale ne serait pas de conserver à l'homme la propreté de son caractère? Alors, est-ce vraiment un abus de mots que d'appeler la propreté du corps la vertu physique?

On l'a déjà nommée une demi-vertu, sans doute pour faire allusion à une demi-propreté, qui ne demande que des demi-efforts.

Il faut de vrais efforts sur soi-même pour être tout à fait propre, et peut-être pourrait-on ajouter que la propreté, chez l'homme, n'est rien moins qu'instinctive : voyez plutôt la grimace des enfants, quand la mère les soumet à des ablutions nécessaires.

La question de la propreté, autrement dit le soin extérieur de son corps, vaudrait la peine d'une longue étude, et je ne sais si un traité d'hygiène ne devrait pas s'en occuper tout d'abord, vu l'importance des fonctions de la peau et l'influence de l'extérieur sur l'intérieur.

Si l'on avait un microscope suffisant, les pores du corps humain apparaîtraient comme autant de portes par lesquelles s'effectuent des entrées et des sorties ; c'est le double phénomène de l'absorption et de l'exhalation cutanées.

L'on se tromperait fort si l'on s'imaginait que ce travail invisible ne fournit pas de résultats appréciables; les résultats en sont au contraire énormes et ne peuvent s'expliquer que par une action constante.

D'après Becquerel, la quantité de l'exhalation cutanée peut être évaluée à 1 kilog. 447 par vingt-quatre heures. La partie aqueuse de la sécrétion s'évapore et il reste à la surface de la peau un résidu solide, formé par des sels et par une partie animale. Arrivé à un certain point, ce dépôt devient visible et s'appelle d'un vilain nom : la crasse. Dans beaucoup de maladies, ce résidu contient des germes morbifiques qu'il est bon de détruire pour soi-même comme pour les voisins.

Oui, la saleté des habitants d'un quartier peut dégénérer en foyer d'infection pour une épidémie quelconque, et voilà comment, sans s'en douter, la duchesse qui prend des bains tous les jours est solidaire du chiffonnier qui n'en prend jamais. Soit dit, en passant, pour encourager à l'établissement des bains publics et gratuits, comme à Rome. Pensez-y souvent, vous tous qui êtes propres : vous êtes, dans une certaine mesure, solidaires de ceux qui ne le sont pas.

La suppression de l'exhalation cutanée, par obstruction des pores de la peau, produit absolument pour le corps humain les effets d'un poêle dont le tuyau est bouché; le poêle ne tire plus ; la fumée et les parcelles de charbon, au lieu de s'en aller dans l'atmosphère, rentrent dans l'appartement, le salissent et le rendent inhabitable; puis le poêle s'éteint.

Des savants ont enduit des chiens avec des corps résineux, isolant leur peau de toutes relations avec l'intérieur ; idem, le poêle s'éteint, les chiens sont morts.

Les effets peuvent être seulement une inflammation locale.

Un docteur est appelé, il y a quelques années, chez une femme de la campagne, qu'une dévotion ridicule faisait abstenir de certaines ablutions. Elle se plaignait de douleurs vives, d'érosions, de suintements, etc. Obligé d'en venir à l'examen médical, le docteur dut constater un état inflammatoire très intense, dont la cause était aussi répugnante que visible. Des bains et le retour à la propreté ; il n'y avait pas d'autre prescription à formuler.

N'est pas propre qui veut, il faut encore savoir ; la propreté a contre elle des préjugés, tout comme la science. Ainsi, puisque nous parlons des femmes, vous ne déracinerez pas celui qui consiste à s'abstenir de pédiluves et d'ablutions locales à certaines époques du mois. Question d'habitude, cependant ; une femme qui a l'habitude d'une toilette journalière, même à l'eau froide, ne court aucun danger à ne pas s'interrompre pendant la durée de ses indispositions mensuelles.

Nous disons qu'il faut savoir ; donc insistons encore. Telle femme se croit propre et s'enduit la figure d'un corps gras destiné à retenir de la poudre de riz et se fait ainsi sur la peau une sorte de mastic obstructeur qui déterminera des boutons et des coupures ; telle autre (qui n'est pas du monde avouable, mais n'importe) s'enduira les joues d'un fard métallique, véritable poison dont l'absorption par la peau est certaine. Est-ce là de la vraie propreté ?

Revenons aux exigences de l'exhalation cutanée. Les matières chassées par cette excrétion vont se déposer partie sur la peau, partie sur le linge de corps, qui fait, dans cette circonstance, fonction d'éponge permanente.

Le jour où l'on a inventé le linge (cela ne remonte pas au delà des Valois) on a fait faire un grand pas à la propreté. On n'est propre qu'à la condition d'avoir du linge en contact avec la peau : un capucin peut être très méritant devant Dieu, mais il n'est pas propre ; un laïque, entouré de flanelles renouvelées trop rarement, peut avoir plus chaud, mais il n'est pas propre ; votre odorat en sera la meilleure démonstration.

Encore faut-il que le linge soit changé souvent. Alterner la chemise de jour avec la chemise de nuit est faire acte de bonne hygiène, surtout si l'on a la précaution d'exposer l'une et l'autre alternativement à l'action de l'air. Le linge sale n'est pas seulement dégoûtant, il est malsain ; ne serait-ce qu'en empêchant, par l'obstruction de ses mailles, le libre fonctionnement de l'exhalation cutanée.

Attaquons le point essentiel : se laver. Quiconque tient à sa santé devrait se laver le corps entier, à l'eau froide ou à l'eau tiède, tous les matins.

Les anciens faisaient mieux. Je lis dans un auteur sérieux (Bâtissier, *Art monumental*) l'assertion suivante étagée sur des textes : « Les anciens se baignaient fort souvent, deux fois par jour en hiver, et cinq ou six fois par jour en été. »

Sommes-nous assez loin des Romains ! Que de gens s'attribuent un brevet de propreté avec un bain de quinzaine ! Et notez qu'à chaque bain romain, on était massé et passé au strigile, sorte d'étrille avec laquelle on ratissait la peau. Que l'on rie, si l'on veut : les Turcs ont quelque peu raison : les chrétiens ne sont pas propres. Il est historique que Louis XIV, en dix années ne se baigna pas une fois. (Voir *Revue des conférences*, 23 janvier 1879).

Il est non moins historique que ce sultan chrétien répandait autour de lui des odeurs encore plus intimes que les rayons de sa gloire. Je sais bien que, de nos jours, pour trouver, sous ce rapport, des équivalents à Louis XIV, il faudrait chercher chez quelques rares Auvergnats dont la profession a découragé la propreté.

A raison des innombrables maladies ou épidémies qu'elle évite, la propreté devrait être accessible à tous. Pour préciser, toute agglomération, hygiéniquement régie, devrait avoir le lavoir et le bain gratuits. Pourquoi pas ? Soyons donc logiques ; nous déclarons dangereux dans la société l'individu qui ne sait ni lire, ni écrire ; contre la crasse morale, on va jusqu'à prendre des mesures coercitives et l'on ne réfléchit pas que la crasse physique de quelques-uns, offre également un danger pour tous, en provoquant ou en facilitant les épidémies.

La dignité de l'individu a pour base le respect qu'il a lui-même pour lui-même : On fonde des prix Montyon pour encourager la vertu morale ; n'oublions pas la vertu physique, qui entre pour une bonne moitié dans le respect.

CHAPITRE XVIII

Des fausses routes vaginales.

Tout a été dit, tout a été écrit sur les déviations utérines, tout a été tenté contre elles au point de vue pathologique. Les méthodes de traitement ont eu, tour à tour, leurs jours de vogue. On a prétendu les guérir avec des pessaires, il y a quarante ans. Rien qu'à énumérer les gimblettes, les bilboquets, les huit de chiffre, les machines indiennes et les autres, on remplirait une page de ces panacées disparues.

Puis sont venus plus récemment les redresseurs. Admis aux honneurs académiques comme les précédents, attaqués, défendus tour à tour avec une certaine passion, ils ont rendu droits, dit-on, certains utérus rebelles, mais ayant eu le malheur de tuer quelques femmes, sous prétexte de redressement, ils sont allés rejoindre les pessaires dans un néant dont ils n'auraient jamais dû sortir.

Il nous en est resté l'hystéromètre, un instrument utile quelquefois et nuisible très souvent.

Les sachets, les éponges et les machines à air ont eu aussi leurs partisans, et encore, à l'heure présente, le charlatanisme exploite, non sans quelque succès, l'ignorance absolue des femmes sur les mystères du museau de tanche dans ses rapports avec les culs-de-sac. Les déviations et toutes les déviations utérines, même les fibromes et les cancers, sont guéries au moyen des sachets par quelques industriels ! ! !

Ah ! méfions-nous du charlatanisme qui grouille et pullule partout où l'ignorance lui donne l'espoir de trouver facile et abondante pâture !

Charlatan vient du verbe italien *ciarlare*, parler fort et beaucoup, en bon français *blaguer*. Bien nommé, n'est-ce pas ? *Vulgus vult decipi, decipiatur*, disent les charlatans, pour justifier leur nom. Traduisez : la blague et le vol, avec l'agrément du public et du code pénal. Vieille maxime, qui de tout temps servit de devise au charlatanisme, dont l'origine se perd dans la nuit des âges préhistoriques, de l'âge du bronze, au moins, qui inventa la monnaie !

Oui, méfions-nous des charlatans, de cette vermine plus que vorace, et déclarons sans peur, au nom de la science, la guerre à tous ces prétendus guérisseurs avec ou sans diplôme, à tous ces docteurs Coquecigroff, Blagchelson et autres médicastres de facultés exotiques, empiriques, arracheurs de dents, marchands d'anis, fabricants de dentifrices guérissant tout, anémie, chlorose, névralgie, vendeurs ou inventeurs de drogues inutiles de marque étrangère, et se posant en philanthropes, sauveurs, — je ne dis pas de la société, — mais de la famille et de la vie domestique !

Il y a là d'ailleurs une grave question d'hygiène sociale qui a été traitée, avec une compétence et une autorité incontestables par les médecins les plus distingués, Piogey, Trousseau, Amédée Latour, tout récemment encore par le docteur Ad. Piéchaud ; tous réclamant une revision de nos lois, notoirement insuffisantes, contre ce que l'un d'eux a justement appelé le brigandage médical !

Mais ne nous écartons pas de notre véritable sujet.

Après les sachets, éponges, machines à air, est venu l'accolement du col aux parois vaginales par la cautérisation, moyen plus sûr, mais dont les inconvénients et les dangers sont loin d'être compensés par des avantages équivalents.

De sorte qu'encore aujourd'hui il faut en revenir à l'opinion de Velpeau.

« Les déviations utérines ne tuent pas, mais on ne les guérit pas. »

Cette opinion, bien entendu, ne s'applique ni aux prolapsus, ni aux déviations pendant la grossesse, états très graves contre lesquels des opérations chirurgicales ont été faites, et parfois avec succès.

Il s'agit ici des versions et des flexions utérines, non pas au point de vue des troubles généraux et locaux qu'elles entraînent chez quelques sujets, mais considérés seulement comme des obstacles à la fécondation.

Chez certaines femmes, qui ne présentaient d'ailleurs aucune autre cause apparente, la stérilité a souvent paru suffisamment expliqué par une version ou une flexion utérine.

Il y a du vrai dans cette idée, mais le mécanisme de la difficulté apportée à la fécondation ne paraît pas avoir été recherché avec le soin nécessaire, on s'est contenté de dire qu'il y avait fatalement défaut de rapport entre l'organe mâle et l'orifice. C'était énoncer le fait, sans en étudier ni en préciser les conditions.

Or, la déduction de cette étude sera le traitement lui-même, c'est-à-dire la possibilité de la fécondation sans pessaire, sans redresseur, sans éponge et sans sachets.

Appuyés sur les notions anatomiques et physiologiques, les procédés simples dont il va être question ont été indiqués depuis longtemps à la Faculté. Ils n'ont jamais franchi les limites toujours restreintes de l'enseignement oral. Il y a donc grand intérêt à les publier.

Quand un médecin, habitué de toucher, fait pénétrer l'indicateur lentement et avec douceur dans le vagin d'une femme jeune, bien conformée, d'une bonne santé, régulièrement réglée, sans maladie vaginale ou utérine, mariée depuis longtemps et néanmoins stérile, il n'est pas rare de constater, à la fois, une déviation utérine, quelle qu'en soit la variété, et l'existence de ce que nous appelons une fausse route vaginale.

En effet, si on laisse le vagin guider le doigt, on dépasse toujours l'orifice pour aller tomber directement dans l'un des culs-de-sac, antérieur, postérieur, ou latéraux, et l'on constate, chez un certain nombre de sujets, la dépression plus prononcée du cul-de-sac antérieur dans l'antéversion, du postérieur dans la rétroversion, de l'un des latéraux opposé au côté où se rencontre le col.

On peut même trouver le museau de tanche dans les latéro-versions, par exemple, fortement appliqué sur l'un des côtés du vagin, et l'orifice externe du col comme obturé par la paroi du canal.

Il devient évident que la fausse route est le pied-à-terre du mari !

Or, comme tous les hommes du monde avouent que, poussés par le désir d'avoir un enfant, ils portent leur vœu aussi loin que possible, avec la pensée de les réaliser plus sûrement, presque tous dépassent le but sans l'atteindre !

Mais si la jeune femme est telle que nous l'avons supposée, bien réglée, etc., et si, en même temps, l'utérus est dans la situation qu'il affecte normalement, quoi qu'en ait dit Cruveilher, si l'axe de la matrice est à peu près celui du détroit supérieur, et si la femme, couchée sur le dos et les jambes fléchies, offre l'orifice externe du col dans le fond et dans le centre du vagin, c'est-à-dire dans la position la plus favorable à la fécondation, alors il y a nécessité d'examiner les capacités du mari, et surtout de ne pas s'y laisser imposer par l'assurance que la fonction s'exécute à la satisfaction des deux époux.

Le professeur Pajot rapporte que sur quatre-vingts mariages stériles par des causes diverses, six hommes n'avaient pas de spermatozoïdes, et un septième mari n'avait jamais eu d'éjaculation en douze années, bien que le coït eût lieu conjugalement dans tous ces cas.

Aucun de ces hommes, observe le professeur Pajot, n'avait plus de quarante ans ; trois étaient d'une stature et d'une force exceptionnelles, deux étaient des hommes ordinaires, les deux derniers étaient maigres, petits, avec des sommets suspects. Tous remplissaient leur fonction de mari avec succès, au dire des femmes, et les trois grands gaillards mieux que les autres.

Les sept femmes ne présentaient ni maladies, ni vices rédhibitoires, Sur les sept hommes, quatre avaient eu des orchites doubles (dont l'une datait de vingt ans), les trois autres n'avaient jamais eu de maladies génitales.

Cette proportion de sept hommes sur quatre-vingts semble tellement exagérée, d'après les idées que nous avons tous, — c'est le professeur Pajot qui parle ainsi, — qu'on ne saurait trop engager nos confrères à communiquer les résultats de leur expérience sur un sujet encore si peu étudié, car ce n'est pas dans les hôpitaux qu'on peut résoudre une pareille question.

Tous ces hommes ont été traités par les moyens locaux et généraux : frictions résolutives, exercice musculaire, gymnastique, hydrothérapie, bains de mer, régime, etc,, aucun n'a guéri, excepté le malade qui n'éjaculait pas.

Au bout de six mois de traitement, dit le docteur Pajot, il vint m'annoncer que, pour la première fois, il n'avait pu enfin achever sa péroraison attendue depuis douze ans. Sur ma recommandation, il prit les dates. Au second rapprochement, sa femme était enceinte. Je l'ai accouchée au forceps. L'enfant s'élève.

Revenons aux fausses routes. Le diagnostic est donc en somme celui des déviations, avec la coexistence du développement de l'un des culs-de-sac.

On ne trouve guère de ces fausses routes vaginales dans les flexions.

J'ai vu, dit Pajot, des flexions très complètes, mais en petit nombre ; mes notes ne relatent que cinq cas de rétroflexion et deux cas d'anéflexions prononcées.

Dans les flexions, les culs-de-sac ne se prêtent pas à la dilatation comme dans les versions, et surtout dans les inclinaisons latérales ! L'utérus, reployé en cornue, avec le fond au niveau et même au-dessous du col parfois, constitue un obstacle au refoulement, et le col se trouve, en réalité, mieux placé dans le vagin avec une flexion considérable, qu'avec une version modérée.

Ces différentes déviations, ces fausses routes, ces flexions extrêmes sont-elles des obstacles absolus à la fécondation ?

On peut répondre avec certitude : Non.

Quels que soient le degré de déviation, la direction et la profondeur de la fausse route, le hasard et, bien plus sûrement, des conseils judicieux peuvent amener la fécondation et la disparition, par la grossesse, de la déviation utérine, quelle qu'elle soit.

Mais qu'on ne s'y trompe pas, et c'est là le meilleur argument contre les traitements mécaniques des déviations utérines, qu'on examine la femme un an après son accouchement, et l'on retrouvera la version ou la flexion au même degré qu'avant la grossesse. On peut consentir à faire une légère exception pour le prolapsus, mais pour les versions et les flexions, qu'on y regarde de près, et l'on s'assurera que les choses se passent comme nous le disons.

Que convient-il donc de conseiller aux femmes qui viennent réclamer les secours de l'art, dans ces conditions de déviations et de fausses routes ?

Le conseil variera, bien entendu, selon le genre de déviation.

Dans les antéversions, outre les conditions ordinaires susceptibles d'assurer la fécondation, conditions aujourd'hui connues de tous les médecins, on recommandera à la femme de ne se rapprocher de son mari qu'après être restée cinq ou six heures sans uriner.

Dans les rétroversions, on sollicitera la plénitude du rectum, par l'usage continué pendant quelques jours d'une préparation opiacée, à moins que la femme, — ce qui n'est pas rare, — ne soit constipée, et alors il suffira de lui conseiller le rapprochement quand il n'y aura pas de selle depuis deux ou trois jours.

Il s'agit d'une latéro-version, c'est en faisant coucher la femme sur l'un des côtés, pour accomplir l'acte, qu'on arrive à des résultats parfois surprenants, si l'on a soin toutefois de faire comprendre au mari que les paysans font plus d'enfants que les diplomates ; preuve évidente, contrairement au préjugé général, qu'on n'a pas besoin pour cette besogne, quand on est jeune et vigoureux, d'une extrême pénétration !

Ici se place une observation, sans doute inutile pour les vieux praticiens, mais non sans avantage pour les jeunes.

Jamais les conseils à la femme ne doivent être donnés en présence du mari, et réciproquement.

Les conditions de plénitude de vessie et de rectum, sur certains hommes étrangers à la médecine, auraient pour résultat de dépoétiser légèrement les élans conjugaux et d'opposer parfois d'humiliants empêchements à cette conjonction des centres si absolument indispensable dans l'espèce !

D'autre part, la jeune femme n'a pas besoin de connaître les recommandations faites à son mari. Chacun agira de son côté dans le sens de la réussite, et le plus souvent sans s'être communiqué mutuellement les procédés mis en usage.

C'est au moins ce que la pratique montre chez les époux encore jeunes.

Par ces simples moyens, dans plus de la moitié des cas, où il n'y avait d'autre obstacle à la fécondation qu'une déviation compliquée de fausse route, les femmes sont devenues enceintes dans un espace de temps qui a varié de quinze jours à dix-huit mois, après deux, trois, quatre et jusqu'à treize ans de mariage stérile.

Que les époux donc, loin de désespérer, continuent avec ferveur leurs laborieuses tentatives, soutenues par l'espoir de décrocher enfin la layette, une nuit ou l'autre !

CHAPITRE XIX

Des maladies de l'utérus.

Il est un certain nombre de maladies qui constituent à l'hydrothérapie un domaine spécial, dans lequel l'eau froide règne en souveraine, sans rivale, sans équivalent, sans succédané connus. Là, l'efficacité de la médication hydrothérapique est à peu près constante ; là, l'on obtient des guérisons réputées impossibles, sur des malades qui, pendant un grand nombre d'années, ont épuisé toutes les ressources de la thérapeutique usuelle ; là, le succès dépasse souvent les espérances, les prévisions du médecin le plus expérimenté.

Les principales de ces maladies sont : la fièvre intermittente, la congestion sanguine chronique du foie, la chlorose, l'anémie et l'asthénie, la gastralgie, les affections rhumatismales, les névralgies et les névroses, la phtisie pulmonaire ; parmi ces maladies, le premier rang appartient, peut-être, aux affections utérines, et nous ne saurions trop engager les praticiens à méditer les pages qui vont suivre.

§ I. — CONGESTION CHRONIQUE DE L'UTÉRUS

L'utérus est, comme chacun sait, le siège de congestions sanguines physiologiques, périodiques, qui se résolvent chaque fois par l'hémorragie menstruelle ; lorsque, par une cause quelconque, la congestion utérine physiologique *hemorragipare* dépasse ses limites normales, l'écoulement des règles est précédé et accompagné de divers accidents. Les femmes accusent une sensation de poids, de tension, de gêne, de corps étranger volumineux dans le petit bassin ; elles éprouvent de la difficulté à marcher, à s'asseoir, à rester debout ; une sensation de chaleur, de gonflement, se manifeste dans le vagin, où s'établit, par voie de propagation, par continuité de tissus, une congestion sécrétoire qui donne lieu à une leucorrhée vaginale plus ou moins abondante ; parfois la congestion occupe également la vulve, les petites lèvres, le clitoris, et quelques femmes sont alors tourmentées par un prurit vulvaire voluptueux et par d'incessants désirs vénériens. Dans les parties externes, la congestion est souvent nutritive et aboutit à l'hypertrophie, de telle sorte que dans certaines circonstances il se présente un phénomème très curieux, à savoir : que les organes génitaux de la femme offrent à l'observateur la réunion de trois espèces de congestion sanguine : hémorragique, sécrétoire et nutritive.

Chez une femme à laquelle, dit le docteur Fleury, je donne des soins depuis plus de vingt ans, j'ai vu la congestion nutritive augmenter graduellement le volume du clitoris, et donner aux petites lèvres des dimensions telles, que j'ai dû en réséquer une grande partie, pour les ramener à leurs proportions primitives.

L'hypercongestion mensuelle de l'utérus est souvent accompagnée de douleurs excessivement vives, de tranchées, de contractions utérines, qui, pour ainsi dire, transforment la menstruation en un accouchement ; je connais plusieurs femmes qui préfèrent les douleurs de l'enfantement aux souffrances atroces qu'elles endurent chaque mois, pendant quarante-huit ou soixante-douze heures. Il n'est pas rare de voir survenir, dans ces circonstances, des accidents nerveux et des attaques hystériformes plus ou moins graves.

L'hydrothérapie offre les ressources les plus puissantes, les plus précieuses de la thérapeutique pour combattre la dysménorrhée et l'aménorrhée ; pour ramener aux conditions physiologiques les règles insuffisantes ou trop abondantes, pour faciliter et régulariser l'établissement de la menstruation chez les jeunes filles lymphatiques, chlorotiques, chez lesquelles la puberté est souvent accompagnée de tant de troubles divers ; pour prévenir l'avortement chez les jeunes femmes débiles, anémiques, névropathiques ; enfin, pour aider aux femmes à traverser aussi favorablement que possible l'époque toujours critique de la ménopause.

Lorsque l'abondance de l'hémorragie mensuelle est proportionnelle à l'intensité de la congestion utérine, tous les accidents disparaissent avec l'écoulement sanguin, et les femmes dont la menstruation est la plus pénible, la plus douloureuse, jouissent d'une santé parfaite pendant les intervalles qui séparent les époques menstruelles ; mais fréquemment la résolution n'est pas complète, l'utérus reste, après les règles, le siège d'une congestion qui augmente chaque mois, et qui donne ainsi naissance à un état morbide permanent.

Nous venons d'indiquer une des causes de la congestion chronique de l'utérus ; il en est beaucoup d'autres : la grossesse, l'accouchement, les excès vénériens, le coït accompli dans certaines conditions de disproportion entre les organes génitaux de l'homme et ceux de la femme ; nous l'avons rencontrée chez presque toutes les femmes de petite taille mariées à des hommes robustes, d'une stature élevée, ayant un pénis volumineux et d'une grande longueur.

La position déclive qu'occupe l'utérus prédispose puissamment cet organe aux congestions sanguines, et l'état morbide dont nous nous occupons ne tarde pas à se produire lorsqu'un agent quelconque vient, par une action souvent répétée, augmenter l'effet physique de la pesanteur, diminuer l'énergie de la force vitale antagoniste, ou apporter un obstacle mécanique à la circulation. Ici viennent se placer, comme causes déterminantes fréquentes, la constipation, l'usage des corsets, l'abaissement de la taille par les vêtements de la femme, l'inertie musculaire, l'abus des lavements et des bains tièdes, l'abus de l'équitation, de la danse, surtout pendant l'époque menstruelle, etc., etc.

Quelle que soit la cause qui ait amené le développement d'une congestion utérine chronique, celle-ci augmente le volume de l'organe, et surtout celui du col, qui atteint parfois des dimensions considérables ; l'augmentation de volume entraîne nécessairement l'augmentation de poids, et celle-ci, lorsqu'elle rencontre une femme amaigrie, débile, anémique, des ligaments utérins affaiblis, a pour conséquence l'abaissement de l'organe, et souvent un second déplacement qui, d'après mes observations, est beaucoup plus souvent une antéversion qu'une rétroversion ; parfois même la matrice subit une inclinaison latérale, et présente ainsi un triple déplacement.

L'antéversion utérine met la surface du col en contact direct avec le rectum, et l'intestin, ordinairement distendu par des matières fécales plus ou moins dures, exerce sur la muqueuse si fine du col utérin des pressions, des frottements, qui finissent par en amener l'ulcération ; de telle sorte que l'on rencontre, sur la même malade, l'état congestif, un déplacement unique, double ou triple, et une ulcération. Tous les praticiens qui ont observé les affections utérines savent combien cet état complexe se présente fréquemment ; pour ma part je l'ai constaté un grand nombre de fois, et j'en rapporterai des exemples remarquables.

Si quelques auteurs, et Duparcque en particulier, confondent, sous le nom d'engorgement utérin, des altérations très diverses et très nombreuses, il est certain que la plupart des auteurs réservent, au contraire, cette dénomination pour désigner exclusivement la congestion utérine chronique, et l'existence simultanée de l'engorgement, du déplacement et de l'ulcération, est signalée par tous les auteurs. Ne vaudrait-il pas mieux toutefois faire disparaître du langage médical une expression dont le sens anatomo-pathologique n'est pas nettement défini, unanimement accepté, et qui a servi de prétexte à des discussions qui sont restées stériles pour la science ?

La relation de cause à effet entre la congestion chronique et les déplacements est généralement acceptée ; la dénégation est d'ailleurs impossible, en présence des faits nombreux qui prouvent qu'on ne peut obtenir le redressement complet et définitif de l'organe qu'après l'avoir ramené à ses dimensions normales. La question de fréquence soulève seule quelques dissidences ; pour ma part, je crois, avec Lisfranc, avec Émery, et beaucoup d'autres observateurs, que toute congestion qui a produit une augmentation notable dans le volume et le poids de l'utérus, doit fatalement amener un changement plus ou moins considérable dans la position de l'organe.

L'influence de l'état congestif et du déplacement sur le développement et la persistance de l'ulcération est un fait non moins évident. Tous les praticiens savent qu'une ulcération, même superficielle, résiste ordinairement aux traitements les plus énergiques, tant qu'elle est accompagnée d'engorgement et de déplacement ; tandis qu'elle guérit pour ainsi dire spontanément, aussitôt qu'on est parvenu à rendre à la matrice son volume et sa position.

La congestion chronique de l'utérus est souvent accompagnée de phénomènes nerveux qui, en raison de leur gravité et de leur persistance, finissent par devenir la maladie principale, celle qui attire exclusivement l'attention du médecin et exige le plus impérieusement son intervention. Les accidents hystériformes, l'hystérie proprement dite, constituent la forme névropathique appartenant spécialement à la congestion utérine ; mais souvent on observe, en outre, l'ensemble de symptômes que nous avons indiqués dans notre description générale des congestions chroniques : la gastralgie, les douleurs névralgiques ambulantes, l'état nerveux, la névropathie protéiforme en un mot.

La nature des relations qui existent entre les affections utérines dont nous venons de parler et la névropathie générale est diversement appréciée par les auteurs. Les uns n'admettent entre les deux ordres de phénomènes qu'une simple coïncidence ; les autres les rattachent tous deux à une altération générale primitive dont ils ne seraient que les effets, à la débilité, à l'anémie, etc. ; d'autres, enfin, considèrent les phénomènes nerveux comme essentiellement liés à l'affection utérine, et comme le résultat des modifications, mécaniques et sympathiques, que celle ci apporte dans l'exercice des diverses fonctions de l'économie.

Je ne prétends pas rejeter d'une manière absolue les deux premières doctrines, qui sont justifiées par un certain nombre de faits ; mais je crois que c'est la dernière qui est applicable à l'immense majorité des cas. Qu'on veuille bien considérer en effet : 1° que la névropathie générale est extrêmement rare chez l'homme ; 2° que chez la femme elle est presque toujours accompagnée d'une affection utérine ; 3° que presque toujours encore elle est consécutive à cette affection, et ne se montre souvent que longtemps, que plusieurs années après elle ; 4° que souvent elle est consécutive à une affection utérine produite par une cause mécanique, chez une femme dont l'état général est excellent et se maintient tel, pendant un temps plus ou moins long ; 5° qu'on ne parvient à la faire complètement et définitivement disparaître qu'en ramenant l'utérus à ses conditions normales ; 6° que si le traitement qui s'adresse simultanément à l'affection générale et à la lésion locale est celui qui amène la guérison la plus prompte et la plus sûre, il est vrai de dire, néanmoins, que parfois on modifie fort heureusement les accidents nerveux par la seule application d'un moyen mécanique destiné à n'agir que sur l'utérus : par celle d'un pessaire, par exemple.

Pour me résumer, je dirai que la congestion utérine chronique est ordinairement primitive, et qu'elle a pour effet de produire un déplacement de la matrice, lequel devient souvent, à son tour, la cause d'une ulcération et d'accidents nerveux plus ou moins graves : des observations nombreuses m'ayant démontré que la névropathie liée aux affections utérines est produite beaucoup plus fréquemment par les déplacements que par l'engorgement congestif ou les ulcérations.

La congestion chronique de la matrice est presque toujours accompagnée d'un dérangement de la menstruation ; les douleurs, les accidents que nous avons signalés plus haut, se montrent avant et pendant l'écoulement menstruel, mais c'est surtout la quantité de celui-ci qui est modifiée. Tantôt, l'écoulement menstruel est excessivement abondant et devient une hémorragie ; tantôt, au contraire, il est réduit à une très petite quantité, à quelques gouttes de sang. J'ai vainement cherché à me rendre compte de l'état organique, local ou général, qui correspond à l'une ou à l'autre de ces modifications, lesquelles se sont montrées dans les conditions les plus opposées. Plus fréquemment néanmoins, on observe l'aménorrhée chez des femmes jeunes, robustes, sanguines, chez lesquelles une congestion menstruelle active, énergique, vient s'enter sur la congestion chronique de l'utérus ; et la métrorragie chez des femmes débiles, anémiques, dont l'état général est alors singulièrement aggravé par les pertes de sang et *vice versâ*. Dans ces dernières circonstances, le médecin doit rechercher avec soin s'il n'existe pas quelque complication ; plusieurs fois j'ai pu rattacher les métrorragies à la présence méconnue d'une affection ovarique, d'un polype utérin, d'un cancer de la matrice, etc.

Quels sont les moyens dont le praticien dispose pour combattre la congestion chronique de l'utérus et tous les accidents qui en dérivent ?

Malgré les travaux récents qui ont imprimé une si heureuse impulsion à la thérapeutique des affections utérines, l'engorgement est encore un écueil contre lequel viennent chaque jour se heurter les praticiens. Le fer rouge, qui a fourni à Jobert de si beaux résultats, peut à juste titre être considéré comme le remède héroïque de l'engorgement avec ramollissement du col (état fongueux) ; mais son action n'est plus ni aussi sûre ni aussi puissante lorsqu'il s'agit de l'hypertrophie ou de l'engorgement avec induration ; ajoutons cependant, pour être juste, que de tous les moyens employés jusqu'à présent, c'est celui qui compte le plus grand nombre de succès ; nous avons vu Jobert obtenir, à l'aide de cautères pratiqués avec le fer rouge, la guérison complète d'engorgements indurés volumineux, qui pendant plusieurs années avaient résisté aux traitements les plus variés et les plus énergiques.

En dehors du fer rouge, on ne trouve guère dans les auteurs que contradictions et incertitudes ; le repos absolu de la malade, encore conseillé par quelques médecins, favorise la congestion utérine, et augmente par conséquent l'engorgement.

Les sangsues, appliquées sur l'hypogastre, les lombes, les reins, les cuisses, à l'anus ou sur le col utérin lui-même, sont pour Duparcque le traitement curatif essentiel de quelques engorgements utérins, et le traitement préparatoire indispensable de la plupart des autres ; mais Boivin et Dugès, Lisfranc, Chomel, sont bien loin de partager cette opinion ; quant à nous, notre expérience personnelle nous porte à rejeter les saignées locales d'une manière à peu près absolue.

Les saignées générales spoliatives (250 à 300 grammes), préconisées par Duparcque, reposent sur une théorie erronée qui rattache l'engorgement utérin à l'état phlegmasique ; elles ont presque constamment un résultat fâcheux ; plus on tire du sang, plus celui qui reste semble avoir de tendance à se précipiter vers l'utérus congestionné.

Les saignées générales, dérivatives ou révulsives (15 à 180 grammes), tant prônées par Lisfranc et par quelques-uns de ses élèves, sont tombées dans un juste discrédit ; elles sont aujourd'hui à peu près complètement abandonnées.

La ciguë, vantée par Récamier, l'iodure de potassium, prescrit par Lisfranc, les alcalins, les ferrugineux, les mercuriaux, n'ont qu'une efficacité douteuse, et, dans tous les cas, très exceptionnelle.

Les vésicatoires, placés aux environs des organes sexuels ; les exutoires, établis au bas des reins, au-dessus des ligaments de Fallope, sur les cuisses ou sur les jambes ; le séton, posé autour de la cavité pelvienne ou sur l'hypogastre, sont des moyens auxquels peu de malades veulent se soumettre, et dont l'efficacité n'est pas suffisamment démontrée pour en compenser les graves inconvénients.

Parlerai-je de l'abstinence prolongée (*cura famis*), qui, de l'aveu de Duparoque lui-même, ne réussit qu'en produisant l'amaigrissement, le dépérissement, le marasme et l'atrophie ?

Priessnitz ne paraît pas avoir appliqué l'hydrothérapie au traitement des affections utérines, que probablement d'ailleurs il ne savait point reconnaître. Scoutetten, Schedel, Engel, ne les mentionnent point dans leurs ouvrages.

Baldou assure qu'il a eu souvent occasion d'admirer les beaux résultats obtenus par lui dans le traitement des maladies des organes génito-urinaires de la femme ; mais il ne produit aucun fait de déplacement utérin, et quant à l'engorgement, on ne trouve dans son ouvrage qu'une seule observation fort incomplète, dont voici le résumé :

Une dame éprouvait depuis trois ans des douleurs utérines très vives, et elle était arrivée à un tel point d'amaigrissement et de dépérissement qu'elle effrayait toutes les personnes qui la voyaient. Cette malade, que tous les médecins avaient regardée jusque-là comme atteinte d'une affection organique de l'utérus, avait fait des injections de diverses natures et avait été cautérisée un grand nombre de fois ; elle était affligée, en outre de sa maladie utérine, d'un catarrhe chronique et d'hémorroïdes.

Un examen attentif fit reconnaître à Baldou « que le col de la matrice était dur et résistant, un peu plus volumineux que l'état normal, mais qu'il avait conservé sa forme ordinaire ; la matrice paraissait être dans un état analogue. La muqueuse qui recouvre le col de la matrice et celle qui tapisse la partie supérieure du vagin présentaient une demi-douzaine de points rouges, avec ulcérations superficielles très douloureuses au toucher. »

Cette malade fut soumise au traitement hydrothérapique : enveloppement dans des couvertures de laine, avec linges mouillés sur la poitrine et le bas-ventre ;

affusions avec frictions pendant une minute ; injections, bains de siège de vingt minutes, bains entiers, douches, etc.

Les résultats de ce traitement furent les suivants :

Le cinquième jour, les douleurs utérines cessent ; le dixième, le toucher ne fait plus reconnaître les ulcérations du vagin (et celles du col utérin?) ; le trente-deuxième, la malade gagne à vue d'œil l'embonpoint et des couleurs. Le traitement est continué jusqu'à la fin de mars (malheureusement nous ne savons point quand il a été commencé), et Baldou déclare qu'à cette époque le succès est complet.

Nous voulons le croire sur parole ; cependant nous aurions été désireux de savoir si la vue concordait avec le toucher quant aux ulcérations, si le col avait cessé d'être un peu plus volumineux qu'à l'état normal, et si la matrice ne paraissait plus être dans un état analogue.

Telle est cette observation que l'auteur place dans le chapitre consacré aux maladies des organes génito-urinaires, et que, quelques lignes plus bas, il présente comme un exemple de catarrhe chronique guéri par l'hydrothérapie ; le lecteur en appréciera la valeur.

Lubansky a eu souvent occasion d'appliquer l'hydrothérapie au traitement des affections utérines, mais il avoue qu'il s'est préoccupé surtout de l'état général des malades, et que les troubles locaux ne lui ont fourni que des indications secondaires ; de là, probablement, des résultats qui nous paraissent ne pas avoir été complètement satisfaisants.

En effet, Lubansky nous apprend, avec une louable franchise, que le traitement a échoué sur trois malades, dont l'une présentait une antéversion de l'utérus, l'autre un engorgement du col accompagné de douleurs névralgiques ; la maladie de la troisième n'est pas indiquée. A côté de ces insuccès, se place néanmoins un fait qui mérite d'être signalé.

Une femme atteinte d'un engorgement, d'un abaissement et d'une antéversion de l'utérus, ayant été traitée pendant plusieurs mois par Lisfranc, ayant subi l'introduction d'un pessaire par les mains de Hervez de Chégoin, présentant depuis plusieurs années des symptômes locaux et généraux fort graves, a été notablement soulagée par un traitement de quatre mois et demi ; l'antéversion subsistait toujours, mais l'engorgement et l'abaissement avaient disparu.

§ II. — DÉPLACEMENTS UTÉRINS

J'entends, surtout, parler ici des déplacements simples de l'utérus, c'est-à-dire de ceux qui ne se rattachent point à un engorgement, à une congestion chronique ; en un mot, à une augmentation de volume de la matrice ; de ceux qui ne sont dus qu'à un état de débilité générale, à l'atonie, à la faiblesse, à la laxité des organes destinés à suspendre l'utérus dans le bassin et à le maintenir dans sa position physiologique.

Quelques mots d'explication sont nécessaires. Je dois dire, tout d'abord, qu'il ne s'agit pas ici des déplacements embryonnaires qu'a signalés Jobert, et qui sont le résultat d'un vice de conformation, mais des déplacements accidentels, dus à des violences, à des ébranlements utérins, à des changements survenus dans les moyens d'union et de suspension de l'utérus. J'ajoute qu'il ne sera question que des déplacements proprement dits, dans lesquels l'utérus subit un déplacement absolu, sans que la direction de ses différents axes soit changée (élévation, abaissement), et des inclinaisons dans lesquelles l'utérus se déplace en masse, de façon que son grand axe ne correspond plus à celui du grand bassin (antéversion, rétroversion, obliquités latérales). Les inflexions utérines restent complètement hors de cause.

L'existence et la fréquence des déplacements utérins sont généralement admises, mais les opinions divergent lorsqu'il s'agit d'en apprécier les causes et la valeur symptomatique.

Les uns font bon marché des déplacements utérins ; ce sont pour eux des maladies de convention, pour ainsi dire, et sans grande importance. L'utérus, disent-ils, est naturellement mobile ; une foule de circonstances influent sur sa position, qui est éminemment variable, et qui, sur la même malade, change souvent plusieurs fois dans la même journée : de là, la difficulté de séparer d'une manière rigoureuse le déplacement permanent et pathologique, du déplacement temporaire et pour ainsi dire physiologique ; de là, lorsque plusieurs médecins sont réunis en consultation pour un cas de ce genre, la diversité des opinions et des diagnostics. Dans tous les cas, ajoutent-ils, le déplacement utérin ne donne lieu qu'à quelques légers accidents, il ne réagit point sur l'innervation générale et sur les grandes fonctions de l'économie ; les troubles fonctionnels que l'on observe dans quelques cas sont dus à une véritable complication, à une maladie concomitante, à une névropathie dont la maladie utérine n'a été, tout au plus, que la cause occasionnelle, le point de départ.

Les autres admettent que les déplacements pathologiques de l'utérus sont très fréquents, et ils rapportent directement à eux tous les troubles fonctionnels : les uns à titre de phénomènes locaux et mécaniques, les autres à titre de phénomènes généraux et sympathiques ; mais ils considèrent la maladie comme une infirmité à laquelle on ne peut opposer rationnellement qu'un palliatif mécanique (pessaire, ceinture, éponge, etc.), et à priori ils nient la possibilité d'une guérison obtenue à l'aide d'une médication quelconque. « On entrevoit difficilement, dit Velpeau, la possibilité de guérir les déviations de l'utérus, et, comme il s'agit d'un phénomène matériel, il est certain que les médications et les ressources pharmaceutiques ne peuvent absolument rien contre ces maladies ; c'est donc à des procédés mécaniques seuls que l'on doit songer pour entrevoir quelques chances de succès, et encore s'aperçoit-on, en y réfléchissant quelque peu, que ces procédés doivent être d'une exécution fort difficile. » De là, les différentes ceintures mécaniques, qui occasionnent toujours plus ou moins de gêne et de douleur, qui sont pour la femme une sujétion fatigante et désagréable, enfin qui n'amènent souvent qu'un soulagement peu marqué. Quant aux pessaires, tampons, éponges, redresseurs, etc., on en connaît assez les désagréments et les dangers pour qu'il soit nécessaire d'insister sur ce point.

Aux premiers, il me suffira d'opposer le témoignage de l'immense majorité des praticiens, qui sait fort bien que le plus ordinairement le déplacement est primitif, se montre chez une femme jouissant de la meilleure santé, et donne lieu successivement à des désordres sympathiques, à des troubles fonctionnels, qui augmentent ou diminuent suivant que les symptômes locaux, manifestement produits par le déplacement utérin, s'amendent ou s'aggravent, et ne disparaissent jamais complètement que si la matrice revient à sa direction normale.

Aux seconds, je répondrai par des faits. Dès 1848, dit Fleury, j'écrivais dans le *Compendium* : « C'est en considérant les déplacements utérins comme étant presque toujours essentiels, c'est en proclamant à priori l'inefficacité des moyens hygiéniques et pharmaceutiques, que l'on a fourni à des charlatans l'occasion de guérir des déplacements qui, pendant plusieurs années, avaient résisté aux chirurgiens les plus habiles... La plupart des praticiens envisagent les déviations de l'utérus comme au-dessus des ressources de la médecine, et ils ne leur opposent qu'un traitement chirurgical, c'est-à-dire un traitement palliatif, dont les inconvénients surpassent quelquefois ceux du déplacement lui-même... Nous professons une doctrine entièrement opposée; nous croyons que les déplacements utérins sont en grande partie symptomatiques, nous croyons qu'une médication hygiénique et pharmaceutique dirigée contre la cause des déplacements est souvent suivie de succès... Pour remédier au relâchement des ligaments, on prescrira les bains de siège froids, les applications froides sur l'hypogastre, les douches, les injections, les lavements froids...; si la malade a maigri, il est urgent de modifier l'état général par l'exercice, l'alimentation, le séjour à la campagne, etc. »

Depuis vingt ans, continue le même auteur, j'ai soumis au traitement hydrothérapique un grand nombre de femmes portant des déplacements considérables, anciens, permanents, accompagnés de troubles fonctionnels et d'accidents nerveux graves, ayant nécessité l'application de ceintures et de pessaires de toutes espèces; et, dans la presque totalité des cas, j'ai obtenu une guérison complète, un redressement définitif suivi de la disparition de tous les phénomènes sympathiques. Ces guérisons ont été dues à cette action reconstitutive et tonique de l'eau froide, déjà indiquée par Lombard de Percy, comme capable de fortifier tout le tissu et les ligaments de l'utérus ; paroles que je reproduis avec d'autant plus d'insistance, que les hydropathes n'ont jamais songé à appliquer leur système aux déplacements de la matrice.

Baud, dans un travail présenté à l'Académie de médecine, et Hervez de Chégoin, dans son rapport sur ce travail, ont émis l'assertion que presque toutes les déviations utérines sont passives, et secondaires à un état morbide général et primitif. J'admets volontiers que les déplacements utérins sont plus fréquents chez les femmes d'une constitution grêle et délicate, d'un tempérament lymphatique ; je reconnais l'influence que peut exercer une affection générale, telle que l'anémie, par exemple ; mais je crois que la proposition formulée par ces honorables confrères est beaucoup trop absolue.

« Quelquefois, ai-je dit ailleurs, certaines affections générales, en donnant lieu à des congestions utérines, en troublant les fonctions digestives et la nutrition, en amenant l'amaigrissement, la mollesse des tissus, la faiblesse, la laxité des organes destinés à maintenir et à suspendre la matrice, etc., deviennent la cause d'engorgements ou de déplacements ; mais il est évident, certain, que dans la grande majorité des cas les choses ne se passent pas ainsi. Sous l'influence de causes locales parfaitement connues, les affections utérines, et les déplacements en particulier, se montrent presque constamment chez des femmes dont l'état général est excellent ; la maladie ne se traduit d'abord, et pendant un certain temps, que par des accidents locaux ; ce n'est qu'au bout d'un temps plus ou moins long que le système nerveux général commence à se troubler, et alors il s'écoule encore souvent plusieurs années avant que les phénomènes généraux aient acquis assez de gravité pour constituer l'ensemble symptomatique auquel on donne le nom d'état nerveux, de névropathie générale. Qu'on trouve là un effet ou une coïncidence, les choses n'en sont pas moins telles. »

Les causes locales parfaitement connues auxquelles je faisais allusion, tous les praticiens les ont déjà nommées ; ce sont les imprudences faites pendant la grossesse : excès de marche, efforts musculaires violents, danse, équitation, etc. ; certaines circonstances accompagnant la parturition : cris et efforts d'expulsion très énergiques, accouchement opéré dans la station debout, soit accidentellement, soit en raison d'une préférence avouée par beaucoup de sages-femmes et même par quelques accoucheurs, préférence que nous ne saurions trop blâmer ; relevailles trop prématurées, ou bien au contraire, après l'accouchement, séjour trop prolongé au lit, abus de la diète, des cataplasmes, des bains tièdes, des divers agents émollients et débilitants.

Priessnitz voulait que, pendant toute la durée de la grossesse, les femmes fussent soumises aux applications hydrothérapiques ; que, pendant et après l'accouchement, le ventre fût complètement couvert de compresses froides, et il assurait qu'on rend ainsi la grossesse heureuse, l'accouchement facile, les affections puerpérales rares et sans gravité. Des témoins oculaires, intelligents et dignes de foi, m'ont affirmé que les avantages attribués par Priessnitz à cette méthode ne sont nullement exagérés ; plusieurs fois déjà j'ai pu m'en convaincre par moi-même, et j'appelle sur ce point toute l'attention des praticiens éclairés.

Baud, dans le travail dont nous avons parlé, établit, sous forme de conclusions thérapeutiques, qu'il ne faut point chercher à améliorer l'état local au détriment de l'état général, et que le traitement doit être institué dans la pensée d'un état passif de l'utérus.

Je ne combattrai pas la première de ces propositions, qui a le tort, ou l'avantage, de ressembler à une naïveté ; quant à la seconde, je la repousse de toutes mes forces, bien qu'elle soit couverte de l'autorité de Velpeau, d'Hervez de Chégoin, et de tous les médecins qui ne voient que des moyens mécaniques à opposer aux déplacements utérins.

C'est en m'appuyant sur des faits nombreux, concluants, péremptoires, que je persiste à soutenir que l'hydrothérapie est un agent sans équivalent dans le traitement des déplacements de la matrice, qui permet le plus ordinairement d'obtenir une guérison solide, un redressement complet et définitif, parce qu'il s'adresse simultanément, d'une part, aux accidents locaux et mécaniques, d'autre part, aux symptômes généraux et sympathiques, de manière à combattre directement, et l'un par l'autre, ces deux ordres de phénomènes.

LIVRE TREIZIÈME

AMOUR ET MARIAGE

CHAPITRE PREMIER

Physiologie des passions.

Darwin a établi dans son magistral ouvrage sur la modification des espèces, que la reproduction des animaux est soumise à une loi générale qui n'est autre qu'une loi de transformation, sous l'influence de ce qu'il a appelé la sélection naturelle, par opposition à la sélection artificielle que l'on pratique sur les animaux domestiques pour développer en eux certaines propriétés plus ou moins utiles.

Cette sélection consiste dans un choix que l'homme ou la nature fait parmi les individus ayant tel ou tel caractère développé au plus haut degré, pour les marier entre eux. Voyons comment fonctionne le mécanisme de la sélection.

Les êtres vivants possèdent certaines attractions qui les portent à faire fonctionner leurs appareils lorsque leur propre conservation l'exige. De plus, ils possèdent d'autres attractions, des attractions de choix, qui leur font choisir les meilleures conditions de fonctionnement possibles.

Ainsi la faim nous avertit qu'il est temps pour nous de manger. Mais à côté de la faim se trouve le goût, fonction de choix qui indique qu'il faut faire usage de certains aliments de préférence à certains autres.

Dans les fonctions de reproduction, un phénomène analogue se produit : l'homme et la femme se recherchent instinctivement. Mais à côté de l'instinct générique, il existe chez l'homme et chez la femme une autre attraction, une attraction de choix : c'est l'amour.

Précisons. Non seulement l'homme aime la femme en général, mais il éprouve le désir de s'unir particulièrement avec telle femme qu'il aime, plutôt qu'avec telle autre qui lui déplaît.

De fait, l'amour pousse toujours vers ce qui est beau ; on aime une femme parce qu'elle est belle physiquement, ou parce qu'elle a une grande intelligence, ou parce qu'elle est bonne ; en d'autres termes, il y a toujours une déterminante à l'amour, et cette déterminante est la beauté.

Quand donc un homme se marie sans amour il s'expose à se mal reproduire ; il fait un acte anti-social, immoral, mauvais ; s'il s'unit, au contraire, à celle qu'il aime, il obéit aux lois de la sélection naturelle, il fait un acte éminemment bon et moral. L'amour doit donc être notre seul guide.

Voilà la définition scientifique de ce sentiment que bien des personnes croient étranger à la science.

M. Alfred Naquet a traité très nettement cette question, et elle a été reprise depuis par le docteur Letourneau qui, lui, a classé l'amour à son véritable rang parmi les passions humaines (passions nutritives, sensitives, cérébrales, affectives, sociales et intellectuelles).

Dès l'enfance ou la première jeunesse, l'homme destiné à être le jouet de fortes passions affectives, se distingue des autres par une impressionnabilité morale vive, une ardente imagination qui va parfois jusqu'à l'hallucination. Aussi les poètes, les vrais poètes sont-ils les prédestinés de la passion affective : c'est Byron, amoureux à huit ans ; Alfiéri, amoureux à neuf ans ; Dante, au même âge ; Canova, à cinq ans ; Jean-Jacques Rousseau, à onze ans.

Mais bientôt la passion grandit lentement ou brusquement, et le résultat, c'est l'abolition de la volonté calme et raisonnée, c'est la toute-puissance d'un désir unique à la satisfaction duquel tendent forcément toutes les facultés. Pour l'être, que domine la passion, il n'y a plus ni bien, ni mal, ni raison, ni folie, ni vice, ni vertu. Il n'y a plus qu'un bien suprême, sans lequel on ne peut vivre, préférable à tout, auquel on ne peut pas désobéir alors même qu'on le voudrait.

L'amour imprime une impulsion irrésistible aux esprits généreux ; c'est le facteur le plus puissant de la société. Malheureusement à notre époque l'instinct de la brute domine encore, non seulement dans les salons et dans les rues, mais aussi dans l'art et même dans la littérature, où l'on ne retrouve plus — comme le constatait excellemment Mme Gendre dans un article tout récent — de types aussi élevés que la Desdemona de Shakspeare ou la Thécla de Schiller.

Mais l'amour n'est pas le dernier terme de l'évolution psychique : il y a encore des passions plus nobles et plus larges que les passions affectives, des passions où le désir humain prend un essor plus vaste et réellement grandiose les passions sociales ayant pour objet l'amour de la Patrie et de l'Humanité, et les passions intellectuelles ayant pour culte unique : la Science.

CHAPITRE II

De l'amour.

Il y a tant de sortes d'amour, dit Voltaire, qu'on ne sait à qui s'adresser pour le définir. On nomme hardiment amour un caprice de quelques jours, une liaison sans attachement, un sentiment sans estime, des simagrées de Sigisbée, une froide habitude, une fantaisie romanesque, un goût suivi d'un prompt dégoût : on donne ce nom à mille chimères.

Si quelques philosophes veulent examiner à fond cette matière peu philosophique, qu'ils méditent le Banquet de Platon, dans lequel Socrate, amant honnête d'Alcibiade et d'Agathon, converse avec eux sur la métaphysique de l'amour.

Lucrèce en parle plus en physicien : Virgile suit les pas de Lucrèce ; *amor omnibus idem.*

C'est l'étoffe de la nature que l'imagination a brodée. Veux-tu avoir une idée de l'amour? Vois les moineaux de ton jardin, vois tes pigeons, contemple le taureau qu'on amène à la génisse ; regarde ce fier cheval que deux de tes valets conduisent à la cavale paisible qui l'attend, et qui détourne sa queue pour le recevoir ; vois comme ses yeux étincellent, entends ces hennissements ; contemple ces sauts, ces courbettes, ces oreilles dressées, cette bouche qui s'ouvre avec de petites convulsions, ces narines qui s'enflent, ce souffle enflammé qui en sort, ces crins qui se relèvent et qui flottent, ce mouvement impétueux dont il s'élance sur l'objet que la nature lui a destiné ; mais n'en sois point jaloux, et songe aux avanges de l'espèce humaine ; ils compensent en amour tous ceux que la nature a donnés aux animaux, force, beauté, légèreté, rapidité !

Il y a même des animaux qui ne connaissent point la jouissance. Les poissons écaillés sont privés de cette douceur : la femelle jette sur la vase des milliers d'œufs ; le mâle qui les rencontre passe sur eux et les féconde par sa semence, sans se mettre en peine à quelle femelle ils appartiennent.

La plupart des animaux qui s'accouplent ne goûtent de plaisir que par un seul sens ; et dès que cet appétit est satisfait, tout est éteint. Aucun animal, hors toi, ne connaît les embrassements ; tout ton corps est sensible ; tes lèvres surtout jouissent d'une volupté que rien ne lasse ; et ce plaisir n'appartient qu'à ton espèce : enfin tu peux dans tous les temps te livrer à l'amour, et les animaux n'ont qu'un temps marqué. Si tu réfléchis sur ces prééminences, tu diras avec le comte de Rochester :

« L'amour dans un pays d'athées ferait adorer la Divinité. »

Comme les hommes ont reçu le don de perfectionner tout ce que la nature leur accorde, ils ont perfectionné l'amour. La propreté, le soin de soi-même, en rendant la peau plus délicate, augmente le plaisir du tact ; et l'attention sur sa santé rend les organes de la volupté plus sensibles. Tous les autres sentiments entrent ensuite dans celui de l'amour, comme des métaux qui s'amalgament avec l'or : l'amitié, l'estime, viennent au secours , les talents du corps et de l'esprit sont encore de nouvelles chaînes.

> « Nam facit ipsa suis interdùm femina factis,
> › Morigerisque modis et mundo corpore culta,
> › Ut facilè insuescat secum vir degere vitam. »
>
> (Lucrèce, lib. IV.)

On peut, sans être belle, être longtemps aimable.
L'attention, le goût, les soins, la propreté,
Un esprit naturel, un air toujours affable,
Donnent à la laideur les traits de la beauté.

L'amour-propre surtout resserre tous ces liens. On s'applaudit de son choix, et les illusions en foule font les ornements de cet ouvrage dont la nature a posé les fondements.

Voilà ce que tu as au-dessus des animaux ; mais si tu goûtes tant de plaisirs qu'ils ignorent, que de chagrins aussi dont les bêtes n'ont point d'idée ! Ce qu'il y a d'affreux pour toi, c'est que la nature a empoisonné dans les trois quarts de la terre les plaisirs de l'amour et les sources de la vie, par une maladie épouvantable à laquelle l'homme seul est sujet, et qui n'infecte que chez lui les organes de la génération.

Il n'en est point de cette peste comme de tant d'autres maladies qui sont la suite de nos excès. Ce n'est point la débauche qui l'a introduite dans le monde. Les Phryné, les Laïs, les Flora, les Messaline n'en furent point attaquées ; elle est née dans les îles où des hommes vivaient dans l'innocence, et de là elle s'est répandue dans l'ancien monde.

Si jamais on a pu accuser la nature de mépriser son ouvrage, de contredire son plan, d'agir contre ses vues, c'est dans ce fléau détestable qui a souillé la terre d'horreur et de turpitude. Est-ce là le meilleur des mondes possibles ? Eh quoi ! si César, Antoine, Octave n'ont point eu cette maladie, n'était-il pas possible qu'elle ne fît point mourir François Ier ? Non, dit-on, les choses étaient ainsi ordonnées pour le mieux : je veux croire ; mais cela est triste pour ceux à qui Rabelais a dédié son livre.

Les philosophes érotiques ont souvent agité la question, si Héloïse put encore aimer véritablement Abélard quand il fut moine et châtré ! L'une de ces qualités faisait très grand tort à l'autre.

Mais consolez-vous, Abélard, vous fûtes aimé ; la racine de l'arbre coupé conserve encore un reste de sève ; l'imagination aide le cœur. On se plaît encore à table, quoiqu'on n'y mange plus. Est-ce de l'amour ? Est-ce un simple souvenir ? Est-ce de l'amitié ? C'est un je ne sais quoi composé de tout cela. C'est un sentiment confus qui ressemble aux passions fantastiques que les morts conservaient dans les Champs-Élysées. Les héros qui pendant leur vie avaient brillé dans la course des chars conduisaient après leur mort des chars imaginaires. Héloïse vivait avec vous d'illusions et de suppléments. Elle vous caressait quelquefois, et avec d'autant plus de plaisir qu'ayant fait vœu au Paraclet de ne vous plus aimer, ses caresses en devenaient plus précieuses comme plus coupables. Une femme ne peut guère se prendre de passion pour un eunuque ; mais elle peut conserver sa passion pour son amant devenu eunuque, pourvu qu'il soit encore aimable !

Il n'en est pas de même, mesdames, pour un amant qui a vieilli dans le service ; l'extérieur ne subsiste plus, les rides effrayent, les sourcils blanchis rebutent, les dents perdues dégoûtent, les infirmités éloignent. Tout ce qu'on peut faire, c'est d'avoir la vertu d'être garde-malade, et de supporter ce qu'on a aimé !

C'est ensevelir un mort !

CHAPITRE III

De l'amour socratique.

Si l'amour qu'on a nommé socratique et platonique n'était qu'un sentiment honnête, il faut y applaudir; si c'était une débauche, il faut en rougir pour la Grèce.

Comment s'est-il pu faire qu'un vice destructeur du genre humain, s'il était général, qu'un attentat infâme contre la nature, soit pourtant si naturel? Il paraît être le dernier degré de la corruption réfléchie; et cependant il est le partage ordinaire de ceux qui n'ont pas encore eu le temps d'être corrompus. Il est entré dans des cœurs tout neufs, qui n'ont encore connu ni l'ambition, ni la fraude, ni la soif des richesses. C'est la jeunesse aveugle qui, par un instinct mal démêlé, se précipite dans un désordre au sortir de l'enfance, ainsi que dans l'onanisme.

Le penchant des deux sexes l'un pour l'autre se déclare de bonne heure; mais quoi qu'on ait dit des Africaines et des femmes de l'Asie méridionale, ce penchant est généralement beaucoup plus fort dans l'homme que dans la femme; c'est une loi que la nature a établie pour tous les animaux, c'est toujours le mâle qui attrape la femelle.

Les jeunes mâles de notre espèce, élevés ensemble, sentant cette force que la nature commence à déployer en eux, et ne trouvant point l'objet naturel de leur instinct, se rejettent sur ce qui lui ressemble. Souvent un jeune garçon, par la fraîcheur de son teint, par l'éclat de ses couleurs et par la douceur de ses yeux, ressemble pendant deux ou trois ans à une belle fille; si on l'aime, c'est parce que la nature se méprend; on rend hommage au sexe en s'attachant à ce qui en a les beautés; et quand l'âge fait évanouir cette ressemblance, la méprise cesse.

On n'ignore pas que cette méprise de la nature est beaucoup plus commune dans les climats doux que dans les glaces du septentrion, parce que le sang y est plus allumé, et l'occasion plus fréquente. Aussi, ce qui ne paraît qu'une faiblesse dans le jeune Alcibiade est une abomination dégoûtante dans un matelot hollandais et dans un vivandier moscovite.

Je ne puis souffrir qu'on prétende que les Grecs ont autorisé cette licence. On cite le législateur Solon, parce qu'il a dit en deux mauvais vers, que le grand aumônier de France, Amyot, a ainsi traduits :

> Tu chériras un beau garçon
> Tant qu'il n'aura barbe au menton.

Mais en bonne foi, Solon était-il législateur quand il fit ces deux vers ridicules ? Il était jeune alors, et quand le débauché fut devenu sage, il ne mit point une telle infamie parmi les lois de sa république. Accusera-t-on Théodore de Bèze d'avoir prêché la pédérastie dans son église, parce que dans sa jeunesse il fit des vers pour le jeune Candide et qu'il dit :

« Amplector et illam. »
Je suis pour lui, je suis pour elle.

Il faudra dire qu'ayant chanté des amours honteuses dans son jeune âge, il eut dans l'âge mûr l'ambition d'être chef de parti, de prêcher la réforme, de se faire un nom.

On abuse du texte de Plutarque, qui, dans ses bavarderies, au dialogue de l'Amour, fait dire à un interlocuteur que les femmes ne sont pas dignes du véritable amour ; mais un autre interlocuteur soutient le parti des femmes comme il le doit. Il va jusqu'à dire qu'il y a dans l'amour des femmes quelque chose de divin. Il compare cet amour au soleil qui anime la nature. Il met le plus grand bonheur dans l'amour conjugal, et il finit par le magnifique éloge de la vertu d'Éponine.

Il est certain, autant que la science de l'antiquité peut l'être, que l'amour socratique n'était point un amour infâme : C'est ce nom d'amour qui a trompé. Ce qu'on appelait les amants d'un jeune homme étaient précisément ce qu'étaient parmi nous les menins des princes ; ce qu'étaient les enfants d'honneur, des jeunes gens attachés à l'éducation d'un enfant distingué, partageant les mêmes études, les mêmes travaux militaires ; institution guerrière et sainte dont on abusa comme des fêtes nocturnes et des orgies.

La troupe des amants, instituée par Laïus, était une troupe invincible de jeunes guerriers engagés par serment à donner leur vie les uns pour les autres ; et c'est ce que la discipline antique a jamais eu de plus beau.

Sextus Empiricus et d'autres ont beau dire que ce vice était recommandé par les lois de la Perse. Qu'ils citent le texte de la loi ; qu'ils montrent le code des Persans ; et si cette abomination s'y trouvait, je ne la croirais pas ; je dirais que la chose n'est pas vraie, par la raison qu'elle est impossible. Non, il n'est pas dans la nature humaine de faire une loi qui contredit et qui outrage la nature, une loi qui anéantirait le genre humain si elle était observée à la lettre. Mais, au contraire, l'ancienne loi des Persans, rédigée dans le *Saddar*, dit à l'article 9, qu'il n'y a point de plus grand péché.

Que de gens ont pris des usages honteux et tolérés dans un pays pour les lois du pays !

Sextus Empiricus qui doutait de tout, devait bien douter de cette jurisprudence. S'il eût vécu de nos jours, et qu'il eût vu deux ou trois jeunes jésuites abuser de quelques écoliers, aurait-il eu le droit de dire que ce jeu leur était permis par les constitutions d'Ignace de Loyola ?

Il me sera permis de parler ici de l'amour socratique du révérend P. Polycarpe, carme chaussé de la petite ville de Gex, lequel en 1771, enseignait la religion et le latin à une douzaine de petits écoliers. Il était à la fois leur confesseur et leur régent, et il se donna auprès d'eux tous un nouvel emploi. On ne pouvait guère avoir plus d'occupations spirituelles et temporelles. Tout fut découvert, et le révérend se sauva en Suisse.

Ces amusements ont été assez communs entre les précepteurs et les écoliers. Les moines chargés d'élever la jeunesse ont été toujours un peu adonnés à la pédérastie. C'est la suite nécessaire du célibat auquel ces pauvres gens sont condamnés.

Les Turcs et les Persans font, à ce qu'on nous dit, élever leurs enfants par des eunuques : Étrange alternative pour un pédagogue d'être châtré ou sodomite !

L'amour des garçons était si commun à Rome, qu'on ne s'avisait pas de punir cette turpitude, dans laquelle presque tout le monde donnait tête baissée. Octave-Auguste, ce meurtrier débauché et poltron, qui osa exiler Ovide, trouva très bon que Virgile chantât le bel Alexis ; Horace, son autre favori, faisait de petites odes pour Ligurinus. Horace, qui louait Auguste d'avoir réformé les mœurs, proposait également dans ses satires un garçon et une fille.

« *Tument tibi quum inguina, nùm, si ancilla aut verna est præsto puer, impetus in quem continuo fiat...* »

« Lorsque tu sens les aiguillons de l'amour et que sous ta main se trouve une servante ou un jeune esclave prêts à soutenir le choc... »

Mais l'ancienne loi *Scantinia*, qui défend la pédérastie, subsista toujours ; l'empereur Philippe la remit en vigueur et chassa de Rome les petits garçons qui faisaient le métier. S'il y eut des écoliers spirituels et licencieux comme Pétrone, Rome eut des professeurs tels que Quintilien !

CHAPITRE IV

Du mariage.

Mariage, a dit Michelet, c'est consentement, l'acte de la volonté, de la liberté qui se donne. Donation mutuelle des cœurs, mais sacrifice surtout de la plus faible, qui, se remettant au plus fort, âme et corps, ne réservant rien, livre tout, risque tout aux chances de l'avenir.

Quand la cupidité conduit la jeune fille dans le lit du vieillard, a dit Michel Lévy, la nature s'indigne, l'intérêt de l'espèce est sacrifié aux passions de l'individu : C'est un scandale physiologique, si l'on peut ainsi dire ; mais la loi civile le protège et la société n'a pour le punir que le mépris et le ridicule.

J'ai rencontré, s'exprime Voltaire, un raisonneur qui disait : Engagez vos sujets à se marier le plus tôt qu'il sera possible ; qu'ils soient exempts d'impôts la première année, et que leur impôt soit réparti sur ceux qui, au même âge, seront dans le célibat.

Plus vous aurez d'hommes mariés, moins il y aura de crimes. Voyez les registres affreux de vos greffes criminels ; vous y trouverez cent garçons de pendus ou de roués, contre un père de famille.

Le mariage rend l'homme plus vertueux et plus sage. Le père de famille ne veut pas rougir devant ses enfants. Il craint de leur laisser l'opprobre pour héritage.

Mariez vos soldats, ils ne déserteront plus. Liés à leur famille, ils le seront à leur patrie. Un soldat célibataire n'est souvent qu'un vagabond, à qui il serait égal de servir le roi de Naples et le roi de Maroc.

Les guerriers romains étaient mariés, ils combattaient pour leurs femmes et pour leurs enfants, et ils firent esclaves les femmes et les enfants des autres nations.

Un grand politique italien, qui d'ailleurs était fort savant dans les langues orientales, chose très rare chez nos politiques, me disait dans ma jeunesse : Caro figlio, souvenez-vous que les juifs n'ont jamais eu qu'une bonne institution, celle d'avoir la virginité en horreur. Si ce petit peuple de courtiers superstitieux n'avait pas regardé le mariage comme la première loi de l'homme, s'il y avait eu chez lui des couvents de religieuses, il était perdu sans ressource.

CHAPITRE V

Institution du mariage.

Cette grande institution, au point de vue de notre civilisation actuelle, peut être considérée sous les aspects les plus variés. Ainsi, la continuation de l'espèce humaine, la satisfaction de ses penchants les plus doux et les plus énergiques, l'affinité morale des êtres, l'union des intérêts particuliers, sont autant d'éléments que cette institution renferme et qui se développent en elle à des degrés divers, suivant les circonstances et les temps. « Les philosophes, a dit Portalis, observent principalement, dans le mariage, le rapprochement des deux sexes ; les jurisconsultes y voient un contrat civil ; les prêtres n'y aperçoivent qu'un sacrement, et les économistes s'en occupent relativement à la propagation plus ou moins forte des individus. » Le mariage est ancien comme le monde, le mariage naturel, bien entendu ; car, si l'on en croit le récit simple et naïf de la Genèse, Dieu dit au premier homme et à la première femme : « Croissez et multipliez, et soyez tous deux, dans les temps ainsi que sur la terre, comme une seule chair. »

Après Adam et Ève, les patriarches et leurs enfants contractèrent le mariage en se soumettant aux lois de la nature ; de même, lorsque Moïse eut fondé la législation hébraïque, la célébration du mariage continua d'être une cérémonie toute simple dans laquelle le père servait de pontife et représentait le maître de la création. « Soyez bénis, disait-il en plaçant la main droite des jeunes gens l'une dans l'autre, agissez vertueusement, et que le dieu d'Abraham soit avec vous. »

Cependant Moïse et les plus anciens législateurs, en conservant au mariage sa physionomie toute naturelle, crurent devoir le défendre à certaines personnes, c'est-à-dire entre parents du premier et même du second degré ; mais ils n'interdirent pas le divorce, qui était et qui est encore dans les mœurs, malgré les prescriptions contraires du catholicisme. Le mariage a toujours existé dans le monde

sous deux formes très distinctes, qui ont exercé une grande influence sur la civilisation. L'une est la monogamie qui constitue, à nos yeux, le type parfait du mariage, et qui place l'homme et la femme dans une situation aussi égale que le com-
portent leurs différences natives morales et physiques; l'autre est la polygamie, qui
a été la loi presque générale de l'antiquité, à qui la moitié du monde obéit encore,
et qui n'a d'autre effet que de concentrer, au profit de quelques-uns, l'union et la
jouissance des sexes.

De tous les peuples, les Romains ont été les plus religieux observateurs de la
règle qui ne permettait, dans le mariage, à un seul homme que de choisir une seule
femme. Quant à la règle contraire, il est prouvé que c'est le climat qui l'a déterminée, car les souvenirs les plus anciens de l'histoire nous montrent la polygamie
constamment en honneur dans l'Asie et dans l'Afrique, alors qu'elle était proscrite
comme un crime chez les Grecs et chez les Romains.

Cependant, à cet égard, les Grecs, qui avaient des rapports fréquents avec les
Asiatiques, ne professaient pas la même haine que les Romains, puisqu'il est prouvé
que la pluralité des femmes fut permise à Athènes et à Sparte, comme elle l'était
chez les Parthes, les Égyptiens et les Perses. A Rome même, quelques tentatives
de polygamie furent faites sous les empereurs, et Valentinien Ier alla jusqu'à
publier un décret par lequel chaque citoyen était autorisé à épouser deux femmes.

CHAPITRE. VI

Mariage et jurisprudence.

En jurisprudence, le mariage est un contrat du droit des gens. Légalisé et
reconnu par les représentants de la société civile, il ne saurait avoir lieu sans les
solennités requises par la loi. Autrefois, on ne donnait pas à cette union le caractère de perpétuité ou d'indissolubilité qui existe dans notre législation actuelle ; le
le mari et la femme s'unissaient par un contrat volontaire, auquel ne présidait pas
nécessairement l'autorité publique ; ils pouvaient se borner à prendre à témoignage
leurs parents, leurs amis, et souvent ils s'en rapportaient à la notoriété publique.
Alors, le mariage ainsi contracté n'en constituait pas moins l'union légale de
l'homme et de la femme. Les Romains, surtout, honoraient ce mariage sous le titre
de mariage naturel, et le confondaient avec le mariage dit légitime. Mais, dans la
suite, on a fait à cet égard, chez les peuples soumis aux lois de l'Église catholique,
une distinction des plus expresses.

Les prêtres portèrent les premières atteintes au mariage naturel en même temps
qu'au mariage civil, en mettant l'union de l'homme et de la femme au nombre des
sacrements ; ils osèrent prétendre qu'il n'y avait d'autre mariage légitime que celui
formé au nom du ciel par leur entremise. Les peuples acceptèrent cette décision
pendant un grand nombre d'années.

Aujourd'hui, grâce au progrès des lumières, les choses se trouvent modifiées ; le mariage religieux n'a aucune importance aux yeux de la loi, et n'est proprement qu'une *bénédiction nuptiale ;* beaucoup de gens commencent à le délaisser ; le mariage civil subsiste seul, mais toujours avec son caractère d'indissolubilité si antipathique à la loi naturelle, dont la mobilité et le changement sont le caractère principal. Toutefois, il est essentiel de constater que le divorce, qui est le correctif nécessaire du mariage civil, est déjà dans nos mœurs et ne peut tarder à passer dans nos lois. Les officiers de l'état civil président seuls à la célébration du mariage en France.

La première condition pour la validité d'une union est le consentement des parties contractantes ; viennent ensuite le consentement des parents, ou les actes respectueux qui le remplacent ; les preuves qu'il n'existe, quant à l'âge, à la parenté et à l'état des époux, aucun empêchement prohibitif ou dirimant, et les publications ou bans de mariage, qui doivent donner au projet d'union toute la publicité convenable. Lorsque ces formalités sont remplies, il ne reste qu'à célébrer le mariage et à dresser l'acte de cette célébration, en présence de quatre témoins, parents ou non parents.

La cérémonie civile accomplie, les époux n'ont aucunement besoin de demander au culte qu'ils professent une confirmation qui n'ajoute absolument rien à la validité du contrat civil. En France, il est interdit à tout ministre d'un culte quelconque de procéder lui-même aux cérémonies religieuses d'un mariage sans que l'acte de la célébration civile lui ait été représenté. S'il néglige de satisfaire à cette injonction, il s'expose à des poursuites : pour la première fois, il est condamné à une simple amende de 16 francs à 100 francs ; mais en cas de récidive, il est puni d'abord d'un emprisonnement de deux à cinq ans et ensuite de la détention.

CHAPITRE VII

Acte de mariage.

L'acte de mariage est le titre légal des deux époux qui fait le mariage. Il contient : 1° les prénoms, noms, professions, âges, lieux de naissance et domiciles des parties contractantes ; 2° la déclaration de majorité ou de minorité des époux ; 3° les prénoms, noms, professions et domiciles des pères et mères ; 4° le consentement des pères et mères, aïeuls et aïeules, et celui de la famille, dans le cas où ils sont requis ; 5° les actes respectueux, s'il en a été fait ; 6° les publications dans les divers domiciles ; 7° la déclaration des contractants de se prendre pour époux, et le prononcé de leur union par l'officier public ; 8° enfin, les prénoms, noms, âges, professions et domiciles des témoins, et leurs déclarations s'ils sont parents ou alliés des deux époux.

CHAPITRE VIII

Contrat de mariage.

Parmi les actes qui doivent précéder l'union conjugale, il en est un que la loi a cherché à maintenir, afin d'assurer aux fils et aux filles des familles riches cette perpétuité de la richesse. Espérons du progrès des idées démocratiques que les dotations contractuelles, aliénables ou inaliénables, seront défendues, comme l'ont été les substitutions, les majorats et autres traditions du passé.

Dans le contrat, les futurs époux déterminent le régime particulier qu'ils adoptent pour régler leurs intérêts respectifs pendant toute la durée du mariage. Ils ont à choisir entre le régime de la communauté légale, de la simple communauté d'acquêts, ou de la communauté modifiée par les causes d'ameublissement, de séparation de dettes, de reprise d'apports, de préciput ou de partage inégal; ils peuvent aussi adopter la communauté à titre universel, ou bien se marier sans communauté, sous le régime dotal ou sous celui de la séparation des biens. Ce contrat, qu'il ne faut pas confondre avec le contrat public ou acte de mariage, doit être arrêté et rédigé avant la célébration; dans la suite, il ne peut y être fait aucun changement.

Le *contrat de mariage* est, en général, une vente légalisée que les riches font de leurs enfants, filles ou garçons, à d'autres riches qui les achètent pour les associer à leurs enfants. Le contrat n'est point indispensable, car la plus grande partie des citoyens pauvres se marient *sans contrat*, et sont ainsi réputés avoir pris pour contrat de mariage la loi commune.

CHAPITRE IX

Indissolubilité du mariage.

L'indissolubilité du mariage est prononcée par les lois civiles qui ont supprimé le divorce en le remplaçant par la séparation de corps. Cependant le Code civil porte, dans le livre 1er, article 180, « que le mariage contracté sans le consentement libre des deux époux, ou de l'un d'eux, peut être attaqué lorsqu'il y a eu erreur dans la personne. » D'après ce texte, il est clair que le mariage sera déclaré nul si l'un des époux s'est trouvé dans un état de démence au moment de contracter avec son conjoint, ou s'il est constaté qu'il appartient à un sexe autre que celui auquel il croyait appartenir, ou même s'il est acquis qu'il est privé de tout sexe par vice de conformation ; dans ce dernier cas, il est vrai, le Code civil n'autorise pas d'une manière formelle les demandes en nullité de mariage pour cause d'impuissance ; mais les plus célèbres jurisconsultes pensent que le mariage doit être cassé de plein droit dès qu'une cause physique s'oppose à la propagation de l'espèce, et plus encore à l'acte qui l'assure, attendu que l'union des sexes, d'où découle l'espoir de procréer des enfants et d'accroître son bonheur, étant l'objet du contrat synallagmatique, il y a erreur sur la substance même du contrat, sur la personne cause principale de la condition, quand, au lieu de trouver la félicité promise, on ne rencontre que l'impuissance et la stérilité.

Si l'on considère le mariage relativement aux circonstances qui l'ont amené, on distinguera le mariage d'amour du mariage de raison, le mariage d'inclination du mariage de convenance et d'argent, etc., c'est-à-dire le mariage où l'affection joue le premier rôle du mariage où l'intérêt préside. La loi naturelle repousse ce dernier.

CHAPITRE X

Mariage naturel. — Mariage libre.

On appelle mariage naturel, mariage libre, l'union naturelle de l'homme et de la femme qui s'accomplit sans l'intervention de l'autorité civile ou religieuse. Aux yeux de la raison, il n'est rien de si simple, de si rationnel, de si légitime que de telles unions. Tout mariage qui n'est pas libre, naturel, c'est-à-dire qui s'accomplit sous l'influence de circonstances étrangères à la nature de l'homme, ou seulement sous l'influence de circonstances éloignées du but que se propose la nature, ne saurait avoir la même valeur. Cependant, tels sont l'aveuglement et le préjugé des hommes dans la civilisation actuelle, qu'on voit les mariages libres flétris, et qu'on n'a d'égard que pour ceux que le magistrat ou le prêtre ont sanctionnés. Mais on doit peu s'inquiéter des flétrissures et des honneurs que dispense le monde. La nature est au-dessus des sociétés ; les œuvres de ses mains sont plus légitimes que celles des hommes. Avant qu'il y eût un prêtre pour bénir les unions, il y avait des âmes qui s'étaient légitimement unies, et un sentiment, né de Dieu, qui les avait poussées, par l'attrait du plaisir, à perpétuer la race de l'homme. Lorsque le législateur fit intervenir la loi dans le mariage, ce ne fut d'abord que pour en prendre acte, afin de régler les nouveaux rapports des citoyens avec la cité. Jamais, à l'origine des sociétés, le législateur n'a songé à étendre ou à restreindre la durée de l'union matrimoniale, mais tout au plus a-t-il voulu la protéger.

Peu à peu cependant les législateurs, de protecteurs qu'ils étaient, se sont faits les maîtres dans la question : ils ont imposé des conditions à l'amour, le sentiment le plus spontané, le plus indépendant, le plus absolu du système moral de l'univers. Ils ont dit à l'homme : « Tu aimeras cette femme toute ta vie, » et à la femme :

« Tu aimeras cet homme jusqu'à ce que tu meures. » Et ils ont placé cette loi sous la sanction des peines divines et humaines.

Tant que la société s'est trouvée pure, une telle loi n'a paru ni injuste, ni intolérable aux couples amoureux. Leur union, étant contractée sous les lois de l'attraction passionnelle, a toujours trouvé la loi conforme à leurs désirs, à leur bonheur. Ne se juraient-ils pas eux-mêmes un amour indissoluble, et n'appelaient-ils pas contre la violation de leurs serments toute la colère des dieux et des hommes? La loi était alors d'accord avec la nature.

Mais à mesure que la corruption a pénétré dans les sociétés, la loi civile touchant le mariage s'est trouvée en désaccord avec la loi naturelle. L'ambition, l'intérêt, l'avarice, la vanité et tout le cortège des vices des civilisés sont venus apposer leur immonde signature dans les contrats de mariage. La vierge a été vendue par son père au vieux débauché. L'amant de son cœur, fort d'amour et de jeunesse, a dû étouffer dans le silence de son obscure pauvreté son amour et son désespoir.

Dans ces sacrifices impies de l'amour sur l'autel de l'ambition, dans ces supplices de Mézence, les vierges et les jeunes hommes, c'est-à-dire l'innocence et la force, sont devenus les victimes; le magistrat et le prêtre, les sacrificateurs!

Mais la nature, se voyant vaincue par la loi, a revendiqué ses droits avec une force invincible. Elle a introduit dans le mariage, ainsi violenté, l'adultère, que le législateur considère comme un outrage fait à la morale, et qui n'est aux yeux du philosophe, le plus souvent, qu'un retour violent à la loi puissante et imprescriptible de la nature. Nous devons avouer cependant que presque partout les législateurs se sont montrés philosophes par un côté : ayant compris le vice de la loi conjugale en ce qu'elle imposait des conditions contraires à la loi d'amour, ils ont laissé aux conjoints un libre retour à la nature : ils ont admis le divorce.

Quelques-uns même, considérant toute intervention de la loi civile dans les unions conjugales comme tyrannique, l'ont rendue facultative. A Rome, il était libre au citoyen qui prenait une femme pour l'aimer et en être aimé, de la présenter ou non au magistrat. Il lui suffisait tout simplement de la conduire dans sa demeure, de vivre notoirement avec elle, pour être marié avec elle. Cette sorte de mariage était reconnue par les lois comme par l'opinion publique. Elle portait le nom de *connubium* : conduire une femme chez soi (*ducere uxorem*) voulait dire se marier. Presque toujours ces unions étaient heureuses, parce qu'elles avaient été faites par l'amour; tandis qu'il est rare de trouver, dans le mariage légal, non seulement le bonheur, mais simplement le repos. L'homme, étant monogame, un seul mariage, une seule compagne lui convient; mais nous réclamons, pour cet acte suprême, la liberté la plus absolue, sûr que nous sommes que la nature et les mœurs doivent être la seule règle à cet égard.

La nature préside aux unions d'amour avec la plus tendre sollicitude; sa voix se nomme sympathie ou antipathie; quiconque lui refuse son obéissance est flétri à ses yeux; il n'est point pour elle dans l'univers de loi plus sacrée, aussi sa puissance pour la faire exécuter est-elle irrésistible. On connaît le pouvoir des sympathies et des antipathies, ces liens mystérieux des cœurs. Les âmes qui cèdent à l'entraînement de la sympathie trouvent le bonheur que promet l'amour dans le mariage; celles qui obéissent à d'autres mobiles n'y rencontrent que peines et déceptions. Deux âmes antipathiques condamnées par la loi civile à une éternelle union! oh misère! ce sont deux ennemis attachés au même boulet. Leur vie s'écoule dans les affreux tourments de la haine, quand ils n'ont pas le courage de briser leur lien et de chercher ailleurs un bonheur pour lequel tous les êtres sont créés : l'amour!

CHAPITRE XI

Nouvelles considérations sur le mariage et la nature.

Partout où il se trouve une place, a dit Montesquieu, où deux personnes peuvent vivre commodément, il se fait un mariage.

L'homme qui parlait ainsi connaissait bien l'impulsion que la nature a donnée aux deux sexes. Il aurait dit : Partout où deux personnes se rencontrent, il se fait une union, s'il n'eût envisagé cette alliance que du côté de l'instinct ; mais l'ordre moral et politique a dû établir des lois relatives à la multiplication de l'espèce, et le besoin de subsistance a resserré les limites du plaisir.

Parmi les nations mêmes qui ignorent que les lois gouvernent une quantité innombrable d'hommes, une sorte de convention semble avoir attaché l'homme à la femme par des nœuds plus ou moins doux, plus ou moins bizarres, mais qui n'en sont pas moins respectables aux yeux de la nature, si l'homme et la femme s'unissent pour remplir ses vues.

Le mariage existe parmi les nations dont les mœurs ont le moins de rapport avec les nôtres ; mais la différence des climats y apporte des nuances infinies, à travers lesquelles on reconnaît toujours l'empreinte de la nature.

Les hommes qui renoncent volontairement aux douceurs que procure l'union des deux sexes, en se privant des charmes variés qui en résultent, peuvent être comparés à ces statues de marbre isolées que le sculpteur a travaillées avec soin, mais auxquelles il n'a donné aucun caractère des passions. On admire la beauté du marbre, la régularité des traits ; mais cette admiration est froide comme le sujet qui l'a fait naître, et c'est vainement que l'artiste me représente une vestale avec le feu sacré, mon cœur n'en est pas plus ému. Je n'ai qu'à fixer ces groupes où tout est vivant et en action, les adieux d'un amant, Didon qui pleure Énée, la douleur de Porcia après la mort de Brutus, le courage héroïque d'Arria... mes yeux bientôt ne voient plus le marbre, il s'anime, c'est mon cœur qui voit, qui sent, s'échauffe, s'embrase, en prenant l'intérêt le plus vif aux situations qui l'agitent !

J'entends les plaintes de l'amant qui se sépare de sa maîtresse, je vois dans les yeux de Didon le feu du désespoir, je pleure Brutus avec Porcia, l'héroïque femme de Pétus parle, j'entends ces mots sublimes qu'elle adresse à son époux en lui présentant le poignard dont elle s'est frappée : « Tiens, ami, cela ne fait point de mal ! »

Le repos, l'inertie, n'est point dans la nature; cette stoïcité, ce silence des passions, tant préconisé par les philosophes, est étranger à l'homme. Tout est action, mouvement dans l'univers, et les êtres dont la noblesse annonce la supériorité, bien loin d'étouffer en eux les germes de fécondité qu'ils ont reçus de la nature, doivent un tribut sacré à la patrie dont cette nature ne les dispense jamais!

Oui, tout dans la nature annonce à l'homme ses devoirs. Il ne s'y soustrait que par l'illusion des préjugés et l'empire qu'a sur lui l'amour de l'indépendance, et plus encore les attraits trompeurs du libertinage et de la débauche. Je ne parle point ici du célibat qu'embrassent les personnes qui jurent solennellement de mourir aux passions ou de les éteindre par les jeûnes, les cilices, les macérations.

Les célibataires sont des criminels qui, répandus dans la société, la corrompent en affaiblissant les liens qui unissent les époux. C'est à eux que la patrie adresse les reproches que mérite leur ingratitude.

O hommes! leur dit-elle, j'ai tout fait pour vous. En naissant vous avez trouvé des lois qui, de leurs remparts, ont écarté l'injustice ou la force qui voulaient vous soumettre à un joug dur et pénible. Votre naissance, vous la devez à ces mêmes lois, qui ont facilité l'union de vos aïeux... Ils ont entendu ma voix, ils ont augmenté les individus en vous donnant le jour... Faut-il que vous ayez à rougir d'être ingrats? Faut-il que dans mon sein vous jouissiez des privilèges que j'accorde aux vrais citoyens, sans partager leurs travaux?

La discorde allume la guerre, la trompette sonne, les hommes se réunissent, ils vont combattre. Si les infirmités de la vieillesse retiennent leurs bras, ils ont encore du sang à répandre pour la cause commune. Ce vieillard généreux embrasse ses enfants : Allez, leur dit-il, secourir la patrie! Que je vous doive la tranquillité qui va régner sur mes derniers moments. Puissiez-vous, couverts de gloire, venir réjouir mon cœur à la vue des lauriers qui ceindront vos têtes!

Et vous, indifférents aux révolutions qui m'agitent, hommes insensibles, qui ne connaissez aucun des charmes attachés au véritable amour, que m'offrirez-vous? Vos bras affaiblis par la débauche! Vos cœurs flétris, et dans lesquels les passions nobles, d'où naissent les vertus, n'ont jamais pénétré!

Comment oserez-vous fixer vos regards sur les héros dont la valeur assure la félicité publique? Sur les hommes dont la sagesse maintient les lois dans toute leur force? Sur l'habitant des campagnes qui, environné de sa famille, arrache à la terre les moyens de soutenir votre inutile existence?

Si mes intérêts ne peuvent vous toucher, serez-vous insensibles à votre situation personnelle? Je passe les instants rapides pendant lesquels la volupté moissonne les forces que vous avait confiées la nature; j'arrive aux tristes jours où les douleurs déchirent le voile de l'illusion : une vieillesse hâtive introduit la mort dans vos membres affaiblis; vos yeux laissent couler des larmes!...

Malheureux! vous insultez la nature! Elle a prévu tout le mal qui pouvait arriver sur la terre. La douceur du printemps succède aux rigueurs de l'hiver; à la plante la plus dangereuse, elle a opposé une plante salutaire qui en affaiblit les effets vénéneux; elle a uni la femme à l'homme, pour qu'ils tarissent les larmes que fait couler la douleur ou l'infortune... Quels droits avez-vous de répandre des larmes ? C'est moi qui dois en verser sur votre vie ! Que n'avez-vous cherché à former des nœuds qui seraient la consolation des derniers instants de vos jours ?...

. . . . Quand l'homme qui succombe,
Desséché dans sa fleur, se penche vers la tombe,
Qu'il est doux qu'une épouse, en ces moments d'horreur,
De son cœur déchiré suspende la douleur ;
Il semble qu'en ses bras il reprenne la vie.
Les pleurs sont moins amers, quand l'amour les essuie.
Cette jeune beauté le serrant sur son sein,
De son fils au berceau le sourire enfantin,
Ses cris embarrassés de joie et de tendresse,
Cette main faible encor, qui mollement le presse,
Tout porte dans son âme une nouvelle ardeur !

C'est surtout dans ces derniers instants que l'homme est ému par l'amour paternel ; les mains qui essuient ses larmes sont guidées par la nature ; tandis que le célibataire ne voit autour de son tombeau que d'avides héritiers, sur lesquels règnent les basses influences de l'intérêt.

L'homme qui dédaigne les douceurs produites par l'amour conjugal mérite des reproches ; il est cruel envers lui-même, ingrat envers la patrie. C'est cet amour qui vous rend courageux, qui vous appelle à tous vos devoirs, qui fait de vous un homme et un citoyen !

Relisez, dans le *Guillaume Tell* de Schiller, cette magnifique scène d'amour entre Berthe et Rudenz, et vous verrez comment Rudenz, qui désertait son pays, la cause de la liberté helvétique, pour suivre la cour autrichienne et se mettre au service des oppresseurs de la Suisse, est ramené au devoir par l'amour de cette femme qui le sauve !

Relisez cette scène, ou mieux, relisons-la ensemble. Elle a sa place nécessairement marquée dans cet ouvrage, et pour la lire avec plus d'agrément et de plaisir, empruntons la magnifique traduction qu'a faite du drame de Schiller M. Arthur Monnanteuil.

Voici cette scène :

Le théâtre représente une sauvage contrée dans une forêt entourée de rochers. — Des cascades se précipitent des rochers.

Berthe arrive en costume de chasse, suivie presque aussitôt après par Rudenz.

BERTHE

Il me suit... Je vais donc me déclarer sans feinte.

RUDENZ, *arrivant précipitamment*

Madame, je vous trouve enfin seule... Une enceinte
D'abîmes nous entoure et nous protège au loin...
Je puis en cet endroit vous parler sans témoin,
Et décharger mon cœur de ce trop long silence.

BERTHE

Voyez si près de nous la chasse ne s'avance.

RUDENZ

La chasse est loin, là-bas... Maintenant ou jamais !
J'ai caché mes transports trop longtemps comprimés,
Je dois enfin parler... Il faut que je saisisse
Ce moment précieux, que mon sort s'accomplisse,
Dût-il à tout jamais me séparer de vous !
Madame... Oh ! n'armez pas votre regard si doux
D'une sévérité qui vient me glacer l'âme !
Qui suis-je pour oser jusques à vous, madame,
Élever hardiment mes téméraires vœux,
Vous suivre, et seul ici me montrer à vos yeux ?...
Mon nom n'est point encore un nom couvert de gloire.
De tous ces chevaliers qu'illustre la victoire,
Qui briguent votre main, je ne suis pas l'égal...
Moi, je n'ai que mon cœur plein d'amour et loyal.

BERTHE

Oser parler d'amour, de loyauté ! Vous !... traître
A vos premiers devoirs !...   (*Rudenz recule.*)

BERTHE

                              Allez donc vous soumettre
A l'Autriche, et vous vendre, esclave, de bon cœur
A qui de votre peuple est le dur oppresseur !

RUDENZ

Est-ce vous que j'entends ?... Mais qui m'enchaîne l'âme ?
Qui donc dans ce parti, si ce n'est vous, madame ?

BERTHE

Des traîtres, pensez-vous, je suivrais le chemin ?
Ah ! plutôt à Gessler, plutôt donner ma main,
Qu'au fils dénaturé, qu'à l'enfant de la Suisse
Qui, soumis aux tyrans, se met à leur service !

RUDENZ

Que me faut-il entendre ?

BERTHE

                              Est-il rien de plus cher
Que l'intérêt des siens pour l'homme libre et fier ?
L'honnête citoyen, un noble cœur l'anime
A défendre les droits du peuple qu'on opprime !
Est-il plus beau devoir, plus pur et plus sacré ?...
Quand je le vois, ce peuple, innocent, torturé,
Je souffre de ses maux, avec lui mon cœur saigne :
Je l'aime, lui si doux, quand pourtant en lui règne
Une force si grande ! Ah ! je sens chaque jour
Pour ce généreux peuple augmenter mon amour !
Mais vous, que vos devoirs, mais vous que la nature
Donnaient pour défenseur au pays qu'on pressure ;

Vous qui l'abandonnez, osant d'un front soumis
Contre lui vous liguer avec ses ennemis ;
Vous qui de votre peuple allez forger la chaîne,
C'est vous dont la conduite et m'offense et me peine.
Ah ! pour ne pas encor vous haïr, monseigneur,
J'ai besoin, croyez-le, de contraindre mon cœur !

RUDENZ

C'est le bien du pays aussi que je désire !
Si de l'Autriche il faut reconnaître l'empire,
Sous son sceptre puissant ne puis-je procurer
Un paisible...

BERTHE

Esclavage ! Oui ! C'est le préparer !
Vous avez cette audace ! Ah ! que voulez-vous faire ?
Du seul lieu qui lui reste encore sur la terre,
Hélas ! vous prétendez chasser la liberté !
Le peuple comprend mieux son bien, en vérité ;
Il n'est pas le jouet d'une apparence vaine.
Pour vous, pris au filet, vous êtes à la chaîne !

RUDENZ

Berthe, vous m'accablez de haine et de mépris.

BERTHE

Du calme de mon cœur en serait ce le prix ?...
Mais savoir méprisé, voir courir à sa perte
Celui que l'on voudrait aimer...

RUDENZ

Ah ! Berthe, Berthe !
Quand c'est un ciel si pur que je viens d'entrevoir,
Pourquoi me jetez-vous dans l'affreux désespoir ?

BERTHE

Tout n'est pas mort en vous, non ! Les nobles pensées
Ne sont point de ce cœur à jamais effacées.
Elles dorment ! Je veux du sommeil les tirer !...
Quel combat à vous-même avez-vous dû livrer
Pour étouffer en vous la vertu naturelle ?
Mais, plus forte que vous, elle vous est fidèle ;
Malgré vous, votre cœur est noble et généreux !

RUDENZ

Si vous croyez en moi, par votre amour je peux
O Berthe, atteindre à tout !...

BERTHE

Soyez de votre race,
Suivez votre nature, et conservez la place
Qu'elle vous a marquée : Avec votre pays,
Votre peuple, luttez contre ses ennemis.

Combattez pour vos droits, votre cause est sacrée !

RUDENZ

Malheur à moi ! malheur ! Puis-je, Berthe adorée,
Puis-je vous obtenir, puis-je vous posséder,
Si contre l'Empereur il me faut résister !
Espérer votre main alors, en vain je l'ose,
Puisque de vos parents le pouvoir en dispose !

BERTHE

C'est dans les trois cantons que sont mes biens. Ainsi,
Que la Suisse soit libre, et je la suis aussi !

RUDENZ

Berthe, quel avenir à mes yeux se présente !

BERTHE

Non, vous n'obtiendrez pas de l'Autriche une amante,
Ne l'espérez jamais, n'ayez pas cette foi.
Ce sont mes biens, voilà ce qu'ils veulent de moi :
C'est pour les réunir à l'immense domaine
Qu'on veut d'un sort brillant me préparer la chaîne.
Oui ! cette avidité qui menace vos biens,
Qui vous ravit vos droits, menace aussi les miens...
O mon ami, je suis une victime offerte
A quelque favori que l'on paye avec Berthe ;
Dans ce but on prétend m'entraîner à la cour,
Où s'étalent l'intrigue et la ruse au grand jour !
Et c'est là que m'attend un hymen que j'abhorre...
L'amour seul... Votre amour peut me sauver encore !

RUDENZ

Vous seriez décidée à faire un tel effort ?
Vous pourriez vous résoudre à partager mon sort ?
Vous pourriez être à moi, vivre dans ma patrie ?...
O Berthe ! Sachez-le, cette ardente furie
Qui m'emportait au loin, qu'était-elle sinon
Une pensée errant après vous ?... Oh ! pardon !
C'est vous que je cherchais courant après la gloire,
C'est vous que je voulais gagner par la victoire.
Oui, mon ambition n'était que mon amour !
Berthe, si vous pouvez, renonçant à la cour,
Avec moi, votre époux, loin des splendeurs du monde.
D'un tranquille vallon goûter la paix profonde,
Ah ! de tous mes efforts le prix est remporté !
De ce monde trompeur le torrent agité,
Qui n'a jamais troublé nos paisibles campagnes,
Peut venir se briser à ces hautes montagnes.
Pour moi, je n'aurai plus de désir à former.
Puissent autour de nous ces rochers se fermer,

Et dans notre vallon ne laisser qu'une issue,
Par laquelle du ciel la clarté soit reçue!

BERTHE

Ah! mon esprit ainsi t'avait su concevoir :
Le rêve de mon cœur répond à mon espoir!

RUDENZ

Loin d'ici fausse gloire, aimable duperie!
Je trouve mon bonheur dans ma seule patrie.
C'est là que j'ai vécu, c'est là que j'ai grandi ;
A côté de l'enfant les arbres ont verdi,
Les sources ont charmé sa naïve existence ;
O vivants souvenirs des jours de mon enfance!
Et toi, dans mon pays, tu veux m'appartenir...
Ah! j'ai toujours gardé son touchant souvenir,
Je l'ai toujours aimé! Pays, terre chérie,
Il n'est point de bonheur sans toi, sans la patrie!

BERTHE

Où serait du bonheur le séjour enchanté,
S'il n'est dans ce pays, terre de liberté,
Où règne l'innocence, où l'honneur vrai réside,
Où n'a point pénétré le mensonge perfide?
Rien n'y viendra troubler notre félicité,
Nos jours s'écouleront dans la sérénité.
C'est là que je te vois dans ta dignité d'homme,
Parmi les citoyens, toi, le premier qu'on nomme,
Toi que vient honorer un libre hommage, toi
Que ton pays estime, aussi puissant qu'un roi!

RUDENZ

C'est là que je te vois, des femmes toi la reine,
De mille soins charmants faire, ô ma souveraine!
De notre humble maison un céleste séjour ;
Et pareille au printemps qui verse avec amour
Les fleurs en la nature, ô ma Berthe ravie,
Tu répands près de toi le bonheur et la vie!

BERTHE

Eh bien! trop cher amant, c'était là ma douleur
De voir toi-même fuir ce suprême bonheur.
Hélas! quelle serait ma sombre destinée,
Quel serait mon tourment, si j'étais condamnée
A suivre en son château l'orgueilleux chevalier,
Sous lequel malheureux ton pays doit plier !
Ici point de château, de mur, pour me distraire
Du peuple que je puis rendre heureux, je l'espère!

RUDENZ

Mais comment m'affranchir, comment me dégager

Des chaînes dont j'ai pu follement me charger?

BERTHE

Sois homme, brise-les! Quoi qu'on dise ou qu'on fasse,
Reste avec ton pays! c'est là ta seule place!

(*On entend les cors de chasse dans le lointain.*)

La chasse approche, il faut nous séparer... Combats
Pour ton peuple, Rudenz!... L'amour arme ton bras!
C'est le même ennemi devant lequel on tremble,
La même liberté nous sauve tous ensemble!

. . . .

Les enfants nés d'un commerce illégitime sont l'opprobre de leurs pères. Presque toujours destinés à ramper dans l'obscurité, un cercle les circonscrit, eux et les auteurs de leurs jours, dans un espace isolé où jamais on n'entend les doux noms de père et de fils, noms sacrés qui causent cette douce émotion de l'âme!

Les plaisirs du cœur sont proscrits de cette triste enceinte; aucun rapport n'y lie dans la société l'enfant qui vient de naître à l'auteur de son existence; celui-ci n'a pas même la confiance de la loi; elle veille à la conservation de l'individu, et force un père et une mère à lui répondre de la vie de l'être qu'elle ne leur permet pas de nommer leur fils!...

S'il est un supplice pour les célibataires, dont le cœur n'est point dépravé, c'est assurément le spectacle attendrissant d'une famille dont tous les membres sont liés par la nature et les lois. Quelle source de sensations délicieuses offrent au laboureur sa femme, ses enfants!

Les travaux champêtres offrent aussi des plaisirs, et on les retrouve partout où la nature conserve ses droits!

CHAPITRE XII

Intérêt de l'État à faciliter les mariages.

Si l'homme avait besoin d'encouragement pour faire son bonheur et se rendre utile à la société, ce serait dans son cœur qu'il devrait le chercher; mais s'il a besoin de loi pour prendre une compagne, si l'intérêt de l'État s'oppose au grand nombre de célibataires qui lui sont inutiles, c'est aux gouvernements à faciliter les mariages dans quelques climats et à les ordonner dans d'autres.

Les peuples de la Guinée, en Afrique, respirent un air malsain, et le cours de leur vie en général n'y est pas long. Il est donc essentiel que dans ce pays les peuples soient forcés au mariage. Le *Journal encyclopédique* de juillet 1763 nous apprend que chaque année, à certain jour fixé par la loi du pays, le roi rassemblait les jeunes garçons et les jeunes filles de ses États et les mariait tous.

L'île du Sénégal, terrain naturellement aride, qui ne produit qu'à force de culture et d'engrais, contient néanmoins dans un espace très borné plus de 3,000 habitants. On sera surpris peut-être que cette contrée ingrate et malsaine dans tous les temps soit aussi peuplée qu'elle l'est ; mais la loi y facilitait la population en promettant aux hommes d'avoir autant de femmes qu'ils peuvent en nourrir. Leur île n'est abondante qu'en maïs et en poissons ; mais ces aliments disposent à la fécondité les douze femmes à qui chaque homme se bornait généralement.

Une maladie contagieuse ayant ravagé, en 1707, une grande partie des habitants de l'Islande, le roi de Danemark, à qui cette île appartient, prévoyant l'extinction des Islandais, fit une ordonnance par laquelle, pour engager ses sujets à passer en Islande, il autorisa les filles de cette île à faire jusqu'à six bâtards sans porter atteinte à leur réputation.

Cette ordonnance eut son plein effet, et ces bonnes filles montrèrent tant de zèle à repeupler leur patrie, qu'on fut bientôt obligé de révoquer un règlement qui leur avait paru si agréable !

Les Spartiates instituèrent une fête où ceux qui n'étaient pas mariés étaient fouettés par des femmes, comme indignes de servir la République et de contribuer à son honneur et à ses progrès.

Les lois de Lycurgue n'étaient pas moins rigoureuses contre ceux qui s'obstinaient à vivre dans le célibat : elles les excluaient des emplois civils et militaires ; ils étaient même exposés tous les ans à une petite cérémonie assez désagréable : Les femmes de Lacédémone allaient les prendre chez eux le premier jour du printemps, les conduisaient au temple de Junon en les accablant de plaisanteries, et leur donnaient le fouet au pied de la statue de cette déesse.

Les anciennes lois de Rome cherchèrent beaucoup à déterminer les citoyens au mariage. Les censeurs y eurent égard selon les besoins de la République, et ils y engageaient par la honte et par les peines. César donna des récompenses à ceux qui avaient beaucoup d'enfants ; il défendit aux femmes qui avaient moins de quarante-cinq ans, et qui n'avaient ni maris ni enfants, de porter des pierreries et de se servir de litière. Méthode excellente, dit Montesquieu, d'attaquer le célibat par la vanité !

Les lois d'Auguste furent plus pressantes : il imposa des peines nouvelles à ceux qui n'étaient point mariés, et augmenta les récompenses de ceux qui l'étaient et de ceux qui avaient des enfants.

La loi d'Auguste trouva mille obstacles, et trente-quatre ans après qu'elle eut été faite, les chevaliers romains lui en demandèrent la révocation. Il fit mettre d'un côté ceux qui étaient mariés, et de l'autre ceux qui ne l'étaient pas ; ces derniers étaient en plus grand nombre, ce qui étonna les citoyens et les confondit. Auguste, avec la gravité des anciens censeurs, leur parla ainsi :

« Pendant que les maladies et les guerres nous enlèvent tant de citoyens, que deviendra la ville, si on ne contracte plus de mariages ? La cité ne consiste point dans les maisons, les portiques, les places publiques : ce sont les hommes qui font la cité. Vous ne verrez point, comme dans les fables, sortir des hommes de dessous terre pour prendre soin de nos affaires. Ce n'est point pour vivre seuls que vous restez dans le célibat : chacun de vous a des compagnes de sa table et de son lit, et vous ne cherchez que la paix dans vos dérèglements. Citerez-vous ici l'exemple des vierges vestales? Donc, si vous ne gardiez pas les lois de la pudicité, il faudrait vous punir comme elles. Vous êtes également mauvais citoyens, soit que tout le monde imite votre exemple, soit que personne ne le suive. Mon unique objet est la perpétuité de la République. J'ai augmenté les peines de ceux qui n'ont point obéi, et à l'égard des récompenses, elles sont telles que je ne sache pas que la vertu en ait encore eu de plus grandes : il y en a de moindres qui portent mille gens à exposer leur vie, et celles-ci ne vous engageraient pas à prendre une femme et à nourrir des enfants ? »

Les lois qui nous gouvernent n'ont jamais forcé la liberté d'un homme pour lui faire contracter un mariage. Je ne regarde pas comme libre celui qui jadis s'était mis dans le cas d'être contraint par les lois d'épouser une personne qu'il avait abusée. A Paris, c'était dans l'église de Sainte-Marine qu'on mariait ceux que l'on condamnait à s'épouser. On les mariait avec un anneau de paille. Était-ce pour marquer au mari que la vertu de celle qu'il épousait était bien fragile ? Cela n'était ni poli ni charitable !

Les lois ont supposé l'amour de la patrie gravé dans le cœur des Français assez profondément pour qu'ils n'aient pas besoin que la crainte des lois les porte vers l'union la plus douce de la société !

Louis XIV se contenta d'encourager les mariages et de récompenser les pères de famille qui auraient un certain nombre d'enfants, nés en légitime mariage. « Nous voulons, dit-il dans un édit du mois de novembre 1666, que dorénavant tous nos sujets taillables qui auront été mariés avant ou dans la vingtième année de leur âge, soient et demeurent exempts de toutes contributions ou tailles, impositions et autres charges publiques, sans y pouvoir être compris ni employés, qu'ils n'aient vingt-cinq ans révolus et accomplis... Comme aussi voulons que tout père de famille qui aura dix enfants vivants, nés en loyal mariage, non prêtres, religieux ni religieuses, soit et demeure exempt de la collecte, de toute taille et autres impositions, contributions, guet, gardes et autres charges publiques, si ce n'est qu'aucun desdits enfants soit mort portant les armes pour notre service, auquel cas il sera censé et réputé vivant... Voulons que les gentilshommes et leurs femmes, qui auront dix enfants, non prêtres, ni religieux, ni religieuses, jouissent de mille livres de pension par chacun an; comme aussi ceux qui en auront douze, de deux mille livres de pension... Voulons pareillement que les habitants des villes franches de notre royaume, bourgeois non taillables, ni nobles et leurs femmes, qui auront dix ou douze enfants comme dessus, jouissent de la moitié des pensions accordées aux gentilshommes et à leurs femmes... »

Cet édit, — qui valait beaucoup mieux que l'infâme révocation de l'édit de Nantes, — n'eut son exécution que durant l'espace de dix-sept ans. Tous les privilèges et exemptions qu'il renfermait furent révoqués par une déclaration, où sont exposés les abus qui s'étaient introduits dans l'exécution de l'édit.

On voit d'ailleurs que les privilèges accordés à ceux qui se mariaient à l'âge de vingt ans et au-dessous, devaient nécessairement exciter au mariage les personnes dont la constitution pouvait être encore trop faible pour donner des citoyens à la nation.

A l'égard des pères de famille que l'État récompensait pour leur zèle à propager l'espèce, ils devaient être rares; aussi, dit Montesquieu, il n'était pas question, pour encourager la population, de récompenser des prodiges. Pour donner un certain esprit général qui portât à la propagation de l'espèce, il fallait établir, comme les Romains, des récompenses générales ou des peines générales.

CHAPITRE XIII

Mariage et population.

Il est aisé de s'apercevoir que partout où les mariages sont encouragés, la population augmente.

La Hollande est, relativement à son étendue et à la nature de son sol, plus peuplée qu'aucun autre pays de l'Europe. On observe le contraire en Angleterre, parce que le nombre des célibataires y est considérable. J'entends par ces célibataires des hommes qui ne sont rien moins que chastes, et qui, par cela même, énervent la population en introduisant le désordre dans la société.

Selon Beausobre, on trouve un plus grand nombre de garçons, en Angleterre, de l'âge de quarante ans, qu'on n'en trouve de l'âge de vingt-cinq dans toute la Hollande : aussi compte-t-on que Londres tire annuellement cinq mille âmes des provinces de l'Angleterre, et cependant le nombre des habitants n'augmente pas.

De 1750 jusqu'en 1756, année commune, il est né en Prusse quarante et un mille personnes de plus qu'il n'en est mort. Il y a des pays protestants où sur cinquante-trois, et même sur soixante, il n'y en a qu'un qui se marie. Dans les pays catholiques, c'est bien pis !

Un examen réfléchi de la population d'un État, est ce qui peut seul guider le gouvernement sur les encouragements qu'il doit accorder aux mariages. Je dis un examen réfléchi, car ce n'est pas la nation qu'il faut toujours regarder, ce sont les familles qui la composent dans lesquelles on doit porter un œil qui sache observer. C'est par là que le gouvernement est à portée de savoir si le nombre des habitants augmente ou diminue.

S'il y a des obstacles à la population qu'il est aisé d'écarter, il y en a auxquels il est plus difficile de remédier : ce sont des vices cachés qui tiennent à la constitution de l'État, et souvent ce n'est qu'en détaillant ses observations, qu'en les dirigeant plutôt vers les habitations séparées, peu nombreuses, que vers les grandes et opulentes villes, qu'on découvre le ver qui ronge les hommes, si je puis ainsi m'exprimer.

Ceci n'est point un paradoxe. Supposons que le luxe soit la source de la misère d'une partie des habitants des villes et des campagnes; alors en fixant la capitale d'un royaume, et ne sachant pas combien d'individus souffrent, gémissent du luxe qui y brille, j'admirerai l'opulence de l'État si le luxe l'annonce toujours. Ce n'est qu'après avoir jeté les yeux sur les objets plus éloignés que l'illusion tombe !

La magnificence qui m'a frappé perd son éclat dès que je sais que, pour la soutenir, il faut lui sacrifier la subsistance des malheureux. En supposant toujours que le luxe fasse beaucoup de mal dans cet État, il aura néanmoins des apologistes, et ces apologistes seront les hommes que le luxe aura éblouis, et qui n'auront jamais jeté les yeux sur d'autres objets.

En voyant la maison d'un paysan, disait un ami de l'humanité, je dirai à quel degré le luxe est monté dans la capitale !

Un des plus grands obstacles à la population est le défaut de subsistance. C'est lui qui fait pousser les cris de la douleur à un père de famille plongé dans l'indigence, et c'est du fond des retraites obscures plutôt que des villes que s'élève la voix des hommes malheureux !

Le gouvernement peut seul tarir les larmes de ces infortunés.

Les coutumes barbares qui avaient lieu autrefois dans les mariages sont anéanties ; le maître ne peut forcer son vassal à s'unir à une femme contre sa volonté ; il n'est point le maître de vendre les fruits du mariage de ses vassaux. — Il est bien entendu qu'à cette époque d'aristocratie de Bourse et de suzeraineté financière, nous appelons vassaux les domestiques, employés et autres tributaires de nos seigneurs les capitalistes !

On peut juger de l'état des serfs en France par une charte rapportée dans les *Essais historiques sur Paris.* On y voit un Guillaume, évêque de Paris, consentir à ce qu'une fille et un garçon s'unissent, à condition que les enfants qui naîtront de ce mariage seront partagés entre Guillaume et l'abbaye de Saint-Germain-des-Prés.

« Qu'il soit notoire à tous ceux qui ces présentes verront, que nous Guillaume, évêque insigne de Paris, consent qu'Odeline, fille de Radulphe Gaudin, du village de Cérès, femme de corps de notre église, épouse Bertrand, fils de défunt Hugon, du village de Verrières, homme de corps de l'abbaye de Saint-Germain-des-Prés ; à condition que les enfants qui naîtront dudit mariage, seront partagés entre nous et ladite abbaye ; et que si ladite Odeline vient à mourir sans enfants, tous ses biens mobiliers et immobiliers nous reviendront ; de même que tous les biens mobiliers et immobiers dudit Bertrand retourneront à ladite abbaye s'il meurt sans enfants. Donné l'an douze cent quarante-deux. »

Comme parmi les enfants il y en a de mieux constitués, de mieux faits ou qui ont plus d'esprit les uns que les autres, les seigneurs les tiraient au sort. Ces hommes asservis composaient les deux tiers et demi des habitants de la nation ; ils ne pouvaient disposer d'eux, se marier hors de la terre de leur seigneur sans sa permission ; il était le maître de les donner, de les vendre, de les échanger et de les revendiquer partout.

L'abbé de Saint-Denis, en 858, fut pris par les Normands ; on donna, pour sa rançon, six cent quatre-vingt-cinq livres d'or, trois mille deux cent cinquante livres d'argent, des chevaux, des bœufs et plusieurs serfs de son abbaye avec leurs femmes et leurs enfants.

Hugues de Champ-Fleuri, — est-ce un ancêtre de notre spirituel romancier Champfleury ? — évêque de Soissons, en 1155, cherchant un beau cheval à acheter, pour faire son entrée dans cette ville, voisine des *Bourgeois de Molinchart*, on lui en amena un pour lequel il donna cinq serfs de ses terres, deux femmes et trois hommes.

CHAPITRE XIV

Le droit du seigneur.

Tout le monde sait en quoi consistait l'ancien *droit du seigneur*. Personne n'ignore que ce droit odieux accordait au seigneur le privilège de passer la première nuit des noces avec toute fille roturière qui se mariait dans l'étendue de ses domaines.

C'était une coutume si infâme que plusieurs apologistes de l'ancien régime en ont voulu contester l'existence. Mais vainement. Le droit du seigneur a bel et bien existé. Il a réellement régné pendant des siècles. Les documents qui le prouvent sont nombreux et authentiques. Les seigneurs ecclésiastiques ont usé et abusé du droit de *jambage, cuissage, prélibation*.

On peut, à ce sujet, consulter l'excellent ouvrage de Ch.-L. Chassin, *Les derniers serfs* en France. Les preuves de notre dire y sont accumulées. Nous nous contenterons de lui emprunter le texte du curieux jugement de la sénéchaussée de Guyenne, rendu le 13 juillet 1302, donnant contre Catherine Soscarole et son mari, Guillaume Bocaron, gain de cause au seigneur de Blanquefort, à qui la mariée avait résisté, et que le mari avait « couvert de mauvaises paroles. »

Voici ce jugement :

« Vu par la sénéchaussée, la plainte criminelle dudit seigneur Jean de Durassort, ensemble des informations, enquêtes par écrit et par assemblées de témoins et autres pièces du procès entre les parties, à raison de ladite plainte criminelle et de tout ce que dessus est dit, ladite Cour, faisant droit aux parties, a dit et déclare ledit seigneur être bien fondé en droit et en raison et par coutume ancienne, d'avoir et pouvoir prendre les prémisses et faire le déflorement le premier jour des noces sur toutes et chacunes filles non nobles, qui se marieront en ladite terre et seigneurie de Blanquefort et autres susdites, le mari présent; cela fait, ledit seigneur ne pourra plus toucher la mariée et la devra laisser au mari ; et pour de ce qui est dessus déclaré, la Cour a condamné et condamne ladite Soscarole et son mari Guillaume Bocaron le jeune, à obéir audit seigneur pour qu'il prenne son droit en la manière susdite; et, en ce qui touche les mauvaises paroles que le même Guillaume a dites audit seigneur, ladite Cour l'a condamné et condamne à s'amender envers ledit seigneur, et lui demander grâce, un genou en terre, la tête nue et les mains en croix étendues sur la poitrine, en présence de tous ceux qui furent assemblés à ses noces; et de plus ordonne ladite Cour qu'en tout ce qui touche le droit susdit, la présente sentence servira de loi et statut, tant pour le temps présent que pour le temps à venir, à charge par ledit seigneur de la faire proclamer et publier, soit par un notaire royal, soit par un appariteur, au-devant de la porte dudit Cantenac, à la sortie de la messe de paroisse et par toute l'étendue de ladite seigneurie de Blanquefort et autres susdites, et de faire dresser actes du jugement en tel nombre qu'il lui plaira. »

C'est affreux, horrible, odieux, infâme, n'est-ce pas?

Mais ce qu'il y a de pis, c'est que cette coutume féodale et d'essence monarchique est encore debout, malgré les révolutions politiques qui se sont succédé en France depuis 89.

On a renversé, démoli la Bastille, soit! mais que de bastilles nouvelles l'ont remplacée!

La féodalité barbare, toute carapacée de fer, a été brisée, c'est possible; mais pour laisser la place à une bourgeoisie cruelle, toute blindée de finances!

L'ancien droit du seigneur a disparu, dit-on encore; mais pour revivre hypocritement, plus ignoble et plus atroce, avec un nouveau maître : l'exploiteur!

Malheur au prolétaire qui, obligé de servir un patron luxurieux, a femme jolie et honnête; malheur, malheur à lui!

Le nouveau seigneur le prendra en grippe, l'affamera, le chassera, se liguera avec ses pareils pour que son ouvrier reste sans travail; et, si la femme persiste à rester vertueuse, malheur, malheur à cette infortunée famille de travailleurs, qui n'a plus d'autre perspective que la misère, l'hôpital, bientôt la mort!

Et s'il y a des petits enfants?

Bah! la charité publique se chargera de ces vagabonds, en attendant que la police correctionnelle leur trouve un abri sûr dans une prison de la République!

Malheur aussi à la simple ouvrière que convoitera son patron! Sa vertu fera sa perte. Son salaire insuffisant, si elle veut lutter contre la prostitution, la condamnera à la plus horrible des misères; et si elle refuse opiniâtrément de descendre dans la rue pour donner des baisers à la borne, elle se verra forcée, n'ayant plus de quoi acheter un réchaud et du charbon, à descendre par la fenêtre de son sixième étage!

Qui donc ose dire que le droit du seigneur n'existe plus?

Ainsi donc les seigneurs exigeaient, dans leurs domaines, la première nuit des nouvelles mariées; mais peu à peu, ce droit, aussi honteux qu'injuste, a été converti en des prétentions modiques.

Les chanoines de la cathédrale de Lyon prétendaient aussi qu'ils avaient le droit de coucher, la première nuit des noces, avec les épousées de leurs serfs ou hommes de corps. Ce qui se pratiquait sous saint Louis était plus décent; les ecclésiastiques faisaient acheter aux mariés la permission de coucher ensemble la première nuit des noces, et même les deux suivantes. « C'étaient bien ces trois nuits-là, dit Montesquieu, qu'il fallait choisir, car pour les autres on n'aurait pas donné beaucoup d'argent! »

Cette autorité sans bornes qu'exerçaient les maîtres sur leurs esclaves produisait quelquefois des scènes extraordinaires. Un seigneur, qui possédait une terre considérable dans le Vexin normand, se plaisait à faire parler de lui par ses idées singulières et bizarres. Il assemblait au mois de juin tous ses serfs de l'un et de l'autre sexe, en âge d'être mariés, et leur faisait donner la bénédiction nuptiale; ensuite, on leur servait du vin et des viandes. Il se mettait à table, buvait, mangeait et se réjouissait avec eux ; mais il ne manquait jamais d'imposer aux couples qui lui paraissaient les plus amoureux quelques conditions qu'il trouvait plaisantes.

Il prescrivait aux uns de passer la première nuit de leurs noces au haut d'un arbre, et d'y consommer leur mariage ; à d'autres, de le consommer dans la rivière d'Andelle, où ils se baigneraient pendant deux heures, nus en chemise !

Il avait une nièce qui aimait un jeune homme de son voisinage, et qui en était éperdument aimée. Il déclara à ce jeune homme qu'il ne lui accorderait sa nièce qu'à condition qu'il la porterait, sans se reposer, jusqu'au sommet d'une montagne qu'on voyait de son château. L'amour et l'espérance firent croire à cet amant que le fardeau serait léger ; en effet, il porta sa bien-aimée, sans se reposer, jusqu'à l'endroit indiqué ; mais il expira, une heure après, des efforts qu'il avait faits. Sa maîtresse, au bout de quelques jours, mourut de douleur et de chagrin ; l'oncle, en expiation de leur malheur qu'il avait causé, fonda sur la montagne un prieuré, qu'on appelle le *Prieuré des deux amants*. Il est à une lieue du Pont-de-l'Arche et à quatre lieues de Rouen.

Il y eut quelquefois des circonstances qui excitèrent les papes à excommunier un royaume entier, et alors le mariage était interdit. Philippe-Auguste ayant voulu répudier Ingelburge pour épouser Agnès de Méranie, le pape mit le royaume en interdit. Les églises furent fermées pendant près de huit mois ; on ne disait ni messe, ni vêpres ; on ne mariait point. Les œuvres du mariage étaient même illicites ; il n'était permis à personne de coucher avec sa femme, parce que le roi ne voulait plus coucher avec la sienne, et la génération ordinaire dut manquer en France cette année-là.

Sous la première race, un homme, quoique marié, pouvait être promu au diaconat, à la prêtrise, et devenir évêque, en déclarant qu'à l'avenir il ne vivrait plus avec sa femme que comme avec sa sœur. Son fils obtenait ordinairement la survivance de l'évêché. Il n'était pas permis d'épouser la délaissée d'un prêtre ou d'un diacre.

Il paraît que les choses n'allèrent pas toujours à la bonne foi ; car la plupart des chanoines et des curés se mariaient. Le pape Calixte II, dans le concile de Reims de l'année 1119, excommunia tous les ecclésiastiques mariés, les priva de leurs bénéfices, défendit d'entendre leur messe, déclara leurs enfants bâtards, et crut devoir porter la rigueur contre ces êtres innocents, jusqu'à les livrer en proie à l'avarice des seigneurs : il permit de les réduire en servitude et de les vendre !

Les ecclésiastiques cherchèrent aussi à rendre les mariages plus difficiles, en les défendant entre parents jusqu'au septième degré. Le mari et la femme ne devaient ordinairement approcher des sacrements qu'après s'être abstenus du devoir conjugal au moins pendant huit jours. On tâchait de noter d'infamie ceux et celles qui se mariaient en troisièmes noces. Les seconds mariages ont été même regardés pendant longtemps comme une fornication tolérée. Le concile de Saragosse, en 692, défend aux reines de se remarier, et à tout prince de les épouser. Il ordonne même qu'elles se fassent religieuses.

La superstition avait introduit anciennement un usage singulier dans le mariage. La troisième fête de Pâques, au rapport de Jean Belet, la femme dans plusieurs provinces battait son mari, et le lendemain le mari battait sa femme. La raison qu'il en donne était que cette pratique indiquait l'obligation dans laquelle sont les époux de se corriger l'un l'autre, et afin d'empêcher aussi que dans le saint temps de Pâques, le mari ne pût exiger le devoir conjugal de sa femme, ni la femme de son mari.

Les femmes, disait Bacon, sont nos maîtresses dans la jeunesse, nos compagnes dans l'âge mûr, et nos nourrices dans la vieillesse. On a donc à tout âge des raisons de se marier. On peut dire aussi que, dans tous les états, les hommes ont des raisons pour s'attacher une épouse. Les personnes riches n'ont peut-être que cette seule manière d'être dans la nature. Les magistrats ont besoin de toutes les douceurs de la société pour adoucir l'austérité que l'on contracte dans l'étude des lois ; et la société elle-même a besoin que les hommes, dont les idées peuvent influer sur elle, sachent ce que signifient les noms de père et d'époux.

Indépendamment des états qui obligent au mariage, il y a encore des raisons, je ne dis pas de tempérament, — nous avons examiné ce sujet ailleurs, — il y a encore, dis-je, des raisons de caractère.

Un homme mélancolique a certainement besoin de compagnie ; celui dont la gaieté annonce le contentement est encore dans le même cas. J'ai observé plusieurs de ces hommes joyeux ; ils le sont de bonne foi pendant un certain temps. Mais parvenus à un âge mûr, l'allégresse les abandonne, surtout lorsqu'ils sont seuls, ou avec les personnes qu'ils ont coutume de voir. Leur gaieté, leurs saillies sont commandées pour les *grands jours*, et, le reste du temps, ils deviennent pour la plupart mélancoliques, misanthropes, ou bien ils s'efforcent de retenir la joie par la débauche ; et, dans ce cas, on sait bien que les choses doivent aller encore pis !

CHAPITRE XV

Mariage et gens de lettres.

Une classe d'hommes auxquels le mariage convient, pourvu qu'ils en modèrent les plaisirs, ce sont les hommes de lettres. Mais le tempérament doit moins les porter au mariage, que la nécessité d'adoucir les travaux de l'étude par les charmes attachés à la société d'une épouse chérie.

On a observé, dit Dufresni, que les mariages des gens de lettres n'étaient pas ceux qui rapportaient le plus à l'État. J'ai lu, dans une fable inconnue aux anciens, qu'Apollon s'étant marié un jour, l'Hippocrène tarit le lendemain. Un génie marié est un génie stérile. En effet, les productions de l'homme sont bornées, il faut opter : laisser à la postérité ou des ouvrages d'esprit ou des enfants.

Cette plaisanterie est vraie jusqu'à un certain point ; on se moquera toujours d'un homme qui se proposera de ne point quitter son cabinet, et qui se proposera aussi de laisser de nombreux rejetons à la postérité. En effet, ces deux genres d'occupations deviennent incompatibles dans beaucoup d'hommes.

Mais ce qui éloigne une partie des gens de lettres du mariage est, s'il faut le dire, une sorte d'indolence, l'amour de l'étude, et, par conséquent, du repos, de la tranquillité physique; un éloignement, je ne dis pas pour les plaisirs, mais du moins pour ceux qui attachent et peuvent distraire trop fortement.

On a néanmoins des exemples d'hommes célèbres, qui ont cru devoir prouver à leur siècle que les travaux littéraires n'avaient point étouffé les sentiments du citoyen. Il serait singulier que l'occupation qui flatte le cœur, l'échauffe, lui donne un plus grand degré de sensibilité, en bannisse les penchants qui peuvent augmenter notre bonheur !

Leibnitz, au milieu des épines de la philosophie, de la métaphysique, disputant avec les Anglais sur l'invention du calcul différentiel, Leibnitz, âgé de cinquante ans, voulut se marier ; on lui demanda un délai, et il en profita pour faire des réflexions qui le détournèrent du mariage. Quelles que fussent ces réflexions, on peut présumer que son âge et la goutte à laquelle il était sujet, les lui suscitèrent.

Halley, disciple du grand Newton, vint à Calais observer la fameuse comète qui parut en 1680, et sur laquelle on a tant écrit. De retour à Londres, il se disposa à mettre ses observations en ordre ; il commençait déjà, lorsqu'à travers des calculs arides et immenses, l'amour lui fit voir Marie Tooke. Halley en devint amoureux, mais il voulait finir ses calculs, ce qui lui fut impossible ; il épousa Marie Tooke en 1682, pour se mettre en état de travailler et reprit ensuite ses occupations. L'amour peut mettre cette victoire parmi celles qui lui font le plus d'honneur !

On doit à Tissot un excellent mémoire sur la santé des gens de lettres, dans lequel on trouve plusieurs exemples des mauvais effets que produit le trop d'attachement au travail. On peut voir dans cet ouvrage le régime que doivent suivre les hommes studieux pour conserver leur santé dans le meilleur état qu'il soit possible, et la réparer lorsqu'elle est chancelante.

Tissot veut rapprocher les hommes de la nature pour le bien-être physique; il y a du chemin à faire pour les hommes de lettres, mais les avantages réels qu'ils doivent en retirer surpassent tous les autres, qui, le plus souvent, ne sont qu'imaginaires.

Dès qu'un homme de lettres est véritablement malade, la première ordonnance qu'on doit lui donner, c'est la cessation absolue de toutes ses études. Il faut qu'il oublie qu'il y a des sciences et des livres; la porte de son cabinet doit être fermée pour lui, et il doit se livrer uniquement au repos, à la gaieté, aux plaisirs de la campagne, et devenir ce que la nature a fait les hommes, laboureur ou jardinier : il n'y a que ce moyen de le tirer de ses méditations. On ne le rétablit point, tant qu'il continue à méditer. Si l'on pouvait trouver un remède qui suspendît la faculté de penser, ce serait le spécifique des maladies des gens de lettres !

Je regarde un homme studieux dans son cabinet comme un citoyen utile, surtout s'il dirige ses travaux vers des objets qui ont pour but le bonheur de ses semblables ; mais il n'est pas moins vrai que cet homme est hors de la nature, et qu'on peut regarder les occupations littéraires comme une maladie qui attaque l'espèce humaine, en minant peu à peu la population.

Je désirerais qu'un homme de lettres fût marié, parce que tous les hommes devraient l'être, et surtout parce que les douceurs de l'union conjugale peuvent calmer la teinte sombre qui empreint l'imagination d'un homme qui se livre trop au travail. Mais il faut qu'il oublie qu'il est homme de lettres, lorsqu'il approche sa compagne ; il serait dangereux de porter dans le sein des plaisirs une imagination affaissée sous le poids fatigant de l'étude. Qu'il se regarde comme un homme malade et qu'il se rapproche de la nature pour pouvoir travailler à la reproduction de son être !

CHAPITRE XVI

Mariage et romans.

Après la classe des hommes de lettres, dont la plupart évitent les liens du mariage, il en est encore une beaucoup plus considérable qu'on ne s'imagine, dont le célibat arrête la population. C'est la classe des personnes qu'une imagination ardente entraîne dans des lectures continuelles.

Peut-être que de toutes les causes qui ont nui à la santé des femmes, la principale a été la multiplication infinie des romans depuis un siècle. Dès la bavette jusqu'à la vieillesse la plus avancée, elles les lisent avec une si grande ardeur qu'elles craignent de se distraire un moment, ne prennent aucun mouvement, et souvent veillent très tard pour satisfaire leur passion.

Une fille qui, à dix ans, lit au lieu de courir, doit être à vingt une femme à vapeurs et non point une bonne nourrice !

Les causes qui influent tant sur le physique affectent également le moral. J'ai connu des personnes de l'un et de l'autre sexe, dont la constitution avait été robuste, s'affaiblir peu à peu par l'impression trop forte que faisaient sur leur esprit des lectures passionnées.

Les romans tendres s'opposent plutôt aux mariages qu'ils n'en font contracter ; une femme, lorsque son cœur, ou plutôt son esprit, est échauffé par les langueurs de l'amour, ne cherche pas un époux ; c'est un héros qui seul peut lui plaire. Le feu de l'amour n'échauffe pas son cœur, il n'enflamme que l'imagination. Le célèbre Molière a bien connu cet amour spiritualisé, lorsqu'il a écrit ses *Femmes savantes !*

Des ridicules que Molière a frondés, celui-ci est peut-être le seul qu'il ait attaqué sans obtenir tout le succès qu'il méritait ; du moins il reparaît avec force de nos jours, et c'est à la honte de l'humanité. Je ne suis point surpris que ceux qui se plaisent à la lecture des romans tristes, dans lesquels l'auteur s'est plu à rassembler un enchaînement de malheurs et de crimes, paraissent s'éloigner du mariage : l'imagination sombre que font naître ces lectures doit peu disposer à une union douce et tranquille.

Ce sont les auteurs de ces livres dangereux qui causent tout le mal, en faisant perdre à la nation, peu à peu, cette gaieté si nécessaire pour conduire au mariage.

Que ferait-on à un homme qui, d'un coup de baguette, aurait le pouvoir de pétrifier au milieu d'un bal toutes les personnes qui s'y réjouissent, et de faire succéder un état d'inertie aux danses gaies qui amusaient l'assemblée?

Il est encore un genre de romans qui semblent faits par des hommes enivrés des douceurs de l'amour conjugal et de l'amour paternel. Ces livres seraient de la plus grande utilité, si ceux qui les lisent ne voulaient en connaître les auteurs. Qu'arrive-t-il? Celui qui a chanté l'hymen, la volupté, est un triste célibataire qui puise dans son imagination le feu qui devrait échauffer son cœur; c'est un général d'armée qui encourage des soldats et qui craint la mort!...

Que ceux qui chantent l'amour soient amoureux; que celui qui exalte les douceurs du mariage puise dans les caresses de son épouse, dans celles de ses enfants, les chants qu'il consacre à l'amour conjugal et paternel!

Que ceux qui offensent la nature, en décrivant des mystères auxquels ils ne veulent pas être admis, craignent que, pour se venger, la nature ne leur donne, un instant seulement, le cœur d'un homme sensible!

Un écrivain, que son éloquence, ses mœurs, ses malheurs même ont rendu célèbre, a décrit avec beaucoup de feu les plaisirs que peuvent goûter l'homme et la femme dans l'union que produit le mariage. On verse des larmes délicieuses en parcourant les tableaux qu'a faits ce grand maître... Une réflexion m'a souvent attristé en admirant l'expression, la chaleur, les transports du célèbre citoyen de Genève. J'ai dit: cet homme sensible, qui a su chanter l'amour et l'hymen avec tant d'énergie; cet homme dont l'éloquence fait palpiter les entrailles paternelles dans presque tous ses écrits... qu'il était à plaindre! Lorsqu'après avoir allumé dans son cœur les feux sacrés de la nature, il ne pouvait presser dans ses bras une épouse, des enfants!

Heureux, s'écrie Horace, trois fois heureux, et plus, les amants que lie une chaîne indissoluble, et dont la tendresse, à l'abri de cruels débats, ne sera rompue qu'à leur dernier jour!

> « Felices ter, et amplius,
> « Quos irrupta tenet copula, nec malis
> « Divulsus querimoniis,
> « Suprema citius solvet amor die!

FIN DU LIVRE TREIZIÈME

LIVRE QUATORZIÈME

COUTUMES DE QUELQUES NATIONS

CONCERNANT LE MARIAGE

CHAPITRE PREMIER

En Grèce. — Mœurs athéniennes.

Le jeune Anacharsis raconte, ainsi qu'il suit, les cérémonies d'un mariage célébré à Délos, au quatrième siècle avant l'ère chrétienne :

L'amour présidait aux fêtes de Délos, et cette jeunesse nombreuse qu'il avait rassemblée autour de lui, ne connaissait plus d'autres lois que les siennes. Tantôt de concert avec l'hymen, il couronnait la constance des amants fidèles ; tantôt il faisait naître le trouble et la langueur dans une âme jusqu'alors insensible, et par ces triomphes multipliés, il se préparait au plus glorieux de tous, à l'hymen d'Ismène et de Théagène.

Témoin des cérémonies dont cette union fut accompagnée, je vais les rapporter et décrire les pratiques que les lois, l'usage et la superstition ont introduites, afin de pourvoir à la sûreté et au bonheur du plus saint des engagements ; et s'il se glisse dans ce récit des détails frivoles en apparence, ils seront ennoblis par la simplicité des temps auxquels ils doivent leur origine.

Le silence et le calme commençaient à renaître à Délos. Les peuples s'écoulaient comme un fleuve qui, après avoir couvert la campagne, se retire insensiblement dans son lit. Les habitants de l'île avaient prévenu le lever de l'aurore ; ils s'étaient couronnés de fleurs et offraient sans interruption dans le temple et devant leurs maisons, des sacrifices pour rendre les dieux favorables à l'hymen d'Ismène.

L'instant d'en former les liens était arrivé ; nous étions assemblés dans la maison de Philoclès ; la porte de l'appartement d'Ismène s'ouvrit et nous en vîmes sortir les deux époux, suivis des auteurs de leur naissance et d'un officier public qui venait de dresser l'acte de leur engagement. Les conditions en étaient simples ; on n'avait prévu aucune discussion d'intérêt entre les parents, aucune cause de divorce entre les parties contractantes ; et à l'égard de la dot, comme le sang unissait déjà Théagène à Philoclès, on s'était contenté de rappeler une loi de Solon qui, pour perpétuer les biens dans les familles, avait réglé que les filles uniques épouseraient leurs plus proches parents.

Nous étions vêtus d'habits magnifiques que nous avions reçus d'Ismène. Celui de son époux était son ouvrage. Elle avait pour parure un collier de pierres précieuses et une robe où l'or et la pourpre confondaient leurs couleurs. Ils avaient mis l'un et l'autre sur leurs cheveux flottants et parfumés d'essences, des couronnes de pavots, de sésames et d'autres plantes consacrées à Vénus. Dans cet appareil, ils montèrent sur un char et s'avancèrent vers le temple. Ismène avait son époux à sa droite et à sa gauche un ami de Théagène qui devait le suivre dans cette cérémonie. Les peuples empressés répandaient des fleurs et des parfums sur leur passage ; ils s'écriaient : Ce ne sont point des mortels, c'est Apollon et Coronis ; c'est Diane et Endymion ; c'est Apollon et Diane.

Ils cherchaient à nous rappeler des augures favorables, à prévenir les augures sinistres. L'un disait : J'ai vu ce matin deux tourterelles planer longtemps ensemble dans les airs, et se reposer ensemble sur un branche de cet arbre. Un autre disait : Ecartez la corneille solitaire ; qu'elle aille gémir au loin sur la perte de sa fidèle compagne, rien ne serait si funeste que son aspect.

Les deux époux furent reçus à la porte du temple par un prêtre qui leur présenta à chacun une branche de lierre, symbole des liens qui devaient les unir à jamais ; il les mena ensuite à l'autel où tout était préparé pour le sacrifice d'une génisse qu'on devait offrir à Diane, à la chaste Diane, qu'on tâchait d'apaiser, ainsi que Minerve et les divinités qui n'ont jamais subi le joug de l'hymen. On implorait aussi Jupiter et Junon, dont l'union et les amours seront éternelles ; le ciel et la terre, dont le concours produit l'abondance et la fertilité ; les Parques, parce qu'elles tiennent dans leurs mains la vie des mortels ; les Grâces, parce qu'elles embellissent les jours des heureux époux ; Vénus, enfin, à qui l'amour doit sa naissance, et les hommes leur bonheur !

Les prêtres, après avoir examiné les entrailles des victimes, déclarèrent que le ciel approuvait cet hymen. Pour en achever les cérémonies, nous passâmes à l'Arthemisium et ce fut là que les deux époux déposèrent chacun une tresse de leurs cheveux sur le tombeau des derniers théores hyperboréens. Celle de Théagène était roulée autour d'une poignée d'herbe, et celle d'Ismène autour d'un fuseau. Cet usage rappelait les époux à la première institution du mariage, à ce temps où l'un devait s'occuper par préférence des travaux de la campagne, et l'autre des soins domestiques.

Cependant Philoclès prit la main de Théagène, la mit dans celle d'Ismène, et proféra ces mots : « Je vous accorde ma fille, afin que vous donniez à la République des citoyens légitimes. » Les deux époux se jurèrent une fidélité inviolable et les auteurs de leurs jours, après avoir reçu leurs serments, les ratifièrent par de nouveaux sacrifices.

Les voiles de la nuit commençaient à se déployer dans les airs lorsque nous sortîmes du temple pour nous rendre à la maison de Théagène. La marche, éclairée par des flambeaux sans nombre, était accompagnée de chœurs de musiciens et de danseurs. La maison était entourée de guirlandes et couverte de lumières.

Dès que les deux époux eurent touché le seuil de la porte, on plaça pour un instant une corbeille de fruits sur leur tête ; c'était le présage de l'abondance dont ils devaient jouir. Nous entendîmes en même temps répéter de tous côtés le nom d'Hyménéus, de ce jeune homme d'Argos qui rendit autrefois à leur patrie des filles d'Athènes, que des corsaires avaient enlevées. Il obtint, pour prix de son zèle, une de ces captives qu'il aimait tendrement ; et depuis cette époque, les Grecs ne contractent point de mariages sans rappeler sa mémoire.

Ces exclamations nous suivirent dans la salle du festin et continuèrent pendant le souper. Alors des poètes s'étant glissés auprès de nous, récitèrent des épithalames.

Un jeune enfant, à demi couvert de branches d'aubépine et de chêne, parut avec une corbeille de pains et entonna un hymne qui commençait ainsi : « J'ai changé mon ancien état contre un état plus heureux. »

Des Athéniens chantent cet hymne dans une de leurs fêtes, destinée à célébrer l'instant où leurs ancêtres, nourris jusqu'alors de fruits sauvages, jouirent en société des présents de Cérès ; ils le mêlent dans les cérémonies du mariage, pour montrer qu'après avoir quitté les forêts, les hommes jouissent des douceurs de l'amour. Des danseuses, vêtues de robes légères et couronnées de myrte, entrèrent ensuite et peignirent, par des mouvements variés, les transports, les langueurs et l'ivresse de la plus douce des passions !

Cette danse finie, Leucippe alluma le flambeau nuptial et conduisit sa fille à l'appartement qu'on lui avait destiné. Plusieurs symboles retracèrent aux yeux d'Ismène les devoirs qu'on attachait autrefois à son nouvel état. Elle portait un de ces vases de terre où l'on fait rôtir de l'orge ; une de ses suivantes tenait un crible, et sur la porte était suspendu un instrument propre à piler des grains. Les deux époux goûtèrent d'un fruit dont la douceur devait être l'emblème de leur union.

Cependant, livrés aux transports d'une joie immodérée, nous poussions des cris tumultueux et nous assiégions la porte, défendue par un des fidèles amis de Théagène. Une foule de jeunes gens dansaient au son de plusieurs instruments. Ce bruit fut enfin interrompu par la théorie de Corinthe, qui s'était chargée de chanter l'hyménée du soir. Après avoir félicité Théagène, elle ajoutait :

« Nous sommes dans le printemps de notre âge ; nous sommes l'élite de ces filles de Corinthe si renommées par leur beauté. O Ismène ! il n'en est aucune parmi nous dont les attraits ne cèdent aux vôtres. Plus légère qu'un coursier de Thessalie, élevée au-dessus de ses compagnes, comme un lis qui fait l'honneur d'un jardin, Ismène est l'ornement de la Grèce. Tous les amours sont dans ses yeux, tous les arts respirent sous ses doigts. O fille ! ô femme charmante ! Nous irons demain dans la prairie cueillir des fleurs pour en former une couronne. Nous la suspendrons au plus beau des platanes voisins. Sous son feuillage naissant, nous répandrons des parfums en votre honneur ; sur son écorce, nous graverons ces mots : « Offrez-moi votre encens, je suis l'arbre d'Ismène. » Nous vous saluons, heureux époux : Puisse Latone vous donner des fils qui vous ressemblent ; Vénus vous embraser toujours de ses flammes ; Jupiter transmettre à vos derniers neveux la félicité qui vous entoure! Reposez-vous dans le sein des plaisirs; ne respirez désormais que l'amour le plus tendre. Nous reviendrons au lever de l'aurore et nous chanterons de nouveau : O hymen, hyménée, hymen! »

Le lendemain, à la première heure du jour, nous revînmes au même endroit, et les filles de Corinthe firent entendre l'hyménée suivant :

« Nous vous célébrons dans nos chants, Vénus, ornement de l'Olympe, Amour, délice de la terre ; et vous, Hymen, source de vie, nous vous célébrons dans nos chants, Amour, Hymen, Vénus. O Théagène, éveillez-vous ! Jetez les yeux sur votre amante, jeune favori de Vénus, heureux et digne époux d'Ismène, ô Théagène, éveillez-vous ! Jetez les yeux sur votre épouse ; voyez l'éclat dont elle brille ; voyez cette fraîcheur de vie dont tous ses traits sont embellis. La rose est la reine des fleurs ; Ismène est la reine des belles. Déjà sa paupière tremblante s'entr'ouvre aux rayons du soleil ; heureux et digne époux d'Ismène, ô Théagène, éveillez-vous ! »

Ce jour, que les deux amants regardèrent comme le premier de leur vie, fut presque tout employé de leur part à jouir du tendre intérêt que les habitants de l'île prenaient à leur hymen ; et tous leurs amis furent autorisés à leur offrir des présents. Ils s'en firent eux-mêmes l'un à l'autre, et reçurent en commun ceux de Philoclès, père de Théagène. On les avait apportés avec pompe. Un enfant vêtu d'une robe blanche ouvrait la marche, tenant une torche allumée ; venait ensuite une jeune fille ayant une corbeille sur sa tête ; elle était suivie de plusieurs domestiques qui portaient des vases d'albâtre, des boîtes à parfum, diverses sortes d'essences, des pâtes d'odeur, et tout ce que le goût de l'élégance et de la propreté a pu convertir en besoins.

Sur le soir, Ismène fut ramenée chez son père ; et moins pour se conformer à l'usage que pour exprimer ses vrais sentiments, elle lui témoigna le regret d'avoir quitté la maison paternelle. Le lendemain, elle fut rendue à son époux, et depuis ce moment rien ne troubla plus leur félicité !

CHAPITRE II

De l'éducation et du mariage des Spartiates.

Les lois de Lacédémone veillent avec un soin extrême à l'éducation des enfants. Elles ordonnent qu'elle soit publique et commune aux pauvres et aux riches. Elles préviennent le moment de leur naissance : quand une femme a déclaré sa grossesse, on suspend dans son appartement des portraits où brillent la jeunesse et la beauté, tels que ceux d'Apollon, de Narcisse, d'Hyacinthe, de Castor, de Pollux, etc., afin que son imagination, sans cesse frappée de ces sujets, en transmette quelques traces à l'enfant qu'elle porte dans son sein.

A peine a-t-il reçu le jour, qu'on le présente à l'assemblée des plus anciens de la tribu à laquelle sa famille appartient. La nourrice est appelée; au lieu de le laver avec de l'eau, elle emploie des lotions de vin qui occasionnent, à ce qu'on prétend, des accidents funestes dans les tempéraments faibles. D'après cette épreuve, suivie d'un examen rigoureux, la sentence de l'enfant est prononcée. S'il n'est expédient ni pour lui, ni pour la République, qu'il jouisse plus longtemps de la vie, — on le fait jeter dans un gouffre, auprès du mont Taygète. S'il paraît sain et bien constitué, on le choisit au nom de la patrie pour être quelque jour un de ses défenseurs!

Ramené à la maison, il est posé sur un bouclier, et l'on place auprès de cette espèce de berceau une lance afin que ses premiers regards se familiarisent avec cette arme.

On ne serre point ses membres délicats avec des liens qui en suspendraient les mouvements; on n'arrête point ses pleurs, s'ils ont besoin de couler, mais on ne les excite jamais par des menaces ou par des coups. Il s'accoutume par degrés à la solitude, aux ténèbres, à la plus grande indifférence sur le choix des aliments. Point d'impressions de terreur, point de contraintes inutiles, ni de reproches injustes; livré sans réserve à ses jeux innocents, il jouit pleinement des douceurs de la vie, et son bonheur hâte le développement de ses forces et de ses qualités.

Il est parvenu à l'âge de sept ans sans connaître la crainte servile; c'est à cette époque que finit communément l'éducation domestique. On demande au père s'il veut que son enfant soit élevé suivant les lois; s'il le refuse, il est lui-même privé des droits du citoyen; s'il y consent, l'enfant aura désormais pour surveillants, non-seulement les auteurs de ses jours, mais encore les lois, les magistrats et tous les citoyens autorisés à l'interroger, à lui donner des avis et à le châtier sans crainte de passer pour sévères, car ils seraient punis eux-mêmes si, témoins de ses fautes, ils avaient la faiblesse de l'épargner.

On place à la tête des enfants un des hommes les plus respectables de la République; il les distribue en différentes classes, à chacune desquelles préside un jeune chef distingué par sa sagesse et son courage. Ils doivent se soumettre sans murmure aux ordres qu'ils en reçoivent, aux châtiments qu'il leur impose et qui leur sont infligés par des jeunes gens armés de fouets et parvenus à l'âge de puberté.

La règle devient de jour en jour plus sévère. On les dépouille de leurs cheveux; ils marchent sans bas et sans souliers; pour les accoutumer à la rigueur des saisons, on les fait quelquefois combattre tout nus.

A l'âge de douze ans, ils quittent la tunique et ne se couvrent plus que d'un simple manteau qui doit durer toute une année. C'est alors qu'ils commencent à contracter ces liaisons particulières, peu connues des nations étrangères, plus pures à Lacédémone que dans les autres villes de la Grèce. Il est permis à chacun d'eux de recevoir les attentions assidues d'un honnête jeune homme attiré auprès de lui par les attraits de la beauté, par les charmes plus puissants des vertus dont elle paraît être l'emblème.

Ainsi la jeunesse de Sparte est comme divisée en deux classes : l'une composée de ceux qui aiment; l'autre, de ceux qui sont aimés. Les premiers, destinés à servir de modèles aux seconds, portent jusqu'à l'enthousiasme un sentiment qui entretient la plus noble émulation et qui, avec les transports de l'amour, n'est au fond que la tendresse passionnée d'un père pour son fils, l'amitié ardente d'un frère pour son frère.

Ces associations, qui ont souvent produit de grandes choses, sont communes aux deux sexes et durent quelquefois toute la vie. Elles étaient depuis longtemps établies en Crète; Lycurgue en connut le prix et en prévint les dangers, Outre que la moindre tache imprimée sur une union qui doit être sainte, qui l'est presque toujours, couvrirait pour jamais d'infamie le coupable et serait même, suivant les circonstances, punie de mort, les élèves ne peuvent se dérober un seul moment aux regards des personnes âgées qui se font un devoir d'assister à leurs exercices, et d'y maintenir la décence, aux regards du président général de l'éducation, à ceux de l'Irène, ou chef particulier qui commande la division.

Cet Irène est un jeune homme de vingt ans qui reçoit, pour prix de son courage et de sa prudence, l'honneur d'en donner des leçons à ceux que l'on confie à ses soins. Il est à leur tête quand ils se livrent des combats, quand ils passent l'Eurotas à la nage, quand ils vont à la chasse, quand ils se forment à la lutte, à la course, aux différents exercices du gymnase.

De retour chez lui, ils prennent une nourriture saine et frugale; ils la préparent eux-mêmes. Les plus forts apportent le bois, les plus faibles des herbages et d'autres aliments qu'ils ont dérobés en se glissant furtivement dans les jardins et dans les salles des repas publics.

Il faut maintenant assister aux combats que se livrent dans le Plataniste les jeunes gens parvenus à leur dix-huitième année. Il faut surtout voir ceux où le plus grand courage est aux prises avec les plus vives douleurs. Dans une fête célébrée tous les ans en l'honneur de Diane, surnommée Orthia, on place auprès de l'autel de jeunes Spartiates à peine sortis de l'enfance et choisis dans tous les ordres de l'État; on les frappe à grands coups de fouet jusqu'à ce que le sang commence à couler. La prêtresse est présente; elle tient dans ses mains une statue de bois très petite et très légère : c'est celle de Diane.

Si les exécuteurs paraissent sensibles à la pitié, la prêtresse s'écrie qu'elle ne peut plus soutenir le poids de la statue. Les coups redoublent alors; l'intérêt général devient plus pressant. On entend les cris forcenés des parents qui exhortent ces victimes innocentes à ne laisser échapper aucune plainte : elles-mêmes provoquent et défient la douleur.

La présence de tant de témoins occupés à contrôler leurs moindres mouvements, et l'espoir de la victoire décernée à celui qui souffre avec le plus de constance, les endurcissent de telle manière qu'ils n'opposent à ces horribles tourments qu'un front serein et une joie révoltante!

Dans plusieurs villes de la Grèce, les enfants parvenus à leur dix-huitième année ne sont plus sous l'œil vigilant des instituteurs. Lycurgue connaissait trop le cœur humain, pour l'abandonner à lui-même dans ces moments critiques, d'où dépend presque toujours la destinée d'un citoyen, et souvent celle d'un État. Il oppose au développement des passions une nouvelle suite d'exercices et de travaux. Les chefs exigent de leurs disciples plus de modestie, de soumission, de tempérance et de ferveur. C'est un spectacle singulier de voir cette brillante jeunesse, à qui l'orgueil du courage et de la beauté devrait inspirer tant de prétentions, n'oser, pour ainsi dire, ni ouvrir la bouche, ni lever les yeux, marcher à pas lents et avec la décence d'une fille timide qui porte les offrandes sacrées !

Les filles de Sparte ne sont point élevées comme celles d'Athènes : on ne leur prescrit point de se tenir renfermées, de s'abstenir du vin et d'une nourriture trop forte : mais on leur apprend à danser, à chanter, à lutter entre elles, à courir légèrement sur le sable, à lancer avec force le palet ou le javelot, à faire tous leurs exercices sans voile et à demi nues, en présence des magistrats et de tous les citoyens, sans en excepter même les jeunes garçons qu'elles excitent à la gloire, soit par leurs exemples, soit par des éloges flatteurs, ou par des ironies piquantes.

C'est dans ces jeux que deux cœurs, destinés à s'unir un jour, commencent à se pénétrer des sentiments qui doivent assurer leur bonheur ; mais les transports d'un amour naissant ne sont jamais couronnés par un hymen prématuré.

Les auteurs varient sur les usages des peuples de la Grèce, parce que, suivant la différence des temps, ces usages ont varié. Il paraît qu'à Sparte les mariages se réglaient sur le choix des époux ou sur celui des parents. Je citerai l'exemple de Lysandre qui, avant de mourir, avait fiancé ses deux filles à deux citoyens de Lacédémone.

Je citerai encore une loi qui permettait de poursuivre en justice celui qui avait fait un mariage peu convenable. D'un autre côté, un auteur ancien, nommé Hermippus, rapportait qu'à Lacédémone on enfermait dans un lieu obscur les filles à marier, et que chaque jeune homme y prenait au hasard celle qu'il devait épouser.

On pourrait supposer, par voie de conciliation, que Lycurgue avait en effet établi la loi dont parlait Hermippus, et qu'on s'en était écarté dans la suite. Platon l'avait, en quelque manière, adoptée dans sa *République*.

Quant à ce qui regarde l'âge auquel on pouvait se marier, les Grecs avaient connu de bonne heure le danger des mariages prématurés. Hésiode veut que l'âge du garçon ne soit pas trop au-dessous de 30 ans. Quant à celui des filles, quoique le texte ne soit pas clair, il paraît le fixer à 15 ans.

Platon, dans sa *République*, exige que les hommes ne se marient qu'à 30 ans, les femmes à 20. Suivant Aristote, les hommes doivent avoir environ 37 ans et les femmes à peu près 18. Je pense qu'à Sparte c'était 30 ans pour les hommes et 20 ans pour les femmes. Deux raisons appuient cette conjecture : 1° c'est l'âge que prescrit Platon qui a copié beaucoup de lois de Lycurgue ; 2° les Spartiates n'avaient droit d'opiner dans l'assemblée générale qu'à l'âge de 30 ans, — ce qui semble supposer qu'avant ce terme ils ne pouvaient pas être regardés comme chefs de famille.

Ajoutons que partout où l'on permet à des enfants de perpétuer les familles, l'espèce humaine se rapetisse et dégénère d'une manière sensible !

CHAPITRE III

Le mariage chez les Romains.

Il y avait à Rome deux espèces de femmes mariées, et trois sortes de mariages.

Ou la femme, en constituant sa dot, passait sous la puissance du mari, et alors elle devenait mère de famille, *materfamilias*, ou elle n'y passait point et devenait matrone, *matrona*.

Le plus ancien mode de mariage, établi par Romulus, ou du moins datant de cette époque, se nommait *confarreatio*, parce que, outre un certain formulaire et la présence de dix témoins, pendant le sacrifice les mariés mangeaient, en signe d'union, d'un pain fait de farine, *far*. Par cette cérémonie religieuse, la femme passait sous la puissance du mari.

Le législateur avait voulu qu'une femme mariée suivant les lois sacrées fût commune en biens et participât aux sacrifices, ce qui a donné l'idée à un ancien jurisconsulte de définir le mariage, l'union de l'homme et de la femme, la société de toute la vie et la participation du droit divin et humain.

En effet, il y avait, dans chaque maison, des dieux Pénates, ainsi nommés parce qu'ils étaient placés dans l'endroit le plus retiré, *in penitissimâ œdium parte*. Ils avaient leur chapelle dans la chambre à coucher, dans le portique, dans le vestibule, différents des Lares, que l'on adorait dans les carrefours, les grands chemins, même dans les camps et sur les vaisseaux. Ceux-ci étaient les dieux de tout le monde. Les Pénates, au contraire, étaient attachés à chaque famille en particulier ; c'est par cette raison que Virgile les appelle *patrios*.

De même que les Lares, ils avaient leurs statues couvertes d'une peau de chien, ce qui donnait à entendre qu'ils étaient les gardiens de la maison. Comme, dans la maison, les autels et les foyers étaient les choses les plus inviolables, on ne pouvait en être arraché sans le plus grand crime. De même qu'on n'admettait au partage de ces choses sacrées que ceux qui devaient en hériter un jour, de même aussi il ne pouvait y avoir d'union plus étroite que celle qui faisait passer dans la famille et participer à ses cérémonies religieuses.

Cette communauté dans les choses sacrées ne pouvait être rompue sans l'intervention des pontifes, et nulle prétention plus assurée à la succession que celle qui se fondait sur cette communauté.

Voilà pourquoi, dans cette manière de contracter mariage, il était si nécessaire de conduire la femme à la maison du mari ; car un homme ne pouvait recevoir une femme par confarréation, *per confarreationem*, s'il n'avait une maison et une chapelle dans laquelle la femme pût partager les sacrifices.

Les enfants nés d'un pareil mariage se nommaient *Patrimi* et *Matrimi*, lorsque leur père et leur mère étaient encore vivants. La femme, qui avait ainsi passé sous la puissance du mari, devenait mère de famille, *materfamilias ;* elle était considérée comme la fille, et, en cette qualité, elle devenait *héritière sienne, heres sua ;* aussi la femme prenait-elle le nom de son mari, comme si elle en eût été la famille, usage qui se maintint même sous les empereurs, quoique déjà la cérémonie de la confarréation fût abolie.

Disons, en passant, qu'on appelait *heredes sui,* héritiers siens, héritiers légitimes, ceux qui étaient sous la puissance du défunt, et qui, après lui, avaient le plus de prétention à l'autorité, tels que les enfants de l'un et de l'autre sexe. En cela les décemvirs n'avaient pas suivi le droit d'Athènes, qui admettait à la succession du père d'abord les fils, et après eux les filles ; mais, dès le commencement de Rome, les uns et les autres furent également héritiers siens.

Les jurisconsultes ont discuté longtemps sur la question de savoir si une femme, sortant, par la confarréation, de la puissance paternelle, passait sous la puissance du mari ; les uns se déclarent pour, les autres contre. Cependant tous les auteurs avouent que la femme passait dans la main, *in manum convenisse,* expression qui, en droit, ne signifie autre chose que la puissance, puisqu'il est vrai que je peux disposer de tout ce que j'ai dans la main. Aulu-Gelle décide clairement qu'une femme, ainsi mariée, était *in mancipio ;* or *mancipium* était le droit de propriété dont jouissaient seuls les citoyens romains, *Quirites,* et ceux à qui le droit de cité et de commerce était accordé sur tous les fonds d'Italie et leurs appartenances, comme les esclaves et le bétail. Il n'est donc pas permis de douter que *mancipium* ne renferme nécessairement la puissance.

D'ailleurs la participation aux sacrifices entraînait avec elle la puissance. Le jurisconsulte Ulpien met dans la classe des dégradations civiles le passage dans la main du mari. Comment pourrait-on appeler *capita diminuta,* privée de ses droits, une femme qui pourrait disposer d'elle-même, ou qui serait restée sous la puissance paternelle ?

De ce que le mari avait la même autorité sur sa femme que sur sa fille, il s'ensuivait que tout ce qu'elle acquérait était acquis au mari et lui appartenait : *Omnia, quæ ejus erant, virifiebant dotis nomine ;* mais, comme les filles et les esclaves, elle avait un pécule.

Térence fait dire à deux de ses personnages :

« Te isti virum do amicum, tutorem, patrem ;
« Bona nostra hæc tibi permitto, et tuæ mando fidei.
« Hanc mihi in manum dat... »

Ce passage indique clairement l'origine de la dot, et comment le mari devenait le maître des biens de la femme.

Les maris étaient dans leur maison les juges des fautes que leurs femmes pouvaient commettre. Pomponia Grecina, femme illustre, accusée de se livrer à des superstitions étrangères, fut renvoyée au jugement de Plautius, son mari, qui forma une assemblée de parents, suivant l'ancien usage. L'accusée et les témoins entendus, il la déclara innocente. Pomponia passa toute sa vie, qui fut longue, dans une affliction continuelle.

Denys d'Halicarnasse et Aulu-Gelle rapportent que les maris avaient aussi le droit de vie et de mort sur les femmes adultères, sur celles qui s'abandonnaient au vin ou qui se déshonoraient par d'autres crimes. Suivant le témoignage de Pline, anciennement à Rome, il n'était pas permis aux femmes de boire du vin, *non licebat vinum feminis Romæ bibere;* elles devaient s'abstenir de *lora*, ce que nous appelons piquette, de *passum*, vin doux de raisins séchés au soleil, de *myrrhina*, vin myrrhé, et d'autres boissons de cette qualité.

Selon Pline et Aulu-Gelle, Egnatius Mécénius tua lui-même sa femme parce qu'elle avait bu du vin au tonneau, et fut absous de ce meurtre. Fabius Pictor écrit dans ses Annales qu'une dame romaine, ayant ouvert un sac où étaient enfermées les clefs de la cave, ses parents la firent mourir de faim.

Caton dit que les Romains baisaient sur la bouche leurs femmes et leurs parentes, afin de découvrir, par leur haleine, si elles sentaient le *temetum*, vin capiteux, d'où est resté le mot *temulentia* pour exprimer l'ivrognerie.

Cnéius Domitius, juge de Rome, priva, par sentence définitive, une dame romaine de sa dot, pour avoir bu, à l'insu du mari, plus de vin qu'il ne lui en fallait pour sa santé.

Varron ajoute qu'aucun noble, à Rome, n'eut permission de boire de vin avant l'âge de trente-cinq ans.

Le mariage par confarréation ne pouvait se rompre que par une cérémonie contraire, appelée diffarréation, parce que, dans ce sacrifice, on employait un gâteau composé de farine, d'huile et de miel, *farreo libo adhibito.*

Cette cérémonie ne pouvait se faire que par l'intervention des pontifes; aussi était-elle très rare. Au rapport de Plutarque, il s'y pratiquait les choses les plus tristes et du plus mauvais augure. Un grand nombre d'auteurs attestent que jusqu'à l'an de Rome 520 on ne vit aucune de ces séparations. Mais, dans la suite, l'indifférence des époux, l'embarras du cérémonial, l'attachement des pères à leur autorité, de laquelle un prêtre de Jupiter ne dépendait plus, les dépenses excessives et, plus encore, cette liberté si agréable attachée au divorce, tout enfin contribua insensiblement à faire tomber en désuétude cette manière de contracter les mariages, au point que, du temps de Tibère, selon Tacite, dans l'ordre des patriciens, on ne pouvait pas trouver trois enfants nés d'un mariage par confarréation.

Tibère proposa dans le Sénat de nommer un prêtre de Jupiter à la place de Servius Maluginensis, qui venait de mourir et d'établir un nouveau règlement. « L'usage ancien, disait-il, prescrit de nommer trois patriciens nés d'un mariage contracté par confarréation et de choisir entre eux; on ne peut les trouver aujourd'hui, puisque la confarréation ne s'est conservée que dans un petit nombre de familles, *omissd confarreandi adsuetudine, aut inter paucos retentd.* »

Les plébéiens ne pouvant user des cérémonies religieuses ni des auspices requis pour la confarréation, étaient obligés de recourir à deux autres manières, l'une nommée *coemptio*, coemption, achat, l'autre *usus*, usage, usucapion.

Le mariage par achat tirait son nom d'une ancienne pratique ordonnée par la loi. Elle consistait en ce que la femme, qui venait trouver l'homme, avait coutume d'apporter trois as, *tres asses*, c'est-à-dire trois pièces chacune d'une livre pesant, ainsi que l'observe Pline, dans le temps où Rome n'avait encore aucune idée de la richesse.

Elle donnait au mari, comme pour l'acheter, la pièce qu'elle avait dans sa main ; la seconde, qu'elle portait dans sa chaussure, était déposée par elle dans le foyer des Lares attachés à la famille du mari et, comme dans les carrefours les dieux Lares avaient aussi de petites chapelles, elle y déposait la troisième qu'elle avait enfermée dans une grande bourse.

Avec la première, la femme achetait le mari, suivant le droit particulier des Romains, *per æs et libram*, par le poids et la balance, c'est-à-dire par vente simulée, en ajoutant un certain formulaire. Par la seconde, elle se procurait, en quelque sorte, la possession des Lares et des Pénates, afin de participer aux sacrifices. Par la troisième, elle s'ouvrait l'entrée dans la maison du mari, car, avant d'entrer, elle restait quelque temps dans le jardin, jusqu'à ce qu'on eût démoli une partie du mur.

Quant au formulaire, Cicéron dit qu'il était nécessaire, sans nous le donner; cependant, il nous apprend, dans un autre endroit, que les femmes y étaient nommées *Caiæ*, ce qui a rapport à cette formule dont parle Plutarque : *Ubi tu Caius, ivi ego Caia.*

La coemption produisait les mêmes effets que la confarréation, puisque par elle, la femme passait dans la main du mari et qu'elle était nommée *materfamilias*, différente de la concubine qui, n'étant reçue ni par achat, ni par l'eau et le feu, s'appelait femme gratuite, *uxor gratuita*. Cette seconde manière, pratiquée par les Hébreux et même par toutes les nations, se soutint un peu plus longtemps ; il semble qu'elle était un rite accessoire dans la première, seul conservé par les Romains dans les derniers temps; car nous croyons que Cicéron, en décrivant les différentes manières dont la femme passait sous la puissance du mari, ne fait aucune mention de la confarréation, mais seulement de la coemption et de l'usage. Il ne l'aurait certainement pas oubliée si, effectivement, de son temps, il y avait eu quelque différence entre la première et la seconde. La coemption se dissolvait par la rémancipation.

La troisième manière de contracter les mariages se faisait par le simple usage. Si une femme, du consentement de son tuteur, demeurait avec un homme, comme avec son mari, pendant une année entière, sans découcher trois nuits de suite, elle devenait sa femme, en sorte que le mari acquérait sur elle, suivant la loi des Douze Tables, cette propriété, connue sous le nom d'usucapion. En effet, l'usucapion étant l'acquisition du droit de propriété sur une chose par le titre d'une possession paisible pendant un temps prescrit, il est certain que la femme tombait sous la puissance du mari en vertu du droit des Romains, *jure Quiritium*.

Si donc une femme ne voulait point être en puissance de mari, on lui donnait il est vrai sa dot, on la conduisait à la maison du mari ; mais elle avait soin de découcher au moins trois nuits chaque année, afin d'empêcher l'usucapion ou la propriété acquise par l'usage. Cette femme alors restait sous la puissance de son père ou sous la tutelle des agnats, sans le consentement desquels elle ne pouvait passer sous la puissance d'un époux.

Avant les décemvirs, les seules femmes des patriciens, épousées avec les solennités requises pour les mariages de confarréation, passaient sous la puissance de leurs maris, de sorte qu'en entrant dans leur famille elles participaient à tous leurs droits divins et humains et partageaient également avec leurs enfants la succession, étant regardées comme l'un d'eux. Si leurs maris mouraient sans en laisser, elles étaient héritières universelles ; c'est ce que les Romains appelaient *convenire in manum tanquam agnatæ*, venir sous la puissance du mari, comme sa plus proche héritière, — avantage que n'avaient point celles qui étaient mariées par coemption et par usage, qui n'entraient point dans la famille de leurs maris.

Mais, dans la suite, les plébéiens ayant obtenu le droit de contracter des alliances avec des familles patriciennes, de posséder les premières magistratures de la république et quelques dignités du sacerdoce avec les cérémonies religieuses qui les accompagnaient, les filles mariées de ces deux manières passèrent aussi sous la puissance de leurs maris comme héritières, et même celles qui étaient mariées par coemption eurent le titre de *matresfamilias*.

Lorsqu'un mariage était contracté sans aucune de ces trois formes, la femme ne passait pas sous la puissance du mari ; elle ne devenait pas mère de famille, mais *matrona*, matrone, dont l'office était de donner des enfants. Elle ne succédait pas à son mari *ab intestat*, et le mari ne touchait pas tous les biens de sa femme à titre de dot.

Chez la plupart des peuples, comme chez les Romains, dans les âges où le luxe n'était point connu, tous les enfants restaient dans la maison et s'y établissaient pour devenir les maîtres un jour et les héritiers de tous les biens de la succession de leur père ; mais les filles, par le mariage, sortaient pour toujours de la maison.

Et comme avant le mariage elles devaient être nourries aux dépens du père, il fallait qu'il constituât une dot à celles qui se mariaient, afin qu'elles ne fussent pas entièrement privées de la succession.

Cependant, chez la plupart des nations, c'était le mari qui offrait la dot à la femme et non la femme au mari. Cette coutume était établie chez les Germains, selon Tacite ; chez les Assyriens, selon Élien ; chez les Babyloniens, selon Hérodote ; et chez les Arméniens, d'après la Novelle XXI ; mais elle se soutint plus longtemps chez les Germains et les nations de même origine. Il est facile d'en trouver plus d'une trace au moyen âge.

Les Romains seuls donnaient une dot à leurs filles, quoiqu'elles fussent admises à partager également la succession. Une dot à leurs yeux était si essentielle, qu'elle seule mettait la différence entre la femme et la concubine. Cette dot était, en quelque sorte, le complément du prix qu'une femme romaine donnait pour l'achat d'un mari. Tacite remarque, comme une pratique bien opposée aux mœurs des Romains, que, chez les Germains, les hommes achetaient leurs femmes.

Le jurisconsulte Pomponius, en parlant du divorce, dit qu'il est de l'intérêt public de conserver la dot aux femmes, puisqu'il est absolument nécessaire de les doter pour donner la lignée et fournir la cité d'hommes libres. Le sentiment de Paul est aussi qu'elles doivent avoir leur dot intacte, afin qu'elles puissent se marier. Seulement, dans les temps postérieurs, la loi Voconia, proposée au peuple par le tribun Voconius Saxa, l'an de Rome 578, obligea les femmes à s'en tenir à la dot, sans pouvoir prétendre aucunement à la succession.

Il est vrai que ces dots étaient quelquefois fort riches. La seconde femme de

L. Paulus lui avait apporté vingt-cinq talents, et Scipion l'Africain en avait promis cinquante à l'une et à l'autre de ses filles.

Le talent valait environ 5,600 francs. La dot ordinaire des femmes de distinction était d'un million de serterces, soit environ 194,531 francs, ce qui, à cette époque, représentait une valeur immense.

Les dots ne consistaient pas toujours en argent, mais en fonds de terre, en biens de ville et de campagne, même en esclaves des deux sexes, et autres objets qui s'appréciaient et pouvaient aider le mari à supporter les charges du mariage.

CHAPITRE IV

De la dot chez les Romains.

Il y avait trois manières de constituer une dot.

Souvent, elle était donnée, *dabatur*. Alors elle était réellement offerte au mari et ordinairement on la déposait, la veille du mariage, chez les auspices, pour être délivrée au mari le lendemain du mariage.

La dot était promise, *promittebatur*, lorsque le père promettait de donner la somme convenue, et le futur d'épouser la fille. Il était d'usage que cette somme fût acquittée en trois payements à jour fixe, la première, la deuxième et la troisième année.

Enfin la dot était dite, *dicebatur*, ce qui se pratiquait en prononçant certaines paroles usitées en pareil cas par celui qui disait le montant de la dot; elle était purement acceptée pas le futur mari, qui disait : *accipio*, j'accepte.

Le femme elle-même, ou son débiteur, ou son père, ou son aïeul, et tous les autres parents de la branche masculine pouvaient dire le montant de la dot, *dicere dotem*. Il était permis à toute autre personne, sans être nullement alliée, de donner et de promettre, *dare et promittere*; mais la femme ne le pouvait sans être assistée de son tuteur. D'où faut conclure que si la femme n'avait point de tuteur, le préteur de la ville lui en nommait un, conformément à la loi *Papia Poppæa*, pour donner ou promettre, ou dire le montant de la dot. Les pères qui ne voulaient pas marier leurs enfants, ou donner de dot à leurs filles, y étaient contraints, suivant cette loi, par les magistrats.

CHAPITRE V

Légalité du mariage chez les Romains.

Pour qu'un mariage fût contracté légalement, il fallait :
1° L'âge prescrit ;
2° Le consentement des parents ;
3° Que les deux contractants fussent libres et citoyens romains.

§ I. — L'AGE PRESCRIT

Il est à présumer que, dans les premiers temps de la république, l'âge de puberté était fixé à quinze ans accomplis pour les garçons, puisque c'était à cet âge, et non à dix-sept ans, suivant l'opinion commune, ni à quatorze, comme le prétend Juste-Lipse dans son commentaire sur Tacite, que les garçons prenaient la robe virile.

Tribonien attribue à Justinien l'honneur d'avoir fixé l'époque de la puberté à douze ans accomplis pour les filles et à quatorze ans accomplis pour les garçons. Mais ce jurisconsulte ignorait sans doute que, longtemps auparavant, Auguste, par la loi *Papia Poppæa*, avait déterminé cette époque, comme nous l'apprend Dion Cassius, à douze ans pour les filles ; et que, dès le deuxième siècle après Jésus-Christ, elle était fixée à quatorze pour les garçons.

Il n'est pas vrai que les anciens Romains aient jamais déterminé la puberté par une inspection et une recherche indécentes, ainsi que le dit Justinien ; car l'antiquité romaine n'en donne aucune idée et n'en laisse apercevoir aucune trace. Plusieurs jurisconsultes, pour pallier l'erreur de Justinien, affectent de croire que, si cette inspection n'a pas eu lieu lorsqu'il s'agissait de mettre fin à une tutelle, elle était cependant quelquefois usitée dans les cas de mariage. Mais la loi citée ne parle point de la puissance ou de l'impuissance de l'homme, sur lesquelles l'âge seul signifierait peu de chose ; elle porte seulement sur le temps que doit durer la tutelle. D'ailleurs, il n'est pas vraisemblable que Tribonien ait eu assez peu de connaissance des constitutions de son empereur, pour placer dans les Institutes et dans le Code, au chapitre de la Tutelle, cette loi vénérable qu'il nous vante tant, si elle n'eût eu rapport qu'à une espèce particulière de mariage. Il faut donc avouer que ce jurisconsulte n'a combattu qu'une chimère, et qu'il a détruit un usage auquel les Romains n'avaient jamais pensé.

Voici donc ce qui a induit Justinien en erreur. Les anciens jurisconsultes n'étaient point d'accord entre eux sur le terme à donner à la puberté. Les uns la fixaient à quatorze ans pour les garçons et à douze pour les filles ; les autres, au contraire, pensaient qu'elle ne devait pas être déterminée par le nombre des années, mais par l'inspection du corps ; d'autres enfin, pour tout concilier, au nombre des années joignaient l'inspection du corps, de manière qu'un jeune homme était déclaré pubère, si, ayant quatorze ans accomplis, il était prouvé, par l'inspection du corps, *ex habitu corporis*, qu'il pouvait engendrer.

Isidore dit que la preuve la plus certaine est l'inspection du corps. Dans cette indécision des jurisconsultes, souvent les parents fixaient eux-mêmes, par leurs testaments, l'année dans laquelle leurs enfants devaient être censés pubères, tantôt à quatorze, tantôt à seize, et tantôt à dix-huit.

Justinien, au plutôt Tribonien, voyant que quelques-uns s'en tenaient à l'inspection du corps, se persuada aisément que ce mode avait autrefois été mis en usage, quoique les anciens jurisconsultes aient eu, à cet égard, beaucoup de discussions qui, certainement, n'ont jamais été reconnues dans la pratique, et qui avaient plus de rapport à une jurisprudence qu'ils voulaient établir, qu'à une jurisprudence reçue.

Il est vrai que cette inspection était en usage chez les Grecs ; mais il n'est pas démontré que les lois des Douze Tables aient rien statué à ce sujet, de manière à faire croire que cet usage ait passé d'Athènes à Rome. Plusieurs lois consignées dans le Digeste auraient pu apprendre à Tribonien que, au moins du temps d'Ulpien et de Dioclétien, le même nombre d'années pour la puberté avait été déterminé.

§ II. — LE CONSENTEMENT DES PARENTS

Il fallait le consentement des parents sous la puissance desquels se trouvaient les enfants. Un père ne pouvait rappeler à lui une fille qu'il avait mariée, ni rompre le mariage solennellement contracté. Mais la loi lui en accordait la faculté, si une fille s'était mariée contre son gré. Si cette fille était sortie de la puissance paternelle, soit par l'émancipation, soit par la mort de son père, elle restait toujours en tutelle, et conséquemment elle avait besoin d'être autorisée par son tuteur. Or on sait, en droit, que cette autorisation était expresse et qu'elle devait précéder le mariage.

§ III. — CONDITION EXIGÉE DES DEUX CONTRACTANTS

L'un et l'autre contractants devaient être libres et citoyens romains ; car entre les esclaves de l'un et de l'autre sexe, il n'y avait pas d'union légale, *connubium*, mais cohabitation, *contubernium*.

Il en était de même avec un Latin ou une Latine, avec un étranger ou une étrangère, à moins que ce ne fût une faveur, que le peuple accordait autrefois par une loi particulière, et, dans la suite, les empereurs. On en voit plus d'un exemple dans Tite-Live, dans les inscriptions et médailles. Des soldats, reconnus d'une condition étrangère, obtiennent le droit de se marier comme citoyens. Mais si ce droit n'était pas accordé aux citoyens de la même ville, à bien plus forte raison il était refusé à ceux qui n'étaient pas citoyens romains.

Un citoyen qui avait, sans permission, épousé une étrangère, ne donnait pas des citoyens à la patrie, mais des hybrides, *hybridas*, c'est-à-dire un mélange mal assorti, une nouvelle espèce d'hommes dont le sort ne différait pas beaucoup de celui des esclaves, comme l'éprouvèrent des soldats romains qui, ayant épousé des femmes espagnoles, formèrent, par ordre du Sénat, la colonie *Carteia*, appelée la colonie des affranchis. On sait aussi combien le mariage du triumvir Antoine avec Cléopâtre lui suscita d'ennemis.

Dès que Caracalla eut accordé le droit de citoyens à tous ceux qui étaient dans l'empire romain, il n'y eut plus de distinction pour les mariages, qui cependant furent défendus avec les Barbares, c'est-à-dire avec ceux qui n'étaient pas dans l'étendue de l'empire.

Auguste, par le premier article de la loi *Papia Poppæa*, avait défendu le mariage d'un sénateur, de ses enfants ou de ses petits-enfants, avec des femmes affranchies, des femmes que nous nommons aujourd'hui maquerelles ou proxénètes, *lenæ*, mises en liberté par un maquereau, *leno*, un homme leur semblable ; avec celles qui auraient exercé le métier de bateleurs, de charlatans, ou avec leurs filles ayant fait le même métier. Car, comme on avait fait un crime à Marc-Antoine de ce qu'il était devenu le gendre d'un affranchi, une pareille alliance paraissait bien plus indigne de la grandeur du siècle où il vivait.

Les comédiennes, en mettant à part le préjugé attaché à leur art, ne pouvaient s'allier avec un sénateur, par cela même que presque toutes, sans respect pour la scène, se livraient aux caprices les plus honteux.

L'empereur Marc-Aurèle donna à cette loi plus d'extension ; il déclara non seulement illégales, mais même il annula toutes les unions contractées par des sénateurs avec cette espèce de femmes, de manière qu'elles n'étaient pas même *uxores*, et qu'il fallait les éloigner sur-le-champ.

Dans la suite, Constantin voulut qu'elle fût observée par les sénateurs et par tous les autres citoyens qui avaient au moins l'apparence des vertus sociales. Marcien la maintint dans tous ses points ; mais enfin elle fut abolie, non par Justinien, comme le titre le donne à croire, mais par Justin, que Justinien, alors empereur d'Orient, avait engagé à donner cette constitution, parce que lui-même voulait épouser Théodora, comédienne et femme d'une réputation équivoque.

Quant au reste des citoyens, ils pouvaient, suivant cette même loi, épouser des affranchies ; faculté qu'elle avait donnée parce qu'alors il y avait beaucoup moins de femmes libres, *ingenuæ*, que d'affranchies, *libertinæ*.

Cependant le mariage fut toujours prohibé entre l'affranchi et la femme qui lui avait donné la liberté, ou la femme du patron, ou sa fille. L'affranchi qui aurait osé y prétendre était condamné aux mines, à moins que la femme ne fût d'une condition inférieure.

La loi Papia s'opposait encore au mariage d'un citoyen avec une entremetteuse, avec une femme affranchie par un homme ou une femme exerçant cette honteuse profession, avec celle surprise en adultère, ou enfin avec celle qui ferait ou aurait fait le métier de bateleurs !

CHAPITRE VI

Du concubinage et du divorce à Rome.

S'il n'était pas permis à un citoyen romain de prendre une femme indistincte-ment, il pouvait, du moins, la choisir pour concubine, suivant la loi Papia Poppæa. Avant cette loi, on ne faisait point de différence entre une femme qui avait des habitudes avec un homme marié, — ce qu'on appelait *pellex*, — et celle qui vivait avec un homme non marié, — nommée *concubina*.

Celle-ci, depuis la loi, eut des dénominations plus honnêtes, *amica* ou *concubina*, *uxor gratuita*, épouse gratuite, c'est-à-dire qui n'était point venue sous la puissance de l'homme par la coemption, *per coemptionem*, et qu'elle n'avait point été reçue par l'eau et le feu.

Dès lors le nom de concubine n'eut rien de désagréable ; la fréquentation avec elle était permise ; elle ne différait de la femme que par le choix, l'intention et la qualité ; elle était même regardée comme tenant la place d'une femme, *uxoris loco*. Cependant cette union ne pouvait être appelée légitime, parce que la loi, en permettant le concubinage, ne lui accordait pas les mêmes effets que ceux qui sont attachés à une union contractée suivant le droit des gens, *matrimonio*.

Toute femme qui ne pouvait pas être *uxor*, ou qui était libre d'elle-même, pouvait être concubine, ce qu'il faut néanmoins bien entendre ; car le concubinage n'était point approuvé avec une femme que l'honnêteté et ce sentiment de pudeur que nous portons partout avec nous-mêmes, éloignaient d'un pareil commerce, mais seulement avec celles qui, selon les lois purement civiles, ne pouvaient prétendre à la qualité de femmes appelées *uxores*.

Un célibataire pouvait prendre pour concubine une femme condamnée par un jugement public, une femme gagnant sa vie par son travail, ou née dans une basse condition, une esclave, une femme du département où il exerçait une charge, enfin une femme de tout âge, même vieille, pourvu qu'elle pût remplir les obligations du mariage ; mais un citoyen légalement uni ne pouvait avoir pour concubine aucune femme. Il lui était bien plus expressément défendu d'en avoir plusieurs, parce que les Romains regardaient toujours comme infâme une vie passée dans la débauche. C'est le reproche que Tacite fait à Sophonius Tigellinus, d'une naissance obscure, achevant dans la débauche une vie commencée dans l'infamie, élevé par ses vices au commandement des gardes, enhardissant Néron à toutes sortes de crimes, et l'abandonnant après l'avoir trahi.

Justinien appelle prostituées les femmes qui s'abandonnent à plusieurs hommes en même temps, et les juge indignes des avantages accordés aux concubines.

Le concubinage ne pouvait nullement exister entre des personnes que la parenté ou l'affinité écartait de l'union permise par le droit des gens. Une femme que ce commerce aurait déshonorée, une fille, par exemple, ou une veuve d'un état libre, *ingenua*, et d'une conduite irréprochable, ne pouvait être prise pour concubine, bien différente de la fille d'un bouffon, d'un marchand d'esclaves, d'un entremetteur, d'un gladiateur ou d'une prostituée, de toutes celles, en un mot, dans les embrassements desquelles Ovide dit qu'il n'y avait rien à craindre : *Venus tuta et concessa furta;* parce qu'en effet la loi Julia sur les adultères ne portait aucune peine contre quiconque avait commerce avec cette espèce de femmes.

Celles-ci pouvaient donc être concubines. Mais si une femme libre, et dont l'état faisait présumer la pureté des mœurs, habitait avec un homme, ou elle était censée femme, *uxor*, ou l'un et l'autre étaient coupables d'adultère, si l'homme disait que cette liaison n'était point un mariage, *matrimonium*, sans que la femme déposât qu'elle vivait ainsi de son plein gré.

Quoique cette façon de vivre parût licite et non contraire aux mœurs, en ne la considérant que comme une union disproportionnée, cependant, outre que les concubines étaient privées du rang et des avantages attribués aux femmes reconnues telles, *uxoribus*, les enfants qui naissaient d'elles n'étaient, devant la loi, que les enfants de la nature appelés *naturales*.

Il y avait chez les Romains quatre espèces d'enfants illégitimes ou bâtards.

1° *Naturales*, nés d'une concubine, d'une veuve ou d'une fille séduite ;

2° *Spurii*, d'une courtisane ;

3° *Adulterini*, ceux nés d'une femme infidèle, *ex adulterâ;*

4° *Ex incestuosis amplexibus*, les fruits d'un crime commis avec une mère, une fille, une sœur.

Le déshonneur des parents ne retombait point sur ces enfants; cependant le peuple en faisait rejaillir un peu sur les *spurii*, et beaucoup sur ceux nés d'un adultère ou d'un inceste, spécialement dans les derniers temps de la république.

Tel était le concubinage chez les anciens Romains. Constantin est le premier qui ait cherché à le détruire. Il porta d'abord les citoyens à préférer des femmes choisies selon le droit des gens, *uxores*, à des concubines, en défendant de rien laisser par succession aux enfants naturels.

Il imagina ensuite la légitimation par mariage subséquent, légitimation qui ne devait point valoir pour l'enfant né après, mais seulement pour celui né avant, voulant, par ce bénéfice de la loi, engager les parents à convertir le concubinage en une union légale.

Enfin, pour écarter le mauvais exemple que les premiers de l'État, les hommes en place, pouvaient donner, il rendit une loi rigoureuse qui défendait à tous citoyens remarquables par leurs dignités, leurs talents, leur mérite, de prendre des concubines.

Les vues de Constantin auraient peut-être été remplies, si ses successeurs en avaient senti toute l'importance ; mais ils souffrirent le concubinage avec tant de facilité, que l'on ne trouve dans le code de Justinien aucune loi qui s'y oppose, et que Justinien, au contraire, l'appelle une liaison licite et qu'il dit même que l'on peut vivre ainsi sans blesser la pudeur.

Il y a apparence que le concubinage fut détruit en Orient par Léon le Sage. Il se soutint beaucoup plus longtemps dans l'Occident, comme le prouvent assez les anciennes lois des Francs, des Lombards et des Germains.

La polygamie était défendue chez les Romains. Le jeune Valentinien avait cependant fait une loi qui permettait la polygamie ; mais cette loi, qui n'était pour ainsi dire qu'un voile jeté sur le scandale qu'il donnait lui-même, fut oubliée avec lui.

Un des plus grands inconvénients de la polygamie, est que le père et la mère ne peuvent avoir la même affection pour leurs enfants ; un père ne peut aimer vingt enfants comme une mère en aime deux. C'est bien pis quand une femme a plusieurs maris ; car pour lors, l'amour paternel ne tient plus qu'à cette opinion, qu'un père peut croire s'il veut, ou que les autres peuvent croire, que de certains enfants lui appartiennent.

Nous pouvons remarquer que la polygamie n'a jamais été connue des Gaulois : il est aisé de s'en convaincre par ce que César rapporte de leurs conventions matrimoniales, dans lesquelles on voit des vestiges évidents de cette communauté de biens qui se conserve entre les personnes mariées, et qui suppose nécessairement que les Gaulois n'avaient qu'une femme.

Plutarque nous apprend que Romulus avait permis le divorce au mari et non à la femme ; mais il ajoute que le mari était obligé d'alléguer les causes valables, par exemple, si la femme était convaincue d'adultère ou de poison, d'avoir fait mourir ses enfants, d'avoir caché les clefs de la cave, d'avoir bu du vin, ce qui passait, chez les Grecs, pour la plus légère des fautes.

Anciennement, la cause du divorce était mûrement examinée dans une assemblée des parents de la femme, *in concilio cognatorum* ; en outre, les censeurs faisaient prêter serment qu'il n'avait lieu que pour une juste cause ; cette cause et l'acte du divorce étaient ordinairement portés sur les registres publics. Ce tribunal domestique suppléait la magistrature particulière établie chez les Grecs pour inspecter la conduite des femmes.

La loi de Romulus semble être entrée dans la composition des Douze Tables, puisque, selon une de ces lois, que nous n'avons pas entière, le divorce se faisait en alléguant la cause. Mais si le mari avait divorcé sans un juste motif, Romulus, suivant Plutarque, avait ordonné que la moitié des biens du mari serait dévolue à la femme et l'autre consacrée à Cérès. On pouvait donc divorcer dans tous les cas.

Quoique la loi accordât cette faculté aux hommes, cependant Denys d'Halicarnasse, Valère Maxime et Aulu-Gelle ont remarqué que le premier divorce dont on ait entendu parler à Rome, fut celui de Spurius Carvilius Ruga, qui divorça pour cause de stérilité, deux cent trente ans après Romulus, c'est-à-dire soixante et onze ans avant la loi des Douze Tables ; encore fut-il obligé de jurer, en présence des censeurs, qu'il ne divorçait que parce qu'il ne pouvait avoir d'enfants.

Mais, dans la suite, le divorce devint fort à la mode : ce n'était plus pour des causes de quelque importance, comme la stérilité, pour des inimitiés secrètes avec une belle-mère, pour des inclinations déréglées, pour de mauvaises mœurs, le plus léger prétexte, un simple soupçon suffisait pour faire chasser de la maison la femme la plus incapable de mal faire !

Paul Emile ayant ainsi renvoyé Papiria sa femme, au grand étonnement de ses amis qui lui en demandaient la cause, ne put leur en donner aucune positive, prétextant subitement qu'elle lui avait manqué.

Les uns se débarrassaient de leurs femmes parce qu'elles étaient vieilles; les autres parce qu'ils avaient déjà pris des arrangements avec une autre femme.

Comme le mari profitait de la dot d'une femme renvoyée à cause de sa mauvaise conduite, on voyait, par intervalle, des hommes avides épouser des femmes de mauvaises mœurs, pourvu qu'elles fussent bien dotées. Caïus Titinius de Minturne avait pris pour femme une certaine Fannia, débauchée, dans le dessein de la dépouiller de sa dot, en la chassant sur cette simple accusation.

Cette faculté de divorcer, qui d'abord n'était accordée qu'aux hommes et dont ils jouissaient encore du temps de Plaute, passa aux femmes, nonobstant la loi de Romulus. Il est évident que cette institution fut une de celles que les députés de Rome apportèrent d'Athènes et qu'elle fut insérée dans la loi des Douze Tables, puisque la loi d'Athènes donnait à la femme, aussi bien qu'au mari, le droit de divorcer.

Les femmes commencèrent donc à en jouir à leur tour, et elles en usèrent si fréquemment, que Sénèque dit avec aigreur : « Quelle femme rougit aujourd'hui du divorce, depuis que certaines dames de qualité ne comptent plus leurs années par le nombre des consuls, mais par celui de leurs maris? Le divorce est le but du mariage, et le mariage celui du divorce. On en craignit l'éclat tant qu'il fut rare ; et comme aujourd'hui les registres sont remplis de divorces, à force d'en entendre parler, on s'y est apprivoisé. »

L'auteur de l'*Esprit des lois* a dit avec raison que tout le système politique, à l'égard des femmes, changea sous les empereurs, et que la loi Julia, contre l'adultère, est une marque de la dépravation des mœurs.

Leur débordement obligea bien les empereurs de faire des lois pour arrêter à un certain point l'impudicité; mais leur intention ne fut pas de corriger les mœurs en général. Dion nous montre la conduite d'Auguste à cet égard et comment il éluda, dans sa préture et dans sa censure, les représentations qui lui furent faites. Les sénateurs lui ayant demandé des règlements sur les mœurs des femmes, il leur répondit de corriger leurs femmes comme il corrigeait la sienne! Sur quoi ils le prièrent de dire comment il en usait avec elle.

Les historiens, il est vrai, rapportent des jugements rigides, rendus sous Auguste et sous Tibère, contre l'impudicité de quelques dames romaines ; mais, en nous faisant connaître l'esprit de ces règnes, ils nous font connaître l'esprit de ces jugements. L'un et l'autre ne songèrent qu'à punir les débauches de leurs parents; ils ne punissaient pas le dérèglement des mœurs, mais un certain crime d'impiété ou de lèse-majesté qu'ils avaient inventé, utile pour le respect, utile pour leur vengeance!

La loi Julia est rapportée au Digeste, mais la peine n'y est pas exprimée. On présume qu'elle n'était que la relégation, puisque celle de l'inceste n'était que la déportation.

CHAPITRE VII

Coutumes diverses.

Les peuples les plus heureux ont dû être ceux qui laissaient une entière liberté sur le choix des époux et qui, loin de gêner l'union des cœurs par les entraves de l'intérêt, n'étouffaient pas l'amour sous le fardeau des *convenances* ou des préjugés. Chez les nations où cette liberté règne, c'est un jour qui luit sur l'union conjugale, tandis que les peuples esclaves des richesses et des rangs contractent des mariages sur lesquels règne un voile sombre qui cache l'ennui, le dégoût, la discorde!

§ I. — GAULOIS

Chez les Gaulois, lorsqu'une fille était en âge d'être mariée, son père invitait à dîner les jeunes gens du canton; elle était la maîtresse de choisir celui qui lui plaisait le plus, et pour marquer la préférence qu'elle lui donnait, c'était par lui qu'elle commençait à présenter à laver.

D'une aussi sage coutume, il devait nécessairement résulter plusieurs avantages : une fille n'était jamais mariée contre sa volonté, et cela seul devait suffire pour rendre heureux la plupart des mariages. Cette circonstance influait beaucoup sur le caractère et fortifiait l'esprit. Nous voyons dans les historiens que les femmes gauloises entraient dans toutes les assemblées où il était question de délibérer sur la paix ou sur la guerre. Les hommes avaient pour elles une sorte de vénération ; et dans leurs repas, il était permis de tout dire, excepté de mal parler des femmes!

Nos rois de la première race sacrifiaient, dans leurs mariages, la naissance et la politique ; c'était presque toujours la beauté qui faisait les reines. Avec l'usage passager des maîtresses, ils se permettaient encore la pluralité des femmes. « Cher prince, dit un jour Ingonde à Clotaire Ier son mari, j'ai une sœur que j'aime ; elle s'appelle Aregonde et demeure à la campagne ; j'espère que vous voudrez bien vous charger de son établissement et lui choisir un époux. »

Clotaire alla voir cette Aregonde à sa maison des champs, la trouva jolie, l'épousa et revint ensuite dire à Ingonde qu'il n'avait point imaginé de parti plus sortable pour sa sœur que lui-même, qu'il l'avait épousée et que désormais elle l'aurait pour compagne!

§ II. — RUSSES

Avant le règne de Pierre Ier, les czars choisissaient aussi leurs femmes parmi les plus belles filles. On les faisait venir des provinces. La grande maîtresse de la cour les recevait chez elle, les logeait séparément et les faisait toutes manger ensemble. Le czar les voyait, ou sous un nom emprunté, ou sans déguisement ; le jour du mariage était fixé sans que le choix fût encore connu ; et le jour marqué on présentait un habit de noce à celle sur qui le choix était tombé. On distribuait d'autres habits aux prétendantes, qui s'en retournaient chez elles. C'est de cette manière que Michel Romanow épousa, en 1626, Eudoxe, fille d'un pauvre gentilhomme appelé Streshneu. Il cultivait ses champs lui-même avec ses domestiques, lorsque les chambellans envoyés par le czar avec des présents lui apprirent que sa fille était sur le trône.

§ III. — KAMTSCHADALES

Le mariage, au Kamtschatka, offre des épreuves qui démontrent combien est forte la passion de l'homme pour s'unir à une épouse. Quand un Kamtschadale veut se marier, il jette les yeux sur quelque jeune fille du village voisin ; lorsqu'il a découvert une jeune personne à son gré, il va trouver ses parents, leur apprend qu'il aime leur fille et leur demande la permission de les servir un certain temps, ce qu'il obtient facilement. Il marque, pendant son service, qui quelquefois est de plusieurs années, un zèle extrême et une très grande docilité ; mais quand le terme fixé est arrivé, il prie ses maîtres de vouloir bien lui permettre de se saisir de leur fille. S'il a eu le bonheur de plaire aux parents de sa maîtresse, ils le lui accordent ; mais s'ils sont mécontents, ils lui donnent quelque chose pour lui tenir lieu de salaire, et il est obligé de se retirer tout de suite.

Quand on lui a donné la liberté de prendre sa maîtresse, c'est à lui d'épier l'instant où elle sera seule, ou du moins peu accompagnée : car alors, toutes les femmes et les filles du village sont obligées de la défendre contre les entreprises de son amant.

Outre ces surveillantes, elle est revêtue de deux ou trois robes étroites et enveloppée dans des filets ou bandes, qui la serrent si fort, qu'elle n'a guère plus de mouvement qu'une statue.

S'il a le bonheur de la trouver seule, ou avec peu de campagnes, il se jette sur elle, s'efforce de rompre les filets qui l'enveloppent et de déchirer les robes ; car tout pour lui consiste à parvenir à lui ôter ses vêtements, ce qui est très difficile par la résistance des femmes qui gardent la jeune personne et qui s'élancent sur l'amant, le tirent par les cheveux, lui écorchent le visage, l'estropient et l'excèdent de coups pour lui faire lâcher prise.

Si, malgré ses blessures, il vient à bout de son entreprise, il faut qu'il prenne l fuite aussitôt qu'il a dépouillé son amante, qui le rappelle au même instant d'une voix tendre et passionnée : dès lors le mariage est fait.

Mais il est rare qu'un homme réussisse avant un an de combats ; et toutes les fois qu'il est forcé de céder à ses surveillantes, il a besoin d'un temps considérable pour guérir de ses blessures. On en a vu, après sept ans de poursuite, être obligés de renoncer à l'objet de leur amour et de vivre honteux, meurtris et estropiés le reste de leurs jours.

Cet état de guerre n'a lieu que pour les mariages des filles ; car à l'égard des veuves, il suffit qu'elles soient d'accord avec ceux qui les recherchent ; mais une veuve ne peut être enlevée qu'après qu'elle a expié ses fautes, — ce qui consiste à coucher la première nuit avec un étranger.

Malgré la facilité que les Kamtschadales ont à épouser une veuve, celles-ci ne sont guère recherchées à cause de l'*expiation*.

Le divorce est reçu au Kamtschatka, et il se fait sans bruit : le mari fait lit à part et, quelques jours après, épouse une autre femme. La femme répudiée prend à son tour un nouveau mari.

§ IV. — GROENLANDAIS ET ISLANDAIS

Ce que les Groënlandais essuient avant et pendant les premiers jours qui suivent leur mariage est un jeu qui ne peut être comparé aux scènes que l'on vient de voir. Un Groënlandais qui veut se marier ne s'inquiète que de savoir si la fille qu'il recherche est entendue au ménage et si elle sait coudre. Celle-ci de son côté demande si son amoureux est adroit à la chasse et à la pêche, et s'il y est heureux et assidu. Deux ou trois vieilles femmes sont les entremetteuses du mariage.

Lorsqu'on le propose à la fille, celle-ci dénoue ses cheveux, les éparpille sur son visage et se met à pleurer. Les vieilles, sans faire semblant de s'apercevoir de son affliction, la prennent sous les bras et l'entraînent avec elles. Quand elle est arrivée dans la maison paternelle de son amoureux, elle continue ses pleurs assez longtemps ; le jeune homme la prie de venir se coucher à ses côtés : les pleurs augmentent, il redouble ses instances, et la consommation du mariage termine bientôt la cérémonie.

Quelquefois on ne peut faire rester la jeune femme avec son mari, elle s'échappe plusieurs fois pour retourner chez ses parents ; le mari pour tout terminer fait faire un sac dans lequel les vieilles lui amènent sa femme bien enfermée : elle est alors obligée de rester dans son nouveau ménage.

Les mariages des Islandais se font avec moins de cérémonie. Les parents des deux côtés conduisent le marié et la mariée à l'église, où le prêtre les unit. Ils se rangent ensuite dans le fond de l'église contre le mur. Les jeunes mariés avec le prêtre sont au milieu et les parents des deux côtés. La mariée se fait donner un bocal plein d'eau-de-vie qu'elle porte à sa voisine ; le marié en fait autant de son côté, et l'on continue de même tant qu'on peut se soutenir sur ses jambes !

Cette liqueur est l'âme de toutes les assemblées du pays, et pourrait-on s'en passer dans une cérémonie aussi auguste que celle du mariage ?

§ V. — ASIATIQUES

Dans la petite Buckarie, pays d'Asie dont les Tartares Kalmoucks sont seigneurs, les hommes, comme dans beaucoup d'autres pays, achètent leurs femmes à prix d'argent, et la beauté en fait la valeur. Plus un père de famille a de belles filles, plus il est riche.

Les réjouissances de la noce durent trois jours, pendant lesquels le marié se couche chaque soir auprès de sa nouvelle épouse. Mais on ne lui permet pas d'ôter ses habits ; il ne peut y rester qu'un instant, et plusieurs femmes qui l'observent s'opposent à ce qu'il soit le mari de sa femme. Ce n'est qu'à la troisième nuit qu'il peut entrer dans tous les droits d'un mari.

> A des cœurs bien touchés tarder la jouissance,
> C'est infailliblement leur croître le désir !

Les Macassars, habitants de l'île de Célèbe, ont un usage opposé aux Buckariens : après la cérémonie, on enferme les nouveaux mariés dans une chambre obscure, où il n'y a point d'autre lumière que celle d'une petite lampe. On les laisse seuls en cet endroit trois jours et trois nuits, sans qu'il leur soit permis d'en sortir, ni à personne d'y entrer. Cette retraite est si rigoureuse qu'on a pourvu à tout ce qui aurait pu exiger qu'ils en sortissent.

Le quatrième jour, un valet entre dans la chambre des mariés, tenant d'une main un grand vase rempli d'eau et de l'autre une barre de fer sur laquelle sont gravés quelques caractères mystérieux. On oblige les deux époux de se lever et de mettre les pieds nus sur la barre de fer ; on leur jette ensuite sur le corps toute l'eau du vase. On suppose apparemment qu'ils ont besoin d'être rafraîchis !

Les Buckariennes ne sont pas aussi à plaindre que les femmes des Kalmoucks. Ceux-ci ont la liberté de prendre autant de femmes qu'il leur plaît, sans y comprendre leurs concubines, qu'ils choisissent parmi leurs esclaves. Le choix de leurs femmes n'est restreint ni par la parenté, ni par aucune loi. Un Kalmouck épouse sa plus proche parente, à l'exception de sa mère. Le mariage d'un père avec sa fille n'est même pas sans exemple chez ce peuple affreux.

Ils cessent de coucher avec leurs femmes dès qu'elles ont atteint l'âge de quarante ans, et ils les regardent alors comme autant de servantes, à qui ils accordent la subsistance pour prendre soin de leurs maisons et des jeunes femmes qui leur succèdent.

Les Guèbres, gouvernés par une des plus anciennes religions du monde, ont une loi qui ne leur permet qu'une seule femme ; ils ne peuvent la répudier et en prendre une autre que dans le cas où elle est stérile pendant les neuf premières années du mariage.

Les lois qui gouvernent ce malheureux reste des anciens Persans, et qu'ils ont reçues de Zoroastre, seraient très sages si elles défendaient à ce peuple les mariages incestueux des fils avec leurs mères, des frères avec leurs sœurs, et des pères avec leurs filles !

Une secte qu'on appelle le sabéisme, et qui se trouve aussi en Perse, présente dans le mariage des cérémonies assez singulières. Les sectateurs du sabéisme sont nommés chrétiens de saint Jean, parce qu'ils reconnaissent saint Jean-Baptiste pour leur premier apôtre. Leur clergé est composé de prêtres et d'évêques, dont les dignités sont héréditaires ; aussi les ecclésiastiques sont-ils tous mariés, afin de perpétuer leur ministère. Mais s'ils épousaient une fille qui ne fût pas vierge, leurs enfants ne pourraient leur succéder dans leurs fonctions sacrées.

Voici les cérémonies qu'observe ce peuple dans la célébration du mariage. Les parents de l'époux, accompagnés d'un prêtre, vont trouver la future, lui demandent si elle est vierge, et elle est obligée de jurer cette vérité. La femme du prêtre s'assure par elle-même si la prétendue n'a point fait un faux serment, et rend son témoignage. Tout étant favorable, on mène la fille, avec son futur, au bord d'une rivière, et on les baptise l'un et l'autre. Après quelques autres cérémonies, le prêtre les fait asseoir, leur approche la tête l'une contre l'autre en récitant de longues prières. Il cherche ensuite dans un livre de divination le moment heureux pour la consommation du mariage ; il l'indique aux époux, et les envoie mettre à profit sa prédiction.

En Europe, tout serait fini ; mais chez les Sabis, les mariés vont trouver l'évêque, devant lequel le mari jure d'avoir trouvé sa femme pucelle. Le prélat les baptise encore, et met le sceau à leur mariage en leur passant des anneaux aux doigts. Si le mari ne convient pas de la virginité de sa femme devant l'évêque, son mariage n'est point ratifié par celui-ci.

Les Persans qui suivent la loi mahométane ont beaucoup moins besoin de cérémonies que les chrétiens de saint Jean ; ils regardent le célibat comme un état contraire à la nature et opposé aux vues du Créateur. D'après cette façon de penser, dès qu'un Persan a atteint l'âge de puberté et qu'il témoigne quelque penchant pour les femmes, on le marie ou on lui donne une concubine.

Les Persans contractent trois sortes d'unions avec les femmes. Ils prennent les unes à bail à un prix convenu, et le contrat se passe en présence du juge, qui rend cet acte obligatoire aux deux parties. Ils en achètent d'autres pour en faire des concubines et en épousent quelques-unes. Cette nombreuse quantité de femmes devrait ruiner les Persans dont la fortune est bornée ; mais ils n'ont pas l'art dangereux de faire monter une jolie femme à un prix exorbitant.

A Ispahan, une belle femme se loue quatre à cinq cents livres par an, et n'a pas la liberté de quitter son mari passager avant le terme. Les femmes prostituées y sont en grand nombre ; on en comptait en 1666 jusqu'à quatorze mille dans la capitale seulement, desquelles le nom était enregistré par celui qui est chargé de recevoir leurs tributs ; sans compter, dit un voyageur, un pareil nombre, ou peut-être encore un peu plus grand, qui n'est pas registré, et dont le tribut se perçoit en secret au profit du receveur.

Un usage commun parmi ces filles, c'est que le nom qu'elles prennent est le tarif de leurs faveurs. L'une s'appelle la dix tomans, une autre la cinq, la deux tomans, etc. — Que d'hommes en Europe auraient à rougir, si les courtisanes dont ils ont eu les faveurs annonçaient publiquement le prix qu'elles en ont retiré !

Le mariage des Siamois diffère de celui des autres nations par une circonstance particulière ; la consommation du mariage précède la cérémonie. On y défend l'union conjugale au premier degré de parenté ; mais il est permis d'épouser sa cousine germaine et les deux sœurs, pourvu que ce soit dans le même temps. Il y a apparence que les rois ne sont pas assujettis à cette loi ; Chaon-Naraïe avait épousé sa sœur, dont il avait eu une fille unique qu'il épousa ensuite secrètement.

Aux îles Philippines, ce n'est qu'en payant que l'on parvient à être entièrement maître de sa femme. Celle-ci ne porte point de dot ; sa famille exige, au contraire, une somme d'argent avant de la livrer à un homme. Les frais de la noce sont excessifs ; le mari est obligé de payer son entrée dans la maison de sa prétendue, et ce droit s'appelle passava ; ensuite la liberté de parler à sa femme ; puis celle de boire et de manger avec elle ; et enfin une somme proportionnée à la condition des parents, pour obtenir le droit de la cérémonie la plus essentielle !

La beauté qui frappe les Européens dans la Mingrélie, la Géorgie, semblerait annoncer que l'amour a établi le siège de son empire dans ces contrées. En effet, tous les voyageurs s'accordent à dire que le sang des peuples qui habitent ces pays est très beau, et que les hommes y sont très grands et bien faits, les femmes charmantes et de la taille la plus admirable. Le sang de Géorgie est non seulement le plus beau de l'Orient, mais de l'univers. Ces femmes ont un regard tendre, qui semble caresser tous ceux qui les regardent. La nature a répandu sur la plupart des grâces si attrayantes, des agréments si séduisants, qu'il est impossible qu'on puisse les voir sans les aimer.

Un peintre, avec l'imagination la plus vive, ne pourrait donner à ses figures un visage plus charmant, une taille plus dégagée et plus parfaite que celle des Géorgiennes.

Il est triste, sans doute, de ne trouver, parmi des peuples si favorisés de la nature, qu'un tissu d'horreurs qui font un affreux contraste avec la beauté. Les Mingréliennes sont gracieuses, affables, amies des cérémonies, et fort complimenteuses, mais aussi les plus méchantes femmes de la terre, superbes, fourbes, cruelles, impudiques !

Il n'est point de méchanceté dont elles n'usent, point de ressorts qu'elles ne fassent jouer pour se faire des amants, pour les conserver, et pour les perdre lorsqu'elles ont lieu de s'en plaindre.

Les hommes n'ont pas de meilleures qualités que les femmes, et font leur étude de voler. L'imposture, le meurtre, l'adultère, l'inceste, la bigamie, tous les crimes les plus honteux sont communs en Mingrélie et semblent être des vertus. Parmi ce peuple, l'union conjugale n'est qu'un contrat de vente par lequel les parents de la future conviennent de la livrer, après l'exécution des conditions stipulées. Les deux mariés paraissent, pour la cérémonie, devant un prêtre, avec un parent ou un ami qui sert de parrain. Pendant que le prêtre récite quelques prières, le parrain met une espèce de voile sur la tête des deux conjoints, et coud ensuite leurs habits l'un à l'autre. Puis il met sur leurs têtes des couronnes de fleurs, changeant alternativement ces couronnes et les faisant passer trois ou quatre fois de la tête du mari sur celle de la femme, selon que le prêtre récite certaines oraisons. Il prend ensuite un morceau de pain qu'il rompt en sept parties, et leur en met dans la bouche à chacun une, et recommence jusqu'à la septième qu'il mange lui-même. Il leur donne aussi à boire à chacun trois fois dans la même coupe, et boit ce qu'ils ont laissé. Alors, il ne reste plus, pour parfaire l'union, que la cérémonie qui n'exige pas de témoins, et qui n'est jamais oubliée !

On peut dire que dans ces pays, le mariage est une affaire de calcul ; c'est toujours l'intérêt qui y fait les mariages, parce que ces peuples, naturellement pauvres, ne voient dans l'union conjugale qu'un moyen d'acquérir une sorte d'aisance, en vendant les enfants qui en naissent !

§ VI. — AU MAROC

Dans ce pays, les jeunes gens vont continuellement tête nue, jusqu'à ce qu'ils soient mariés, et alors ils ne se découvrent jamais. Les mariages se traitent par de vieilles femmes, dont l'âge, exempt de tout soupçon, leur permet de parler librement aux hommes, et ceux-ci ne voient leur femme qu'après la consommation.

Cet inconvénient d'épouser une femme sans la voir est compensée par la liberté que l'on a de la répudier lorsqu'on le juge à propos. Lorsqu'un homme commence à sentir de l'indifférence pour sa femme, il en prend une nouvelle, à laquelle il en fait ensuite succéder d'autres, autant que ses facultés le lui permettent ; mais d'ordinaire, la première demeure toujours la maîtresse de la maison, et c'est elle qui règle tout ce qui regarde le ménage.

Les mariages qui ont le plus de durée sont ceux dont le souverain se mêle. Il unit les partis d'un nœud indissoluble, que lui seul ou la mort peut rompre. Point de divorce ni de répudiation permis dans ces unions, qui cependant se font de la manière la plus expéditive. Une fois l'année, ou même plus souvent, le souverain fait assembler tous les jeunes gens, soit nègres, soit mulâtres, qui sont attachés au service de sa maison. Il en choisit quatre ou cinq cents de ceux qui lui paraissent les plus vigoureux, et fait venir en même temps un pareil nombre de jeunes filles de l'âge de dix ans jusqu'à quinze. Les uns et les autres sont rangés sur deux files, dans lesquelles le monarque se promène, en disant successivement aux jeunes gens : *Prends telle fille, je te la donne pour femme.*

Au reste, cet ordre ne doit laisser ni difficultés ni scrupules, et l'on est obligé de s'y conformer sous peine de mort !

§ VII. — ARABES, INDIENS, PEUPLES D'AFRIQUE

Les Arabes, que l'on nomme errants ou bédouins, ont un usage qui leur est commun avec plusieurs autres nations. Ils exposent en public, le lendemain d'un mariage, la chemise des mariés pour marquer la virginité de la fille, dont chaque père a répondu à l'époux et à toute la famille. Le jour de la noce, on regarde comme une magnificence le nombre d'habits que mettent successivement le marié et la mariée, en sorte que cette journée est employée à changer d'habits jusqu'à ce que les époux aient mis tous ceux qu'ils possèdent.

Les coutumes usitées chez les Indiens, relativement au mariage, varient dans chaque canton, et même dans chaque ville; mais un usage assez général, c'est que les enfants de l'un et de l'autre sexe vont nus jusqu'à l'âge de quatre ou cinq ans. On les fiance alors; ils se marient à neuf ou dix ans, et on les laisse suivre l'instinct de la nature. On y voit souvent des jeunes mères de dix à douze ans.

Les peuples qui habitent les royaumes de Juda et d'Ardra, en Afrique, adorent les serpents qui n'ont aucun venin. A une demi-lieue de Sabi, capitale de Juda, le grand serpent a un temple magnifique. On lui fait partager les douceurs du mariage, car ses prêtres lui cherchent les plus jeunes et les plus jolies filles du pays. Ils vont de sa part les demander en mariage à leurs parents, qui se trouvent très honorés de cette alliance; on fait descendre la fiancée dans un caveau où elle reste deux ou trois heures, et lorsqu'elle en sort, on la proclame épouse sacrée du grand serpent. M. de Saint-Foix dit, dans ses *Essais historiques*, que les fruits qui naissent de ces mariages tiennent uniquement de leurs mères et ont tous la figure humaine... On se doute bien que ceux qui concluent ces mariages ont intérêt de choisir les plus jolies filles!

Les prêtres de l'idole adorée à Carnate cherchent tous les ans une épouse à leur dieu, et font la même cérémonie que ceux du grand serpent.

§ VIII. — AUTRES COUTUMES CURIEUSES

Avant que le christianisme eût dissipé chez nos ancêtres les ténèbres de l'idolâtrie, on voyait dans les Gaules un sacrifice amoureux, avoué par la religion des Gaulois. Le mont Saint-Michel s'appelait le mont Belen, parce qu'il était consacré à Belenus, un des quatre dieux qu'adoraient les Gaulois.

Il y avait sur ce mont un collège de neuf druidesses. La plus ancienne rendait des oracles. Elles vendaient aussi aux marins des flèches qui avaient la prétendue vertu de calmer les orages, en les faisant lancer dans la mer par un jeune homme de vingt et un ans qui n'avait point perdu sa virginité.

Quand le vaisseau était arrivé à bon port, on députait ce jeune homme pour porter à ces prêtresses des présents plus ou moins considérables; une d'entre elles allait se baigner avec lui dans la mer et recevait ensuite les prémices de son adolescence, en l'initiant aux plaisirs qu'il avait jusqu'alors ignorés; le lendemain, en s'en retournant, il s'attachait sur les épaules autant de coquilles qu'il s'était initié de fois pendant la nuit!

Les Giagues croient qu'il y a des dieux bienfaisants et des dieux malfaisants; que les uns sont réjouis par les plaisirs des hommes, au lieu que les autres se plaisent à les voir se haïr, se persécuter, se déchirer et s'égorger.

Les Giagues sont ordinairement gouvernés par une reine; lorsqu'elle est obligée de faire la guerre et qu'elle est prête à livrer une bataille, pour mettre les dieux malfaisants dans son parti, elle fait jurer à ses soldats qu'ils seront sans pitié, qu'ils n'auront égard ni à l'âge ni au sexe, et qu'ils répandront le plus de sang qu'ils pourront.

A peine la cérémonie de ce serment est-elle achevée qu'on entend une musique tendre et voluptueuse ; elle annonce le spectacle qu'on va représenter pour réjouir les dieux bienfaisants et se les rendre favorables. Cent jeunes filles, choisies parmi les plus belles du royaume, et cent jeunes guerriers s'avancent en chantant et en dansant. L'impatience de leurs désirs est peinte dans leurs yeux. La reine frappe des mains. C'est le signal, et immédiatement ils se livrent à leurs transports à la vue de toute l'armée !

Chez les Si-fans, quand le chef d'un canton est à l'agonie, on étend des fleurs et des herbes odoriférantes le long de sa cabane ; douze jeunes garçons et douze jeunes filles qu'on a choisis, entrent, et chacun de ces douze couples, à un signal donné, travaille avec ardeur à la production d'un enfant, afin que l'âme du mourant, en quittant son corps, en trouve aussitôt un autre, et ne soit pas longtemps errante !

Tous les peuples qui croient que les âmes des morts sont errantes, ont une attention singulière pour leur procurer une nouvelle demeure. Les sauvages Chirigans enterrent leurs enfants le long des grands chemins, afin que leurs âmes puissent entrer plus facilement dans le corps des femmes grosses qui passent !

Parmi les nations sauvages qui habitent la Louisiane, on distingue les Allibamons, les Taskikis, les Outachepas, les Tonikas, les Talapoukes et quelques autres, par le zèle qu'ils ont à faciliter de petits mariages impromptus aux Européens qui arrivent chez eux.

La politesse de ces sauvages est d'offrir des filles à tous les blancs qui passent par leurs villages. Les chefs en parcourent les rues et haranguent ainsi la nation : « Jeunes gens et guerriers, ne soyez point fous ; aimez le maître de la vie ; chassez pour faire vivre les Français qui nous apportent nos besoins ; et vous, jeunes filles, ne soyez point dures ni ingrates de votre corps vis-à-vis des guerriers blancs pour avoir de leur sang. C'est par cette alliance que nous aurons l'esprit comme eux, et que nous serons redoutés de nos ennemis ! »

Il ne faut pas croire que ce soient des prostituées que ces peuples offrent si généreusement aux Français ; ceux-ci peuvent choisir parmi toutes les filles, qui, pour la plupart, sont très belles, et surtout très affables. A l'égard des femmes, elles disent que par le mariage elles ont vendu leur liberté, et qu'ainsi elles ne doivent point avoir d'autres hommes que leur mari, qui d'ailleurs est très jaloux.

L'union conjugale, chez ces sauvages, tient de la simple nature, et n'a d'autre forme que le consentement mutuel des deux parties. Comme ils n'ont point de contrat civil, lorsqu'ils ne sont pas contents l'un de l'autre, ils se séparent sans cérémonie, et disent que le mariage n'est autre chose que le lien du cœur ; qu'ils ne se mettent ensemble que pour s'aimer et se soulager mutuellement dans leurs besoins.

Un sauvage peut avoir deux femmes, s'il est bon chasseur ; il y en a quelquefois qui épousent les deux sœurs : ils en donnent pour raison qu'elles s'accorderont mieux entre elles que des étrangères. Les femmes sauvages sont en général fort laborieuses ; on les prévient dès l'enfance que si elles sont paresseuses, ou mala-droites, elles n'auront jamais qu'un malotru pour mari.

L'avarice, l'ambition, et plusieurs autres passions si connues des Européens, n'étouffent point dans les pères le sentiment de la nature et ne portent pas à vio-lenter leurs enfants, encore moins à contraindre leur inclination. Par un accord admirable, et assurément digne d'être imité, on ne marie que ceux qui s'aiment.

Un sauvage qui manque de bravoure dans une action où il s'agit de l'honneur et de la défense de la patrie, n'est point puni, mais il est regardé comme l'oppro-bre du genre humain. Il est méprisé des femmes mêmes, et les filles les plus laides n'en veulent point pour mari.

S'il arrivait que quelqu'une voulût épouser un de ces hommes flétris, les parents s'y opposeraient, dans la crainte d'avoir dans leur famille des hommes sans cœur et inutiles à la patrie. Ces hommes sont obligés de laisser croître leurs cheveux et de porter, comme les femmes, un alkoman, espèce de petite jupe dont se servent les femmes pour cacher leur nudité.

M. Bossu en a vu un, pendant une guerre, qui, honteux d'être en cet équi-page, partit seul pour aller en guerre contre les Tchikatos, nos ennemis et les leurs. Il s'approcha d'eux en rampant comme un serpent, resta caché dans de grandes herbes pendant trois ou quatre jours, sans boire ni manger. Comme les Anglais portaient en Tschicakas des marchandises en caravane, le sauvage illinois en tua un, lui coupa la tête ; après quoi il prit son cheval, monta dessus et se sauva. Il employa trois mois à cette belle expédition. A son retour, sa nation le réhabilita, et on lui donna une femme pour avoir des guerriers.

Nous avons vu les précautions que prennent les Sabis ou chrétiens de saint Jean, afin de s'assurer de l'intégrité des filles qu'ils épousent ; croirait-on qu'il existe des peuples chez lesquels cet état est un obstacle au mariage !

Le comble de la barbarie, c'est assurément de voir, chez les Canarins de Goa, les filles qui vont être mariées conduites à la statue de leur dieu, et là, les plus proches parents de la fiancée réunir leurs efforts, par un motif de religion, jusqu'à ce qu'ils aient des marques évidentes que l'idole de fer à laquelle ils offrent les pré-mices de la fille, les a acceptées !

On peut, à propos de ces coutumes de Goa, consulter l'ouvrage que nous avons publié, *Histoire des maladies vénériennes*, dans lequel on trouvera de très intéressants détails que nous n'avons pas à rapporter ici.

Au royaume d'Arracry et aux îles Philippines, un homme se croirait déshonoré s'il épousait une fille qui n'eût pas été déflorée par un autre, et ce n'est qu'à prix d'argent qu'on peut engager quelqu'un à prévenir l'époux.

Dans la province de Thibet, les mères cherchent des étrangers, et les prient de mettre leurs filles en état de trouver des maris.

A Madagascar, et dans quelques autres pays, les filles les plus libertines et les plus débauchées sont celles qui sont le plus tôt mariées.

Le roi de Calicut livre sa fiancée à son grand aumônier avant de l'admettre dans sa couche nuptiale ; il faut que cet aumônier le débarrasse d'une peine qu'ordinai-rement tous les maris envient et se flattent de trouver.

Après des coutumes aussi bizarres, on ne sera pas surpris de la manière originale dont les Hottentots célèbrent leurs mariages. La principale cérémonie qui s'observe dans cette circonstance, est que le prêtre pisse abondamment sur les nouveaux mariés; ils s'accroupissent devant lui, et reçoivent cette aspersion avec une joie extrême. Au reste, elle a lieu dans toutes les cérémonies, et quand on veut faire une politesse à quelqu'un, on pisse sur lui; plus l'aspersion est abondante et plus on s'en tient honoré.

Cette coutume ridicule est accompagnée, dans le mariage des veuves, d'une autre qui, si elle était utilisée en Europe, empêcherait la moitié des mariages qui s'y font. Une veuve hottentote, chaque fois qu'elle se remarie, est obligée de se couper un doigt!

Cet usage cruel prouve que le peuple chez lequel il existe ne s'attache pas beaucoup à favoriser les mariages.

Chez les Chinois, les secondes noces sont regardées, surtout parmi les seigneurs, comme une lâcheté de la part des femmes; mais les gens du commun envisagent autrement un second mariage. D'ailleurs, l'union conjugale jouit de beaucoup de considération en Chine, puisque les Chinois la regardent comme l'affaire la plus importante de la vie. Un père verrait son honneur exposé à quelque tache, s'il ne s'occupait du soin de marier ses enfants; de même qu'un fils manque au premier de ses devoirs, s'il ne laisse pas de postérité pour la propagation de sa famille.

Les mariages se traitent par de vieilles femmes, et les jeunes gens qui doivent le contracter ne se sont jamais vus. Lorsque le jour fixé pour la noce est arrivé, on renferme la future dans une chaise magnifiquement décorée, suivie de ceux qui portent sa dot et son trousseau. Grand nombre de domestiques l'accompagnent le flambeau à la main, même en plein midi; différents joueurs d'instruments, de fifres, de hautbois, de tambours, ouvrent la marche; les parents et amis de la mariée la terminent.

Un domestique de confiance est dépositaire de la clef de la chaise, et ne la remet qu'au mari, qui attend à la porte de la maison l'épouse qui lui est destinée. Dès qu'elle est arrivée, on lui donne la clef de la chaise, il l'ouvre avec empressement, et c'est alors qu'il juge de son heureux ou malheureux partage.

Il arrive quelquefois qu'un mari, peu satisfait de l'épouse, referme aussitôt la chaise, et la renvoie à ses parents, aimant mieux perdre ce qu'il a donné pour avoir sa femme, que de tenir le marché. On se doute bien qu'il tâche ensuite de trouver une autre femme.

On ne peut donner une idée plus complète de la passion des Chinois pour faciliter les mariages, sans même consulter les personnes intéressées, qu'en disant que quelquefois deux pères qui ont leurs femmes enceintes font des conventions de mariage pour leurs enfants, si la différence des sexes seconde leurs vues.

Dans la province de Chen-Si, il s'est établi un usage ridicule, qui consiste à marier deux personnes mortes que l'on avait dessein d'unir. Comme l'usage est de garder les cercueils deux ou trois ans, on s'envoie d'abord des présents mutuels, accompagnés de toutes sortes d'instruments, et avec les mêmes formalités que si les époux étaient vivants. On place ensuite les deux cercueils l'un près de l'autre, on fait un festin nuptial, et on finit par renfermer les deux époux dans le même tombeau. Après cette cérémonie, on se traite de parents, comme si les enfants avaient vécu dans le mariage.

Dans la plupart des mariages dont on vient de présenter succinctement les cérémonies, on a vu que les femmes étaient toujours soumises à des lois dont beaucoup ne leur sont pas favorables. Je vais parler de certains peuples où les femmes paraissent avoir une sorte de primauté sur leurs maris.

Dans l'île Formose, un homme ne demeure point avec sa femme ; il va la voir de nuit, se lève de grand matin, et ne retourne point chez elle pendant le jour, à moins qu'elle ne l'envoie chercher ou que, le voyant passer, elle ne l'appelle.

Une différence singulière entre les tempéraments de l'homme et de la femme, a établi dans l'île de Ceylan une coutume qui donne aux femmes un empire sur les hommes. L'activité de l'amour chez les premières ne leur permet pas de se borner à un seul homme : elles ont presque toutes deux maris, tandis qu'il est très rare qu'un homme ait plus d'une femme. Celle-ci peut même être commune à toute une famille ; car après la cérémonie du mariage, qui est fort courte parmi les Chingalais, la première nuit des noces est pour le mari, et ainsi de suite jusqu'au sixième degré inclusivement, sans que cette prostitution soit toujours capable d'éteindre l'ardeur érotique qui embrase ces femmes ; puisqu'en général, elles peuvent, et les filles également, avoir commerce avec tous ceux qu'il leur plaît, pourvu qu'ils ne soient pas inférieurs à leur qualité.

Les peuples du royaume de Lassa laissent également leurs femmes maîtresses de fixer le nombre de maris qu'elles veulent épouser. Le premier enfant qui naît appartient au mari le plus âgé ; ceux qui naissent ensuite reconnaissent les autres pour pères, suivant le degré de leur âge.

Les femmes des Nayres, ou nobles de Calicut, ont aussi le privilège dont je viens de parler.

Nés sous le plus beau ciel, nourris des fruits d'une terre qui est féconde sans culture, régis par des pères de famille plutôt que par des rois, les Taïtiens ne connaissent d'autre dieu que l'amour. Tous les jours lui sont consacrés, toute l'île est son temple, toutes les femmes en sont les idoles, tous les hommes les adorateurs. Et quelles femmes encore !

Les rivales des Géorgiennes pour la beauté et les sœurs des grâces sans voile. La honte ni la pudeur n'exercent point leur tyrannie ; la plus sévère des gazes flotte toujours au gré du vent et des désirs. L'acte de créer son semblable est un acte de religion ; les préludes en sont encouragés par les vœux et les chants de tout le peuple assemblé, et la fin en est célébrée par des applaudissements universels. Tout étranger est admis à participer à ces heureux mystères ; c'est même un devoir de l'hospitalité que de les y inviter ; de sorte que le bon Taïtien jouit sans cesse du sentiment de ses propres plaisirs, ou du spectacle de ceux des autres !

FIN DU LIVRE QUATORZIÈME

LIVRE QUINZIÈME

DE L'INFLUENCE DU MARIAGE

SUR LA SANTÉ

CHAPITRE PREMIER

Hygiène de la jeune fille.

Au moment de la puberté, la jeune fille passe par une période de crise et de trouble qui nécessite des soins d'hygiène tout particuliers.

Les erreurs du genre de vie que l'on mène à la ville sont peu conformes aux lois de la nature, surtout chez les nations civilisées et avec les mœurs actuelles de l'Europe.

La jeune villageoise n'est presque jamais malade que par des accidents particuliers au moment de sa formation, parce que l'air pur, l'exposition au soleil, au chaud comme au froid, donnent du ton et du ressort à toute son organisation.

La frêle citadine, elle, chaudement enclose dans son lit ou dans sa chambre, reste pâle, somnolente, langoureuse ou même malade d'ennui, parce qu'elle est privée des biens les plus délicieux de la nature, parce qu'elle n'est point endurcie contre l'inégalité des saisons et des températures.

Nous ne saurions trop protester contre la funeste habitude que l'on a de serrer la taille des jeunes filles dans cette cuirasse que l'on appelle le corset, et aussi contre l'usage des bottines à talons élevés. Nous savons malheureusement que nos conseils ne seront pas écoutés et que le pouvoir magique de la mode l'emportera. Toutefois, disons-le bien haut, malheur à celle qui néglige le soin de sa santé pour vouloir trop briller, puisque la grâce, la beauté et ses charmes vainqueurs s'effacent dans la maladie et pendant les funestes langueurs qui dérobent chaque jour quelques appas à la jeune fille devenue chlorotique, anémique, etc.

Nous recommandons aux jeunes personnes de porter des vêtements assez amples pour permettre une extrême liberté des mouvements musculaires; ils devront être appropriés à la température de chaque saison et ne jamais laisser complètement nus la gorge et les bras. On pourra pratiquer sur le corps de douces frictions, opérer le massage ou pétrissement mou de tous les membres ; la netteté de la peau devra toujours être entretenue par l'*absence* de tout autre cosmétique que l'eau.

La nourriture des jeunes filles est facile à régler si on les intéresse par le désir de conserver la fraîcheur et la beauté de leur teint, ou la finesse de leur taille et de leurs traits. La coquetterie devient ici, pour ainsi dire, l'antidote de la gourmandise ; il ne leur sera pas pénible d'éviter les pâtisseries et sucreries, les féculents en abondance et même les excès de chairs et de ragoûts très nourrissants.

Le sexe féminin pèche, en général, et surtout dans les villes, plutôt par l'excès du repos que par celui du mouvement. La faiblesse naturelle, les muscles grêles, ne peuvent pas sans doute rendre la femme propre aux violents travaux qui l'accableraient ; mais l'indolence et l'inertie oisive ne sont pas moins nuisibles à leur santé. Ainsi un sommeil trop prolongé retarde et alanguit tous les mouvements organiques, rend la complexion molle, lymphatique, pâle, débile et même étiolée par la longue obscurité dans laquelle on végète.

Les plus graves inconvénients peuvent résulter, chez la jeune fille, de l'interversion répétée de l'ordre accoutumé qui fait de la nuit le jour et du jour la nuit. Comment, en effet, sa frêle organisation ne serait-elle pas troublée dans le cours de ses fonctions lorsqu'elle est entretenue, pendant la nuit, en un état forcé et continuel d'excitation, par l'éclat des lumières, par des spectacles, l'agitation du jeu, du bal, de la conversation et de tant d'autres plaisirs ? Les anciens prenaient beaucoup de soins pour se procurer des citoyens sains et robustes, ils apportaient aussi la plus sérieuse attention à l'éducation des filles, comme étant destinées à porter et à nourrir une postérité vigoureuse. Nous ne conseillerons pas cependant la gymnastique des Lacédémoniennes, à demi-nues, sur les bords de l'Eurotas ou le mont Taygète, telle que l'avait instituée Lycurgue ; mais au lieu des indolentes promenades en voiture, nous aimerions les exercices modérés du corps, la marche, la danse, l'exercice du cheval.

La sensibilité chez la jeune fille est quelquefois exagérée ; elle pleure, elle rit, elle chante, elle s'afflige sans motif. Nous ne connaissons pas, pour éviter ces excès vicieux de la sensibilité, de moyen plus efficace que le travail du corps. Quand l'agitation extérieure occupe vos facultés, l'intérieur se repose. C'est par cette utile diversion que se calment les tempêtes du cœur. Le travail raffermit le ton des fibres, répartit également dans tout l'individu la chaleur et les forces vitales, entretient un heureux équilibre parmi les fonctions, accroît l'activité du système musculaire et diminue d'autant l'extrême susceptibilité du système nerveux.

Ce n'est, la plupart du temps, que le défaut du mouvement corporel, de respiration à l'air pur et les erreurs dans le régime, la nourriture ou le vêtement qui rendent si souvent maladives les jeunes filles et en font de véritables victimes.

CHAPITRE II

Questions médicales.

Après avoir parlé des plaisirs qui accompagnent l'union conjugale considérée comme un lien qui unit les cœurs, nous devons traiter de l'utilité et des inconvénients qui.résultent de l'union des deux sexes.

Toutefois, nous devons, au préalable. jeter un aperçu sur quelques maladies terribles dont la pauvre humanité est le triste jouet.

Parlons immédiatement du cancer.

Le cancer est, avec la rage, un des fléaux les plus redoutables qui puissent atteindre l'espèce humaine. Ni l'une ni l'autre de ces deux maladies ne sont curables ; et, dans l'état actuel de la science, il est impossible de citer aucun cas authentique de rage ou de cancer qui ait été suivi de guérison.

Nous ne ferons pas à nos lecteurs l'injure de les croire capables d'ajouter foi à toutes ces réclames, à toutes ces attestations que certains guérisseurs font insérer à la quatrième page des feuilles publiques. Tout le monde sait ce qu'il faut penser de ces attestations fournies par des personnes sincères peut-être, mais certainement trompées sur la nature du mal dont on les a délivrées.

Il est si facile aux gens peu scrupuleux de se jouer de la crédulité publique !

Malheureusement, le cancer peut être confondu avec certaines maladies parfaitement curables, et il est souvent difficile de reconnaître une affection carcinomateuse de celle qui ne l'est pas (à la langue, par exemple).

Il est peu de médecins qui n'aient eu l'occasion de guérir certaines tumeurs, certains ulcères qui présentaient tous les signes du cancer, lorsque ce n'en était pas. L'honnêteté médicale leur faisait alors un devoir de dire au malade que leur mérite n'était pas aussi grand qu'on l'eût pensé, et que le premier médecin venu en eût fait autant.

C'est précisément ce qui nous est arrivé en plusieurs circonstances, et surtout dans les deux cas suivants :

Il y a trois ans, nous étions appelé, au n° 4 de la rue Fontaine, pour donner nos soins à une jeune femme affectée d'une tumeur située à la pointe de la langue. Cette tumeur, fendillée, ulcérée, sanguinolente et couverte d'une matière grisâtre, obligeait la pauvre malade à tenir constamment la langue hors de la bouche. Il y avait un mois que cet état persistait ; aussi la patiente était-elle dans un état de santé déplorable. ne dormant ni jour ni nuit et ne vivant que de bouillon gras qu'on lui faisait prendre avec une extrême difficulté. Sa maigreur extrême, la couleur jaunâtre de son teint, l'aspect de la tumeur, tout faisait croire à la présence d'un cancer. C'était l'avis d'un charlatan auquel on avait conduit la malade. Ce monsieur s'était chargé de guérir ce cancer ; mais il exigeait à l'avance le payement d'une somme d'argent assez considérable.

La famille voulut bien nous faire l'honneur de nous consulter à cet égard. Après avoir examiné cette dame, nous interrogeâmes son mari et nous eûmes la conviction que cette tumeur était moins dangereuse que celle du cancer. Le traitement spécifique, que nous prescrivîmes, fut suivi ponctuellement par la malade, dont nous pansions chaque jour la tumeur ulcérée. Au bout de deux mois seulement, tout était rentré dans l'état normal, et cette dame était guérie de son prétendu cancer.

Rien n'était plus facile pour nous, si nous l'avions voulu, que de laisser cette malade et son mari dans l'erreur, en affirmant que c'était bel et bien un cancer. Après la guérison, ce jeune ménage nous eût signé des deux mains toutes les attestations possibles ; c'eût été malhonnête, mais notre réputation de guérisseur de cancer eût été assurée pour toujours.

Au mois de juin dernier, nous étions consultés par M. le marquis de S..., près la rue de Rome. Ce monsieur, âgé de soixante-cinq ans, était presque défiguré par une plaie hideuse qui lui avait déjà détruit, en partie, la lèvre supérieure. Il se croyait absolument perdu, et, plus crâne que Peponnet des *Faux Bonshommes*, il était le premier à ne parler que de sa mort.

Nous l'interrogeâmes sur de vieux souvenirs, qu'il croyait à tout jamais disparus. Nous ordonnâmes le traitement spécifique, que tous nos confrères eussent prescrit à notre place. Le malade le suivit avec répugnance, persuadé que tout était inutile, puisqu'il était atteint d'un cancer.

Aujourd'hui, ce monsieur est guéri, et cette cure n'a rien de remarquable, croyez-le bien. Nous ne la citerions même pas, si, comme la précédente, elle ne prouvait que les charlatans, quand ils le veulent, peuvent facilement abuser de la crédulité publique.

Le cancer est un mal si redoutable, que tout le monde craint de voir cette terrible affection dans la plus légère ulcération, comme dans la plus légère des tumeurs. Nous le répétons, si nous avions eu l'indélicatesse de le demander, les deux malades, dont nous venons de citer l'observation, nous eussent signé toutes les attestations possibles, persuadés qu'ils étaient que leur mal était de nature cancéreuse.

Que d'affections semblables aux yeux, au nez, au visage, dans la bouche, à la langue, à l'estomac, au foie, dans les intestins, etc., les médecins guérissent simplement, honnêtement, sans battre la grosse caisse, et sans chercher à s'en prévaloir !

On entend dire chaque jour : Un tel avait un cancer, les médecins n'y connaissaient goutte, mais un célèbre rebouteur, qui n'est cependant pas médecin, l'en a débarrassé dans un tour de main.

Nous le croyons parbleu bien ! Le guérisseur en question ne serait pas assez sot de ne pas profiter d'une si belle aubaine.

Il voit venir un malheureux affecté d'un ulcère que les commères désignent sous le nom de cancer, alors que cet ulcère est dû à des *accidents secondaires* ou *tertiaires*. Quelle superbe occasion de se faire une réclame ! Notre homme fronce les sourcils, prononce de belles phrases, se fait payer à l'avance. La guérison, facile à obtenir, survient au bout de quelques mois. Vite une lettre signée et paraphée, que le malhonnête homme fait insérer moyennant finances, et le tour est joué!

Sur cent personnes, on en trouve certainement les deux tiers qui ont la prétention de guérir et d'enseigner des remèdes sans savoir un traître mot de médecine. Et c'est seulement aux seuls hommes, qui ont voué leur vie tout entière à cette ingrate profession, que l'on refuse le talent de guérir. Ah! çà, mais on croit donc les médecins bien bêtes pour ne pas, s'ils le voulaient bien et s'ils ne mettaient au-dessus de tout l'honneur de leur profession, employer les mêmes procédés qui réussissent si bien aux charlatans?

Cela prouve que la sottise humaine est incommensurable, et qu'il faut souvent un réel courage pour résister au désir que l'on serait tenté d'avoir d'en profiter!

En quoi consiste le cancer? nous dira-t-on.

Il serait trop long de l'expliquer ici! Bornons-nous à dire que c'est une maladie spéciale qui consiste dans la substitution d'un tissu nouveau aux tissus normaux. Elle commence par occuper une cellule microscopique de ce dernier tissu; puis elle s'étend et finit par envahir tout notre être.

Ce mal terrible qui récidive sans cesse peut présenter plusieurs aspects : le cancer mou, ou *encéphaloïde*, est le type; si les fibres se développent fortement, on a le cancer dur ou *squirrhe*. Tous les degrés intermédiaires existent entre ces deux formes: si le tissu cancéreux renferme beaucoup de substances gélatiniformes, on le dit cancer *colloïde*. Le cancer est-il vasculaire, on l'appelle *hématode*; et *mélanique*, si un pigment noir lui donne cette teinte.

Les causes du cancer, quel qu'il soit, nous sont parfaitement inconnues; nous ne pouvons en accuser l'influence des professions, pas plus que celle des maladies antérieures ou des causes morales. L'hérédité même de cette maladie est heureusement loin d'être certaine, et, sur dix cas, il n'en existe peut-être pas un que l'on puisse positivement attribuer à une cause héréditaire. Cela dit pour rassurer les personnes dont le père ou la mère sont mortes d'un cancer, et qui se croient destinées à recueillir ce fatal héritage.

Quant au traitement, il est absolument nul; et tout secours, même celui de la chirurgie, n'est que palliatif. Il faut, néanmoins, lorsque cela est possible, avoir recours à l'opération : certaines formes de cancer, le squirrhe, par exemple, produisent de lentes récidives; il est donc indispensable de recourir à un moyen, qui, en définitive, peut donner à un malade de longues années de répit.

Les soins hygiéniques ont une extrême importance dans le traitement du cancer, et les toniques, sous toutes les formes, doivent sans cesse être administrés. De plus, on combattra les douleurs par l'opium employé à l'intérieur et à l'extérieur; on fera des pansements phéniqués, etc., s'il y a ulcère externe. Les troubles digestifs méritent la plus grande attention : on combattra la dyspepsie par les alcalins et les ferrugineux, en modifiant en même temps la nourriture.

On opposera aux vomissements l'emploi de la glace, des eaux gazeuses, et surtout, pour ceux qui le peuvent, quelques verres de champagne de Théophile Rœderer. On corrigera une suppuration fétide par des moyens désinfectants. En un mot, ne pouvant pas guérir le cancer, le médecin mettra d'autant plus de soin à soulager et à combattre tous les symptômes, à mesure qu'ils se présenteront.

CHAPITRE III

Maladies particulières aux femmes.

Les manifestations symptomatiques qui accompagnent, ou peuvent accompagner les affections utérines, doivent être partagées en trois groupes principaux; groupes qui sont isolés ou combinés entre eux de diverses manières; groupes qui souvent jouent alternativement, les uns par rapport aux autres, le rôle de causes et le rôle d'effets.

Le premier groupe est constitué par des phénomènes névrophatiques, tels que névralgies nettement dessinées et fixes, ou vagues et erratiques; attaques hystériformes ou hystériques, cataleptiques; viscéralgies diverses; état nerveux.

Le deuxième groupe est caractérisé par des troubles des fonctions digestives (gastralgie, dyspepsie), par de l'anémie et de l'asthénie générale.

Le troisième groupe est représenté par des accidents locaux, produits mécaniquement par les divers déplacements et la congestion sanguine chronique de l'utérus (engorgement).

Indiquons sommairement les principales considérations qui se rattachent à l'étude de ces groupes morbides.

Premier groupe. — Les accidents névrophatiques se montrent surtout chez les femmes encore jeunes, frêles, délicates, d'un tempérament nerveux; ils peuvent exister dans des conditions entièrement opposées, mais cela est infiniment plus rare.

Ces accidents procèdent souvent directement et par sympathie de la maladie utérine; ils sont produits, dans ce cas, beaucoup plus fréquemment par un déplacement que par toute autre affection de la matrice. Souvent ils succèdent aux phénomènes du second ou du troisième groupe, lorsque l'organisme a été profondément débilité, lorsque l'harmonie et l'équilibre fonctionnels ont été rompus par suite des troubles de la nutrition, de la circulation capillaire générale, de la musculation, etc.

Que les accidents soient antérieurs ou postérieurs aux phénomènes dont nous venons de parler, ils se manifestent souvent à la suite d'influences morales qui jouent ici le rôle de causes déterminantes, de causes occasionnelles; dans d'autres cas, au contraire, ils apparaissent en dehors de toute circonstance de ce genre.

De ce que les phénomènes névropathiques en question se développent parfois en l'absence de toute maladie utérine; de ce que l'on rencontre souvent des affections utérines dégagées de tous phénomènes névropathiques; de ce que les causes morales exercent une grande influence sur le développement de ces troubles nerveux; de ce que l'on parvient, quelquefois, à faire disparaître ces accidents par l'administration des opiacés, des antispasmodiques et en l'absence de tout traitement dirigé contre une affection de la matrice, certains praticiens, et parmi eux des hommes d'une grande autorité, en ont conclu que les maladies de l'utérus, et les déplacements en particulier, ne doivent pas être rangés parmi les causes des phénomènes névropathiques dont nous parlons : là où nous apercevons un rapport étiologique manifeste, ces praticiens ne voient qu'une coïncidence.

Sans doute, il n'y a là rien d'absolu; nous ne nions pas la possibilité d'une simple coïncidence ; mais voici comment les choses se passent dans le plus grand nombre des cas :

Chez une femme jusqu'alors indemne de tous ces accidents névropathiques, ceux-ci se développent consécutivement à une affection de l'utérus, en l'absence de toute influence intellectuelle ou morale, de tout modificateur agissant directement sur le système nerveux.

Ces accidents marchent, dès lors, en parfaite concordance avec la maladie utérine, en suivent toutes les phases, en ressentent toutes les vicissitudes.

La maladie utérine persistant, ces accidents résistent invinciblement à toutes les médications que l'on dirige spécialement contre eux, mais ils disparaissent spontanément aussitôt qu'un palliatif mécanique (pessaire, tampon, redresseur, ceinture hypogastrique, etc.), ou un traitement curatif efficace sont venus replacer la matrice dans de meilleures conditions.

L'hydrothérapie, ce puissant régulateur physiologique des grandes fonctions de l'organisme, et de l'innervation en particulier, parvient quelquefois à faire disparaître les phénomènes névropathiques, la maladie utérine n'étant pas encore guérie ; mais si cette guérison n'est pas obtenue et consolidée, les troubles nerveux ne tardent pas à se reproduire.

En présence de pareils faits, et ils sont les plus nombreux, est-il possible de contester, de méconnaître une relation de cause à effet ? Est-il, en pathologie, beaucoup de causes dont l'action soit aussi bien démontrée ?

L'analogie, l'induction, ne sont-elles pas, d'ailleurs, en parfait accord avec cette interprétation des faits ? Les réactions sympathiques exercées par l'utérus sur l'organisme féminin tout entier, et spécialement sur le système nerveux, ne sont-elles pas bien connues et généralement admises ?

Parmi les femmes atteintes d'une affection de l'utérus, il en est un grand nombre qui, soit par ordonnance du médecin, soit par le fait d'une sollicitude pleine d'abnégation, ou d'une répugnance plus ou moins motivée de la part du mari, soit en raison de la douleur provoquée par le coït, observent une continence complète, parfois pendant plusieurs années. Or, c'est précisément parmi les malades de cette catégorie que l'on rencontre, le plus fréquemment, les phénomènes névropathiques caractérisés par des attaques convulsives, hystériformes, hystériques, cataleptiques, etc.

Dans ces conditions, le traitement le plus efficace, au point de vue des accidents nerveux, consiste à rétablir l'activité fonctionnelle des organes génitaux, soit par le coït régulier, soit, lorsque l'intromission du pénis ne peut pas être supportée par la femme, au moyen de caresses conjugales que le confesseur est, peut-être, tenu d'anathématiser, mais que le moraliste ne peut pas condamner d'une manière absolue, et que le physiologiste et le médecin sont parfois obligés de prescrire.

Deuxième groupe. — Les phénomènes constituant le deuxième groupe, c'est-à-dire les troubles digestifs, l'anémie et l'asthénie générale, peuvent avoir précédé la maladie utérine et en avoir été l'une des principales causes.

Chez les femmes qui, par une influence hygiénique ou pathologique quelconque, sont amaigries, débilitées, anémiques, asthéniques, les viscères deviennent souvent le siège d'une congestion sanguine chronique, et l'utérus, en raison de sa position déclive et de ses congestions menstruelles, est l'un des premiers et des plus fréquemment atteints ; l'engorgement produit une augmentation dans le poids de l'organe, celle-ci amène un déplacement, lequel devient la cause d'une ulcération.

Plus l'anémie et l'asthénie générale augmentent, plus l'engorgement utérin devient considérable, plus le déplacement se prononce. Si l'affection utérine oblige la femme au décubitus horizontal, à l'immobilité, à l'inertie du système musculaire ; si elle anéantit l'appétit et trouble la digestion, l'anémie et l'asthénie générales font d'incessants progrès, et alors s'établit un cercle vicieux fort difficile à interrompre.

Dans d'autres cas, la dyspepsie, l'anémie et l'asthénie générale sont secondaires ; elles se montrent sous l'influence des accidents utérins locaux, et plus ou moins longtemps après le développement de ceux-ci.

Qu'ils soient primitifs ou secondaires, les phénomènes morbides du deuxième groupe sont une puissante cause prédisposante à la manifestation des phénomènes du premier groupe ; et c'est ainsi que chez les malheureuses femmes atteintes d'une affection utérine ancienne, l'on rencontre si fréquemment une triple lésion de la matrice (engorgement, déplacement et ulcération) et la réunion de tous les accidents que nous venons d'indiquer.

En présence des troubles morbides appartenant au deuxième groupe, la reconstitution de l'organisme est la condition *sine quâ non* de la guérison. Ce n'est qu'en combattant efficacement l'anémie et l'asthénie générale, que l'on parvient à opérer la résolution de l'engorgement utérin, et à replacer la matrice dans sa position physiologique, ou, du moins, dans une position moins vicieuse et plus tolérable.

C'est pour remplir cette indication comprise de tous, que, dans les cas de ce genre, l'on s'empresse de prescrire les analeptiques, les toniques, les amers, les ferrugineux, le quinquina, etc., etc. ; mais tous les praticiens connaissent la fréquente inefficacité de ces agents thérapeutiques ; inefficacité qu'il faut attribuer à l'asthénie générale, aux accidents dyspeptiques, à l'inertie du système musculaire, à l'alanguissement de la circulation capillaire générale.

Les eaux thermo-minérales de Vichy, de Plombières, du Mont-Dore, de Schwalbach, de Kissingen, de Schlangenbad, etc., prescrites avec tant d'obstination par un grand nombre de praticiens, échouent beaucoup plus souvent qu'elles ne réussissent, et il n'est pas rare de les voir exercer une action nuisible ; les eaux de Vichy sont particulièrement dans ce cas.

Trousseau indique comme convenant merveilleusement à la dyspepsie liée aux affections de l'utérus les bains de mer et l'hydrothérapie. L'hydrothérapie, dit-il, conduit aux mêmes résultats que les bains de mer ; mais son application, sans présenter de grandes difficultés, est cependant moins facile.

Nous ne savons pas en quoi les bains de mer sont d'une application plus facile que l'hydrothérapie ; mais nous affirmons que l'hydrothérapie ne conduit pas aux mêmes résultats que les bains de mer. Elle conduit à des résultats infiniment plus certains et plus complets.

Comment en serait-il autrement? Les bains de mer sont pris, chaque année, pendant six semaines ou deux mois, c'est-à-dire pendant un temps beaucoup trop court pour obtenir une véritable guérison. En admettant que les bains de mer aient produit une amélioration plus ou moins notable, celle-ci ne tarde pas à disparaître pendant l'intervalle qui sépare une saison de bains de la suivante, et chaque année la malade se retrouve au même point de départ, sinon dans un état de plus en plus fâcheux.

Les bains de mer sont pris à une époque de l'année où l'eau a une température beaucoup trop élevée pour pouvoir exercer sur l'organisme une action reconstitutive, révulsive et tonique, puissante et efficace. Nous savons bien que les partisans des bains de mer attribuent des vertus spéciales à l'eau salée, de même que l'on a fait honneur à la composition des eaux chimiques de Pougues de guérisons obtenues sur des enfants scrofuleux qui avaient été soumis, pendant plusieurs mois, à l'usage bi-quotidien de douches froides, mais tous les hommes sérieux savent à quoi s'en tenir sur ces prétentions.

Les appareils variés et graduables, les douches locales dont fait usage l'hydrothérapie rationnelle, ont une action et une efficacité que ne peuvent pas avoir les bains de mer. Nous savons aussi que, depuis nos travaux, il n'est pas un établissement de bains de mer ou d'eau thermo-minérale où l'on ait établi des appareils de douches, et où l'on ne fasse de l'hydrothérapie, appliquant tant bien que mal la chose en évitant soigneusement d'en prononcer le nom ; mais les objections précédentes n'en subsistent pas moins.

Les faits n'ont-ils pas, d'ailleurs, un langage mille fois plus éloquent et plus probant que tout ce que nous pourrions dire? Sur dix femmes que nous avons le bonheur de guérir par l'hydrothérapie, sept, tout au moins, ont usé et abusé, au préalable, des bains de mer et des eaux thermo-minérales. De ces sept malades, quatre ont joui d'une amélioration passagère, deux n'ont éprouvé aucun soulagement, et la dernière a vu sa maladie s'aggraver. Les femmes chez lesquelles les accidents névropathiques sont très développés ne peuvent pas, en général, supporter les bains de mer, et sont obligées d'y renoncer dès les premiers jours.

L'efficacité de l'hydrothérapie rationnelle est facile à comprendre ; à une maladie complexe cette médication oppose une action complexe appropriée ; une action qui est simultanément tonique, révulsive, résolutive et reconstitutive ; de telle sorte qu'elle combat non seulement les effets morbides produits par chacun des groupes de symptômes, mais encore les effets produits par les réactions réciproques que ces groupes exercent les uns sur les autres. De là, une médication spécifique, qui, mieux que toute autre, permet d'arracher les malades au cercle vicieux.

Par les influences mises en jeu par l'eau froide, il en est une qui mérite d'être particulièrement signalée : celle qui s'exerce sur les fonctions de digestion et d'assimilation. C'est avec une surprise qu'une expérience bien des fois répétée n'a pas encore diminuée, que nous constatons la rapidité avec laquelle, chez les malades les plus épuisées, l'appétit apparaît, la digestion se rétablit, les forces et l'emboupoint renaissent, le sang se reconstitue, les désordres nerveux disparaissent, l'équilibre et l'harmonie se rétablissent entre toutes les fonctions.

Les modifications subies par les fonctions digestives sont favorables non seulement quant à l'alimentation, mais encore quant à la digestion, et, ainsi que déjà nous l'avons dit, à l'absorption de certains médicaments. Nous avons vu des malades qui ne pouvaient digérer l'huile de foie de morue qu'en la prenant immédiatement avant la douche. Les ferrugineux, non tolérés par l'estomac ou inefficaces, produisent souvent de très bons effets après quelques semaines de traitement hydrothérapique. Ces faits si remarquables ne devraient-ils pas stimuler l'attention des praticiens, et faire justice de leurs habitudes routinières et de leurs préjugés ?

Troisième groupe. — Les phénomènes locaux qui appartiennent au troisième groupe sont produits, à peu près exclusivement, par les déplacements de l'utérus et sont, en général, en rapport direct avec le degré du déplacement.

Tous les déplacements utérins ne sont pas d'égales causes d'accidents locaux, au point de vue de la fréquence et de l'intensité de ceux-ci. En procédant du plus au moins, on peut établir la classification suivante : abaissement, antéversion ou rétroversion, antéflexion ou rétroflexion, obliquité latérale.

Les accidents locaux se montrent surtout chez les femmes amaigries, débilitées, nerveuses et de haute stature ; mais il est, à l'égard des différentes conditions étiologiques que nous venons d'indiquer, de nombreuses exceptions dont la raison d'être échappe à l'observateur. Ainsi telle femme, grande, maigre et nerveuse, porte un déplacement considérable sans s'en douter, ou en n'éprouvant que de légers tiraillements dans les lombes et dans les aines ; telle autre, forte, robuste, d'un tempérament sanguin, éprouve, par l'effet d'un déplacement très léger, des accidents très graves ; elle ne peut rester debout, marcher, faire le moindre mouvement sans ressentir d'atroces douleurs et un malaise général qui l'obligent à se coucher.

Les déplacements utérins étant souvent accompagnés d'un engorgement du col, on peut se demander à laquelle des deux lésions se rattachent les accidents produits. Voici ce que l'observation apprend à cet égard :

Il est très rare qu'un engorgement médiocre, sans déplacement, soit accompagné d'accidents prononcés ; il est très fréquent, au contraire, de voir ces accidents accompagner un léger déplacement sans engorgement. Lorsqu'il existe, simultanément, un déplacement et un engorgement, il suffit souvent, celui-ci restant le même, de soulever ou de redresser l'utérus à l'aide d'un moyen mécanique pour amener un soulagement immédiat et une amélioration plus ou moins marquée dans l'état habituel de la malade.

Les accidents locaux peuvent exister seuls, pendant plusieurs années, sans troubler notablement la santé générale ; mais ils peuvent aussi, surtout lorsqu'ils condamnent la malade à l'immobilité, à l'inertie du système musculaire, devenir plus ou moins une cause d'anorexie, de dyspepsie, et consécutivement d'anémie, d'asthénie générale et de désordres nerveux.

La thérapeutique usuelle ne dispose, pour combattre les déplacements utérins, que de médications impuissantes ou de palliatifs mécaniques souvent plus fâcheux que le mal lui-même. C'est ici surtout que les toniques, les ferrugineux, les eaux thermo-minérales, les bains de mer brillent par leur inefficacité.

Le redresseur, malgré les efforts faits par Valleix pour l'importer parmi nous, doit être entièrement proscrit. Nous l'avons vu, conjointement avec Cazeaux, produire les plus graves accidents entre les mains de Valleix lui-même.

Les pessaires, les ceintures mécaniques, soulagent souvent les malades, mais, indépendamment de ce que l'usage de pareils instruments a de désagréable, de pénible, leurs bons effets n'ont, en général, qu'une durée assez éphémère et disparaissent, peu à peu, sous l'influence de l'habitude. Souvent les pessaires ne peuvent pas être supportés, soit dès le début, soit au bout d'un temps plus ou moins long, en raison des douleurs, de la vaginite, de l'hyperesthésie utéro-vulvaire qu'ils déterminent.

Les faits si nombreux que nous avons recueillis depuis vingt ans nous autorisent à proclamer que l'hydrothérapie rationnelle n'a point d'équivalent dans les circonstances dont il s'agit ; et sa puissance est due non seulement à l'action que les douches générales exercent sur l'organisme tout entier, mais encore à celle que les douches locales exercent sur l'utérus et sur ses ligaments.

Lorsque le déplacement est accompagné d'un engorgement, la condition d'une guérison complète et durable est la résolution de ce dernier. Pour obtenir cette résolution, nous associons souvent le fer rouge au traitement hydrothérapique, et l'on doit se demander quelle est la part qui revient à chacun de ces modificateurs.

Le fer rouge est un agent dont nous sommes loin de contester la puissance ; contre l'engorgement fongueux il est, comme nous l'avons dit, un remède héroïque que rien ne peut remplacer ; il modifie de la manière la plus heureuse la vitalité des tissus, arrête immédiatement les hémorragies, et si celles-ci ont jeté les malades dans l'anémie et l'épuisement, il permet à l'organisme de se reconstituer rapidement. Contre l'engorgement dur, le fer rouge est un moyen excellent, de l'emploi duquel on peut retirer de grands avantages. Mais ici une distinction devient nécessaire.

Si l'engorgement existe chez une femme dont l'état général est bon, chez laquelle l'appétit est conservé, la digestion facile, la marche et l'exercice musculaire possibles et suffisamment mis en œuvre, le fer rouge peut, à lui seul, amener la guérison, à moins que le chirurgien, suivant les anciens et funestes errements de Lisfranc, ne condamne la malade, pour six mois ou un an, au repos, à l'immobilité, au décubitus horizontal, etc.

Dans les conditions opposées à celles que nous venons d'indiquer, le fer rouge reste impuissant, et les ferrugineux, l'iodure de potassium, la ciguë, etc., ne lui sont que de stériles adjuvants. Ici, c'est la médication hydrothérapique qui devient, à son tour, le remède héroïque et sans équivalent, en raison de sa double action reconstitutive et résolutive.

Quant à l'engorgement considéré en lui-même, voici ce que nous pouvons dire : Nous avons très souvent obtenu, par l'emploi exclusif de la médication hydrothérapique, la résolution complète d'engorgements anciens et ayant résisté à plusieurs applications du cautère actuel ; mais ce résultat est obtenu plus promptement lorsqu'on a recours à l'association méthodique du fer rouge et de l'eau froide.

§ I. — ENGORGEMENT, ULCÉRATION, ABAISSEMENT DE L'UTÉRUS; ACCIDENTS NERVEUX GRAVES — TRAITEMENT HYDROTHÉRAPIQUE — GUÉRISON

Mme D... est âgée de trente-quatre ans, d'une constitution robuste, d'un tempérament sanguin très prononcé. La menstruation s'est établie à l'âge de treize ans et demi, mais fort difficilement; pendant un an, elle fut régulière, douloureuse, et donna lieu à des métrorrhagies très abondantes plutôt qu'à un flux menstruel physiologique. Au bout de cet espace de temps, survinrent des symptômes de chlorose qui ne firent que s'aggraver pendant trois années, et qui, après avoir diminué graduellement l'abondance des règles, finirent par amener une aménorrhée complète; les menstrues furent supprimées pendant sept mois. La malade fut envoyée aux eaux de Plombières et n'y trouva aucun soulagement : à son retour, elle reçut les soins de M. Trousseau, qui prescrivit le fer à haute dose. Sous l'influence de ce médicament, les symptômes chlorotiques s'amendèrent et le flux menstruel se rétablit; mais, depuis cette époque, il a toujours été accompagné de douleurs très vives, se faisant sentir pendant les trois premiers jours de l'écou ement.

A l'âge de vingt et un ans, la malade se maria et devint grosse immédiatement. La grossesse fut très pénible; pendant les trois premiers mois, il y eut une incontinence d'urine qui résista à tous les moyens employés pour la combattre, et pendant toute la durée de la gestation Mme D... éprouva des douleurs vives et presque continuelles dans la région hypogastrique.

L'accouchement eut lieu le 18 septembre 1835 par les mains de M. Lebreton; il fut long et pénible, le travail ayant duré soixante-treize heures; il ne fut suivi cependant d'aucun accident, et Mme D... se leva le dixième jour pour reprendre sa vie habituelle; pendant l'hiver, elle alla beaucoup dans le monde et au bal.

Peu de temps après l'accouchement, se manifestèrent des accidents qui, d'abord légers, allèrent en augmentant pendant l'espace de douze années, sans avoir été combattus par aucun traitement; ils finirent par amener un état morbide grave, caractérisé par les phénomènes suivants : douleurs hypogastriques fréquentes, tiraillement dans les aines et dans les cuisses; pendant la marche, et surtout en s'asseyant, sensation au périnée d'un corps étranger volumineux et pesant; la marche est difficile, pénible, elle provoque des douleurs très vives et une lassitude insupportable qui se fait particulièrement sentir dans les jambes; impossibilité presque complète de supporter le cahot de la voiture la mieux suspendue; la menstruation est irrégulière, trop abondante et très douloureuse. Mme D... est obligée de garder le lit pendant les trois ou quatre premiers jours de l'écoulement cataménial, qu'elle craint sans cesse de voir se transformer en perte utérine. Les fonctions digestives n'ont éprouvé aucun dérangement, mais la respiration et la circulation présentent, au contraire, des troubles nerveux qui ont fait croire à une altération organique du cœur. La malade a souvent des accès de dyspnée, des quintes de toux très fatigantes, des palpitations, des migraines, des lassitudes spontanées, etc. En 1837, les règles se sont brusquement supprimées et n'ont reparu qu'au bout de huit mois.

M. le professeur Cruveilhier fut consulté en 1847 ; il constata un engorgement et une ulcération du col utérin, il prescrivit un repos absolu, et il pratiqua, à différents intervalles, neuf cautérisations avec le nitrate d'argent ; ce traitement ne fut suivi d'aucun soulagement.

En janvier 1848, je fus appelé à donner des soins à Mme D...

État actuel. — Depuis six mois, la malade n'a guère quitté le lit, et toutes les fois qu'elle l'a abandonné pour quelques heures, elle a éprouvé à un haut degré les accidents ci-dessus mentionnés. Aux approches et pendant la durée des règles, des douleurs intermittentes, lancinantes, extrêmement vives, se font sentir dans l'utérus et dans les seins ; en dehors de l'époque menstruelle, elles sont parfois provoquées par la fatigue, une émotion morale vive, les variations atmosphériques, et présentent tous les caractères des douleurs névralgiques ; elles sont devenues, en raison de leur fréquence, de leur acuïté, l'une des principales préoccupations de la malade. Les règles sont toujours trop abondantes et accompagnées de douleurs très vives ; à chaque époque menstruelle, Mme D... est fortement émotionnée par la crainte d'une perte utérine. Les accès de dyspnée, de toux nerveuse, de palpitations, se montrent à des intervalles assez rapprochés ; le sang se porte souvent avec violence vers la tête, et ces congestions sont accompagnées d'une céphalalgie intense. L'examen de la poitrine, l'auscultation des vaisseaux du cou, ne fournissent que des signes négatifs ; l'embonpoint est assez considérable, mais les digestions ont subi néanmoins, depuis quelques mois, un dérangement notable ; Mme D... ne digère la viande que difficilement, et son régime est à peu près exclusivement lacté et végétal ; les digestions sont laborieuses ; le ventre est dur, très météorisé ; la langue est naturelle, l'épigastre non douloureux. Il existe une constipation habituelle et opiniâtre.

Le toucher, pratiqué la malade étant debout, fournit les signes suivants : l'utérus est légèrement abaissé, sans avoir subi aucun autre déplacement ; le col est très volumineux, très dur, mais lisse et sans bosselures ; le corps de l'utérus ne présente aucune altération appréciable ; l'orifice utérin, largement étendu transversalement, est assez béant pour permettre d'y introduire l'extrémité du doigt indicateur.

La vue confirme ces données. Le spéculum à quatre valves, ouvert à son maximum, ne peut embrasser le col dans toute son étendue ; l'engorgement est général, uniforme, et porte également sur les deux lèvres. Mesuré avec soin, à l'aide d'un instrument que M. Charrière a bien voulu confectionner sur mes indications, le col utérin présente en tous sens 4 centimètres de diamètre ; toute sa surface est couverte par une ulcération superficielle non granulée, saignant légèrement au contact du plumasseau de charpie.

En présence d'un pareil état de choses, je pensai : 1° qu'il était inutile de diriger actuellement aucun traitement contre l'ulcération considérée en elle-même et, par conséquent, de continuer les cautérisations superficielles avec le nitrate d'argent ; 2° que le repos ne pouvait exercer d'autre action que celle de congestionner l'utérus et d'augmenter encore l'engorgement ; 3° que la bonne thérapeutique serait ici celle qui attaquerait l'ulcération et l'engorgement sans négliger l'un ou l'autre.

Mais à quel médicament avoir recours ? « Tout le monde connaît, ai-je dit ailleurs, les difficultés que présente le traitement des ulcérations accompagnées d'un engorgement primitif : en effet, l'ulcération entretient l'engorgement et le rend rebelle aux médications que l'on dirige contre lui ; d'un autre côté, l'engorgement s'oppose à la cicatrisation de l'ulcère et contre-indique la cautérisation superficielle ; or le fer rouge permet de sortir de ce cercle vicieux, car il guérit en même temps et l'engorgement et l'ulcération. » Espérant obtenir de la cautérisation actuelle, pour Mᵐᵉ D..., les bons effets que je lui avais vu produire dans des cas analogues, je me décidai pour cette opération, qui fut acceptée sans hésitation par la malade.

Le 21 janvier 1848, je pratiquai sur l'une et l'autre lèvre du col une escarre profonde, arrondie, ayant 15 millimètres de diamètre ; aucune douleur ne fut ressentie, les choses se passèrent comme de coutume, et, le quatrième jour, je conseillai à Mᵐᵉ D... de se lever, de sortir, de vaquer à ses occupations ; en un mot, de rentrer dans les usages habituels de sa vie, en évitant toutefois la fatigue, la station debout ou assise longtemps prolongée, les longues courses en voiture, etc.

28 février. Pendant le mois qui vient de s'écouler, Mᵐᵉ D... a souffert moins qu'elle ne s'y attendait, et elle s'est convaincue que le séjour au lit ne lui était ni indispensable ni même utile. Les escarres se sont détachées le cinquième jour, l'état local ne s'est point modifié. Une nouvelle cautérisation est pratiquée avec le fer rouge.

27 mars. Une amélioration notable s'est manifestée dans l'état général de la malade ; l'appétit est plus vif, les digestions sont meilleures, et Mᵐᵉ D... a pu reprendre, sans en souffrir, un régime plus substantiel et plus animalisé ; les accès de toux, de dyspnée, de palpitations, sont moins fréquents, plus courts et moins intenses. L'époque menstruelle a été beaucoup moins pénible que de coutume, les douleurs névralgiques de l'utérus et des seins ont diminué ; le volume du col utérin n'a pas changé, et l'ulcération présente toujours le même aspect et la même étendue. Troisième cautérisation avec le fer rouge qui est promené sur toute la surface du col ; une escarre plus profonde est établie sur chacune des lèvres du col.

1ᵉʳ avril. La santé de Mᵐᵉ D... est beaucoup plus satisfaisante ; les accidents généraux se sont encore amendés, mais il existe toujours, souvent après la marche, l'usage de la voiture, etc., de la pesanteur, des douleurs dans les lombes, l'hypogastre, les aines, les cuisses ; la constipation persiste, et tous ces accidents s'expliquent par l'engorgement du col utérin, dont le volume n'a pas diminué d'une manière sensible ; l'ulcération n'a également subi aucune modification ; l'écoulement menstruel présente toujours les mêmes caractères.

Trois mois d'un traitement énergique n'avaient donc point modifié l'état du col utérin ; l'engorgement induré, si considérable et si ancien, de cet organe avait résisté à trois cautérisations avec le fer rouge ; l'ulcération, liée à un engorgement primitif, était restée stationnaire en raison de la persistance de celui-ci, résultat conforme à ce que l'observation nous a montré un grand nombre de fois et à ce qui a été établi par M. Gosselin. Quelle conduite fallait-il tenir dans cette circonstance ? Recourir encore au fer rouge ? Mais son action, impuissante jusqu'à présent, serait-elle plus efficace ?

Modifier, activer les phénomènes d'absorption interstitielle de manière à ramener le col utérin à son volume et à sa consistance physiologiques, empêcher le développement de nouvelles congestions utérines : telle était l'indication, et, pour la remplir, je me décidai en faveur des douches froides. Mme D... vint s'établir à Bellevue et commença, le 15 avril, un nouveau traitement dont il me reste à faire connaître les effets.

15 avril. Mme D... reçoit deux fois par jour, pendant cinq minutes environ, une douche révulsive très énergique ; la réaction est prompte, la peau est fortement rougie à la suite de chaque opération.

30 avril. Les douches sont prises avec plaisir, et suivies d'une sensation de bien-être, de légèreté qui donne de l'espoir à la malade, découragée par l'inefficacité des traitements qu'elle a déjà subis ; il n'existe pas encore d'amélioration marquée et durable, mais lorsque Mme D... éprouve un surcroît de pesanteur et de tiraillement dans les aines, ou bien des douleurs névralgiques, les accidents sont immédiatement calmés par la douche, que la malade réclame alors avec instance. Quelques douches ascendantes vaginales ont été prises, mais elles ont provoqué des douleurs utérines et vaginales assez vives, et nous avons renoncé à ce moyen.

25 mai. Des douleurs assez intenses se sont manifestées aux approches et pendant la durée de l'époque menstruelle ; elles ont été calmées par la douche. Les règles ont coulé avec abondance pendant huit jours.

30 juin. La malade éprouve une amélioration très sensible ; elle peut, sans ressentir de douleur, marcher, aller en voiture, monter et descendre des escaliers ; la constipation a disparu, et le météorisme habituel avec elle. Le ventre est moins gros et la taille plus mince, à tel point que Mme D... est obligée de faire refaire ses robes. La malade n'accuse plus qu'une sensation de pesanteur, et quelques douleurs légères se faisant sentir par intervalles. L'ulcération ne s'est point modifiée, mais le volume du col a notablement diminué, car il ne présente plus que 3 centimètres et demi de diamètre. Les règles ont été moins abondantes et non accompagnées de douleurs ; Mme D... n'a point été obligée de garder le lit.

30 juillet. L'amélioration a fait de nouveaux progrès ; Mme D... marche, court, fait de longues promenades à pied ou en voiture, sans éprouver la plus légère douleur, la moindre pesanteur, la moindre gêne ; l'appétit est vif, les digestions sont bonnes, la dyspnée, les quintes de toux, les palpitations, ont disparu. La malade n'a éprouvé pendant son époque menstruelle que quelques douleurs névralgiques mammaires, qui ont été immédiatement enlevées par une douche en pluie dirigée sur les seins. Les règles ne coulent plus avec cette abondance qui inspirait de si vives inquiétudes à Mme D... L'ulcération utérine n'a subi aucun changement ; mais la consistance, la dureté du col a beaucoup diminué, et le diamètre de cet organe n'est plus que de 3 centimètres.

30 septembre. Mme D... se considère comme parfaitement guérie, car elle n'éprouve plus aucune incommodité, si ce n'est, de temps à autre, quelques douleurs névralgiques ; le volume du col utérin a encore diminué de quelques millimètres, et dans la pensée que l'on peut maintenant obtenir la cicatrisation de l'ulcération, je pratique une cautérisation avec l'acide azotique.

25 octobre. Mme D... a fait un voyage de quinze jours, pendant lequel elle a fait beaucoup d'exercice et a éprouvé de la fatigue, sans ressentir ni douleurs ni pesanteur ; le diamètre du col n'est plus que de 2 centimètres et demi ; l'ulcération est complètement cicatrisée dans les sept huitièmes de son étendue.

25 novembre. Le rétablissement est complet, le col ne présente plus que quelques points disséminés non encore cicatrisés ; je les touche avec de l'acide azotique étendu d'eau.

10 décembre. La cicatrisation est parfaite. La santé de Mme D... ne laisse plus rien à désirer.

On reconnaîtra, je pense, que cette observation est intéressante à plus d'un titre, et qu'elle fournit plus d'un enseignement utile ; elle nous montre un engorgement induré considérable, remontant à douze années, ayant donné lieu à des accidents locaux et sympathiques graves, ayant résisté à un traitement de six mois, dirigé par Cruveilhier, et à trois applications de fer rouge, pratiquées dans l'espace de trois mois. Que restait-il à tenter ? à quelle médication avoir recours ? la maladie ne pouvait-elle pas, à bon droit, être considérée comme étant au-dessus des ressources fournies par la thérapeutique ? Eh bien ! sous l'influence des modifications imprimées par les douches froides à l'absorption interstitielle, cet engorgement so résout peu à peu, et au bout de sept mois, le col utérin, qui a perdu plus de la moitié de son volume, est revenu à ses dimensions normales. Mais, si ce résultat a pu être obtenu, c'est parce que, sous l'influence des douches froides, la circulation capillaire s'est régularisée de manière à faire cesser les congestions utérines mensuelles et les troubles de la menstruation. Nous voyons encore, tant que l'engorgement persiste, une vaste ulcération résister à neuf cautérisations avec le nitrate d'argent et à trois applications du cautère actuel ; mais, aussitôt que l'engorgement a cédé, deux cautérisations suffisent pour amener une cicatrisation parfaite. Dès ce moment, la guérison est complète, tous les accidents disparaissent, les douleurs névralgiques utérines et mammaires ne se font plus sentir, toutes les fonctions s'accomplissent de la manière la plus satisfaisante, et Mme D... retrouve un état de santé qu'elle croyait avoir à jamais perdu. Un fait bien digne d'attention est encore la multiplicité des congestions sanguines auxquelles était soumise Mme D... Le sang se porte tantôt vers la tête, tantôt vers les seins, qui deviennent turgescents et douloureux, tantôt vers la matrice ; aujourd'hui vers le cœur, et alors surviennent des palpitations qui font croire à une lésion organique ; demain vers les poumons, et alors la malade subit un véritable accès d'asthme. Toutes ces congestions disparaissent lorsque le traitement hydrothérapique a régularisé la circulation capillaire.

§ II. — CHLORO-ANÉMIE, DYSMÉNORRHÉE, ENGORGEMENT ET ABAISSEMENT DE L'UTÉRUS, PHÉNOMÈNES MORBIDES LOCAUX ET GÉNÉRAUX GRAVES — GUÉRISON

Mme L..., Anglaise, est âgée de 32 ans, d'une taille élevée, d'une constitution très robuste, d'un tempérament lymphatique aussi prononcé que possible. A 16 ans, il s'est développé une chlorose qui, depuis cette époque, a résisté au fer et à tous les moyens divers qui lui ont été opposés (séjour à la campagne, équitation, bains de mer, etc.), et aujourd'hui encore Mme L... présente tous les symptômes d'une profonde chloro-anémie (décoloration de la peau et des muqueuses, palpitations, souffle carotidien et veineux, gastralgie, constipation opiniâtre, écoulement leucorrhéique très abondant, etc.). La menstruation a toujours été irrégulière, accompagnée de douleurs fort vives, tantôt très abondante, tantôt au contraire réduite à quelques gouttes d'un liquide décoloré. Mme L... s'est mariée à l'âge de 22 ans ; elle a eu plusieurs enfants, et depuis son avant-dernière couche elle a éprouvé des accidents qui ont été sans cesse en augmentant et qui aujourd'hui sont caractérisés par les phénomènes suivants.

État actuel. — Indépendamment des phénomènes chloro-anémiques que nous avons indiqués, Mme L... éprouve, d'une manière permanente, des douleurs vives, des tiraillements dans la région lombaire, les aines, l'hypogastre et les cuisses ; une sensation de pesanteur au périnée ; la station debout ou assise, la marche, l'usage de la voiture, augmentent à tel point les souffrances de la malade, que celle-ci est obligée de se condamner à un repos à peu près absolu, et qu'elle passe la plus grande partie de ses journées étendue sur une chaise longue.

Les règles sont toujours précédées, pendant plusieurs jours, accompagnées et suivies de douleurs très vives ; depuis environ un an, l'écoulement est très abondant, et, pendant les quinze jours qui suivent chaque époque, il existe une recrudescence très marquée de tous les symptômes chloro-anémiques.

Le toucher montre que le col utérin a subi un abaissement médiocre, sans aucun autre déplacement de l'organe ; qu'il est très volumineux, lisse, et de consistance plutôt diminuée qu'augmentée. Le spéculum le plus large ne l'embrasse qu'avec peine ; son diamètre est de cinq centimètres, c'est-à-dire un des plus considérables que j'aie rencontrés ; la muqueuse est pâle et ne présente aucune trace d'ulcération.

Le traitement hydrothérapique est commencé le 12 octobre 1850.

12 novembre. La gastralgie a disparu ; l'appétit est vif, la digestion excellente ; le teint est meilleur, les chairs sont plus fermes, la bouffissure a diminué ; la taille est beaucoup plus fine, parce que l'épigastre et le ventre ne sont plus ballonnés, et ce résultat, que l'on observe très fréquemment, fait en même temps la joie et l'étonnement des femmes, qui ne comprennent point qu'elles puissent, tout à la fois, engraisser et devenir plus minces de taille.

Les douleurs spontanées ont disparu ; celles qui accompagnent les règles ont été beaucoup moins vives ; l'abondance de l'écoulement a été notablement diminuée par les douches révulsives. Le diamètre du col n'est plus que de quatre centimètres. La malade fait maintenant, sans souffrir, d'assez longues promenades à pied.

30 novembre. L'état général s'est de plus en plus amélioré. Le diamètre du col est de trois centimètres, et le 12 décembre il est réduit à deux et demi.

12 janvier. Tous les phénomènes qui se rattachaient aux congestions périodiques de l'utérus et à l'augmentation du volume de cet organe ont disparu ; Mme L... fait de longues promenades à pied et en voiture sans en éprouver la moindre incommodité ; la menstruation s'accomplit dans les conditions les plus satisfaisantes ; les digestions ne laissent rien à désirer. La malade veut consolider sa guérison par deux mois encore de traitement ; et, le 12 mars 1851, elle quitte Bellevue dans un état de santé complètement satisfaisant.

§ III — ABAISSEMENT ET ANTÉVERSION DE L'UTÉRUS ; ENGORGEMENT DU COL ET ULCÉRA-
TION; DYSMÉNORRHÉE; HYSTÉRIE, CATALEPSIE, SOMNAMBULISME, ACCIDENTS NERVEUX
DE TOUTES SORTES; TROUBLES GRAVES DE LA DIGESTION, DE LA CIRCULATION, DE LA
RESPIRATION, ETC. — INEFFICACITÉ, PENDANT VINGT ANS, DES RESSOURCES DE LA THÉ-
RAPEUTIQUE — TRAITEMENT HYDROTHÉRAPIQUE; APPLICATION DU FER ROUGE — GUÉRISON.

Mme la comtesse de G..., 46 ans, forte constitution, tempérament sanguin. Née
d'un père nerveux et d'une mère lymphatique, Mme de G... a été longtemps délicate
et frêle. Les règles ont paru tard, à 18 ans, et ne se sont établies que difficilement ;
elles n'étaient pas douloureuses, mais très irrégulières et peu abondantes.

Mariée à 20 ans, Mme de G... a mal supporté les premières approches conjugales, qui ont été l'occasion de douleurs très vives et d'une extrême irritation physique et morale. A partir de ce moment, les règles, qui étaient peu abondantes,
de courte durée et toujours en retard, ont complètement changé de caractère ; elles
se sont métamorphosées, surtout pendant les premières années de mariage, en véritables pertes, d'une durée de dix à douze jours, précédées, accompagnées et suivies de douleurs dans le bas-ventre, de tiraillements dans les reins et les aines. Ces
pertes excessives ont été pour la jeune femme l'occasion bien naturelle d'un affaiblissement extrême, de troubles digestifs, circulatoires et nerveux de toutes sortes.

Au bout de six ans, les règles se sont arrêtées sous l'influence d'une grossesse ;
pendant neuf mois, Mme de G... a joui d'un remarquable bien-être ; mais au bout
de ce temps, au terme régulier de la gestation, la jeune femme, à la suite de douleurs abdominales extrêmement vives, a été prise d'une hémorragie considérable,
qui s'est terminée par l'expulsion d'un môle.

A la suite de cet accident, Mme de G... est restée anémique plusieurs mois ; mais
peu à peu, les pertes ayant cessé et les règles étant devenues moins abondantes, la
santé s'est peu à peu rétablie et est demeurée assez bonne pendant quelque temps.

En 1838, des chagrins domestiques sont venus jeter la perturbation dans cette
organisation à peine remise de tant d'épreuves : les émotions morales les plus violentes marquaient, pour ainsi dire, chaque journée. A la suite de l'une de ces émotions, survenue pendant une époque menstruelle, les règles se sont subitement
arrêtées, et il s'est déclaré une congestion cérébrale que les médecins ont dû combattre par plusieurs saignées et l'application d'un nombre considérable de sangsues.
Ces émissions de sang, nécessitées par la nature des accidents, ont singulièrement
affaibli la malade, et dès lors ont éclaté les troubles nerveux qui, pendant vingt ans,
n'ont cessé de tourmenter Mme de G..., et qui n'ont définitivement cédé qu'au traitement hydrothérapique.

Voici en quoi consistent ces accidents nerveux, dont la date remonte à l'année
1838 :

Le plus ordinairement à la suite d'une émotion morale, quelquefois sans cause
appréciable, Mme de G... se sent prise, tout à coup, d'une sensation de resserrement
à la région épigastrique, avec sentiment d'angoisse, de suffocation, de gonflement

du cou et de serrement à la gorge ; puis les membres se raidissent et sont agités de convulsions ; la malade se débat avec force, pousse des cris continus d'une violence extrême ou se tord dans les saccades d'un rire convulsif inextinguible ; enfin, elle perd connaissance et tombe dans le délire. Il faut que plusieurs personnes la maintiennent avec force, pour l'empêcher de se faire mal pendant qu'elle s'agite. La scène dure plus ou moins longtemps, quelquefois pendant dix à douze heures, et se termine par une abondante effusion de larmes.

Les accès ne sont pas toujours, en tous points, les mêmes. Ils diffèrent les uns des autres par la prédominance d'un certain groupe de symptômes ; ce sont, tantôt les troubles des organes locomoteurs, les désordres des mouvements, les convulsions qui priment la scène ; tantôt ce sont les troubles intellectuels, l'excitation cérébrale, le délire, qui l'emportent. A ces deux ordres de phénomènes, les troubles de la motilité et ceux de l'intelligence, se joignent d'autres phénomènes, non moins remarquables, qui consistent dans l'abolition de la sensibilité. Pendant que la malade est en proie à ces accidents, qu'elle appelle ses crises nerveuses, elle ne sent pas les coups violents qu'elle se porte elle-même dans son agitation et le désordre de ses mouvements ; on peut la piquer, la cautériser, comme l'ont fait plusieurs fois MM. les docteurs Chambert de (Riom) et Hugot (de Laon) sans déterminer chez elle le moindre sentiment de douleur.

Dans d'autres circonstances, s'il faut en croire le récit de la malade, les accès hystériques dont nous venons de parler font place à de véritables phénomènes de catalepsie, en vertu desquels Mme de G... demeure des heures entières immobile et raide, dans la position, quelle qu'elle soit, où l'attaque l'a surprise. Tant que dure l'influence cataleptique, on peut faire prendre aux membres les attitudes les plus forcées et les plus impossibles, en quelque sorte, sans que la malade ait conscience de ce qu'on lui fait et exécute le moindre mouvement pour changer d'attitude.

D'autres fois, le somnambulisme, toujours au dire de Mme de G..., remplace l'extase cataleptique ; la malade se promène, tout endormie, dans sa chambre, donnant à sa famille et à ses médecins étonnés des preuves évidentes d'une lucidité magnétique extraordinaire. Elle a, du reste, été magnétisée à plusieurs reprises, et toujours avec un certain succès.

En dehors de ces phénomènes particuliers, hystériques, extatiques ou magnétiques, se manifestant par accès, à des intervalles plus ou moins éloignés, plusieurs fois par jour dans les premiers temps, plus rarement dans ces dernières années, en dehors de ces accès, disons-nous, la malade était en proie à un état nerveux général, caractérisé, au physique, par des troubles de la sensibilité ; au moral, par une impressionnabilité extrême, une singulière bizarrerie de caractère et une mélancolie profonde.

A la tête, dans toute la moitié droite, surtout au front et à la tempe, Mme de G... éprouve très fréquemment des douleurs vives, qu'elle appelle ses douleurs de migraine ; elles se présentent sous forme d'élancements violents, qu'exaspèrent également la vivacité du froid et l'intensité de la chaleur, et qui s'accompagnent tantôt de vomissements bilieux, tantôt de selles de même nature.

Des douleurs existent également au cou, à la poitrine, au dos, aux épaules, aux bras, au creux de l'estomac, sous forme de crampes ; une toux sèche, fréquente, provoquée par des picotements ou des chatouillements presque continuels au larynx et le long de la trachée, ébranle et déchire incessamment la poitrine, causant à la malade une fatigue extrême et devenant pour elle un véritable supplice. Des accès d'asthme nerveux éclatent fréquemment la nuit, et Mme de G... est obligée de passer, assise sur son lit, en proie à une anxiété douloureuse, les heures consacrées au sommeil. Quelquefois le sentiment de suffocation est tellement intense, que la malade, de peur d'étouffer, ordonne d'ouvrir les fenêtres ou se lève pour les aller ouvrir elle-même, afin de respirer le grand air.

Le cœur est le siège de palpitations qu'exaspèrent la marche, l'ascension d'un escalier ou la plus légère émotion morale.

En dehors des insomnies produites par les accès d'asthme dont nous venons de parler, Mme de G... passe encore de longues nuits sans sommeil, et si, succombant à la fatigue, elle vient à fermer les yeux, c'est pour devenir la victime de rêves horribles, d'affreux cauchemars qui bientôt l'éveillent en sursaut, tremblante, baignée d'une sueur froide, en proie à une angoisse et à une terreur inexprimables.

Tant de maux et de souffrances physiques, en réagissant sur le moral, avaient profondément modifié le caractère naturellement aimable et gai de Mme de G... Triste, sombre, mélancolique, pleurant à tout propos et riant quelquefois sans motif, elle ne voulait plus voir personne, fuyant obstinément la société qu'elle avait passionnément aimée autrefois. Cette transformation morale était telle, que Mme de G..., imbue des principes religieux les plus sévères, oublia les lois divines et forma le projet de se donner la mort. N'ayant pu mettre à exécution son funeste dessein, à cause de l'active surveillance de sa famille, elle se serait laissée mourir de faim, si, par des instances réitérées et par une sorte de contrainte physique et morale, on n'était parvenu à vaincre sa funeste résolution. — A la suite de ces tentatives de suicide et d'un jeûne trop longtemps prolongé, Mme de G... donna des marques d'excitation cérébrale telles, que les médecins craignirent pour sa raison. Ces craintes n'eurent heureusement pas de confirmation.

Les fonctions digestives ne restèrent pas étrangères à tant de désordres; bientôt l'appétit se perdit, les digestions devinrent longues et laborieuses, s'accompagnant d'éructations gazeuses et de renvois acides; le développement de gaz qui suit l'ingestion des aliments oblige Mme de G... à desserrer sa ceinture; l'estomac est le siège de crampes très douloureuses que calme, seule, l'introduction d'un peu de nourriture. Le matin à jeun, se manifestent, quinze à vingt fois de suite, des déjections, par haut ou par bas, de bile épaisse, jaune ou verdâtre; — il y a des alternatives fréquentes de constipation et de diarrhée; une teinte ictérique envahit la sclérotique et la peau du visage; la face est blème et bouffie, tandis que le reste du corps offre une maigreur considérable; les forces diminuent et finissent par se perdre complètement. Mme de G... en était arrivée, dans les derniers temps de sa maladie, à être obligée de rester chez elle, couchée dans son lit ou étendue immobile sur un canapé.

Cette impossibilité de la marche n'était pas seulement due à l'affaiblissement des forces, mais encore à d'autres symptômes dont l'existence remonte aux premiers temps de la maladie, et qui avaient passé inaperçus, en quelque sorte, dans les désordres généraux, hormis, toutefois, depuis cinq ans, où leur accroissement avaient forcé malade et médecins à leur prêter une attention spéciale. Ces symptômes consistaient en douleurs dans le bas-ventre, pesanteur au périnée, tiraillements dans les reins et les aines, sentiment de chaleur et de cuisson aux parties génitales, règles peu abondantes mais très douloureuses.

Ces phénomènes, existant dès l'origine de la maladie, s'étaient effacés devant les désordres hystériques qui semblaient occuper à eux seuls toute la scène ; mais ils avaient été constatés par Marjolin qui, consulté en 1846, avait reconnu un engorgement de l'utérus et s'était borné à conseiller les eaux minérales du Mont-Dore.

De 1838 à 1852, c'est-à-dire pendant quatorze ans, tous les antispasmodiques, les opiacés sous toutes les formes, les divers toniques à la tête desquels les préparations de quinquina, les ferrugineux, les eaux minérales alcalines et sulfureuses, tous les agents, en un mot, de la thérapeutique, furent mis à contribution par un grand nombre de médecins, parmi lesquels M. Chambert (de Riom), médecin ordinaire de la malade, M. le docteur Perrochot, de Boulogne-sur-Mer, Marjolin et plusieurs autres célébrités médicales de Paris, dont le nom échappe au souvenir de Mme de G..., tout cela sans autre effet qu'une amélioration passagère et d'ailleurs fort incomplète.

De 1852 à 1856, la malade va chaque année prendre les bains de mer à Dieppe, au Havre, à Boulogne ; mais, loin d'améliorer le mal, ils ne font qu'affaiblir davantage Mme de G... qui revient de sa dernière saison plus souffrante que jamais. A partir de ce moment, l'exercice musculaire en général, et la marche en particulier, deviennent impossibles ; les attaques d'hystérie sont plus intenses que jamais, et l'attention de la malade est éveillée du côté de l'utérus par des douleurs vives qu'elle éprouve dans cette région. M. Chambert examine au spéculum, et reconnaît un engorgement du col utérin avec ulcération de cette partie, le tout compliqué d'abaissement et d'antéversion de l'organe. Tous les cinq jours, alternativement, cautérisation avec le nitrate d'argent et application de huit, dix et douze sangsues sur le col. Ce traitement ne guérit pas la maladie de l'utérus, mais en revanche augmente considérablement la faiblesse générale qui, à partir de ce moment, devient extrême.

Vers la fin de novembre 1856, M. le docteur Hugot, médecin à Laon, appelé auprès de la malade, est frappé de son excessive maigreur, de l'état de profonde anémie auquel elle est parvenue, et surtout de l'affaissement dans lequel est tombé tout l'organisme ; aussi, jugeant qu'il n'y avait plus de temps à perdre, il conseille le traitement hydrothérapique et presse le départ pour Bellevue, où Mme de G... s'installait vers les derniers jours du mois.

État actuel. — Amaigrissement considérable, teint sub-ictérique, bouffissure de la face ; anémie donnant lieu aux bruits cardiaques et vasculaires caractéristiques ; gastralgie, palpitations, toux nerveuse, asthme.

Accès hystériques fréquents, semblables à ceux qui ont été décrits. Pas de catalepsie ni de somnambulisme. — Congestion du foie ; double déplacement utérin ; engorgement dur, considérable du col ; vaste ulcération ; hyperesthésie utéro-vulvaire.

Le traitement hydrothérapique a été commencé le 3 décembre 1856, et a été continué jusqu'au 3 septembre 1857. Nous n'en rapporterons pas tous les détails, et nous dirons seulement que, sous l'influence combinée des douches et des immersions froides, les accès hystériques ont diminué peu à peu de fréquence, d'intensité, et ont fini par disparaître complètement ; les digestions se sont rétablies, l'anémie et l'amaigrissement ont fait place à une constitution sanguine et à un embonpoint très prononcés. Tous les troubles de la circulation et de la respiration ont cédé.

Sous l'influence du traitement hydrothérapique général, des applications froides locales et de trois applications de fer rouge pratiquées par M. Fleury, l'engorgement et l'ulcération du col utérin ont disparu, et, chose beaucoup plus remarquable, l'organe a complètement repris sa position normale. Il n'y a plus traces d'hyperesthésie utéro-vulvaire.

Depuis cinq mois, Mme la comtesse de G.. jouit non seulement d'un bien-être relatif qu'elle ne connaissait plus depuis vingt ans, mais encore de la meilleure santé que l'on puisse désirer, dans l'acception absolue du mot. (Observation recueillie par le docteur Tartivel.)

Ici, ce sont les phénomènes nerveux, les accidents hystériques, cataleptiques, etc., qui dominent la scène et qui fixent exclusivement l'attention des médecins traitants ; des désordres du côté de l'utérus sont bien reconnus et constatés dès le début de la maladie, mais on ne leur accorde aucune importance, on ne leur oppose aucun traitement, et pendant quatorze ans les efforts de la thérapeutique sont dirigés uniquement contre les troubles si graves du système nerveux. Pendant quatorze ans ces efforts restent complètement inefficaces.

Au bout de ce temps, des accidents locaux ramènent l'attention vers l'utérus ; on reconnaît un double déplacement, un engorgement considérable du col et une ulcération ; l'on a recours à un traitement local (applications de sangsues sur le col utérin et cautérisation avec le nitrate d'argent) qui n'a d'autre résultat que d'aggraver l'état morbide général, et c'est alors que le docteur Hugot (de Laon) conseille un traitement hydrothérapique. La malade obéit aux conseils si sages et si désintéressés de l'honorable praticien, et elle vient à Bellevue.

Sous l'influence d'un traitement hydrothérapique général et local, dirigé simultanément contre les deux ordres de phénomènes morbides, mettant en œuvre les actions reconstitutive, tonique, révulsive et résolutive de l'eau froide, la digestion et l'assimilation se rétablissent, la circulation capillaire est activée, le sang se reconstitue ; en même temps s'opère la résolution graduelle de l'engorgement utérin, et l'organe tend de plus en plus à reprendre sa position normale.

Dès lors, les accidents nerveux vont en diminuant de fréquence et d'intensité. Bientôt l'équilibre, l'harmonie sont rétablis entre toutes les fonctions de l'économie.

Plusieurs applications de fer rouge viennent alors unir leur action résolutive à celle des douches froides, et une guérison complète et radicale ne tarde pas à avoir lieu. Un traitement d'une durée de neuf mois a, néanmoins, été nécessaire pour obtenir ce résultat.

L'observation suivante nous fournira des renseignements différents, mais non moins utiles.

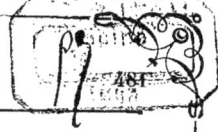

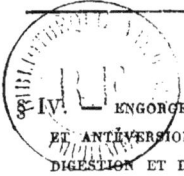

§ IV. — ENGORGEMENT CONSIDÉRABLE ET ULCÉRATION DU COL UTÉRIN ; — ABAISSEMENT
ET ANTÉVERSION ; — MÉTRORRHAGIES ; — GASTRALGIE, TROUBLES PROFONDS DE LA
DIGESTION ET DE LA NUTRITION ; — ANÉMIE CONSIDÉRABLE, TROUBLES GRAVES DE LA
CIRCULATION ; — INEFFICACITÉ, PENDANT PLUSIEURS ANNÉES, DES RESSOURCES USUELLES
DE LA THÉRAPEUTIQUE ; — TRAITEMENT HYDROTHÉRAPIQUE ; APPLICATION DU FER ROUGE.
— GUÉRISON.

Mᵐᵉ R... est âgée de 28 ans. Née d'une mère robuste mais d'un père nerveux,
elle a hérité de celui-ci son tempérament et sa constitution délicate. Jeune fille,
elle a toujours eu une santé frêle, souffrant de l'estomac et de la tête, et ayant habituellement de mauvaises digestions. Réglée à 13 ans, elle a toujours vu l'écoulement menstruel se faire régulièrement, sans trop d'abondance, mais en s'accompagnant chaque fois de douleurs très vives. Ces douleurs ont persisté même après
le mariage, qui a eu lieu à l'âge de 18 ans. Dans l'espace de dix ans, elle a eu
quatre grossesses dont deux se sont terminées par des accouchements heureux,
et les deux autres par des fausses couches de six à huit semaines. Chacune de ces
grossesses a été signalée par des troubles divers, tant des fonctions digestives que
du système nerveux. Absence d'appétit, dégoût des aliments, douleurs d'estomac,
digestions pénibles ; sensations douloureuses dans le bas-ventre, les reins, les
aines ; pesanteur au périnée, chaleur vive aux parties génitales ; tels ont été, —
en résumé, — les accidents qui sont venus s'ajouter aux ennuis et aux souffrances
ordinaires de la gestation. Ces phénomènes, existant constamment depuis la première grossesse, et même, en proportion infiniment moindre, avant le mariage, ont
pris, depuis cinq ans, une intensité beaucoup plus grande. Les douleurs d'estomac
sont devenues plus vives et les digestions plus pénibles, plus laborieuses. Pendant
tout le temps que dure ce travail, l'épigastre est le siège d'une sensation de chaleur,
d'embarras, de pesanteur très incommode. Mᵐᵉ R... est obligée de dénouer sa ceinture pour faire place au gonflement épigastrique produit par le développement de
gaz intestinaux. De temps en temps des éructations, et souvent de véritables régurgitations, remplissent la bouche de débris d'aliments imprégnés d'un liquide acide.
Des bouffées de chaleur montent au visage, dont les pommettes deviennent rouges
et brûlantes ; de la céphalalgie et une somnolence invincible s'emparent de
Mᵐᵉ R... pendant toute la durée du travail digestif ; une constipation opiniâtre force
de recourir à l'usage quotidien de lavements ; les urines sont troubles, et laissent au
fond du vase un dépôt briqueté et abondant.

La malade se plaint également d'oppression, de gêne dans l'accomplissement
de l'acte respiratoire, de palpitations violentes lorsqu'elle marche un peu vite ou
qu'elle monte un escalier ; de battements au creux de l'estomac, au cou, dans
la tête ; de bourdonnements dans les oreilles, de céphalalgie habituelle, d'éblouissements, de vertiges, d'insomnies extrêmement fatigantes ! Elle est devenue très pâle,
a beaucoup maigri, et ressent dans tout le corps une grande faiblesse.

Les divers médecins de Clermont auxquels s'adressa Mᵐᵉ R..., attribuent ces troubles à une gastralgie ; se préoccupant uniquement de l'état de l'estomac et des fonctions digestives, ils dirigent contre cet organe tous les efforts de leur thérapeutique. M. Sereyron prescrit des pilules ferrugineuses ; M. le docteur Porcher, l'usage du sirop d'écorce d'oranges amères ; M. Babuc, le vin de quinquina, le sous-nitrate de bismuth, la magnésie. Mais tous ces efforts demeurent infructueux : l'état de la malade n'est nullement amélioré.

En 1853, Mme R... va passer à Vichy une saison à la suite de laquelle des modifications heureuses se font sentir du côté de l'estomac ; l'appétit reparaît, les digestions deviennent moins pénibles, moins laborieuses ; les douleurs se calment, la constipation cède, et la malade passe un meilleur hiver. Mais, au retour du printemps, tous les troubles reparaissent et prennent peu à peu une intensité plus grande. Mme R..., devenue très sensible au froid, se couvre de flanelle de la tête aux pieds, et grelotte toujours, même lorsqu'elle est assise devant un grand feu de cheminée. Les pieds surtout ne peuvent se réchauffer, et, la nuit, outre de nombreuses couvertures, on est obligé de mettre aux pieds une bouteille d'eau chaude.

En 1854, Mme R... va aux bains de mer, mais elle y reste peu de temps : le choléra la chasse de Biarritz, et elle revient à Clermont sans avoir éprouvé dans son état aucune espèce d'amendement.

C'est alors que les phénomènes du côté du ventre, douleurs profondes, tiraillements dans les lombes et les aines, pesanteur au périnée, chaleur aux parties génitales, etc., ayant acquis plus d'intensité, M. le docteur Babuc soupçonne l'existence d'une affection utérine. L'examen au spéculum démontre à ce médecin l'existence d'un engorgement considérable du col utérin, avec ulcération de cette partie, abaissement et antéversion de la matrice. Pendant deux mois, tous les quatre à cinq jours, M. Babuc pratique des cautérisations avec le nitrate d'argent, mais cette médication ne procure à la patiente aucune espèce de soulagement.

En 1855, second départ pour Biarritz, où la malade arrive très souffrante, après un voyage de trois jours. Elle ne peut prendre que quelques bains, car l'eau de mer exaspère les douleurs utérines, les maux de reins et les tiraillements dans les aines et les cuisses. Seules, les frictions avec le baume opodeldoch semblent procurer un peu de soulagement. Mme R... retourne à Clermont plus fatiguée qu'elle n'en était partie.

Le 13 septembre 1856, elle a le malheur de perdre son père après une douloureuse maladie pendant laquelle elle lui prodiguait, malgré son état, les soins les plus dévoués. La vive douleur morale que fait éprouver à Mme R... la perte d'un père tendrement aimé, jointe aux fatigues excessives essuyées pendant la maladie, achève d'altérer la santé de la malade. Aux troubles de plus en plus considérables des fonctions digestives, s'ajoutent, chaque mois, des règles tellement abondantes, qu'elles se transformèrent en véritables pertes. Ces pertes affaiblissent à tel point Mme R..., que bientôt la marche lui devient impossible ; elle reste couchée la plus grande partie de la journée, et c'est à peine si elle peut, en s'appuyant aux meubles, aller de son lit à la cheminée de sa chambre. Elle éprouve de fréquentes syncopes.

M. le docteur Tessier, consulté, prescrit une tasse d'infusion de feuilles d'oranger tous les quarts d'heure, et trois verres d'eau de Vichy par jour.

Ce traitement anodin reste sans succès et ne rend pas des forces à la malade ;

celle-ci demeure toute la journée couchée dans son lit, ou assise dans un fauteuil, sans rien dire. Le moindre travail intellectuel lui est devenu impossible ; elle ne peut ni causer ni même entendre causer sans fatigue. Devenue sombre, triste, mélancolique, elle ne veut plus recevoir de visites, même de ses amies les plus intimes. Toute énergie morale l'abandonne, et dans ses accès de découragement, elle pleure, gémit, se lamente, disant qu'elle ne guérira pas et qu'on la laissera mourir.

Bientôt l'eau de Vichy, la magnésie que les médecins persistent à lui prescrire contre les troubles toujours croissants de l'estomac, ne peuvent plus être supportées. Pendant plusieurs mois Mme R... en est réduite à quelques tasses d'infusion de feuilles d'oranger, et pour toute alimentation à du lait d'ânesse. On essaye de faire prendre à la malade, pour relever ses forces, quelques cuillerées de vin de Malaga ; mais l'ingestion de cette liqueur détermine une telle irritation de l'estomac et des troubles cérébraux tels, qu'on est obligé d'y renoncer aussitôt.

Dans les derniers temps seulement, Mme R... était arrivée à pouvoir sucer un peu de viande et à reprendre un peu de force, mais les douleurs utérines, les palpitations, les syncopes, les troubles digestifs persistant toujours, et la malade étant arrivée à un état de maigreur extrême, M. le docteur Babuc annonce à la famille de Mme R... que l'hydrothérapie est la dernière ressource que possède la médecine contre une affection si compliquée et si opiniâtre. En conséquence, il presse le départ pour Bellevue, où la malade arrivait et s'installait le 5 mai 1857.

État actuel. — Amaigrissement considérable, grande prostration des forces musculaires ; teint grisâtre, terreux ; facies très altéré et empreint d'une expression de profonde souffrance ; décoloration des membranes muqueuses, anémie se traduisant par les symptômes que nous avons indiqués, et par les bruits cardiaques et vasculaires caractéristiques ; gastralgie. Le caractère a subi de fâcheuses modifications ; Mme R... est livrée à une tristesse dont rien ne peut la distraire ; elle est irascible et d'une impressionnabilité extrême : elle fuit obstinément la société et passe ses journées dans l'isolement et les larmes.

M. Fleury constate un abaissement et une antéversion très prononcée de la matrice ; le col utérin est le siège d'un engorgement considérable, dur, sans bosselures, et d'une ulcération qui recouvre toute sa surface et ne présente, d'ailleurs, aucun caractère grave. Leucorrhée habituelle. Les règles sont très abondantes, douloureuses, et augmentent pendant plusieurs jours, après chaque époque, la faiblesse générale, les palpitations, l'essoufflement, la difficulté des digestions ; c'est-à-dire les phénomènes morbides se rattachant à l'anémie et à la gastralgie.

Le traitement hydrothérapique est commencé le 7 mai. La faiblesse et l'impressionnabilité de la malade exigent beaucoup de prudence et de graduation dans l'administration des douches froides générales et locales.

7 juin. Une notable amélioration a déjà été obtenue ; l'état général est beaucoup meilleur ; l'appétit est revenu, les digestions sont plus faciles, le sang se reconstitue.

Dans le but de hâter la résolution de l'engorgement utérin, M. Fleury pratique sur chacune des lèvres du museau de tanche une cautérisation profonde avec le fer rouge.

Le traitement est continué pendant quatre mois encore ; trois autres cautérisations avec le fer rouge sont pratiquées par M. Fleury.

Le 5 octobre, Mme R... quitte Bellevue complètement guérie.

L'embonpoint est très satisfaisant, le teint excellent ; les palpitations, l'essoufflement ont entièrement disparu ; il n'existe plus de traces de l'anémie ; l'appétit est très vif et les digestions sont excellentes ; Mme R... fait de très longues promenades sans ressentir aucune fatigue ; les règles ne sont accompagnées d'aucune douleur et ont cessé d'être trop abondantes.

L'engorgement et l'ulcération du col utérin ont entièrement disparu, et l'organe a repris sa position normale. (Observation recueillie par le docteur Tartivel.)

Chez la malade qui fait le sujet de cette observation, le système nerveux n'est que légèrement atteint ; ce sont les troubles des appareils circulatoire et digestif qui prédominent ; chez elle, l'anémie est portée à un très haut degré et se traduit par l'ensemble de ses phénomènes les plus caractéristiques ; chez elle, l'anorexie et la dyspepsie ont amené un amaigrissement considérable et l'épuisement des forces musculaires.

La cause de cet état morbide a précédé le mariage de Mme R..., et a donné lieu, déjà chez la jeune fille, à de la dysménorrhée, à des douleurs abdominales très vives, à de mauvaises digestions, etc.

Pendant plusieurs années, les phénomènes se rattachant à l'anémie et à la dyspepsie, attirent seuls l'attention des médecins ; on dirige contre eux un traitement très actif ; mais les ferrugineux, les amers, les toniques, le quinquina, le sous-nitrate de bismuth, les eaux de Vichy, les bains de mer, etc., restent complètement inefficaces.

En 1854, l'existence d'une affection utérine est enfin constatée ; des cautérisations sont pratiquées avec le nitrate d'argent, mais elles n'amènent aucun soulagement, et les bains de mer, pris pour la seconde fois, ne peuvent plus être supportés.

Bientôt des causes morales interviennent ; les règles se transforment en véritables hémorrhagies, et la malade ne tarde pas à tomber dans un état fort grave. C'est dans ces conditions que l'hydrothérapie est indiquée comme une ressource ultime, et que Mme R... vient à Bellevue, où l'on reconnaît un double déplacement de l'utérus et un engorgement considérable du col, avec ulcération.

Sous l'influence de l'action tonique et reconstitutive de l'eau froide, les fonctions digestives se rétablissent, le sang se refait, les forces musculaires renaissent ; l'action combinée des douches froides et du fer rouge amène la résolution de l'engorgement utérin, l'organe reprend sa position physiologique, et, au bout de cinq mois de traitement, la guérison est complète.

Dans l'observation suivante, les phénomènes morbides vont se présenter avec une forme nouvelle et également différente de chacune des deux formes précédentes.

§ V. — ABAISSEMENT TRÈS PRONONCÉ DE L'UTÉRUS ; — ENGORGEMENT CONSIDÉRABLE DU COL ; — ACCIDENTS LOCAUX ET MÉCANIQUES TRÈS GRAVES ; INEFFICACITÉ, PENDANT HUIT ANS, DES TRAITEMENTS LES PLUS VARIÉS ; — TRAITEMENT THÉRAPEUTIQUE ET APPLICATION DU FER ROUGE. — GUÉRISON.

Mme X... est âgée de trente ans ; belle constitution ; tempérament nerveux ; santé excellente jusqu'à l'âge de dix-sept ans, époque du mariage.

A dix-huit ans (1835) première grossesse très heureuse ; accouchement facile ; relevailles très promptes.

A vingt ans, deuxième grossesse, pendant laquelle Mme X... est soumise à d'assez grandes fatigues physiques et à de pénibles émotions morales. L'accouchement est néanmoins très heureux. Mme X..., qui ne nourrit pas ses enfants, se relève dès le dixième jour, et reprend ses occupations habituelles, lesquelles exigent des excès de marche et quelques efforts musculaires.

En 1839, fausse couche au deuxième mois de la gestation.

En 1840, nouvelle grossesse ; celle-ci est assez pénible, accompagnée de troubles digestifs, de dilatations veineuses aux membres inférieurs, de palpitations, de gêne de la respiration. L'accouchement est très prompt.

De 1841 à 1844, deux fausses couches, toutes deux vers le deuxième mois de la gestation.

En 1845, nouvelle grossesse, signalée, pendant les cinq premiers mois, par les accidents qui ont accompagné la grossesse précédente ; pendant les quatre derniers mois, la marche, la station debout et la station assise elle-même, provoquent de si vives douleurs abdominales, une sensation de pesanteur tellement gênante, que Mme X... est obligée de rester constamment couchée, soit au lit, soit sur une chaise longue.

L'accouchement est heureux et facile, mais il est suivi d'une si grande faiblesse dans les membres inférieurs et dans le ventre, que ce n'est qu'au bout de deux mois que Mme X... peut reprendre son genre de vie habituel.

Malgré la remarquable énergie morale dont elle est douée, Mme X... ne tarde pas à s'apercevoir que ses forces trahissent son courage ; dès qu'elle s'est livrée pendant quelques jours, et même pendant quelques heures, à des occupations qui jusqu'alors l'avaient fatiguée sans la faire souffrir, elle éprouve des douleurs vives dans le bassin, dans la région lombaire et dans les aines.

Ces accidents vont en augmentant et sont bientôt accompagnés de courbature générale, d'une lassitude, d'un anéantissement, qui ne permettent plus à la malade de se mouvoir, ou même de remuer un membre ; qui lui enlèvent l'appétit et le sommeil.

Au mois de février 1847, Mme X... consulte M. le docteur Hervez de Chégoin qui constate un abaissement considérable de l'utérus, et conseille l'application d'un pessaire.

Un pessaire en bilboquet est appliqué au mois de mars et procure immédiatement à la malade un notable soulagement; mais au bout de deux mois il détermine de la douleur, une vive irritation du vagin et une abondante leucorrhée.

Le pessaire est enlevé, et l'on combat les accidents par des bains tièdes et des injections émollientes.

Au mois d'août, Mme X..., qui est de nouveau condamnée à l'inaction, réclame une nouvelle application des moyens mécaniques qui lui avaient procuré du soulagement. Plusieurs pessaires de formes et de dimensions différentes sont successivement essayés, mais ils amènent constamment, dès les premiers jours, des accidents tels, qu'on est obligé de renoncer définitivement à faire usage de ces tristes palliatifs.

Mme X... consulte en mai 1848 M. le professeur Paul Dubois, qui conseille le décubitus horizontal gardé presque constamment pendant six mois, et l'usage biquotidien de bains de siège froids.

Mme X... ne retire aucun bénéfice de ce long et pénible traitement; au bout de six mois, elle est pâle, amaigrie, affaiblie; l'appétit a disparu, les digestions sont pénibles, et les accidents locaux n'ont subi aucune modification.

En janvier 1849, Mme X... s'adresse à une rebouteuse qui lui promet une prompte et complète guérison.

Pendant trois mois, Mme X... est soumise, deux fois par jour, pendant deux heures chaque fois, à des manipulations très désagréables; elle en éprouve d'abord un soulagement qui lui fait concevoir les plus heureuses espérances; mais la déception ne se fait pas attendre, et la malade renonce à ce mode de traitement.

En avril 1850, Mme X... s'adresse à une sage-femme qui lui promet, avec non moins d'assurance que la rebouteuse, une guérison sinon prompte, du moins complète et durable.

Avec une patience et une persévérance dignes d'un meilleur sort, Mme X... se laisse introduire pendant un an, dans le vagin, toutes sortes de cataplasmes, de sachets, d'herbes, de tampons, etc. Le résultat est nul.

Au mois de septembre 1851, Mme X... consulte M. le professeur Nélaton, qui conseille l'application d'un pessaire à insufflation d'air.

Malgré la vive répugnance qu'éprouve la malade pour tout ce qui porte le nom de pessaire, elle se résigne à cette nouvelle épreuve, et pendant six mois elle en éprouve un bien-être relatif assez prononcé. Elle peut rester debout pendant quelque temps, marcher pendant une demi-heure sans éprouver de vives douleurs; elle conçoit de nouveau l'espoir d'une prochaine guérison; mais à ce moment même le pessaire commence à produire les accidents précédemment indiqués, et bientôt il ne peut plus être supporté malgré toutes les tentatives faites pour rendre sa présence possible.

Mme X... tombe dans un profond découragement, renonce à tout traitement, et repousse les sollicitations qui lui sont faites pour qu'elle ait recours à l'homœopathie ou bien à la lucidité d'une somnambule.

Pendant deux ans, Mme X... se résigne à la plus triste existence; douée d'une activité extraordinaire, sollicitée sans cesse par le désir et par le besoin de se mouvoir, de s'occuper de son ménage et de ses affaires, elle est obligée de rester dans une inaction complète, presque constamment couchée sur un lit de repos.

Au mois d'août 1853, Mme X..., plus confiante en l'hydrothérapie qu'en l'homœopathie, vient à Bellevue et s'y installe.

État actuel. — Embonpoint considérable et de date récente ; la malade pèse 140 livres (68 kil. 53) ; le teint est un peu blafard, cependant il n'existe aucun bruit anormal ni dans le cœur, ni dans les vaisseaux ; pas de palpitations et d'essoufflement. L'appétit est peu développé ; Mme X... fait néanmoins deux bons repas par jour, et la digestion s'accomplit assez facilement, sauf un peu de pesanteur épigastrique et de ballonnement abdominal.

Les règles sont régulières, peu abondantes, précédées et accompagnées d'assez vives douleurs utérines ; pas de leucorrhée.

Somme toute, lorsque Mme X... est dans l'immobilité, étendue sur un lit de repos, elle n'éprouve aucune souffrance ; elle est vive, enjouée, parle avec animation, s'occupe avec intérêt de littérature, de politique, d'art, etc. Mais il n'en est pas de même dès qu'elle se lève, qu'elle se tient debout, qu'elle essaye de marcher, de se livrer à une occupation physique quelconque ; il lui est même impossible de se tenir assise, et elle est obligée de prendre ses repas couchée.

Dès que Mme X... se place dans les conditions que nous venons d'indiquer, des douleurs très vives se font immédiatement sentir dans le bassin, les lombes, les aines et les cuisses ; elles sont accompagnées d'une pesanteur périnéale très incommode ; il semble à la malade qu'un corps très volumineux et très lourd va s'échapper par le vagin.

Douée, comme nous l'avons dit, d'une très grande énergie morale, Mme X... résisterait à ces sensations douloureuses, si elle n'avait pas à lutter contre d'autres accidents encore ; mais au bout de quelques instants de résistance, il survient du malaise général, une sensation de tiraillement comme si l'estomac était entraîné vers le bassin ; si la malade ne cède pas à ce premier avertissement, elle ne tarde pas à être prise de nausées, d'efforts de vomissement ; une sueur froide inonde son visage, et si, à ce moment, elle ne se hâte pas de se coucher, une syncope vient terminer la scène.

M. Fleury constate un abaissement considérable de l'utérus ; le doigt rencontre le col à un demi-centimètre ; il suffit d'entr'ouvrir l'orifice du vagin pour l'apercevoir, et l'on reconnaît qu'il présente un volume très considérable dû à un engorgement simple, sans bosselures ni ulcération.

Le traitement hydrothérapique est commencé le 27 août ; la malade, qu'on est obligé de porter, reçoit la douche assise, ou plutôt à demi couchée sur un fauteuil.

15 septembre. Mme X... vient à pied et reçoit la douche debout. Une cautérisation avec le fer rouge est pratiquée par M. Fleury.

15 octobre. La malade mange à table presque tous les jours et peut faire, sans souffrir, quelques pas dans la chambre. Deuxième cautérisation.

15 novembre. Mme X... fait chaque jour de petites promenades dans le jardin. Troisième cautérisation.

15 février 1854. Deux autres cautérisations ont encore été pratiquées le 15 décembre et le 15 janvier. Aujourd'hui Mme X... ne se couche chaque jour, sur son lit de repos, que de 3 à 6 heures de l'après-midi ; elle fait d'assez longues promenades sans douleurs et même sans fatigue.

15 avril. Mme X... quitte Bellevue parfaitement satisfaite de son état; elle est rentrée complètement dans les conditions habituelles de la vie. Le poids de son corps a diminué de 26 livres (12 kil. 727), et cependant l'appétit est vif, la digestion excellente et les forces musculaires ont notablement augmenté.

Le col utérin est à 4 centimètres de l'orifice du vagin; la résolution de l'engorgement est complète.

Nous reviendrons plus tard sur la valeur thérapeutique de cette observation. En ce moment, nous voulons seulement constater que chez Mme X... les grandes fonctions de l'économie étaient à peine troublées, et que les phénomènes morbides produits par l'abaissement et l'engorgement utérins étaient exclusivement locaux, et, pour ainsi dire, mécaniques. Couchée, dans l'état de repos, d'immobilité, la malade ne souffre pas; mais la station debout ou assise, la marche, le plus léger exercice, le moindre mouvement, provoquent des douleurs violentes et un état de malaise général tel, que Mme X... est condamnée à passer sa vie dans son lit ou étendue sur un canapé.

§ VI. — ACCIDENTS NERVEUX GRAVES ; — ENGORGEMENT DU COL UTÉRIN, ULCÉRATION, ANTÉVERSION ; — INEFFICACITÉ ABSOLUE DES ANTISPASMODIQUES, DES FERRUGINEUX, DES TONIQUES, ETC. — TRAITEMENTS HYDROTHÉRAPIQUES INCOMPLETS; DISPARITIONS MOMENTANÉES DES ACCIDENTS NERVEUX SUIVIES DE RECHUTES.

Mme B... est âgée de 42 ans, douée d'un tempérament sanguin uni à une grande impressionnabilité nerveuse, d'une bonne constitution, elle a traversé l'enfance sans jamais avoir été malade. Ses parents, morts dans un âge avancé, ne lui ont jamais laissé aucun germe de maladie héréditaire. Elle a été réglée, pour la première fois, à l'âge de 13 ans, et, depuis cette époque, aucune cause morbide n'est venue troubler la régularité de l'écoulement mensuel, lequel se fait sans douleur, avec une abondance normale et une durée de trois jours au plus.

Mariée à 20 ans, dans de bonnes conditions de santé, Mme B... a eu, après un an de mariage, une grossesse heureuse, qui n'a présenté d'autres troubles de la santé générale que quelques vomissements au début, et qui s'est terminée, au bout de neuf mois, par un accouchement prompt et facile. Les suites de couches ont été normales, et l'utérus est rentré, dès lors, dans un repos absolu, au point de vue de la fonction de gestation, c'est-à-dire que Mme B..., tout en conservant l'intégrité des autres actes organiques de l'utérus, n'est pas devenue enceinte.

En 1848, Mme B..., douée, comme nous l'avons dit, d'une grande impressionnabilité nerveuse, a été journellement en proie aux plus vives impressions morales, nées des inquiétudes, des alarmes que lui causaient les troubles politiques de cette époque, et les dangers auxquels son mari se trouvait exposé.

C'est de cette époque que date l'origine des troubles nerveux graves pour lesquels Mme B... a été envoyée à Bellevue. Pendant longtemps les phénomènes se sont bornés à une sensation de chaleur, de brûlure au creux de l'estomac, sensation remontant le long de l'œsophage jusqu'au pharynx, et que la malade compare à l'impression qu'aurait produite le passage d'un fer rouge dans toute l'étendue de cette partie du tube digestif. Lorsque cette sensation avait duré pendant un certain temps, elle provoquait dans l'estomac une crampe excessivement vive et douloureuse, portée quelquefois au point de faire crier la malade. Ces accidents n'avaient, en général, qu'une courte durée, et, au bout de quelques minutes, d'un quart d'heure au plus, tout rentrait dans l'ordre. Les fonctions digestives ne paraissaient pas, du reste, en être incommodées ; l'appétit était conservé, et les digestions se faisaient généralement bien.

En 1853, Mme B... eut la douleur de perdre sa mère, à la suite d'une maladie pendant laquelle, souffrante elle-même, elle lui donna constamment, au prix des plus grandes fatigues, les soins les plus assidus. Au moment où sa mère expira, Mme B... eut une crise nerveuse plus violente que toutes les précédentes, et dans laquelle se présentèrent des phénomènes annonçant une nouvelle phase dans la maladie. Tout à coup la malade pousse un cri et tombe ; les membres inférieurs sont agités de mouvements convulsifs, tandis que les bras, comme engourdis, demeurent inertes, immobiles ; la physionomie exprime la souffrance, l'anxiété, l'angoisse ; les mâchoires se serrent convulsivement, les dents grincent, et la poitrine oppressée, comme si un poids énorme la gênait dans son développement, se soulève tout entière sous les efforts musculaires les plus violents ; un bruit intense de gargouillement se fait entendre dans le ventre, comme si les circonvolutions intestinales étaient parcourues rapidement par un mélange de gaz et de liquides. Bientôt la scène change ; la malade se dresse sur ses pieds comme si elle était mue par un ressort, et elle se met à courir par toute la chambre en criant comme une folle. On est obligé de la suivre et de la retenir pour qu'elle ne se brise pas la tête contre la muraille ; on la couche de force sur un lit et on l'y maintient à grand'peine ; là, elle crie et se démène encore avec violence pendant quelque temps ; puis la détente arrive, les cris cessent avec les mouvements désordonnés des membres ; à l'agitation furieuse succède une prostration complète, au milieu de laquelle la malade s'endort d'un sommeil profond, dont elle s'éveille enfin calme mais brisée. La scène a duré une heure environ.

A partir de ce moment, les accès se reproduisent à des intervalles éloignés d'abord, puis de plus en plus rapprochés, de telle sorte que, revenant, dans les premiers temps, tous les mois, ensuite tous les quinze jours, puis tous les huit jours, ils avaient fini, au commencement de l'été de l'année 1856, par devenir quotidiens, et même par éclater plusieurs fois dans une seule journée.

Ces accès se manifestent quelquefois sans cause appréciable, le plus souvent à la suite d'une émotion morale. Il suffit, du reste, de la moindre contrariété pour les faire naître. Dans certaines circonstances ils font explosion subitement, sans que la malade ait le temps de se reconnaître. Ordinairement, ils s'annoncent par une sensation de douleur fixe à la région frontale, de resserrement des mâchoires, d'engourdissement dans les membres supérieurs. La scène s'ouvre, d'abord, par la contraction de quelques muscles de la face ; bientôt les contractions deviennent de plus en plus rapides et générales, de telle sorte qu'en peu de temps tous les muscles de la face sont emportés par un mouvement de tic non douloureux des plus extraordinaires, se tordant de mille manières bizarres et donnant à la physionomie de la malade des expressions grimaçantes, étranges, horribles ou ridicules. Souvent, au début, ou dans le cours de l'accès, la malade est prise d'un rire convulsif dont les éclats saccadés, qui font mal à entendre, se prolongent pendant un temps plus ou moins long, de dix à vingt minutes et même davantage.

Après ce prélude, venaient les douleurs atroces du creux de l'estomac, les crampes épigastriques, les cris, les convulsions, le délire, etc., bref tous les phénomènes de l'accès hystérique.

De 1854 à 1856, un grand nombre de médecins furent successivement consultés. Outre M. Rocelloti, de Châtillon-sur-Loire, médecin ordinaire de la malade, qui épuisa sur elle tous les antispasmodiques de la pharmacie, cinq à six célébrités médicales de Paris furent appelées à prescrire des traitements. Les ferrugineux, les toniques (vin de quinquina, sirop d'écorces d'oranges amères), les antispasmodiques : valériane, assa fœtida, éther, chloroforme, etc., etc. ; tel est le cercle thérapeutique dans lequel on essaya, mais en vain, d'enfermer la maladie pour s'en rendre maître. Tout fut inutile, les médicaments, loin d'enrayer la maladie, semblent, au contraire, l'aggraver ; les attaques se multiplient et se succèdent avec une rapidité désespérante, ne laissant plus à la pauvre patiente, dans le courant de la journée, que quelques heures de répit.

Mme B..., épuisée, à bout de forces et de courage, ne peut sortir qu'en voiture pour une promenade quotidienne que son médecin lui a ordonnée. Bientôt elle ne peut plus supporter même la voiture, et elle est obligée de passer toute la journée couchée dans un lit, ou assise sur une chaise longue. Le sommeil, resté bon pendant longtemps, n'est plus qu'une série de rêves tristes et d'affreux cauchemars, interrompus par de brusques réveils.

Mme B..., d'un caractère gai et aimable, est devenue triste, sombre, mélancolique. Elle veut qu'on la laisse seule, et refuse la visite de ses meilleures amies ; elle en vient même au point de ne pouvoir supporter autour d'elle les membres de sa famille pour lesquels elle avait toujours eu la plus tendre affection. La présence des êtres qui lui sont chers lui cause toujours une émotion douloureuse qu'elle ne peut maîtriser. Elle ne peut supporter la pensée qu'ils sont malheureux à cause d'elle, encore moins l'idée qu'il lui faudra les quitter pour toujours, car la crainte de la mort, toujours présente à son esprit, l'obsède sans cesse et empoisonne les quelques instants de calme que les attaques lui laissent. On en était arrivé, par lassitude et découragement, à abandonner toute médication, vu l'impuissance radicale des moyens employés jusqu'alors. C'est dans de telles circonstances que l'idée du traitement hydrothérapique fut proposée et accueillie, non sans quelque hésitation, par la famille de la malade. Enfin, vers la fin de juillet de l'année 1856, Mme B... arrivait et s'installait à Bellevue.

État actuel. — Embonpoint assez considérable ; la face exprime la souffrance, la tristesse, le découragement ; le teint est bon. Les accès se reproduisent plusieurs fois par jour. L'appétit est conservé, la digestion facile. Rien du côté du cœur ni des poumons.

Malgré la résistance de la malade, qui argue de l'inutilité d'un pareil examen, M. Fleury pratique le toucher et applique le spéculum ; il constate l'existence d'un engorgement considérable du col utérin accompagné d'ulcération et d'antéversion de la matrice.

Le traitement hydrothérapique est commencé le 25 juillet. Au bout de la première semaine, les attaques nerveuses diminuaient déjà de fréquence et d'intensité.

15 août. Mme B... n'a eu qu'une seule attaque depuis quatre jours. La santé générale est excellente.

8 septembre. Mme B... n'a pas eu une seule attaque depuis quinze jours, et, malgré les vives instances de M. Fleury, qui lui prédit une rechute, elle quitte Bellevue.

Le 27 février 1857, Mme B... revient à Bellevue. Pendant trois mois, après son départ, les accidents n'ont pas reparu, mais, depuis deux mois, plusieurs attaques ont eu lieu ; depuis quinze jours, elles deviennent de plus en plus violentes et rapprochées. De là, le retour de la malade.

Le traitement hydrothérapique est commencé le 28 février. Les effets en sont aussi merveilleux que la première fois ; tous les accidents nerveux ne tardent pas à disparaître, et le 27 mars Mme B... quitte de nouveau Bellevue, sans tenir compte des avertissements de M. Fleury.

Le 12 novembre, Mme B... arrive pour la troisième fois à Bellevue ; les attaques nerveuses se reproduisent depuis un mois, et elles sont accompagnées d'une vulvo-vaginite aiguë extrêmement intense.

Les douches froides générales font encore une fois rapidement justice des accidents nerveux, et l'inflammation vulvo-vaginale est combattue avec succès par les émollients, d'abord, et ensuite par les bains de siège froids.

Le 2 décembre, M. Fleury pratique une cautérisation avec le fer rouge dans l'espoir de retenir la malade jusqu'à guérison complète, mais Mme B... quitte encore prématurément Bellevue le 12 décembre.

Cette observation ne met-elle pas en lumière, d'une façon bien remarquable, et la merveilleuse efficacité de l'hydrothérapie pour combattre les désordres du système nerveux, et les liens très intimes qui, chez Mme B..., unissaient ces désordres à une maladie de la matrice ?

CHAPITRE IV

Lésions diverses de l'appareil génital de la femme.

Nous avons déjà mis en évidence les précieux et signalés services que peut rendre l'hydrothérapie dans le traitement des plus graves lésions de l'appareil génital de la femme, soit en sauvegardant ou en reconstituant l'état général, soit en calmant les douleurs, soit en combattant efficacement certains troubles fonctionnels utérins, symptomatiques ou sympathiques.

Les bienfaits de cette médication palliative se sont montrés dans un cas de

polype implanté sur le col utérin, de cancer de l'utérus, de tumeur ovarienne ; ils
ont été des plus remarquables sur la femme de l'un des plus illustres membres de
l'Académie française, pauvre malade chez laquelle le cancer avait envahi l'utérus,
le vagin, la vessie et le rectum ; sur deux femmes présentant une tumeur fibreuse de
l'utérus, l'une résidant à Bruxelles, l'autre ayant été examinée avec soin, à Schwalheim, par Köberlé.

Voici une observation fort remarquable à ce point de vue.

CORPS FIBREUX DÉVELOPPÉ DANS LA PAROI UTÉRINE. — RÉTROVERSION ET INFLEXION. —
HYPERESTHÉSIE UTÉRO-VULVAIRE; ACCIDENTS LOCAUX TRÈS GRAVES. — DYSPEPSIE, ÉTAT
NERVEUX, ETC. — INEFFICACITÉ DE TOUTES LES RESSOURCES DE LA THÉRAPEUTIQUE :
PESSAIRES, CEINTURE HYPOGASTRIQUE, ETC. — TRAITEMENT HYDROTHÉRAPIQUE. —
AMÉLIORATION REMARQUABLE.

Mme de X..., femme d'un très honorable confrère, est âgée de 40 ans ; née d'une
mère nerveuse, très nerveuse elle-même, elle a été atteinte, il y a vingt ou vingt-
cinq ans, d'une gastralgie que M. Cruveilhier, d'après les idées régnantes de l'époque, traita, comme une gastrite légitime, par les antiphlogistiques : sangsues, cataplasmes, bains, diète, etc. Cette gastralgie n'a cédé ou plutôt n'a été améliorée que
par un traitement tonique prescrit à la malade par son mari.

De cette gastralgie, il est toujours resté quelque chose jusqu'à ce jour. Mme de
X... est habituellement constipée.

Depuis huit ou dix ans, la malade a vu ses règles diminuer d'abondance, en
même temps que leur écoulement devenait plus difficile et parfois même douloureux.

Il y a six ou sept ans, à la suite d'un voyage qu'elle fit du Limousin dans la Normandie, pour affaires, et pendant lequel ses habitudes, son régime, son genre de
vie, furent brusquement changés, elle commença à se plaindre de douleur, de
pesanteur dans la cavité pelvienne, de tiraillement dans les aines et de difficulté de
plus en plus considérable dans l'émission des urines. On ne fit pas d'abord grande
attention à ces phénomènes, mais les accidents devenant de plus en plus marqués,
le mari dut faire un examen des parties génitales. M. de X..., de la bouche duquel
nous tenons tous les détails de cette observation, constata par le toucher une augmentation considérable dans le volume de la matrice, et de plus un double déplacement, savoir : un abaissement et une rétroversion telle, que le col se trouve placé
derrière la symphyse du pubis. La malade se plaint d'une constipation opiniâtre et
d'envies incessantes d'uriner. Elle accuse en outre, par intervalles, une douleur qui
du flanc droit s'irradie dans tout le membre pelvien du même côté.

Alarmé de l'état dans lequel il trouve sa femme, M. de X... fait appeler un confrère, M. Mazier, médecin à Laigle, qui, ayant reconnu le double déplacement
utérin, opère, séance tenante, la réduction de l'organe, et conseille, pour maintenir
cette réduction, l'application et l'usage continu d'un pessaire. Cette application,
faite dès le lendemain, est suivie de la sortie, par l'orifice utérin, de caillots volumineux, noirs et d'une odeur infecte, semblables à des caillots de sang putréfié. Cet

écoulement dure trois ou quatre jours, se faisant d'une manière intermittente, et sans être modifié par l'administration du seigle ergoté, que l'on est d'ailleurs obligé d'interrompre presque aussitôt, à cause de l'action irritante qu'il exerce sur l'estomac.

L'usage du pessaire produit de la gêne, de l'embarras dans la cavité vaginale et une irritation de ce conduit, laquelle se manifeste par de la douleur, de la chaleur, de la cuisson. En somme, la position de la patiente est plutôt aggravée qu'améliorée par l'emploi de ce moyen mécanique. La marche, les mouvements sont difficiles et douloureux ; la malade se résigne pendant un certain temps à garder le repos au lit, quoique cette inaction lui soit très pénible et presque insupportable. Elle n'éprouve un peu d'amélioration que par l'usage d'injections froides et de bains de siège froids, dans lesquels, à cause du soulagement qu'elle y trouve, elle reste des heures entières.

Après deux ans passés dans cet état, avec des alternatives d'améliorations éphémères et d'exacerbations, la malade, ne voyant aucun terme à son mal, se décide à venir à Paris implorer les lumières et les secours des princes de la science. Obéissant à l'inspiration d'un sentiment de pudeur exagérée, elle s'adresse d'abord à Mme La Chapelle qui constate, par le toucher, une rétroversion avec engorgement, et propose à Mme de X... d'entrer dans son établissement pour y être traitée en conséquence. La malade s'y refuse et va, dès le lendemain, consulter M. Velpeau. L'illustre chirurgien, pressé sans doute par le temps, oublie d'enlever le pessaire, et après une exploration très rapide, faite dans de semblables conditions, prononce qu'il y a une rétroversion avec engorgement. Il ordonne la substitution au pessaire d'une éponge imbibée d'eau de roses de Provins, des bains de siège mucilagineux et alcalins, déclarant du reste à la pauvre malade qu'elle doit se contenter d'une simple amélioration et renoncer à l'espoir de guérir.

Malgré le peu de satisfaction que lui procure cette réponse, Mme de X... suit le traitement indiqué avec une scrupuleuse exactitude. Bientôt une amélioration sensible se manifeste, et le mari constate par le toucher que l'organe a diminué de volume. Les prescriptions de M. Velpeau sont continuées pendant un an environ. Pendant tout ce temps l'amélioration persiste, troublée toutefois, par intervalles, par des phénomènes de congestion utérine, sous l'influence desquels la sensation de chaleur, d'embarras, de pesanteur augmente pour revenir au bout de quelques jours à ses conditions habituelles.

Au bout d'un an, les accidents du côté du vagin et de l'utérus éclatent de nouveau avec une très grande violence. La douleur prend la forme d'une sensation insupportable de brûlure au centre de la région pelvienne. Elle détermine des accès de fièvre ; la malade, tourmentée jour et nuit par d'atroces souffrances, ne peut trouver un moment de repos ; le sommeil fuit sa paupière, l'appétit seul est assez bien conservé. Le vagin devient le siège d'une hyperesthésie telle, que l'introduction du doigt, faite avec les plus grandes précautions, détermine des douleurs intolérables et que toute tentative d'exploration devient dès lors impossible.

Sous l'influence du soulagement obtenu de nouveau au moyen des applications froides (cataplasmes, injections, bains de siège) et des opiacés administrés tant à l'intérieur qu'à l'extérieur, la malade veut sortir de l'inaction et du repos forcé auquel elle a été condamnée pendant six mois. Malgré les sages conseils de son mari, elle exige la réintroduction du pessaire, pensant que cela lui permettra de prendre un peu d'exercice ; mais le pessaire détermine une inflammation violente des organes génitaux, suivie d'une métrorrhagie avec issue de caillots noirs et infects, semblables à des caillots de sang qui auraient séjourné longtemps dans une cavité et y auraient subi la décomposition putride. Cette hémorragie, qui dure trois ou quatre jours, est suivie, comme la première, d'une amélioration telle que, pendant six mois, la malade se trouve très bien, sauf la sensation de brûlure à la région pelvienne, et se considère presque comme guérie. Ce n'était qu'une illusion, car, au bout de six mois, les accidents se reproduisent avec aggravation. La malade lutte pendant huit mois avec courage, et continue l'usage du pessaire, malgré l'épreuve répétée de ses fâcheux inconvénients, parce que ce moyen mécanique, en soutenant l'utérus, lui permet de sortir du repos et de prendre un peu d'exercice. Mais enfin, vaincue par le mal, elle se décide à faire un second voyage à Paris.

M. Chomel, consulté, introduit le spéculum et déclare que le col est volumineux, rouge, couvert de granulations ; que l'utérus est le siège d'un déplacement auquel il donne le nom d'antéversion. En vain le mari de la malade fait observer à M. Chomel que ce déplacement n'est que momentané et le résultat, sans doute, de la manœuvre habituelle à laquelle, d'après ses conseils, sa femme a recours pour opérer la réduction de l'utérus en rétroversion. (Cette manœuvre consiste à faire placer la malade à quatre pattes, de manière que la tête étant très basse, le siège, au contraire, soit très élevé). L'illustre praticien persiste dans son opinion au sujet de l'espèce de déplacement, et reconnaît en outre, par la palpation aidée du toucher, l'existence d'une tumeur considérable dans la région hypogastrique. Mais il ne peut déterminer si cette tumeur appartient à la matrice ou à l'ovaire. Il conseille l'usage d'une ceinture hypogastrique et une saison aux eaux de Néris.

Peu satisfait du diagnostic de M. Chomel, le mari de la malade conduit, dès le lendemain, sa femme chez M. Cruveilhier. Ce professeur, après une vaine exploration vaginale, constate, par le toucher rectal, une augmentation considérable dans le volume du corps de la matrice, volume qu'il compare à celui de l'utérus au quatrième mois de la conception. En explorant plus attentivement le vagin, sur l'invitation du mari de la malade, M. Cruveilhier découvre une petite tumeur de la grosseur d'une aveline, tumeur déjà constatée plusieurs mois auparavant par M. de X..., située à la partie antérieure du vagin et au-dessus du pubis, très sensible au toucher. Il déclare que cette petite tumeur est de nature fibreuse, d'où il conclut, par analogie, que le développement de l'utérus est dû à la présence d'un corps fibreux dans son épaisseur. Dès lors le traitement d'une pareille affection ne peut être que palliatif. Il conseille l'usage d'une ceinture hypogastrique, la substitution d'un pessaire à bondon au pessaire ovalaire, des bains froids alcalins de quelques minutes, enfin des affusions froides sur tout le corps.

Préoccupé des dissidences qui se sont traduites dans les diagnostics divers portés par les différents médecins déjà consultés, M. de X... ne veut pas quitter Paris sans chercher à éclairer ses doutes, et cette fois c'est à une notabilité chirurgicale, à M. Malgaigne, qu'il va demander des lumières. Une première exploration par le vagin, avec le doigt seulement, ne révèle rien à M. Malgaigne, qui propose l'examen au spéculum. Après cet examen, le savant professeur déclare que le cas est très obscur, très embrouillé, et que si on l'obligeait de dire son avis, il pencherait, tout en faisant ses réserves, vers l'idée d'une antéflexion utérine. Il constate également l'existence de la petite tumeur située au-dessus du pubis, mais il pense que, pour en déterminer la nature, une exploration par la vessie serait nécessaire.

Après de tels éclaircissements, M. de X... quitte Paris plus incertain et plus embarrassé que jamais. Cependant le séjour à Paris n'avait pas été complètement inutile à la malade. Sous l'influence soit du changement d'air et d'habitudes, soit des distractions, soit de toute autre cause, une amélioration sensible s'était manifestée, tellement que la malade se trouvant plus ingambe, commit à son retour l'imprudence de se livrer à un exercice exagéré. Cette imprudence fut le signal du retour des accidents. Le pessaire à bondon est substitué au pessaire ovale, mais sans avantages, car il produit les mêmes phénomènes inflammatoires, lesquels persistent pendant six mois, et ne diminuent enfin que sous l'influence des applications froides et des opiacés longtemps continués. La malade, désireuse d'obtenir une guérison complète, profite de cette amélioration pour faire un troisième voyage à Paris. Elle consulte directement M. Fleury, et s'installe à Bellevue le 22 juillet 1857.

Etat actuel. — Amaigrissement considérable ; teint blafard, peau terreuse et aride, facies profondément altéré et exprimant la souffrance.

Des sensations très violentes de cuisson, de brûlure, de pesanteur, ne laissent pas à la malade une seule minute de repos, ni pendant le jour ni pendant la nuit. Les bains de siège, les injections, les cataplasmes intravaginaux se succèdent sans interruption ; la marche est complètement impossible, et la station debout ou assise ne l'est guère moins ; la malade passe sa vie couchée, accroupie ou agenouillée.

Envies fréquentes d'uriner accompagnées de ténesme vésical ; constipation habituelle et opiniâtre ; accidents dyspeptiques.

M. Fleury constate par le toucher qu'il existe une rétroversion complète. Le col de l'utérus est placé sous la symphyse pubienne, et c'est avec peine que le doigt indicateur, recourbé en forme de crochet, parvient à lui faire occuper sa position normale. Le toucher vaginal et rectal démontre que le corps de l'utérus a le volume d'une orange ; il est dur, sans bosselures, sans fluctuation appréciable.

L'organe ayant été ramené dans sa position, M. Fleury applique le spéculum. Le col est petit, pointu, en partie effacé, sans engorgement ni ulcération ; l'orifice n'admet qu'avec peine un stylet ; celui-ci, porté directement vers l'utérus, ne pénètre pas au delà de quelques millimètres ; mais si on lui donne une courbure plus prononcée que celle d'une sonde de femme, il arrive facilement dans la cavité utérine qui est parfaitement libre.

Le diagnostic porté par M. Fleury est celui-ci : rétroversion et inflexion de l'utérus, corps fibreux développé dans la paroi de l'utérus, placé à la droite du chirurgien. M. le professeur Jobert de Lamballe et M. le docteur Maisonneuve, appelés successivement en consultation, le confirment de tout point. Le traitement hydrothérapique est commencé le 24 juillet.

Nous ne pouvons indiquer ici toutes les applications sédatives (compresses renouvelées, bains de siège à eau dormante, immersions générales, douches vaginales et rectales), toutes les applications révulsives (douches générales en pluie et en jet, bains de cercles, bains de siège à eau courante, etc.), qui ont été employées, associées, combinées de cent manières différentes pour obéir aux indications de chaque jour. Disons seulement qu'au bout de quinze jours la malade éprouvait déjà un notable soulagement ; qu'au bout d'un mois elle faisait de petites promenades quotidiennes et restait levée la plus grande partie de la journée ; que quinze jours plus tard elle pouvait sans souffrir se promener en voiture, aller en chemin de fer à Paris ; enfin, qu'elle quittait Bellevue, le 9 janvier 1858, n'éprouvant plus qu'une sensation de pesanteur vers le périnée, augmentée par la station debout et la marche, mais non accompagnée de douleur.

Le 4 mars 1858, M. le docteur de X... écrivait à M. Fleury :

« Monsieur,

« Privé, lors de mon voyage à Bellevue, de la satisfaction de vous exprimer de vive voix toute ma reconnaissance pour les soins bienveillants et affectueux que vous avez donnés à ma femme, et vous féliciter des bons résultats que vous avez obtenus, je me promettais de me dédommager en vous écrivant quelques jours après notre arrivée ; j'eusse accompli bien plus tôt cette démarche que la gratitude me fait regarder comme un devoir à remplir, si une exaspération survenue malencontreusement n'était venue troubler notre joie et me faire ajourner ma lettre jusqu'à sa disparition complète.

« Une nouvelle congestion utérine a eu lieu, malgré l'usage de deux bains de siège pris régulièrement chaque jour et suivis d'affusions avec de l'eau aussi froide que possible. La matrice s'est rétroversée à un tel point que le col est venu fatiguer la vessie ; accident fréquent avant le séjour à Bellevue, et qui ne s'était pas produit pendant le temps que la malade a été soumise à vos soins. Quoique cet état se soit prolongé assez longtemps, le système nerveux n'a pas été ébranlé comme par le passé, l'état général des forces s'est bien maintenu. C'est un résultat bien manifeste de l'efficacité de l'hydrothérapie, même dans le cas de lésions organiques incurables.

« Sans doute, nous avions l'ardent désir d'arriver à une guérison radicale, mais en tenant compte de la nature de la maladie et de ses complications, nous ne pouvons que proclamer et apprécier l'avantageux résultat que vous avez obtenu, et vous en avoir une reconnaissance infinie. »

Chez la femme de l'un des ministres les plus éminents du deuxième empire, une tumeur abdominale avait déjoué la sagacité des praticiens les plus éminents de Paris ; il n'avait été possible de déterminer avec précision ni son siège, ni sa nature, mais en présence de l'altération grave et progressive subie par l'état général de la malade, Lisfranc, Paul Dubois, Jobert (de Lamballe), Rayer, etc., avaient fini par la juger de nature cancéreuse et par déclarer la complète impuissance de l'art. La mort était imminente.

La malade vint à Bellevue réclamer le secours de l'hydrothérapie.

Deux mois de traitement rétablirent toute l'intégrité de la santé générale et, tout à coup, pendant la nuit, sans cause déterminante appréciable, il s'opéra par le vagin un écoulement très abondant dont on ne put constater ni la nature, ni les caractères physiques et chimiques ; mais la malade était guérie et la tumeur ne s'est pas reproduite.

Les faits que nous venons de rapporter ne justifient-ils pas l'étendue que nous avons accordée à l'étude des affections génitales de la femme ?

Nos doctrines, touchant la pathologie et la thérapeutique des affections utérines, ont été, en partie, adoptées par la plupart des observateurs consciencieux. Voyons ce qu'en pensent Aran et Becquerel.

« Pour tous ceux qui connaissent l'histoire de l'art, dit Aran, il ne peut y avoir de doute : c'est seulement à partir du moment où l'exploration de l'utérus et de ses annexes a pu être faite d'une manière détaillée et avec tout le soin convenable, c'est, par conséquent, à partir du moment où les moyens d'exploration sont entrés dans la pratique générale, que la pathologie utérine a fait de véritables progrès. Nous ne croyons donc pas avoir besoin de défendre ces moyens d'exploration contre les injustes attaques dont ils ont été l'objet dans quelques pays. Les services qu'ils ont rendus, et qu'ils rendent tous les jours, à la médecine parlent trop haut pour que des hommes, si puissants qu'ils soient, aient jamais le pouvoir d'en faire abandonner l'emploi.

Des deux modes d'exploration, par le toucher et par la vue, Aran considère le premier comme étant celui « qui peut donner le plus de renseignements ». Nous sommes d'un avis diamétralement opposé, du moins quant au col de l'utérus, et sans contester, bien entendu, l'utilité du toucher. Le spéculum indique, aussi bien que le doigt, la situation de l'utérus ; il fait beaucoup mieux apprécier le volume général du col et le volume relatif de l'une et de l'autre lèvre du museau de tanche ; par l'aspect, on peut presque juger de la consistance ; le spéculum seul permet de constater, avec certitude et précision, l'état fongueux ; l'étendue et la nature des ulcérations ; la forme, l'état vasculaire et le mode d'insertion des fongosités, des polypes, des excroissances diverses implantés sur le col ; l'état de l'orifice et du canal utérins ; l'existence du catarrhe de l'utérus, l'état de la muqueuse vaginale, etc., etc.

Lorsqu'il s'agit du corps de l'utérus, le toucher l'emporte, au contraire, sur le spéculum, et nous sommes loin de le nier.

« La meilleure position pour pratiquer le toucher vaginal, dit Aran, est certainement la station debout, la femme ayant le tronc un peu fléchi en avant et étant appuyée contre un plan solide, afin qu'elle ne puisse pas fuir devant le doigt explorateur. Dans la station debout, l'utérus et les organes pelviens sont plus rapprochés du doigt explorateur, et par la même raison les lésions de situation, s'il en existe, sont plus marquées et plus évidentes. »

Aran affirme, avec Bennet, que le toucher et le spéculum peuvent être appliqués aux vierges sans détruire la membrane hymen. Nous avons constaté bien des fois la justesse de cette assertion, qu'il importe de répandre et d'accréditer dans un intérêt d'humanité.

« Les spéculums à valves, dit Aran, sont bien moins commodes pour les personnes peu expérimentées que les spéculums pleins de forme conique. »

Que les spéculums pleins soient plus commodes pour les médecins peu expérimentés, nous ne le contestons pas, mais qu'ils soient beaucoup plus incommodes pour les malades, voilà ce qui nous paraît être également hors de toute contestation. Nous avons vu un nombre considérable de femmes qui, au souvenir des douleurs très vives que leur avait causées le spéculum plein, redoutaient excessivement un nouvel examen, et qui ont été bien étonnées de ne pas sentir l'introduction du spéculum à quatre valves dont nous avons l'habitude de nous servir.

Aran veut que les spéculums à valves soient munis d'un embout. Jamais nous ne faisons usage de ce supplément, qui est complètement inutile et dont le dégagement cause toujours une petite secousse très désagréable, et parfois douloureuse. Lorsque la main gauche de l'opérateur entr'ouvre doucement l'orifice en déprimant la fourchette, l'introduction de l'instrument est toujours facile.

Il est un détail pratique que nous croyons devoir indiquer. Lorsque le spéculum est introduit brusquement, l'opérateur négligeant de prendre les précautions dont nous venons de parler, l'instrument entraîne souvent avec lui quelques-uns des poils qui garnissent les grandes lèvres, ou même les nymphes lorsque celles-ci présentent un certain développement. C'est là une cause de douleur qu'il faut éviter avec soin.

Aran veut, « pour éviter toute espèce de tâtonnement », qu'avant d'appliquer le spéculum l'on s'assure par le toucher de la situation occupée par le col de la matrice.

Voilà encore un précepte très important sur lequel nous insistons depuis bien longtemps, et qui est trop souvent méconnu. Ajoutons que, dans cette circonstance, le toucher doit être pratiqué la femme étant, non plus debout, mais dans la position prise pour l'application du spéculum.

Aran pense que l'on a exagéré l'influence nuisible des rapports sexuels pratiqués pendant les règles ; — nos observations viennent à l'appui de cette opinion : « J'irai plus loin encore, ajoute Aran, en disant que ni la masturbation, ni même les rapports contre nature ne me paraissent avoir d'influence bien évidente sur ces affections. » — Nous le concédons quant à la masturbation vulvaire, clitoridienne, digitale ; mais nous avons vu des lésions produites manifestement par la masturbation vaginale, pratiquée à l'aide de corps étrangers plus ou moins durs et volumineux.

Nous avons constaté également, à l'hospice Saint-Lazare, que l'abus des rapports contre nature est une cause évidente d'engorgement du col, d'ulcérations et de rétroversion.

Nous aurions voulu voir Aran signaler et combattre les errements suivis par la plupart des accoucheurs après la délivrance. La femme couverte de gilets de flanelle, de camisoles, de fichus, etc., est placée dans une chambre très chaude, et le plus ordinairement mal aérée ; dans un lit mou, surchargé de couvertures ; l'abdomen est constamment couvert de cataplasmes chauds, de fomentations émollientes chaudes ; si l'accouchée a soif, on lui donne une tisane chaude ; si elle veut se laver le bout des doigts, on lui donne de l'eau chaude ; rien n'est plus propre à entraver l'évolution rétrograde, à favoriser les engorgements et les déplacements utérins.

Aran considère le non-allaitement comme une cause très puissante d'affections utérines. « Dans 70 pour 100, dit-il, des affections utérines qui ont passé sous nos yeux, les femmes n'avaient pas nourri. »

Mais, à Paris, l'immense majorité des femmes se dérobe aux exigences de l'allaitement, il n'est donc pas extraordinaire que les deux tiers des affections utérine observées par Aran se soient montrées chez des femmes n'ayant pas nourri. Pour élucider ce point fort intéressant d'étiologie, il faudrait, toutes choses égales d'ailleurs (dans la limite du possible!), réunir 100 femmes ayant nourri, 100 femmes n'ayant pas nourri, et compter les affections utérines dans chacune des deux séries.

« Il est une influence, dit Aran, que je ne veux pas laisser passer inaperçue, c'est celle qui résulte de l'existence de certaines maladies ou de certaines diathèses. D'après quelques médecins, la diathèse herpétique exercerait une action très importante dans la production des maladies de l'utérus et de son système, et, par suite, on a décrit des ulcérations herpétiques du col utérin, des catarrhes utérins herpétiques, etc. Si les partisans de cette doctrine veulent dire que, dans un certain nombre de cas, les maladies de la peau et, en particulier, les affections eczémateuses, peuvent se propager de l'extérieur à l'intérieur, de la face interne des grandes lèvres au vagin et au col, la chose est certaine, quoique beaucoup plus rare qu'ils ne le disent; mais s'ils entendent par là le développement d'emblée d'une affection utérine sous l'influence de la diathèse herpétique, de la même manière que cette diathèse pourrait amener l'explosion d'une affection cutanée, s'ils admettent une espèce d'alternance ou de balancement entre les manifestations qui se produisent vers la peau et celles qui ont lieu vers l'utérus, il m'est impossible de ne pas faire remarquer que les faits qui ont été rapportés par les partisans de l'herpétisme sont fort peu concluants. »

Nos observations sont entièrement conformes à celles d'Aran, et ce point est d'autant plus important à établir que la doctrine de l'herpétisme est propagée par des hommes dont la parole fait autorité, et, qu'au profit d'une prétendue médication anti-herpétique aussi inefficace que mal déterminée, elle fait souvent négliger les moyens les plus propres à guérir les malades de leur affection utérine.

Aran rejette l'hystérie des symptômes appartenant aux affections utérines, et il a raison. L'hystérie, suivant nous, se rattache à l'exercice des fonctions génératrices, et non à l'état anatomique des organes génitaux en lui-même.

Aran proclame que « de tous les modificateurs généraux, celui dont l'action est la plus puissante et la plus efficace dans les maladies utérines, c'est bien certainement le froid, et principalement les douches froides introduites, il y a quelques années, dans le traitement de ces affections, au grand avantage des malades et des médecins, par M. L. Fleury. »

Aran reconnaît « qu'il y a eu exagération dans le repos absolu sur un divan ou une chaise longue, auquel les femmes étaient impitoyablement condamnées par Lisfranc et son école. »

A propos du traitement hydrothérapique appliqué au moment et pendant la durée de l'écoulement menstruel, Aran s'exprime ainsi :

« Les hydropathes affectent à l'endroit de l'écoulement menstruel une superbe indifférence, que je ne puis entièrement partager. A l'approche de leurs règles, pendant les règles mêmes, les femmes sont soumises par eux à des pratiques hydrothérapiques; et si l'on en croit ces médecins, jamais ils n'auraient eu à s'en repentir. Sans doute, dans la plupart des cas, il n'y a pas d'accidents; si les femmes ont été préparées depuis un certain temps avant que leurs règles soient imminentes ou aient repris leur cours, l'application du froid ne détermine en général aucun trouble ; les règles viennent à leur époque, et si elles se suspendent au moment où les femmes sont dans l'eau froide, elles reparaissent après. Les choses ne se passent pas cependant toujours aussi favorablement, et l'expérience m'a rendu plus prudent et plus difficile. J'ai vu les règles s'arrêter sous l'eau froide pour ne plus revenir, non-seulement jusqu'à l'époque prochaine, mais même pendant plusieurs mois. J'ai vu une dame, dont les règles parurent pendant qu'elle était dans un bain de siège à eau courante, être prise d'abord d'étouffement, puis d'accidents nerveux hystériformes qui l'ont beaucoup effrayée, et qui ne m'ont pas laissé sans inquiétude, d'autant plus que les règles ont été suspendues et n'ont pas reparu à la sortie du bain. »

Nous ignorons quels sont les auteurs auxquels Aran fait allusion au début de ce paragraphe ; quant à nous, qui n'ambitionnons nullement le titre d'hydropathe, nous sommes loin de professer à l'endroit de l'écoulement menstruel, dans ses rapports avec l'hydrothérapie, une superbe indifférence.

Nous proclamons au contraire bien haut, que les douches froides générales et méthodiques constituent une médication héroïque contre les divers troubles de la menstruation (dysménorrhée, aménorrhée, règles hémorragiques).

Sans doute, chez les femmes en cours de traitement hydrothérapique, nous supprimons toujours, quelques jours avant et pendant l'époque menstruelle, les bains de siège et toute application froide partielle, car nous savons fort bien que si une douche générale méthodique ne trouble jamais l'écoulement menstruel, une application partielle, telle que l'immersion des mains, des pieds, du siège, etc., peut amener une suppression et divers accidents.

Le fait rapporté par Aran ne nous cause donc aucun étonnement; il est emprunté, sans doute, à la pratique des hydropathes qui professent pour l'écoulement menstruel une superbe indifférence, et nous ne pouvons que féliciter Aran de n'avoir pas voulu suivre de semblables errements.

Pour combattre la douleur, Aran indique les anesthésiques, les analgésiques, les anodins, les antispasmodiques ; le castoréum, le camphre, le sesquicarbonate d'ammoniaque, le chloroforme, les vapeurs d'acide carbonique, l'emploi topique de l'opium, et il ajoute : « Le froid est suivi d'une réaction qui rappelle trop souvent la douleur. »

Ceci s'applique encore à l'hydrothérapie empirique, systématisée, mais nullement à l'hydrothérapie scientifique et rationnelle.

Le froid ne rappelle jamais la douleur, et; pour la calmer ou la faire disparaître, son efficacité est beaucoup plus grande et plus certaine que celle de tous les agents médicamenteux connus.

« On se demande, dit Aran, si l'on peut indistinctement faire choix de l'hydrothérapie, des eaux minérales ou des bains de mer.

« Je n'hésite pas, répond l'auteur, à donner la préférence à l'hydrothérapie qui répond évidemment au plus grand nombre d'indications possible et qui ne nécessite, autre grand avantage, ni l'éloignement de la malade, ni le renoncement absolu aux exigences de sa situation, pas plus qu'elle ne s'oppose à l'emploi des autres moyens locaux ou généraux que l'on veut mettre en usage.

« Jusqu'au moment où l'on nous expliquera pourquoi les eaux minérales sulfureuses sont employées exclusivement dans telle région de la France, les alcalines dans telle autre partie de notre pays, et avec des succès semblables dans les deux cas, je serai porté à croire que la composition de l'eau minérale est pour peu de chose dans la guérison, et qu'il faut faire honneur de celle-ci aux procédés particuliers d'administration de l'eau et à la température à laquelle elle est employée. Je fais sans difficulté une exception en faveur des eaux alcalines, pour les cas de dyspepsie avec sécrétion acide de l'estomac, avec perturbation de la fonction biliaire ; j'en ferai peut-être une autre en faveur des eaux sulfureuses, pour les cas de catarrhe chronique de l'utérus ou pour toute autre sécrétion rebelle.

« Quant aux bains de mer, ils sont bien moins efficaces, mais ils le deviendront beaucoup, je dois le reconnaître, lorsqu'à l'influence du séjour au milieu d'un air pur et vivifiant, lorsqu'aux bains froids stimulants qui constituent cette médication, on aura ajouté, dans la plupart des établissements, la possibilité de l'association des pratiques hydrothérapiques.

« C'est chose toujours délicate que l'appréciation du moment où l'on peut passer à l'emploi des eaux minérales et des bains de mer, tandis que l'hydrothérapie, avec quelques précautions, est presque toujours applicable à toutes les périodes de la maladie. Associée au séjour à la campagne, dans un de ces sites délicieux qui ont été merveilleusement choisis, tant en France qu'à l'étranger, pour la construction de grands établissements destinés à son exploitation, l'hydrothérapie, bien dirigée, me paraît appelée aux plus grands succès dans le traitement des cas les plus rebelles et paraissant les plus désespérés des affections utérines. »

Aran considère les saignées locales, c'est-à-dire les sangsues appliquées sur le col de la matrice, comme un moyen qui rend les plus grands services dans le traitement des affections du système utérin, et il regrette de trouver parmi les adversaires de cette pratique Lisfranc et Chomel.

Si parva licet adjungere magnis, nous placerons notre propre nom après celui de Chomel.

Aran ne fait pas connaître les indications qui, suivant lui, réclament des émissions locales de sang ; en restant sur le terrain de la pathologie et de la thérapeutique générales, nous pouvons formuler notre opinion.

Il est constant, Aran le reconnaît lui-même, que les affections utérines sont presque constamment des affections chroniques, et Aran va peut-être plus loin que nous, lorsqu'il dit : « Les maladies de l'utérus sont pour la plupart des maladies chroniques, alors même qu'on les voit se présenter avec des phénomènes aigus ou affecter une marche aiguë. »

Il est constant que les affections utérines se rencontrent surtout chez les femmes lymphatiques, débiles, nerveuses.

Il est constant que les affections utérines sont, pour la plupart, accompagnées de chlorose, d'anémie, d'anesthésie générale.

Sont-ce là des indications qui, a priori, militent en faveur des émissions de sang locales?

Pourquoi appliquer des sangsues sur le col? — Pour combattre la douleur? Le moyen est peu efficace. — Pour combattre la congestion utérine? Mais ici, comme dans toutes les congestions viscérales chroniques, les émissions de sang locales ne produisent qu'un soulagement de courte durée, bientôt suivi d'une aggravation corrélative à celle qu'a subie l'état général du sujet sous l'influence de la perte de sang.

Il est à Paris un chirurgien, homme d'ailleurs d'un mérite incontesté, qui fait un grand usage des pessaires et des sangsues appliquées sur le col; or, nous avons traité un grand nombre de femmes qui, antérieurement, avaient reçu les soins d'Hervez de Chégoin, et nous affirmons que bien rares sont les cas où elles avaient eu à se louer des émissions de sang locales.

Aran accorde au cautère actuel une supériorité, une efficacité que nous avons été le premier à proclamer, après Jobert.

« Il faut bien se garder, dit à ce propos Aran, d'employer un spéculum à valves ou un spéculum plein en métal, car on brûlerait inévitablement le vagin. »

Nous nous servons constamment du spéculum en métal à trois valves de Charrière, et nous affirmons qu'on peut éteindre sur le col un fer rougi à blanc sans que le vagin en soit le moins du monde incommodé.

Ce détail pratique n'est pas sans importance. Le cautère actuel est ordinairement appliqué sur des cols engorgés, hypertrophiés et présentant, par conséquent, une surface considérable. Pour embrasser cette surface et la présenter au fer rouge, il faut se servir d'un spéculum plein ayant une très large ouverture; or, chez certaines femmes et surtout chez celles qui n'ont pas eu d'enfant, l'introduction d'un pareil instrument est horriblement douloureuse.

Que de fois, grâce au spéculum à trois valves, nous avons vu la malade se refuser à croire qu'elle venait de subir, par nos mains, la même opération que celle qui lui avait été pratiquée antérieurement par un autre opérateur!

Aran revient à l'hydrothérapie, qui peut être une médication résolutive, une médication révulsive et une médication de remontement général. (Nous ne savons pourquoi Aran préfère ce terme, assez peu médical, à celui de médication tonique et reconstitutive.)

Nous sommes heureux de voir Aran adopter si complètement les doctrines touchant les effets physiologiques et thérapeutiques de l'hydrothérapie; mais il ajoute : « Je n'accepte de l'hydrothérapie que les effets excitants; pour toute autre indication, nous avons mieux qu'elle. »

Ici, Aran se trompe : en fait de médication sédative, calmante, analgésique, il n'a rien qui approche de l'hydrothérapie.

« M. Fleury a rendu un véritable service à la pratique en insistant sur l'utilité des douches froides dans les affections utérines. Seulement, aussi grand partisan de ces douches, mais moins sévère que M. Fleury envers la méthode hydrothérapique empirique, je tiens en moindre estime les bains de siège froids, et je crois, en revanche, à l'utilité, dans les affections utérines, des frictions générales soit avec l'éponge trempée dans l'eau froide, soit avec le drap mouillé, surtout chez les personnes très sensibles à l'action du froid et pendant l'hiver; je crois aussi à l'utilité de l'application sur l'abdomen de compresses ou de ceintures trempées dans l'eau froide et connues sous le nom de compresses ou de ceintures excitantes, et j'y ajoute les grands et les petits lavements froids. »

Ceci est un étrange malentendu. L'hydrothérapie empirique fait un énorme abus des douches et des bains de siège, et nous employons très fréquemment les frictions générales, les compresses froides, les lavements froids, etc.

Ce ne sont pas les appareils, les procédés qui constituent l'hydrothérapie empirique; c'est la manière de mettre ces appareils et ces procédés en usage! C'est la méthode, c'est la doctrine! Comment Aran a-t-il pu s'y tromper?

Aran parle de l'application de l'hydrothérapie pendant l'hiver; il importe d'établir une distinction entre l'hydrothérapie que l'on fait dans les lieux obscurs, humides, froids, avec de l'eau dont la température est de 20, 22, 24° en été, et de 4, 2 ou 0° en hiver; et l'hydrothérapie que l'on fait dans des lieux bien éclairés, bien aérés, bien chauffés pendant l'hiver, avec de l'eau à température constante.

Aran n'a pu expérimenter que la première; s'il fût venu à Bellevue étudier la seconde, comme ses collègues, Becquerel, Lallier, Monneret, etc., il aurait constaté les différences qui séparent l'hydrothérapie que l'on fait en certains lieux de celle que l'on peut faire dans un établissement spécial et convenablement approprié.

A propos des préceptes sur la force de percussion que doivent avoir les douches, Aran dit : « Il est certain que, dans bon nombre de cas, les douches ne sont jamais trop énergiques.

Ceci est un *lapsus calami* qui pourrait avoir de bien fâcheuses conséquences. Il est un maximum de force que les douches ne doivent jamais dépasser, et l'on peut établir, quant aux douches en jet, que, toutes choses égales d'ailleurs, une douche trop faible a beaucoup moins d'inconvénients qu'une douche trop forte. Nous avons vu des accidents graves qui avaient été produits par une douche en jet trop énergique, dirigée sur le foie, la rate, l'hypogastre, une articulation, le rachis, etc.

Aran reconnaît et proclame que l'administration des douches ne doit pas être abandonnée à des mains inexpérimentées ou mercenaires, et qu'elle exige, de toute nécessité, l'intervention du médecin.

« C'est là certainement, ajoute Aran, une des grandes difficultés de l'emploi de l'hydrothérapie, un des principaux obstacles à la généralisation de cette médication puissante, beaucoup de femmes se refusant obstinément à se laisser donner des douches par un médecin, ou à les recevoir en sa présence. Avec du tact et de la persévérance on parvient, en général, à faire comprendre aux malades la nécessité de ne pas abandonner un moyen aussi énergique à des mains ignorantes et brutales.

« Quelques précautions rendent d'ailleurs les malades plus accommodantes; ainsi, par exemple, elles peuvent, en entrant dans le baquet ou dans la baignoire, rester couvertes d'un peignoir qu'on ne retire qu'au moment de donner la douche, et qu'on fait replacer immédiatement après. De cette façon, les femmes reconnaissent bientôt qu'on cherche, autant que possible, à respecter leur pudeur, et leurs scrupules s'évanouissent peu à peu. J'ai vu, dans un établissement hydrothérapique, le médecin ne rencontrer aucun obstacle, en faisant placer à ses malades, autour du bassin, un petit pagne en laine noire, qui était libre inférieurement et que le jet de la douche déplaçait avec la plus grande facilité. Mais n'acceptez jamais que les malades prennent leurs douches enveloppées dans un costume de laine complet, comme je l'ai vu faire plusieurs fois. De pareilles concessions, outre qu'elles déconsidèrent le médecin, ont un grave inconvénient, celui d'ôter à l'action de l'eau froide la plus grande partie de sa puissance. Enfin, lorsqu'on ne peut pas obtenir de donner les douches soi-même, on obtient, en général, de rester dans une pièce voisine, de laquelle, à travers la porte entre-bâillée, on dirige le traitement et l'on arrête les douches, lorsqu'on le juge convenable. C'est certainement la dernière concession que vous puissiez faire, si l'on vous conteste le droit de cette surveillance, abstenez-vous d'employer un traitement que vous ne pouvez diriger et dont, par suite, il ne vous est pas possible de prévoir les conséquences. »

Non, cette dernière concession est de trop ; plus que toute autre elle déconsidère le médecin, et lui enlève toute autorité, toute dignité, tout prestige. Ne vous abaissez donc jamais jusqu'à ce point, et maintenez plus haut le noble drapeau de notre art.

Eh ! mon Dieu, la question est bien simple et n'appartient pas exclusivement à l'hydrothérapie.

Il est des femmes qui ne veulent pas d'un accoucheur ; elles s'adressent à Mme Coquillard.

Il est des femmes qui, pour une maladie de l'utérus, ne veulent pas se confier aux soins d'un homme de l'art ; — elles s'adressent à Mme Lachapelle.

Que les femmes qui ne veulent pas se plier aux exigences de l'hydrothérapie scientifique, rationnelle, méthodique, honnête, s'adressent à une doucheuse quelconque, — et tout sera pour le mieux dans le meilleur des mondes possibles.

Becquerel adopta ces opinions quant à l'utilité du toucher la femme étant debout et de l'examen par le spéculum, ainsi que celles qui se rattachent à la manière dont il faut envisager les phénomènes généraux et sympathiques qui accompagnent les maladies chroniques de l'utérus. Une citation nous fera comprendre.

« Chez un certain nombre de femmes, les phénomènes sympathiques ou généraux manquent complètement. L'affection utérine ne se traduit en pareil cas que par des symptômes locaux, ou tout au plus par des phénomènes résultant de l'action de l'utérus malade sur les parties voisines.

« Dans une autre série, on peut ranger un groupe de femmes chez lesquelles des symptômes généraux se manifestent en même temps que les troubles locaux augmentent, persistent et diminuent en même temps qu'eux.

« Dans un troisième groupe, on doit placer des femmes chez lesquelles les phénomènes généraux, les troubles sympathiques dominent complètement la scène, et absorbent toute l'attention des malades ainsi que celle des médecins. Chez ces femmes, les troubles locaux sont si légers, ou bien semblent si peu importants, que la malade et le médecin sont conduits à n'y faire aucune attention, ce qui les expose l'un et l'autre à faire fausse route. »

Telle est précisément la doctrine que nous soutenons contre un certain nombre de contradicteurs obstinés.

Notons encore que Becquerel se joint à nous pour combattre, dans le traitement des affections utérines, l'abus du repos et de la position horizontale, et pour repousser les saignées locales, préconisées par Duparcque et plus récemment par Aran.

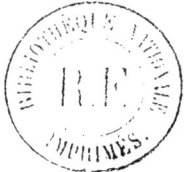

CHAPITRE V

Le mariage et la santé.

Nous avons parlé des plaisirs qui accompagnent l'union conjugale considérée comme un lien qui unit les cœurs ; nous devons maintenant traiter de l'utilité et des incommodités qui résultent de l'union des sexes. On a vu qu'il est des hommes auxquels la jouissance est un besoin, et d'autres que leur constitution froide ne porte que très peu vers l'amour. De ces différences naît nécessairement la mesure où chaque individu doit prendre celle de ses forces pour ne pas outrer la nature par des excès qu'elle n'avoue jamais.

Le plaisir, lorsqu'on en use avec modération, est sans contredit une cause qui concourt à entretenir la santé. Une surabondance de liqueur prolifique dans un homme vigoureux et à la force de l'âge, trouble les fonctions et affecte même l'esprit, si cet homme s'obstine à vivre dans le célibat.

Ceux qui ont nié que cette surabondance pût jamais nuire, n'ont guère porté leur attention sur un objet aussi intéressant. Galien regarde la rétention de la semence comme capable de produire des accidents très graves. Ce médecin célèbre nous a conservé l'histoire d'un homme et d'une femme que l'excès de cette humeur rendait malades, et qui furent guéris en renonçant à la continence qu'ils s'étaient imposée.

Zacutus parle de deux hommes auxquels la suppression des plaisirs de l'amour fut suivie d'accidents funestes : l'un fut attaqué d'une tumeur à l'ombilic, qu'aucun remède ne put diminuer et que le mariage dissipa ; l'autre eut recours à des médecins qui n'examinèrent pas son état avec assez d'attention. Il eut des vertiges, bientôt après des attaques d'épilepsie, et il mourut dans un violent accès. A l'ouverture du cadavre, on trouva la cause de la maladie dans les vésicules séminales et le canal déférent.

Tissot rapporte qu'un médecin, respectable par son savoir et par son âge, qui avait suivi longtemps les armées autrichiennes en Italie, avait remarqué que ceux des soldats allemands qui n'étaient pas mariés et qui vivaient sagement, étaient souvent attaqués d'accès d'épilepsie et de priapisme.

Ces observations suffisent pour démontrer qu'il y a des circonstances où le mariage est indiqué comme le moyen le plus efficace d'obtenir la guérison de plusieurs maladies. Celles mêmes qui sont attachées à la constitution dominante de l'individu, disparaissent à la vue de l'amour.

Les hommes du tempérament bilieux sont sujets à plusieurs indispositions, s'ils se privent des plaisirs du mariage ; ils entretiennent la gaieté chez les hommes sanguins, ils la font naître chez les mélancoliques, et échauffent doucement les pituiteux.

Il n'y a personne qui n'ait remarqué que l'engourdissement, la pesanteur, les lassitudes produites par l'oisiveté, les songes fatigants, l'insomnie et beaucoup d'autres indispositions, sont prévenus par l'usage modéré des plaisirs, ou se calment dès que ceux-ci sont amenés par la prudence.

Lanzoni a laissé deux observations qui prouvent l'efficacité du mariage dans certaines maladies. La première concerne un jeune homme attaqué d'une fièvre quarte rebelle à toutes les ressources de l'art, et qui fut guéri par la complaisance d'une femme qui s'intéressait à son sort. La seconde observation a pour sujet une jeune veuve d'un tempérament ardent, qui, attaquée d'épilepsie, trouva sa guérison dans les bras d'un second mari vigoureux !

Il serait difficile de donner une preuve plus sensible de l'influence du mariage sur la santé, qu'en faisant apercevoir les effets qu'il opère sur les filles attaquées des pâles couleurs. Sans vouloir attribuer toujours cette indisposition à l'amour, puisque très souvent elle a d'autres causes, il est certain que les plaisirs du mariage concourent puissamment à rétablir la santé des personnes attaquées de cette maladie.

Voyez cette jeune fille dont le visage pâle ou jaune annonce le mal qui la tourmente ; son corps est lourd, sa tête douloureuse, sa respiration interrompue à chaque instant lui permet à peine d'articuler quelques mots, qu'elle prononce d'une voix faible, chancelante et entrecoupée ; elle désire des aliments qui lui sont contraires, et refuse ceux qu'exige son état ; ses yeux ternes, ses regards sombres et languissants, excitent la compassion de ceux qui la voient ; elle semble ne plus tenir au monde, et tout dans la nature est indifférent à ses yeux, si l'on en excepte l'amant pour lequel son cœur conserve encore quelque activité. Que l'hymen adoucisse son sort, tout change. C'est un rayon du soleil qui dissipe les nuages qui obscurcissent le ciel ; les lis, les roses, s'empressent d'éclore sur le visage de la jeune femme, et ils marquent sa joie !

CHAPITRE VI

Abus des plaisirs de l'amour.

Autant le physique de l'amour, lorsqu'on en use avec modération, répand des influences salutaires sur la santé, autant son usage excessif nous plonge dans des accidents funestes. Forcer le plaisir, c'est empoisonner une liqueur agréable et bienfaisante : épuiser ses forces par des jouissances trop répétées, c'est se creuser un précipice dont on ne s'apercevra que lorsqu'on y sera tombé.

L'importance de la liqueur séminale pour entretenir une santé vigoureuse, annonce qu'il est toujours nécessaire qu'une partie de cette liqueur précieuse soit repompée dans la masse du sang après qu'elle a atteint toute sa perfection : rien ne peut la remplacer en nous, puisque les médecins de tous les siècles ont cru unanimement que la perte d'une once de cette humeur affaiblissait plus que celle de quarante onces de sang!

Il faut nécessairement admettre la semence, tant qu'elle est dans le corps, comme un agent qui communique de la force à toutes les parties et qui leur donne une nouvelle vigueur. Les changements qui s'opèrent en nous à l'âge de puberté, et qu'on ne remarque pas dans les eunuques, en sont une preuve incontestable.

Trop de dissipation de la liqueur séminale n'est pas seulement ce qui peut nuire à la santé, dans l'usage du physique de l'amour; la manière dont nous nous présentons pour y sacrifier, y contribue aussi bien souvent.

En considérant l'émission trop fréquente de la liqueur prolifique comme la seule cause des maladies qui suivent des plaisirs répétés, nous verrons dans tous les praticiens des observations frappantes, capables d'épouvanter les hommes téméraires qui sacrifient leur santé aux plaisirs!

Hippocrate, le plus ancien et le plus exact des observateurs, a bien connu les maux produits par l'abus des plaisirs de l'amour. Il les décrit sous le nom de *consomption dorsale*. Cette maladie, dit-il, naît de la moelle de l'épine du dos. Elle attaque les jeunes mariés ou les libidineux. Ils n'ont pas de fièvre, et, quoiqu'ils mangent bien, ils maigrissent et se consument. Ils croient sentir des fourmis qui descendent de la tête le long de l'épine. Toutes les fois qu'ils vont à la selle, ou qu'ils urinent, ils perdent abondamment une liqueur séminale très limpide. Ils sont inhabiles à la génération, et ils sont souvent occupés de l'acte vénérien dans leurs songes. Les promenades, surtout dans les routes pénibles, les essoufflent, les affaiblissent, leur procurent des pesanteurs de la tête et des bruits d'oreilles; enfin une fièvre aiguë termine leurs jours.

Arétée décrit ainsi les maux produits par une trop abondante évacuation de semence. Les jeunes gens, dit-il, prennent l'air et les infirmités des vieillards; ils deviennent pâles, efféminés, engourdis, paresseux, lâches, stupides, et même imbéciles; leur corps se courbe, leurs jambes ne peuvent plus les porter, ils ont un dégoût général, ils sont inhabiles à tout; plusieurs tombent dans la paralysie.

Les symptômes qui accompagnent les maladies causées par des épuisements extraordinaires, ne sont pas toujours aussi funestes; il n'en est pas moins vrai que la jouissance trop répétée nous mine insensiblement, et que nous apercevons le mal lorsqu'il n'est plus temps d'y remédier.

Il corrompt notre esprit, abat notre courage et empêche l'élévation de notre âme. On ne fait pas assez attention aux suites malheureuses des passions effrénées, parce qu'il est des personnes qui n'en ressentent les effets que très tard, c'est-à-dire à l'âge où ces personnes commencent en quelque sorte à quitter la société par l'impuissance d'y être quelque chose. On n'a plus alors les yeux sur eux; retirés dans le sein de leur famille, s'ils ont le bonheur d'avoir encore ce secours, ils souffrent des maux cruels ignorés du reste des hommes : ils payent le tribut que la nature a imposé sur la débauche!

Que n'existe-t-il un tribunal, où chaque médecin puisse aller dire librement :

Le malade qui vient de mourir a abrégé ses jours en les dissipant par des excès!

Au moins les hommes qui ignorent ce que ces excès peuvent occasionner en seraient instruits ; et ceux qui le sont, sans en profiter, seraient effrayés par le nombre des victimes qu'ils verraient tomber sous le fer du libertinage!

Le médecin qui sait observer a tous les jours l'occasion de reconnaître cette influence fatale des excès sur la vie. Il n'a pas même besoin d'être appelé pour pénétrer les causes qui d'un homme vigoureux en ont fait un homme faible et qui ne reste au monde que parce que le mal n'a pas encore agi avec toute son activité. Je vois une personne qui peu à peu perd son embonpoint ; sa tête n'est plus garnie de cheveux comme auparavant ; ses yeux sont ternis, livides, tristes, enfoncés, ils ne discernent les objets qu'à une petite distance ; les joues sont décolorées, pendantes ; les narines desséchées, le front aride et calleux ; la respiration est difficile, tout le corps perd sa rectitude ; je vois avec douleur que cette personne ne sent pas son mal ; qu'elle continue à se livrer avec effort aux plaisirs, et qu'elle ne s'apercevra du danger que lorsque le cerveau, l'estomac, la poitrine, tous les viscères enfin, refuseront de se prêter aux fonctions pour lesquels ils sont destinés.

Ah ! que le mal que produit l'amour est trompeur, jusqu'au moment même où il est le plus redoutable !

CHAPITRE VII

De quelques maladies résultant de l'abus des plaisirs.

Tartivel disait en 1859 :

« Les hydropathes, français ou allemands, qui sont restés sectateurs quand même de Priessnitz, dont l'empirisme commode leur plaît infiniment parce qu'il ne demande ni travail, ni science, ni observation, ni raisonnement, et consiste tout simplement à appliquer à tous les malades, sans distinction, la même formule et les mêmes procédés hydrothérapiques ; les hydropathes empiriques, français ou allemands, disons-nous, ne cessent de vanter les merveilleux effets de l'eau froide dans le traitement des paralysies qui dépendent d'une affection de la moelle ; cette assertion nous a tout d'abord surpris, et nous nous sommes demandé pourquoi des maladies qui guérissent si souvent à Græfenberg et autres lieux du domaine de l'hydrothérapie empirique, guérissent si rarement à Bellevue. Est-ce que l'hydrothérapie rationnelle devrait, sur ce seul point, incliner son drapeau devant l'hydrothérapie empirique? Peu disposé à accueillir cette explication, nous avons examiné les choses de près, soupçonnant fort, de la part de MM. les Priessnitziens, un vice d'observation ou une erreur de diagnostic, péché mignon de ces adeptes un peu trop portés, à l'exemple du maître, à tirer le diagnostic, sinon par les cheveux, du moins par le bout de l'oreille. Nous n'avons pas tardé à nous convaincre que, pour la généralité des hydropathes qui ont religieusement conservé les traditions de Priessnitz, la science du diagnostic n'existe pas. Dans l'espèce, non seulement ils atttribuent à des lésions de la moelle toutes les paralysies, et voire même les paralysies idiopathiques, hystériques, saturnines, etc., mais encore font-ils entrer dans le cadre, largement agrandi par eux, des paralysies, les maladies les plus disparates: des rhumatismes articulaires et musculaires, certaines sciatiques, des contractures musculaires, bref toutes les maladies qui ont pour symptôme un trouble, un affaiblissement, ou une abolition de l'action locomotrice. C'est à la surface de ce phénomène que s'arrête leur esprit d'analyse, qui gagne en largeur, comme on voit, ce qu'il perd en profondeur. Il suffit de parcourir les œuvres dues à la plume facile de ces ingénieux hydropathes pour être complètement édifié sur ce point. Aucun n'a jamais eu l'idée d'appliquer au diagnostic des paralysies l'action électrique qui permet de distinguer des paralysies dues à des lésions des centres nerveux, celles qui sont sous la dépendance d'autres causes. C'est donc en vertu du rare génie synthétique dont ils sont doués, que les hydropathes de l'école de Priessnitz ont célébré les merveilles de l'hydrothérapie dans le traitement des maladies de la moelle.

« Si l'on consulte l'observation sérieuse et l'expérimentation scientifique, voici ce qu'elles nous apprennent sur ce sujet :

« Les troubles de l'action locomotrice, qui dépendent d'une diathèse rhumatismale, goutteuse ; ceux qui reconnaissent pour causes certaines névroses ou des névralgies anciennes et rebelles ; les paralysies idiopathiques, hystériques, saturnines, syphilitiques ; celles même qui ont leur origine dans une simple congestion chronique des centres nerveux, ou de leurs enveloppes, sans complication d'une lésion de tissu : inflammation, apoplexie grave, ramollissement, etc. ; toutes ces affections si différentes de nature et d'origine, et qui n'ont souvent de commun qu'une altération de l'action locomotrice, toutes ces maladies sont justiciables de l'hydrothérapie rationnelle ; M. Fleury ne compte plus celles qu'il a guéries, tant elles sont multipliées, et, pour notre part, nous avons été témoin d'un bon nombre de cures semblables depuis que nous sommes à Bellevue. Ajoutons que, fidèle à ses habitudes et à ses doctrines, M. Fleury associe souvent à l'eau froide l'électricité, les strychnées, le mercure, l'iodure de potassium, etc.

« Il n'en est pas de même lorsqu'il s'agit de lésions matérielles graves du cerveau ou de la moelle : ramollissement, inflammation, apoplexie, etc. Les troubles que ces lésions déterminent, résistent le plus souvent, avec une opiniâtreté désespérante, à l'action de l'hydrothérapie, comme à celle de toutes les autres méthodes thérapeutiques. On voit ordinairement, dans ce cas, la santé générale s'améliorer d'une manière remarquable, sous l'influence de l'eau froide, mais les désordres locaux ne subissent trop souvent qu'une modification éphémère et peu prononcée. »

A l'appui de ces assertions, Tartivel produisit l'observation suivante :

§ I. — PARALYSIE MUSCULAIRE DATANT DE PLUSIEURS ANNÉES, GUÉRISON
PAR LE TRAITEMENT HYDROTHÉRAPIQUE

M..., 43 ans, d'une constitution robuste, d'une taille élevée, a joui, jusqu'en 1853, d'une excellente santé qui n'a été troublée que par quelques légères atteintes de rhumatisme. Il a quitté l'horlogerie, sa profession première, pour se livrer au commerce. Dans son nouveau genre de vie, il était souvent obligé de soulever de très lourds fardeaux. Il ne s'accuse, d'ailleurs, d'aucun excès, sauf d'avoir un peu abusé des femmes.

Quoi qu'il en soit, dans le courant de l'année 1853, M. G... commence à s'apercevoir d'une notable diminution de ses forces. Il ne peut plus ni courir ni sauter comme auparavant. Il se sent moins vif, moins alerte ; les fardeaux lui semblent plus lourds à soulever et à porter, les reins sont faibles et sont souvent, ainsi que les membres, en proie à un sentiment de lassitude, de courbature. La marche devient de plus en plus fatigante ; il ne peut presser le pas, monter un escalier ou une côte un peu raide sans éprouver de l'essoufflement, des palpitations et une sensation de fatigue générale. Lorsque, après s'être baissé, il veut se relever, il a des vertiges, des sifflements dans les oreilles, tout tourne autour de lui et il est près de tomber. — Il sent des fourmillements, de l'engourdissement, des crampes dans les membres inférieurs ; les pieds et les genoux sont toujours froids. Au bout d'un certain temps, il remarque une diminution dans la sensibilité de la peau des mains et des pieds. Il lui semble qu'il marche sur des tapis ou qu'il touche tous les objets au travers d'un voile. Il a presque constamment mal à la tête, mais il n'éprouve aucune espèce de douleur le long de la colonne vertébrale.

Un soir, à la suite d'une longue course qui lui avait occasionné une fatigue extrême, il est pris tout à coup de vomissements de matières bilieuses. M. le docteur Guillot, de Rufec (Charente), prescrit une application de sangsues à l'anus. Bientôt les vomissements s'arrêtent ; mais lorsque le malade veut se lever et marcher, il s'aperçoit que ses jambes sont devenues complètement impuissantes. M. le docteur Guillot conseille alors les pilules de brucine, qui occasionnent des secousses violentes dans les membres. Le malade reste dans cet état pendant un mois et demi, étendu sur son lit, impuissant à faire mouvoir ses membres inférieurs. Lorsque, au bout de ce temps, il put enfin se lever, M. G... s'aperçut que ses jambes étaient très lourdes, engourdies, et qu'il ne pouvait pas en diriger les mouvements. Quand il fut question de descendre de sa chambre, il lui fut impossible de guider ses jambes à son gré ; elles restaient toujours en deçà ou allaient au delà de l'effort à faire et du but à atteindre. C'était donc avec toutes les peines du monde et en se faisant soutenir, qu'il parvenait à faire quelques pas dans sa chambre. Les pieds et les genoux étaient toujours glacés. La sensibilité tactile était affaiblie ; il lui semblait que les sensations lui arrivaient à travers un voile léger étendu sur toute la surface du corps. S'il tenait à la main des objets de petit volume, il les laissait échapper sans s'en apercevoir. Toutefois, il sentait parfaitement les impressions de froid et de chaud. Bien plus, si on le touchait très superficiellement avec un corps léger, la barbe d'une plume, par exemple, on déterminait chez lui un agacement qui allait jusqu'à la douleur. Il y avait donc à la fois, par un contraste bizarre, anesthésie et hyperesthésie cutanée.

La contractilité musculaire était également affaiblie. Outre la faiblesse générale qu'il éprouvait, outre le défaut de coordination des mouvements des membres inférieurs, M. G... ne pouvait produire certains mouvements partiels, tels que le mouvement isolé d'un orteil, par exemple ; il remuait les orteils en masse, mais ne pouvait parvenir à en remuer un seul isolément.

L'appétit était assez bien conservé, mais les fonctions intestinales étaient à peu près complètement abolies. Une constipation opiniâtre obligeait le malade à prendre des injections rectales quotidiennes ; parfois, cependant, survenait une débâcle sous forme de diarrhée, dont la durée plus ou moins longue jetait le malade dans une prostration complète. L'orage passé, la constipation revenait.

La contractilité de la vessie avait considérablement diminué. Le jet de l'urine était faible, tombait devant les pieds du malade ; la vessie se vidait incomplètement, et lorsque le malade, croyant avoir fini, rentrait sa verge dans son pantalon, un certain nombre de gouttes d'urine s'échappaient encore et souillaient son linge et ses habits.

Les fonctions génitales n'avaient pas subi d'affaiblissement ; au contraire, elles semblaient surexcitées. Des érections fréquentes obligeaient le malade à se livrer souvent, trop souvent, au coït pour se débarrasser de leur importunité.

De 1833 à 1855, M. G..., d'après les conseils de M. le docteur Guillot, a combattu ces divers accidents morbides par l'application de sangsues à l'anus, des bains sulfureux, des vésicatoires volants sur la région lombaire de la colonne vertébrale, et enfin par l'usage de la brucine continué pendant un mois et poussé jusqu'à production de secousses très violentes, d'une durée de plusieurs heures.

Au mois de mai 1855, M. Laboureur, pharmacien à Paris et beau-frère du malade, engage celui-ci à venir à Bellevue. M. G... arrive dans l'état que nous avons déjà décrit, marchant avec une peine extrême, fortement courbé, s'appuyant d'un bras à un aide, de l'autre sur un bâton, traînant le pied et dirigeant les mouvements de ses jambes avec beaucoup de difficulté. Il met un temps infini à franchir le court espace qui sépare son habitation de la salle des douches.

Le malade est soumis immédiatement au traitement hydrothérapique. Deux fois par jour, il reçoit une douche en pluie et une douche en jet, promenée, pendant une minute à une minute et demie, sur tout le corps, spécialement le long de la colonne vertébrale.

Au bout de quinze jours, M. G... se trouve déjà singulièrement amélioré. Il se sent plus fort, plus solide, sa taille s'est redressée, il marche mieux et déjà il commence à mieux diriger ses mouvements.

Au mois de juin, M. G... peut se passer du bras d'un aide et ne marche plus qu'avec un bâton. La force musculaire n'a cessé de faire des progrès. Le malade se sent de plus en plus solide dans la marche et dirige de mieux en mieux les mouvements des membres inférieurs.

A la fin de juillet, c'est-à-dire au bout de deux mois de traitement, M. G... quitte l'établissement dans l'état suivant : il peut marcher sans le secours d'aucun aide et sans crainte de tomber. Il peut même se passer de bâton lorsqu'il marche sur un chemin plan ou qu'il monte une côte. Lorsqu'au contraire il veut descendre une pente un peu rapide, il est obligé de s'appuyer sur sa canne, à peine de chute. Il peut, du reste, faire des promenades sans fatigue, pourvu qu'elles ne soient pas bien longues. Il est complètement maître des mouvements de ses jambes qu'il dirige maintenant à son gré. La sensibilité tactile, quoique encore un peu obtuse, est notablement revenue. — L'appétit est bon et la digestion se fait bien. — Les fonctions intestinales se sont rétablies ; le malade a tous les jours une évacuation spontanée ; le jet de l'urine est plus énergique ; les fonctions génitales sont parfaitement conservées, et le malade est extrêmement heureux d'une amélioration à laquelle il était bien loin de s'attendre.

M. G... est revenu depuis, à deux reprises, à Bellevue, en 1856 et en 1858. Chaque fois, il a pris des douches pendant deux mois. L'amélioration obtenue ne s'est pas démentie. Sauf un peu de difficulté pour descendre une pente rapide, sauf un peu d'anesthésie qui va toujours diminuant, les phénomènes de paraplégie ont à peu près complètement disparu, et la santé générale est, de tous points, excellente.

L'observation suivante présente un intérêt qui sera facilement apprécié par le lecteur.

§ II. — PARALYSIE GÉNÉRALE PROGRESSIVE; INEFFICACITÉ D'UN GRAND NOMBRE DE TRAITEMENTS DIVERS; APPLICATION DE L'HYDROTHÉRAPIE; RÉSULTAT REMARQUABLE OBTENU A L'AIDE DE CETTE MÉDICATION.

M. W..., âgé de 44 ans, officier de cavalerie ; nervoso-sanguin, taille élevée, n'a jamais eu d'autres maladies que plusieurs affections vénériennes, de 1838 à 1845.

En 1859, il commença à éprouver de la pesanteur dans le bras droit, avec insensibilité et torpeur aux extrémités des doigts.

Vers la fin de 1861, ces symptômes se montrent aussi du côté gauche où ils sont bientôt plus prononcés qu'à droite. Peu à peu surviennent des douleurs à la nuque, entre les épaules et aux lombes, de la dureté de l'ouïe et de la constipation. Ces symptômes s'aggravent : l'anesthésie et la faiblesse paralytique des mains augmentent à tel point, que le malade ne peut s'habiller sans secours. Cette faiblesse paralytique est plus marquée dans les extenseurs, surtout à gauche, ce qui fait que les doigts obéissent à l'action des fléchisseurs et sont le siège de contractures plus ou moins prononcées.

L'exercice du cheval devient bientôt impossible ; du reste, l'appétit est bon, il n'y a pas de fièvre.

En 1862, tous les symptômes précités se complètent par de la pesanteur, des fourmillements dans les membres inférieurs et une espèce d'insensibilité dans la miction et la défécation qui enlève au malade la conscience de l'accomplissement de ces fonctions.

Tous les traitements employés jusqu'alors sont restés sans résultat : les moxas, les drastiques, la strychnine, la médication homœopathique et l'électricité ont été successivement employés sans résultat appréciable.

Une saison passée aux bains de mer produisit une amélioration incontestable, mais cependant le malade éprouva pour la première fois, à Blankenberghe, un symptôme qui l'incommode encore beaucoup aujourd'hui ; c'est une constriction de la poitrine qui semble résulter de l'atonie des muscles inspirateurs.

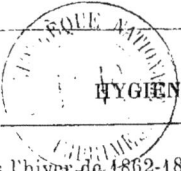

Dans l'hiver de 1862-1863, un de nos confrères, consulté par M. W..., attribua sa maladie à des coliques végétales. Des pilules contenant de la quinine, de l'iodure de potassium, de l'aloès, etc., furent administrées sans amoindrir en rien les symptômes paralytiques.

A la fin d'avril 1863, une nouvelle tentative fut faite à l'aide de l'électricité. Deux mois de traitement laissent le malade absolument dans le même état; à ce moment un nouveau congé de trois mois permit à M. W... de se rendre aux bains de mer, qui, cette fois encore, produisirent une amélioration notable. Le malade, qui jusque-là était profondément découragé, renaît à l'espérance; il constate avec satisfaction une diminution de l'anesthésie, de la faiblesse paralytique, et surtout des contractures, qui ne se font plus sentir que par la fatigue. Cependant, les insomnies sont fréquentes, le travail intellectuel lui est impossible et la vue est affaiblie, les fonctions digestives languissent.

Le 28 novembre 1863, M. W... est présenté à M. le professeur Fleury, à l'hôpital militaire de Bruxelles. Il reçoit, le même jour, sa première douche. Dès ce moment, le malade accuse un grand bien-être, qui se manifeste en même temps que la réaction pendant laquelle la sensation pénible de constriction thoracique disparaît complètement. Il se soumet au traitement hydrothérapique avec un véritable bonheur.

En janvier 1864, l'appétit est complètement revenu, les digestions sont faciles, les nuits bonnes. — M. W... peut lire assez longtemps sans se fatiguer et faire son service à la caserne.

En février les éblouissements ne reparaissent plus, la dysécie n'est plus permanente. Un exercice fatigant, seul, ramène, mais à un degré bien moins prononcé, un peu de faiblesse dans les membres.

En mars, l'état général s'est complètement modifié, toutes les fonctions intellectuelles s'exécutent parfaitement. La douleur ressentie entre les épaules et à la région lombaire a totalement disparu.

M. W..., dans une note adressée à M. Fleury, déclare avoir éprouvé, dans son état, une amélioration qu'aucune médication n'avait pu lui procurer jusque-là. (Observation recueillie par le médecin de bataillon Jansen.)

Le fait suivant est un exemple d'affection cérébrale grave, arrêtée, dans sa marche régulièrement progressive, par le traitement hydrothérapique; une amélioration inespérée se manifeste au bout de peu de jours, et, sans les imprudences commises par le malade, une guérison complète eût été probablement obtenue.

§ III. — RAMOLLISSEMENT CÉRÉBRAL GRAVE; MERVEILLEUX EFFET PRODUIT PAR LE TRAITEMENT HYDROTHÉRAPIQUE; IMPRUDENCES COMMISES PAR LE MALADE; MORT.

Le 2 mars 1864, M. B..., officier supérieur de l'armée, vient réclamer les soins de M. le professeur Fleury, qui reçut de M. le médecin de bataillon Hautson une lettre dont voici un extrait : « Le major B... présente depuis près de deux ans des symptômes de ramollissement cérébral; j'ai eu recours aux différents traitements indiqués dans ces cas, mais sans grand succès. Ces symptômes, caractérisés par des vertiges, troubles de la vue, embarras de la langue, inertie des organes génitaux, incontinence d'urine, constipation opiniâtre, démarche incertaine, perversion dans les sensations, perte de la mémoire et de l'intelligence, insomnies, etc., ayant fait des progrès depuis quelques semaines, j'ai pensé que l'hydrothérapie serait peut-être le seul traitement efficace, d'autant plus que je présume que la cause de sa maladie doit être attribuée à des excès. Je viens donc vous prier, monsieur le professeur, de vouloir bien m'aider de vos lumières dans cette malheureuse circonstance, afin de conserver le major à sa nombreuse famille..., etc. »

M. B... est âgé de 52 ans ; nervoso-lymphatique, d'une taille élancée ; sa constitution est profondément détériorée.

De 1840 à 1846, son existence fut très orageuse, mais, depuis 1847, très régulière. Sa santé laissa peu à désirer jusqu'en 1859 ; c'est alors que se manifestèrent des symptômes de congestion vers l'encéphale. De temps à autre, une céphalalgie gravative accompagnée de vertiges, tantôt passagers, d'autres fois assez intenses pour rendre la marche vacillante. En 1862, la céphalalgie reparut plus fréquemment, s'accompagna de dysécie, de tintements d'oreilles ; M. B... est tourmenté depuis lors par de fréquentes insomnies et des rêves pénibles. Un séjour de plusieurs mois à Spa parut le soulager ; cependant la maladie continua sa marche progressive et amena les symptômes énumérés plus haut.

Quand nous vîmes M. B... pour la première fois, nous fûmes frappés du triste état dans lequel il se trouvait ; vieillard anticipé, il ne pouvait pas faire un pas sans être soutenu, et encore avançait-il avec peine, obliquement et trébuchant à chaque instant. Il se plaignait d'inquiétudes et de fourmillements dans les membres. La sensibilité dans les pieds était émoussée. Des crampes et des convulsions passagères faisaient place, par moment, à des douleurs fulgurantes. Il y avait manque complet de coordination dans les mouvements, le corps était le siège de vacillations continuelles. — La parole était embarrassée, l'intelligence troublée ; la mémoire et le jugement avaient diminué sensiblement. Le strabisme était marqué.

Jamais nous n'eussions osé prendre cet officier en traitement, tellement son état nous semblait désespéré. Mais M. le professeur Fleury voulut cependant bien entreprendre la cure à l'hôpital militaire de Bruxelles ; ce fut pour lui une question d'humanité.

M. B... prend sa première douche le 2 mars ; il est soutenu par un infirmier.

Au bout de trois jours, il se tient parfaitement seul sous l'arrosoir. (Eau de Schwalheim pour boisson).

Le huitième jour, les vertiges ont disparu, la marche est plus assurée et le major n'a plus besoin d'être conduit à l'hôpital ; l'appétit, nul depuis longtemps, se prononce.

Le 15, l'incontinence urinaire est moins prononcée, elle n'existe plus que la nuit ; la constipation néanmoins persiste. (Eau de Sedlitz).

Le 25, les urines sont retenues pendant la nuit ; la constipation est moins opiniâtre.

Au bout d'un mois de traitement, nous constatons une amélioration inespérée. M. B... peut se promener en ville plusieurs heures par jour. Ses fonctions digestives se font relativement très bien, ses nuits sont calmes. Son intelligence est assez nette, et il ne conserve plus qu'un léger strabisme. Dans une note rédigée par lui-même et écrite de sa main, il déclare éprouver un bien-être sur lequel il n'osait plus compter.

Ayant pris une laryngo-bronchite, M. B... cesse le traitement pendant quinze jours.

Le 2 mai, l'état général du major est des plus satisfaisants ; ses idées sont nettes, ses réponses faciles. Il continue l'usage des douches froides pendant une quinzaine de jours, et se trouve tellement bien qu'il manifeste le désir de passer trois mois dans une ville de bains. L'autorité militaire lui accorde le congé désiré.

De ce moment, le major B... ne reparaît plus à l'hôpital, et nous apprenons que, trop confiant dans ses forces, il suit un régime qui lui est tout à fait contraire.

Il fréquente les cafés, les concerts, les théâtres. Il assiste aux séances orageuses de la Chambre des représentants. C'est là, au milieu d'une foule compacte, qu'il est frappé d'apoplexie. Transporté chez lui, les médecins, appelés en toute hâte, reconnaissent que des altérations graves viennent de se produire dans le cerveau et que l'art n'offre plus que peu de ressources. Il succomba le 22 juin. (Observation recueillie par le médecin de bataillon Jansen.)

L'on connaît toutes les difficultés qui environnent le diagnostic anatomique de certaines paralysies. En 1852, l'observation clinique conduisit Fleury à penser que la congestion chronique de la moelle est souvent la cause de paralysies rattachées par les auteurs et par les praticiens à la méningite rachidienne ou à une lésion grave de la moelle : inflammation, ramollissement, induration, atrophie, etc., et il traçait de cette congestion la description suivante :

« L'existence de la congestion de la moelle a été établie par Ludwig, Pierre Frank, Joseph Frank, et surtout par Ollivier (d'Angers), qui lui assigna les caractères symptomatiques suivants : engourdissement plus ou moins douloureux avec affaiblissement du mouvement, s'étendant successivement des membres inférieurs aux supérieurs et au tronc ; paralysie incomplète disparaissant et se reproduisant alternativement à des intervalles plus ou moins rapprochés ; douleurs dorsales ; tremblements et mouvements convulsifs.

« Cependant on doit reconnaître que les descriptions tracées par les auteurs que nous venons de nommer laissent beaucoup à désirer, et, si l'on parcourt les traités de pathologie les plus récents, on voit que la congestion rachidienne y est considérée plutôt comme une création théorique que comme une lésion constatée par l'observation clinique.

« Je crois que dans l'état actuel de la science, dit Grisolle, on ne connaît aucun groupe de symptômes qu'on puisse regarder comme étant l'effet d'une congestion de la moelle épinière ; tout ce qu'on a dit à ce sujet demande à être vérifié par de nouvelles observations. »

« Les symptômes de l'hyperhémie myélo-rachidienne, dit Piorry, sont trop peu connus et trop analogues à ceux de la rachisomyélite, dont ils semblent constituer le degré le plus faible, pour que nous les reproduisions ici. »

« La congestion sanguine de la moelle épinière, dit à son tour Valleix, est une des affections rachidiennes sur lesquelles nous avons les données les moins positives. »

« Enfin, la congestion rachidienne n'est point mentionnée dans le *Traité de noso-graphie médicale* de Bouillaud.

« Cet état de la science a des conséquences funestes pour la pratique. La congestion rachidienne passive, asthénique, chronique, que je considère comme étant l'une des plus fréquentes altérations de la moelle, est complètement méconnue ; on attribue les phénomènes morbides dont elle est accompagnée à une myélite, à un ramollissement inflammatoire, tout au moins à une hyperhémie active, phlegmasipare, et l'on se hâte alors de soumettre les malades à une médication antiphlogistique dont les effets sont ordinairement désastreux. Quel est le médecin qui n'a pas vu, immédiatement après une application de sangsues ou de ventouses, après une saignée générale, la maladie s'aggraver, la paralysie remplacer l'engourdissement ou l'affaiblissement, peu considérable encore, du système musculaire, c'est-à-dire du mouvement et des forces ? Et cependant on continue à suivre les mêmes errements sans essayer de secouer enfin le joug de la routine et du système ! J'en appelle à tous les praticiens de bonne foi : quel est celui qui, voyant un malade se plaindre d'une douleur rachidienne, de fourmillement, d'engourdissement, de faiblesse dans les membres, ne se fasse pas une loi de recourir à des émissions de sang plus ou moins répétées, réservant pour un temps plus éloigné les révulsifs, les vésicatoires, les cautères, les moxas, l'électricité, etc., modificateurs puissants qui restent souvent sans effet, mais dont l'efficacité est d'autant plus incertaine qu'ils sont employés plus tardivement, au lieu de l'être en temps opportun.

« L'inflammation joue encore aujourd'hui, dans la pathologie de la moelle, le rôle qu'elle a usurpé pendant si longtemps dans la pathologie de l'estomac. Il y a là aussi une gastrite qu'il faut enfin détrôner, dans l'intérêt de la science et de l'humanité.

« La congestion rachidienne chronique se montre dans les circonstances que nous avons indiquées comme présidant au développement des hyperhémies passives considérées en général ; on la rencontre sur les sujets faibles, débilités, s'étant livrés à des excès de marche, de masturbation manuelle, et surtout buccale, de coït, et surtout de coït opéré dans la station debout ; elle accompagne souvent la spermatorrhée. Je l'ai observée chez des hommes ayant abusé de la chasse, de la natation, de l'escrime, des exercices musculaires très violents, et l'on peut établir à cet égard que les efforts musculaires trop considérables, trop prolongés, trop fréquents, trop continus, sont aussi nuisibles que sont utiles les exercices modérés, convenablement distribués et dirigés, la gymnastique méthodique.

La nature des causes que je viens d'indiquer rend parfaitement compte de la grande fréquence avec laquelle la congestion rachidienne chronique se montre chez les hommes, et de son extrême rareté chez les femmes.

« L'absence de tout mouvement fébrile et l'intermittence des phénomènes symptomatiques forment le caractère essentiel de la maladie.

« Au début, les malades n'éprouvent que d'une manière fugace et irrégulière des douleurs rachidiennes peu intenses, augmentées par les mouvements du tronc et des membres ; du fourmillement, de l'engourdissement dans les membres supérieurs ou inférieurs, et parfois dans les uns et dans les autres ; de la courbature générale, des lassitudes spontanées, une sensation de brisure dans les articulations ;

les forces musculaires sont amoindries ; les jambes fléchissent lorsque les malades
sont restés quelque temps debout ; la marche est moins assurée, vacillante, et
amène, au bout de peu de temps, une fatigue qui oblige les malades à s'asseoir ou
à se coucher.

« Si l'exercice trop violent ou trop prolongé exaspère les accidents, il en est de
même du repos trop complet, et surtout de la position horizontale ; c'est le matin,
en se levant, sous l'influence de la chaleur du lit, du décubitus, de l'immobilité, que
la plupart des malades éprouvent la sensation la plus pénible de fatigue, de courbature générale, la difficulté la plus grande à se mouvoir. Souvent le sommeil est
interrompu, troublé par des érections nocturnes continuelles, non accompagnées
de rêves érotiques et de pollutions.

« Plusieurs des malades que j'ai observés ont éprouvé, du côté des voies digestives, des phénomènes très singuliers qui ont fait croire à un empoisonnement, que
plusieurs médecins ont vainement essayé de rattacher à une colique plombique ou
cuivreuse, et que d'autres ont baptisés du nom de colique végétale. A plusieurs
reprises et à intervalles plus ou moins rapprochés, en l'absence de toute cause
appréciable, de toute lésion apparente de l'estomac, des vomissements violents,
douloureux, incessants, se sont manifestés et ont duré pendant plusieurs jours (de
2 à 15 jours) ; parfois ils ont été accompagnées de diarrhée. Chacun de ces accès a
été constamment suivi d'une aggravation considérable des troubles de la sensibilité
et de la motilité.

« A une époque plus avancée de la maladie, il survient souvent des douleurs
qui ont un caractère tout particulier ; d'une intensité variable, elles sont parfois
atroces et arrachent des cris aigus au malade ; elles se font sentir dans toutes les parties du corps, mais principalement dans les membres ; elles n'occupent jamais qu'un
espace peu considérable et très nettement circonscrit : un doigt, un orteil, un point
du talon, du pied, de la main, de l'un des membres ; je les ai vues avoir leur siège
aux points d'attache du diaphragme, et devenir intolérables sous l'influence des
mouvements respiratoires, de la toux, du rire, de l'éternument, des mouvements du
tronc. Elles sont continues, intermittentes ou rémittentes ; elles surviennent brusquement et disparaissent de même ; la durée de chaque accès varie depuis quelques
minutes jusqu'à huit, dix ou douze heures ; la longueur des intervalles qui séparent
les accès, et pendant lesquels aucune douleur n'est ressentie par le malade, est de
plusieurs heures à plusieurs semaines ; souvent les accès se montrent pendant
la nuit et affectent une espèce de périodicité.

« Pendant quelque temps, plusieurs mois ou même une ou deux années,
les accidents sont franchement intermittents ; ils disparaissent et se reproduisent à
intervalles irréguliers, pendant lesquels les malades s'imaginent avoir recouvré
l'intégrité de leur santé. Tantôt le retour des accès a lieu en l'absence de toute
cause occasionnelle appréciable ; tantôt, et plus communément, il est provoqué par
un exercice musculaire quelconque, et surtout par le coït, duquel les malades sont
bientôt obligés de s'abstenir complètement.

« Si la maladie continue à faire des progrès, si elle n'est point énergiquement
combattue par une médication appropriée, si on lui oppose un traitement inopportun,
et spécialement des émissions de sang, des exutoires, des cautères, la faiblesse du

système musculaire devient permanente, et l'on observe alors une paralysie qui présente des caractères spéciaux fort remarquables.

« Plus ou moins prononcée, et offrant à cet égard des degrés nombreux, des nuances infinies, la paralysie est toujours incomplète, mais affecte constamment, en même temps, le mouvement et la sensibilité.

« La sensation tactile est émoussée, plus ou moins complètement abolie ; les malades ne peuvent jouer aux cartes, soulever ou tenir entre leurs doigts, dans la main, un objet quelconque ; ils éprouvent une grande difficulté à se servir d'une plume, d'un verre, d'une fourchette, etc.

« Les membres inférieurs sont affectés d'un tremblement qui rend la marche saccadée, incertaine, chancelante ; les malades vacillent, trébuchent ; leurs jambes sont projetées en avant par un mouvement brusque et comme indépendant de leur volonté ; la moindre inégalité du sol, le plus léger obstacle, les fait tomber ; les mouvements des membres supérieurs sont saccadés, irréguliers, n'atteignent pas le but ou le dépassent.

« Il résulte de ces divers troubles de la motilité et de la sensibilité un état très singulier, fort difficile à décrire, mais assez facile à reconnaître lorsqu'on l'a observé plusieurs fois. Il emprunte quelques caractères symptomatiques à la chorée, au *delirium tremens*, au tremblement mercuriel, à la paralysie générale des aliénés, avec laquelle on le confond souvent, à la paralysie produite par l'inflammation ou le ramollissement des centres nerveux, par le développement d'un tubercule, d'une tumeur quelconque ; par l'inflammation des méninges rachidiennes ; mais il s'en distingue par sa marche, par l'intégrité complète de l'intelligence et des mouvements de la langue, par l'absence de contractures, de fièvre, par l'ensemble de sa physionomie.

« Même à cette période plus avancée de la maladie, et malgré la continuité des accidents que nous venons de décrire, on observe encore, à des intervalles plus ou moins rapprochés, en l'absence de toutes causes occasionnelles appréciables ou sous l'influence de celles que nous avons indiquées, de véritables accès, caractérisés par des douleurs, des vomissements, de la diarrhée, c'est-à-dire par un ou plusieurs des phénomènes morbides que nous avons signalés comme appartenant à la première période de l'affection rachidienne.

« Chaque accès a pour résultat d'augmenter la paralysie ; parfois celle-ci devient assez complète pour rendre toute espèce de mouvement impossible, et il semble alors que la faculté de se mouvoir doit rester abolie à jamais ; cependant, quelques jours, quelques heures après la fin de l'accès, le système musculaire est revenu à son état antérieur ; la maladie ne s'aggrave que lentement, graduellement, et on la voit souvent rester à peu près stationnaire pendant plusieurs années, sans qu'il me soit d'ailleurs possible d'assigner un terme à sa durée, car je ne l'ai jamais vue se terminer par la mort.

« Tel est le groupe de symptômes qui appartient à la congestion rachidienne chronique ; il est nettement caractérisé, et il me semble qu'il établit rigoureusement l'existence de l'individualité pathologique sur laquelle j'ai cru utile d'appeler l'attention des observateurs.

« Je dois ajouter, néanmoins, que la description qu'on vient de lire offre de nombreuses analogies avec celle qui a été tracée par Valleix, et rattachée par cet excellent observateur à une névralgie générale, et qu'ici se présente une question de pathogénie et de diagnostic différentiel fort difficile.

« Valleix a parfaitement compris que cette question pouvait être soulevée, et voici comment il s'exprime à cet égard : « L'affection à laquelle on aurait le plus de motifs de rapporter les symptômes que je viens de mentionner serait une espèce de congestion sanguine de la moelle, dont Ollivier a rapporté des observations. Dans deux cas, en effet, cet auteur a trouvé une exaltation de la sensibilité avec paralysie incomplète des mouvements, et dans l'un deux, des frissonnements fréquents ; l'intelligence était conservée. Je rappelle ces faits, parce que, je le répète, ce sont ceux qui ont le plus d'analogie avec celui que je viens de rapporter ; mais, pour tous ceux qui liront avec attention, il sera démontré que, chez notre malade, l'affection a été au moins beaucoup plus intense, et qu'elle a occupé toute l'étendue des centres nerveux, tandis qu'elle était bornée à la moelle dans les autres. D'ailleurs je ferai remarquer que la congestion sanguine de la moelle est encore, de l'avis d'Ollivier lui-même, une affection très mal étudiée, que les symptômes qu'on lui attribue sont très variables, et que les cas dont je viens de parler manquent de nombreux détails, ce qui rend la question beaucoup plus difficile à résoudre ».

« Les objections formulées par Valleix ne s'appliquent pas aux faits que j'ai observés, car ceux-ci sont complets et parfaitement circonstanciés ; les malades que j'ai soumis avec succès au traitement hydrothérapique étaient atteints beaucoup plus gravement, et depuis beaucoup plus de temps, que les sujets dont Valleix a rapporté l'histoire, et les phénomènes morbides avaient résisté à une foule de médications différentes, et même à la cautérisation transcurrente. La maladie décrite par Valleix n'était-elle que le premier degré de la congestion rachidienne chronique ?

« D'un autre côté, les recherches de Duchenne (de Boulogne) et les signes diagnostiques que cet habile expérimentateur a empruntés aux effets produits par les courants électriques sur le système musculaire, soulèvent une autre question non moins grave : celle de savoir si la paralysie générale des aliénés ne peut pas, dans certains cas exceptionnels, exister, pendant plusieurs années, sans être accompagnée de troubles de l'intelligence, et s'il n'existe pas une paralysie générale progressive distincte de la paralysie des aliénés. Les faits observés par nous appartiendraient-ils à cette variété de la paralysie générale ? »

Depuis treize ans, notre pratique a confirmé de plus en plus l'existence de la congestion rachidienne chronique, et nous a prouvé que cette lésion est presque toujours méconnue. Monneret la mentionne à peine, et conseille pour la combattre les amers, les ferrugineux et le quinquina !

Becquerel a consacré à l'étude des paralysies, considérées au point de vue de l'hydrothérapie, quelques pages qui résument parfaitement notre enseignement et les résultats de notre pratique. C'est avec plaisir que nous les reproduisons.

§ IV. — HÉMORRAGIE CÉRÉBRALE. — RAMOLLISSEMENT DU CERVEAU.

« Peut-on employer l'hydrothérapie contre ces deux terribles maladies du cerveau? La question est complexe, et pour y répondre il faut examiner ces maladies à leurs diverses périodes. Au début de l'hémorragie, je ne sache pas qu'on ait employé l'hydrothérapie ; mais à une époque ultérieure, lorsqu'on peut être convaincu que la résolution des lésions anatomiques est très avancée, et que la période de cicatrisation est sur le point de s'achever, je pense qu'on pourrait se trouver très bien de l'hydrothérapie simple. Elle favoriserait le retour du mouvement dans les muscles ou bien contribuerait à les rendre plus complets.

« M. Fleury nous dit avoir plusieurs fois employé l'hydrothérapie dans des circonstances semblables, et en avoir obtenu de bons résultats.

« Ce que nous venons de dire de l'hémorragie s'applique, en grande partie, au ramollissement ; cependant, dans cette dernière affection, M. Fleury a eu recours à l'eau froide dès le début, ou pendant la période ascendante des accidents, et il est parvenu plusieurs fois à en enrayer la marche.

« De nouvelles observations sont nécessaires pour décider cette importante question de pathologie et de thérapeutique.

§ V. — MALADIES DE LA MOELLE ÉPINIÈRE ET DE SES ENVELOPPES.

« Les maladies de la moelle épinière et de ses enveloppes, sous le point de vue des applications de l'hydrothérapie, doivent surtout être considérées relativement à la paralysie qu'elles déterminent. Laissons donc de côté toute nosologie, étudions la paraplégie sous le point de vue du diagnostic et du traitement par l'eau froide.

« Je connais quatre espèces de paraplégies, qui sont les suivantes :

« 1° Paraplégies symptomatiques d'une lésion matérielle du tissu de la moelle, avec destruction plus ou moins complète de cette dernière. — Ces paraplégies présentent comme caractère une abolition de la contractilité électrique dans les muscles paralysés : cette abolition est complète si la paraplégie est complète ; tandis qu'il n'y a que simple diminution de cette contractilité électrique si la paraplégie est incomplète.

« En pareil cas, M. Fleury emploie l'hydrothérapie au début ou pendant la période ascendante, de la même manière que dans le ramollissement cérébral. Plus tard, dans quelques cas rares, il arrive que la maladie de la moelle, la myélite, se cicatrise absolument comme le ramollissement du cerveau. Lorsqu'il en est ainsi, et lorsqu'un état longtemps stationnaire et sans progrès, vers le mal comme vers le bien, peut donner quelque appui à cette pensée de la cicatrisation, on pourra avoir recours encore à un traitement hydrothérapique, pour essayer de rappeler le mouvement dans les muscles, ou l'augmenter s'il a déjà commencé à revenir.

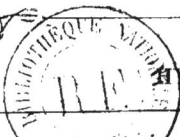

« 2° Paraplégies symptomatiques d'une lésion des méninges (méningite rachidienne). — Dans cette sorte de paraplégie, il y a des symptômes concomitants qui permettent d'établir le diagnostic : la douleur vertébrale dans la partie correspondante au point malade, l'irradiation de cette douleur en ceinture ; les sensations douloureuses ; les phénomènes de contracture dans les membres inférieurs, sont autant de moyens qui aident au diagnostic. Dans ces sortes de paraplégies, la contractilité électrique est parfaitement conservée : elle n'a subi aucune modification, aucune diminution. L'hydrothérapie doit être appliquée de la même manière que dans le cas précédent.

« 3° Paraplégies symptomatiques d'intoxication. — Telles sont celles qu'on observe quelquefois à la suite de l'intoxication saturnine, de l'intoxication mercurielle, de l'administration de l'arsenic, et d'autres encore. — Dans ces sortes de paraplégies, la contractilité électrique est toujours notablement diminuée, et cette diminution est proportionnelle au degré de la diminution des mouvements volontaires. L'hydrothérapie pourrait-elle en pareil cas être suivie de succès ? Je le pense ; et M. Fleury nous a dit en avoir retiré de très bons effets.

« 4° Paraplégies nerveuses ou essentielles. — Telles sont les paraplégies hystériques et bien d'autres qui peuvent en être rapprochées. Les caractères sont en général négatifs. Il n'y a ni douleurs, ni contractures, ni phénomènes d'engourdissement. La paralysie simple, accompagnée ou non d'anesthésie cutanée, est le seul symptôme, le seul signe caractéristique de la maladie. Mais à côté de ces phénomènes, il en est un qui domine la scène : c'est la conservation, l'intégrité parfaite de la contractilité électrique des muscles paralysés. Cette conservation, réunie à l'absence des phénomènes nerveux, dont je parlais tout à l'heure, permet d'en établir la pathogénie et de conseiller l'hydrothérapie. C'est, en effet, surtout contre de semblables paraplégies que l'hydrothérapie compte de beaux succès. J'ai obtenu moi-même une douzaine de guérisons ; vous aurez pu voir dans mes salles deux malades, un homme et une femme, atteints de cette espèce de paraplégie, qui sont guéris d'une manière à peu près complète. M. Fleury a publié de remarquables observations sur ce sujet.

« Chez ces deux malades comme chez ceux que j'ai traités précédemment, voici de quelle manière j'appliquai l'hydrothérapie : tous les jours deux douches froides simultanées simples, d'une durée de 1 minute 1/2 à 2 minutes, et portant spécialement sur la colonne vertébrale et sur les membres inférieurs. Ces douches doivent être énergiques et on doit favoriser la réaction par des frictions, l'exercice et la promenade. Indépendamment de ces douches froides administrées tous les jours, je leur faisais tous les deux jours donner un bain hydro-sudopatique (sudation chaude et eau froide).

§ VI. — PARALYSIE GÉNÉRALE, DITE PARALYSIE DES ALIÉNÉS.

Dans ces sortes de paralysies, c'est pendant la première période, et surtout tout à fait au début, qu'on peut espérer des succès de l'hydrothérapie. J'ai observé à l'hôpital trois malades : deux hommes et une femme; chez ces trois malades la paralysie était loin d'être complète, mais on observait déjà l'incertitude de la parole, l'hésitation caractéristique, la titubation et la faiblesse des jambes, etc., etc. La contractilité électro-musculaire était parfaitement intacte. Les trois malades sortirent guéris complètement après un traitement qui fut de deux mois pour la femme, et de deux mois et demi à quatre mois pour les deux hommes. L'un d'eux est revenu nous revoir à l'hôpital un an après, et il nous a semblé aussi bien que possible. Il n'y avait aucun signe de paralysie générale. Je n'ai pas entendu parler de l'autre homme ni de la femme, qui étaient sortis dans un excellent état.

« Je crois qu'il y a beaucoup d'avenir dans le traitement de ces affections par l'hydrothérapie; mais il faut bien savoir que, si l'on n'agit pas dès le commencement et avant que la paralysie soit bien développée, on n'obtiendra rien. Ce n'est que dans la première période de cette affection qu'il faudra tenter de l'hydrothérapie.

« Dans ces trois cas je n'ai employé que la douche froide.

§ VII. — PARALYSIES SYMPTOMATIQUES DE LÉSIONS DES NERFS.

« Lorsque les nerfs du mouvement qui se rendent à une partie sont détruits, coupés ou anéantis, cette partie est paralysée, et la contractilité électro-musculaire est également perdue complètement. En pareil cas l'hydrothérapie ne saurait être employée ; elle n'a évidemment aucune chance de succès.

« Si la destruction des nerfs n'a été que partielle, il en résulte une paralysie incomplète et la contractilité électro-musculaire est conservée. C'est en pareil cas, au contraire, qu'on pourra espérer, au moyen de l'hydrothérapie, de rendre aux membres le mouvement qu'ils ont perdu : on devra employer spécialement les douches froides d'une très forte énergie.

§ VIII. — PARALYSIES RHUMATISMALES.

« Les paralysies rhumatismales, lorsqu'elles ne sont pas trop anciennes et qu'elles ne sont pas compliquées d'un commencement de dégénérescence graisseuse des muscles, peuvent être traitées avec succès par l'hydrothérapie. En pareil cas, on devra combiner les douches froides énergiques d'une part, et d'une autre la sudation chaude et l'eau froide après. En pareil cas, j'ai eu plusieurs fois à me louer beaucoup de cette médication, et en particulier chez un individu atteint d'une paralysie rhumatismale du deltoïde, qui guérit complètement par ce moyen. Si la dégénérescence graisseuse est commencée, l'hydrothérapie aura bien moins de chances de succès, mais elle pourra cependant contribuer au rétablissement de l'action musculaire.

§ IX. — PARALYSIE RHUMATISMALE DU NERF FACIAL.

« On conçoit que l'hydrothérapie puisse produire d'excellents résultats dans le traitement de cette espèce de paralysie. Cependant il ne m'a pas encore été donné de l'employer en pareille circonstance; j'ignore s'il en existe quelques observations dans la science.

§ X. — PARALYSIES HYSTÉRIQUES.

« Les paralysies hystériques isolées sont une des maladies qui se trouvent le plus rapidement améliorées par les douches froides de courte durée, mais énergiques. J'ai eu plusieurs fois beaucoup à m'en louer, et je ne saurais trop recommander leur emploi, dont M. Fleury a obtenu de très beaux résultats. »

Delmas a publié quelques observations d'ataxie locomotrice traitée par l'hydrothérapie, mais son travail ne modifie en rien le résumé emprunté par Becquerel à l'enseignement clinique de Bellevue.

CHAPITRE VIII

Curieuses observations.

Il est des circonstances où le plaisir, même pris modérément, peut occasionner la mort. Il est certain que dans la maladie il faut s'en priver absolument ; et il n'est pas moins certain qu'il est devenu mortel pour quelques personnes qui n'avaient pas entièrement recouvré leurs forces avant de s'y être livrées.

Pline nous apprend que le préteur Cornélius Gallus et Titus Ætherius, hommes d'armes romains, trouvèrent la mort dans l'instant que l'amour marquait le plaisir.

Tabourot nous a conservé, dans ses *Bizarreries*, plusieurs épitaphes de personnes qui avaient perdu la vie en goûtant la volupté.

On en voit aussi quelques exemples dans Montaigne. Il serait difficile d'expliquer ce qui a pu causer ces accidents à des personnes qui d'ailleurs jouissaient d'une bonne santé ; il faut croire que l'amour violent, la contention de l'âme a suffi pour arrêter subitement le cours des esprits dans des personnes trop passionnées.

Toutes les passions, en général, peuvent causer une mort subite. Les auteurs de tous les siècles nous en ont transmis des exemples ; ainsi l'amour peut produire le même effet que la joie, la tristesse, la colère, la haine.

Ce qui doit nous tranquilliser est la rareté de ces exemples. Les hommes n'en doivent pas moins être sur leurs gardes lorsque quelques indispositions les affectent. Galien rapporte qu'un homme qui n'était pas tout à fait guéri d'une violente maladie, mourut la même nuit qu'il paya le tribut conjugal à sa femme.

Van-Swieten a connu un épileptique qui fut attaqué de l'accès la nuit de ses noces. Hoffmann parle d'une femme très lubrique, qui était attaquée du même mal après chaque conjonction.

Boerrhaave a connu un homme qui mourut dans la première jouissance. Sauvage a donné l'observation singulière d'un homme qui, au milieu de l'acte, était attaqué d'un spasme qui lui raidissait tout le corps, avec perte de sentiment et de connaissance. Et le mal a duré douze ans !

Bartholin vit un nouveau marié attaqué le lendemain de ses noces, après des excès conjugaux, d'une fièvre aiguë avec un grand abattement, des défaillances, des soulèvements d'estomac, une soif immodérée, des rêveries, l'insomnie et beaucoup d'inquiétudes. Chesneau vit deux jeunes mariés qui essuyèrent, la première semaine de leurs noces, des accidents qui les conduisirent au tombeau en peu de jours.

Un homme mélancolique épousa une jeune veuve dans les chaleurs de l'été ; il voulut se signaler avec sa nouvelle épouse, il tomba dans une maigreur extraordinaire, et quelque temps après devint maniaque.

Fabrice Hilden nous a conservé l'histoire malheureuse d'un jeune homme à qui l'on avait la main, et qui, lorsque sa guérison avançait, voulut satisfaire des désirs auxquels sa femme, avertie par le chirurgien, se défendit de répondre ; ce jeune homme se produisit sans la participation de sa femme une émission de semence qui fut immédiatement suivie d'accidents violents dont il mourut au bout de quatre jours !

On cite encore un homme qui, après s'être fait saigner pour une contusion à l'épaule, ayant prouvé à sa femme qu'il n'avait point perdu toutes ses forces, excita une hémorragie considérable par l'ouverture de la saignée. Il fut obligé de s'abstenir assez longtemps du coït, parce qu'il se sentait attaqué d'éblouissements, de vertiges, lorsqu'il voulait s'y essayer.

Une observation que tout le monde peut faire, c'est que les hommes qui, après avoir été tranquilles sur le physique de l'amour, se marient et se livrent avec toute l'ardeur du tempérament aux amorces de la volupté, essuient presque toujours quelques maladies graves. Il y a même certains pays où les accidents qui surviennent aux jeunes mariés se ressemblent par l'analogie qui existe entre la constitution de chaque individu. On a vu un canton où une partie des hommes qui s'y marient pour la première fois, perdent leurs cheveux dans la première année de leur mariage !

Cette observation confirme ce que nous avons dit de l'influence de l'air et des eaux dans certains pays, en parlant de la stérilité.

Pibrac a lu, dans une séance publique de l'Académie, en 1760, un mémoire qui fait connaître la possibilité d'un travail suivi, dans lequel on établirait les règles de salubrité ou d'insalubrité, tant absolue que relative, même dans les différents quartiers d'une ville. Ce chirurgien célèbre croit même que chaque rue a son climat particulier, par rapport à l'aspect du soleil, à l'influence des vents, et qu'une habitation salutaire à une personne devient très nuisible à une autre.

Chargé de visiter, en 1743, trente-six mille hommes qui se sont présentés pour tirer à la milice de la ville de Paris, il a profité de cette occasion unique, qui lui montrait à la fois une très grande quantité de personnes robustes de chaque quartier de Paris ; il voyait en même temps dans le détail ceux que leurs infirmités dispensaient de tirer au sort.

Il a remarqué que les hommes étaient plus forts et plus vigoureux dans les faubourgs Saint-Martin et Saint-Denis, plus faibles dans la Cité ; que les phtisiques étaient plus nombreux dans le quartier Saint-Honoré ; que les maladies de la peau étaient plus fréquentes dans le quartier Saint-Benoît ; qu'on était plus sujet à la pierre dans le quartier Saint-Antoine, et à la cataracte dans le bas du faubourg Saint-Germain, vers la rivière.

L'influence du physique de l'amour paraît produire moins de ravage chez les femmes que chez les hommes. Il est facile d'en rendre raison, en disant que la liqueur qu'elles répandent est moins précieuse, moins travaillée que celle des hommes. D'ailleurs, une partie des femmes étant difficiles à émouvoir, et une autre partie étant d'une constitution absolument inhabile, je ne dis pas à la génération, mais au plaisir, les excès ne sont pas pour elles !

On ne s'incommode pas à table lorsqu'on n'y est que par bienséance et que les vins les plus exquis ne peuvent exciter à s'y livrer.

Les filles que l'indigence ou le libertinage jette dans l'état malheureux de courtisanes, seraient bientôt victimes des fatigues attachées à leur sort, si, lors même que des circonstances leur présentent le plaisir, elles ne l'éloignaient : celles qui s'y livrent sont souvent attaquées des maladies qui suivent l'épuisement. Tissot dit qu'en 1746, une fille âgée de 23 ans défia six dragons espagnols, et soutint leurs assauts pendant toute une nuit ; elle expira le soir. Cette scène affreuse se passa à Montpellier.

La jouissance a rarement des suites dangereuses chez les femmes que la nature a favorisées d'un tempérament ardent pour les dédommager du peu d'esprit qu'elles ont ; on peut dire que chez ces personnes le plaisir tient strictement à la matière ; aussi n'influe-t-il que sur le corps. Ces femmes-là sont la portion des citoyens la plus utile à l'État, puisque les enfants qu'elles lui donnent sont les plus vigoureux, tandis que ceux qui doivent leur naissance à une femme qui joint à un tempérament lubrique l'art d'analyser le plaisir, l'art de raisonner la volupté, sont presque tous des individus chétifs.

La jouissance des personnes chez lesquelles l'imagination supplée à la force corporelle, dégénère en maladie à mesure qu'elles vieillissent ; leurs sensations sont alors très vives, les nerfs en sont très affectés, et on a vu des femmes qui, après avoir passé une partie de leur vie dans les plaisirs *sentimentés*, éprouvaient des convulsions violentes, lorsque dans l'âge où les organes de la volupté se refusent aux désirs, elles voulaient encore appeler la jouissance.

Il est des femmes pour qui le plaisir est dangereux, non pas par lui-même, mais par les dispositions qui y conduisent. Un homme caractérisé tel à un degré excessif, rend les plaisirs funestes à celle qui les partage, s'il n'a l'attention de la ménager.

Ceux qui, moins favorisés du côté du corps, croient suppléer à ce qui leur manque en multipliant des efforts souvent inutiles, s'exposent à voir un jour des maladies funestes attaquer la femme peu robuste qui a partagé leurs transports. Ces maladies sont souvent incurables, parce qu'elles ont leur siège dans des parties que la nature a cachées à nos yeux, et que presque toujours on ne les attribue pas à la cause qui les produit.

Il est peu d'hommes que la nature ait mis en état de blesser la matrice dans les caresses de l'amour, mais il en est qui, par leur maladresse ou leur brutalité, peuvent occasionner des hémorragies considérables. Ces accidents sont plus fréquents pendant la grossesse, et c'est aussi le temps où les hommes doivent apporter plus de précautions dans leurs embrassements. L'histoire des maladies des personnes mariées, on le voit, est un livre devenu plus nécessaire que jamais !

Les plaisirs mêmes, dit Montaigne, que les hommes ont de l'accointance de leurs femmes sont réprouvés, si la modération n'y est observée. Ces enchérissements deshontés, que la chaleur première nous suggère en ce jeu, sont non indécemment seulement, mais dommageablement employés envers nos femmes.

Une reine d'Aragon fut obligée de rendre un arrêt contre un Catalan dont la femme se plaignait de l'excessive vigueur. Cet homme convint que chaque nuit était marquée par dix triomphes ; sur quoi la reine, après mûre délibération de conseil, défendit à ce héros, sur peine de la vie, d'approcher sa femme plus de six fois chaque jour. Elle ordonna, dit Montaigne, ce nombre pour bornes légitimes et nécessaires : relâchant et quittant beaucoup du besoin et du désir de son sexe, pour établir, disait-elle, une forme aisée, et par conséquent permanente et immuable... En quoi, s'écrient les docteurs, quel doit être l'appétit et la concupiscence féminine, puisque leur raison, leur réformation et leur vertu se taillent à ce prix !

Ce fait rare est encore moins merveilleux que l'observation récente consignée dans le *Journal de Médecine*. Elle a pour sujet un vieillard âgé de quatre-vingt-seize ans, qui, ayant épousé une femme n'en ayant que quatre-vingt-treize, remplit trois fois par nuit les devoirs du mariage aussi vigoureusement que le pourrait faire l'homme le plus robuste. Je suis sûr, dit Behr, auteur de cette observation, de la vérité de ce fait. Ce qui me surprend le plus, continue-t-il, c'est que depuis trois ans que cet exercice dure presque toutes les nuits, ce vieux athlète n'a éprouvé aucune altération sensible dans sa santé. (Voir le *Journal de Médecine*, avril 1757.)

Ces observations sembleraient devoir nous conduire à examiner combien de fois un homme peut goûter, durant une nuit, les douceurs physiques de l'amour. C'est un sujet qui a déjà été traité et fort prolixement ; pour moi, je considère le plaisir relativement au bien ou au mal qui peuvent en résulter, et non pas comme un acte que la débauche essaye de multiplier, et que l'orgueil augmente encore, lorsque les hommes veulent en imposer par leurs prétendus exploits.

Doit-on avoir quelque confiance dans les jeunes gens que la vanité fait parler ? Non certainement, ou il faut se préparer à croire des prodiges. Il en est quelques-uns qui parlent de bonne foi, et qui s'imaginent avoir goûté les délices de l'amour à un degré qui ne s'accorde guère avec la délicatesse de leur constitution. Ceux-ci ont été trompés facilement par l'art séducteur des femmes qui vendent le plaisir ; après les premières approches, un homme neuf en amour, et qui brûle du désir de rappeler des sensations aussi voluptueuses, est souvent la dupe du manège amoureux et des ruses usitées parmi les courtisanes. Il ne peut croire que les soupirs et les extases commandés ne soient un effet sensible du plaisir qu'il procure ; il redouble ses efforts pour le partager, mais l'illusion remplace la réalité. Il croit devoir à l'amour des délices qu'on lui persuade qu'il a goûtées, tandis qu'elles ne sont que l'effet d'un art séducteur et stérile, où tout est prestige et fausseté. Combien d'hommes croient avoir eu les dernières faveurs de telle femme à la mode, et qui néanmoins se trompent !

Parmi les hommes que la vanité fait parler, on peut placer l'empereur Proculus, lorsqu'en écrivant à son ami Métianus, il veut lui persuader qu'ayant pris en guerre cent filles sarmates, il les avait toutes métamorphosées en femmes en moins de quinze jours. Il faut observer, pour augmenter la gloire de l'empereur, que ces filles étaient vierges lorsqu'elles lui sont tombées entre les mains.

Crucius nous a laissé l'histoire d'un serviteur qui pendant une nuit coucha non seulement avec dix servantes, mais les rendit toutes fécondes !

Il ne faut pas oublier l'aventure d'Hercule, qui, ayant couché douze ou quatorze heures avec cinquante filles athéniennes, leur fit à chacune un garçon, qu'on appela les Thespiades.

Venette, en calculant en général la force des hommes, borne leurs exploits au nombre de cinq pour une nuit, et c'est bien assez ; c'est trop même pour tous les hommes, et je ne conseillerais pas à plusieurs de vouloir se régler sur ce tarif.

Lorsque nous avons parlé des tempéraments, on a vu à peu près la vigueur que l'on doit accorder à chaque constitution ; il n'est pas impossible que l'homme du tempérament bilieux ne surpasse le nombre de cinq embrassements durant une nuit, mais il l'est certainement à l'homme phlegmatique d'arriver jusque-là. Plusieurs circonstances doivent encore influer sur nos plaisirs, outre le tempérament ; on montrera plus de vigueur avec une belle femme que l'on aimera qu'avec une autre qui lui sera inférieure en beauté. Un homme sera davantage aiguillonné par le plaisir, s'il embrasse une femme que la nature aura favorisée de ces petits riens qui appellent, facilitent, retardent, accélèrent le moment de la jouissance. On a vu ailleurs que les aliments, la saison, le climat, sont encore des agents capables de multiplier en nous les sources du plaisir, et par conséquent de favoriser l'acte qui l'appelle.

C'est donc à tort que quelques législateurs ont voulu statuer par les lois une action qui n'est soumise qu'à la nature. Solon, cet oracle de la Grèce, la connaissait-il bien, lorsqu'il prescrivit à ses citoyens qu'il ne fallait approcher de leurs femmes que trois fois par mois ?

Les rabbins, qui n'avaient en vue que la conservation du peuple juif, taxaient le devoir qu'un paysan devait rendre à sa femme à une nuit par semaine ; celui d'un marchand ou voiturier à une par mois ; celui d'un matelot à deux nuits par an, et celui d'un homme d'étude à une nuit en deux ans !

On s'aperçoit qu'il y aurait plusieurs réflexions à faire sur ce sujet, si ce tarif était suivi à la rigueur ; mais il s'en faut de beaucoup que les hommes pour lesquels il fut fait s'y soient conformés exactement : l'âge, le tempérament, le climat parlent aux hommes avec plus de force que toutes les lois humaines !

L'influence du mariage sur la santé doit dépendre encore de la qualité du plaisir, si je puis m'exprimer ainsi. Le devoir conjugal fera moins d'impression sur des époux tranquilles que sur ceux dont tous les sens partagent la jouissance. Les personnes lascives conservent encore dans leurs yeux des étincelles du flambeau de l'amour, après qu'il a éclairé leurs plaisirs ; et on trouve, au contraire, des époux dont les jouissances peu actives ne laissent sur eux aucune impression à l'aide de laquelle on peut deviner leur bonheur. On observe aussi que les femmes sont devinées plus aisément, sur ce qu'elles viennent de faire, que les hommes : le plaisir dont elles jouissent serait-il plus grand, puisqu'il laisse des traces qui l'annoncent lors même qu'il est passé ?

Cette question, agitée tant de fois, et résolue d'une manière peu uniforme, ne pourrait être décidée que par un être qui eût pu réunir les avantages qui distinguent les sexes. L'antiquité nous donne le jugement de Tirésias qui, ayant été homme et femme, prononça, en faveur de Jupiter contre Junon, que les femmes prenaient en amour plus de plaisir que les hommes. Aux noms des intéressés dans cette dispute on s'apercevra qu'elle est tirée de la fable ; ainsi le jugement de Tirésias est récusable.

Si l'on s'en rapporte en particulier aux hommes et aux femmes, ils trouveront que le sexe opposé à chacun d'eux est l'être privilégié de la nature, par la raison du proverbe, que l'on trouve toujours la moisson de son voisin plus belle que la sienne !

Rien de constant sur cet objet. Les anatomistes démontrent que par la structure des parties nécessaires pour la génération, les hommes sont favorisés dans l'acte dont elle est le résultat. En effet, ces longs vaisseaux repliés tant de fois sur eux-mêmes, et que la liqueur séminale est obligée de parcourir pour chercher à s'échapper, présentent des avantages qui ne se trouvent pas dans les femmes ; la qualité de cette humeur séminale, beaucoup plus spiritueuse, doit affecter plus voluptueusement ces mêmes vaisseaux qu'elle est obligée de suivre. La structure délicate de l'organe nécessaire à la transmission de cette liqueur, doit encore augmenter la sensibilité dans ces moments d'ivresse. Voilà nos avantages.

Les femmes, comme on le voit, en ont moins que nous ; mais la délicatesse de leur constitution, leur faiblesse même leur en procurent quelques-uns dont les hommes sont privés. Les parties qui concourent à émouvoir la volupté sont plus nombreuses que chez les hommes, et l'agitation de celles-ci suffit pour exciter les autres. Une partie, surtout, d'une sensibilité exquise, est le siège du plaisir dans les femmes. L'imagination affecte plus les femmes que les hommes dans la tristesse comme dans la joie ; leur genre nerveux est plus susceptible d'impressions, et s'il les saisit avec vivacité, il les conserve plus constamment dans certaines circonstances. On peut dire aussi que la jouissance a, chez les femmes, des *relations* plus étendues que chez nous.

On ne sait trop comment rendre raison de la fureur érotique de quelques femmes, dont l'histoire nous rapporte l'impudicité.

L'infâme Cléopâtre, ayant pris le nom d'une célèbre courtisane de Rome, se rendit dans un lieu de débauche : elle surpassa, raconte-t-on, en moins de vingt-quatre heures, de vingt-cinq coups la courtisane que l'on estimait la plus brave en amour : elle avoua qu'elle n'était pas encore tout à fait assouvie.

L'impudique Messaline souffrit pendant une nuit les efforts amoureux de cent six hommes, sans témoigner d'en être fatiguée.

En ne regardant pas ces histoires comme fabuleuses, il faut convenir qu'il y avait dans ces débauches plus d'ostentation que de plaisir. Il s'est trouvé des femmes dont la fureur amoureuse ne pouvait être apaisée que par les caresses de plusieurs hommes ; mais on conviendra néanmoins qu'après quelques actes, le plaisir s'épuise, et que la douleur, ou au moins l'indifférence, y succède.

Toutes jouissances ne sont pas unes, dit Montaigne, il y a des jouissances éthiques et languissantes. Il est donc impossible de rien statuer sur le plaisir qui réunit les sexes et de décider quel est celui sur lequel il a plus d'influence. Qu'ils jouissent chacun de leurs avantages, et que l'homme, dont le plaisir est si vif, ne croie pas avoir été négligé par la nature, si la femme paraît conserver plus longtemps que lui l'impression voluptueuse qu'il a partagée !

FIN DU LIVRE QUINZIÈME

LIVRE SEIZIÈME

DE LA LIQUEUR SÉMINALE

ET DU FLUX MENSTRUEL

CHAPITRE PREMIER

Différents systèmes de fécondation.

Plusieurs philosophes parmi les anciens ont cru que non seulement les germes des animaux étaient contenus dans la semence du mâle, mais encore que le sang menstruel de la femme était absolument nécessaire pour la fécondation. La semence et la matière des règles étaient donc regardées autrefois comme les sources de la génération, et par conséquent de la multiplication de l'espèce ; aussi les anciens philosophes avaient-ils plus d'avantages que les modernes pour expliquer la reproduction de l'homme. Il est, disaient-ils, contenu tout entier dans la semence du mâle ; la femelle la reçoit dans la matrice, et là, il se développe au moyen du sang menstruel. Ceux qui parlaient ainsi ne réfléchissaient pas sur la difficulté qu'il y avait de concilier les mauvaises qualités qu'ils supposaient au sang des règles, avec la fonction qu'ils lui accordaient de développer et de nourrir le fœtus.

Les nouvelles observations ont fait reconnaître le peu de rapport qu'il y a entre l'enfant dans la matrice et l'écoulement périodique de la mère, du moins pour la formation du fœtus ; car nous verrons par la suite combien cet écoulement peut influer accidentellement sur la génération.

A l'égard de l'embryon contenu dans la semence, les modernes se sont partagés : les uns prétendent que cette liqueur contient en effet l'homme en abrégé, et dont toutes les petites parties, placées exactement, n'attendent qu'une circonstance favorable pour se développer ; les autres assurent que les parties de l'animal se trouvent dans le fluide séminal, sans adhérence, sans ordre, et qu'elles ne se rassemblent que dans la matrice ; ceux qui suivent le système des œufs n'accordent au fluide séminal qu'une faculté pénétrante, active, capable de féconder l'œuf en donnant la vie à l'embryon qui y est contenu.

Ces différents systèmes, que je n'exposerai pas maintenant ici, ne doivent leur origine qu'à l'obscurité qui règne sur l'essence absolue de la liqueur séminale. Ce fluide contient-il l'homme en entier? N'y remarque-t-on que différentes parties de l'animal? Des millions d'animalcules y vivent-ils avant que la liqueur soit injectée dans la matrice?

Ces questions, et tant d'autres agitées tous les jours, résolues par les auteurs des différents systèmes, — chacun à son avantage particulier, — jettent de plus en plus les nuages du doute sur un objet que de grands hommes ont regardé comme impénétrable.

CHAPITRE II

Formation du sperme.

Le père de la médecine, Hippocrate, a considéré la semence comme venant de toutes les parties du corps, mais surtout de la tête. La semence de l'homme vient, dit-il, de toutes les humeurs de son corps; elle en est la partie la plus importante. Ce qui le prouve, c'est la faiblesse qu'éprouvent ceux qui en perdent par l'union charnelle. Il y a des veines et des nerfs, qui de toutes les parties du corps vont se rendre aux parties génitales; quand celles-ci se trouvent remplies et échauffées, elles éprouvent un prurit qui, se communiquant dans tout le corps, y porte une impression de chaleur et de plaisir, les humeurs entrent dans une espèce de fermentation qui en sépare ce qu'il y a de plus précieux et de plus balsamique, et cette partie ainsi séparée du reste est portée par la moelle de l'épine aux organes génitaux.

Gallien adopte le sentiment d'Hippocrate. Cette humeur, dit-il, n'est que la partie la plus subtile de toutes les autres; elle a ses veines et ses nerfs qui la portent de tout le corps aux testicules.

Aristote l'appelle l'excrément du dernier aliment, qui a la faculté de produire des corps semblables à celui qui l'a produite.

Pythagore dit que c'est la fleur du sang le plus pur; Platon, un écoulement, une affection de la moelle spinale; Épicure, une parcelle de l'âme et du corps; Alcméon la regardait comme une portion du cerveau, et un médecin plus moderne, Le Camus, qui vivait au siècle dernier, a adopté ce système, qu'il a amplifié de manière que la semence est, selon lui, l'assemblage d'une infinité de petits cerveaux.

Il est aisé de s'apercevoir malgré quelques différences dans les sentiments que j'ai exposés sur la semence, que le fluide a toujours été regardé comme très précieux. On convient aujourd'hui qu'il est séparé du sang, après que ce sang a été préparé dans les vaisseaux très déliés qui le présentent aux glandes que nous avons vues dans les testicules.

Les physiciens qui ne considèrent la liqueur prolifique que par ce qu'elle présente à l'œil sans les secours du microscope, la regardent comme une humeur blanche composée de deux fluides ; en sorte qu'ils distinguent la semence en deux parties, l'une prolifique, l'autre non prolifique : la seconde sert de véhicule à la première. Elle est filtrée par les prostates et les glandes de l'urètre, tandis que la première, la seule qui, à la rigueur, puisse être nommée semence, est l'humeur contenue dans les vésicules séminales. Cette dernière, — tel système que l'on admette sur la génération, — est absolument nécessaire pour la reproduction, et son véhicule ne sert qu'à la rendre plus fluide, à lubréfier le canal de l'urètre, et à le défendre contre l'acrimonie des sels contenus dans l'urine.

Cette humeur des prostates ne peut-être la seule liqueur que les femmes répandent dans l'union des sexes, ou lorsqu'elles emploient des moyens illicites pour apaiser un tempérament irrité.

Mais, dira-t-on, l'épanchement de cette liqueur peut-il seul faire goûter le plaisir ?

Eh ! qui peut affirmer le contraire ? J'ai déjà exposé ce que je pensais sur la cause des sensations voluptueuses dans les femmes; on peut y ajouter l'expression, la sortie de l'humeur des prostates chez certains sujets. A quelques gradations de plus, de moins, le plaisir est un dans tous les hommes, au lieu que chez les femmes c'est un Protée, qui varie peut-être dans chaque individu.

Comment expliquer la cause du plaisir dans celles dont les organes n'expriment rien, quoique des femmes avouent des extases que la volupté leur procure? Ce n'est dans ce cas qu'une sensation excitée par la titillation du clitoris. Comment expliquer le plaisir de celles qui ne le savourent qu'en distillant à peine?

L'humeur des prostates doit être la cause de cette émotion voluptueuse; c'est peut-être encore à elle que les malheureux eunuques, privés des organes qui préparent la liqueur séminale, doivent cette légère sensation du plaisir qu'ils reçoivent, du moins à ce qu'assurent plusieurs personnes.

Enfin, lorsque la débauche prévenant la nature, les jeunes gens irritent des organes dont les fonctions ne sont point encore établies, ce n'est que l'humeur des prostates qui fournit à la brutalité de leurs passions; et, lorsque les hommes, fatigués par les jouissances excessives, veulent encore sacrifier à la volupté dans l'âge où le plaisir fuit, s'ils en saisissent encore quelques teintes, ils ne les doivent qu'à cette humeur, en supposant qu'elle puisse agir et redonner le sentiment à des fibres souvent trop affaiblies pour ressentir la plus légère impression.

CHAPITRE III

Composition de la liqueur séminale.

La partie de la semence vraiment prolifique, celle qui dans l'union des sexes est exprimée des vésicules séminales, vue au microscope, présente des phénomènes qui varient selon le système du philosophe qui considère cette liqueur.

Nous devons présenter rapidement quelques-uns de ces phénomènes, surtout ceux accrédités par les noms imposants de ceux qui les ont observés.

On verra que chaque découverte a fait bâtir une nouvelle hypothèse, et après en avoir examiné quelques-unes, on sera peut-être forcé de les abandonner, en demandant : Qu'est-ce que la semence ?

Hartsoeker s'avisa d'examiner au microscope la liqueur séminale, qui n'est pas, d'ordinaire, dit Mautpertuis, l'objet des yeux attentifs et tranquilles. Mais quel spectacle merveilleux, lorsqu'il y découvrit des animaux vivants !

Une goutte était un océan où nageaient une multitude innombrable de petits poissons dans mille directions différentes !

On ne put s'empêcher de penser que ces animaux découverts dans la liqueur du mâle étaient ceux qui devaient un jour le reproduire ; et la fécondité, en suivant cette découverte, est due tout entière aux hommes.

Leuwenhoeck, dans ses meilleures observations, a trouvé que ces animalcules sont si petits et en si grand nombre, que 3,000,000,000 n'égalent pas un grain de sable ; bien plus, ce physicien a vu le mâle et la femelle !

Ces animaux ont une queue, et sont d'une figure assez semblable à celle de la grenouille, lorsqu'en naissant, elle est encore sous la forme de têtard. On les voit d'abord dans un grand mouvement, mais il se ralentit bientôt, et la liqueur dans laquelle ils nagent se refroidissant ou s'évaporant, ils périssent.

Dans ces petits êtres, vus par d'habiles physiciens dans la liqueur séminale, on a cru percevoir l'homme sous une enveloppe qui lui donnait la forme d'un ver.

Hartsoeker a dit que l'homme, couvert d'un voile membraneux, était caché dans la tête du ver, et que la queue répondait au nombril.

Hoffmann a cru, pendant quelque temps, que non seulement la liqueur prolifique du mâle contenait des animalcules sous la figure de vers, mais encore que cette liqueur contenait des globules ou des œufs transparents, dont chacun serait comme l'auberge de deux vers.

On voit qu'en recevant les observations de ces hommes célèbres comme infaillibles, le mystère de la génération commence à s'éclaircir, surtout pour ceux qui se contentent des hypothèses flattant l'imagination, et qui ne s'attachent guère à en découvrir les impossibilités.

On a vu des animaux vivants dans la liqueur séminale ; rien de plus simple que d'imaginer que ce sont en petit les individus de toutes les espèces. Il fallait à ces animalcules un lieu où ils pussent croître et parvenir à une certaine grandeur ; la semence injectée dans la matrice remplit cette condition.

Mais tous les naturalistes ne s'accordent pas entre eux, même sur l'existence de ces animalcules, de ces vers spermatiques ; un observateur assure que les animaux existent réellement dans la semence, qu'on les découvre sans peine avec le microscope ; mais c'est, dit-il, lorsque la semence est corrompue, ce qui arrive en très peu de temps.

Hartsoeker mit au microscope la liqueur prolifique d'une multitude d'animaux vivants, et y découvrit toujours les mêmes phénomènes ; on chercha, selon Maupertuis, dans le sang et dans toutes les autres liqueurs du corps quelque chose de semblable ; mais on n'y découvrit rien, quelle que fût la force du microscope : toujours des mers désertes, dans lesquelles on n'apercevait pas le moindre signe de vie.

Cependant, Valisméri, Heister et d'autres observateurs prétendent que l'on trouve des animaux de cette espèce dans presque toutes les liqueurs. Le premier en a vu dans le sang de bœufs infectés ; Hoffmann prétend en avoir découvert dans le sang le plus sain ; Bono en a trouvé dans la liqueur prostatique des femmes, et il assure qu'il n'a pu en voir dans le coq et autres animaux où certainement ces animalcules doivent être en nombre prodigieux.

Verrheyen a prétendu que ce que l'on regardait comme des vers spermatiques n'était que des bulles d'air. Plusieurs physiciens ont observé que ces animalcules ne paraissent pas encore dans les enfants, et que, dans les vieillards, ils sont en très petit nombre et extrêmement langoureux ; qu'on les trouve également faibles et languissants dans l'état de maladie.

Comment concilier ces observations avec celles qui semblent démontrer que la corruption est nécessaire pour le développement de ces animalcules ? Comment concilier que ces petits êtres puissent vivre dans le fluide séminal d'un homme attaqué d'une gonorrhée, ainsi que l'a observé Leuwenhoeck ?

Cet habile physicien, par le nombre de ses observations, a peut-être jeté plus d'incertitudes sur l'essence du fluide séminal, qu'il n'y en avait avant qu'il les eût faites. Les animalcules qu'il a vus vivent dans la partie du fluide la moins épaisse, du moins ceux qui se trouvent dans celle-ci lui ont paru dans un état d'immobilité ; mais en dédommagement, il y a découvert un si grand nombre de vaisseaux différents qu'il ne doute pas qu'elle ne contienne tous les nerfs, les artères et les veines du fœtus. Je suis persuadé, dit ce naturaliste dans une lettre au vicomte Broucker, d'en avoir vu plus dans une seule goutte de semence qu'il ne s'en présente en un jour à un anatomiste dans la dissection d'un cadavre, ce qui me fait croire, continue-t-il, qu'il n'y a, dans le corps d'un homme formé, aucun vaisseau qui ne se trouve dans la semence bien constituée.

J'ai dit plus haut à quel nombre prodigieux Leuwenhoeck fait monter la somme des animalcules que contient une seule goutte de liqueur séminale ; comment l'imagination peut-elle se prêter ensuite à cette quantité innombrable de vaisseaux qui nagent dans cette goutte de liqueur, et qui doivent se placer selon l'ordre de l'économie animale, lorsque le fœtus est dans la matrice !

Mais ce qui doit le plus révolter la raison, c'est la disproportion étrange entre le nombre de ces petits êtres contenus dans une goutte du fluide séminal et celui des individus qui parviennent au jour.

Richesse immense ! s'écrie Maupertuis, fécondité sans bornes de la nature, n'êtes-vous pas ici une prodigalité ? Et ne peut-on pas vous reprocher trop d'appareil et de dépense ? De cette multitude prodigieuse de petits animaux qui nagent dans la liqueur séminale un seul parvient à l'humanité : rarement la femme la plus féconde met deux enfants au jour, presque jamais trois. Et quoique les femelles des autres animaux en portent un plus grand nombre, ce nombre n'est presque rien en comparaison de la multitude des animaux qui nageaient dans la liqueur que le mâle a répandue.

Maupertuis, après avoir ainsi apostrophé la nature, s'efforce de la justifier ;

mais les raisons qu'il donne de la prodigalité de la nature n'ont pas paru justes à plusieurs savants ; nous en parlerons tout à l'heure.

Ces observations et beaucoup d'autres que j'aurais pu y ajouter, ne sont pas favorables à l'hypothèse des animalcules de la semence, puisqu'il est aisé d'apercevoir le peu d'accord qui règne entre les hommes qui ont embrassé cette hypothèse. Les contradictions jettent l'incertitude sur l'existence de ces animalcules, ainsi que sur leur nature ; on en peut juger par la différence des descriptions que les observateurs en donnent, et qui sont consignées dans les actes des plus célèbres académies de l'Europe.

On embarrasse beaucoup les partisans des animalcules en leur demandant quelle est l'origine de cette multitude infinie d'êtres animés ; s'ils se forment dans nous, quel principe primitif désignera-t-on pour cela? Sont-ils existants dans le monde, et entrent-ils avec l'air ou les aliments dans les parties qui nous composent? Mais pourquoi, dans ce cas, ne vont-ils pas tout de suite se loger dans les œufs de toutes les femmes, et produire un grand nombre de conceptions virginales? D'ailleurs ont-ils seuls la prérogative de vivre depuis l'existence du monde?

Et si l'on dit qu'ils se reproduisent pour ensuite périr, comment expliquer cette génération entre eux? Enfin, les suppose-t-on immortels et fixés à un certain nombre? Mais il s'ensuivra alors que les hommes seraient fixés à la consommation du nombre de ces animalcules, — ce qui répugne. D'un autre côté, en supposant avec des physiciens que le petit ver qui nage dans la liqueur séminale contient une infinité de générations de père en père, il faut lui accorder, et c'est ce que d'habiles physiciens ont fait, il faut lui accorder, dis-je, sa liqueur séminale, dans laquelle nagent des animaux d'autant plus petits que lui, qu'il est plus petit que le père dont il est sorti. Il en est ainsi de chacun de ceux-là jusqu'à l'infini ; de manière qu'en suivant ce système, Adam aurait contenu tous les hommes qui ont paru sur la terre, et tous ceux qui doivent encore l'habiter!...

Voilà le système qu'a fait naître l'idée de l'*infini*, sans que ses partisans se soient trop embarrassés à examiner si, en matière de physique, on peut admettre ce mot dans toute sa force.

Lorsque les anciens avaient à expliquer un fait dont ils ignoraient la cause, ils avaient recours aux *facultés,* et résolvaient par ce moyen les questions les plus délicates. Que l'on demande aux anciens philosophes comment s'opérait la génération? Par une *faculté génératrice*, répondaient-ils, et chacun était satisfait de cette solution, ou du moins on feignait de l'être !

Il en est à peu près de même des réponses des partisans du système des animaux spermatiques, aux difficultés qu'on leur propose. Comment un être peut-il produire son semblable? On répond : c'est qu'il était tout produit, et que dans le premier homme la reproduction des hommes était toute faite.

Le premier homme, ou, si l'on veut, la première femme, car on n'est pas d'accord sur ce point essentiel, contenait donc les germes de tous les hommes à naître. Ces germes se développent successivement, et en supposant que le monde fût éternel, les partisans de la préexistence des germes répondront en disant qu'Adam et Ève contenaient dans leurs réservoirs séminaux, non seulement tous les hommes qui ont paru et paraîtront, mais encore tous ceux qui ont pu et qui pourraient paraître; il n'y a pas même un jeune homme ou une jeune fille dont on ne puisse dire la même chose. Car je suppose dans l'univers autant de *mondes* qu'il y a de couples d'individus des deux sexes en état de multiplier l'espèce ; si on les place dans chacun de ces mondes, il en résultera, abstraction faite des accidents fortuits, des générations immenses qui toutes étaient contenues dans les vésicules séminales du premier homme ou dans les ovaires de la première femme, dès l'instant de leur création.

Si je suppose toutes ces générations éternelles, il faut nécessairement que l'on suppose aussi, non pas un *infini créé*, mais une *infinité d'infinis créés*. Or l'infini créé répugne.

On peut voir dans le troisième volume de l'*Histoire naturelle* les idées de Buffon sur le mot *infini*, relativement à la reproduction. Cet auteur prouve que l'idée de l'*infini* ne peut venir que de l'idée du *fini*. C'est ici, dit-il, un infini de succession, un infini géométrique : chaque individu est une unité, plusieurs individus sont un nombre fini, et l'espèce est le nombre infini.

Ainsi, de la même façon que l'on peut démontrer que l'infini géométrique n'existe point, on s'assurera que le progrès, ou le développement à l'infini, n'existe point non plus ; que ce n'est qu'une idée d'abstraction, un retranchement à l'idée du fini, auquel on ôte les limites qui doivent nécessairement terminer toute grandeur ; et que par conséquent on doit rejeter de la philosophie toute opinion qui conduit nécessairement à l'idée de l'existence actuelle de l'infini géométrique ou arithmétique.

Je sais qu'en suivant l'idée qu'attachent au mot infini les partisans des germes préexistants, la tête tournerait au géomètre qui voudrait énoncer la somme des êtres dont l'existence future est possible ; mais les bornes qui arrêtent les calculs n'arrêtent pas mon imagination ; je quitte la plume faute de pouvoir exprimer, et néanmoins je découvre encore une carrière immense à parcourir, qui me laisse toujours l'idée d'un nombre effrayant à la vérité, mais qui n'est pas l'infini !

Buffon, par un calcul très simple, prouve qu'une graine d'orme, qui ne pèse pas la centième partie d'une once, aura produit, au bout de cent ans, un arbre dont le volume sera de dix toises cubes ; mais que la dixième année cet arbre aura rapporté un millier de graines qui, étant toutes semées, produiront un millier d'arbres, etc. ; qu'enfin dans l'espace de cent cinquante ans le globe terrestre tout entier pourrait être converti en une matière *organique* analogue à la graine qui aura été déposée cent cinquante ans auparavant !

Buffon paraît persuadé aussi que si pendant trente ans on faisait éclore tous les germes de toutes les poules, et qu'on eût soin de faire éclore de même tous ceux qui viendraient, sans détruire aucun de ces animaux, au bout de ce temps il y en aurait assez pour couvrir la surface entière de la terre, en les mettant tous les uns auprès des autres !

Quoique la reproduction paraisse et doive être la même, je veux dire s'opère de la même manière dans tous les êtres animés, et que par conséquent l'exposé des calculs ci-dessus puisse guider à peu près sur le produit de la multiplication de l'espèce humaine, je n'omettrai pas, afin de ne rien laisser en arrière, ce que Joulain a donné au public, dans des vers, il est vrai, étrangers à l'objet que nous traitons, mais qui peuvent servir à démontrer combien il faudrait peu réfléchir pour admettre les germes préexistants. Joulain ayant calculé le nombre d'hommes qui ont paru sur la terre depuis la création jusqu'en 1749, — et ces calculs ne sont pas exagérés, — démontre clairement que si ces hommes étaient tous rassemblés, il faudrait, pour les contenir, un monde qui eût plus de deux mille cent quatre-vingt-dix-sept millions de pieds carrés, chaque homme n'occupât-il qu'un pied carré !

Joulain démontre qu'il est né pendant 5,749 ans :

16.630,726,757,180,102,200,524,792 hommes !

C'est-à-dire 16 septillions, 630 sextillions, 726 quintillions, 757 quatrillions, 180 trillions, 102 milliards, 200 millions, 524 mille, 792 individus !

Ouf !

En comparant la solidité de notre globe avec ce nombre d'hommes nés, il faudrait que notre globe fût plus de 336 fois plus gros, pour être égal à la masse des hommes qui ont paru sur sa surface, quand même un homme n'occuperait en solidité qu'un pied cubique.

On peut dire que Dieu sera bien embarrassé pour loger son monde dans le paradis terrestre, au jour de la résurrection, puisque notre mythologie chrétienne nous promet une résurrection !

Ces calculs appliqués à l'hypothèse des animaux spermatiques ne la présentent pas sous un jour favorable, surtout si l'on observe la prodigalité de la nature pour l'entretien de l'espèce humaine. J'ai dit plus haut combien d'animalcules les physiciens ont observés dans une goutte de liqueur séminale... Quelle disproportion étonnante entre ces animaux et le nombre des individus qui parviennent à la lumière !

Maupertuis répond à ceux qui font un crime à la nature de cette profusion en disant combien de milliers de glands tombent d'un chêne, se dessèchent ou pourrissent, pour un très petit nombre qui germera et produira un arbre ! Mais ne voit-on pas, continue-t-il, par là même, que ce grand nombre de glands n'était pas inutile, puisque si celui qui a germé n'y eût pas été, il n'y aurait eu aucune production nouvelle, aucune génération ?

La Mettrie rétorque ce raisonnement en disant que pour produire un chêne, tous les glands qui ont pourri étaient tout à fait inutiles, et qu'il suffisait du seul qui a germé.

L'argument de Maupertuis, qui paraît satisfaisant d'abord, ne l'est plus dès que l'on veut approfondir la reproduction des êtres en général, et la destruction du nombre prodigieux de germes qui paraissent sortir des premiers êtres créés.

Si tous les animaux ne sont pas destinés à se manger les uns les autres, il fallait donc qu'ils trouvassent sur la terre des aliments qui pussent soutenir leur existence, et il n'y a que les végétaux qui doivent y fournir.

Trois mille glands sont tombés d'un chêne, il en aurait même donné davantage, si quantité d'insectes n'en avaient arrêté la maturité, ou pour se nourrir, ou pour y déposer leurs œufs. Des quadrupèdes ont trouvé leur substance dans une partie des glands répandus sur la terre ; des insectes en ont attaqué une partie, et ont occasionné la pourriture de quelques-uns ; le reste doit germer, mais une partie sera encore la proie des animaux, non-seulement après la germination, mais encore lorsque de jeunes plantes s'élèveront du sein de la terre... Voilà sans doute beaucoup de germes détruits ! Mais qui ne sent pas que cette destruction était nécessaire pour la conservation de certains animaux !

Donc, l'abondance des germes dans le règne végétal entrait nécessairement dans l'ordre que la nature a donné pour soutenir l'existence des êtres animés.

La multiplication des insectes est prodigieuse par la même raison ; mais rien n'approche de la fécondité des poissons. Plusieurs physiciens pensent que la laite d'une seule morue renferme plus d'animaux spermatiques qu'il n'y a d'hommes sur la terre en même temps.

Il résulte de calculs vérifiés qu'en supposant qu'il y eût treize milliards trois cent quatre-vingts millions d'hommes existants sur la surface de la terre, — ce qui n'est nullement vraisemblable, — il s'est trouvé dans la laite d'une morue un nombre d'animaux dix fois plus grand que celui des hommes, puisqu'il est de cent cinquante milliards. Ce n'est qu'en admettant les animaux spermatiques que la fécondité des poissons est portée à ce nombre prodigieux, en suivant le système des ovaristes, cette fécondité est encore étonnante, puisqu'une morue contient neuf millions trois cent quarante-quatre mille œufs !

Il est vrai que la plus grande partie des germes des poissons, ne devant pas parvenir à la vie, cette prodigalité de la nature eût été en pure perte, si ces germes n'eussent été destinés pour la nourriture de beaucoup d'espèces d'animaux qui les recherchent avec tant d'ardeur.

Les graines, les fruits, les œufs, qui ne servent pas directement à la reproduction, ont donc un autre usage : ils sont l'aliment des animaux ; au lieu que cette foule immense de vers spermatiques qui périssent à l'exception d'un seul, deviennent d'une inutilité parfaite.

Il fallait ce grand nombre d'animaux spermatiques, répondent les partisans du système, pour être sûr qu'il y en aurait un qui viendrait à bien.

Eh quoi ! la nature sacrifierait un nombre effrayant d'êtres, des milliards de petits hommes, pour en produire un ! Et cette multitude innombrable, dont chacun des individus peut prétendre à la lumière, serait anéantie parce qu'un seul doit réussir !

Cette proscription générale, ou peu s'en faut, des êtres créés, répand un deuil universel sur l'espèce humaine : le peu d'hommes épars sur la terre n'est rien à mes yeux, en comparaison de tous ceux qui sont anéantis à chaque instant. Le monde visible n'est qu'un atome, si on le place à côté de celui qui n'est soumis qu'à l'imagination ; enfin, il faudrait, selon les séministes, chercher les merveilles de la nature dans un monde inconnu, et qui offrirait, à certains égards, plus de sujets d'admiration que le monde dont nous faisons partie !

CHAPITRE IV

De la reproduction.

La nature voulait assurer la reproduction !

Ne pouvait-elle le faire qu'en créant cette quantité effrayante de germes devenus inutiles !... Mais il le fallait... Eh! qui a dit cela? Eh bien, malgré ces précautions, rien de moins certain que parmi ces milliards de petits hommes il en viendra un à la lumière !

Si un homme use intérieurement d'un peu de térébenthine, sa postérité présente, — qu'on me permette cette expression, — est anéantie; le spectacle d'une destruction générale s'offre à celui qui, armé du microscope, considère le fluide séminal. Il y a plus, une goutte d'eau de pluie jetée sur ce fluide a produit le même effet. A quoi donc aboutiraient les sages précautions de la nature pour la conservation des espèces, si leur destruction dépendait de certaines circonstances qui peuvent se rencontrer à chaque instant?

Tous les êtres organisés le sont et pour la santé et pour la maladie. Un arbre sain contient originairement une multitude de fibres, qui ne sont appelées au développement que dans certaines circonstances purement accidentelles : ces fibres fournissent à la réunion des plaies qui peuvent être faites à l'arbre; tous les germes d'une plante sont destinés à la reproduction, la preuve en est facile... Croira-t-on que la nature ait privilégié les végétaux? Croira-t-on qu'elle n'a pas donné les mêmes ressources aux individus du règne animal? Que dans un règne tout doive vivre, tout doive être utile, tandis que dans l'autre ce n'est qu'une distinction générale, à laquelle seulement quelques individus échappent pour conserver l'espèce? Accorde-t-on aux animaux le même privilège qu'aux végétaux? Il faut, au même instant, abandonner les animaux spermatiques, et reconnaître que la simplicité des moyens qu'emploie la nature dans ses opérations, ne peut s'accorder avec la plupart de nos hypothèses.

Celle qui me flatterait le plus, serait la *dissémination;* elle nous présente au moins l'univers comme un vaste magasin, où la nature aurait déposé dès l'instant de la création les germes innombrables de tout ce qui existe et doit exister. Ces germes, répandus dans les éléments indissolubles, *immortels,* donnent une plus grande idée de l'univers que celle que nous offre la destruction innombrable et continuelle, l'anéantissement *absolu* des êtres organisés.

En admettant cette hypothèse et l'appliquant au sujet dont il est ici question, ne peut-on pas dire que, portés dans les vésicules séminales de l'homme, ou si l'on veut, dans les ovaires de la femme, les germes, qui contiennent des *touts* organiques, y sont le principe de la génération du fœtus?

La liqueur prolifique contiendra donc plus ou moins de ces germes; leur nombre n'effraye point, parce que ceux qui seront superflus, ne pouvant être anéantis, rentreront dans la masse des germes sans aucune altération. Ce qui peut rebuter l'imagination est que le nombre des germes répandus dans la nature paraît fixé, puisqu'on les suppose tous créés au même instant que l'univers.

Ce nombre sera immense, prodigieux, chaque germe, si l'on veut, en contiendra une certaine quantité d'autres; mais, en supposant le monde éternel, il faudra nécessairement qu'un jour il ne se trouve plus de nouveaux germes à développer, et cette idée me choque.

Le système de Buffon n'a pas cet inconvénient. Il existe une matière organique, animée, universellement répandue dans toutes les substances animales ou végétales, qui sert également à leur nutrition, à leur développement et à leur reproduction. J'ai dit, en parlant de la puberté, comment les aliments se changeaient en matière nutritive, et que le superflu de l'accroissement parvenu dans les réservoirs séminaux s'y perfectionnait et y devenait le principe de la génération.

Selon Buffon, il n'y a point de germes préexistants, point de germes contenus à l'infini les uns dans les autres; mais il y a une matière organique, toujours active, toujours prête à se *mouler*, à s'assimiler et à produire des êtres semblables à ceux qui la reçoivent; les espèces d'animaux ne peuvent jamais s'épuiser d'elles-mêmes, tant qu'il subsistera des individus, l'espèce sera toujours neuve. Elle l'est autant aujourd'hui qu'elle l'était il y a trois mille ans; toutes subsisteront d'elles-mêmes, tant qu'un cataclysme ne viendra pas les anéantir!

En adoptant ce système, il faut considérer la semence comme un composé de molécules qui ne peuvent rien former tant qu'elles sont engagées les unes près des autres, mais qui, dans la matrice, où elles sont déposées par l'animal, se dégagent, se placent par une force inconnue, et dont l'arrangement et la réunion combinée produisent un être organisé.

Mais il y a des objections à faire contre ce système ingénieux. Je laisse celles à l'aide desquelles les physiciens ont attaqué brusquement l'édifice, en niant qu'il pût y avoir dans la nature une force quelconque capable d'arranger cette immense quantité de globules mouvants, pour en faire un tout aussi parfait que l'est un animal; en niant la possibilité des *moules intérieurs*, qui doivent *mouler*, en petit, des particules *organiques* supposées *inaltérables*, etc.

On a formé des objections plus solides en opposant le système de la génération par les œufs à celui des molécules organiques; en essayant de démontrer, ainsi que l'ont fait de savants naturalistes, que la liqueur prétendue séminale de la femme n'est point prolifique, puisqu'elles peuvent concevoir sans aucune effusion, de leur part, de quelque liqueur que ce soit.

On peut encore dire avec Réaumur, qui a fait aussi des observations microscopiques sur les infusions, dans lesquelles on a découvert des globules mouvants, des molécules organiques, que ces globules ne sont point des particules organiques dont la réunion puisse former un tout, mais bien de véritables animaux, qui sont des ordres de générations semblables qui se succèdent.

En effet, les animalcules qui vivent dans des fluides si différents entre eux, ne peuvent-ils pas faire croire qu'il en existe également dans la liqueur prolifique, et que les animalcules qui multiplient dans cette liqueur comme dans toutes les autres où l'on en découvre, sont absolument étrangers à son essence principale et à ses fonctions?

CHAPITRE V

Conclusion.

Que conclure de ces différentes idées sur la nature de l'humeur prolifique? Que cet objet est encore couvert de la plus profonde obscurité. Nous avons vu la semence remplie d'animaux spermatiques; nous avons vu ceux-ci éclipsés par les molécules organiques; ces dernières à leur tour ont été regardées comme des animalcules qui n'ont aucun rapport avec la reproduction de l'aliment dans lequel ils vivent... Mais qui a vu tout cela?

Des hommes qui ont pu se tromper.

Nous sommes peut-être placés à une trop grande distance de ces petits objets pour pouvoir les découvrir, et l'homme est peut-être plus capable de décrire les corps immenses qui roulent dans les cieux, que le germe auquel il doit son existence!

Voici ce qu'écrit, à ce sujet, Bonnet, dans ses *Considérations sur les corps organisés* :

« Pourvus d'instruments aussi imparfaits que le sont encore nos microscopes, comment atteindrions-nous à quelque chose de précis? L'erreur peut se glisser ici par bien des endroits : les sentiers de la vérité ne sont pas nombreux. Des mouvements plus ou moins forts, plus ou moins variés, plus ou moins soutenus du fluide, où ces globules, ces *animaux spermatiques* nagent, une évaporation plus ou moins abondante, plus ou moins accélérée de ce fluide; une décomposition plus ou moins prompte, plus ou moins graduelle des particules; un air plus ou moins pur, plus ou moins actif; une illusion d'optique plus ou moins difficile à reconnaître ou à prévenir; que sais-je encore? Un fluide très actif qui pénétrerait la matière séminale, ou celle de l'infusion, et dont les mouvements seraient représentés par ceux des *globules* ; tout cela pourrait nous séduire et nous faire prendre l'apparence pour la réalité !

Voilà jusqu'où vont nos connaissances sur la nature du fluide séminal; nous savons qu'il est absolument nécessaire pour que la génération puisse avoir lieu; mais nous ignorons absolument, si nous voulons parler de bonne foi, comment il agit dans la matière pour coopérer à la production ou au développement de l'*embryon*.

A l'égard de la manière dont il agit lorsqu'il est encore renfermé dans les réservoirs séminaux, presque tous les êtres vivants en ressentent les impressions. C'est dans le chatouillement, dans l'irritation que produit cette liqueur dans les organes qui la renferment, qu'il faut chercher la cause qui rapproche dans certains temps le mâle et la femelle, parmi toutes les espèces. Cette liqueur trop longtemps retenue produit la fureur chez tous les animaux, et nous avons vu précédemment, — quand nous avons parlé de la puberté, — ce que cette rétention est capable de produire dans certains hommes trop favorisés de la nature pour leur état.

Il est donc ordinaire à tous les hommes de sentir l'influence de la liqueur séminale, à l'époque de la puberté ; mais il est très rare de voir certains individus ressentir, — lorsque le terme où les forces commencent à décliner est arrivé, — les impressions vives d'un fluide qui ne trouble les hommes que dans l'âge où la jeunesse et la santé les portent aux plaisirs !

J'ai parlé ailleurs d'un vieillard luxurieux, dont les exploits seraient incroyables s'ils n'étaient bien attestés. Un homme de robe de distinction du Puy-en-Velay, parvenu à la soixante-quinzième année, se maria par un principe de conscience, ne pouvant plus résister à l'éruption tardive mais vibrante d'un tempérament qui l'excitait à l'amour.

Un armurier de Montfaucon, âgé de quatre-vingts ans, reprit tout à coup des forces qu'il croyait perdues pour toujours ; il se remaria et eut de très beaux enfants.

Parmi les exemples d'hommes favorisés dans leur vieillesse des plaisirs de la jouissance, il n'y en a certainement pas de plus surprenant que l'histoire du célèbre anglais Thomas Parr. Tout le monde sait que ce paysan de *Shropshire* mourut à l'âge de cent cinquante-deux ans et neuf mois ; ce que bien des personnes ignorent, c'est qu'à cent vingt ans, ayant épousé une veuve, les organes spermatiques fournirent encore à cet homme extraordinaire les moyens de savourer la volupté et de la faire partager à sa femme : celle-ci affirma, après la mort de son mari, qu'il n'y avait que douze ans que le commerce du mariage était interrompu entre eux... Quel athlète !

Parr était un pauvre paysan, qui ne vécut pendant presque toute sa vie que de vieux fromage, de lait, de pain, de petite bière et de petit lait. Cet homme fut capable jusqu'à la cent trentième année de faire tous les ouvrages d'un laboureur, et même de battre le blé. Il mourut à Londres le 16 décembre 1635, chez le comte d'Armidel.

Dans tous les temps, il s'est trouvé quelques hommes en qui la nature a prolongé l'usage du physique de l'amour. L'histoire de l'Académie des Sciences fait mention d'un homme du diocèse de Séez, âgé de quatre-vingt-quatorze ans, qui épousa une femme grosse de lui et qui en avait quatre-vingt-trois : elle accoucha à terme d'un garçon. Cet exemple est frappant, car les femmes, pour engendrer, ont un temps plus limité que les hommes !

CHAPITRE VI

Du flux menstruel.

On nomme ainsi un écoulement de sang par le conduit de la pudeur, qui vient périodiquement de 20 en 20, de 25 en 25, de 30 en 30 jours, plus ou moins.

On a nommé ce flux *mois*, *règles*, *ordinaires*, à cause de sa période, *purgations de la femme*, parce que toute l'habitude de son corps est purgée par ce moyen. On nomme aussi cet écoulement *fleurs*, parce qu'à l'exemple des arbres qui ne portent point de fruits s'ils ne sont précédés de fleurs, la femme pour l'ordinaire, — car on verra qu'il se trouve des exceptions, — ne conçoit pas avant d'avoir été réglée.

Il faudrait faire un volume, si l'on voulait rapporter les sentiments divers des médecins sur la cause de cet écoulement. Ce serait même le sujet d'une question intéressante : savoir si ce flux est dans la nature ou non?

Nous devons toutefois examiner ici quelles sont les causes et la composition des menstrues.

CHAPITRE VII

Causes et composition des menstrues. — Durée et abondance des règles.

Ceux qui prétendent que l'oisiveté, la bonne chère suffisent pour faire éclore les fleurs, peuvent soutenir qu'elles ne sont pas dans la nature, tandis que ceux qui les croient essentielles à l'accroissement du fœtus verraient l'espèce humaine s'anéantir si les femmes cessaient d'être réglées.

En laissant le sentiment de ceux qui admettent pour cause des menstrues un ferment particulier qui gonfle et déchire les vaisseaux; en laissant encore celui qui donne à ce sang superflu une âcreté pénétrante et maligne capable de chercher à se faire jour; en laissant, dis-je, ces sentiments, nous ne serons pas forcé, pour en admettre un autre, à faire intervenir l'influence de la lune sur les femmes, — lesquelles cependant sont assez lunatiques !

On convient aujourd'hui assez généralement que le sang qu'elles perdent tous les mois est un sang surabondant, le même qui circule dans les vaisseaux, et que cette évacuation n'a d'autre cause que la pléthore générale et surtout particulière.

Cette pléthore générale précède l'écoulement, et elle augmente même pendant ce temps. C'est une plénitude des vaisseaux qui se trouvent dilatés par l'effort que

fait le sang contre leurs parois : on s'en aperçoit aisément au gonflement des mamelles, à la rougeur, à l'abattement des yeux ; la plénitude doit être plus considérable dans les vaisseaux de la matrice, parce qu'ils offrent moins de résistance,
ce qu'il est facile de démontrer ; de là naît donc cette plénitude particulière, augmentée par la lenteur avec laquelle les veines renvoient le sang qu'elles ont reçu
des artères.

En effet, les vaisseaux dont il s'agit étant fort tendus, fort superficiels, ils doivent aisément se dilater et céder à l'effort du sang ; d'ailleurs cet effort augmente
dans la matrice, parce que les vaisseaux qui y vont ont plus de longueur et de
diamètre que ceux des deux autres parties, parce que les veines qui doivent répandre le sang des artères, faisant des contours prodigieux, le chemin que le sang
doit parcourir est très long et la résistance est considérable de la part des vaisseaux qui doivent soulager la matrice de la trop grande quantité de sang qu'elle
reçoit.

Le sang des règles est naturel, vermeil, et n'a point cette malignité que lui ont
prêtée certains naturalistes. C'est à tort que les anciens ont écrit que les femmes,
dans le temps de cet écoulement, font par leur toucher mourir une vigne qui
pousse ; qu'elles rendent un arbre stérile ; qu'elles font aigrir le vin et rouiller le
fer et l'acier ; qu'elles procurent des fausses couches à une femme grosse ; qu'elles
en rendent une autre stérile ; qu'elles font enrager un chien ; rendent un homme
fou, etc., etc. Ce sang, comme je l'ai dit, ne diffère en rien du sang veineux et il
n'a aucune mauvaise qualité, si la femme qui le rend est saine ; car, dans le cas
contraire, il doit avoir quelque influence sur les objets extérieurs, ainsi que les
autres excrétions, lorsqu'elles se font dans un corps infecté de quelque maladie.
On a été partagé sur les vaisseaux qui fournissent ce sang. Les uns ont dit qu'il
venait des vaisseaux de la matrice, d'autres ont soutenu qu'il venait du vagin. Il y
aurait de l'absurdité à admettre exclusivement l'une ou l'autre de ces deux opinions. Dans l'état naturel, le sang sort des vaisseaux de la matrice ; mais quelquefois aussi il vient des vaisseaux du vagin ; et c'est par ce moyen que l'on explique
comment une femme enceinte peut être réglée. Car alors le sang reflue de la matrice dans les parties voisines et s'y fait un passage.

Il y a plus : les obstacles qui s'opposent à ce que le sang puisse sortir par les
voies ordinaires, l'obligent de refluer vers les parties où il trouve plus de facilité à
s'échapper, et ces parties sont quelquefois très éloignées de celles où doit se faire
l'excrétion des règles.

Les observations de médecine présentent plusieurs faits qui constatent cette
assertion. Une femme grosse de son troisième enfant eut un écoulement périodique de sang par le jarret gauche.

Une autre était réglée par la bouche. — Voir à ce sujet le *Journal de Médecine*,
novembre 1757.

Le flux menstruel se fit un passage par les oreilles à une personne dans laquelle
il était supprimé. Dans un autre sujet il prit son cours par les mamelles et un bou-
ton situé à la joue. Enfin, on a vu des femmes qui étaient réglées par le bout des
doigts !

On conçoit aisément que cette surabondance de fluide ne pouvant se faire un

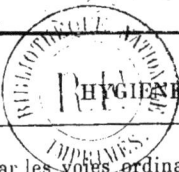

passage par les voies ordinaires, elle se jette ailleurs et y force les vaisseaux.

D'après ce qui a été dit en parlant des changements qui s'opèrent à l'âge de puberté, il est facile de rendre raison de l'éruption du flux menstruel à cette époque. Les organes se fortifient, résistent davantage à l'impulsion des sucs qui fournissent à l'accroissement, dont une partie est alors surabondante et fournit la matière des règles. Rien ne prouve plus sensiblement l'effort que fait la nature dans ces moments critiques, que les difficultés, les malaises, les maladies quelquefois si dangereuses qu'éprouvent les jeunes filles lorsque le terme qui marque cet écoulement approche.

Les aliments, le climat, les passions doivent accélérer le moment de l'éruption des règles. Dans les climats les plus chauds de l'Asie, de l'Afrique et de l'Amérique, la plupart des filles ont à dix, et même à neuf ans, l'écoulement périodique ; il est moins abondant que dans les pays froids, parce que dans ces derniers, la transpiration étant moins abondante, la matière doit nécessairement refluer sur les autres excrétions.

Mais, selon l'auteur de l'*Histoire naturelle,* il y a sur cela plus de diversité d'individu à individu que de peuple à peuple ; car, dans le même climat et dans la même nation, il y a des femmes qui tous les quinze jours sont sujettes au retour de cette évacuation, et d'autres qui ont jusqu'à des cinq et six semaines d'intervalle.

Les femmes qui mangent plus que les autres et qui ne font point d'exercice ont des menstrues plus abondantes. Ainsi, c'est assez mal à propos qu'on a voulu fixer la quantité de sang que doit fournir cette évacuation pour que la femme jouisse d'une bonne santé. Cette quantité varie dans chaque individu. Hippocrate l'avait estimée à neuf onces ; on l'a réduite à trois onces en Angleterre ; on croit qu'elle peut aller de quatorze à seize en Espagne ; qu'elle est d'environ six en Hollande, et beaucoup moindre en Allemagne, ce qui se contredit beaucoup ; mais il faut avouer que les indices qu'on peut avoir sur ce fait sont fort incertains. Ce qu'il y a de sûr, c'est que cette quantité varie beaucoup dans les différents sujets et dans les différentes circonstances. On pourrait peut-être aller depuis une ou deux onces, jusqu'à une livre et plus.

Les Groënlandaises ne sont point sujettes à ce flux ; c'est du moins ce qu'assurent les voyageurs : on en dit autant des femmes du Brésil.

La durée de l'écoulement est de trois, quatre ou cinq jours dans la plupart des femmes, et de six, sept et même huit dans quelques-unes, ce qui varie encore beaucoup par l'influence du climat, les aliments et les mœurs.

On a dit que cet écoulement se faisait pendant trois jours en Angleterre, quatre en Hollande ainsi qu'en France et beaucoup plus longtemps en Allemagne, ce qui ne s'accorde pas non plus avec la quantité de sang que l'on a évaluée pour les femmes de ces nations.

On a regardé comme une preuve du bon état de la santé l'abondance de la matière qui cause l'écoulement périodique ; et ce n'est pas certainement le sentiment des médecins instruits. Cette abondance provient quelquefois de l'abus des choses *non naturelles,* surtout de l'oisiveté et de la bonne chère : or, je demande si ce sont les personnes gourmandes et oisives qui se portent le mieux. Elles sont cependant réglées plus abondamment que les autres, et les femmes pléthoriques le sont souvent deux fois en trente jours.

En Perse, où la luxure et l'oisiveté règnent parmi les femmes, les fleurs paraissent deux et même trois fois dans l'espace de trente jours. Sans aller chercher des exemples éloignés, n'observe-t-on pas que chez nous les règles sont d'autant plus abondantes, et leur écoulement d'autant plus long, chez quelques personnes, que celles-ci font moins d'exercice ? Les hommes même, qui mènent une vie très sédentaire, ne sont-ils pas plus exposés aux hémorroïdes que ceux qui font beaucoup d'exercice ?

Il y a plus : l'abondance des règles influe peut-être plus qu'on n'imagine sur la multiplication de l'espèce. Je crois que la régularité de l'écoulement périodique facilite la conception, et qu'il est des femmes qui ne conçoivent pas à moins qu'elles ne soient approchées immédiatement après la cessation du flux menstruel. Mais combien d'autres ne peuvent parvenir à être mères parce que la génération est interrompue par la présence d'un sang qui veut forcer les vaisseaux avant que le fœtus puisse résister à cette impulsion !

Il est démontré que, surtout dans les premiers temps de la grossesse, les femmes ressentent, à l'époque où elles devraient être réglées, certaines sensations, quelquefois douloureuses, qui annoncent les efforts que fait un fluide qui cherche à se dégager de la masse des humeurs. Supposons ce fluide assez abondant pour forcer les vaisseaux qui le contiennent, il en résultera une hémorragie assez considérable, un écoulement capable d'occasionner l'*avortement*. Quel est le praticien qui, dans le cours de sa vie, n'a pas vu certaines femmes devenir enceintes six, huit fois et quelquefois davantage, sans que ces femmes aient pu jouir de la satisfaction de donner un homme à l'État ?

J'ai vu, dit Tissot, une femme qui s'est blessée douze fois à trois mois, sans avoir jamais pu passer ce terme.

Une première fausse couche en entraîne souvent une seconde et celle-ci une troisième, car les pertes affaiblissent les femmes ; il est assez rare que la fibre puisse reprendre le ton qu'elle avait auparavant ; et la moindre incommodité, le plus léger accident suffit alors pour causer une fausse couche.

Ces accidents sont plus rares à la campagne que dans les villes, parce qu'en général les femmes qui habitent les campagnes faisant beaucoup plus d'exercice que les citadines, elles ont moins d'humeurs superflues ; elles sont réglées moins abondamment ; le sang qui doit fluer n'est pas en assez grande quantité pour occasionner, dans les premiers termes de la grossesse, les malheurs dont on ne voit que trop d'exemples à la ville.

La trop grande quantité de sang menstruel détruit donc chaque année un nombre considérable de germes tout développés et dont l'anéantissement est en pure perte pour la nature. Que l'on ajoute encore à cela les conceptions rendues impossibles par la même raison, je veux dire par la difficulté que la liqueur séminale trouve à pénétrer jusqu'au lieu marqué pour la génération, à cause du peu de ressort qu'ont des parties presque toujours abreuvées d'humeurs ; et l'on conviendra que les règles excessives doivent influer avec force sur la population.

Il faut encore ajouter à l'abondance des règles leur irrégularité, pour concevoir tout le ravage qu'elles peuvent faire. Quelques femmes oisives sont sujettes à de très fréquents retards sans cause apparente; souvent la suppression est de deux ou trois mois, quelquefois il y a de la régularité dans le temps des retours, mais une diminution sensible dans la quantité; et ces différences dans les mêmes individus conduisent à l'abattement, à la langueur, aux maux de tête et aux obstructions.

Combien de femmes chez lesquelles des coliques effrayantes, des convulsions horribles précèdent chaque mois l'apparition des règles!

Ces coliques, appelées par Tissot *coliques menstruelles*, sont placées par ce médecin parmi les maladies des femmes de la ville, et c'en est assez pour indiquer ce qui les produit et ce qui peut y remédier.

A la campagne, où la nature conserve encore des droits, on ne retrouve que rarement les accidents qui précèdent ou accompagnent l'écoulement périodique. Les pâles couleurs sont ce qu'on y observe le plus fréquemment dans de jeunes filles chez lesquelles cet écoulement a de la peine à s'établir. Des filles de dix-huit ans et même vingt ans ne sont pas encore parfaitement réglées; mais lorsqu'une fois elles y sont parvenues, elles se maintiennent dans un état vigoureux, la période se fixe et rarement elle se dérange, à moins que quelque accident imprévu ne cause du désordre dans l'économie animale.

Aussi, les habitants de la campagne, malgré certaines circonstances qui doivent nécessairement influer sur leurs générations, sont-ils ceux qui fournissent le plus de membres à l'État, et la régularité du flux menstruel dans les campagnardes y opère beaucoup.

Une femme oisive, pléthorique, n'est pas toujours en état de partager les douceurs de l'amour, lorsque le désir aiguillonne son mari. Dans le court intervalle que lui laisse l'écoulement périodique, il peut arriver que les mêmes dispositions ne reprennent pas à l'homme, ou qu'un nouvel écoulement vienne détruire toutes les espérances qu'il avait conçues.

A l'égard des femmes chez lesquelles le flux se fait irrégulièrement et qui sont sujettes à des suppressions que peuvent causer aussi l'indolence et le peu de ressort des vaisseaux, je demande si on peut raisonnablement assurer, même après la conception, qu'elles auront le bonheur d'être mères.

Être mère!

Le nom est si doux! Il porte avec lui une sensation si délicieuse, que je ne comprends pas comment une femme, qui le désire ardemment, ne rassemble pas tout ce qui peut le lui procurer!

Il s'en trouve qui ne croiraient trop acheter ce titre glorieux par le sacrifice de leur fortune; mais ici s'agit-il de l'opulence?

Tout est égal dans la nature. Les mines du Pérou n'ont aucune influence sur elle; l'or peut servir l'ambition, mais rend-il heureux? La nature a voulu que les germes du bonheur fussent dans nous-mêmes, et c'est là que l'homme doit les chercher. Elle a fait plus : malgré les écarts qui nous éloignent d'elle à chaque instant et qui devraient nous mériter son indifférence, elle a voulu encore que nous puissions retrouver dans son sein des moyens salutaires de nous rapprocher de notre état primitif.

Que la femme, stérile accidentellement, n'offre pas à la nature des sacrifices nuls à ses yeux ; qu'elle mérite d'être mère en annonçant qu'elle veut l'être ; que l'activité donne du ressort à toutes les parties de son individu ; qu'un régime sain répare les désordres causés par son intempérance ; que le flambeau de la nature les éclaire et soit substitué à ces lumières qui brillent dans les ténèbres en insultant l'ordre suprême établi par la nature !

Les repas de nos ancêtres étaient simples comme eux ; ils consacraient au repos les heures que le soleil n'éclaire pas... Quels hommes aussi !

Et quelles femmes avaient-ils pour compagnes !

Connaissait-on ces maladies modernes, ces vapeurs, ces suppressions, cette faiblesse d'existence ? L'ancien chevalier français, après une campagne fatigante, était reçu par sa dame, qui d'une main recevait ses armes pesantes et de l'autre les pressait contre son estomac. Leurs enfants essuyaient la lame redoutable avec laquelle leur père avait combattu : ces armes sont aujourd'hui dans de vieux arsenaux et l'homme vigoureux de nos jours les regarde avec étonnement !

CHAPITRE VIII

Nécessité des règles.

L'éruption des règles est assez généralement regardée comme nécessaire pour annoncer la puberté. Nous avons vu, en parlant de cet âge, que le flux menstruel le prévient quelquefois, puisque des filles auraient annoncé la puberté presque en naissant, si ce flux n'en était dans certains cas un signe équivoque.

Nous devons combattre un préjugé dont quelques personnes sont trop prévenues : elles assurent, en comparant les femmes aux végétaux, que les premières sont incapables d'user du mariage si elles ne sont réglées, que du moins la conception n'aura pas lieu dans ces individus, parce que semblables aux arbres, les femmes ne peuvent porter des fruits qu'après avoir montré des fleurs !

Cette prévention peut être désavantageuse à une jeune fille très propre au mariage et dont l'aptitude à cet état est quelquefois la cause de ce retard. Elle peut encore être désavantageuse à des époux qui, s'imaginant ne point trouver dans leur femme le signe qui annonce la capacité requise pour la conception, négligent de s'en occuper et se chagrineraient sur un mal qui n'en est pas toujours un.

Il arrive quelquefois, dit Buffon, que la conception devance les signes de la puberté ; il y a beaucoup de femmes qui sont devenues mères avant d'avoir eu la moindre marque de l'écoulement naturel à leur sexe ; il y en a même quelques-unes qui, sans être jamais sujettes à cet écoulement périodique, ne laissent pas que d'engendrer.

Cela prouve bien clairement que le sang des menstrues n'est qu'une matière accessoire à la génération, qu'elle peut être suppléée.

On sait aussi que la cessation des règles, qui arrive ordinairement à quarante ou cinquante ans, ne met pas toutes les femmes hors d'état de concevoir; il y en a qui ont conçu à soixante ans, à soixante-dix ans et même dans un âge plus avancé. On regardera ces exemples, quoique assez fréquents, comme des exceptions à la règle; mais ces exceptions suffisent pour faire voir que la matière des menstrues n'est pas essentielle à la génération.

On observe tous les jours des filles assez âgées pour devoir être nubiles, en qui l'éruption du sang menstruel ne s'est pas encore faite; mais on remarque aussi que le mariage donne à ces individus ce qui leur manque pour être crus capables de concevoir. Et quand après les approches de l'homme l'écoulement menstruel ne surviendrait pas, il serait absurde d'en prendre aucun chagrin, puisque la femme a pu concevoir sans cet écoulement.

Fabrice Hildan parle d'une femme de quarante ans qui n'avait jamais été réglée, ni avant ni après son mariage, et qui avait cependant eu sept enfants, qui tous ont joui de la meilleure santé.

Rondelet fait l'histoire d'une femme de Montauban qui accoucha douze fois, et Joubert celle d'une autre qui eut dix-huit enfants, sans que ces femmes eussent jamais été réglées.

La femme d'un meunier, âgée de vingt-quatre ans, lorsque Rœsler donna l'observation dont elle est le sujet, après huit années de mariage, n'avait jamais eu jusqu'alors la maladie de son sexe, que pendant ses grossesses, de sorte qu'elle était assurée d'être enceinte lorsque ses règles paraissaient.

Des observations nombreuses affirment que l'écoulement périodique peut se prolonger jusque dans l'extrême vieillesse, et même reparaître après une interruption de beaucoup d'années. La Mettrie a vu à Saint-Malo une religieuse âgée de soixante ans, et qui était encore réglée.

On trouve dans le *Journal de médecine*, tome XVI, page 153, l'observation singulière d'une femme qui cessa d'être réglée à quarante-cinq ans, et chez laquelle l'écoulement périodique reparut dans la soixante-douzième année, par une peur qu'eut cette femme. Elle était encore très bien réglée à soixante-quinze ans.

Une femme de condition, dans le Velay, eut l'écoulement de son sexe dans sa centième année, après cinquante ans de suppression, de même que dans la fleur de sa jeunesse. Cette dame, marquise de S... V..., qui fait le sujet de cette observation, continua encore à être réglée jusque dans sa cent quatrième année!

Ce fait contredit ce qu'avance La Mettrie, que l'apparition des règles dans un âge aussi avancé annonce une prompte mort.

On sait que le dérangement des règles et leur suppression, outre les coups qu'ils portent à la population, occasionnent aux femmes un si grand nombre de maladies, et de caractères si différents, que d'habiles médecins sont embarrassés sur les moyens de les combattre. Ils le sont d'autant plus que la variété des symptômes qui se présentent ne permettent pas toujours d'en reconnaître la cause véritable. Ces maladies sont aussi d'autant plus funestes, qu'il faut peu de chose pour diminuer ou supprimer les règles dans une femme délicate et sensible. La crainte, la colère, la frayeur, un air épais et lourd, les aliments qui échauffent ou irritent, l'eau à la glace, l'usage des acides sont autant d'agents qui peuvent causer la suppression.

CHAPITRE IX

Des règles chez les hommes.

Il s'offre ici naturellement une question intéressante : savoir si, par les lois de la nature, les hommes sont sujets aux mêmes évacuations périodiques que les femmes ?

Sanctorius affirme cette évacuation, et d'autres médecins soutiennent le contraire.

Cette question fut proposée à Paris aux Écoles de médecine en 1764, par M. de la Poterie, qui conclut affirmativement. Ce médecin, après avoir défini les évacuations périodiques et avoir décrit les principaux symptômes qui annoncent cet événement chez une jeune fille, évacuations qu'il convient être beaucoup plus sensibles chez les femmes que chez les hommes, prétend que ceux ci, à cette différence et à la qualité des symptômes près, éprouvent également tous les mois une évacuation critique, dont il cite une infinité d'exemples. Entre autres, il rapporte ceux d'un marchand de Leyde qui, selon Freind, avait tous les mois une évacuation par les hémorroïdes; d'un Irlandais, par le bout du petit doigt; de différents sujets par les pores, ou par le vomissement, ou par divers couloirs.

Boerrhaave a observé que certains maux de tête périodiques ne reconnaissaient pas d'autre cause.

Si l'on se rappelle que l'écoulement périodique a pour cause première la plénitude, on conviendra que chez les hommes pléthoriques et oisifs il doit se faire une sécrétion plus ou moins considérable de l'humeur superflue et que la suppression doit causer des accidents qui, pour plusieurs raisons, seront moins graves que chez les femmes.

On a vu quelques hommes avoir le flux menstruel d'une manière bien marquée. Zacutus Lusitanus nous en a laissé une observation très singulière. C'est celle d'un homme privé de barbe et qui tous les mois éprouvait, durant quatre ou cinq jours, une hémorragie assez considérable par une partie point du tout faite pour donner passage au sang. Et s'il arrivait que cet écoulement se fît avec quelque difficulté, des ressentiments de colique, un mal de reins, une pesanteur extraordinaire l'avertissaient de recourir à une saignée du pied qui, rappelant ce cours étrange, dissipait tous les accidents.

Un berger était positivement dans le même cas, à cela près qu'il approchait davantage de la nature du sexe par un sein aussi beau, aussi bien formé que celui d'une fille de vingt ans. Il n'était pas le seul de sa famille qui offrît un écoulement aussi singulier; son père et quinze frères participaient tous à ce merveilleux phénomène. Consulter à ce sujet le *Journal de Médecine*, tome V, page 280.

Ce fait doit être très rare, parce que chez les hommes le sang circule plus librement que chez les femmes; ayant le bassin plus étroit et par conséquent peu de vaisseaux artériels qui s'y distribuent, la plénitude dans cette cavité n'est pas ordinairement considérable. S'il y a néanmoins trop de sang, il gonfle, distend la veine hémorroïdale interne et forme cette tumeur connue sous le nom d'hémorroïde, par laquelle les hommes perdent chaque mois un sang épais et surabondant.

Cette espèce d'hémorroïde tient lieu de flux menstruel aux hommes qui ont les vaisseaux mous et faibles, le sang épais, le tempérament lâche, spongieux et gras, qui font bonne chère et mènent une vie trop sédentaire. Ils doivent se garder de mettre aucun obstacle à cet écoulement par lequel la nature se débarrasse d'un sang inutile qui pourrait causer de grands ravages.

Les anciens ont appelé cette évacuation le flux d'or, et ce n'est pas sans raison, pour les avantages qu'il procure, lorsqu'il n'est pas la suite de quelque obstruction du foie, de la rate, etc.

On trouve dans les *Transactions philosophiques* une observation qui suffira pour démontrer le danger auquel on s'expose en voulant s'opposer à un écoulement quelconque, par lequel la santé est raffermie.

Un jeune homme de vingt-quatre ans avait depuis son enfance une hémorragie au pouce de la main gauche, d'où le sang sortait régulièrement tous les mois jusqu'à la quantité de quatre onces. A seize ans, il en perdait jusqu'à une demi-livre et, malgré cette perte, il se portait bien, et ne se sentait nullement affaibli. Enfin, à l'âge de vingt-quatre ans, il s'avisa d'appliquer un fer chaud sur son pouce et par ce moyen arrêta le cours du sang; mais il lui en coûta cher. Depuis ce temps-là, il ne s'est jamais bien porté et il est au contraire devenu sujet à des crachements de sang qui ont épuisé ses forces, à de violentes coliques, à de grandes faiblesses et à plusieurs autres maladies.

Faut-il conclure, d'après ces faits, que les hommes sont sujets à une évacuation périodique comme les femmes? Je n'ose l'assurer; mais je crois que, vu notre manière de vivre actuelle, chaque individu a besoin, surtout celui qui n'exerce point assez ses facultés corporelles, de se procurer de temps en temps une évacuation qui remette dans l'économie animale l'équilibre nécessaire pour y maintenir le bon ordre. L'homme des champs est celui de tous les hommes dans lequel cette évacuation doit être moins sensible.

Parmi les artisans sédentaires, elle est d'une nécessité absolue et ils languissent si elle n'a pas lieu. Les hommes de lettres, les gens du monde, les religieux, enfin tous les états dans lesquels les hommes sont presque inactifs, se trouvent dans le même cas que les artisans sédentaires.

Si chaque individu s'attachait à étudier ce qui se passe physiquement en lui, il découvrirait dans sa constitution les moyens de se fortifier le tempérament. Tel homme, s'il y prend garde, s'apercevra que les douleurs vagues dont il se ressent certains jours du mois annoncent une évacuation quelconque qu'il faut favoriser. Il en est de même des assoupissements, des migraines, des lassitudes, des éblouissements auxquels d'autres personnes sont sujettes de temps en temps. Si, au lieu de se mettre au lit, de faire appeler le médecin pour ces légères indispositions on consultait la nature, tout n'en irait que mieux, car le lit surtout est mortel aux hommes de nos jours !

CHAPITRE X

Des règles chez les bêtes.

Les femelles des brutes, — en exceptant celles de quelques singes, — ne sont point sujettes à un écoulement périodique ainsi que les femmes ; il n'est pas difficile d'expliquer pourquoi l'on observe cette différence. Les animaux ont les vaisseaux de la matrice plus durs, par conséquent point assez dilatables pour admettre plus de fluide qu'ils n'en doivent recevoir. D'ailleurs, les animaux sont presque toujours dans une situation horizontale qui doit occasionner une circulation plus égale que dans les femmes, dont la situation perpendiculaire détermine une plus grande quantité de sang vers les parties naturelles et en rend le retour moins facile.

Quoique les animaux en général prennent beaucoup de nourriture, l'exercice qu'ils font empêchent qu'ils n'aient une trop grande quantité de sang ; et rien ne prouve mieux ce que nous avons dit plus haut, en parlant des femmes dont les règles sont trop abondantes, que ce qu'on observe dans les femelles des brutes. Il est très rare qu'elles avortent, parce que les vaisseaux de la matrice n'ont pas à résister assez fréquemment à l'impulsion du sang superflu qui force et distend les vaisseaux qui le contiennent.

CHAPITRE XI

Conseil utile.

Nous croyons devoir ici placer une réflexion que nous a fait naître l'état malheureux dans lequel on a vu souvent des jeunes filles, lors de la première apparition des règles.

On devrait, ce nous semble, prendre quelques précautions pour que ce premier écoulement du flux menstruel n'effrayât point celle en qui il se fait.

On a vu de jeunes personnes aux portes de la mort faute d'avoir été prévenues

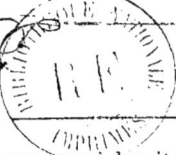

sur ce qui devait leur arriver. Quelquefois même il arrive qu'on s'amuse de leur étonnement, de leur frayeur !

Nous en avons connu une, pauvre infortunée, qu'on avait ainsi effrayée, et qui ne vécut plus que quatre ans dans une santé chancelante et qui mourut des suites cruelles d'une suppression causée par la peur !

Il n'est pas de médecin qui ne puisse donner plusieurs observations semblables, et ces catastrophes affligeantes ne doivent-elles pas dicter à une mère ce qu'il faut faire pour les prévenir ?

On dit tant de choses inutiles aux enfants ! Que ne leur apprend-on ce qui doit se passer en eux aux approches de la puberté ! Que ne les prévient-on au moyen d'éclaircissements ménagés par la prudence contre la surprise, la tristesse, la frayeur auxquelles sont exposées les filles délicates et sensibles dans des moments critiques qui peuvent influer sur le bonheur de leurs jours !

FIN DU LIVRE SEIZIÈME

LIVRE DIX-SEPTIÈME

DES MALADIES

RÉSULTANT

DE LA SUPPRESSION BRUSQUE DES MENSTRUES

CHAPITRE PREMIER

Avant-propos.

Il y a, dans l'existence de la femme, deux époques bien remarquables, tant au point de vue physiologique qu'au point de vue pathologique. Je veux parler de la puberté, ou première apparition des menstrues et de la ménopause, ou fin des menstrues.

Chacune de ces époques peut être accompagnée d'un grand nombre de malaises et même de maladies avec lesquels la fonction cataméniale a une relation incontestable et intéressante, soit comme cause, soit comme modificateur.

Ce n'est pas cependant sur ces faits importants de la science gynécologique que roule le sujet que nous abordons dans ce livre. Je m'attacherai de préférence à la période des menstrues bien établies, et je laisserai de côté la puberté et la ménopause.

Après avoir dit quelques mots de la physiologie des menstrues, nous parlerons un peu des déviations ou hémorragies supplémentaires des règles. Puis, nous entrerons dans la grande question en étudiant les suppressions brusques et les accidents qu'elles provoquent dans l'organisme. Les affections pulmonaires résultant de l'aménorrhée fixeront surtout notre attention.

CHAPITRE II

Physiologie de la menstruation.

Les menstrues ou règles sont constituées par un écoulement sanguin mensuellement périodique, à travers les voies génitales de la femme.

Cette fonction est temporaire, commençant à la puberté et finissant à la ménopause. Elle est en outre intermittente, car elle ne se manifeste que par intervalles, une fois par mois, plus ou moins régulièrement, suivant les individus.

Au point de vue de la physiologie pure, l'écoulement menstruel est un des phénomènes accessoires de la grande fonction de l'ovulation. Mais, dans le sujet que nous traitons ici, l'hémorragie devient le phénomène capital, puisque c'est à la suppression de ce flux que sont dues les affections que nous allons étudier.

En même temps que l'ovulation de l'œuf se fait dans l'ovaire avec augmentation de volume et congestion de cet organe, l'utérus subit des modifications analogues. Le sang y afflue en telle quantité que le volume de la matrice se trouve augmenté d'un tiers ou d'un quart. De là, assez fréquemment, la possibilité d'explorer le fond de l'organe par la palpation hypogastrique. Le tissu utérin, si riche en vaisseaux, se gorge de sang et entre, selon la remarque de Rouget, dans une sorte d'érection. Le poids de l'organe, s'accroissant en proportion du volume, détermine d'ordinaire un léger abaissement du col et rend cette partie plus accessible.

Par suite de sa turgescence, la membrane interne de la matrice se trouve projetée en avant, où elle forme des plis ressemblant aux circonvolutions cérébrales. La muqueuse est comme un sac forcé de se replier sur lui-même pour pouvoir être contenu dans un autre sac plus petit, qui est fermé par les parois musculaires. Cette congestion, très forte jusqu'au col, va ensuite en s'affaiblissant jusqu'aux organes sexuels externes, qui souvent sont gonflés et d'une coloration rouge plus foncée que d'habitude. La plupart du temps, cependant, le col ne participe pas à ces phénomènes, qui restent limités au corps de l'utérus.

La muqueuse hyperhémiée sécrète un mucus abondant, résultant de la suractivité des glandes congestionnées.

L'épithélium se desquame et tombe en abondance dans le liquide. Puis l'exhalation sanguine se produit et le liquide cataménial est constitué dans ces différentes parties : mucus, épithélium, sang.

Quant à l'issue du sang, il existe deux opinions : les vaisseaux distendus sont-ils le siège de ruptures microscopiques laissant passer le sang (hémorragie active), ou bien y a-t-il exhalation sans rupture des parois vasculaires (hémorragie passive)? Les deux théories ont des partisans très autorisés.

On peut distinguer dans le cours de cette époque menstruelle trois périodes :

invasion, état, cessation. Dans la première et la dernière, l'écoulement a pour caractères de renfermer peu de globules sanguins, et d'être composé surtout de mucus. Dans la période d'état, le sang l'emporte sur les produits accessoires.

La durée ordinaire d'une époque menstruelle est de trois à quatre jours ; mais il y a des variations individuelles très grandes, comme pour l'intervalle entre les époques, qui est normalement de quatre semaines, mais qui peut se réduire à deux ou monter à six.

La quantité de sang est plus variable encore, car non seulement elle présente des différences individuelles, mais encore elle peut subir, chez la même personne, des modifications tenant à l'âge, au régime, à l'hygiène, au climat, etc. ; entre quelques grammes et cinq cents ou six cents grammes, on trouve tous les intermédiaires.

Le sang des règles est visqueux, peu coagulable, ce qui est dû à la présence du mucus. La menstruation est liée d'une manière intime aux phénomènes de la chute de l'œuf, parce que l'organisme de la femme a une tendance à fournir au développement du nouvel être des matériaux qui lui sont nécessaires. Quand la fécondation a eu lieu, la menstruation se supprime et elle reste généralement suspendue aussi pendant tout le temps que la femme allaite son enfant.

CHAPITRE III

Des déviations.

On nomme déviation des menstrues toute hémorragie complémentaire ou supplémentaire des règles, se produisant régulièrement aux époques et n'apparaissant pas dans les intervalles.

Lorsque les voies consacrées à l'écoulement du sang menstruel sont fermées, la nature se fraye d'autres routes et toutes les parties du corps peuvent alors devenir le siège de ce flux insolite. Mais c'est surtout par les membranes muqueuse et cutanée que la déviation a lieu. Ce dérangement des règles peut être primitif ou secondaire.

Les règles peuvent se dévier vers les parties voisines de l'utérus, ou sur celles qui ont des rapports sympathiques avec lui. Elles affectent ordinairement dans ces écarts les organes délicats ou ceux qui ont été atteints par les maladies. Une irritation dans une partie peut y attirer l'afflux du sang. L'hémorragie supplémentaire a été vue dans toutes les parties du corps, mais elle se manifeste plus spécialement par le nez, l'estomac, les poumons, les vaisseaux hémorroïdaux. Tantôt elle continue pendant toute sa durée à paraître dans le même endroit, tantôt elle se montre dans un grand nombre d'organes différents.

A l'appui, Brierre de Boismont cite un grand nombre d'observations très curieuses.

C'est d'abord une jeune fille, réglée à quatorze ans, chez laquelle l'écoulement, après avoir été régulier pendant quelques mois, se supprime à la suite d'une vive frayeur. Aussitôt les jambes se gonflent, se couvrent de vésicules qui, pendant six mois, donnent issue au sang. Puis le bras gauche se tuméfie; le sang choisit cette nouvelle route, les jambes guérissent. Successivement les menstrues apparaissent : six mois par le pouce gauche, à la suite d'une piqûre; deux ans par la face, par deux ouvertures formées à la suite d'un érysipèle; cinq mois par le nombril, quatre mois par la malléole interne du pied gauche; deux mois par l'oreille du même côté; trois mois par le sein gauche. Après cet exemple si curieux par la multiplicité et la durée des déviations, viennent des cas d'hémorragies nasales, d'hémoptysies, d'hématémèses survenant chaque mois à la place des règles qui avaient été supprimées.

Si l'écoulement par les voies génitales est totalement absent, les hémorragies sont dites supplémentaires; s'il persiste un flux plus ou moins abondant par les voies naturelles, les déviations sont appelées complémentaires.

Ce dernier cas est de beaucoup le plus fréquent. Deux faits de ce genre, — qui sont encore récents, — sont rapportés dans la *Gazette des Hôpitaux* du 6 juillet 1878. C'est d'abord une hématémèse se produisant par suite d'une suppression, à chaque époque, et coïncidant avec l'écoulement, par le vagin, de quelques gouttes de sang. La guérison est obtenue en peu de temps par un traitement qui, joint au régime, fait bientôt reparaître les règles normales.

Ensuite vient l'histoire d'une jeune fille de seize ans, dont les règles se suppriment à la suite d'une frayeur causée par une tentative de viol. Un petit écoulement de sang persiste par les organes génitaux, mais pendant vingt-quatre heures au plus, et le lendemain de la cessation du flux, au moment de son réveil, la jeune fille a deux ou trois vomissements de sang. Les choses se passent ainsi depuis onze ans. Cet état n'a nullement été modifié par le mariage, sauf que les vomissements de sang se suppriment en même temps que les règles pendant les grossesses et l'allaitement. De plus, chez cette malade, l'habitude des hématémèses complémentaires s'est si bien établie, qu'il a fallu renoncer à toute tentative pour les supprimer.

Il y a des médecins qui ne partagent pas tout à fait cette manière de voir et à qui les grossesses semblent fournir une très bonne occasion de faire reprendre aux menstrues leur voie naturelle, en appliquant, après l'accouchement bien entendu, une médication tonique prudente.

Il est à remarquer que l'hémorragie supplémentaire se fait toujours par un organe ou par un point faible de l'économie. Si le poumon est attaqué, ce sont des hémoptysies qu'on voit survenir; si un léger traumatisme vient à produire une solution de continuité dans le système cutané ou muqueux, la petite plaie devient le siège de la déviation; y a-t-il des varices, des hémorroïdes, c'est un flux variqueux ou hémorroïdal qui supplée aux menstrues supprimées.

CHAPITRE IV

Des suppressions brusques non suivies d'hémorragies supplémentaires.

La conclusion nécessaire du chapitre précédent est que, toutes les fois que les règles, pour une cause ou pour une autre, ne trouvent pas leur écoulement par les voies génitales, elles se portent sur un autre point de l'organisme, où elles réussissent souvent à se faire jour sous forme d'hémorragie supplémentaire.

Ce phénomène me paraît être simplement un résultat de pléthore sanguine, et le choix de l'organe me semble déterminé par sa faiblesse, son peu de résistance à la congestion, puis à l'issue du sang.

Supposons maintenant que l'hémorragie supplémentaire n'ait pas lieu, soit qu'aucun organe ne présente les conditions nécessaires pour la production de ce phénomène, soit que la brusquerie de la suppression n'ait permis, chez une femme jusqu'alors bien réglée, à aucun organe de s'accoutumer à une fonction qui ne lui appartient pas, l'hémorragie supplémentaire, que je regarde comme un phénomène critique, ne se produisant pas, il en résulte une stase du sang dans les organes où il se sera porté.

De là, des accidents de congestion et même d'inflammation.

Il n'est point de praticien qui, dans le cours de sa carrière, n'ait été consulté un grand nombre de fois pour des femmes bien portantes, qui, sous l'influence d'une impression quelconque, avaient vu leurs règles s'arrêter à l'instant même, et pour lesquelles cette suppression avait été le signal de malaises, de souffrances, de douleurs, d'indispositions, de maladies.

§ I. — ÉTIOLOGIE

Les causes de cette aménorrhée sont de deux ordres : causes physiques et causes morales.

Causes physiques. — En première ligne se place l'action du froid sous toutes les formes. Les changements brusques dans la température atmosphérique, le passage d'un milieu chaud dans un milieu froid (sortie du bal, du théâtre, etc.) ; l'immersion du corps, ou seulement des pieds, des mains dans l'eau froide ; les bains froids, les boissons glacées ; l'exposition à la pluie ; la suppression d'un vêtement habituel, et surtout de ceux qui recouvrent les jambes et les organes pelviens (caleçons, jupons, etc.) ; descente dans une cave fraîche ; toutes ces causes ayant leur maximum d'action quand le corps est en sueur.

On trouve aussi, parmi les causes fréquentes de suppressions : les coups, les chutes, les fatigues exagérées, les excès de toute nature (alcoolisme, plaisir sexuel), indigestion); l'abus de certains médicaments, tels que mercure, substances styptiques, opium, purgatifs, vomitifs, quinquina à haute dose; les saignées, les sangsues; les boissons et les aliments excitants; on a même noté l'action d'une odeur forte et pénétrante.

Causes morales. — Les causes morales ont une action plus manifeste encore, et le plus grand nombre des suppressions observées sont dues à des faits de cet ordre. Au premier rang se placent la peur et toutes les grandes émotions. Les contrariétés, la surprise, la colère; les passions tristes; l'inquiétude, la jalousie, les sentiments contrariés; une mauvaise nouvelle, les chagrins, tous les événements malheureux qui impressionnent vivement: perte de position, de fortune, etc.; les outrages à la pudeur; une crainte excessive de devenir enceinte, etc.

§ II. — SYMPTOMES

Dès que les règles sont arrêtées, les femmes éprouvent un abattement général, un sentiment de pesanteur douloureux à l'épigastre et dans les lombes; des tiraillements dans ces deux régions. L'état nerveux est singulièrement altéré: on trouve une très grande irritabilité, un besoin de changer de place, parfois des appétits sexuels exagérés; il survient un dégoût pour les aliments, des douleurs vagues dans les membres, des coliques, des pesanteurs de tête, des chaleurs de poitrine, des crachements de sang; les tranchées utérines sont un des symptômes les plus communs.

§ III. — DIAGNOSTIC

Les règles sont normalement absentes:
1° Avant la puberté;
2° Après l'âge de retour;
3° Pendant la grossesse et la lactation.

Ces trois états doivent préoccuper tout d'abord le médecin; car les femmes ont souvent intérêt à simuler ou dissimuler une grossesse, à cacher leur âge. L'absence d'écoulement peut encore tenir à un état anatomique; imperforation du col, du vagin (rétention), — absence des ovaires, de l'utérus: ou bien à un mauvais état naturel: chlorose, anémie, débilité, scrofule, retard dans le développement; à certaines maladies chroniques graves; à une maladie aiguë.

Toutes ces causes d'absence de menstrues doivent être connues et écartées, car elles offrent des indications différentes et mêmes contraires de celles que comporte la suppression brusque, survenant au milieu de la santé.

Pour que l'aménorrhée mérite le nom de suppression brusque, il faut que l'écoulement sanguin ayant commencé, ou la femme se sentant dans cet état physiologique qui précède de peu le flux cataménial, on voie tout à coup suppression, diminution ou absence de sang, coïncidant avec l'une des causes habituelles de cet accident.

Si la maladie se borne aux phénomènes morbides que nous venons d'énumérer, on a une suppression pure et simple, le malaise diminue peu à peu, et, aux prochaines menstrues, tout rentre dans l'ordre. Bien souvent, malheureusement, il n'en est pas ainsi, et, dès le début, on voit apparaître un appareil symptomatique beaucoup mieux localisé, indiquant de suite l'organe qui a été plus particulièrement victime de la dérivation des règles, aussi de quelle manière il a été frappé : C'est le plus souvent d'une congestion ou d'une inflammation.

Un point délicat est de ne pas regarder comme étant le résultat de la suppression des menstrues, des affections qui, au contraire, en ont été la cause. On doit donc toujours examiner avec soin si les premiers symptômes de la maladie ont précédé l'aménorrhée, ou bien si, au contraire, celle-ci s'est produite avant toute manifestation morbide.

L'organe affecté peut être voisin ou éloigné de l'appareil génital.

Ce sera l'utérus lui-même ou ses annexes ; il en résultera une métrite qui peut être interne ou parenchymateuse, et qui passe ordinairement à l'état chronique avec le caractère rebelle de ces affections. Aran déclare que les cas les plus nombreux de métrite reconnaissent pour cause des suppressions brusques des règles. Tel est le cas d'une domestique à qui l'on mit par plaisanterie une clef dans le dos pendant son écoulement menstruel : Suppression et, aussitôt, gastralgie et leucorrhée que six mois de traitement ne peuvent guérir.

Les leucorrhées, dans ces cas, tiennent souvent lieu de menstrues, et en suivent les vicissitudes.

On voit aussi se déclarer une ovarite, une pelvi-péritonite, une hématocèle.

Une femme de vingt-deux ans vit s'arrêter ses règles au troisième jour, pour s'être exposée au froid et à l'humidité. Tumeur dans le cul-de-sac vaginal postérieur, présentant tous les symptômes du phlegmon péri-utérin ; résolution en quelques jours, grâce aux purgations et aux sangsues.

La péritonite menstruelle est généralement sans gravité. Une jeune fille s'assied sur un banc de pierre pendant la période menstruelle, les règles, et elle présente le lendemain tous les symptômes d'une pelvi-péritonite droite. Guérison après une semaine de traitement habituel.

Les symptômes peuvent se produire du côté de la tête, bouffées de chaleur, congestion cérébrale, amaurose congestive. Une femme a une suppression : premiers symptômes du côté du cœur et de l'estomac, qui reviennent tous les mois et s'accompagnent bientôt de troubles de la vue : elle aperçoit les objet colorés en rouge.

Les troubles nerveux sont aussi fréquents que variés : dysurie, coliques utérines, coliques intestinales, gastralgies, météorisme, vomissements, engourdissement et faiblesse des extrémités inférieures, douleurs ostéocopes, vertiges, migraines, affections convulsives diverses, hydrophobie, paralysie, surdité, troubles dans le caractère, dans les facultés mentales, délire, manie aiguë, souvent aliénation mentale chronique et même incurable.

Une femme, à la suite d'une suppression causée par un rapprochement sexuel accompli au milieu d'une grande exaltation, est prise de manie et de catalepsie.

Un cas d'hydrophobie est cité chez une fille dont la suppression a été occasionnée par des tentatives érotiques de la part d'un jeune homme. Accidents nerveux divers, puis délire furieux qui survenait à la vue des liquides. La mort fut rapide.

Le foie, la rate, les poumons sont souvent engorgés et enflammés. On a vu ces deux premiers organes, à la suite de fluxions répétées d'origine menstruelle, être atteints d'une hypertrophie considérable.

Le tube digestif peut être atteint, soit dans son innervation, soit dans sa texture même. Nombre d'ulcères de l'estômac sont survenus chez les femmes, à la suite d'hémathémèses menstruelles répétées. Une jeune fille de seize ans a eu un violent chagrin pendant une époque. Elle a d'abord une ménorragie, puis une suppression presque complète ; premier phénomène morbide, spasme de l'œsophage, inanition, puis enfin mort.

Enfin, j'ai remarqué que Bernutz et Goupil, dans leur ouvrage aussi savant que pratique sur les maladies des femmes, reconnaissent les suppressions menstruelles comme une des causes les plus fréquentes et les plus actives des affections qu'ils étudient.

Raciborski interprète différemment ces phénomènes morbides :

« Ce qui prouve le mieux, dit-il, que l'hémorragie supprimée n'est pour rien dans leur production, c'est que la nature de ces accidents varie, et qu'elle est toujours en rapport avec le caractère des causes qui les ont fait naître. Ainsi, l'on peut être sûr d'avance que, lorsqu'il s'agit d'une frayeur, d'un profond chagrin ou d'une violente douleur, la suppression des règles sera accompagnée de quelques troubles de l'innervation, tels que l'hystéralgie, un accès d'hystérie, une attaque épileptiforme, le délire, l'aliénation mentale, etc., etc. Lorsqu'au contraire la cause qui a supprimé les règles n'a pas, par sa nature, d'action directe sur l'innervation, que ce soit, par exemple, une transition brusque du chaud au froid, l'exposition à la pluie, etc., etc., on ne verra plus survenir d'accidents nerveux, mais des phlegmasies telles qu'une fluxion de poitrine, une pleurésie, une angine tonsillaire, une métrite, etc., etc., en un mot des affections de la même nature que celles que des causes semblables ont l'habitude de produire en dehors des époques menstruelles. L'influence cataméniale ne joue donc d'autre rôle dans cette circonstance que celui de prédisposer davantage aux maladies, à cause de l'impressionnabilité plus grande des femmes au moment des règles. »

Je ne saurais accepter cette opinion trop exclusive en présence des observations que j'ai lues et de celles que j'ai recueillies. Les influences qui suppriment les menstrues sont parfois si légères qu'on ne peut raisonnablement les regarder comme ayant causé les accidents parfois terribles qui en sont la conséquence. Une femme aura beau être délicate et voir son impressionnabilité redoubler pendant la période menstruelle, ce n'est pas l'action de s'asseoir sur un banc de pierre qui pourrait lui donner une pneumonie ou une pelvi-péritonite, s'il n'y avait pas là l'action malfaisante de tout ce sang qui veut et qui ne peut sortir. Sans doute, on ne saurait, avec Brierre de Boismont, reconnaître au sang menstruel des qualités vénéneuses, opinion qui remonte aux doctrines hyppocratiques ; mais la plupart des accidents observés sont bien évidemment des phénomènes de pléthore, des congestions déplacées. L'influence des causes sur le genre de maladie produit est évidente, mais cela n'exclut nullement l'action pernicieuse du sang retenu. J'ai dit plus haut que le choix de l'organe affecté par les suppressions était souvent déterminé par la faiblesse de cet organe. On conçoit dès lors que les émotions morales aient pour résultat des phénomènes nerveux, car les femmes les plus sujettes à ces sortes d'influence seront celles qui sont enceintes d'une névropathie plus ou moins prononcée. D'ailleurs, rien n'empêche d'attribuer à la cause qui a produit une suppression, une action localisatrice, dirigeant les accidents vers le système qui a été ébranlé. C'est alors la cause même de la suppression qui donne à tel ou tel organe la réceptivité pour les accidents consécutifs, en le mettant dans les conditions de faiblesse qui constituent l'imminence morbide. Ainsi le froid, ayant surtout de l'influence sur les organes respiratoires, amène la congestion déplacée dans les poumons.

Comment refuser à la pléthore sanguine toute influence, quand on voit, chez les hommes, la suppression d'une hémorragie habituelle, du flux hémorroïdal, par exemple, produire des congestions cérébrales, hépatiques, pulmonaires, bref, des accidents nerveux et viscéraux tout comme chez la femme ? Faut-il, dans ces cas, invoquer l'impressionnabilité menstruelle de Raciborski ?

On peut donc généraliser la proposition et dire : La suppression de toute hémorragie habituelle peut causer une congestion, une fluxion compensatrice, dont le siège est variable, mais qui a une tendance marquée à se porter vers les parenchymes les plus vasculaires.

CHAPITRE V

Des accidents pulmonaires causés par la suppression brusque des menstrues.

Le docteur E. Morin, qui a sérieusement étudié cette question, s'exprime ainsi :

J'ai connu, dit-il, il y a quelques années, une dame L..., qui, bien que mariée, menait une vie fort dissipée. D'une beauté remarquable, d'un tempérament excellent, d'une santé parfaite, elle se livrait, sans même en éprouver de fatigue, à tous les plaisirs, et trouvait moyen de suffire encore aux occupations et aux soins que lui réclamait une maison de modes qu'elle dirigeait. Une seule chose venait périodiquement interrompre les douceurs de cette existence, c'était l'apparition des règles, qu'elle avait abondantes, incolores, régulières, normales en un mot. — Je puis rapporter, d'une manière certaine tous ces détails que je tiens de son entourage. — Les menstrues, donc, l'obligeaient à se tenir tranquille quatre ou cinq jours par mois, et c'était, pour cette nature ardente, autant de perdu pour le plaisir. Elle découvrit, accidentellement, le moyen de se débarrasser des ennuis de cette fonction importune.

Un jour, se rendant avec une de ses ouvrières au bain froid, où elle allait souvent, elle s'aperçoit que son sang arrivait. Elle fait part de la chose à sa compagne, qui, pénétrée des bons principes que presque toutes les femmes ont sur l'hygiène des menstrues, lui conseille de rebrousser chemin, en lui exposant les dangers d'une ablution froide dans un pareil moment. « Bah ! répond la dame, rien ne me fait à moi ; j'ai une santé de fer. » On arrive, on se baigne. En sortant de l'eau, l'écoulement était arrêté. Mme L... regagne son domicile aussi fraîche, aussi pimpante que jamais et en plaisantant sur les appréhensions qu'avait manifestées son ouvrière. De fait, elle n'eut aucun accident, et fut enchantée de sa découverte.

Elle en parla un jour à une de ses amies, qui lui dit : « Je connais cela ; j'ai moi-même arrêté mes affaires, une fois, avec une douche froide sur les reins. Mais j'ai failli en mourir ; je ne vous conseille pas de recommencer une pareille imprudence. »

Tout ce que Mme L... retint de ces paroles, ce fut qu'une douche froide produisait le même effet qu'un bain : c'était une simplification ; une douche peut se prendre en toute saison, sans sortir du quartier, à domicile même. Elle usa de la recette et put, chose étonnante, renouveler cinq ou six mois de suite cette dangereuse expérience.

Une fois pourtant, et ce fut la dernière, elle eut un frisson le soir même de la douche antimenstruelle, mais elle n'en alla pas moins à une partie de plaisir décidée pour le soir. Elle rentra avec la fièvre et se coucha très malade. Le lendemain, on appela le médecin, à qui l'on ne voulut pas faire part des imprudences de la dame, et qui réserva son diagnostic jusqu'au jour suivant. A cette seconde visite, il déclara une fluxion de poitrine et donna un traitement approprié,

Le médecin ausculta sa cliente, moi je ne vis que les crachats, qui étaient caractéristiques de la pneumonie. Quelques jours après, il y avait un point de pleurésie, bientôt un épanchement pleural, qui vint aggraver singulièrement la situation de la malade. Elle succomba en dix jours, sans que les règles eussent reparu.

Ces accidents rapides, chez une femme si bien portante, attirèrent mon attention, et, en ma qualité d'étudiant en médecine, je m'informai, auprès de l'entourage de Mme L..., des circonstances dans lesquelles la maladie s'était déclarée. C'est alors qu'on m'apprit les faits que je viens de rapporter.

Tout cela me frappa d'autant plus que je savais à peine, alors, ce que c'était qu'une suppression de règles, et que j'ignorais à quels accidents graves cela exposait les femmes. J'ai remarqué, depuis, que les suppressions étaient très peu mentionnées comme cause de phlegmasies pulmonaires, dans les ouvrages classiques de pathologie. Ayant cependant rencontré dans les hôpitaux quelques cas de ce genre, l'idée m'est venue de ce travail, que je considérais comme devant combler une lacune.

Les recherches que j'ai dû faire m'ont appris que la chose n'était pas aussi neuve que je l'avais supposé d'abord, car les ouvrages spéciaux sur les maladies des femmes renferment de nombreuses observations d'accidents pulmonaires survenus à la suite des suppressions. Je n'en ai pas moins persévéré dans mon idée de traiter ce sujet, et, si je n'ai pas apporté à l'édifice de la science une pierre nouvelle, je me suis livré à une étude qui m'a vivement intéressé, et dont j'ai cru pouvoir, avec quelque utilité, consigner les résultats dans ce travail.

Si les auteurs admettent assez volontiers la production des congestions pulmonaires, des bronchites par suite de suppressions, on les trouve moins disposés à accepter cette cause dans l'inflammation franche du parenchyme de cet organe et de ses enveloppes.

Jaccoud mentionne cette cause dans l'étiologie de la pneumonie catarrhale, mais n'en parle pas dans la pneumonie fibrineuse.

Trousseau, dans les cliniques de l'Hôtel-Dieu (voir la leçon consacrée aux hémoptysies), parle de l'influence des hémoptysies supplémentaires sur le développement et la marche de la tuberculose, mais reste muet sur cet ordre de phénomènes dans les phlegmasies du poumon. Dans une très belle observation, rapportée au cours d'une autre leçon, de pleurésie succédant à un phlegmon périutérin, j'ai regretté de ne rien trouver concernant la menstruation de la malade ; cette fonction a dû être probablement plus ou moins troublée par l'affection pelvienne, et cela faisant cadrer parfaitement l'observation avec mon sujet.

Dans l'ouvrage de Hardy et Behier, il est dit, à propos de la bronchite chronique : « Il est quelques exemples, fort rares du reste, qui permettraient d'admettre que la bronchite chronique a parfois remplacé, par l'abondance de ses crachats, des flux ou des suppurations supprimées. »

Grisolle, dans son traité de la *Pneumonie*, se montre sceptique et peu disposé à admettre la suppression des menstrues dans son étiologie. Cependant, il cite des faits dans lesquels on verrait volontiers les pneumonies reconnaissant pour cause l'aménorrhée. Sur onze femmes atteintes de pneumonie, quatre avaient eu leurs règles depuis huit, quinze et vingt jours quand la maladie débuta. Six autres étaient arrivées à la période menstruelle. Parmi celles-ci, trois furent affectées de pneumonie pendant que les règles coulaient encore, sans que l'écoulement ait été en rien modifié par la maladie. Mais trois autres femmes, arrivées à l'époque menstruelle lorsqu'elles tombèrent malades, n'avaient pas encore vu paraître le sang, et la pneumonie eut pour effet d'en empêcher l'éruption. Enfin, la dernière de ces onze malades avait un retard de douze jours quand elle fut atteinte de pneumonie.

Sur ces quatre derniers cas de pneumonie accompagnée d'aménorrhée, il en est un, le dernier mentionné, où la suppression me paraît s'imposer comme cause, car elle précède manifestement la maladie ; dans les trois autres, la même interprétation paraît très admissible, mais ne s'impose pas. Pourtant, si l'on admet, comme semble l'indiquer Grisolle, que ce fut la pneumonie qui supprima les règles, ces faits montrent qu'il existe entre l'utérus et le poumon une étroite relation qui n'est pas un faible argument en faveur de ma thèse.

Bouillaud (clinique de la Charité) ne fait mention, dans aucune de ses observations sur les accidents pulmonaires chez les femmes, de la menstruation des malades. C'est là une véritable lacune, qui a probablement laissé planer beaucoup de doutes sur l'étiologie de ces maladies, et il est à remarquer que dans beaucoup de cas la cause est déclarée inconnue.

On lit dans Monneret (*Path. Int.*, tome I, page 308) : « Un grand nombre de pneumonies prétendues ne sont que des congestions du tissu pulmonaire et des bronches. Cet effet peut se produire sous l'empire de la suspension d'un flux sanguin naturel, tel que celui des règles ou d'une hémorragie accidentelle, diminuée ou supprimée. On conçoit que beaucoup d'hypérémies tiennent à la suspension d'un flux et réciproquement. »

Si la congestion est facile, l'inflammation l'est également. Ce n'est qu'une question de plus et de moins. Une congestion prolongée ou fréquemment répétée peut amener l'inflammation de l'organe qui en est le siège, surtout s'il est prédisposé par sa faiblesse ou par toute autre circonstance à devenir le siège d'une phlegmasie.

Le même auteur dit plus loin, à l'article Bronchorragie : « La bronchorragie supplémentaire des règles supprimées a une existence bien démontrée. »

Je ne trouve rien dans les Cliniques d'Andral, rien dans celles de Piorry, bien que ces auteurs aient particulièrement étudié les maladies du poumon.

Les gynécologistes, au contraire, plus pénétrés de l'importance de la fonction menstruelle, en indiquent très fréquemment les troubles comme causes de maladies, et principalement d'affections pulmonaires ; soit qu'ils aient mieux analysé les faits à ce point de vue qui les intéressait spécialement, soit que la préoccupation de leur sujet les ait portés à rattacher trop facilement les effets morbides à une cause qu'ils avaient toujours présente à l'esprit. Mais, dût-on laisser de côté les trois-quarts des observations que renferment leurs ouvrages, il en resterait encore assez pour établir d'une façon certaine la relation intime des poumons et de l'utérus au point de vue du déplacement des congestions.

Pour quelles raisons le poumon, organe si éloigné de l'utérus, ressent-il si vivement et si fréquemment le contre-coup des troubles menstruels? Pourquoi, réciproquement, l'utérus est-il facilement frappé dans sa fonction cataméniale par les accidents pulmonaires? Admettrons-nous, avec Brierre de Boismont, que le poumon est lié sympathiquement avec l'utérus? On se contente difficilement, aujourd'hui, de ces explications un peu mystiques si chères aux médecins de l'ancienne école. Faut il supposer, avec d'autres auteurs, que le sang des règles va d'abord irriter les centres nerveux, puis, par action reflexe, causer des inflammations pulmonaires? Ce serait là, peut-être, faire la part trop belle à la prétendue septicité du sang menstruel, que l'on sait, aujourd'hui, avoir la composition du sang ordinaire, ne contenant en plus que les sécrétions utérines et vaginales.

Je croirais, pour mon compte, qu'il y a là un simple phénomène d'hydraulique. Le sang des menstrues est élaboré, il afflue vers les organes génitaux, pour remplir un but physiologique, le développement d'un être nouveau. Mais la fécondation n'a pas lieu, le sang devient inutile et surchargerait l'organisme; à la muqueuse utérine est alors confié le soin de débarrasser le système vasculaire de ce trop plein. Vienne alors une cause qui entrave ou supprime cette fonction, le sang se répand dans différents organes, et de préférence dans les plus vasculaires. Or. le poumon, eu égard à sa masse, est le tissu le plus vasculaire du corps humain, On comprend dès lors la grande fréquence des accidents pulmonaires, qui surviendront toujours après les suppressions, à moins qu'il n'y ait dans l'organisme un point plus faible où les altérations appelleront l'inflammation.

Les accidents pulmonaires que l'on voit le plus souvent résulter des troubles de la menstruation sont : les hémoptysies, la tuberculose, la bronchite, la pneumonie catarrhale, la pneumonie franche, la pleurésie.

§ I. — HÉMOPTYSIES.

C'est le phénomène le plus fréquent et le moins grave de ceux qui résultent de la suppression des menstrues. Aucun signe d'auscultation ne les annonce ordinairement. Il y a seulement une dyspnée plus ou moins prononcée. Les hémoptysies sont plus ou moins abondantes, et n'ont d'inconvénient grave que si elles persistent longtemps, ou si le poumon était déjà en mauvais état. Ces hémorragies supplémentaires ont cela de particulier, qu'elles persistent parfois très longtemps, revenant chaque mois sous forme de déviations.

Observation I. — Une fille de dix-neuf ans a, depuis l'âge de douze ans, des hémoptysies mensuellement périodiques, tenant sans doute à une suppression. Le sang était d'une belle couleur rouge. Deux ou trois jours avant le flux insolite, elle avait de la fièvre, de l'oppression, de la difficulté à respirer, mais elle ne toussait pas. La quantité de sang qu'elle rendait pouvait remplir une assiette. Pendant l'exploration, cette fille était malade, mais à peine l'hémoptysie était-elle terminée, que sa santé se rétablissait et qu'elle se livrait à ses travaux habituels. Dans l'intervalle d'un mois à l'autre, elle n'éprouvait pas de gêne dans la respiration, elle ne toussait pas, l'appétit était bon.

Observation II. — La nommée Pauline S..., dix-sept ans, domestique, a de bons antécédents ; peut-être un peu de faiblesse de poitrine, car elle se rappelle avoir pris dans son enfance du lait d'ânesse. A quinze ans, apparition des règles, abondantes et de longue durée (douze jours). Le mois suivant, les règles ne se montrèrent point. Il en fut ainsi pendant quatre mois ; seulement, au bout du second mois, apparaissait une hémoptysie. Une médication emménagogue ramène les menstrues, sans supprimer les crachements de sang. Après neuf mois de cette situation, la malade est prise tout à coup d'une hémoptysie considérable qui ne s'était annoncée que par de légères douleurs entre les épaules, un peu de dyspnée et par quelques troubles dyspeptiques. Les crachements de sang deviennent continus, mais plus abondants aux époques menstruelles. — Il y a encore deux hémoptysies considérables, coïncidant avec deux époques. On l'ausculte, et bien que les phénomènes hémoptoïques durent depuis deux ans, il n'y a aucun signe physique de tuberculose. L'interrogatoire ne révèle aucun signe rationnel.

§ II. — TUBERCULOSE

La tuberculose **un peu avancée** a pour effet constant de supprimer les menstrues. On note à peine quelques exceptions à cette règle. Cependant ce ne sont pas là des faits qu'on puisse invoquer pour prouver une relation sympathique entre l'utérus et les poumons. Dans une maladie qui produit une cachexie aussi profonde que le fait la tuberculose, la suppression du sang menstruel est un simple phéno-mène d'anémie. Cependant, on ne peut refuser aux suppressions menstruelles une action très directe et malheureusement très funeste sur les progrès de la phtisie et sur le développement de cette maladie dans les poumons prédisposés.

Observation III. — Une femme, atteinte depuis quelques années d'une affection pulmonaire qui ne faisait que peu de progrès, a ses règles arrêtées par une pluie très froide. Immédiatement après, elle est prise d'un étouffement considérable, suivi d'une hémoptysie abondante. L'hémorragie se renouvelle à différentes reprises, et l'affection pulmonaire marche ensuite avec une grande rapidité.

Observation IV. — Une demoiselle avait inspiré des inquiétudes à sa famille, à raison des accidents qui s'étaient manifestés vers la poitrine. Un traitement con-venable, suivi avec persévérance, avait fait cesser les craintes depuis plusieurs années, lorsque la nouvelle de la mort de son frère lui occasionne un si vif cha-grin que les règles sont arrêtées. Bientôt les caractères de l'ancienne affection de poitrine se dessinent avec plus de violence que jamais : la toux, l'amaigrissement, les sueurs révèlent un danger pressant. Des soins bien entendus, un voyage dans les pays chauds sont parvenus à triompher du mal ; la santé s'est de nouveau mon-trée avec le rétablissement des menstrues.

§ III.

La bronchite est une maladie trop commune et trop facile à contracter pour ne pas se présenter fréquemment dans les suppressions menstruelles. Toutefois, elle me semble emprunter à cette cause un caractère de gravité spécial, une tendance à devenir capillaire. Je présente à ce sujet une observation importante, et j'ai l'autorité de Jaccoud, qui considère les suppressions comme pouvant amener des pneumonies catarrhales.

Observation V. — La nommée Legave Reine, âgée de trente et un ans, femme de chambre, est entrée le 15 février 1878, dans le service de M. Laboulbène, salle Saint-Vincent, lit n° 15. à l'hôpital de la Charité. Elle n'a jamais été malade. Elle a été réglée à dix-sept ans, et, depuis trois ans, voit le flux utérin apparaître tous les quinze jours. Le 13 février, pendant la période menstruelle, elle descend à la cave, prend froid, et les règles s'arrêtent le soir même. Elle éprouve aussitôt une douleur très vive dans le ventre, du côté droit, surtout pendant la marche. Cet état, qui persiste toute la journée du 14, l'engage à entrer à l'hôpital. Le 15, jour de son entrée, on ne trouve au ventre ni douleur à la pression, ni gonflement. La malade tousse un peu, mais ne crache pas. A l'examen de la poitrine, on trouve : vibrations à peu près nulles de chaque côté ; submatité à gauche et en arrière ; râles crépitants par petites bouffées du même côté ; rien au cœur. Le pouls est fré-quent, régulier, dur ; la peau est chaude, halitueuse.

16 février, au soir : Les règles, qui avaient à peu près disparu, sont revenues en abondance. On entend des râles crépitants dans tout le poumon gauche, et quelques râles sibilants du côté droit; peau chaude, pulsations 92, température 37°2.

Du 16 au 27 février la malade accuse toujours des douleurs vives dans le ventre, sans que la pression et la palpation semblent les augmenter beaucoup; elle n'a pas de point de côté. Les râles crépitants existent à droite et à gauche, en haut et en bas; la malade tousse, mais ne rend pas de crachats.

28 février. — Les règles, qui ont cessé depuis quelques jours, reviennent en abondance, mais sont bientôt remplacées par un écoulement blanc; le linge est taché en vert. Au spéculum, on constate l'existence d'une vaginite. Le col est nullipare et laisse écouler une grande quantité de mucus.

1er mars. — La malade a encore à gauche et en arrière des râles crépitants.

6 mars. — Elle est toujours dans un état fébrile, la peau est humide; elle tousse, mais il n'y a pas de matité aux deux bases; à l'auscultation, on y entend des râles crépitants un peu gros, qui vont en s'étendant vers l'aisselle; respiration rude, avec un peu d'expiration soufflante et prolongée aux sommets; crachats épais, visqueux, opaques de la bronchite.

11 mars. — Moins de râles à l'auscultation; peu de crachats; les douleurs du ventre persistent.

17 mars. — Douleurs dans la poitrine, mais surtout dans le ventre; râles crépitants fins, sans souffle, à droite, à la base, empiétant sur les parties latérales : vésicatoire. Il y a des râles plus gros à gauche, à la base, et quelques râles crépitants redux. Les crachats sont peu abondants et aérés.

28 mars. — La bronchite est tout à fait finie. On continue de la traiter pour sa vaginite et une ulcération du col.

22 avril. — Cette femme sort complètement guérie.

Si l'on analyse cette observation, on y trouve : 1° que le refroidissement léger qu'une femme a éprouvé en entrant dans une cave, sans y séjourner, a amené des accidents qu'une cause aussi légère a bien rarement pour effets en dehors de la période menstruelle; 2° que la persistance de la fièvre, jointe à la finesse des râles, indique une affection bien plus voisine de la bronchite capillaire que de la bronchite simple; 3° que, si les règles, en revenant le lendemain du début des accidents, ne les eussent pas fait entièrement disparaître, leur réapparition a eu sans doute pour résultat de conjurer des accidents plus graves, car, par les premiers symptômes, la malade semblait en imminence de pneumonie catarrhale et de péritonite.

§ IV. — PNEUMONIE

La pneumonie franche peut résulter aussi des suppressions brusques des menstrues. Il est faux qu'elle ait dans ce cas pour caractère une grande bénignité. Je rappellerai ici le souvenir clinique que j'ai consigné au commencement de ce chapitre, et où la mort vint couronner un appareil symptomatique bien caractérisé de pleuro-pneumonie franche. Quant aux circonstances déterminantes de ces affections, je crois n'avoir pas poussé trop loin les conséquences du précepte : *Post hoc, ergo propter hoc ;* et j'ai choisi mes observations parmi celles qui m'ont semblé laisser le moins de doute sur la relation de cause à effet entre la suppression des règles et la maladie.

Observation VI. — La nommée M..., âgée de vingt-neuf ans, cuisinière, a de bons antécédents héréditaires. Elle a eu, il y a treize ans, la fièvre typhoïde. Elle est habituellement bien réglée. Le 10 février (1877), pendant la période menstruelle, elle lava sa cuisine et savonna du linge dans la matinée : les règles se supprimèrent complètement. Vers quatre heures du soir, elle sentit un grand malaise général, des douleurs vagues et se coucha. La nuit fut mauvaise, elle eut un grand frisson qui dura, dit-elle, une partie de la nuit.

11 février. — C'est le jour où la malade fut examinée. Elle présente un visage coloré, la peau chaude, une fièvre très intense ; elle a à gauche un point de côté bien localisé ; quelques accès de toux, comprimée à cause de la douleur occasionnée par les mouvements respiratoires. Il n'y a pas de crachats. A l'auscultation on trouve, à gauche, submatité à la base et râles crépitants fins, en arrière ; à droite, quelques râles crépitants à la base. On applique 15 ventouses scarifiées, et on donne une potion avec oxyde blanc d'antimoine.

12 février. — Les râles crépitants ont augmenté, et s'accompagnent maintenant de souffle. Cet état dure quatre jours en s'amendant graduellement. Dès le 12, elle expectore des crachats d'abord sucre d'orge, puis de moins en moins teintés. L'expectoration est peu abondante et colle au fond du vase. On ordonne un vésicatoire.

13 février. — Les règles sont un peu revenues et coulent deux jours et demi. L'état s'améliore sensiblement, les râles deviennent plus gros, la fièvre tombe, les crachats sont plus teintés.

20 février — La malade s'est levée, et après quelques jours de convalescence, la guérison a été complète.

Dans cette observation je ferai remarquer que le mieux a coïncidé avec la réapparition des règles.

Observation VII. — La nommée Chénard, âgée de vingt et un ans, domestique, blonde, d'une bonne constitution, a été réglée à dix-sept ans, sans avoir jamais éprouvé aucun dérangement dans ses menstrues ; leur durée était de huit jours, leur quantité considérable. La veille de son entrée à l'hôpital, elle avait fait une course très rapide et s'était assise, toute en sueur, sur un banc de pierre ; elle avait alors ses règles, elles s'arrêtèrent aussitôt. Cette jeune fille fut prise immédiatement d'un mal de gorge très violent. Elle revint chez elle très mal à son aise, elle se sentait gênée de la respiration ; son indisposition faisant des progrès, elle se rendit à l'Hôtel-Dieu, où elle fut traitée pour une fluxion de poitrine. Les règles se montrèrent à son entrée, mais moins fortes et accompagnées d'un écoulement blanc très abondant. Elle avait des palpitations de cœur très violentes, une gêne considérable de la respiration, un mouvement fébrile très prononcé ; on lui pratiqua trois saignées, en même temps on lui fit une application de sangsues et on lui mit des ventouses sur le côté gauche : elle prit de la digitale, des frictions furent faites sur la région précordiale avec le médicament. Les palpitations et les autres symptômes se calmèrent, mais de nouveaux accidents, de nature typhoïde, se manifestèrent ; on vit se dessiner sur le ventre des taches lenticulaires ; un épistaxis fort intense eut lieu.

En auscultant la poitrine, on découvrit que la respiration se faisait mal à droite, on y entendait des râles muqueux très forts. La malade était dans une sorte de prostration, le ventre météorisé, mais il n'y avait pas de dévoiement. Les battements du cœur étaient obscurs, tumultueux, la peau chaude, le pouls fébrile ; il y avait de la soif ; la malade avait craché un peu de sang.

La maladie continuant à faire des progrès, le côté droit devient complètement mat, la respiration bronchique. La nature du mal, si longtemps insidieuse, s'était enfin révélée : il existait une pneumonie droite. La faiblesse faisait tous les jours des progrès ; une hémorragie pulmonaire eut lieu par les voies aériennes. Quelques jours après on n'entendait plus que des râles muqueux à la base des poumons. On prescrivit une potion stibiée, un vésicatoire sur le côté, des sinapismes aux cuisses, le vin de Bagnols et des frictions avec la teinture de succin. La malade mourut après plus de deux mois de maladie, y compris les accidents qui avaient précédé l'affection pulmonaire.

L'autopsie fit voir une hépatisation rouge de tout le poumon droit ; d'espace en espace on y découvrait des points en suppuration. Le poumon gauche présentait déjà quelques portions engouées ; il n'y avait aucune trace de résolution.

Nous laissons l'auteur tirer de cette observation des conclusions que nous acceptons entièrement.

« L'observation que l'on vient de lire, ajoute Brierre de Boismont, est une preuve de plus en faveur de l'influence des règles sur les maladies. La fille en question était bien constituée, parfaitement réglée, jamais elle n'avait été malade ; mais elle commet une imprudence dans un moment où les femmes ne s'exposent point impunément ; aussitôt les règles sont arrêtées, et des accidents graves font suffisamment connaître l'atteinte portée à l'économie. Enfin la maladie se localise, et le poumon, qui avait déjà une prédisposition, supporte tout l'effort morbide. Il est bien évident que, dans le cas dont il s'agit, le dérangement de la menstruation a été le point de départ des désordres fonctionnels qu'a présentés cette jeune fille, et que la mort ne saurait être attribuée à autre chose. »

Cette opinion bien arrêtée sur la possibilité des phlegmasies pulmonaires graves résultant des suppressions est partagée par Royer-Collard, qui s'exprime ainsi à ce sujet : « Les phlegmasies locales attaquent de préférence les personnes disposées à la pléthore. S'il se trouve chez elles un organe qui soit dans un état actuel d'irritation, cet organe devient alors le centre d'une congestion sanguine plus ou moins considérable, et le siège d'une inflammation proportionnée à la violence de cette congestion. Les plus dangereuses de ces inflammations sont, incontestablement, la frénésie, la péripneumonie et la péritonite. »

§ V. — PLEURÉSIE.

La pleurésie accompagne si fréquemment la pneumonie que constater l'existence de cette dernière, c'est prouver la possibilité de l'autre dans les suppressions des menstrues. On rencontrera ces deux affections soit simultanément, soit successivement, soit isolément.

J'emprunte à une thèse de 1856 l'observation suivante :

Observation VIII. — Jeanne-Marie L..., trente-deux ans, couturière, entrée à l'hôpital pour abcès froids dans l'épaisseur des parois thoraciques, a été réglée à vingt ans pour la première fois ; elle était atteinte de chlorose. La menstruation n'a jamais été très régulière jusqu'à l'âge de vingt-trois ans ; à trente et un ans ses règles se sont supprimées et n'ont pas reparu pendant dix-neuf mois. Le mercredi 24 septembre, en prenant un bain sulfureux, elle s'aperçoit que ses règles coulent ; en sortant du bain elle éprouve un froid très intense et l'hémorragie utérine est à l'instant supprimée, Dès le soir, fièvre intense, point pleurétique ; le lendemain matin, à la visite, le chef de service reconnaît une pleurésie aiguë, pour laquelle elle subit en ce moment un traitement énergique. J'ai omis de dire que l'abcès froid avait été ponctionné et qu'on avait déterminé l'inflammation adhésive du kyste par les injections iodées. Est-ce l'influence de ce traitement qui a fait réapparaître les règles supprimées depuis dix-neuf mois ?

CHAPITRE VI

Traitement.

Quelles sont les conséquences thérapeutiques qui résultent de tout ce qui précède ? Pour Raciborski, qui nie l'influence du sang retenu, rien de spécial n'en découle pour le traitement. Pour Brierre de Boismont, Nonat, Courty, Churchill, etc., le rappel des menstrues est nettement indiqué.

Je partage, pour mon compte, cette manière de voir, sous certaines réserves que je ferai plus bas. On voit, en effet, d'après plusieurs de mes observations, que souvent le retour des règles est le signal d'une amélioration sensible, et même de la guérison. Par conséquent, dans tous les cas où la constitution de la malade, l'état aigu de l'inflammation, la fièvre indiqueront la saignée, on cherchera à procurer cette émission sanguine naturelle, dont la suppression a été pour beaucoup dans la production de la maladie. Cette pratique n'empêche pas d'ailleurs de faire une saignée ordinaire si la situation la réclame, car on attend parfois très longtemps le retour des règles, et souvent même on ne réussit pas à les rappeler : or, il en faudrait pas, en s'exagérant l'importance du rétablissement de la fonction, priver la malade d'une émission sanguine immédiate qui peut être son salut. Mais, en même temps que l'on fait une saignée du bras, par exemple, rien n'empêche de promener des sinapismes sur les jambes, de placer des sangsues à la partie interne des cuisses ou à l'anus chez les filles, sur le col utérin chez les femmes. Voilà ce qui convient pour les accidents aigus. Pour les suppressions chroniques, les déviations, par exemple, il faut employer des moyens plus doux : on se servira alors des grands bains, des bains de siège, de pédiluves, de fumigations vers les organes, de boissons chaudes et d'infusions emménagogues, de cataplasmes très chauds su l'hypogastre, des injections vaginales émollientes et calmantes.

Il y a des cas où ces pratiques seront contre-indiquées. Ce sont ceux où la simple saignée le serait, et pour les mêmes raisons. Si l'on a affaire à une femme soit anémique, soit très peu et très mal réglée, soit phtisique, il est évident que la suppression a été accessoire dans la production de la maladie, et que la faiblesse de la constitution est le vice auquel on doit s'attaquer. On donnera donc alors des fortifiants, sous la forme la plus convenable à chaque état. Quinquina, fer, vins, alcools, amers et toniques de toute sorte. Quelques femmes ont eu des accidents inflammatoires par suite de causes ayant agi à la fin de la période menstruelle, et même un peu après la cessation de l'écoulement. Là aussi il y a contre-indication au rappel des règles. Ces femmes étaient évidemment encore sous l'influence de l'impressionnabilité menstruelle que je ne conteste pas, mais à laquelle j'ai essayé de joindre la pléthore comme cause productrice des accidents. Or, pour qu'il y ait pléthore, il faut, évidemment, que les accidents se produisent chez des femmes fortes et abondamment réglées, comme dans plusieurs de mes observations. Dans ces derniers cas seulement je crois, le rappel des règles indiqué, concurremment aux autres moyens thérapeutiques réclamés pour chaque maladie. Dût-on n'obtenir que très peu d'amélioration de l'affection locale par le rétablissement de l'hémorragie utérine, comme il en sera, par exemple, à la période d'hépatisation de la pneumonie, l'indication subsiste, ne fût-ce que pour ne pas créer à la fonction menstruelle un précédent auquel elle n'est que trop portée à se conformer dans la suite, en se substituant ces déviations, qui, bien que peu graves, constituent cependant un état morbide.

CHAPITRE VII

Conclusions.

1° — L'arrêt brusque des règles cause presque toujours dans l'organisme un désordre parfois léger, mais le plus souvent très grave.

2° — Les symptômes morbides peuvent disparaître grâce à une hémorragie supplémentaire, qui, dans certains cas, devient périodique et constitue ce que l'on

a appelé une déviation des menstrues. Ce phénomène, quoique tout d'abord favorable pour éviter les accidents immédiats, doit attirer l'attention du médecin, car
il constitue un état anormal, et non sans danger, à la longue, pour l'organe qui
en est le siège.

3° — Quand l'hémorragie supplémentaire ne se produit pas, il y a imminence
de phlegmasie.

4° — L'inflammation peut se porter sur un point quelconque de l'organisme.
Il y a cependant un groupe d'organes plus souvent affectés par les suppressions
brusques, et parmi ceux-ci le poumon se place en première ligne, sinon par la
fréquence, du moins par la gravité des accidents dont il peut être le siège.

5° — Il peut se produire dans le poumon de tous les degrés de la congestion,
depuis le plus simple engouement jusqu'à la pneumonie la plus grave.

6° — Le traitement le plus rationnel est le rappel des règles, sauf les cas où il
y a contre-indication à toute émission sanguine.

7° — Il résulte de tout ce qui précède que l'hygiène des menstrues a une grande
importance, et j'en donne ici les principales règles.

CHAPITRE VIII

Hygiène de la période menstruelle.

En présence des maladies graves que j'ai signalées comme conséquences des
troubles de la menstruation, quelques personnes se sentiront prises d'une crainte
sans mesure au sujet des dangers réels qui accompagnent cette période. Mais il est bon
de dire que des précautions exagérées ne seraient pas sans inconvénients. Le
repos absolu n'est pas nécessaire chez les femmes dont la menstruation est normale ; au contraire, les habitudes de repos périodique pourraient devenir nuisibles
en provoquant la cessation de l'activité musculo-nerveuse, et en favorisant l'accumulation du sang dans les organes qui sont contenus dans la cavité pelvienne, et
en produisant par suite l'hypérémie de ces organes.

Chez les dysménorrhéiques, au contraire, le repos est nécessaire, plus ou
moins complet suivant le degré des accidents, depuis l'alitement dans les cas les
plus graves jusqu'à la simple diminution des fatigues habituelles, dans les cas les
plus bénins.

Le principe le plus important de l'hygiène des menstrues est d'éviter les refroidissements.

Les femmes du monde s'abstiendront des bals, des théâtres, des sorties le soir ;
des bains de mer, de rivière, etc. ; des exercices violents auxquels elles se livrent
quelquefois : la chasse, l'équitation. Elles fuiront les émotions morales de toutes
sortes.

Les travailleuses modéreront leurs fatigues habituelles. Elles éviteront, si elles n'en font pas leur métier, de mettre les pieds ou les mains dans l'eau, d'aller au lavoir, de s'exposer à la pluie ; les domestiques éviteront les travaux les plus pénibles de leur état, comme de frotter les parquets, faire de grands nettoyages, des lavages à grande eau. Quant aux femmes qui exercent une profession hygrométrique, telles que laveuses, baigneuses, pêcheuses, etc., il est à remarquer que le froid et l'humidité n'ont plus aucune influence sur leur fonction cataméniale.

Toutes les femmes, pendant la période menstruelle, doivent se refuser aux rapprochements sexuels, et cela dans leur intérêt comme dans celui de leurs maris.

Bref, sans se condamner à un repos absolu, elles éviteront tout surcroît de fatigue ; elles ne s'exposeront à aucune cause de refroidissement ; elles fuiront toutes les émotions.

FIN DU LIVRE DIX-SEPTIÈME

LIVRE DIX-HUITIÈME

DE LA GÉNÉRATION

CHAPITRE PREMIER

Aperçu général

La fonction par laquelle un être produit son semblable est ce qu'on appelle génération ; et cette fonction, pour être accomplie, demande absolument, dans presque tous les animaux, l'union du mâle avec la femelle. Je dis dans presque tous les animaux, parce qu'il en est quelques-uns qui se reproduisent sans que cette union soit nécessaire : la plupart des poissons, — quoique les deux sexes concourent à cette reproduction, — les pucerons, les polypes, — ces derniers se reproduisent même de bouture, — prouvent qu'il peut y avoir quelques espèces d'animaux où l'union des sexes n'est pas nécessaire à la reproduction.

Il n'en est pas de même de celle de toutes les autres espèces ; l'accouplement est absolument nécessaire pour que la génération ait lieu. Celui de l'homme et de la femme produit un individu qui sera l'un ou l'autre ; mais, qu'est-ce qui le produit particulièrement, cet individu ?

Était-il dans la liqueur que le mâle a dardée pendant la copulation ? Cette liqueur a-t-elle trouvé dans la matrice un œuf prêt à être fécondé ? La femme, en partageant les transports de l'homme, a-t-elle mêlé à l'humeur séminale de celui-ci un fluide capable de produire un être organisé comme elle ?

Ces questions doivent rester insolubles tant que les plus grands physiciens ne s'accorderont pas sur l'essence absolue de la liqueur séminale ; et ce que nous avons exposé ailleurs démontre combien les sentiments sont partagés à ce sujet.

C'est néanmoins de cet accord unanime que dépend la connaissance précise de notre origine. Si l'homme est contenu dans un œuf déposé dans les ovaires, le système des molécules organiques s'écroule ; mais aussi que l'on démontre que la femelle ne contient pas d'œufs, il faut alors abandonner les ovaires, reconnaître en leur place des testicules qui, comme dans le mâle, filtrent et préparent une véritable semence. Il faut ensuite supposer dans ces semences, ou l'homme tout entier, ou seulement des parties, qui, en s'unissant les unes aux autres, concourent à former un animal semblable à celui à qui appartient la liqueur.

L'homme nage-t-il dans cette liqueur tout formé? Dans ce cas, d'où vient-il? Où était-il lorsque les particules du fluide séminal étaient encore dans le germe des aliments que la terre renfermait dans son sein? Ce fluide est-il composé d'une infinité de molécules vivantes, qui, par une force que nous ne connaissons pas, s'assimilent entre elles et parviennent à former un tout organisé?

J'aimerais encore mieux que l'homme sortît entièrement formé des mains du Créateur, — même de la nature, — que d'avoir à expliquer d'une manière convaincante l'arrangement de toutes ces parties. Je pourrais éblouir les hommes qui, dans l'animal, ne voient que l'extérieur ou à peu près; mais je n'oserais dire à l'anatomiste cet étonnant appareil de fibres, de membranes, de vaisseaux, de ligaments, de tendons, de muscles, de veines, d'artères, etc., qui entrent dans la composition du corps d'un animal; la structure, les rapports et le jeu de toutes ces parties; ce tout, aussi composé, aussi lié, aussi harmonique; tout cela est formé par le simple concours des molécules mues ou dirigées suivant certaines lois à nous inconnues.

Ce qui se passe durant l'union des sexes ne nous met guère plus à portée de découvrir le mystère de la génération que les systèmes, parce que ce n'est pas dans l'extase du plaisir que l'homme observe, et quand même il le pourrait faire, il n'en serait pas plus avancé, à cause des bornes qui arrêteraient nécessairement ses opérations. Je crois néanmoins qu'il est des découvertes à faire sur ce sujet, comme de celles qui se font sur l'agriculture.

Un philosophe bâtit une hypothèse dans le fond de son cabinet, tandis que c'est sur le fait qu'il faut tâcher de prendre la nature. L'homme qui observe ira plus loin que celui qui s'attache à donner un système.

Il y a deux sortes de savants, il y en a qui observent souvent sans écrire; il y en a aussi qui écrivent sans observer. On ne saurait trop augmenter la première de ces classes, ni peut-être trop diminuer la seconde. Une troisième classe est plus mauvaise encore, c'est celle qui observe mal.

Il y a plus : un seul homme n'est pas en état de faire des observations sur lesquelles on peut raisonnablement compter. Je voudrais, si la manière dont se fait la génération importe à savoir pour le bonheur des hommes, et l'on peut en douter, je voudrais, dis-je, que tous fussent admis à donner les découvertes qu'ils auraient pu faire. On m'objectera qu'il est peu d'hommes en état de s'attacher à ces objets. Il en est assez pour renverser toutes les hypothèses des philosophes, si l'on pouvait interroger les hommes sur les remarques qu'ils ont pu faire, ou qu'ils feraient dans la suite sur les données qui leur seraient communiquées.

On saurait bientôt, par ce moyen, si la liqueur que répandent les femmes est essentielle à la génération, et tel physicien serait obligé de bâtir un autre système, s'il s'apercevait que la plupart des femmes qui sacrifient à l'amour par obéissance, sans partager en aucune façon la volupté, sont celles à qui l'État a le plus d'obligation.

On saurait aussi alors dans quelle circonstance les époux réussissent le mieux dans ce qu'ils entreprennent. On saurait, par exemple, en supposant l'émission

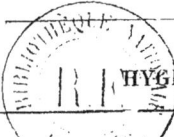

des deux côtés, s'il est nécessaire qu'elles se fassent en même temps ; et pourquoi certains époux égoïstes dans la jouissance ne laissent pas de rendre leurs femmes fécondes, quoiqu'ils s'occupent très peu du plaisir qui n'est pas le leur !

On saurait encore, — et il faut avouer que ceci chagrinerait fort les auteurs de certains systèmes, — on saurait, dis-je, qu'il y a des femmes ardentes au plaisir, qui n'ont pu concevoir que dans certains moments où elles ne désiraient rien moins que les caresses d'un époux, et auxquelles même elles n'ont répondu en aucune manière que ce puisse être !

On saurait enfin, comme Socrate, que l'on ne sait rien !

Il faudrait recommencer des systèmes nouveaux, ou du moins beaucoup retoucher les anciens pour les accorder avec des observations faites par des hommes de l'art !

C'est alors qu'on pourrait appliquer à la génération ces paroles de Scheuchzer : On s'est trop pressé de bâtir des systèmes, les expériences sont les matériaux des systèmes ; il faut en avoir fait une infinité pour en bien fonder un. Agir autrement, c'est bâtir sans matériaux. Multiplions les expériences, on pourra penser à un système de physique quand on aura une histoire naturelle complète.

Nous sommes obligés, disait Fontenelle, à ne regarder présentement les sciences que comme étant au berceau, du moins la physique. Il faut que la physique systématique attende à élever des édifices, que la physique expérimentale soit en état de lui fournir les matériaux nécessaires. Nul système général, de peur de tomber dans l'inconvénient des systèmes précipités, dont l'impatience de l'esprit humain ne s'accommode que trop bien, et qui étant une fois établis s'opposent aux vérités qui surviennent.

Que l'on ne nous objecte pas qu'il y a assez longtemps que les hommes s'exercent sur la génération, pour qu'on puisse en exposer le mystère avec certitude de l'avoir développé : nous répondrons que nous sommes très éloignés d'en avoir suffisamment, même pour hasarder des opinions.

On ne sait encore lequel de l'homme ou de la femme contribue immédiatement à la génération !

On n'est seulement pas d'accord sur cette question : La femme a-t-elle une semence particulière ou non ?

CHAPITRE II

Des divers systèmes concernant la génération.

En jetant un coup d'œil sur quelques-uns des systèmes que la vanité d'expliquer toutes les opérations de la nature a fait imaginer aux hommes, on verra combien les idées se sont changées à la création de chacun de ces systèmes, et si nous sommes beaucoup plus avancés aujourd'hui qu'on l'était du temps d'Aristote, relativement à la génération.

Ce philosophe avait adopté le système qui admet l'homme seul comme le principe de la génération, en y fournissant la liqueur prolifique, liqueur qui, selon lui, ne se .rouve pas dans la femme, ou du moins n'y sert à rien pour la formation du fœtus.

C'est le sang menstruel qu'Aristote regarde comme nécessaire dans la femme pour la génération ; il sert à la formation, au développement et à la nourriture du fœtus ; mais le principe efficient existe seulement dans la liqueur du mâle, laquelle n'agit pas comme matière, mais comme cause.

Une partie des philosophes qui ont suivi le sentiment d'Aristote ont cherché, comme Avicenne, des raisons pour prouver que les femelles n'avaient point de liqueur prolifique, et ils ont absolument regardé le sang menstruel comme la seule liqueur fournie par les femelles pour la génération. La semence du mâle n'a été regardée par eux que comme un agent capable de communiquer aux menstrues un mouvement d'où naissait un individu. Quelques-uns ont avancé que le sang menstruel suffisait pour la formation de l'animal, et que la semence de l'homme lui donnait la vie ; qu'en un mot, cette liqueur contenait l'âme, et que c'était l'homme qui la transmettait au fœtus.

Hippocrate, en rejetant l'opinion de ceux qui l'avaient précédé, opinion dans laquelle l'homme avait seul tout l'avantage, puisque la femme était destinée à donner seulement le lieu où l'embryon devait être déposé, — Hippocrate, dis-je, a cru que le concours et le mélange des deux semences étaient absolument nécessaires à la formation du fœtus. Il fondait son assertion sur les raisons suivantes :

1° La femme rend de la semence comme l'homme.

2° Elle ressent la même volupté.

3° La tendresse pour les enfants est égale des deux côtés.

4° Les enfants ressemblent non seulement au père, mais aussi à la mère par la figure et le caractère.

Ce système, beaucoup plus suivi que celui d'Aristote, puisqu'il a passé jusqu'à nous et qu'il trouve toujours des sectateurs, est posé, comme on peut le voir par les assertions, sur des fondements qui ne sont point inébranlables ; les modernes, en effet, les ont renversés pour établir une nouvelle théorie.

Hippocrate croyait aussi que les enfants mâles provenaient de la liqueur préparée dans le testicule droit chez l'homme, et dans les ovaires du même côté chez la femme ; et qu'au contraire, les femelles tiraient leur origine de ces mêmes parties situées au côté gauche.

Une observation faite par Belhing, en 1736, favoriserait singulièrement le système d'Hippocrate, si d'autres observations ne la rendaient sans conséquence. Dans une femme morte en travail d'enfant, après avoir donné neuf garçons sans jamais avoir eu de filles, on trouva l'ovaire droit en très bon état ; le gauche au contraire, maigre et flétri, ne paraissait qu'un tissu de membranes desséchées.

A l'égard des hommes, on sait que celui qui est privé d'un testicule peut engendrer également des mâles et des femelles.

Cyprianus parle d'un fœtus animal qu'on fut obligé de retirer de la trompe droite de la mère qui survécut à cette opération, et qui, l'année suivante, eut deux jumeaux, un mâle et une femelle. Cependant il y a tout lieu de présumer que l'opération avait détruit l'ouverture de la trompe droite.

Ainsi, le système d'Hippocrate, qui assigne un côté propre à chaque individu de sexe différent, ne peut trouver aucun appui dans l'observation précédente.

Harvey prétend, d'après ses observations, que l'homme et tous les animaux viennent d'un œuf : la seule différence qui soit entre eux, est que les uns sortent de la mère encore contenus dans leur coquille, et que les autres prennent leur origine, acquièrent leur accroissement et arrivent à leur entier développement avant de sortir de la matrice. Tous les animaux femelles ont des œufs dans lesquels est une liqueur cristalline où se commence la formation de l'animal. On verra plus loin que plusieurs physiciens croient que le fœtus est contenu tout formé dans l'œuf, et que la génération n'est qu'un développement successif des parties de l'animal, occasionné par l'action du fluide séminal.

Mais Harvey n'est pas de ce sentiment. La génération, selon cet anatomiste, est l'ouvrage de la matrice ; jamais il n'y entre de semence du mâle ; la matrice conçoit le fœtus par une espèce de contagion que la liqueur du mâle lui communique. La femelle est rendue féconde par le mâle, comme le fer, après qu'il a été touché par l'aimant, acquiert la vertu magnétique.

Enfin, Harvey, désespérant de donner une explication claire et distincte de la génération, compare la matrice fécondée au cerveau. L'une conçoit, dit-il, le fœtus, comme l'autre les idées qui s'y forment.

Explication étrange, s'écrie Maupertuis, et qui doit bien humilier ceux qui veulent pénétrer les secrets de la nature !

La découverte des œufs excita une vive fermentation parmi les naturalistes.

Stenon prétendit en avoir vu le premier. Graaf et Swammerdam lui disputèrent cette gloire. Buffon dit que la plupart des anatomistes donnèrent aux testicules de la femme le nom d'ovaires, et aux vésicules qu'ils contiennent le nom d'œufs.

Nous avons déjà vu que les œufs n'entrent pour rien dans le système de ce naturaliste. Quoi qu'il en soit, ces anatomistes virent ces œufs comme la cause première de la génération. Dans le même ovaire ces œufs sont de différentes grosseurs ; les plus gros dans les ovaires des femmes ne sont pas de la grosseur d'un petit pois. Ils sont très petits dans les jeunes personnes de quatorze ou quinze ans, mais l'âge et l'usage des hommes les font grossir.

On en peut compter plus de vingt dans chaque ovaire ; ces œufs y sont fécondés par la partie spiritueuse de la liqueur que répand l'homme durant la copulation ; ensuite ils se détachent et tombent dans la matrice par les trompes de Fallope : ainsi le fœtus est formé de la substance intérieure de l'œuf, et le placenta, de la matière extérieure.

Vallisniéri a essayé de renverser le système des œufs, en soutenant que les vésicules qu'on trouve dans les testicules de toutes les femelles ne sont pas des œufs, qu'elles ne sont autre chose que les réservoirs d'une lymphe ou d'une liqueur qui doit contribuer, dit-il, à la génération et à la fécondation d'un autre œuf ou de quelque chose de semblable à un œuf, qui contient le fœtus tout formé.

Malpighi s'est trouvé d'accord avec Vallisniéri sur les testicules des femmes. Mais ce qu'il y a de singulier, c'est qu'après beaucoup d'observations, Vallisniéri conclut que l'ouvrage de la génération se fait dans les testicules de la femelle, qu'il regarde toujours comme des ovaires, dit Buffon, quoiqu'il n'y ait jamais trouvé d'œufs, et qu'il ait démontré au contraire que les vésicules ne sont pas des œufs.

Ces contrariétés n'empêchent pas Vallisniéri de croire à la préexistence des germes dont nous avons déjà parlé, et d'avancer, avec beaucoup d'autres physiciens, que dans l'ovaire de la première femme étaient contenus les œufs de toute la race humaine, jusqu'à l'extinction de l'espèce !

On a opposé au système des œufs, celui des animalcules, que tant d'observateurs assurent avoir découverts dans la liqueur séminale des deux sexes. Je ne répéterai point ici ce que j'ai exposé au sujet des animalcules, ou animaux spermatiques. Je vais seulement exposer, en peu de mots, comment un célèbre médecin expliquait l'hypothèse de la génération par les vers spermatiques.

Il faut admettre dans la semence du mâle ces petits animaux contre l'existence desquels on peut former les objections les plus fortes. Il faut encore admettre dans la femelle des œufs, pour y recevoir le ver contenu dans la semence du mâle, et alors tout paraîtra favorable à l'hypothèse dont il est question.

L'œuf ou la vésicule fournie par la femme, comprend tout l'arrière-faix, c'est-à-dire le placenta, et les enveloppes du fœtus. Le ver fourni par l'homme fait proprement le fœtus, et la femme fournit le nid.

Dès que l'accouplement a été fait, que la semence a été reçue, la matrice se resserre. La semence qui s'y trouve contenue, n'y reste pas longtemps, elle est absorbée par les pores, ou plutôt par les vaisseaux lymphatiques en grand nombre, qui sont destinés à pomper les liqueurs ; elle pénètre dans le sang, et il n'en reste aucune parcelle dans la matrice.

Comment peut donc se faire la génération ?

Le voici : la semence disparaît, elle est absorbée, mais les vers spermatiques ne le sont pas ; ils restent dans la matrice et s'y conservent, parce que la substance de ce viscère et sa température sont à peu près analogues à celles des testicules. Il ne faut pas croire que la semence de l'homme devienne inutile après avoir transmis dans la matrice les vers spermatiques. Cette liqueur, après avoir pénétré les voies de la circulation, et avoir parcouru toutes les parties du corps, doit nécessairement être portée dans les ovaires, pour féconder les œufs et les faire croître.

Dès que ceux-ci sont pénétrés, il s'y fait un mouvement d'oscillation ou de fermentation, qui, occasionnant un gonflement de l'ovaire, le crèvera vers la partie la plus mince, ou plutôt l'ouvrira du côté qui est tourné vers l'entonnoir des trompes.

On conçoit aisément qu'alors quelques-unes des vésicules doivent se détacher de l'ovaire et tomber dans la trompe. Si une seule se détache, il n'y aura qu'un fœtus ; il y en aura deux dans certaines circonstances, et ainsi du reste.

Cette vésicule, étant arrivée à la matrice, nagera dans la sérosité lymphatique qui s'y est arrêtée depuis que l'orifice est fermé, et elle y nagera de façon que la partie qui est la plus pesante sera en bas, et la plus légère en haut ; et il est vraisemblable que cette partie sera destinée à former le placenta.

La vésicule, nageant dans la matrice, se trouvera bientôt entourée par un grand nombre de petits vers qui tendront à s'y introduire, et il n'y en aura qu'un seul qui s'y introduira ; mais il ne faut croire qu'il s'y introduise à l'aveugle ni au hasard.

Cette introduction sera facile à concevoir, si l'on veut supposer dans la vésicule une cavité proportionnée au corps du petit animalcule, par exemple un petit trou à soupape.

Dès que le ver sera entré dans la cellule, la soupape supposée se fermera, et les autres vermisseaux en seront exclus, ils ne pourront pas même y tenir. Voilà le petit ver dans l'enveloppe, et la fécondation achevée. L'enveloppe augmente insensiblement par la nourriture qu'elle reçoit, et en continuant de s'accroître elle remplit la cavité de la matière où le placenta s'attache.

Cette hypothèse ingénieuse a du coûter beaucoup à son inventeur; mais aussi, il a eu l'avantage de pouvoir s'appuyer sur des observations, qui en quelque sorte étaient des preuves, en supposant que ces observations fussent généralement reçues comme incontestables.

Harvey dit avoir ouvert des biches une heure après l'accouplement, et n'avoir point trouvé de semence dans la matrice; cependant les biches ne manquent jamais de concevoir. La semence ne reste donc pas dans la matrice après l'accouplement. Pourquoi les vers y restent-ils?

Il est croyable, selon le docteur Crarden, que les pores qui peuvent admettre la semence ne peuvent laisser passer les vers. La preuve que la semence entre dans le sang, est sensible par le changement qui arrive dans la chair et au lait des femelles qui ont conçu. La chair de chèvre, par exemple, sent le bouc, elle prend donc un mauvais goût du mélange des parties de la semence, qui ayant été reçue dans le sang, circule avec lui dans tout son cours.

En adoptant cette hypothèse, il faut s'attendre à l'objection dont nous avons déjà parlé : pourquoi tant d'animaux inutiles? Quelle dépense superflue !

Il y en a qui ont répondu à cette difficulté en disant : Est-ce à l'homme de vouloir mesurer les desseins de Dieu dans ses ouvrages?

Cette réponse est pieuse, mais elle n'est pas satisfaisante dans une hypothèse où l'on doit tout expliquer, ou bien abandonner le système.

Dans le système mixte des vers et des œufs, on objecte encore contre la ressemblance des enfants, tantôt au père, tantôt à la mère. Il semble que l'enfant devrait toujours ressembler au père, si l'on n'admet que les vers pour la génération ; ou bien à la mère, si l'on n'admet que les vésicules.

A l'égard de la première ressemblance, on suppose que tous les vers ont la même conformation, le même moule, la même marque que l'homme dont ils proviennent: Voilà la ressemblance du père. De l'autre côté on suppose que la cellule de l'œuf représente en petit la conformation du visage de la mère; et qu'il est aisé, à l'aide de ces deux suppositions gratuites, d'expliquer le mécanisme de la ressemblance, en admettant néanmoins encore une autre supposition, savoir : que presque tous les garçons ressemblent à la mère, et les filles au père.

Les vers mâles sont plus gros que les vers femelles ; ainsi celui qui s'est glissé dans l'œuf, doit nécessairement y conserver sa forme primitive, et tenir de l'animal d'où il vient. Qu'on s'imagine une figure toute faite, et qui est mise dans un moule. Si le vers remplit exactement sa cellule, il perdra beaucoup de son empreinte primitive ; et adoptant sa surface avec l'empreinte de la mère imprimée dans l'œuf, l'enfant ressemblera à la mère.

Mais aussi, comme le prétend Buffon, si en général les garçons ressemblent plus au père, et les filles à la mère, l'explication des ressemblances, par le système des vers, porte à faux, et le système aura beaucoup de difficultés à se soutenir.

Camus a présenté aussi un système sur la génération, et suivant ce médecin, la formation des animaux étant la même que celle des végétaux, ils se reproduisent de graine les uns comme les autres.

Le cerveau est dans les premiers la source de leur fécondité ; il n'est qu'une graine animo-végétale, qui contient le principe générateur de tous les animaux. Il produit de petits êtres animés, comme les graines produisent de petites plantes.

La semence est, selon Camus, composée de petits cerveaux émanés du grand cerveau de l'animal. Une goutte de liqueur prolifique, injectée dans la matrice, s'y gonfle et ne présente d'abord qu'un petit cerveau, ou une tête, d'où doivent sortir les extrémités comme autant de branches, à peu près comme les lobes d'une fève se gonflent d'abord, pour pousser ensuite la tige et les racines.

Ces petits cerveaux se rendent aux testicules par le moyen des nerfs, et il faut nécessairement, en suivant ce système, que le grand cerveau, ainsi que la graine des végétaux, soit composé de petits embryons, qui attendent une place convenable pour s'y développer ; car je ne crois pas que l'auteur du système pense, comme Harvey, que la génération soit l'ouvrage de la matrice. Le public ne recevra jamais une hypothèse favorablement, lorsque l'auteur sera forcé de recourir à la métaphysique pour expliquer les opérations de la nature.

Un système sur la génération, qui, à bien des égards, est très ingénieux, est celui de Buffon. De savants physiciens l'ont combattu, parce qu'il ne s'accordait pas avec leurs sentiments ; mais il n'en doit pas moins être regardé comme l'ouvrage d'un esprit sublime, éclairé, et dont les écarts même annoncent l'imagination la plus séduisante et la plus capable d'entraîner le lecteur.

On a déjà dit que Buffon voit dans la nature une matière commune aux végétaux et aux animaux, composée de particules organiques, vivantes, primitives, incorruptibles et actives. Le mouvement de ces particules peut être arrêté par les molécules les plus grossières des mixtes ; mais dès qu'elles parviennent à se dégager, elles produisent par leur réunion les différentes espèces d'êtres organisés qui figurent dans le monde. Cette matière, répandue partout, sert à la nutrition et au développement de tout ce qui vit ou végète. Le surplus de ce qui est nécessaire pour produire cet effet, est renvoyé de toutes les parties du corps dans un réservoir commun, où il se forme en liqueur. Les organes de la génération sont ce réservoir. La liqueur séminale contient toutes les molécules analogues au corps de l'animal, et, déposée dans la matrice, elle produit un petit être entièrement semblable au moule intérieur dont les molécules faisaient partie. Il n'y a point, selon le nouveau système, de germes préexistants. La formation de l'animal est le produit d'une force inconnue, qui, comme celle de la pesanteur, pénètre toute la masse.

La loi fondamentale de cette force, est que les molécules organiques qui ont le plus de rapport entre elles, s'unissent étroitement. Dans l'union des deux individus, la liqueur que fournit le mâle se mêle avec celle que fournit la femelle, et ces deux liqueurs n'en forment plus qu'une seule. Les molécules analogues, ou correspondantes de cette liqueur, tendent à se rapprocher et à s'unir en vertu de leurs rapports. Et comme ces molécules ont été renvoyées des différentes parties de chaque individu où elles se sont pour ainsi dire moulées, elles conservent dans la liqueur séminale une disposition à représenter ces mêmes parties. De là résulte la formation de l'embryon.

A l'égard de la différence du sexe, si dans la copulation les molécules fournies par le mâle surpassent en nombre et en activité celles que fournit la femelle, l'embryon qui en provient est un mâle, et tout le contraire, si c'est la femelle qui a l'avantage dans l'acte d'où résulte la génération.

De là la ressemblance plus ou moins marquée des enfants au père ou à la mère.

Au moyen de ce système, l'auteur donne des explications des différences qui s'observent dans la génération, non-seulement de l'homme, mais encore dans celle des animaux de toutes les classes.

On doit distinguer parmi les savants qui ont combattu le système que je viens d'exposer, le célèbre Haller et Bouvet. L'amour seul de la vérité a imaginé et conduit ces deux hommes estimables, et l'on s'en aperçoit à la manière avec laquelle ils proposent leurs objections.

Le premier ne convient pas de la réalité des molécules organiques ; il paraît croire que ce sont de véritables animaux, mais qui n'ont directement aucune influence, proprement dite, sur la génération. Ne serait-il pas possible, dit Haller, que ces animaux ne fussent autre chose que des insectes qui naissent dans tous les sucs pourris ? Et ne les trouve-t-on pas en grande quantité dans la liqueur séminale, précisément parce que les vésicules de la liqueur séminale et le voisinage des gros intestins sont la situation la plus propre à la pourriture ?

Si ces vers existent, comme en paraît être persuadé Haller, on voit s'évanouir les molécules organiques sur lesquelles Buffon a établi son hypothèse.

Haller fait encore une objection sur la ressemblance des enfants, et cette objection est forte, car Haller nie tout court cette ressemblance. Si je prouve ce point, dit-il, les enfants ne seront plus les images de leurs pères, et le reste de l'édifice tombera de lui-même. Omettons que sur les exemples qu'on peut alléguer d'enfants qui ont ressemblé à leurs pères, il y en a toujours un plus grand nombre qui n'en ont eu ni traits, ni ressemblance. Je vais plus loin dans mes idées : il n'y a point d'homme qui, par la structure intérieure de son corps, ressemble à un autre, et par conséquent point d'enfant qui ressemble à son père. C'est l'anatomie, continue Haller, qui m'a instruit d'une si fâcheuse vérité, qui n'a que trop multiplié mes travaux. Si les hommes se ressemblaient, on n'aurait besoin que d'une seule description et d'une seule représentation des artères de la main, par exemple : si une fois ces dessins ressemblaient à l'original, ce serait pour toujours. Mais la nature est bien éloignée d'une uniformité aussi avantageuse ; il n'y a jamais eu deux hommes dont les nerfs, toutes les artères, toutes les veines et même tous les os n'aient été infiniment différents. Après avoir fait cinquante descriptions des artères du bras, de la tête ou du cœur, je les ai trouvées toutes les cinquante entièrement différentes.

Cette variété règne dans toute la nature : jamais plante n'a été semblable à celle dont elle a été la graine ; ce qui cependant, selon Buffon, devrait avoir lieu, puisqu'il n'y a point ici de mélange de liqueurs séminales du mâle et de la femelle, dont l'une eût pu troubler l'autre...

L'enfant n'est donc pas l'image de son père : s'il l'était, pourrait-il avoir des parties dont son père est privé? Il est constant chez les anatomistes, que mille et mille millions de vaisseaux se trouvent encore dans le fœtus, qui ne sont plus dans les personnes adultes et nubiles. Le fœtus a deux artères ombilicales, une veine du même nom, un ouraque, un thymus, un trou ovale et quantité d'autres parties dont son père est privé : il a un double rang de dents, pendant que son père n'en a qu'un simple.

Mais l'anatomie, dit encore Haller, n'est pas une lumière qui brille pour tout le monde : allumons donc le flambeau de la nature, qui jette des rayons sur les yeux les moins savants. Considérons un Hottentot, qui n'a plus qu'un testicule; un Suisse, auquel, pour les descentes si communes dans ce peuple laborieux, l'on a coupé dans la jeunesse l'un des testicules : — cela s'est fait longtemps avant le temps que, selon Buffon même, les particules abondantes soient renvoyées pour former une liqueur séminale. Mais ce Hottentot, ce Suisse, engendrent des enfants qui ne sont privés d'aucunes parties, et qui ont les deux testicules.

Un homme qui a perdu une main, une jambe, un œil, engendre néanmoins des enfants accomplis. Si Buffon était tenté d'attribuer à la mère cette main et cet œil de l'enfant qui manquent au père, du moins le testicule serait hors du pouvoir de la mère, et il ne resterait plus rien à Buffon que d'avoir recours à un adultère universel chez toutes les nations : accusation trop dure et trop peu vraisemblable!

A ces faits, Haller joint ceux qui démontrent qu'un père boiteux, difforme et défiguré, engendre des enfants sains, dont l'épine du dos n'a pas la moindre ressemblance avec celle du père ; qu'une chienne enfermée avec un seul mâle, privés tous deux d'oreilles, font des petits avec des oreilles complètes!

Une autre objection à faire contre le système combattu par Haller, porte sur l'arrangement des molécules organiques analogues, pour se rassembler et concourir à la formation de telle ou telle partie. Quand même nous supposerions pour un moment, dit-il, que les images des intestins, des yeux, des oreilles puissent s'assembler dans la liqueur séminale ; quand même nous supposerions qu'ils y conservent la ressemblance du corps dont ils tirent leur origine, — nous verrions cependant ces particules organiques nager sans ordre dans la liqueur séminale ; Buffon n'a point fait connaître la cause qui les met en ordre, qui joint les particules de l'œil du père avec les particules de l'œil de la mère, les droites avec les droites, et celles du côté gauche avec celles du côté gauche ; qui place les particules de l'oreille en leur lieu et dans leur distance convenable ; qui mesure avec exactitude la situation et la proportion de toutes les parties; qui ajuste mille et mille moitiés séparées d'artères, pour en faire un canal complet, qui se continue selon la longueur du corps ; en un mot, qui ordonne le corps humain de façon que jamais un œil n'aille s'attacher au genou, qu'une oreille ne puisse se coller à la main, et qu'un doigt de pied n'aille jamais s'égarer au cou!

Je ne saurais imaginer, continue Haller, qu'il puisse y avoir entre les particules organisées de la liqueur séminale, une différence, une forme, qui les distingue les unes des autres et qui sépare les éléments du pied des éléments de l'œil. Et quand même je supposerais que des veines et des nerfs microscopiques nageassent dans la liqueur séminale, je ne trouverais cependant pas de force dans la nature qui pût joindre, selon un plan tracé de toute éternité, les parties séparées du corps, ces mille et mille millions de veines, de nerfs, de fibres et d'os. Il me semble que Buffon a tout à fait passé par-dessus cette grande difficulté, semblable à Timanthe, qui, au lieu de peindre la douleur d'Agamemnon, crut s'excuser en lui couvrant la figure d'un voile !

Buffon a besoin ici d'une force qui ait des yeux, qui fasse un choix, qui se propose un but, qui, contre les lois d'une combinaison aveugle, amène toutes les fois, et immanquablement le même coup !

Il nous semble que l'objection que fait ici Haller perd beaucoup de sa force s'il passe à Buffon les moules intérieurs. Si l'on convient de la possibilité de ces moules et que la liqueur séminale n'est composée que des particules qui ont passé par les moules, Buffon a fait le pas le plus difficile, et son système entraîne nécessairement le lecteur. Buffon l'a senti lui-même, et il est facile de s'apercevoir à sa manière d'insister sur la possibilité du moule intérieur, que de là dépend l'explication de tous les faits qui accompagnent la reproduction générale.

Ce naturaliste ne s'est pas dissimulé les objections que l'on pourrait faire sur la force inconnue qui, dans la matrice, réunit toutes les particules qui doivent former l'œil, le nez, la main, etc. Que l'on admette seulement les lois par lesquelles les particules de matières vivantes sont forcées de se mouler sur chaque partie, ne sera-t-on pas forcé d'admettre encore une force inconnue, qui conserve aux molécules une tendance à se rapprocher les unes des autres, selon qu'elles se trouvent analogues à la partie qu'elles doivent former? Ne voit-on pas avec quel art on explique la formation du fœtus, en rappelant les principes établis au commencement de l'ouvrage ?

Haller attaque avec plus d'avantage le système dont il s'agit, en niant l'existence d'une liqueur séminale dans les femelles, car dans son hypothèse, Buffon ne peut absolument s'en passer ; la moitié de son édifice est bâti sur ce fondement, puisque sans une liqueur séminale de la femme, il ne naîtrait, selon son système, que des enfants mâles. Je ne trouve pas, dit Haller, la moindre preuve de l'existence de cette liqueur séminale ; je ne trouve rien qui puisse me convaincre que le beau sexe en jouisse, ni qu'il en répande et qu'il la mêle avec celle de l'homme.

Les testicules du mâle lui sont propres depuis sa première jeunesse : ils sont parvenus à leur degré de maturité quand il s'accouple ; et le suc prolifique que le mâle répand pour le grand ouvrage de la génération, tire son origine des testicules, qui depuis longtemps ont été préparés pour le fournir.

Mais les femelles, et surtout les femmes, n'ont point, selon Haller, ces corps glanduleux que Buffon affirme exister : toutes les femmes qui sont mortes sans concevoir n'en ont jamais eu. Dans le temps qu'une jeune beauté saine et nubile a conçu, elle se trouve encore entièrement privée de la prétendue liqueur séminale : où prendra-t-elle donc la liqueur séminale elle-même ?

Ce sont les animaux qui engendrent fort vite et à de petits intervalles, qui ont fait croire à Buffon que toutes les femelles qui sont propres à la génération ont des corps glanduleux, et par conséquent des liqueurs séminales et des particules organisées; mais il est incontestable, dit Haller, que ces corps glanduleux ne sont pas la cause de la fécondation, ils en sont la suite. Ils ne naissent dans la femme qu'après la conception, ils ne se conservent qu'un certain temps après l'accouchement, pour disparaître peu à peu et pour ne jamais être réparés par d'autres corps glanduleux semblables, à moins que la femme ne conçoive de nouveau. Haller oppose ses expériences à celles de Buffon.

J'ai ouvert, dit-il, sans préjugé et sans vue particulière, cent et cent femmes, tant vieilles que jeunes : je ne crois pas avoir trouvé les corps glanduleux au delà de dix fois, et toujours dans des femmes grosses, disséquées en cet état, ou bientôt après l'accouchement.

D'autres circonstances, et particulièrement l'insensibilité de plusieurs femmes et de plusieurs animaux femelles qui conçoivent, s'opposent au sentiment de ceux qui croient que toutes les femmes, même celles qui ne sont pas extraordinairement lascives, répandent un suc prolifique dans l'acte de la génération. Quand elles en répandent, il est sûr qu'il n'entre pas dans la matrice, et par conséquent qu'il ne sert pas à la génération. Car d'où viendrait à la matrice cette liqueur séminale?

Qui l'a vue, demande Haller, et qui a jamais trouvé dans le corps de la femme quelque chose qui ressemble à la matière séminale de l'homme?

On voit, par cet exposé, qu'il est impossible de concilier les sentiments de deux observateurs aussi célèbres que le sont Buffon et Haller. Combien trouverait-on encore d'objections contre le système du premier, si j'exposais tout ce qu'a élevé Bonnet pour éclipser l'explication de la reproduction par les molécules organiques? Il suffira de dire que celui-ci, fortement prévenu pour la préexistence des germes, et n'admettant en aucune manière la formation successive des individus, mais seulement un développement continuel des germes répandus dans l'Univers, a de fortes raisons pour combattre la réunion des parties d'où doit résulter un tout organisé, un animal, une plante.

Cette admirable machine, dit Bonnet en parlant de l'homme, a été d'abord dessinée en petit par la même main qui a tracé le plan de l'Univers.

Lorsque j'ai voulu essayer, continue-t-il, de former un corps organisé sans le secours d'un germe primitif, j'ai toujours été si mécontent des efforts de mon imagination, que j'ai très bien compris que l'entreprise était absolument au-dessus de sa portée.

Bonnet expose les systèmes les plus accrédités sur la génération, et accompagne ses réflexions de faits qui peuvent rendre probable chacun de ces systèmes. Mais fortement prévenu que les germes préexistent à la conception, il n'est point étonnant que ses forces se soient dirigées avec complaisance vers ce système.

Haller a vu que le poulet appartenait à la poule originairement, et qu'il préexistait à la conception. Cette découverte annoncée en 1757 redoubla l'activité de Bonnet, qui continua ses observations si bien présentées dans son ouvrage les *Corps organisés*. Il résulte des expériences de Haller et Bonnet que tous les êtres sont contenus dans des germes qui se développent et croissent lorsqu'ils rencontrent des matières convenables; qu'ils ne peuvent néanmoins se développer sans être fécondés; que la matière qui les féconde ajoute à ce développement des modifications qui affectent l'extérieur et l'intérieur de ces germes; qu'enfin, ces modifications ont toujours un rapport plus ou moins marqué avec l'individu qui opère la fécondation.

Quelques physiciens, en admettant l'hypothèse de la dissémination, hypothèse dans laquelle les germes indestructifs de tout ce qui existe sont semés dans les éléments, ont pensé que par le mécanisme de la respiration la femme avalait ces germes, contenus dans l'air ; qu'ils parvenaient jusque dans les ovaires en suivant le torrent de la circulation ; et que la semence du mâle parvenue jusque-là y fécondait ceux des germes qui y étaient déposés !

Il semble, en vérité, que pour se venger de la nature, qui peut-être a voulu cacher aux yeux des hommes le mystère de la génération, ceux-ci aient cherché à obscurcir davantage ce mystère par un système dont on sent assez le ridicule.

CHAPITRE III

Conclusions.

Je ne me suis arrêté à exposer les sentiments de quelques hommes célèbres sur la génération, qu'afin de prouver que rien n'est peut-être dans la nature moins susceptible d'être dévoilé que les moyens immédiats qu'elle emploie pour parvenir à son but.

Ce dont tous les auteurs sont obligés de convenir, c'est que la semence de l'homme, pour féconder la femme, agit sur les ovaires de celle-ci, soit que ces ovaires contiennent réellement des œufs, soit qu'ils renferment une véritable semence. De quelque façon que les choses se passent, il est constant que la génération dépend de l'action de la liqueur séminale sur l'ovaire ; et c'est durant la copulation, ou peu de temps après, que s'opère cette action.

Les circonstances qui accompagnent l'union des sexes ne peuvent que faire soupçonner ce qui se passe dans les parties internes de la femme qui concourent à la propagation de l'espèce.

Dans le moment le plus sensible de la copulation, les circonstances qui l'accompagnent communiquent aux organes de la femme une impulsion nécessaire pour la fécondation. La matrice entre dans une espèce de convulsion qui se communique bientôt aux trompes de Fallope ; celles-ci se gonflent et deviennent tendres par l'action des fibres musculeuses qui entrent dans la composition. La frange de la trompe, en s'appliquant à l'ovaire, l'embrasse ; et lorsque la semence de l'homme est lancée dans l'utérus, la matrice agitée en pousse une partie dans les trompes. Celles-ci, susceptibles de la même agitation, portent à l'ovaire la portion de liqueur prolifique qui est parvenue jusqu'à elles. La matière séminale frappe d'abord l'œuf qu'elle rencontre le premier, — je dis l'œuf, — parce qu'enfin il faut, autant qu'il est possible, tabler sur quelque chose, pour suivre le développement ou la formation du fœtus.

La liqueur séminale, parvenue à l'œuf, donne à sa substance glaireuse un mouvement d'effervescence, une espèce d'inflammation qui le fait gonfler. Celui-ci ainsi fécondé quitte l'ovaire, en rompant peu à peu, par son gonflement, les légers filets qui l'y attachaient. Il est aussitôt reçu par la trompe, dont le morceau frangé est resté appliqué à l'ovaire ; et comme cette trompe conserve, par la présence de l'œuf, ses mouvements de contraction, elle pousse peu à peu l'œuf dans la matrice.

Des observations prouvent évidemment que l'œuf peut être fécondé dans l'ovaire et même y prendre son accroissement. On a vu des œufs fécondés s'échapper de l'ovaire et tomber dans le bas-ventre ; d'autres enfin qui, ayant pris la route de la trompe, y sont restés.

La matrice est donc le lieu dans lequel le fœtus se trouve ordinairement renfermé. C'est là que l'œuf, après être sorti de la trompe, continue à se gonfler. Lorsqu'il est devenu assez gros pour en atteindre les parois, il s'y attache par de petits filets qui, en augmentant insensiblement, forment le placenta.

Mais avant ce développement, on découvre une veine et deux artères qui commencent à former un petit cordon ombilical. Il aboutit d'un côté à l'ombilic, et s'étendant peu à peu, il joint les vaisseaux de la matrice, pour établir une circulation entre la mère et l'enfant, au moyen de vaisseaux qui forment ce cordon ombilical, et qui s'épanouissent dans le placenta.

Le fœtus passe lentement par plusieurs gradations. Trois ou quatre jours après que l'œuf est fécondé, on n'observe dans la matrice qu'une bulle ovale, transparente, remplie d'une humeur lymphatique, semblable à la glaire d'œufs ; dans son milieu est un nuage plus opaque qui doit former l'embryon. Sept jours après la conception, on distingue à l'œil simple les premiers linéaments du fœtus, dans lequel on reconnaît faiblement la tête et le tronc, désignés par deux vésicules : on ne voit point encore les extrémités. A quinze jours, on distingue la tête et les traits les plus apparents du visage ; le nez paraît sous la forme d'un petit filet éminent et perpendiculaire à une ligne qui fait connaître la séparation des lèvres ; on découvre deux points noirs à la place des yeux ; deux petits trous à celles des oreilles ; on voit aux deux côtés de la partie supérieure du tronc de petites protubérances qui sont les prémices des bras et des jambes.

Ces premières ébauches des extrémités restent quelquefois en arrière, et la nature s'arrête dans son travail ; alors c'est un enfant sans bras et sans jambes.

Après trois semaines, le corps du fœtus s'est un peu augmenté ; les bras et les mains, les jambes et les pieds se distinguent. Vers la fin du premier mois de grossesse, le fœtus a un pouce de longueur ; il a la figure humaine bien décidée, toutes les parties de la face sont reconnaissables, le corps est dessiné, les hanches et l'abdomen sont élevés, les membres sont formés, les doigts des pieds et des mains sont séparés les uns des autres ; des fibres pelotonnées désignent les viscères. A six semaines, le fœtus est plus long, la figure humaine commence à se perfectionner ; la tête, à proportion, est plus grosse que les autres parties du corps.

Deux mois après la conception, le fœtus a deux pouces et un quart ; il a, à trois mois, trois pouces et demi ; à quatre mois et demi, il a cinq pouces de longueur.

Alors tout le corps du fœtus est si fort augmenté, qu'on en peut bien aisément distinguer toutes les parties ; on peut même voir les ongles des doigts et des orteils. Il augmente toujours de plus en plus jusqu'à neuf mois, où il a environ un pied et deux pouces. Il faut cependant avouer qu'il est difficile de fixer les dimensions de ces parties, parce qu'il se trouve dans ces mesures une variation considérable par rapport à la diversité des sujets. Il naît des enfants depuis douze jusqu'à dix-huit pouces et l'on en a vu un qui, au sortir du sein de la mère, pesait quarante livres.

Le fœtus, tout le temps qu'il reste dans la matrice, est environné de deux membranes, nommées le chorion et l'amnios ; la dernière contient les eaux dans lesquelles nage l'enfant, et ces enveloppes le garantissent des injures extérieures, rendues encore moins sensibles par l'eau qui l'environne.

Les poumons ne sont d'aucun usage au fœtus, du moins ne respirant pas, on doit le présumer ainsi. A l'égard de la nourriture, il la reçoit de la mère, par une circulation établie entre les vaisseaux de la matrice et ceux qui répondent au cordon ombilical, par le moyen du placenta.

On a vu, il est vrai, des enfants privés de ce cordon ; alors il faut convenir que le fœtus a pu s'accroître et se nourrir par une espèce d'imbibition, une absorption d'humeurs, au moyen des pores multipliés de la peau.

CHAPITRE IV

Mnémotechnie médicale relative à la longueur du fœtus.

Voici un moyen mnémotechnique qui permet de ne pas oublier la longueur du fœtus ; il a été trouvé par M. le docteur Delabost, de Rouen :

La longueur du fœtus aux différents âges de la vie intra-utérine est indiquée en centimètres par le carré du chiffre numérique du mois correspondant ; mais cette règle ne s'applique qu'aux premiers six mois. Ainsi :

A 1 mois le fœtus mesure $1^2 = 1$ centimètre.
A 2 $2^2 = 4$ —
A 3 $3^2 = 9$ —
A 4 $4^2 = 16$ —
A 5 $5^2 = 25$ —
A 6 $6^2 = 36$ —

Pour les trois derniers mois, l'accroissement est de 4 à 5 centimètres par mois :

A 6 mois 36 centimètres,
A 7 — 36 + 4 = 40 centimètres.
A 8 — 40 + 5 = 45   —
A 9 — 45 + 5 = 50   —

Il est bien entendu que les nombres 1, 4, 9, 16, 25, 36, 40, 45 et 50 exprimant en centimètres les longueurs du fœtus à chaque mois de la grossesse, ne sont que des moyennes ; ce sont les longueurs que l'on trouve le plus habituellement.

FIN DU LIVRE DIX-HUITIÈME

LIVRE DIX-NEUVIÈME

L'HYGIÈNE DES ENFANTS

ET LES TOURS D'ABANDON

CHAPITRE PREMIER

La question des enfants perdus.

Actuellement je connais peu de sujets aussi intéressants que les tours d'abandon pour les enfants qu'on tue et qu'on perd. Les tours sont à l'ordre du jour; on doit s'en féliciter.

Il semble qu'il y ait là un acte de justice à faire, un acte d'humanité à accomplir.

Et comment, en effet, ne pas compatir à la mort cruelle de tant d'infortunés petits êtres à qui on ne peut reprocher qu'un tort, celui d'être venus au monde?

Les articles de journaux se succèdent, les livres aussi, sur cette brûlante thèse. Je viens de lire une brochure ennemie des tours et composée par un inspecteur des enfants trouvés du Gers, qui m'a fait une pénible impression, je ne le cacherai pas. Elle porte le titre « la Vérité sur les tours. »

L'auteur a évidemment écrit pour combattre le courant d'opinion qui est, à l'heure actuelle, si favorable à la question patriotique et humanitaire des enfants perdus.

Je ne peux suivre pied à pied M. Pallu; je me bornerai à lui répondre d'une façon générale, laissant, bien entendu, de côté dans le débat toute question qui pourrait porter atteinte à sa personnalité.

On dirait à l'entendre que ce n'est pas un homme qui parle, mais une administration qui se défend.

L'administration voudrait n'être pas troublée dans la jouissance des choses présentes qu'elle conduit et dirige à son gré et à son profit, et l'esprit qui l'anime doit être immédiatement suspect aux gens qui, soucieux des intérêts de la France et des mœurs publiques, sont absolument désintéressés. Et ici j'ai particulièrement en vue les médecins distingués, philanthropes par vocation, qui ont pris à cœur de restaurer vraiment et sincèrement une institution telle que les tours, qui peut épargner tant de hontes sans préjudice d'aucune sorte, bien au contraire, avec tous les avantages d'une œuvre utile et féconde.

Il ne faudrait pas que l'on confondît, en l'appelant d'une façon vague le progrès en général, le progrès moral et le progrès matériel. On a tort très souvent de considérer comme équivalentes deux choses qui se combattent et qui sont loin de marcher de pair. Que veulent beaucoup de médecins quand ils proposent, mus par des sentiments humanitaires, la restauration d'une institution comme les tours d'autrefois où l'incognito soit de rigueur? Ils veulent évidemment, par une création complémentaire, complémentaire de notre législation si défectueuse, complémentaire de nos mœurs qui ne sont pas à l'abri de toute légitime attaque, venir au secours de la société d'abord, aux mères malheureuses ensuite, enfin aux enfants eux-mêmes.

L'administration répond que ce n'est pas par économie qu'on a supprimé le tour. C'est pourtant là, tout le monde en est convaincu, le but qu'elle a toujours poursuivi ; et ce qu'on peut lui reprocher, c'est d'étayer son système sur la morale et sur l'humanité elle-même. C'est comme le commerçant qui fait sa caisse et Harpagon n'était pas plus habile. Ils couvrent leur lésinerie routinière sous les dehors hypocrites des plus beaux et des plus honorables sentiments.

C'est une illusion de penser que l'antiquité n'aimait pas l'enfance. On a à ce sujet de fausses idées. La vérité est qu'aux jours les plus rigides de Sparte on n'abandonnait un enfant que quand il présentait une difformité irrémédiable et trop répugnante ; et encore les parents avaient soin de le laisser dans un endroit fréquenté, ou dans l'apoteke, dans l'espoir qu'il serait sans doute sauvé par les dieux.

C'est à M. de Watteville, inspecteur général des établissements de bienfaisance en 1849, et ensuite à M. Victor Lefranc, président de la commission instituée par M. Dufaure, qu'on doit en majeure partie le commencement de la suppression des tours d'abandon à cette époque.

M. Pallu plaide, évidemment c'est tout à fait dans le système qu'il défend de se servir de ces arguments, l'intérêt des campagnes contre la cause des grands centres. C'est surtout quand il s'agit des grands centres que le rétablissement des tours devient intéressant, juste et digne de toutes nos attentions. C'est à la grande ville qu'une fille vient d'ordinaire accoucher, et il a toujours été à craindre qu'avec nos grandes facilités de transport, le budget de l'assistance publique des grands centres ne fût toujours trop surchargé et obéré, comme on dit, des péchés des autres.

C'est pour cela, qu'au point de vue financier, les esprits perspicaces ont toujours désiré que l'État lui-même renouvelât l'assistance des enfants trouvés en France.

Une objection qui semble en primer bien d'autres et que M. le professeur Bouchardat, de la Faculté de Paris, a souvent mise en avant, c'est que la grande accumulation des enfants dans les asiles ne peut que leur être funeste. Je répondrai à cela qu'il faut modifier l'installation de ces asiles ; c'est à l'hygiène à résoudre la question. Et les derniers progrès accomplis, notre grande et belle Exposition l'a démontré, nous permettent d'espérer que d'ici quelque temps les établissements hospitaliers, profondément et scientifiquement modifiés, pourront présenter les avantages qui feraient tomber à néant cette objection que tout enfant assisté est fatalement un enfant mort.

Il s'agit, avant tout, d'empêcher les avortements qui passent inaperçus, les infanticides qui se multiplient dans d'effrayantes proportions. Il s'agit également de tirer le meilleur parti, pour l'agriculture française, et pour les métiers, de tous ces petits enfants dont la vie paraît si peu précieuse.

M. Pallu, auteur de la « Vérité sur les tours », a pris à partie, d'une façon spéciale, M. le docteur Brochard, auteur d'un livre justement remarqué, « la Vérité sur les enfants trouvés » ; il pose les conclusions suivantes : Loi contre la séduction ; Recherche de la paternité ; modifier les salaires des femmes ; surtout laisser le service, en tant qu'ensemble, dans la situation où il est aujourd'hui.

Pour arriver à cette dernière conclusion, qui est l'apologie de la routine, on voit quelles graves questions sont soulevées.

Ces modifications sont impossibles à réaliser, malheureusement, et je crois que les partisans du statu quo succomberont devant la nécessité qui s'impose à tous les points de vue de créer une institution nouvelle qui présente les avantages du tour d'autrefois, perfectionné par toutes les ressources de l'hygiène contemporaine.

CHAPITRE II

Le rétablissement du tour d'abandon.

Le tour de Paris était rue d'Enfer, à l'hospice des Enfants-Assistés. En examinant attentivement la muraille, il est facile encore d'en voir la trace à côté du portail d'entrée. Cette ouverture avait 1 mètre 20 centimètres de longueur, sur 80 centimètres de hauteur. L'excavation est demeurée à l'intérieur, et elle donne une idée très exacte du tour, qui ne recevait pas moins de deux enfants par nuit.

Ingénieuse invention de la charité : il n'est pas jusqu'au mystère qui présidait au dépôt qui rendit à tous intéressante et précieuse la frêle et innocente créature. La qualité d'enfant naturel si injurieuse, si en dehors des lois, il n'était même plus permis de l'attribuer à l'enfant, et nous croyons qu'on s'est trompé grandement lorsqu'en voulant fermer les tours on les a accusés de recueillir des enfants légitimes. Le tour a l'avantage de tout confondre dans une supposition bienveillante qui doit tourner par la suite à l'honneur de l'individu, à son bonheur et à l'utilité de la société.

Les gens pratiques, ou soi-disant tels, nous ont demandé, même avant d'avoir voulu nous entendre, à combien reviendraient les tours et quel en serait le budget. C'est une chose qu'il est impossible de fixer d'avance ; le budget de l'enfance assistée est considérable en France, et, les tours rétablis, les frais actuels ne seraient peut-être pas dépassés de beaucoup. Il faut aussi que ce soit l'Etat qui ait toute la responsabilité, et non les administrations départementales.

L'économie qui a présidé à cette suppression si peu intelligente, puisqu'elle n'a rien créé pour remplacer une institution si utile, s'oppose aujourd'hui à leur rétablissement. Quand une œuvre de cette importance est indiquée comme nécessaire dans un Etat, pourquoi donc en revenir constamment à des raisons aussi spécieuses? Les questions d'intérêt ont agi, comme élément dissolvant, sur l'esprit et sur les décisions des administrateurs. Voilà ce qu'on peut dire.

Aussi on ne tarda guère à chercher querelle au tour qui recevait d'autres enfants, disait-on, que les enfants des filles. Ceux qui les déposaient étaient payés; on les épia; on s'en prit même aux enfants eux-mêmes. Qu'arriva-t-il partout? On eut peur de cette assistance tracassière et le tour disparut peu à peu. C'est tout ce qu'on voulait. Les économies devaient être si considérables; on se trompait étrangement.

Quand on calcule aujourd'hui ce que coûte d'argent et de sang à une nation vaincue la présence de l'ennemi sur son territoire, on se demande si c'est bien sur un côté aussi vital que l'on doit songer à réaliser des gains administratifs.

« Beaucoup de bons esprits se demandent d'abord, dit M. Bérenger, si à une époque où la population dépasse 36 millions d'habitants, où le budget normal atteint 3 milliards, où le revenu hospitalier se chiffre par une recette annuelle de près de 74 millions, la charité publique fait assez en consacrant aux misères dont il s'agit un peu moins que ne faisait la France en 1815 avec ses trente millions à peine de population, ses budgets de moins de 1 milliard et un revenu hospitalier de 33 millions. Ils se posent une question plus grave encore. N'a-t-on pas, pour obtenir ce résultat, poussé un grand nombre de malheureux au crime, n'a-t-on pas sacrifié bien des existences ? »

L'enfant, quel qu'il soit, est l'avenir tout entier. C'est lui l'espérance; c'est lui la force. Quelle que soit son origine, cet être humain a droit à toutes les sympathies, à tous les appuis, à toutes les attentions. L'enfant n'est pas aujourd'hui traité comme il devrait l'être. On s'étonne parfois au milieu des classes dirigeantes, de la barbarie de certaines mères dénaturées qui viennent siéger aux cours d'assises pour le crime d'infanticide ou d'avortement; on s'étonne de voir éteints ou nuls chez ces êtres qui paraissent inférieurs aux autres les sentiments qui semblent si naturels, le mépris profond de devoirs qu'il semble si doux de remplir; doit-on être aussi surpris? Ces mères aussi calculent. Elles font, elles croient faire des économies à leur façon. — Tout se tient dans une nation, et c'est plus haut qu'il faut aller chercher la source de ces façons d'agir, qui sont les conséquences des mauvaises institutions existantes ou des bonnes institutions supprimées.

Il y a trop de mauvaises mères, me disait dernièrement, avec une conviction émue, une femme du peuple. Il vaudrait mieux le panier, comme autrefois, (c'est ainsi qu'elle appelait le berceau du tour), que de voir aujourd'hui ce que font les femmes pour s'empêcher d'avoir des enfants, ce qu'elles font des enfants quand elles en ont.

Il est vrai de dire, de fait, que d'une façon clandestine et pleine de prudence, l'avortement se pratique à Paris dans une foule de circonstances. Ce sont les plus jeunes femmes qui le pratiquent avec le plus d'audace ; de vieilles mégères servent de conseils et instruisent à cette besogne de malheur. Le crime échappe dans la plupart des cas et il est très difficile de dire aussi s'il s'agit d'une manœuvre coupable ou d'une chose accidentelle. Les personnes mal intentionnées, mises dans les alternatives les plus cruelles, quelquefois profitent de cette obscurité qui est, en effet, une grande chance d'impunité. Bien que les chiffres donnés par les auteurs soient contradictoires, il est intéressant de les connaître. Mme Lachapelle ne note que 116 avortements sur 21,920 accouchements ; un relevé du dispensaire de Westminster en relate 147 sur 513 femmes grosses. Guillemot prétend qu'il y a un avortement sur 4 ou 5 grossesses. Deubel porte le nombre de 1 sur 12. Enfin Hufeland le porte à 1 sur 10 chez les filles, et à 1 sur 20 chez les femmes mariées. Tous ces relevés, établis dans les hôpitaux et dans les maternités, ont été faits dans les classes nécessiteuses de la société, et il faut admettre que le plus grand nombre de ces cas connus étaient de cause pathologique, malgré la simulation qui arrive très souvent. Mais combien d'autres, ignorés, qui étaient le résultat d'un crime ?

On ne peut s'empêcher de constater que ce crime-là, qui s'adresse, pour l'éteindre, aux origines mêmes de la vie et à la source de l'humanité, est au-dessus des lois existantes. C'est comme une maladie morale particulière à notre époque moderne, à nos mœurs actuelles. Si les médecins se faisaient les dénonciateurs publics de tout ce qu'ils pensent sur certaines hémorragies non douteuses pour eux, sur ces péritonites à invasion subite d'une origine inexplicable, mortelles presque toujours, on verrait peut-être se soulever un coin du voile. Il faut avoir fréquenté les hôpitaux pour se faire une juste idée de ce massacre des innocents. Il est certain que les tours les empêcheraient dans la plupart des cas, et il est absurde de prétendre qu'ils favorisent la débauche. Aussi bon prétendre que la maladie n'existerait pas sans le médecin ; et que c'est parce que nous sommes certains de trouver des remèdes efficaces que nous ne devons prendre aucune précaution contre les éléments morbides qui nous entourent.

La proportion des morts-nés est considérable et le devient de plus en plus. Elle est plus d'une fois plus grande chez les enfants naturels que chez les enfants issus d'un légitime mariage : c'est peut-être ce qui faisait dire à M. Alexandre Dumas « que le rétablissement des tours est indispensable ». Je me suis beaucoup occupé de la question, elle est brûlante ; elle s'impose contre les préjugés absurdes qui la combattent.

J'ai déjà dit que tout se tenait dans les habitudes d'un peuple et dans ses mœurs ; c'est pour cela que tout doit se tenir dans le code de nos lois et dans nos institutions. L'interdiction de la recherche de la paternité ne suppose-t-elle pas l'établissement des tours ou des maternités clandestines comme dans plusieurs pays ; on a supprimé, bien que la loi de 1811 n'ait jamais été abrogée, les tours ; pourquoi n'a-t-on pas alors modifié le Code dans les autres parties qui se rattachent à ces questions ?

J'ai pris soin, depuis 18 mois que la question a été mise au concours par la Société protectrice de l'enfance, de réunir, dans les journaux judiciaires, tous les cas d'avortement et d'infanticide qui se sont présentés aux assises. C'est une lugubre histoire, et toutes ces observations dans leur nudité, dans leur crudité de réponses typiques, de manœuvres avouées, forment tout ce que l'on peut voir de plus navrant. Tantôt c'est une sorte d'inconscience du crime ; tantôt une rage épouvantable contre les plus faibles des êtres de la création ; les coupables se recrutent aussi bien à la ville qu'à la campagne. Voici une jeune paysanne de seize ans, à qui il est impossible de dire même le nom du père de l'enfant. Voici une femme mariée, plus âgée et séparée de son mari ; elle bourre d'une poignée de sable la bouche de son enfant et elle va le jeter dans un puits. Ici, c'est un enfant qu'on trouve dans un pré, non loin du village.

Là c'est un enfant brûlé par sa mère et par sa grand'mère. Le même fait est arrivé plusieurs fois. Puis, d'aveu en aveu, on voit qu'une même femme a pu commettre, et sans qu'on pût le savoir, des infanticides antérieurs. On retrouve les petits squelettes. Tous ces crimes sont prémédités. Aucun préparatif n'est fait pour recevoir l'enfant qui est condamné d'avance. Des circonstances barbares les accompagnent d'ordinaire ; c'est une rage que les médecins eux-mêmes ont de la peine à comprendre, bien qu'ils admettent entre eux une sorte d'état mental particulier de la femme qui accompagne l'accouchement et qui le suit quelques heures. L'accouchement est, en effet, le plus grand acte de la femme. C'est le but principal de sa vie ; aucune fonction naturelle ne jette dans l'organisme une perturbation plus profonde, toute l'économie en est puissamment ébranlée. C'est ici que l'invraisemblable devient parfois le vrai.

Les détails sont d'une atrocité sans pareille et on a de la peine à les concevoir. Ces femmes, affolées parfois comme nous le racontons, n'hésitent pourtant pas et elles vont droit au but ; elles accomplissent leur funeste besogne avec persévérance, avec une énergie sauvage, presque avec une férocité de bête fauve altérée de vengeance.

La plaie est donc profonde ; elle semblerait incurable, si les peuples n'avaient une vitalité bien autrement puissante que les individus destinés à disparaître après un temps bien court. Cette plaie est vive ; elle demande une prompte solution, solution toute trouvée et qu'il s'agit seulement d'appliquer d'une façon opportune. Les esprits les plus sérieux et les plus perspicaces, la masse même des peuples s'est prononcée pour le rétablissement des tours.

Si toutes les femmes résolues d'avance de se débarrasser du fruit de leur conception dès qu'elles se voient enceintes, de s'affranchir de ce témoin indestructible quand même de ce que nous appellerons une faiblesse, étaient assurées de trouver à leur portée, dans un endroit discret, un asile où laisser leurs enfants, même en courant quelques risques, il est absolument certain qu'elles s'y rendraient. L'existence de l'enfant ne serait plus en question pour ces infortunées ; elles ne seraient plus ni sollicitées par le mal ni menacées dans leur sécurité, et la société pourrait profiter de ce qui tournerait également au bénéfice de cette maternité honteuse d'elle-même.

On pourrait faire plus et mieux encore ; on conserverait aux enfants que l'on admettrait dans les tours tous les signes distinctifs propres à les faire reconnaître plus tard si leurs parents venaient les réclamer. Mais la condition du tour, nous le répétons, la base de l'institution elle-même, c'est que la dépositaire, la mère de l'enfant, puisse demeurer inconnue et ne soit en butte à aucune enquête tracassière de nature à l'exciter à commettre un crime. Le secret doit être absolu, la discrétion garantie. Il doit y avoir là quelque chose de sacré et d'inviolable; bien entendu sauf le cas où l'enfant aurait été violenté et apporté dans un état où sa vie serait compromise par les mauvais traitements. N'est-il pas rationnel et juste, en effet, que, puisqu'on ne recherche pas le père (et l'on sait combien il y aurait d'inconvénients), qui est le véritable protecteur et éleveur de l'enfant et celui à qui la nature en a donné toute la responsabilité, qu'on s'abstienne également de poursuivre l'infortunée fille séduite? Est-ce donc parce qu'elle est la plus faible et que le malheur la trouve désarmée qu'on doit peser sur sa destinée d'une façon impitoyable et la frapper encore?

Il serait nécessaire que les enfants déposés aux tours d'abandon soient nourris et élevés dans le plus grand isolement possible. On doit beaucoup s'occuper des enfants si on veut arriver à de bons résultats; nous serons toujours partisan du biberon et du système d'allaitement qui n'enlèvera pas à la nourrice le moins de besogne. Il y a une sorte d'enflure nerveuse, une sorte de vie, de flamme, de mouvement, qui se communique de la femme à l'enfant dans les mille soins de propreté et de santé qu'elle lui prodigue naturellement et par une sorte d'instinct admirable; rien ne doit ni gêner, ni arrêter l'œuvre impulsive commencée par la nature au moment de la conception, continuée dans le sein de la mère et s'achevant au dehors au milieu des tendresses heureuses d'une fécondité satisfaite. Et ces pensées méritent d'autant plus d'attention, que les enfants abandonnés sont très souvent malades; ils sont malingres, rachitiques, syphilitiques; ils portent le plus souvent les traces indélébiles de la misère où ils sont nés et de l'isolement de celle qui les porta. L'hygiène, le dévouement doivent s'en emparer pour empêcher de s'éteindre en eux cette lueur si pâlissante et si frêle encore de la vie.

CHAPITRE III

Les bâtards.

— Les enfants de l'amour sont des enfants superbes
Qui marchent au grand jour du côté des soleils ;
Et si leurs pieds sont nus dans la ronce ou les herbes,
Ils n'en sont pas moins fiers, moins beaux et moins vermeils!
Car il est chaud le sang qui coule dans leurs veines!
Ils drapent leur orgueil dans leurs habits troués ;
Leurs longs regards ardents intimident les reines.
Quand ils aiment, ceux-là ne sont pas bafoués!
Dignes à tout jamais de leur noble origine,
Ils méprisent les lois, l'homme et ses préjugés,
Et la mère-nature a mis dans leur poitrine
Des cœurs épris du beau, sans soucis des dangers!

Les enfants naturels ont toujours été pour les législateurs un gros sujet d'embarras.

On voulait être juste à leur égard ; on voulait cependant ne pas blesser, ne pas affaiblir le sentiment de la famille, les droits de la famille qui sont la base de notre société.

Mais on eut le tort de rendre responsables des fautes des parents (*delictum patrum*) des êtres innocents. On voulait tout concilier. Une solution nette était très difficile à trouver et on laissa forcément dans le doute une foule de points.

Sciemment ou non, la loi est demeurée incomplète, insuffisante.

Mais si en droit les bâtards furent peu de chose, en fait ils furent souvent, par leur esprit et par leur génie, par de hautes protections généralement bien légitimées, par leurs relations, etc..., appelés à jouer des rôles considérables et avoir une influence des plus profondes.

On dirait que la société est pour les bâtards le fleuve du Styx où les douleurs, les difficultés, les luttes, et aussi une certaine indépendance, les trempent d'une façon exceptionnelle, les rendent aptes à devenir dirigeants après avoir été exploités, à devenir des guides après avoir été des martyrs.

Cette vérité, qu'on pourrait appeler rationnelle, est confirmée par les faits de l'histoire.

On distinguait chez les peuples anciens (Romains et Grecs) deux classes de bâtards :

1° Les enfants nés dans le concubinage qu'on appelait *naturales liberi ;*

2° Les enfants nés d'un commerce momentané avec une femme de basse extraction ; on leur donnait dans ce dernier cas le nom de *spurii.*

Le plus fameux des héros antiques, Hercule, avait été nommé le patron des bâtards.

Il était, comme on sait, fils de Jupiter et d'Alcmène, femme d'Amphytrion, général des Thébains. A peine né, dit la mythologie, il fut persécuté par Junon, qui comprit déjà quelle haute destinée l'attendait.

La Bible nous offre également des exemples de bâtards fameux : Ismaël, fils d'Agar, concubine d'Abraham, fut, malgré l'infériorité de sa naissance, élevé comme l'espoir de la maison du patriarche. Jephté eut pour mère une courtisane de Galaad ; naturellement courageux, il combattit, en faveur des Israélites, les Ammonites.

Archelaüs, qui avait usurpé le trône de Macédoine et qui fut protecteur d'Euripide, était fils naturel du roi Perdiccas et de Simicha, esclave d'Alcitas, frère de Perdiccas.

On ne doit pas compter Thémistocle, qui était fils de Néoclès ; d'après la loi, il était réputé bâtard, parce que sa mère était étrangère.

Deux enfants trouvés, plus tard très célèbres dans l'histoire, ce furent Romulus et Remus. Ils étaient, suivant la tradition, fils de la vestale Rhea Sylvia et du dieu Mars. On dit qu'ils furent allaités par une louve. Les arts et la littérature ont accrédité cette tradition qui est néanmoins mise en doute.

Certains n'ont vu dans cette louve que Rhea Sylvia elle-même. D'autres n'y voient qu'une simple courtisane. Les courtisanes portaient, en effet, le nom de *lupa*.

Ptolémée Soter fut un enfant abandonné. Sa mère l'ayant exposé sur un bouclier d'airain, un aigle pourvut aussitôt à sa nourriture. Il le défendit des ardeurs du soleil, raconte la légende, en le couvrant de ses ailes.

Il naquit de Robert le Diable, duc de Normandie, et de la fille d'un corroyeur de Falaise, un fils qui fut Guillaume le Bâtard. Une anecdote peut nous donner un exemple des idées et de la façon d'agir du monde, à l'époque où il vivait. Au siège d'une ville qu'il tenait fort longtemps investie, les habitants vinrent pour le narguer sur les remparts, en criant : « La peau... peau... peau... ! » lui rappelant ainsi le métier des parents de sa mère.

Des recherches récentes faites par M. Ménard, nous montrent Rabelais sous un jour nouveau ; c'était un bâtard. C'est ce qui fit qu'aucune biographie ne put jamais donner exactement l'époque de sa naissance. Les enfants naturels n'étaient pas enregistrés. Le grand railleur était fils de Rabelais, lieutenant civil du Chinonnais, et de la belle Catherine Desplantes, maîtresse de ce dernier. Comme c'était un usage établi à cette époque, l'irrégularité de sa naissance le fit destiner aux ordres. Catherine Desplantes eut par la suite en légitime mariage un fils qui fut plus tard le cardinal du Bellay. Il était par conséquent le frère utérin de Rabelais ; c'est ce qui explique encore la protection du cardinal et cette sorte d'amitié fraternelle qui ne se démentit pas durant tout le cours de l'existence de ces deux frères à qui la société avait fait des situations si différentes.

Jean Dunois, dit le bâtard d'Orléans, fut un célèbre capitaine. On n'a aucun renseignement précis sur sa naissance. Le 22 février 1555, le comte de Dunois déposa en justice, comme témoin, dans le procès de la Pucelle. L'âge qui lui est donné par ce document judiciaire est de cinquante et un ans. Son père était Louis, duc d'Orléans, frère de Charles VI. Il eut pour mère Mariette d'Enghien, dame de Cani. Dès l'âge de douze ans, il disait fièrement qu'il n'était pas le fils du ridicule Cani, qu'il ne voulait pas de sa succession et qu'il s'appelait Bâtard d'Orléans. Il fut élevé, en effet, dans la maison du prince avec ses enfants légitimes. Valentine de Milan le prit en telle affection, qu'avouant son regret de n'être pas sa mère, elle disait souvent : « On me l'a volé !... » Elle avait de lui une telle opinion, qu'elle répétait encore qu'il n'y avait que lui pour venger un jour son père.

D'Alembert fut recueilli sur les marches de l'église Saint-Jean-le-Rond. C'est là qu'une brave femme du peuple, une fruitière, le recueillit, l'éleva. Elle s'appelait la mère Rousseau ; d'Alembert ne reconnut jamais d'autre mère que cette brave femme qui s'étonnait souvent que son protégé fût un grand esprit. Quand d'Alembert fut arrivé à la renommée, c'est en vain que sa vraie mère, dont le nom était très connu, voulut le revendiquer. Il refusa constamment de la reconnaître pour sa mère. Ses études avaient été très brillantes. Les professeurs crurent voir en lui un nouveau Pascal. Tour à tour médecin et avocat, d'Alembert fut le principal promoteur de l'Encyclopédie. Il ne put pourtant parvenir à délaisser les mathématiques, auxquelles il finit par se consacrer d'une façon exclusive. Voici ce que dit un de ses biographes : « Le roi de Prusse, Frédéric II, lui offrit la présidence de l'académie de Berlin, et l'impératrice de Russie lui demanda instamment de venir diriger l'éducation de son fils, avec cent mille livres d'appointements. Le philosophe refusa ces offres brillantes. Demeurer dans sa patrie lui sembla préférable, auprès de ses amis, auprès de sa brave nourrice, chez laquelle il vécut quarante ans, heureux de répandre un peu d'aisance dans la maison hospitalière qui avait abrité ses jeunes années.

Le général Championnet, ou plutôt Étienne-Jean, né à Valence (Dauphiné), dut son nom à sa situation même d'enfant trouvé. On sait qu'on appelait Champi (au féminin Champesse), tout enfant qu'on abandonnait. Qui n'a retenu la touchante légende berrichonne de François le Champi. Le nom vient de *campus*, enfant trouvé dans le champ, et non de champignon, comme on l'a prétendu à tort. Ce fut d'abord dans l'armée d'Espagne que Championnet s'engagea. Lorsque la Révolution française éclata, il fut chargé de réprimer des révoltes dans le Jura. Il était né en 1762. On dit qu'il mourut de chagrin, le 10 décembre 1769, laissant une mémoire sans tache de général humain et brave.

On pourrait prolonger la liste de tous ces hommes remarquables qui eurent à vaincre tant de préjugés sociaux pour arriver, tant de luttes à soutenir, et qui y trouvèrent peut-être une nouvelle force.

Parmi les contemporains et qui vivent encore, et qui occupent des situations légitimement acquises, uniquement dues à leurs talents, on compte un certain nombre d'hommes nés dans les conditions que nous voulons dire. Ils sont connus; ils sont appréciés. On n'a pas à les nommer ni à faire le récit de leurs combats, ni à énumérer leurs ouvrages, qui sont connus de tous.

A l'avenir, et qui peut le savoir? comme un des plus grands auteurs dramatiques de ce temps se plaît à le répéter avec cette originalité si profondément humaine et ce génie du cœur qui le caractérisent, est-ce peut-être à un enfant trouvé que nous devrons la direction des ballons ou quelqu'autre grande découverte qui intéresse notre époque.

Mais ce qui peut garder d'un enthousiasme trop grand au sujet de ces enfants qui sont comme les épaves de la société, c'est, d'un autre côté, pratique et humanitaire, que nos prisons, nos cours d'assises sont les endroits où viennent échouer une trop grande majorité de ces êtres qui, généralement laissés à eux-mêmes et ne trouvant pas dans leur volonté la force de vaincre leurs penchants, qu'on a pû considérer comme héréditaires, se révoltent contre la société elle-même qui les a exclus.

Pour ces derniers et au sujet de leur instruction et de leur éducation, il n'y a, présentement, qu'un remède à proposer, qui est le suivant :

S'en occuper !

CHAPITRE IV

Le tour d'abandon envisagé au point de vue de la population.

La presse française, qui a l'intuition des meilleures choses parce qu'elle est l'écho de toutes les pensées, à quelque parti et à quelque opinion politique qu'elle appartienne, n'a laissé échapper, depuis quelques années déjà, aucune occasion d'appeler l'attention des esprits sur l'intéressante question des tours d'abandon. Les journaux de médecine se sont particulièrement distingués dans cette croisade en faveur des enfants perdus. Il est juste de dire aussi que nos assemblées délibérantes ont positivement abordé avec les meilleures intentions cette vitale et délicate question.

Je suis loin de vouloir récriminer de parti pris contre la société organisée telle qu'elle est, pourtant j'oserai faire remarquer, et j'essaierai de le prouver, qu'il convient de s'occuper de l'enfance, plus et mieux qu'on ne l'a fait jusqu'ici.

N'est-il pas étonnant de constater, en effet, que la société qui a des lois pour les animaux sans défense, et qui a des primes considérables pour les races précieuses, traite avec autant d'indifférence ce qui touche aux enfants qu'on abandonne, quand toutes les statistiques nous démontrent que notre population tend à décroître.

La population de la France menace, de fait, de demeurer stationnaire ou de baisser. Dans tous les départements la natalité diminue avec une régularité normale et constante.

La statistique est, à ce sujet, d'une terrible éloquence : « En 1871, dit M. le docteur Proust dans son *Traité d'hygiène privée et publique*, il y a eu 122,405 naissances de moins qu'en 1869. La natalité a été, en 1869, de 2.57 ; en 1870, de 2.55 ; en 1871, seulement de 2.26 ; en d'autres termes, il y a eu en 1869, une naissance pour 38.8 habitants ; en 1870, 1 naissance pour 39.4 ; en 1871 pour 44.2. La natalité a subi alors, comme le mariage, l'influence désastreuse des événements de 1870-1871. En 1872, bien que le nombre des naissances se soit accru de 180,879, le rapport ne s'est élevé qu'à 2,675 pour 100, ne dépassant que de 1 1/2 pour 100 celui de la période 1861-1868. La situation de la France n'a donc pas changé à cet égard, et les naissances continuent à n'apporter qu'un contingent bien faible à l'accroissement de la population. Les habitudes de faible fécondité ont persévéré en 1873 et 1874. Dans cette dernière année, les naissances ont atteint le chiffre de 953,652 ; c'est seulement 7,288 de plus qu'en 1873 et c'est 12,000 de moins qu'en 1872. » Le savant hygiéniste de Lariboisière continue ses observations statistiques par rapport aux différentes nations :

« En réalité, dit-il, la France ne suit pas un mouvement fatal d'affaiblissement et la fécondité des ménages volontairement limitée arrête le mouvement de la natalité. — L'Angleterre suit une pente inverse, ainsi que l'attestent ces chiffres : 32.6. — 34.1. — 35.0. — Il en est de même en Prusse : 37.7. — 37.6. — 38.1. — En Hollande : 34.7. — 35. — 35.5. — . . . .

« Enfin, M. Bertillon, rapprochant l'état de notre population de celui de l'Allemagne, met en opposition sa tendance contraire à la nôtre : la France, dit il, amasse des capitaux ; la Prusse, plus pauvre, mais plus riche en population, capitalise des hommes, et, après une série de calculs qui ne sauraient trouver place ici, il arrive à la conclusion suivante : c'est un milliard un quart que capitalise la France au détriment de sa descendance, et c'est plus d'un milliard un tiers que l'Allemagne paie à sa multiplication. Chez nous on compromet l'avenir en assurant le présent. La diminution de notre population proportionnellement à celle de l'ensemble des peuples civilisés nous fera perdre, si elle continue, une partie de notre prestige, de notre puissance, de l'autorité qu'ont nos lois, nos mœurs, notre langue. »

Pour conserver au problème qui est ici mis en question le caractère essentiellement national qu'il doit garder jusqu'au bout, la statistique ne doit pas être étendue au-delà des limites du territoire français. Sans aucun doute, il serait intéressant et curieux de faire comprendre dans cet exposé comparatif du mouvement de la population chez les peuples, une grande surface du globe, de longues périodes, mais la chose alors deviendrait trop compliquée ; il faut se contenter des chiffres qui vont suivre. M. Villermé a démontré clairement que si le nombre des enfants abandonnés a augmenté dans la période du fonctionnement des tours, c'est aussi, et c'est là le point essentiel, pendant cette période que la mortalité des enfants est devenue moindre.

PREMIÈRE SÉRIE

Année 1824 : Enfants légitimes, 912,978 ; enfants naturels, 71,174 ; enfants abandonnés reçus dans les établissements de bienfaisance, 33,792.

Année 1825 : Enfants légitimes, 904,594 ; enfants naturels, 69,392 ; enfants abandonnés reçus dans les établissements de bienfaisance, 32,278.

Année 1826 : Enfants légitimes, 920,720 ; enfants naturels, 70,471 ; enfants abandonnés reçus dans les établissements de bienfaisance, 32,876.

Année 1827 : Enfants légitimes, 909,428 ; enfants naturels, 70,768 ; enfants abandonnés reçus dans les établissements de bienfaisance, 32,504.

Année 1828 : Enfants légitimes, 903,843 ; enfants naturels, 70,704 ; enfants abandonnés reçus dans les établissements de bienfaisance, 33,749.

Total : Enfants légitimes, 4,553,563 ; enfants naturels, 354,509 ; enfants abandonnés reçus dans les établissements de bienfaisance, 165,199.

SECONDE SÉRIE

Année 1829 : Enfants légitimes, 895,176 ; enfants naturels, 65,351 ; enfants abandonnés reçus aux établissements de bienfaisance, 33,141.

Année 1830 : Enfants légitimes, 898,577 ; enfants naturels, 69,247 ; abandonnés reçus aux établissements de bienfaisance, 33,431.

Année 1831 : Enfants légitimes, 915,298 ; enfants naturels, 71,411 ; abandonnés reçus aux établissements de bienfaisance, 35,884.

Année 1832 : Enfants légitimes, 870,509 ; enfants naturels, 64,677 ; abandonnés reçus aux établissements de bienfaisance, 35,435.

Année 1833 : Enfants légitimes, 498,485 ; enfants naturels, 71,468 ; abandonnés reçus aux établissements de bienfaisance, 33,191.

Total : Enfants légitimes, 4,478,045 ; enfants naturels, 349,154 ; abandonnés reçus aux établissements de bienfaisance, 171,082.

Dès cette époque, l'abolition du tour, qui se poursuit clandestinement et peu à peu et qui se réalise de fait insensiblement, ne tarde guère dans les années qui suivent à imprimer à la statistique une marche absolument contraire. C'est un revirement ou plutôt c'est un déplacement. On pouvait se féliciter déjà d'avoir moins d'enfants abandonnés ; on le constatait de fait ; on le prouvait d'une façon péremptoire.

Mais qu'étaient donc devenus tous ces petits enfants naguère abandonnés au tour ; car il fallait bien les retrouver quelque part ; il fallait bien que la statistique en justifiât dans une de ses branches.

Je ne dirai pas que c'est là un effet cruellement rationnel, mais un fait certain, c'est qu'on ne les retrouvait plus.

Ils étaient morts !...

On les retrouvait en effet au bulletin de la mortalité annuelle, dont les statistiques allaient en augmentant d'une façon rapide. Les commencements de l'industrie nourricière, si funeste à la France, datent de la fin des tours. Chose plus déplorable et désolante, les crimes contre l'enfance vont en se multipliant dans la même période.

De 1826 à 1830, le nombre des crimes et des délits commis contre les enfants s'élevait à 120 : de 1871 à 1875, ce nombre est de 296. Les infanticides, qui dans la première période, n'étaient que de 102 passent maintenant à 206. La quantité des morts-nés attire particulièrement l'attention et devient progressive. En 1839, 27,490 morts-nés sont déclarés ; en 1855, c'est 38,013. En 1873, où les tours sont tout à fait oubliés, ce nombre s'élève à 44,437. Mais voici un tableau qui, pour Paris, nous permettra de constater l'état des choses :

Année 1837 : Enfants reçus à la Morgue, 7 ; autopsies faites, 6 ; infanticides constatés, 1.

Année 1838 : Enfants reçus à la Morgue, 24 ; autopsies faites, 21 ; infanticides constatés, 10.

Année 1839 : Enfants reçus à la Morgue, 18; autopsies faites, 18; infanticides constatés, 11.

Année 1840 : Enfants reçus à la Morgue, 21; autopsies faites, 21; infanticides constatés, 11.

Année 1841 : Enfants reçus à la Morgue, 14; autopsies faites, 11; infanticides constatés, 7.

Total : Enfants reçus à la Morgue, 84; autopsies faites, 79; infanticides constatés, 40.

Même en tenant compte de l'accroissement de la population de la ville de Paris, qui ne sera effrayé du tableau suivant?

Année 1862 : Enfants reçus à la Morgue, 59; autopsies faites, 46; infanticides constatés, 35.

Année 1863 : Enfants reçus à la Morgue, 81; autopsies faites, 81; infanticides constatés, 53.

Année 1864 : Enfants reçus à la Morgue, 91; autopsies faites, 90; infanticides constatés, 63.

Année 1865 : Enfants reçus à la Morgue, 103; autopsies faites, 102; infanticides constatés, 45.

Année 1866 : Enfants reçus à la Morgue, 82; autopsies faites, 76; infanticides constatés, 47.

Total : Enfants reçus à la Morgue, 416; autopsies faites, 275; infanticides constatés, 243.

Il est donc juste de répéter ici, avec M. le Dr Brochard, que « fermer les tours n'est pas une solution, mais un refoulement qui se traduit en crime ».

De nouveaux chiffres vont nous édifier encore plus complètement, car si la mortalité générale décroît, en France, la mortalité des enfants, au lieu de diminuer d'une façon équivalente, augmente au contraire, et c'est surtout parmi les enfants illégitimes, qui sont comme l'ancien personnel des tours.

Les médecins ne l'ignorent guère, la qualification de mort-né couvre, dans beaucoup de cas, une tentative coupable, et, quand ce crime n'est pas commis, la mort du jeune nourrisson revêt chez la nourrice de telles apparences qu'il devient impossible de le découvrir et de le prouver d'une façon sûre. Ces tueuses discrètes, occultes, presque brevetées, se servent du temps comme d'un complice, et la loi n'a aucun contrôle et par suite aucune prise sur leurs actes ; c'est à faibles doses et petit à petit qu'elles administrent la mort.

La dîme mortuaire des enfants légitimes était de 167,3, de 1856 à 1865 ; celle des bâtards de 326,5 ; soit en rapport de 100 à 195, c'est-à-dire près du double.

Il ne faudrait pourtant pas s'imaginer que cette mortalité des enfants illégitimes, bien qu'ils soient évidemment dans de plus mauvaises conditions que les enfants légitimes, soit si fatale : ces enfants, comme les autres, ne demandent qu'à vivre.

Il est certain que si nos 75,000 naissances illégitimes, moyenne annuelle, livrent un tribut mortuaire de 24,500 décès, au lieu de 12,500 qu'elles eussent compté si elles eussent été légitimes, il est certain que le surplus de 12,000 est l'effet, nous ne dirons pas du manque de soins, mais du traitement auquel ils sont condamnés.

D'après l'*Annuaire du Bureau des longitudes*, de 1840 à 1849, il y a eu un mort-né sur 32 naissances; de 1850 à 1859, il y a eu 1 mort-né sur 24 naissances; de 1860 à 1869, il y a eu 1 mort-né sur 22 naissances.

Pendant l'année 1858, sur 967,894 naissances, il y avait eu, en France, 43,752 morts-nés : soit 4 0/0. Pendant l'année 1871, sur 826,121 naissances il y a eu 40,315 morts-nés, plus de 20 0/0, presque le quart. A Paris, on le sait d'ailleurs, le nombre des naissances illégitimes est plus que double de ce qu'il est dans toute la France.

La statistique générale de la France, d'après un document publié par le ministère de l'agriculture et du commerce, nous indique que le nombre des enfants assistés de toutes catégories aurait suivi, de 1871 à 1874, ce mouvement de décroissance :

Année 1871 : Enfants assistés au 1er janvier, 65,977 ; admis dans l'année 16,483 ; total des assistés dans l'année, 79,460 ; décédés ou sortis, 14,910 ; restant au 31 décembre, 64,550.

Année 1872 : Enfants assistés au 1er janvier, 64,550 ; admis dans l'année, 13,437; total des assistés dans l'année, 77,987 ; décédés ou sortis, 17,234 ; restant au 31 décembre, 60,753.

Année 1873 : Enfants assistés au 1er janvier, 60,753 ; admis dans l'année, 11,912; total des assistés dans l'année, 72,665 ; décédés ou sortis, 14,252 ; restant au 31 décembre, 58,413.

Année 1874 : Enfants assistés au 1er janvier, 56,575 ; admis dans l'année, 10,892; total des assistés dans l'année, 69,467 ; décédés ou sortis, 12,749 ; restant au 31 décembre, 54,718.

Voici encore quelques chiffres qui, bien que très incomplets, (car il existe peu de documents sur la question) nous renseignent sur le mouvement de l'assistance des enfants en France. Pris à leurs dates respectives, ces chiffres présentent de l'intérêt, et nous les laissons parler :

En 1833, 139,945 enfants assistés;

En 1849, 92,647 enfants assistés ;

En 1859, 76,520 enfants assistés;

En 1867, 51,428.

En 1837, à la suite d'un arrêté du conseil général des hospices, pris à l'instigation de l'autorité supérieure, le nombre des enfants assistés tombe de plus de 5,000 à 3,354. En 1852, la moyenne annuelle des abandons, de 4,368 en 1845-1849, tombe 3,603, de 1852 à 1854. Mais encore une fois, et nous ne saurions trop insister sur ce sujet, où retrouve-t-on tous ces enfants qu'on n'abandonne plus? C'est la question importante à résoudre. Eh bien! ce qu'on retrouve, et la chose est des plus tristes à dire, c'est ce résultat, c'est que, en même temps que les enfants assistés disparaissent, les avortements augmentent, les infanticides se multiplient.

Voici plutôt un tableau qui renseignera à cet égard.

Périodes 1826-1830 : Infanticides : affaires, 1,020 ; accusés, 1,130 ; avortements: affaires, 76 ; accusés, 116.

Périodes 1831-1840 : Infanticides : affaires, 1,114 ; accusés, 1,312 ; avortements ; affaires, 101 ; accusés, 180.

Périodes 1841-1850 : Infanticides : affaires, 1,476 ; accusés, 1,676 ; avortements : affaires, 204 ; accusés, 436.

Périodes 1851-1860 : Infanticides : affaires, 1,984 ; accusés, 2,318 ; avortements : affaires, 319 ; accusés, 835.

Périodes 1861-1870 : Infanticides : affaires, 1,960 ; accusés, 2,197 ; avortements : affaires, 202 ; accusés, 533.

Périodes 1871-1875 : Infanticides : affaires, 1,860 ; accusés, 2,240 ; avortements : affaires, 199 ; accusés, 540.

Pour compléter ce tableau des avortements et des infanticides, voici un résumé des abandons d'enfants, de 1826 à 1876 :

EXPOSITIONS D'ENFANTS

Périodes 1826-1830 : Homicides involontaires, affaires, 880 ; prévenus, 500 ; expositions d'enfants . affaires, 924 ; prévenus, 1,388.

Périodes 1831-1840 : Homicides involontaires, affaires, 442 ; prévenus, 684 ; expositions d'enfants : affaires, 1,147 ; prévenus, 1,681.

Périodes 1841-1850 : Homicides involontaires : affaires. 674 ; prévenus, 855 ; expositions d'enfants : affaires, 1,442 ; prévenus. 2,281.

Périodes 1851-1860 : Homicides involontaires : affaires, 1,158 ; prévenus, 1,281 ; expositions d'enfants, affaires, 1,571 ; prévenus, 2,357.

Périodes 1861-1870 : Homicides involontaires : affaires, 1,112 ; prévenus, 1,243 ; expositions d'enfants : affaires, 922 ; prévenus, 1,239.

Périodes 1871-1875 : Homicides involontaires : affaires, 698 ; prévenus, 732 ; expositions d'enfants : affaires, 666 ; prévenus, 850.

Remarquons ici qu'en 1860 la suppression des tours, comme on le sait, étant devenue complète, a eu tous ses effets.

On connaît le système des secours aux filles-mères, qu'a combattu avec tant de talent et d'à-propos M. le docteur Brochard. Ce système habitue les filles-mères à la pensée qu'elles peuvent mal se conduire et continuer à toucher leur prime de 12 francs par mois, qu'elles peuvent attribuer malheureusement à tout autre emploi qu'à l'entretien de l'enfant. « Lorsqu'on secourt les enfants à domicile, disait l'enquête parlementaire de 1848, on n'a aucune certitude que ces secours leur profitent ; ces secours sont souvent dépensés par les parents en débauches ou autrement ; et d'ailleurs on se prive d'un des plus grands et des plus précieux profits de cette dépense, l'éducation morale qu'il serait possible à ce prix de donner à ces enfants. »

En dehors des villes, en dehors de Paris, on n'ignore pas également comment sont accueillis et élevés les enfants des filles-mères nés en dehors de l'hospice. L'enfant qui est alors et véritablement enfant de l'assistance, enfant de l'hospice, comme on dit, est bientôt emporté à la campagne et élevé là. Mais il est bien rare que les pères nourriciers qui s'en chargent n'abusent pas d'eux. Au lieu de les entretenir comme il convient, de les faire travailler, de leur apprendre un métier, la plupart en font de petits mendiants. Ainsi élevés, dans la paresse, dans le rien faire, comme autant de parasites, ils deviennent une véritable désolation. Il est donc urgent à l'égard des personnes qui prennent leur responsabilité de s'entourer de garanties.

Un système qui vaudrait mieux évidemment, ce serait de créer des asiles et d'admettre ces enfants dans des écoles, dans des orphelinats. — Il convient, surtout, dès le bas âge, de les isoler. Ils doivent en effet être installés dans les meilleures conditions d'hygiène possibles. Du côté des secours à donner à tous ces enfants, du côté de leur éducation, il y a une puissante amélioration à tenter.

Mais pour mener cette œuvre à bien, il faut une activité incessante, un dévouement sans bornes, une persévérance imperturbable et qui ne se laisse décourager par rien. La société est elle-même gardienne de ses destinées ; elle ne doit pas un seul instant cesser de ressembler à ce génie entreprenant de qui un poète disait : « Rien n'est fait, tant qu'il reste quelque chose à faire ! »

CHAPITRE V

Du progrès dans l'instruction des sages-femmes.

Avant 1782, les accouchements des villes de province et des campagnes étaient faits par des femmes de la plus humble, de la plus obscure « couche sociale ». Elles ne possédaient aucune notion obstétricale, et se transmettaient ou se communiquaient des procédés, dont la hardiesse et la barbarie étaient telles que nous avons quelque peine à ajouter foi aux récits que l'on trouve dans les raretés bibliographiques de l'époque.

Dans les archives de la préfecture de l'Hérault on a découvert un manuscrit très curieux et fort spirituel, que la Société des bibliophiles languedociens, dite Société des « cent quinze », vient de faire imprimer à un petit nombre d'exemplaires. L'exhumeur principal de cet opuscule, M. Fraisse, a signalé certains détails relatifs aux écoles d'accouchement, qui semblent pris aux bonnes sources et permettent de comparer le présent au passé.

Le critique fantaisiste dont le nom est inconnu avait baptisé son œuvre : « Requête des enfants à naître contre les sages-femmes ». — Cette requête est signée : Fœtus, et elle est datée « des espaces imaginaires ».

Voici comment s'exprime le plaignant parlant au nom de tous ses frères. . . .

« Nous ne sommes pas en sûreté pour entrer dans le monde ; ce n'est qu'en tremblant que nous osons nous y montrer étant continuellement maltraités par certaines personnes qu'on appelle matrones, qui, à propos de botte, viennent hardiment nous insulter dans nos casemates, malgré nos précautions à tenir nos portes fermées. Si nous voulons nous fâcher on nous brocarde, on nous honnit, on nous traite de drôles, de mutins, de bandits. On nous meurtrit, on nous écorche, on nous déchire impitoyablement ; souvent on nous traite plus mal encore, on nous décapite, on nous poche les yeux, on nous brise les membres et on nous met en pièces. Enfin, innocentes victimes, nous expirons parmi tous ces outrages. Si nous nous opposons à leurs funestes desseins, elles enfoncent brutalement et avec effraction nos demeures, immolant le plus souvent nos mères avant nous. D'autrefois, si nous voulons nous frayer une route afin de nous soustraire à leurs poursuites criminelles, elles nous prennent par une main, nous empoignent le bras, le tordent et l'arrachent. Si nous prenons la liberté de mettre les pieds sur le seuil de la porte, sans même sortir de nos maisons, ces mégères impitoyables happent aussitôt nos jambes, nous tirent de toutes leurs forces, et leur violence ne cesse point jusqu'à ce qu'elles nous aient expulsés en tout ou en partie. Faisons-nous quelque résistance on nous attache aux pieds, aux jambes de fortes ligatures pour nous écarteler avec plus de facilité..... — Si la curiosité nous porte à mettre la tête à la fenêtre, pour voir ce qui se passe dans le monde, on nous accroche lestement avec la queue d'une lampe, d'une cuillère à pot, ou le crochet d'une romaine... D'après tant de cruels traitements, les suppliants ne sont-ils pas en droit de vous demander, Nos Seigneurs, de les délivrer pour toujours de ces sempiternelles matrones grossières, laides à faire évanouir, ineptes et gauches à outrance. . . . . »

Malgré les exagérations qu'un tel pamphlet devait contenir, il faut cependant admettre qu'il était écrit par un homme d'esprit, qui n'était pas étranger à la médecine. Cette requête fut présentée aux États du Languedoc, en 1782, et y fit sensation. L'auteur n'était pas le seul à se plaindre contre les abus des pratiques obstétricales ; avant lui, des chirurgiens avaient proposé de réglementer « les perruquiers et les sages-femmes ». C'était à la même époque que Mme Ducoudray avait inventé ses mannequins, et qu'inspirée par un zèle à la fois philanthropique et scientifique, elle allait de lieux en lieux, en Auvergne, en Bourbonnais, dans les diocès du Midi, porter un semblant de bonne semence obstétricale. Les femmes qui venaient écouter ses leçons, tout à fait illettrées, était complètement réfractaires à toute méthode didactique. Mme Ducoudray simulait avec ses mannequins les circonstances les plus ordinaires de l'accouchement, et les exerçait aux pratiques manuelles. Ce professorat itinérant dut paraître une innovation bien osée, et pourtant, tout ce que l'on sait de cette sage-femme, c'est qu'elle trouva partout accueil et protection. Chose à noter, le roi lui fit une pension de huit mille livres.

A Paris, la situation était bien différente. Dès le xvie siècle, grâce sans doute à Ambroise Paré et à Louise Bourgeois, la profession de sage-femme n'était pas libre. Celles qui voulaient la pratiquer subissaient un examen devant un jury, composé d'un médecin, de deux chirurgiens et de deux praticiennes.

Ce jury délivrait des patentes ou lettres de maîtrise, ou certificats qui avaient une valeur significative.

En province, on était sage-femme avec l'attestation d'un curé ! Attestation qui n'avait de la valeur qu'au point de vue de la moralité.

Avec de telles coutumes, les abus devaient être nombreux.

La requête des enfants à naître et la méthode d'enseignement choisie par Mme Ducoudray nous permettent de supposer que l'accouchement n'était pas considéré comme une fonction physiologique. — Que d'interventions saugrenues et dangereuses n'y eut-il pas! Diverses maternités se créèrent alors. Castres fut la première ville qui attira et accueillit les élèves; puis Toulouse, Alby, Limoux, Montpellier, Pamiers, Narbonne imitèrent Castres. Les premiers sujets de ces écoles devaient être très médiocres. A Montpellier, il y a trente à trente-cinq ans, les leçons étaient données en patois. Si j'en crois les souvenirs de ma mère, ancienne élève de Mme Lachapelle, à Paris, on n'aurait pas reçu une personne ne sachant pas lire ni signer son nom.

Avons-nous fait beaucoup de progrès depuis ces époques? Certainement nous devons répondre par l'affirmative.

Ces progrès sont-ils au niveau de ceux des autres institutions et des besoins sociaux?

Les maternités de province où en sont-elles? Et les sages-femmes des petites villes et des campagnes que sont-elles? Quel est le degré de culture ou plutôt d'inculture des élèves qui se présentent aux écoles?

S'il y a une loi qui exige l'audition de deux cours d'accouchement avant de passer les examens, — comment est interprétée cette loi?

A Avignon, Bourg-en-Bresse, Clermont-Ferrand, Draguignan, Pamiers, Tulle, etc., etc., les vacances sont plus longues que les études. Les deux années d'études ont seize ou quatorze mois de vacances!

Et les examens, comment se passent-ils dans les écoles préparatoires de médecine et même dans les facultés?

Je ne puis répondre à aucune de ces questions, je suis trop immergé dans le débat, et d'ailleurs je ne prétends dicter aucune réforme. C'est aux préfets des départements, aux conseils généraux, aux facultés, aux ministères à faire des enquêtes, à s'éclairer eux-mêmes. Ils verront, s'ils veulent y regarder de près, que, pour l'insouciance et les routines granitiques, nous sommes les fils de nos pères; nous aurions très mauvaise grâce de nous moquer d'eux, mais nos neveux auront d'excellentes raisons pour se moquer de nous.

Le progrès est fils du temps, dit-on, mais que ce père est dur à engendrer!...

Ah! si j'étais dans l'agréable situation d'un enfant à naître, comme je dirais avec toute la franchise de mon jeune âge :

1° Que la loi qui concerne la durée des cours soit uniformément appliquée partout;

2° Que les sages-femmes en chef n'obtiennent leur poste qu'après un concours. Cela se fait ainsi à Montpellier et à Alger;

3° Que les professeurs ne soient pas entièrement livrés aux inspirations de leur conscience en ce qui concerne leurs devoirs;

4° Qu'avant d'être admises dans une maternité, les élèves prouvent réellement qu'elles ne sont pas dépourvues d'une certaine somme d'instruction première;

5° Qu'au bout de trois mois de stage dans l'école, les élèves soient interrogées sur l'anatomie et la physiologie élémentaires, et gardées ou renvoyées selon les preuves d'intelligence qu'elles auront fournies;

6° Qu'il y ait des examens de première année, et que pour les capacités paresseuses ou inattentives, cette première année soit doublée;

7° Qu'aux examens définitifs, des exercices pratiques soient exigés.

Enfin, (toujours si j'étais enfant à naître), je dirais que les maternités ne doivent pas se borner à être des écoles professionnelles, mais que l'éducation, c'est-à-dire la moralité, doit s'y perfectionner et les excellentes manières s'y développer. Certes les sages-femmes ne sont plus (j'aime à le croire) « laides à faire évanouir » comme les matrones du xviii° siècle ; mais elles devraient savoir que cela ne suffit pas, qu'être aussi agréables que possible auprès des malades qu'elles soignent doit entrer dans le cadre de leurs obligations.

CHAPITRE VI

Requête des enfants à naître à messieurs les censeurs du Collège royal de Londres.

Lorsqu'il me fut donné de lire la *Requête des enfants à naître*, trouvée manuscrite dans les archives de la préfecture de l'Hérault, j'étais loin de soupçonner que ce petit pamphlet, si original, n'était que la copie d'une requête analogue adressée pour les fœtus anglais à MM. les censeurs du Collège royal des médecins de Londres. — Seulement, les enfants à naître français se plaignent des sages-femmes, leurs collègues d'Angleterre se plaignent des médecins.

Cette critique parut au moment où certains accoucheurs abusaient du forceps, des crochets, des tire-tête, etc. ; alors une sage-femme d'un vrai mérite, Elisabeth Nihell, écrivit son *Traité sur les accouchements par les femmes*, qui n'est qu'une longue diatribe contre les accoucheurs, et surtout contre Smellie. Son livre, très rare maintenant, n'est pas dépourvu d'intérêt, et me semble avoir un grand air de parenté avec la *Requête* dont nous allons parler.

Des discussions d'un autre genre s'étaient élevées entre philosophes, savants et théologiens, pour savoir comment il convenait de considérer un enfant qui encore n'avait pas vu le jour. — Avait-il une âme? Mourant dans le sein de sa mère, pouvait-il participer à la vie d'outre-tombe que promettent à peu près toutes les religions? — Graves problèmes, bien faits pour stimuler la verve des esprits sérieux de l'époque! Rien de plus naturel que les plus intéressés dans le débat aient été invités à y prendre part, et voici comment ils y furent provoqués :

Un médecin du nom de Pocus, est-il dit dans les *Nuits anglaises* (t. II, p. 64), voulut défendre devant un tribunal un de ses collègues accusé d'avoir fait périr dix enfants en accouchant leurs mères.

Il soutint que dans la cavité utérine, les enfants n'étaient pas chrétiens et, n'ayant prêté aucun serment, n'avaient aucun droit à la protection de l'Eglise ni à celle de l'État. — Un fœtus, dans le sein de sa mère, peut être considéré comme une verrue, une loupe, ou comme la feuille d'une plante, le bourgeon d'une branche, etc.

Un autre médecin, sir Wilham, avança qu'un fœtus, attaché encore au sein maternel, n'était qu'un abcès, et que l'accoucheur avait toutes sortes de droits pour faire sa mutilation ou son extirpation comme il l'entendait.

Mais la statue de l'immortel Harvey, qui ornait la salle où on disait de pareilles inepties, eut un moment l'usage de la parole et confondit les orateurs qui venaient de parler, en rappelant qu'il avait découvert la circulation du sang, qu'il était sûr que le fœtus avait une vie propre puisqu'il avait une circulation indépendante de celle de sa mère, et conséquemment avait tous les droits à la conservation de son existence, à la protection de Dieu et à celle des lois.

Ceci ébranla quelques membres de l'assemblée; peu s'en fallut que la victoire demeurât à la statue d'Harvey, lorsqu'un médecin s'avisa de dire qu'il n'y avait au monde d'autre circulation que celle de la banque. La statue indignée voua tous les auditeurs au mépris des sages et au mercantilisme des apothicaires.

Telles sont les prémisses que l'auteur place avant la *Requête des enfants à naître*, et voici maintenant cette requête :

« Les enfants, dans le sein de leurs mères, représentent très humblement aux censeurs du Collège royal de médecine de Londres, que quoiqu'ils ne soient pas encore les sujets-nés de Sa Majesté, cependant, comme ils résident dans l'étendue de ses domaines, les lois et les constitutions de ses royaumes leur donnent droit à sa protection.

« — Les suppliants se voient depuis quelques années poursuivis d'une manière affreuse par les docteurs Pocus, Maulus et autres gens mal intentionnés.

« — Ils déposent en premier lieu, que si la difficulté d'ouvrir nos portes, vu la terreur que nous impriment les cruautés qu'exercent communément lesdits Pocus, Maulus et leurs complices, nous empêchent de quitter nos demeures, et de paraître au passage, les dits Pocus, Maulus et leurs complices, nous accusent de vouloir tuer nos mères, et pour la punition due à ce crime, nous font tirer soudain hors de nos habitations avec des crochets, des pinces de fer et autres instruments cruels, qui nous déchirent, nous brisent, nous meurtrissent considérablement, ou qui du moins, nous serrent la tête d'une façon si cruelle, que par la suite nous sommes sujets à des évanouissements, à des convulsions, etc., à moins que, par la grâce de Dieu, comme cela arrive souvent, nous n'expirions dans l'opération.

« — Il arrive très souvent que les dits Pocus, Maulus et leurs complices, font des bévues énormes dans leurs desseins cruels contre nous, et blessent, déchirent, maltraitent nos mères d'une façon si terrible, qu'elles meurent des dites blessures et meurtrissures.

« — Enfin vos suppliants déposent que les gardes des femmes en couches, n'ayant en général d'autre vue que de tirer de leur état le plus d'avantages possibles, et voyant que les dits Pocus, Maulus et leurs complices, ne prennent rien des présents du compère et de la commère ; en sorte que ce qui serait revenu à la sage-femme, se partage entre les gardes ; ces créatures ont intérêt de cacher avec soin les cruautés susdites, exercées sur nous et sur nos mères, et de chercher même, par des mensonges et de faux exposés, à faire à nos dites mères une peur effroyable des sages-femmes ; que même pour augmenter le crédit et la réputation des dits Pocus, Maulus et leurs complices, elles font très souvent à nos mères, les éloges les plus ridicules de la douceur et de la politesse de Pocus, de l'esprit délicat de Maulus, panégyriques stupides, qu'elles ne manquent jamais de finir par un : « O le charmant homme ! sa vue seule rend la santé ; par lequel manège de ces gardes, nos pauvres mères sont séduites et remplies de tant d'idées sur le mérite rare de ces charlatans, qu'elles croient tout ce qu'on en dit, et se livrent, sans hésiter, aux dits Pocus, Maulus et leurs complices, pour en être traitées avec vos supplians, au gré de leur ignorance et de leur barbarie. »

Si Elisabeth Nihell n'est pas l'auteur de ce pamphlet, c'est une femme de sa race qui l'a écrit ; car elle professe des opinions identiques à l'endroit des Médecins, et voici ce qu'elle dit à l'adresse de Smellie :

« Il nous fait (Smellie) le reproche d'être intéressée. Je suis en état de prouver que j'ai délivré plus de neuf cents femmes gratis et par charité ; je doute que notre docteur en ait fait autant, à moins qu'il ne compte pour charité celle qu'il faisait à cette automate qui lui servait de modèle pour ses apprentis. C'était une statue de bois, représentant une femme grosse dont le ventre était de cuir, une vessie remplie de petite bière figurait la matrice. Cette vessie se fermait par un bouchon de liège, auquel était attachée une ficelle pour le tirer à point nommé, et démontrer d'une façon sensible l'écoulement des eaux roussâtres. Enfin, au milieu de cette vessie était une poupée de cire, à laquelle on donnait différentes positions.

« — De cette admirable mécanique s'est formé un essaim effroyable d'accoucheurs, qui se sont éparpillés par toute la ville de Londres et les campagnes. De son propre aveu il a fait, en moins de dix ans, neuf cents élèves, sans compter le nombre de sages-femmes qu'il a instruites et façonnées d'une manière aussi miraculeuse.

« — Ces dignes élèves ne doivent-ils pas être en état de juger de la situation des femmes grosses et de celle du fruit qu'elles portent ? Ne sont-ils pas bien au fait de cette branche d'anatomie que l'on exige même des sages-femmes ? Ne doivent-ils pas avoir le tact bien fin, bien subtil, et sentir la proportion ou l'analogie qui se trouve, entre une pure machine, et un corps sensible, délicat, animé et bien organisé ? »

Plus loin elle dit encore :

« — On verra assez souvent un de ces instrumentaires, après une opération qui mériterait les plus sévères réprimandes, on le verra, d'un air triomphant, se carrer à grands pas dans une chambre, et le fer meurtrier en main, chanter victoire en criant qu'ici l'art victorieux a sauvé la nature comme par enchantement. »

Elisabeth Nihell (Elève de l'Hôtel-Dieu de Paris en 1747) est passionnée dans ses appréciations, elle parle en sectaire ; son horreur pour les forceps est du fanatisme, mais je ne veux pas ici discuter ses opinions. Ce que je tiens à montrer c'est qu'elle parle absolument contre Levret, Smellie et leurs disciples, comme les très jeunes supplians parlaient de Pocus, Maulus et leurs complices. Ce qui m'a paru curieux, c'est que ce pamphlet, écrit probablement vers la moitié du XVIIIᵉ siècle, a devancé de peu d'années la requête des fœtus français présentée aux États du Languedoc en 1782, époque où déjà on commençait à s'inquiéter des sages-femmes.

Quel est donc le médecin français, qui a pu traduire et trahir l'auteur anglais, prendre ses propres armes et tailler sans vergogne dans le camp que l'autre voulait défendre ?

Il serait bien difficile de le savoir.

FIN DU LIVRE DIX-NEUVIÈME

LIVRE VINGTIÈME

HYGIÈNE MORALE

CHAPITRE PREMIER

Idée de morale d'après la science.

§ I.

La morale ne mérite le titre de science qu'à la condition de se baser sur la physiologie, l'hygiène, et la médecine, et, en général, sur toutes les sciences naturelles qui s'occupent de l'individu.

Son but est la connaissance des lois qui peuvent donner aux sociétés et aux individus la plus grande somme de bonheur possible. Tout autre but est illusoire ou ridicule.

Morale, — *mores*, — coutumes, bonnes ou mauvaises : J'attends qu'on me démontre qu'il existe « des lois éternelles de la morale, » je vois, au contraire, une très grande variété de morales, suivant les époques et les pays, suivant le plus ou le moins de civilisation des peuples ; je la vois même varier d'individu à individu, suivant le degré d'intelligence ; et cela s'explique, puisque la conception du bonheur, but de la morale, est essentiellement variable.

Pour le sauvage, ou l'être d'éducation incomplète, le bonheur est le succès de la force employée contre le plus faible. Il est à remarquer que, à l'origine, les morales n'ont d'objectif que l'obéissance à Dieu, aux chefs, aux fétiches, etc. Le fort contre le faible.

Le mot droit, opposé au mot devoir, montre déjà un progrès, et, par conséquent, une meilleure conception du bonheur : l'esclave n'a que des devoirs.

§ II.

L'idée d'écrasement du faible par le fort a donné naissance à la morale religieuse, et, en effet, récompenses des bons, châtiments des méchants ne veulent pas dire autre chose.

La morale religieuse est un non-sens. Que penser d'une morale, et, par conséquent, d'une science qui varie de Judaïsme à Christianisme, d'Islamisme à Boudhisme, de Moïse à Confucius !...

La morale dite indépendante n'est qu'un mot de combat. Indépendante de quoi? Pas indépendante de la science, dans tous les cas. Elle a un autre défaut : elle pivote sur des abstractions, et ce n'est jamais d'après des abstractions que l'homme, pris en masse, se décide à agir. (Se défier des abstractions est une prudence à recommander aux démocrates sincères...)

En effet, dites-moi : Si vous touchez un charbon ardent, vous vous brûlerez. — Je vous comprends.

Si vous me dites : Ne fais pas à autrui ce que tu ne voudrais pas qu'on te fasse. — Je vous réponds, d'abord : — Pourquoi ? — Et j'ajoute : Quand vous m'aurez donné ce pourquoi, quel sera mon déterminant à ne pas faire à autrui ce que je ne voudrais pas qu'il me fasse.

La morale, pour être une science utile, demande à ne pas rester sur le papier. Pas d'abstractions, encore une fois !

§ III.

La morale scientifique s'exprime tout autrement. Elle dit : Augmente le bonheur de ton semblable, tu augmentes le tien. — Et elle le prouve.

Elle dit : — Ne tue pas ton semblable, parce que tout être a son utilité collective et que tu es, toi-même, co-partageant des bénéfices de la collectivité.

Plus complète que toute morale, elle dit : — Ne tuez pas une mésange, parce que cette mésange mange des insectes, que ces insectes mangent votre blé, et, s'il n'y a pas de blé, vous en souffrirez pour votre quote-part, comme tous vos semblables qui mangent de blé.

§ IV.

La morale scientifique a pour levier le plus puissant de tous les déterminants : l'intérêt du bonheur individuel.

Son domaine est autrement étendu que celui des autres morales, car elle n'admet pas d'actes insignifiants, tous les actes de la vie coopérant pour leur part et portion, au bonheur de l'homme.

Nuisez-vous au bonheur d'autrui, ou ce qui revient au même, nuisez-vous à votre propre bonheur? vous faites un acte immoral.

Mais comment savoir si je nuis à mon bonheur ou à celui d'autrui ?

Par la science.

§ V.

Quelque exorbitant que cela puisse paraître, oui, si, insouciant de votre santé, vous vous exposez de gaieté de cœur à attraper une fluxion de poitrine, vous faites un acte immoral. Vous nuisez à votre bonheur personnel, c'est indubitable ; mais vous nuisez à celui d'autrui que votre indisposition va priver de vos services, comme médecin, chimiste, avocat, que sais-je.

On m'objectera que ma morale est sans sanction et qu'une loi qu'on peut transgresser de la sorte n'est pas une loi.

Sanction terrible, au contraire : toute transgression d'une loi de la science appliquée à l'individu, porte avec elle son châtiment. Vous buvez? l'hydropisie. Vous êtes paresseux? l'obésité. Vous abusez des femmes? la paralysie. Vous mangez trop? les maux d'estomac. L'hôpital est le lieu de détention où sont enfermés tous les délinquants de la science, sur l'ordre du procureur-général, la nature.

§ VI.

Mais la science avance toujours ; donc, sans hésiter, je proclame la morale susceptible d'améliorations et de changements. Si cela vous effraye, daignez vous rappeler que ce n'est pas depuis quelques années que la jurisprudence accorde des dommages-intérêts à la fille engrossée ; daignez vous rappeler que la loi protectrice des animaux n'a pas vingt ans ; etc., etc.

Oui, la morale est muable, et c'est parce qu'elle est muable qu'on ne détrousse plus sur les grandes routes comme au moyen-âge et qu'on ne tire plus sur un serf pour essayer la portée de son fusil ; c'est parce qu'elle est muable, en un mot, que la somme de bonheur augmente et qu'elle augmentera encore.

Aujourd'hui telle prescription s'impose ; demain, la science aura fait un pas et elle sera remplacée par une autre.

Mais, au moins, avec cette base sérieuse, on ne tâtonne pas, on marche à coup sûr ; enfin et surtout, on n'invente pas, dans je ne sais quel intérêt, de ces préceptes qui font sourire de pitié les gens intelligents et que, avec une unanimité touchante, personne ne suit, pas plus celui qui les invente que celui à qui on les adresse.

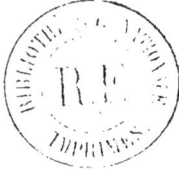

CHAPITRE II

Médecine passionnelle.

I

Quelles que soient les idées qu'on se fasse du moteur humain appelé âme — soit dit en passant, moteur humain correspond à la définition de Bossuet — il faut se rendre à l'évidence que l'âme ne se manifeste que par des phénomènes physiques.

Ces phénomènes physiques dépendent essentiellement du tempérament, habitude du corps, acquise ou héréditaire, soumise elle-même à la prédominance et à l'équilibre des éléments qui entrent dans le corps humain.

Peut-on modifier le tempérament ? Depuis Hippocrate, qui a, par exemple, proclamé le premier que « le sang était le modérateur des nerfs », la médecine a répondu affirmativement à cette question.

Dans quelle limite, en agissant sur le tempérament, peut-on rectifier les écarts du moteur humain, désignés sous le nom de « passions ». C'est là un problème dont la solution est tentante et sur lequel je n'ai d'autres prétentions que d'appeler l'attention de maîtres plus compétents.

II

J'avoue, tout d'abord, un très grand scepticisme à l'endroit des moyens curatifs des passions qui consistent dans l'enseignement moral ou les remontrances verbales ou écrites.

La Fontaine a mis dans la bouche d'un ivrogne, que sa femme essaye de convaincre, une réponse à généraliser.

— Et je porte à manger, dit la femme, à ceux qu'enclot la tombe noire.

— Tu ne leur portes point à boire, répond l'ivrogne.

Tout est là : Aucun sermon n'a jamais guéri une passion, et en effet, prouver à quelqu'un qu'il a tort en s'adonnant à une passion quelconque, c'est faire œuvre superflue. Il le sait bien. S'il voulait se faire des illusions, la nature se chargerait, la plupart du temps, de les détruire. L'ivrogne, en continuant le même exemple, n'aurait, au besoin, qu'à consulter son estomac, sa tête et son nez pour avoir même un enseignement déjà autrement efficace que tous les sermons. Et cependant, il boit ; et tous les raisonnements du monde viendront échouer devant son goût pour la boisson

Qu'il y ait, par exception, une nature d'élite chez laquelle on opérera par les moyens purement moraux, je le concède, mais l'exception confirme la règle, et la règle générale, c'est l'échec du raisonnement.

Voyons ce qu'on pourrait obtenir par la science et les moyens physiques.

III

Il est actuellement prouvé que l'instinct d'un animal peut être modifié par sa nourriture.

Le chat, en sa qualité de carnivore, est par nature porté à mordre et à déchirer. Le lion et le tigre ne sont pas plus méchants que d'autres animaux ; en général, ils n'égorgent pas pour égorger, mais pour se repaître d'un plat qu'ils aiment ; ils aiment le sang chaud, comme nous aimons le beafteak saignant. Toute leur prétendue cruauté découle d'un besoin physique.

Le chat est le congénère du tigre ; il est dans sa nature d'user avec plaisir de ses dents et de ses griffes.

Or, — l'expérience a été faite — en mêlant progressivement du pain à la viande, on est arrivé à faire manger à des chats des feuilles de salade et des fruits. Mais, en même temps que se passait-il ? A la troisième ou quatrième génération, des modifications organiques amenaient des modifications d'instinct. Le chat, acceptant de mêler des fruits à sa nourriture, perdait également ses instincts de cruauté, revenait plus doux, plus domptable, plus caressant. Voilà bien, à n'en pas douter, un moyen physique agissant sur le moral ou sur le moteur intime.

Partons de ce fait constaté, — puéril en apparence, — pour traiter d'une passion similaire chez l'homme, la colère. Ne dit-on pas d'un homme emporté : c'est un lion ; c'est un tigre ; c'est une hyène ?

La comparaison est parfaitement juste. Dans un homme colère, le corps est encore plus à soigner que l'âme. Côte à côte, en effet, avec ce sentiment insociable, l'âme a parfois des générosités et des délicatesses exquises. Bien souvent, l'homme qui est adonné à la colère en regrette les effets, se condamne lui-même et ferait tout au monde pour réparer le mal qu'il a pu commettre.

Je ne voudrais pas qu'on puisse me prêter l'idée ridicule de guérir la colère par un régime de bouillon aux herbes, — bien que cela soit au fond beaucoup moins ridicule que cela peut le paraître — ; mais pour asseoir une thèse dont je ne fais qu'indiquer les éléments, voyons s'il n'y aurait pas des moyens physiques pour guérir ou tout au moins atténuer cette passion.

Tout d'abord vous m'accorderez bien qu'on naît avec elle, ou tout au moins avec son germe ; vous m'accorderez bien également qu'il ne s'écoulera pas bien longtemps sans que la manifestation s'en produise.

A ce moment, que devrait faire un précepteur sage ? user cette force par l'emploi, et en même temps, la calmer par le régime. Soyons plus clair.

Un enfant, emporté par un mouvement de colère, vient de frapper un camarade. Si vous le raisonnez, il sera de votre avis, mais il recommencera ; si vous le frappez, en lui appliquant le talion, vous en ferez peut-être un assassin ; si vous l'humiliez, ce sera pire encore ; mais vous avez, je suppose dans votre maison d'éducation, un travail physique à remplir, un peu surmenant. Graduez ce travail et mettez l'enfant aux prises avec lui, en le déterminant, par l'amour-propre ou un autre mobile, à mettre toute sa colère au service de l'exécution de cette œuvre ; qu'il ne la quitte qu'après fatigue ; que, traité ostensiblement en malade, il soit soumis pendant trois, quatre ou cinq jours, à l'abstention complète de viande et de vin. Cela peut se faire, assurément, sans nuire à sa santé, car la viande et le vin ne sont pas indispensables à la nourriture. Il n'y aurait même pas d'obstacle à ce que l'enfant sût que cette privation lui était imposée comme médication et non comme punition.

On m'objectera que l'appel à la raison suffit pour guérir la colère ; non, mille fois non, car la colère a justement pour effet de rendre la raison absolument sourde.

IV

Continuant la série d'indications utiles pour établir l'efficacité d'une médecine passionnelle, je prendrai un nouvel exemple : La paresse. Pour moi, la paresse est une maladie physique bien plus qu'une maladie morale.

Un paresseux est un malade à plaindre et à soigner. Quoi qu'en ait dit Beaumarchais, on n'est pas paresseux par nature. L'état normal est le besoin d'agir, soit de corps, soit d'esprit.

Il faut s'entendre. On qualifie de paresseux, dans le langage du monde, un monsieur qui n'est ni avoué, ni notaire, ni avocat, ni employé, un jeune homme « qui ne fait rien », dans le sens de M. Legouvé. L'abus de ce mot est énorme. Monter à cheval, puis peindre, puis méditer, puis faire ses visites, puis jouer aux cercles, constituent une série d'occupations, inutiles aux autres, c'est possible, mais dénotant beaucoup d'activité.

Un paresseux, pour moi, est un homme qui, ayant une tâche à accomplir, se pose en face d'elle, s'assied, fait quelques efforts pour l'entreprendre et finit par tomber dans une demi-somnolence, exclusive de toute application de ses facultés. Il suffirait de jeter un coup d'œil sur un tel homme, sur sa mine jaune, ses traits étirés, pour constater assurément un état pathologique. Il se peut même que l'homme le plus actif soit, à certains jours, en dépit de sa volonté, dans l'impuissance absolue de travailler. Assurément, il y a, ces jours-là, malaise physique, et cela est tellement vrai, que la plupart du temps, le café et le tabac vont brusquement changer la disposition et permettre un travail précédemment impossible.

Détruire la paresse, est rendre aux facultés le besoin d'agir, — tout organe sain a besoin d'agir, — cela encore est du ressort de la médecine. Je sais un pensionnat où le chef d'institution a trouvé à la paresse un remède homœopatique fort original. Il consiste à condamner l'élève paresseux à la paresse même, en mettant, pendant un certain temps, hors de sa portée, tous les moyens de s'occuper. Vient un moment où l'élève supplie qu'on le remette au travail, moyen physique assurément.

Une hygiène bien comprise, composée d'hydrothérapie et d'exercice musculaire, peut être souveraine dans certains cas.

V

Une passion est une absence d'équilibre physique. Le mot penchant, appliqué à la passion naissante, est un mot fort juste ; l'équilibre est détruit, l'on penche, et encore une fois, malheureusement, les meilleurs raisonnements échoueront toujours, quand il s'agit de redresser un arbre ou de ramener un individu à l'équilibre, Le retour à l'équilibre s'effectue en agissant sur le physique, et j'ajouterais, presque rien que sur le physique.

Le libertinage, par exemple, vient, ou d'excès de force ou d'excès de faiblesse. Je crois que la médecine ne me contredira pas sur ce point : ou l'excitation sexuelle vient d'énervement, ou elle vient de pléthore. Cela fait, selon moi, deux sortes de libertins bien distinctes, dont la littérature n'a pas assez précisé les nuances. Il y a le don Juan qui rit ; il y a le don Juan qui pleure ; le sang et les nerfs.

Si vous voulez des types, comparez le tempérament de Duclos à celui de Musset. — Que vous faut-il, disait une comtesse à Duclos, un morceau de fromage et la première venue ! — Duclos était évidemment un don Juan sanguin. Musset, au contraire, s'amourache, fait appel au cœur, se dépite, souffre, etc. : « Heureux celui que la courtisane n'a pas vu pleurer après qu'il avait ri. » Don Juan nerveux.

La prédominance des nerfs est peut-être le cas le plus fréquent. L'imagination agit sur le cervelet, communique une sorte d'éréthisme permanent, qu'on aurait grand tort de confondre avec la force ; le besoin factice est créé, l'équilibre est rompu. Vous mettrez sous les yeux de ce malade les livres les plus effrayants, les théories les plus terribles, il ne vous craint pas, par la raison qu'on a conscience d'un besoin factice, comme d'un besoin vrai.

Est-il possible d'agir sur les nerfs par des moyens physiques, dépendant de l'hygiène seule ? Assurément. Les antispasmodiques ne se composent pas seulement des substances ingérées. Les bains, l'exercice modéré, la nourriture tonique, mais non excitante, sont bien certainement des moyens physiques très efficaces ; viendront après les raisonnements, si l'on veut ; mais donnez, d'abord, au malade, la force de vous écouter, un appui, un aide pour pouvoir matériellement profiter de vos conseils. C'est là ce qu'on ne fait jamais, et c'est là ce qu'il faudrait faire pour obtenir des résultats sérieux.

La pléthore est plus rare comme cause, mais elle peut exister. La machine trop pleine cherche des évents ; elle en trouve un et s'en sert. Le remède est simple : donnez un autre évent et diminuez la force de la machine. Je ne viens pas dire : « Et purget, et segnet, » ou indiquer, avec Balzac, l'emploi de l'herbe hanea ou de la verveine. Mais cela ne contredit pas qu'on ne doive agir sur le moral par des moyens physiques. La médecine a mille moyens pour combattre l'état pléthorique.

VI

Il est bien évident que je me suis servi d'exemples, sans avoir la prétention d'épuiser la liste des passions. Je n'ai d'autre but que d'éveiller l'attention des maîtres sur une thèse que leurs connaissances spéciales les rendraient plus aptes que moi à développer. Ce qui me frappe, c'est que l'éducation physique, qui a fait cependant de grands progrès, est encore trop négligée ; ce qui est facile à constater, c'est que l'on n'obtient rien ou presque rien pour la cure des passions par des appels à la raison, que la passion a précisément pour effet de rendre sourde.

La plupart des passions dangereuses pour l'individu sont toujours doublées d'un état pathologique, qu'il est possible de modifier par des moyens physiques. Quels seraient les moyens physiques ? Je suis convaincu qu'il en existe, et qu'une sage éducation finira par les appliquer.

CHAPITRE III

L'innocence doit être détruite par l'instruction.

Il est bien entendu que l'innocence n'est pas l'honnêteté ; l'innocence, c'est l'ignorance du mal ; ignorance de ses moyens d'action ; ignorance de ses procédés ; ignorance de ses suites.

Cette innocence a beaucoup de charmes pour un père et une mère, ils y voient comme la certitude que leur enfant appartient tout entier à leur tendresse un peu jalouse, à leur direction un peu ombrageuse. Puis cela les attriste d'assister au réveil des sentiments passionnés, des curiosités hardies, des besoins nouveaux, qui placent enfin l'âme de la jeune fille et celle du jeune homme dans les réalités de la vie physique.

Les enfants alors se dépoétisent un peu, mais leur valeur morale n'a rien perdu et ne perdra rien, si l'intelligence est éclairée sur ce que la nature manifeste en eux. Il est donc précieux que l'évolution de l'âge pubère soit prévue d'avance, et que l'initiation aux phénomènes ordinaires d'une physiologie complète, ne soit pas livrée au hasard.

Puisque l'innocence doit nécessairement disparaître, le mieux c'est de lui brûler ses plumes au foyer de la science, car la science c'est la lumière, et jamais la lumière n'a produit le mal. Que la pudeur suspende sa lyre à l'arbre de Bacon. Cela vaudra mieux que de la briser dans les luttes malpropres.

J'ai pu observer l'influence des études obstétricales sur près de trois cent cinquante jeunes femmes. Quelques-unes étaient peu vertueuses avant de les commencer ; elles n'apportaient à leurs travaux ni goût, ni aptitudes et demeuraient ce qu'elles étaient, sans devenir pires, Un petit nombre quelquefois s'amendaient.

D'autres étaient chastes, quelques-unes même complètement innocentes. Les leçons qui forcent l'attention sur les actes de la procréation les étonnaient et même les troublaient ; mais cela n'allait pas plus loin. Elles se familiarisaient avec leurs études, s'y intéressaient, et leur développement scientifique était une raison directe de leur intelligence et de leur moralité. Elles quittaient l'école aussi honnêtes, sinon plus, que lorsqu'elles y étaient entrées. Je puis affirmer hautement cela, ce qui m'amène à dire que la recherche du vrai et son acquisition ne sont malsaines à aucun degré.

« Crois-moi, ma chère, fait dire J.-J. Rousseau à Claire (*Nouvelle Héloïse*), il y a bien des filles plus simples qui sont moins honnêtes que nous ; nous le sommes parce que nous voulons l'être, et, quoi qu'on en puisse dire, c'est le moyen de l'être plus sûrement. »

La science sérieusement enseignée ne souille pas. Ce qui souille ce sont les voiles imprudents que des esprits étroits ou mal équilibrés, jettent sur elle. Ce qui souille, c'est lorsque l'ôtant de son piédestal, on se sert d'elle pour de honteux trafics. Ce qui souille c'est l'offense que lui fait le savant lorsqu'il la montre aux ignorants avec des mots impurs et des images grossières.

« C'est une bonne drogue que la science, mais nulle bonne drogue n'est assez forte pour se préserver sans altération et corruption selon le vice du vase qui l'estraye. » (Montaigne).

La science est la lumière, la science est la chaleur. La science donne des ailes à la pensée et de l'enthousiasme au cœur. La science est toujours la grande excitatrice de tout ce qu'il y a d'un peu beau dans l'humanité. En toutes choses, même en physiologie, même en anatomie, le vrai est la splendeur du beau, et ce sera, quoi qu'on en dise, la meilleure sauvegarde des bonnes mœurs. Écoutez Mme de Staël :

« On doit songer, non à repousser les lumières, mais à les rendre plus complètes, pour que leurs rayons brisés ne présentent pas de fausses lueurs.

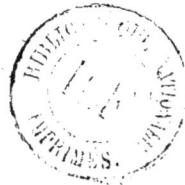

FIN

TABLE DES MATIÈRES

LIVRE PRÉLIMINAIRE. -- *De la Génération.*

I. Définitions 1
II. De la copulation....................... 2
III. Du plaisir de la copulation 3
IV. Faits singuliers sur la génération...... 4
V. De ce que la femme fournit à la génération.............................. 6
VI. Des testicules de la femme............ 9
VII. Effets de la semence retenue........... 10
VIII. Doctrines diverses sur la génération.... 12
IX. Examen des opinions relatives à la génération 13
X. Des parties de la génération chez l'homme 15
XI. Des parties externes de la matrice... 17
XII. Des parties internes de la matrice..... 18

LIVRE PREMIER. — *Des tempéraments.*

I. Au lecteur.......................... 20
II. Du tempérament en général........... 22
III. Du tempérament sanguin............. 24
IV. Du tempérament bilieux............. 25
V. Du tempérament mélancolique........ 27
VI. Du tempérament phlegmatique........ 29
VII. Du célibat.......................... 30
VIII. Observations diverses sur le célibat..... 32

LIVRE DEUXIÈME. — *Des organes servant à la génération.*

I. L'homme............................ 37
II. Fonctions et mécanisme de ces organes... 44
III. Parenthèse.......................... 45
IV. Qui fait suite au chapitre II.......... 46
V. La femme.......................... 47
VI. Parties externes..................... 48
VII. Remarques sur les parties externes..... 51
VIII. Parties internes..................... 53
IX. Variétés de ces organes............. 54
X. Usage des organes................... 56

LIVRE TROISIÈME. — *Des moyens de dompter l'amour.*

I. S'il existe des remèdes pour dompter l'amour.............................. 58
II. Moyens pour diminuer l'ardeur érotique 59
III. Le camphre et la menthe.............. 62
IV. Autres moyens de dompter l'amour.... 64
V. Le nitre............................ 66
VI. Conclusion.......................... 69

LIVRE QUATRIÈME. — *Des aphrodisiaques.*

I. Des aphrodisiaques en général........ 72
II. Le scinc marin...................... 74
III. Le chervi.......................... 75
IV. Le Satyrion........................ 76
V. Le mucho-more...................... 78
VI. Le borax........................... 79
VII. Les cantharides..................... 81
VIII. La chair de lien.................... 83
IX. Le cerf............................ 84
X. La tortue.......................... 85
XI. L'opium............................ 86
XII. Le safran.......................... 88
XIII. Les Orientaux et l'opium............. 89
XIV. Conclusion......................... 94

LIVRE CINQUIÈME. — *De l'impuissance.*

I. Des causes de l'impuissance.......... 96
II. Des divers modes d'impuissance....... 98
III. Hygiène et médication.............. 103
IV. Résultats.......................... 107
V. L'impuissance et les charlatans....... 109

VI. L'impuissance et l'imagination........ 110
VII. L'impuissance et l'hydrothérapie....... 112
VIII. Du phimosis congénital............... 123
IX. Phénomènes relatifs aux fonctions..... 123
X. Phénomènes encéphaliques........... 127
XI. Phénomènes nerveux généraux........ 128
XII. Conclusion......................... 133

LIVRE SIXIÈME. — *De la stérilité.*

I. Définition........................... 134
II. Causes générales.................... 135
III. Apologue.......................... 138
IV. Régime et précautions............... 139
V. Des aliments....................... 142
VI. Autres obstacles à la génération....... 144
VII. Des vices de conformation........... 146
VIII. Causes et remèdes.................. 148
IX. Parenthèse......................... 151
X. Suite des causes et remèdes........... 152
XI. Influences locales................... 153
XII. Nouvelles remarques................. 161
XIII. Influence des saisons................. 164
XIV. L'hydrothérapie et la stérilité......... 170
XV. Conclusion......................... 184

LIVRE SEPTIÈME. — *Le congrès.*

I. Le congrès n'est pas mort............. 185
II. L'affaire de messire René de Cordouan. 187
III. Des motifs qui occasionnèrent l'arrêt... 189
IV. Un dernier effort sur le congrès....... 191

LIVRE HUITIÈME. — *De la puberté.*

I. De la puberté naturelle et de la puberté factice............................. 193
II. Ages de la puberté................... 196
III. Manie, nymphomanie, onanisme, mélancolie........................... 200
IV. Les mêmes maladies devant l'hydrothérapie.............................. 207
V. Phénomènes et prodiges.............. 225
VI. De certaines anomalies des organes.... 229
VII. Théorie physiologique de l'hermaphrodisme.............................. 230
VIII. Division de l'hermaphrodisme......... 232
IX. De la validité du mariage............. 238
X. Coutumes diverses.................. 244

LIVRE NEUVIÈME. — *De l'hystérie.*

I. Qu'est-ce que l'hystérie.............. 248
II. Traitement de l'hystérie.............. 249
III. Hystérie et hydrothérapie............. 250
IV. De l'onanisme...................... 273

LIVRE DIXIÈME. — *De l'hygiène des femmes et des enfants.*

I. Les femmes......................... 279
II. Les enfants......................... 281
III. Des soins du corps de l'enfant........ 283
IV. Premiers soins de la tête............. 288
V. Les mains et les pieds............... 289
VI. Seconds soins des enfants............ 290
VII. Du choix d'une nourrice.............. 290
VIII. De la dentition chez les enfants....... 298

LIVRE ONZIÈME. — *De la virginité*

I. Virginité, théologiens, médecins....... 299
II. Hymen et pucelage.................. 301
III. De l'effusion du sang................ 303
IV. Tableau des signes.................. 306
V. Hygiène de la femme................. 309
VI. De la prostitution................... 310
VII. Statistique......................... 320

LIVRE DOUZIÈME. — *Appendice au précédent*

I. Des soins qu'exige la bouche des enfants.	325
II. De la manière de porter les enfants...	327
III. Cas curieux de syncope pendant le coït.	327
IV. De l'influence des excitations génési-	
ques	328
V. De l'influence du corset	328
VI. De la chlorose	330
VII. Gastralgie chlorotique	333
VIII. De l'anémie	334
IX. Affections rénales	343
X. Vomissement des femmes grosses	355
XI. La vue	361
XII. Vaccins	362
XIII. L'art d'élever les enfants	365
XIV. Maladie des organes génito-urinaires	366
XV. Hygiène et poids du corps	373
XVI. Moralité de l'amour	375
XVII. Hygiène morale et vertu physique	379
XVIII. Des fausses routes vaginales	381
XIV. Des maladies de l'utérus	385

LIVRE TREIZIÈME. — *Amour et mariage*

I. Physiologie des passions	395
II. De l'amour	396
III. De l'amour socratique	399
IV. Du mariage	401
V. Institution du mariage	402
VI. Mariage et jurisprudence	403
VII. Acte de mariage	404
VIII. Contrat de mariage	405
IX. Indissolubilité	405
X. Mariage naturel, mariage libre	405
XI. Nouvelles considérations	408
XII. Intérêt de l'État	415
XIII. Mariage et population	418
XIV. Le droit du seigneur	420
XV. Mariage et gens de lettres	423
XVI. Mariage et romans	425

LIVRE QUATORZIÈME. — *Coutumes de quelques nations*

I. En Grèce. Mœurs athéniennes	427
II. Éducation et mariage des Spartiates	430
III. Le mariage chez les Romains	434
IV. De la dot chez les Romains	439
V. Légalité du mariage	440
VI. Du concubinage et du divorce à Rome	443
VII. Coutumes diverses	447

LIVRE QUINZIÈME. — *Influence du mariage sur la santé*

I. Hygiène de la jeune fille	459
II. Questions médicales	461

III. Maladies particulières aux femmes	464
IV. Lésions diverses de l'appareil génital de la femme	491
V. Le mariage et la santé	503
VI. Abus des plaisirs de l'amour	506
VII. De quelques maladies résultant de l'abus.	508
VIII. Curieuses observations	523

LIVRE SEIZIÈME. — *De la liqueur séminale et du flux menstruel*

I. Différents systèmes de fécondation	530
II. Formation du sperme	531
III. Composition de la semence	532
IV. De la reproduction	539
V. Conclusion	541
VI. Du flux menstruel	543
VII. Causes et composition des menstrues. Durée et abondance des règles	543
VIII. Nécessité des règles	548
IX. Des règles chez les hommes	550
X. Des règles chez les bêtes	552
XI. Conseil utile	552

LIVRE DIX-SEPTIÈME. — *De la suppression brusque des menstrues*

I. Avant-propos	554
II. Physiologie de la menstruation	555
III. Des déviations	556
IV. Des suppressions brusques non suivies d'hémorragies supplémentaires	558
V. Accidents pulmonaires	562
VI. Traitement	571
VII. Conclusions	572
VIII. Hygiène de la période menstruelle	573

LIVRE DIX-HUITIÈME. — *De la génération*

I. Aperçu général	575
II. Des divers systèmes concernant la génération	577
III. Conclusions	587
IV. Longueur du fœtus	589

LIVRE DIX-NEUVIÈME. — *L'hygiène des enfants et les tours d'abandon*

I. La question des enfants perdus	591
II. Le rétablissement du tour d'abandon	593
III. Les bâtards	597
IV. Le tour d'abandon et la population	601
V. Du progrès dans l'instruction des sages-femmes	607
VI. Requête des enfants à naître	610

LIVRE VINGTIÈME. — *Hygiène morale*

I. Idée de morale d'après la science	614
II. Médecine passionnelle	617
III. L'innocence détruite par l'instruction	621

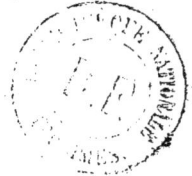

Imprimerie VORMUS, 9, passage Saulnier, Paris.

L'AMOUR CONJUGAL

PAR

LE DOCTEUR MICHEL VILLEMONT

Cet ouvrage ne peut paraître qu'en séries à **50** centimes.

TITRES DES CHAPITRES PARUS DANS LES PREMIÈRES SÉRIES

Des parties de l'homme et de la femme qui servent à la génération. — Des parties naturelles et internes de l'homme. — Des parties naturelles et internes de la femme. — Des parties naturelles et externes de la femme. — De la proportion naturelle et des défauts des parties génitales de l'homme et de la femme. — Des défauts des parties naturelles de l'homme. Des défauts des parties naturelles de la femme. — Des maladies qui arrivent au membre viril et qui peuvent être guéries. — Des maladies qui arrivent aux parties naturelles de la femme et qui peuvent être guéries. — Éloge de la virginité. Des signes de la virginité présente. Des signes de la virginité absente. — S'il y a des remèdes capables de rendre la virginité à une fille? — A quel âge un garçon et une fille doivent se marier? — Éloge du mariage. — L'âge le plus propre au mariage. — De la conception, de la grossesse et de l'enfantement. — Si la nature a fixé un terme pour accoucher? — Des devoirs des mariés. Du temps où les hommes et les femmes cessent d'engendrer. — Quel tempérament est le plus propre à un homme pour être lascif et à une femme pour être amoureuse? — Quel est le plus amoureux de l'homme ou de la femme?. — A quelle saison on se caresse avec plus de chaleur? — A quelle heure on doit baiser amoureusement sa femme? Etc., etc.

PARIS

LIBRAIRIE DES PUBLICATIONS NOUVELLES

9, PASSAGE SAULNIER, 9.

Imprimerie Voxmus, 9, passage Saulnier, Paris.

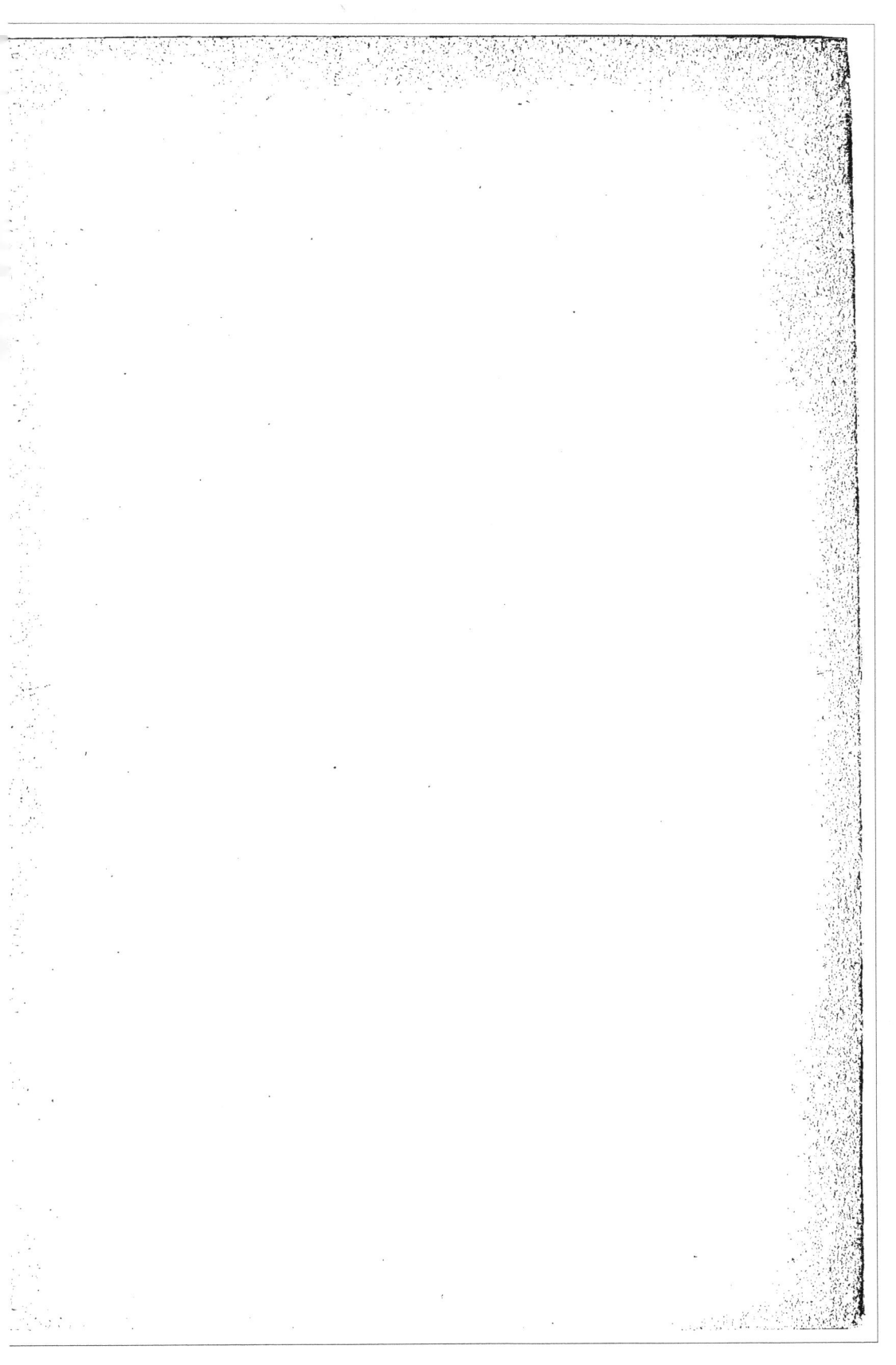

www.ingramcontent.com/pod-product-compliance
Lightning Source LLC
Chambersburg PA
CBHW060840220326
41599CB00017B/2347